U0254844

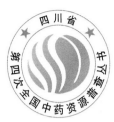

四川药用植物
原色图谱

上册

sichuan yaoyong zhiwu
yuanse tupu

主编 黎跃成 赵军宁

四川科学技术出版社

图书在版编目 (CIP) 数据

四川药用植物原色图谱 : 上册、下册 / 黎跃成, 赵
军宁主编. -- 成都 : 四川科学技术出版社, 2021.9
ISBN 978-7-5727-0295-2

Ⅰ.①四… Ⅱ.①黎… ②赵… Ⅲ.①药用植物—四
川—图集 Ⅳ.①R282.71-64

中国版本图书馆CIP数据核字(2021)第193381号

四川省第四次全国中药资源普查丛书

四川药用植物原色图谱
SICHUAN YAOYONG ZHIWU YUANSE TUPU

主　　编　黎跃成　赵军宁

出 品 人　程佳月
责任编辑　戴　玲
封面设计　韩建勇
责任出版　欧晓春
出版发行　**四川科学技术出版社**
　　　　　成都市槐树街2号　邮政编码 610031
　　　　　官方微博：http://e.weibo.com/sckjcbs
　　　　　官方微信公众号：sckjcbs
　　　　　传真：028-87734039
成品尺寸　**210 mm × 285 mm**
印　　张　**81.25（上下册）**　字数**1600千（上下册）**　插页4
印　　刷　成都蜀通印务有限责任公司
版　　次　**2021年11月第1版**
印　　次　**2021年11月第1次印刷**
定　　价　**980.00元（上下册）**

ISBN 978-7-5727-0295-2

邮购：四川省成都市槐树街2号　邮政编码：610031
电话：028-87734035

四川省第四次全国中药资源普查丛书

编辑委员会

主 任 委 员：田兴军

副主任委员：杨正春　赵军宁　彭　成　徐　涛

编辑委员会成员（以姓氏笔画为序）

马双成　中国食品药品检定研究院　博士

马云桐　成都中医药大学　教授、博士生导师

马逾英　成都中医药大学　教授、博士生导师

尹　莉　四川省中医药管理局规划财务处

方清茂　四川省中医药科学院　博士、研究员

王光志　成都中医药大学　教授、博士生导师

王化东　西华师范大学　教授

王　野　四川省药品检验研究院　主任药师

田兴军　四川省中医药管理局

田孟良　四川农业大学　教授、博士生导师

龙兴超　成都天地网信息科技有限公司　董事长

龙　飞　成都中医药大学　教授、博士生导师

甘友清　四川省食品药品学校　教授

刘友平　成都中医药大学科技处　教授、博士生导师

刘　圆　西南民族大学　教授、博士生导师

伍丕娥　四川省药品检验研究院　主任药师

朱　烨　西南医科大学　副教授

张大中　四川省药品监督管理局

张大明　四川省中医药管理局

张　浩　四川大学　教授、博士生导师

张　美　四川省中医药科学院　副研究员

张　磊　四川省中医药科学院科研处　博士、研究员

严铸云　成都中医药大学　教授、博士生导师

何　珣　四川省药品监督管理局

何道文　西华师范大学　教授

李　敏　成都中医药大学　教授、博士生导师

李应军　四川省食品药品学校　教授

李青苗　四川省中医药科学院　博士、研究员

李　军　四川省中医药科学院　副研究员

吴　萍　四川省中医药科学院　助理研究员

吴秀清　资阳市食品药品检验检测中心　主任药师

杨正春　四川省中医药管理局

杨殿兴　四川省中医药学会　教授、博士生导师

杨　军　四川省中医药发展服务中心

易进海　四川省中医药科学院　研究员

周　毅　四川省中医药科学院　研究员

周先建　四川省中医药科学院　副研究员

罗　冰　四川省中医药科学院　助理研究员

罗　敏　内江市食品药品检验检测中心　主任药师

罗　霄　成都市食品药品检验研究院　副主任药师

赵军宁　四川省中医药科学院　研究员、博士生导师

姜卫东　四川省药品检验研究院　主任药师

祝世杰　四川省食品药品学校　教授

祝之友　洪雅县中医院　主任医师

祝正银　四川省食品药品学校　教授

胡　平　四川省中医药科学院　副研究员

徐　涛　四川省中医药管理局科技产业处

袁　军　四川省药品检验研究院　主任药师

顾　健　西南民族大学　教授、博士生导师

彭　成　成都中医药大学　教授、博士生导师

舒光明　四川省中医药科学院　研究员

蒋舜媛　四川省中医药科学院　博士、研究员

温川飚　成都中医药大学　教授、硕士生导师

税丕先　西南医科大学　教授、硕士生导师

董洋利　德阳市食品药品安全检验检测中心　副主任药师

裴　瑾　成都中医药大学　教授、博士生导师

谭　睿　西南交通大学　教授、博士生导师

黎跃成　四川省药品检验研究院　主任药师

《四川药用植物原色图谱》
编辑委员会

主 编
黎跃成　赵军宁

副主编
张　浩　舒光明　方清茂　姜卫东

编 委
（以姓氏笔画为序）

万德光	及元乔	马双成	马云桐	马丹炜	马永红	马逾英	王化东	王礼均
王光志	王安虎	王秀华	王岩	王育	王政	王贵华	王洪苏	王野
王曙	毛厚余	方清茂	方杰	尹莉	邓聪	甘小洪	甘友清	甘裕松
古锐	石中琪	龙飞	龙兴超	卢先明	叶本贵	田兴军	田孟良	田华
代根	冯子福	包小红	兰志琼	当子介布	朱文俊	朱烨	朱文涛
伍丕娥	刘友平	刘显福	刘圆	刘浩云	刘森	刘燕	史正荣	齐景梁
许成勤	孙洪兵	严铸云	严亨波	杜晓娟	杜雄心	杜颖川	李小杰	李小海
李军	李应军	李青苗	李翅翔	李涛	李敏	李策宏	李萍	李毅
李臻	杨正春	杨军	杨杰	杨思进	杨修齐	杨眉	杨振安	杨殿兴
杨玉霞	杨轶	杨雪姝	杨灿	肖特	肖开春	吴众	吴秀清	吴伯英
吴纯洁	吴萍	吴瑜	何珣	何畏	何玉华	何平	何光宏	何兴金
何兴富	何彬	何道文	邹欣晏	邹亮	宋良科	张大中	张云	张光仁
张帆	张兴国	张羽	张运礼	张志锋	张宝林	张美	张浩	张雪梅
张斌	张静波	张应松	张磊	林娟	林琪宇	陈永红	陈仕伟	陈发军
陈先玉	陈尚兴	陈铁柱	陈勤	范巧佳	范维强	易进海	易祖平	易红兵
罗伦才	罗霄	罗敏	罗东玲	罗冰	罗诚	罗勇	周世玉	周先建
周重建	周晓英	周娟	周琅	周德	周毅	周霞	周小军	奉疆旭
赵川	赵文吉	赵军宁	赵薇	胡平	胡俊	胡凤	姜卫东	祝之友
祝正银	祝世杰	秦胜红	秦雪	袁军	袁茂华	袁常珍	袁文洪	贾敏如
贾国夫	顾健	侯凯	倪林英	徐健	徐涛	卿艳	凌宗士	高兰阳
高必兴	高宇明	唐心曜	唐波	唐旻子	康帅	黄开荣	黄玉兰	黄春萍
黄清泉	黄筱萍	曹玉惠	游桂香	梁栋	梁巍	彭成	彭雪梅	彭章明
董洋利	蒋娅	蒋桂华	蒋舜媛	辛云杰	程俐	税丕先	舒光明	温川飚
雷果平	蔡帮明	裴瑾	廖晓虎	廖健	谭睿	熊晓明	樊林	黎跃成
潘仁平	魏锋	魏云	魏刚	魏银贵				

序 一

中药资源是中医药事业传承和发展的物质基础，是关系国计民生的战略性资源。中华人民共和国成立以来，我国相继组织实施过三次全国性中药资源普查。为履行国家中医药管理局关于组织开展全国中药资源普查，促进中药资源保护、开发和合理利用的职能，国家中医药管理局以项目支撑工作方式组织开展了第四次全国中药资源普查工作。

四川省素有"中医之乡，中药之库"的美誉，四川省委、省政府高度重视中医药事业发展，把中医药列为推动全省经济发展重点产业之一。2011 年 11 月 11 日，四川省在全国率先启动实施了第四次全国中药资源普查（试点）工作。通过整合全省政产学研等方面的资源，开展各县域中药资源调查、与中药资源相关传统知识调查，中药资源动态监测信息和技术服务体系、中药材种子种苗繁育基地和种质资源库建设，从而服务四川省中药资源可持续利用、中医药事业和社会经济发展。

由《四川省中药资源志要》《四川省道地药材生产区划》《四川药用植物原色图谱》《广义中药学导论——中药材大品种培育思路与方法》《四川省中药材信息服务与购销指南》《四川省中医药传统知识》等组成的丛书，以第四次全国（四川省）中药资源普查取得的第一手资料为主，参考吸收了全省历次普查成果和相关研究资料，通过系统地研究整理，全面反映了四川省本次普查的最新成果。丛书既有普查工作的实践，又有基础资料的汇集；既有鲜明的专业特点，也有明显的科普特色，极大地丰富了四川省中医药学文献宝库。这套丛书的出版发行，必将对四川及全国的中药资源保护与利用、科研、教学、生产等工作发挥重要的指导作用。

丛书即将付梓，乐为之序！

博士

中国工程院院士
中国中医科学院院长
第四次全国中药资源普查试点工作专家指导组组长

四川位于中国大陆地势三大阶梯中的第一级和第二级，即处于第一级青藏高原和第二级长江中下游平原的过渡带，横跨青藏高原、云贵高原、秦巴山地与横断山脉四大地貌区。四川得天独厚的地理气候孕育了丰富的中药资源，形成了优质的道地药材，为中医临床用药和中药工业化生产提供了丰富的优质药源。四川中药工业占全省医药工业半壁河山，不仅是四川省的传统特色产业，更是优势产业。根据国家中医药管理局总体部署，在全国第四次中药资源普查试点工作专家组组长黄璐琦院士指导下，四川省于2011年在全国率先启动第四次中药资源普查试点工作。这是进入新世纪后的第一次全国性中药资源"家底勘察"，对于做好中药资源管理、确保中药质量、维护人民健康和发展中医药事业具有十分重要的意义。

四川省第四次中药资源普查已经历时十年，全部工作计划在2021年结束。四川省中医药管理局专门成立了"四川省普查办公室和专家委员会"，由四川省中医药科学院赵军宁研究员作为技术负责人，组织全省力量，全面开展全省181个区县中药资源普查工作。通过普查工作进一步准确、全面摸清了全省中药资源的家底。迄今为止，四川省有据可查的中药资源分布数量达7 290种，品质优良、历史悠久的道地药材86种，堪称中国省区之最。同时，还依托四川省中医药科学院建设中药材种子种苗繁育基地、省级中药资源动态监测中心，依托成都中医药大学建设国家中药种质资源库，为四川作为我国著名"中医之乡，中药之库"的中药产业发展提供了更为强劲的发展动力。

根据最新资源普查成果编辑的《四川省中药资源志要》《四川省道地药材生产区划》《四川药用植物原色图谱》《四川省中药材信息服务与购销指南》《四川省中医药传统知识》《广义中药学导论——中药材大品种培育思路与方法》《中国姜黄属中药材研究》等，不仅为中医药事业发展提供坚实的科学支撑，也必将对四川省乃至全国的中药资源的可持续发展发挥积极的推进作用。

中药资源普查需要爬山涉水，身临其境，是异常艰辛的工作。我在1960年曾参加全国首次中药资源普查，赴四川省甘孜藏族自治州普查，是有亲身体会的。这次四川省在全国统一部署下开展的第四次中药资源普查，在人员的选拔、现代技术方法的运用、资源实况的精细调查分析等各方面，都已经达到新时代的先进水平，取得的成果是令人鼓舞的，这正应验了朱熹《观书有感》中的那句名言："问渠那得清如许，为有源头活水来"。中药资源普查，正是"源头活水"，任重道远，在本系列丛书即将付梓之际，作为四川省第四次中药资源普查顾问、中药资源战线的老同志，我非常高兴为之作序。

万德光

成都中医药大学 教授、博士生导师

首届国家级教学名师

全国名老中医药专家

前 言

中医药学是一个伟大的宝库，是中华民族优秀的文化遗产。几千年来，她不仅对中华民族的繁荣昌盛有着巨大的贡献，也为世界各族人民防病治病发挥着重要作用，而中药则是中医药宝库中的瑰宝。

四川药用资源十分丰富，是我国最大的中药材产地之一，常说"无川药不成方"，享有"中医之乡，中药之库"的美誉。2011年，国家启动第四次全国中药资源普查试点工作，四川省开展三批中药资源普查试点工作，于2018年12月通过国家验收。四川的药用植物资源普查，自2011年11月11日启动以来，前期以县为单位开展三次试点，后期全面铺开，采用课题组负责制，长期开展野外调查工作，科研人员长途跋涉，风餐露宿，忍饥受冻，千辛万苦，不畏艰险，足迹踏遍四川省各区、市、县，深入调查药用植物的生长状态，拍摄照片，采集标本，寻找样地，做样方，压标本，分类鉴定，用生命、汗水和智慧获得宝贵的科学资料，全面掌握了全省的中药种类和分布等情况。四川省药用植物资源普查工作，历时十年，整个历程如同西天取经之路，道路曲折，路途艰辛，每一步都离不开领导亲切的关怀，同志们的共同努力、互相协作和无私奉献；每一环节都投入了大量心血，为摸清家底，传承精华，守正创新，促进中医药发扬光大做出了贡献。《四川药用植物原色图谱》的编撰成功，是四川省第四次全国中药资源普查的重要成果之一。

《四川药用植物原色图谱》分为总论和各论。总论包括：四川中药资源；药用植物生态环境；药用植物的采集；腊叶标本的制作与保存；药用动植物数码摄影；中药材传统鉴别经验。各论由图谱和文字组成，科属分类按照恩格勒系统编写顺序，共计收载四川省药用植物172科1 183种。每一图谱都有简明扼要的图注；每一药用植物记述名称、来源、植物形态要点、功能主治和附注。

名称 采用药用植物品种基原名即植物名。

来源 记载植物的科名、种名、拉丁学名以及药用部位。主要以《中华人民共和国药典》（以下简称《中国药典》2020年版）、《中华人民共和国卫生部药品标准》（以下简称《卫生部药品标准》）和各省市自治区地方标准，《药材标准品种大全》《中国植物志》和《中国高等植物彩色图鉴》的植物名及拉丁学名为准。收载品种主要从各县中药资源普查采集标本情况统计表中选取，包括国家和地方标准收载的品种，在四川普查得到的品种，包括藏药、彝药和

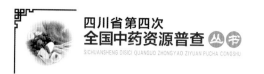

羌药等少数民族药用品种。

植物形态要点 描写药用植物（包括地衣、蕨类和真菌）的主要鉴别特征，特别注重花果特征的描述，这些来自实践经验和前人凝练总结的形态要点，可有效指导品种的鉴别。

功能主治 药用植物在国家和地方两级标准中记录的功效和主要适应症。药材标准未收载品种的功能主治主要参考资料如《中华本草》和《四川省中药资源志要》的记载。多基原品种的功效记录在第一种项下，为避免重复，第二种以后不再描述。内容仅供参考，一切诊断与治疗请遵从就诊医师指导。

附注 记录药材标准收载情况，包括不同版本年代、中药材名。《中国植物志》对植物名和拉丁学名的修订，民族用药情况，主要参考书籍，有的参考资料注明页码。

在来源和附注中，一种药用植物出现2个或3个拉丁学名的情况，有的是常见的异名，书中保留了这些拉丁学名，标明它们出自什么参考书籍。如：《中国植物志》柔软石韦、槲蕨、红豆杉、序叶苎麻（苎麻）、朱砂莲（背蛇生）、旱辣蓼、伏毛蓼、狗筋蔓、四川牡丹、紫斑牡丹、钝齿铁线莲、五月瓜藤、川八角莲、大黄檗、紫玉兰、凹叶厚朴、冷饭团、醉蝶花、茅膏菜、大花荷包牡丹、荷包牡丹、豇豆、扁豆、西南宿苞豆、葛、川滇米口袋、少花米口袋、锦葵、革叶猕猴桃、长萼堇菜、刺通草、楤木、红毛五加、大叶三七、白簕、川芎、阿坝当归、紫花前胡、波棱瓜、菊三七、高粱、华山姜、高山虾脊兰（流苏虾脊兰）、兜唇石斛。《Flora of China》大黄檗、醉蝶花、茅膏菜、黄药、荷包牡丹、红毛五加、大叶三七、白簕、川芎、阿坝当归、宽叶羌活。《中国高等植物图鉴》柔软石韦、槲蕨、红豆杉、朱砂莲、狗筋蔓、五月瓜藤、紫玉兰、紫花前胡、宽叶羌活、葛（越南葛藤）、革叶猕猴桃、菊三七、华山姜、流苏虾脊兰。《云南植物志》川八角莲、锦葵。《中国药用植物志》凹叶厚朴。《海南植物志》扁豆、高粱。《云南种子植物名录》毛宿苞豆。《江苏南部种子植物手册》钝齿铁线莲。《全国中草药汇编》冷饭团、有毛宿苞豆。

《四川药用植物原色图谱》总计收载四川省药用植物1 183种，照片总数3 668帧，其中鲜药材和干药材的照片共534帧，分2册出版。《四川药用植物原色图谱》上册包括总论和各论的上半部分，收载四川省药用植物586种，每种药用植物收载原色照片一至数帧，共1 897帧。《四川药用植物原色图谱》下册为各论的下半部分，收载四川省药用植物597种，每种药用植物收载原色照片一至数帧，共1 771帧。

本书图片特点显著，均为编者现场拍摄，涵盖有药用植物的生境、植株、不同部分或不同时期的局部特征照片，特别是花果的特写，有药用部位鲜品的大量展现，有药材的照片。多数药用植物照片由主编拍摄，少数照片为友情提供，书末附有摄影者提供照片部分品种名单。在本书出版发行之际，我们要特别感谢两位著名中药鉴定学专家——贾敏如教授和马逾英教授为本书编辑做出的巨大贡献。在贾敏如老师去世前几天，我们还在他家中鉴定实物标本，赠书照相，录影留念。马逾英老师生前毫不保留地提供了大量药用植物原色照片，并指导解决中药鉴定疑难问题。他们过早离世，没能看到我们共同奋斗所编撰的精美图书的出版，是中医药界的重大损失，殊为痛惜！

全部照片拍摄来自四川各地有分布的品种，也选用了省外药学工作者在四川所拍摄的部分照片。其中最为突出的是湖北的周重建，不远千里来川参加药用植物资源普查，足迹遍及康定、理塘、稻城、石棉和天全等县，采集药用植物标本，鉴定原植物基原，提供药用植物的原色照片，为本书增光添彩。

药用植物的鉴定是一个非常重要的工作，本次全国第四次药用植物资源普查，具备得天独厚的条件，第一有专项经费支持，各个普查队或课题组经过外业调查，采集药用植物标本，拍摄照片，制作腊叶标本，再经过植物分类学专家仔细鉴定。鉴定工作首先由师生交流、咨询获得鉴定结果。第二使用软件如"形色""花伴侣"等初步鉴定。第三借助图书资料和标本对照鉴定。初稿完成后，经众多专家审核，参加审核鉴定的专家主要有钟廷瑜、刘正宇、方清茂、舒光明、张浩、祝之友、董洋利、张美、周先建、周重建、周毅、朱文俊、秦胜红、罗霄、李策宏、卢先明和侯凯。秦胜红教授和张浩教授通过审阅，提出问题，纠正错误，置换照片，使该书更加完善。陈艳鹦、陈泌链和谭彩铃对文字部分和拉丁学名进行了仔细校对。最值得点赞是罗霄的审核，他治学严谨，将《中国植物志》对拉丁学名的修订内容，查得清清楚楚，参考书籍逐字逐句查阅，仔细核对，标注页码，纠正错误，确保图书准确无误，功不可没。

主编单位由四川省药品检验研究院和四川省中医药科学院承担；协编单位按科研、药检、学校、生产经营和使用单位包括医院顺序，排列不分先后，有：四川省中医药管理局、四川省食品药品监督管理局、四川省中医药学会、四川省中医药发展服务中心、峨眉山生物资源实验站、四川草原科学研究院、中国科学院成都生物研究所、四川省草原科学研究院、四川省林业科学研究院、乐山市农业科学研究院、成都天地网信息科技有限公司、成都市食品药品检验研究院、资阳市食品药品检验检测中心、雅安市产品质量检验检测中心、内江市食品药品检验检测中心、德阳市食品药品安全检验检测中心、绵阳市食品药品检验所、眉山市食品药品检验检测中心、乐山市食品药品检验检测中心、南充市食品药品检验所、广元市食品药品检验检测中心、遂宁市食品药品检验所、巴中市产品质量检验检测中心、达州市食品药品检验所、广安市食品药品检验检测中心、宜宾市食品药品检验检测中心、泸州市市场检验检测中心、自贡检验检测院、甘孜藏族自治州食品药品检验所、阿坝藏族羌族自治州食品药品检验研究中心、攀枝花矾钛检验检测院、凉山州食品药品检验所、广西壮族自治区食品药品检验所、桂林市食品药品检验所、重庆食品药品检验检测研究院、云南省食品药品监督检验研究院、浙江省食品药品检验研究院、青海省药品检验检测院；成都中医药大学、西华师范大学、四川农业大学、四川省食品药品学校、西南民族大学、四川大学、西南医科大学、西南交通大学、四川中医药高

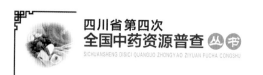

等专科学、四川师范大学、成都大学、川北医学院、内江师范学院、西昌学院、湖北闺真园中草药有限公司、四川省中药饮片有限责任公司、四川宇妥藏药股份有限公司、成都永康制药有限公司、太极集团重庆涪陵制药厂、太极集团绵阳制药厂、太极集团南充制药厂、千方中药饮片有限公司、四川中庸药业有限公司、西藏诺迪康药业股份有限公司、成都市康华药业股份有限公司、四川国强中药饮片有限公司、四川升和药业股份有限公司、成都康美药业、四川荣泰药业有限公司、四川国青川贝母生物科技股份有限公司、成都地奥集团、雅安三九药业有限公司、洪雅县中医院、凉山彝族自治州第二人民医院、西南医科大学附属中医医院、四川省第二中医医院、四川省中西医结合医院、绵阳市中医院、南充市中医医院、自贡市中医医院。

药用植物以图文并茂形式呈现给读者，形象直观，科学可靠，方便实用。书末列有药用植物中文名索引、拉丁学名索引和主要参考书籍。

本书所用计量单位，以国务院 1984 年 2 月 27 日颁布的《中华人民共和国法定计量单位为准》，以国际通用单位符号表示。长度单位以千米（km）、米（m）、厘米（cm）、毫米（mm）表示；计重单位以吨（t）、千克（kg）、克（g）、毫克（mg）表示；液体体积单位以升（L）、毫升（ml）表示；时间单位以小时（h）、分钟（min）、秒（s）表示；面积单位以平方千米（km²）、公顷（hm²）表示。

《四川药用植物原色图谱》的书稿受到四川省中医药管理局有关领导的充分肯定和高度评价，并被作为第四次全国中药资源普查系列丛书之一出版发行。在编辑过程中得到四川省各区、市、县有关领导和普查机构的大力支持，在此，谨向有关领导、专家、学者一并致以诚挚的谢意！本书的出版，得到四川科学技术出版社的大力支持，谨致以衷心感谢！

由于作者水平有限，本图谱涉及的内容十分广泛，时间仓促，拍摄和编写中难免存在疏漏，不妥或谬误，诚恳希望广大读者提出宝贵意见，以便勘误更正，再版时修正，使其更加完善。

《四川药用植物原色图谱》

主编　黎跃成　赵军宁

2021 年 8 月于成都

目　录

上编　总　论

下编　各　论

第一章　地衣植物

第二章　菌类植物

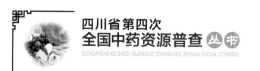

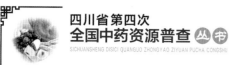
四川药用植物原色图谱

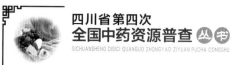

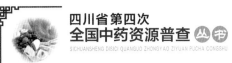

011

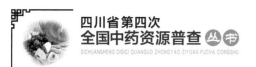

附　录

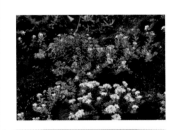

上 编

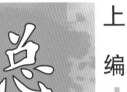

总论

ZHONG LUN

第一章
四川省中药资源

四川省地处我国青藏高原向东部平原过渡地带，横跨青藏高原、云贵高原、秦巴山地与横断山脉四大地貌区，得天独厚的地理、气候孕育了丰富的动植物中药资源，拥有宝贵的优良动植物种质资源库和基因资源库，是全国乃至世界生物物种最丰富的地区之一，是我国最大的中药材产地之一，享有"中医之乡，中药之库"的美誉。

四川省中药资源优势显著，拥有四个全国第一。中药资源蕴藏量全国第一。第四次全国中药资源普查数据显示，四川省现有中药资源 7 290 种，是全国重要的中药材主产区之一。常用中药材品种数全国第一。全国常用中药材有 363 种，四川有 312 种，占全国的 86%。道地药材品种数量全国第一。四川有川芎、川贝母、附子等道地药材共 86 种，其中国家地理标志保护的中药材产品 30个。国家 GAP 认证数量全国第一。已有 16 个品种、24 个中药材基地通过国家中药材生产质量管理规范 GAP 认证。四川省审定的中药材新品种数量居全国前列，主要包括灵芝、附子、天麻、川芎、红花等 45 个新品种。

四川省中药材产业态势良好，药材种植质量和规模发展平稳。2017 年，全省人工种植中药材面积约 43 万 hm^2，其中三木药材及林下种植药材 22 万 hm^2。单品种种植面积上万亩的有 53 种，川芎、川贝母、川麦冬、川白芷等道地药材的人工种植面积居全国第一。中药材年产量 102 万 t，年总产值达 173 亿元，其中产值超过千万元的品种 31 种。中药材出口日本、韩国等 21 个国家和地区，金额达 2.67 亿元。

第一节　地理与气候特征

一、地理位置

四川省介于东经 97° 21′ ~108° 33′ 和北纬 26° 03′ ~34° 19′，位于中国西南腹地，地处长江上游，东西长 1 075 km，南北宽 921 km，东西边境时差 51 分。与 7 个省（区、市）接壤，东邻重庆，北连青海、甘肃、陕西，南接云南、贵州，西衔西藏，是西南、西北和中部地区的重要结合部，是承接华南华中、连接西南西北、沟通中亚南亚东南亚的重要交汇点和交通走廊。

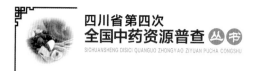

二、地形地貌

四川省位于中国大陆地势三大阶梯中的第一级和第二级，即处于第一级青藏高原和第二级长江中下游平原的过渡带，高低悬殊，西高东低的特点明显。西部为高原、山地，海拔多在 3 000 m 以上；东部为盆地、丘陵，海拔多在 500~700 m。全省可分为四川盆地、川西高山高原区、川西北丘状高原山地区、川西南山地区、米仓山大巴山中山区五大部分。四川地貌复杂，以山地为主要特色，具有山地、丘陵、平原和高原 4 种地貌类型，分别占全省面积的 74.2%、10.3%、8.2%、7.3%。

1. 川西高原

川西高原为青藏高原东南缘和横断山脉的一部分，海拔 3 000~4 500 m，分为川西北高原和川西山地两部分。川西高原与成都平原的分界线为雅安的邛崃山脉，山脉以西为川西高原。川西北高原地势由西向东倾斜，分为丘状高原和高山平原。丘谷相间，谷宽丘圆，排列稀疏，广布沼泽。川西山地西北高，东南低。根据切割深浅可分为高山原和高山峡谷区。川西高原上群山争雄，江河奔流。

2. 四川盆地

四川盆地由连结的山脉环绕而成，位于中国大西部东缘中段，长江上游，包括四川中东部，人口稠密，城镇密布。四川盆地的面积 26 万余 km²，占总面积的 33%。四川盆地西依青藏高原和横断山脉，北近秦岭，与黄土高原相望，东接湘鄂西山地，南连云贵高原，盆地北缘米仓山，南缘大娄山，东缘巫山，西缘邛崃山，西北边缘龙门山，东北边缘大巴山，西南边缘大凉山，东南边缘相望于武陵山。岩石，主要由紫红色砂岩和页岩组成。这两种岩石极易风化发育成紫色土。紫色土含有丰富的钙、磷、钾等营养元素，是中国最肥沃的自然土壤。四川盆地是全国紫色土分布最集中的地方，向有"紫色盆地"的美称。四川盆地底部面积约 16 万 km²，按其地理差异，又可分为川西平原、川中丘陵和川东平行岭谷三部分，按其方位又可以细分为川东、川西、川南、川北和川中五部分。

3. 成都平原

成都平原（川西平原），又称盆西平原，为中国西南最大平原、河网稠密地区之一。中国最大芒硝产地，位于四川盆地西部。广义的成都平原介于龙泉山、龙门山、邛崃山之间，北起江油，南到乐山五通桥，包括北部绵阳、江油、安县间的涪江冲积平原，中部岷江、沱江冲积平原，南部青衣江、大渡河冲积平原等。三平原之间有丘陵台地分布，总面积近 23 000 km²。狭义的成都平原仅指都江堰（旧灌县）、绵竹、罗江、金堂、新津、邛崃六地为边界的岷江、沱江冲积平原，面积 8 000 km²，是构成川西平原的主体部分。因成都市位于平原中央故称成都平原。

三、气候特征

四川气候总的特点是：季风气候明显，雨热同季；区域差异显著，东部冬暖、春旱、夏热、秋雨、多云雾、少日照、生长季长，西部则寒冷、冬长、基本无夏、日照充足、降水集中、干雨季分明；气候垂直变化大，气候类型多，有利于农、林、牧综合发展；气象灾害种类多，发生频率高，范围大，主要是干旱，暴雨、洪涝和低温等也经常发生。根据水热条件和光照条件的差异，全省分为三大气候区。

1. 四川盆地中亚热带湿润气候区

该区热量条件好，全年温暖湿润，年均温 16~18 ℃，积温 4 000~6 000 ℃，气温日差较小，年差较大，冬暖夏热，无霜期 230~340 天。盆地云量多，晴天少，全年日照时间较短，年日照仅 1 000~1 400 h，比同纬度的长江流域下游地区少 600~800 h。雨量充沛，年降雨量 1 000~1 200 mm，50% 以上集中在夏季，多夜雨。

2. 川西南山地亚热带半湿润气候区

该区全年气温较高，年均温 12~20 ℃，日较差大，年较差小，早寒午暖，四季不明显。云量少，晴天多， 日照时间长，年日照时间为 2 000~2 600 h。干湿季分明，全年有 7 个月为旱季，年降水量 900~1 200 mm，90% 集中在 5~10 月。河谷地区受焚风影响形成典型的干热河谷气候，山地形成显著的立体气候。

3. 川西北高山高原高寒气候区

该区海拔高差大，气候立体变化明显，从河谷到山脊依次出现亚热带、暖温带、中温带、寒温带、亚寒带、寒带和永冻带。总体上以寒温带气候为主，河谷干暖，山地冷湿，冬寒夏凉，水热不足，年均温 4~12 ℃，年降水量 500~900 mm。天气晴朗，日照充足，年日照 1 600~2 600 h。

第二节　生物资源

四川省地处亚热带，生物资源丰富。四川的野生动物资源以及植物资源，均在全国占有重要地位。四川地貌和气候多样，植物种类极为丰富。全省维管束植物种属约占全国的 1/3。全省森林面积 746 万 hm²，是全国第二大林区——西南林区的主体部分，长有许多珍贵树种。森林多分布于江河中上游，具有极重要的水源涵养和水土保持效益。全省有天然草地 1 638 万 hm²。资源植物约在 10 000 种以上。四川幅员辽阔，且受冰川大面积破坏性的影响较小，现代生态环境优越，动物资源丰富，种类繁多。仅脊椎动物就有 1 100 余种，占全国的 40%，其中列入国家保护的珍稀动物有 55 种。举世闻名的大熊猫，主要生息于四川境内。在全省已知的脊椎动物中，一半以上的种类有明显的经济意义。

一、植物资源

由于四川省位于水热充沛的亚热带季风气候区，并且地形复杂，因而植物种类很多。据不完全统计，有高等植物 270 余科，1 700 多属，1 万余种。其中乔木约 1 000 多种，占全国总数的一半。多种多样的树种资源，构成了繁多的森林类型。

四川盆地（包括盆周山地）山地丘陵区，气候终年温暖湿润，森林是以樟科、壳斗科、山茶科为建群种的湿性亚热带常绿阔叶林，以马尾松、杉木、川柏木为主的亚热带低山常绿针叶林，以多种大茎竹为主的亚热带竹林。川东南山地宽谷盆地区，气候干湿季分明，森林是以耐干性的壳斗科种类为优

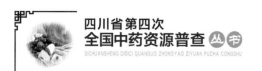
势的干性亚热带常绿阔叶林和以云南松为主的亚热带针叶林。川西高山峡谷区，山高谷深，垂直差异大，但主要属温带高原气候，有大面积的以冷杉属、云杉属为主的亚高山常绿针叶林和以高山栎为主的山地硬叶常绿阔叶林。川西北高原区，属高原寒冷大陆性气候，亚高山常绿针叶林仅小块状分布于局部水热条件适宜之地，而广大高原、山原面上，或因气候严寒，最暖月均温已在10℃以下，在森林生长线之上；或因风速过大，环境条件恶劣，乔木难于成长，广泛分布着高山高原灌丛和高山高原草甸。

二、动物资源

四川动物资源十分丰富，仅脊椎动物就有1 100余种，占全国所产总数的40%左右，其中鸟类和兽类约占全国的一半。资源动物是指特产与珍稀动物，以及与人类生产生活、卫生保健、文化教育等有密切关系的野生动物。根据它们对人类的社会经济意义大体分为珍贵稀有动物类，毛皮、革、羽用动物类，渔猎动物类以及其他资源动物类和有害动物类等。

四川盆地及其边缘山地，耕作历史悠久，种植业较为发达，以农田动物群为主，珍贵动物有鸳鸯等。盆地西缘山地、川西高山峡谷及川西南山地，资源动物丰富，特产动物繁多。珍稀动物中主要有大熊猫、牛羚、金丝猴、小熊猫、白唇鹿、梅花鹿、毛冠鹿、林麝、蓝马鸡、藏雪鸡、环颈雉等。鸟类以画眉亚科和雉科占优势，其中四川山鹧鸪、雉鹑为特产鸟类。爬行类与两栖类丰富，有不少国内特著品种，如宜宾龙蜥、峨眉髭蟾、北鲵等。川西北高原动物食料较为稀少，主要是一些能适应高原恶劣条件的奔驰性和穴栖性动物群，毛皮动物量多质优，珍稀动物主要有野驴、野牦牛、白唇鹿、藏羚、马鹿、林麝、黑颈鹤、藏雪鸡等。毛皮资源动物中的喜马拉雅旱獭资源丰富。

第三节　中药资源

四川省为著名的"中医之乡，中药之库"，经过1957年、1975年、1984年三次资源普查，据统计，四川省中药资源数量为4 103种。2011年，国家启动了第四次全国中药资源普查试点工作，四川省第一批中药资源普查试点7个市（州）、25个试点县于2011年正式启动。2013年与2014年四川省分别启动了第二批10个县与第三批11个县的中药资源普查试点工作。前三批普查试点工作于2018年12月通过了国家验收。2017年5月，第四次中药资源普查全国正式启动。四川省被国家批准为中药资源普查首批6个试点省份之一。四川省46个普查试点县自2011年11月开展中药资源普查试点工作以来，完成了1 764个样地调查、52 920个样方调查、17 044种药用植物品种的调查（含重复品种）；采集植物标本123 000多份，制作种植标本91 000多份，采集标本数量全国领先；完成了2 118种药材、800多种中药材种子的收集；拍摄中药材图片与普查工作照51万多张，拍摄短片1 300个；开展传统知识调查290次，参加人员1 200多人。根据第四次中药资源普查试点工作46个县取得的成果，结合四川省第三次中药资源普查各地区的资料记载，经统计，发现全省共有中药资源7 290种，摸清了四川省中药资源的家底。

四川省共有中药资源7 290种，其中高等植物194科，6 066种；蕨类44科，353种；菌类等257种，动物573种，矿物41种。第三次中药资源普查统计，四川省的中药资源种类为4 103种，其中植物 3 962 种，动物 108 种，矿物 33 种。本次普查与整理工作发现四川省中药资源的种类，比第三次中药资源普查统计的数据有了大幅度的增加，其中药用植物增加了 2 714 种，药用动物增加 465 种，矿物增加了 8 种，进一步摸清了四川省中药资源的家底。

一、四川省中药材分布特点

四川省具有复杂多样的气候和地质地貌，药用植物分布十分丰富。根据自然生态环境，大致可将四川省药材产区分为：盆地中央药材生产区、盆地边缘山地药材生产区、攀西药材生产区和川西高原高山峡谷药材生产区。

二、盆地中央药材生产区

该区四面环山，地貌以丘陵为主，属中亚热带温润气候，海拔在 200~700 m，药用植物种类近 3 000 种。常用药用植物主要有：半夏、乌头、麦冬、姜黄、蓬莪术、川芎、白芷、泽泻、忍冬、芍药、红花、菊花、夏枯草、益母草、鱼腥草、金钱草、薄荷、荆芥、马蓝、中华栝楼、筋骨草、荔枝草、半枝莲、连钱草、千里光、小木通、何首乌、紫苏、青蒿、桑、女贞、赶黄草等。代表性中药材主要如下。

1. 野生中药材

川木通、威灵仙、金钱草、天南星、钩藤、麦冬、半夏、瓜蒌、五倍子、前胡、马鞭草、泽兰、赶黄草、鸡血藤、紫菀、葛根、夏枯草、败酱草、野菊花、千里光、青葙子、青蒿、淡竹叶、何首乌、通草、谷精草、女贞子、紫苏、筋骨草、活血丹、鱼腥草、枳壳、益母草、桑叶、桑枝、桑椹等。

2. 栽培中药材

川芎、附子、郁金、姜黄、丹参、白芍、牡丹、麦冬、莪术、泽泻、白芷、红花、菊花、赶黄草、桔梗、川明参、金银花、延胡索、姜、瓜蒌、荆芥、薄荷、薏苡、牛蒡子、补骨脂、金钗石斛、铁皮石斛、枳壳、栀子、陈皮、佛手、巴豆、木瓜、川楝、苦楝、使君子、山合欢、杜仲、厚朴及黄柏等。

3. 道地中药材

川芎、附子、郁金、姜黄、栀子、川黄柏、麦冬、白芷、半夏、丹参、泽泻、白芍、红花、川明参、半夏、鱼腥草、补骨脂、佛手、杜仲和川楝子等。

三、盆地边缘山地药材生产区

四川盆地边缘山地是海拔 800~3 000 m 的山地，气候温和湿润，云雾多，日照少。植被类型主要为常绿阔叶林，药用植物种类 2 000 余种。特产及地区性药用植物主要有：大叶三七、羽叶三七、华重楼、岩白菜、朱砂莲、雪胆、狭叶重楼、黑籽重楼、走马胎、珙桐、石菖蒲、雅连、峨眉野连、黄连、羽叶三七、竹节参、狭叶竹节参、西藏旌节花、翼梗五味子、凹叶旌节花、延龄草、瓜叶乌头、甘西鼠尾草、仙茅、大叶仙茅、太白贝母、扇羽阴地蕨、峨眉藜芦等。动物资源主要有林麝、乌梢蛇。代表性中药材主要如下。

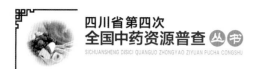
1. 野生中药材

黄连、何首乌、重楼、黄精、天麻、仙茅、草乌、小通草、雪胆、石菖蒲、珠子参、海金沙、仙鹤草、水杨梅、天南星、白附子、金钱草、活血丹、益母草、筋骨草、百合、八爪金龙、赤芍、大黄、矮地茶、当归、钩藤、党参、川射干、白及、鹿蹄草、云木香、大黄、金银花、川银花、山银花、五味子、独活、藁本、使君子、川楝子、麝香、熊胆等。

2. 栽培（或饲养）中药材

雅连、川牛膝、党参、厚朴、黄柏、熊胆、云木香、川贝母、石斛、山茱萸、川银花、金银花、玄参、白术、桔梗、秦皮、天麻、大黄、款冬花、杜仲、川楝子、柴胡、独活、钩藤、使君子、花椒、辛夷、吴茱萸、木瓜、栀子、牡丹皮、麝香等。

3. 道地中药材

厚朴、黄柏、雅连、川牛膝、杜仲、金银花、天麻、桔梗、大黄、仙茅、吴茱萸、秦皮、银耳、川续断、使君子等。

四、攀西药材生产区

攀西药材生产区山地与河流相间，海拔高低悬殊，属中亚热带气候区，药用植物种类4 000余种。特产及地区性药用植物主要有：乌头、金铁锁、云南重楼、云南红豆杉、川续断、昆明山海棠、石榴、一把伞、天南星、甘西鼠尾草、花椒、铁棒锤、灵芝、野巴子、毛子草、芦荟、螃蟹甲等。药用动物主要有穿山甲、林麝、美洲大蠊、乌梢蛇、斑蝥、蜈蚣、刺猬等。代表性中药材主要如下。

1. 野生中药材

天麻、川乌、草乌、穿山甲、麝香、金铁锁、益母草、吴茱萸、川续断、火把花、何首乌、龙胆草、防风、黄芩、远志、土茯苓、天南星、半夏、重楼、芦荟、石榴、野巴子、毛子草、金钱草、夏枯草、九眼独活、蒲公英、八角莲、骨碎补、秦艽、灵芝、茯苓、活血丹、松萝、地牯牛等。

2. 栽培（饲养）中药材

补骨脂、美洲大蠊、川乌、附子、牡丹皮、黄柏、杜仲、官桂、金银花、何首乌、川续断、川牛膝、山药、火把花、金铁锁、石榴、芦荟、茯苓、大黄、苦荞等。

3. 道地中药材

牡丹皮、天麻、半夏、补骨脂、大黄、黄柏、杜仲、川牛膝、川续断、麝香、重楼等。

五、川西高原高山峡谷药材生产区

四川西北部为高原区，川西南部为高山峡谷区，谷地海拔2 500~4 000 m，山脊海拔4 000~5 500 m。该区域药用植物有4 000余种。特产及地区性药用植物主要有：冬虫夏草、川贝母、暗紫贝母、甘肃贝母、梭砂贝母、瓦布贝母、羌活、宽叶羌活、粗茎秦艽、红毛五加、素花党参、掌叶大黄、唐古特大黄、铁棒锤、伏毛铁棒锤、甘松、匙叶甘松、大花红景天、花锚、角蒿、水母雪莲花、绵头雪莲花、独一味、梭果黄芪、川赤芍、珠芽蓼、蒺藜、变叶海棠、康定乌头、瑞香狼毒、波棱瓜等。药用动物主要有林麝、梅花鹿、黑熊等。常用中药材主要如下。

1. 野生中药材

川贝母、冬虫夏草、麝香、熊胆、鹿茸、大黄、猪苓、手掌参、雪莲花、党参、重楼、黄芪、川木通、川木香、狼毒、秦艽、羌活、独活、藁本、麻黄、竹叶柴胡、龙胆、独一味、甘松、藏茵陈、绿绒蒿、三颗针、鹿蹄草、升麻、叉分蓼、雪上一枝蒿、博落回、洪连、播娘蒿、菥蓂、莨菪、麻黄、花椒、天仙子、飞廉、老鹳草、九眼独活、泡参、花锚、丛菔、桃儿七、红景天、八角莲、红毛五加、唐松草、獐牙菜、雪灵芝、角蒿、兔耳草、小叶莲、沙棘、升麻、天南星、铁线莲、紫堇、刺参、翼首草、雪茶、狼毒、川续断、马勃等。

2. 栽培（或饲养）中药材

川贝母、冬虫夏草、麝香、鹿茸、秦艽、大黄、羌活、黄芪、牛蒡子、独一味、铁棒锤、猪苓、半夏、红毛五加、藁本、重楼、板蓝根、波棱瓜、沙棘等。

3. 道地中药材

冬虫夏草、麝香、川贝母、羌活、秦艽、黄芪、刀党参（素花党参）、大黄、藁本、重楼、半夏、川续断、独活等。

（方清茂）

第二章
药用植物的生态环境

四川省位于中国西南，地处长江上游，介于东经92°21′~108°12′和北纬26°03′~34°19′之间，位于中国西南腹地，东西长1 075余 km，南北宽900多km，东连渝，南邻滇、黔，西接西藏，北界青、甘、陕三省，全省面积48.6万 km²。位于亚热带范围内，随着地形变化，气候差异极为显著，对植物分布和发展有着重要意义。四川省地处我国西南部的长江和黄河上游地区，是长江和黄河主要的水源涵养地和重要的水量补给地，也是中国特有物种最多的省份，同时也是孑遗种和濒危种最为丰富的地区，全省林地面积2.8亿亩，森林覆盖率达到38%。四川位于中国大陆地势三大阶梯中的第一级和第二级，即处于第一级青藏高原和第二级长江中下游平原的过渡带，高低悬殊，西高东低的特点特别明显，地形复杂多样，植物种类繁多。四川地貌复杂，以山地为主要特色，具有山地、丘陵、平原和高原4种地貌类型，分别占全省面积的74.2%、10.3%、8.2%、7.3%。西部为高原、山地，海拔多在3 000 m以上；东部为盆地、丘陵，海拔多在500~2 000 m。土壤类型丰富，共有25个土类，63个亚类，137个土属，380个土种，土类和亚类数分别占全国总数的43.5%和32.6%。根据地形特点全省可分为四川盆地、川西北高原和川西南山地三大部分。

东部四川盆地是中国四大盆地之一，面积16.5万 km²。盆地北部为秦岭，东部为米仓山、大巴山，南部为大娄山，西北部为龙门山、邛崃山等，山地环绕，重峦叠嶂。盆地西部为川西平原，土地肥沃，为都江堰自流灌溉区，土地生产能力高；盆地中部为紫色丘陵区，海拔400~800 m，地势微向南倾斜，岷江、沱江、涪江、嘉陵江从北部山地向南流入长江，该区气候温暖湿润，冬暖夏热，大部分地区年降水量900~1 200 mm，属亚热带湿润季风气候，植被为亚热带常绿阔叶林；盆地东部为川东平行岭谷区，分别为华蓥山、铜锣山、明月山。华蓥山以东为大致平行的川东岭谷，由东北—西南走向的许多条状山体组成，海拔一般在700~800 m，谷地中多低丘与平坝，海拔200~500 m，是川东农业和人口集中的地方。主要是阔叶林带和针阔混交林为主，植物资源比较丰富。乔木以松科、杉科、柏科、壳斗科为主，出产许多地道川产药材如川芎、黄柏、党参、茯苓等。

华蓥山和龙泉山之间为方山丘陵。区内由于紫红色沙页岩倾角平缓，受切割后形成大片方山式丘陵。海拔350~450 m，相

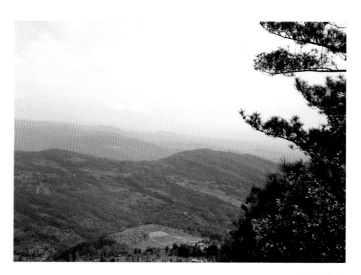

◎川东岭谷

对高度几十米。当地劳动人民利用方山山丘土层深厚的特点，把梯田一直修到山顶。

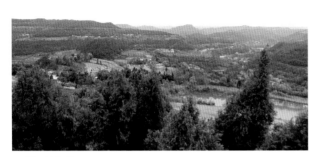

◎浅丘地貌

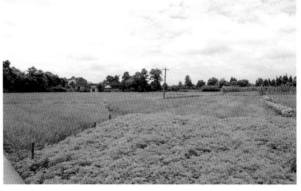

◎彭州敖平镇川芎

　　龙泉山以西为平原，称为川西平原或成都平原，面积 6 000 多 km^2，是四川盆地最大的平原，也是西南地区最大的平原，海拔约 600 m。该地区为四川农业生产区，植物资源品种相对较少，盛产川产道地药材姜黄、郁金、川芎，还分布有车前、萹蓄、厚朴、石菖蒲。

　　西北部为川西北高原，属于青藏高原东南一隅，平均海拔 3 000~5 000 m，山高谷深，高山峡谷间大江如带。山河呈南北走向，有沙鲁里山、大雪山、峨眉山等和金沙江、雅砻江、大渡河等。高寒气候，在垂直地形作用下，以垂直气候带为主，植物呈垂直带分布，总体上以寒温带气候为主，河谷干暖，山地冷湿，冬寒夏凉，以针叶林和高山草甸植被为主。海拔 2 250~2 700 m 的干旱河谷灌丛和山地草丛上分布有蒲公英、苍耳、千里光、益母草、四川牡

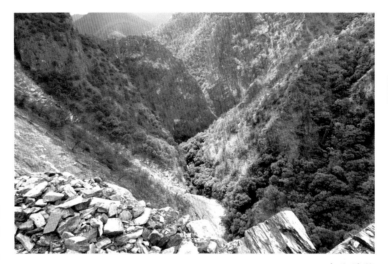

◎高山峡谷

丹、柔毛石韦（柔软石韦）、甘青锦鸡儿、西藏忍冬（岩生忍冬）、中华槲蕨（秦岭槲蕨）、刺黄花、海金沙、商陆、合欢、续断及仙茅等。

　　海拔 2 700~3 200 m 的河谷、中山地带植被为低山落叶阔叶林和亚高山针叶、阔叶混交林和亚高山灌丛，分布的药用植物有羌活、宽叶羌活、匙叶甘松、金铁锁、岩白菜、川黄芩（连翘叶黄芩）、细辛、珠子参、蒙自藜芦、长柄唐松草、川藏沙参、川赤芍、独蒜兰、羊齿天冬（羊齿天门冬）、沙棘、狭叶红景天、云南红景天、藓状马先蒿、松萝、八角莲、石斛、黄连、天麻和仙茅等。

　　海拔 3 200~4 000 m 的阳坡、半阳坡上为落叶阔叶林、高山栎类林和亚高山草甸，阴坡、半阴坡为针、阔叶混交林和暗针叶林，分布的主要药用植物有麻花秦艽、红毛五加、暗紫贝母、羌活、脉花党参、伏毛铁棒锤、单穗升麻、药用大黄、膜荚黄芪、多花黄芪、云南红景天、川赤芍、甘青青兰、独一味、鹿衔草（鹿蹄草）、仙茅、手掌参、胡黄连、茯苓、石斛、重楼、柴胡属植物、细花滇紫草、藏糙苏、丹参、甘西鼠尾（甘西鼠尾草）、天仙子、刺参、党参属植物、鸡蛋参、天南星属植物及款冬花（款冬）等。

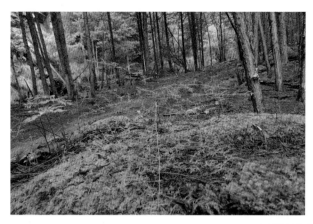

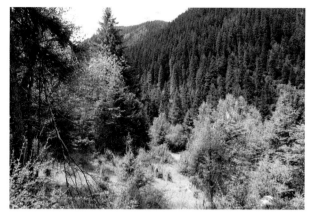

◎亚高山针阔混交林

海拔 4 000~5 000 m 的地带为高山灌丛、高山草甸及高山流石滩植被，分布的主要药用植物有红景天、长鞭红景天、水母雪莲花（水母雪兔子）、绵头雪莲花（绵头雪兔子）、狭叶红景天、雪茶、梭砂贝母、珠芽蓼、杜鹃属多种、小檗、秦艽、胡黄连、丛菔、瑞香狼毒、羌活、绿绒蒿、角茴香、西藏麻黄（西藏中麻黄）、小叶瓶尔小草（裸茎瓶尔小草）、船形乌头（船盔乌头）、拟稄斗菜、卷叶贝母和甘肃贝母等。

海拔 5 000 m 的高原寒漠区，为草甸、草坡、砂石、砾石地带，分布有塔黄、山岭麻黄（垫状山岭麻黄）、高山杜鹃、丛菔、川贝母及绵参等。

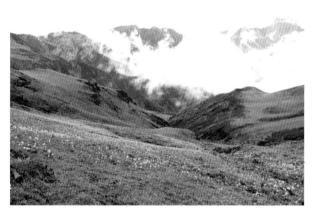

◎高山草甸

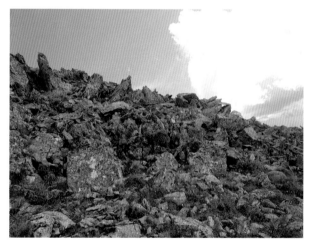

◎高山砾石区

高山草甸位于海拔 3 700~4 700 m 的河谷谷地，分布的药用植物有红虎耳草、珠芽蓼、密花囊吾、头花蓼、火绒草、铁棒锤、唐松草、狼毒、大戟、毛茛、乳白香青和短管兔儿草等。

沼泽化草甸位于 4 100~4 500 m 的河谷滩地，分布的药用植物有驴蹄草、黄花棘豆、沼生虎耳草、灯心草、酸模、星状风毛菊（星状雪兔子）、唐松草和高山大戟等。

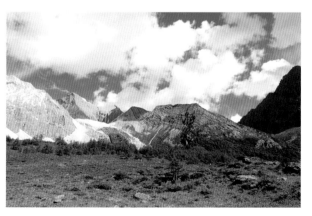

◎高山草甸

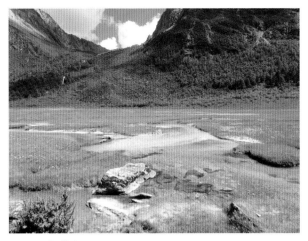

◎沼泽化草甸

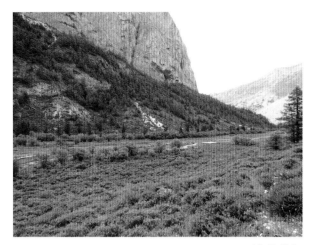

◎灌丛草甸

灌丛草甸位于海拔 1 900~4 250 m 的高山山地、阴坡滩地。分布的药用植物有金露梅、鬼箭锦鸡儿、杜鹃、高山绣线菊、风毛菊、黄芪、棘豆、酸模、大戟、高山唐松草、铁棒锤、秦艽、羌活、马尾连、大黄、沙棘、草麻黄、甘松、花锚及马勃等。

西南部为横断山脉北段，地貌类型为中山峡谷，山高谷深，山河相间，山河呈南北走向，自东向西依次为岷山、岷江、邛崃山、大渡河、大雪山、雅砻江、沙鲁里山和金沙江。气候植物呈垂直分布，主要分布为寒带针叶林、温带针阔混交林、北亚热带常绿和落叶混交林、中亚热带常绿阔叶林。分布的药用植物有淫羊藿、半枝莲、川牛膝、厚朴、杜仲、黄连、天麻等。

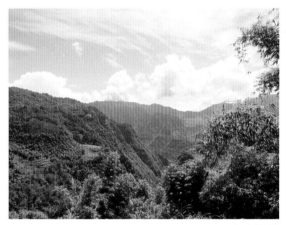

◎中山峡谷

四川气候总的特点是：区域表现差异显著，东部冬暖、春旱、夏热、秋雨、多云雾、少日照、生长季长，西部则寒冷、冬长、基本无夏、日照充足、降水集中、干雨季分明；气候垂直变化大，气候类型多，有利于农、林、牧综合发展；气象灾害种类多，发生频率高，范围大，主要是干旱，暴雨、洪涝和低温等也经常发生。

气候特征：日温 ≥ 10℃ 的持续期 240~280 天，积温达到 4 000~6 000℃，气温日较差小，年较差大，冬暖夏热，无霜期 230~340 天。盆地云量多，晴天少，2013 年日照时间较短，仅为 1 000~1 400 h，比同纬度的长江流域下游地区少 600~800 h。雨量充沛，年降水量达 1 000~1 200 mm。

川西南山地亚热带半湿润气候区：该区 2013 年气温较高，年均温 12~20℃，年较差小，日较差大，早寒午暖，四季不明显，但干湿季分明。降水量较少，2013 年有 7 个月为旱季，年降水量 900~1 200 mm，90% 集中在 5~10 月。云量少，晴天多，日照时间长，年日照多为 2 000~2 600 h。其河谷地区受焚风影响形成典型的干热河谷气候，山地形成显著的立体气候。

川西北高山高原高寒气候区：该区海拔高差大，气候立体变化明显，从河谷到山脊依次出现亚热带、暖温带、中温带、寒温带、亚寒带、寒带和永冻带。总体上以寒温带气候为主，河谷干暖，山地冷湿，冬寒夏凉，水热不足，年均温 4~12℃，年降水量 500~900 mm。天气晴朗，日照充足，年日照 1 600~2 600 h。

（张　美）

第三章
药用植物标本的采集

腊叶标本的采集、鉴定与保存的目的是为了准确鉴定植物种类、采集种内变异信息及数据以备后人考证。制作一份完整的腊叶标本需经过一系列技术环节，并采集配套信息方能完成：采集植物体、记录采集信息、采集照片、整形、压制、干燥、上台、鉴定、装订、拍照、净化保存等。现参照《全国中药资源普查技术规范》对各技术环节作简单介绍。

一、采集工具

小刀、长砍刀、枝剪、剪刀、长柄修枝剪（高枝剪）、修枝锯、斧头（或弓锯）、铁锹、锄头（或挖掘工具）、小铲子、凿子、铁锤、防刺手套等用于采集标本；不同大小和厚度的聚乙烯塑料袋用于包装；采集记录本、标本签（号牌）、铅笔、卷尺；标本夹、吸水纸（报纸、草纸等）；照相机、GPS 等。

二、标本采集的技术要求

（1）标本应具有生殖器官（花、果、孢子囊群等）。

（2）中、小型草本植物（60 cm 以下）应采集包括根部的全株，特别小的植物（如匙叶龙胆）一份应多株。

（3）大型草本（60 cm 以上）取植株的基部、中部、上部三段作标本；特大型植物，可分别取花（果）、部分茎叶、部分根部等器官组合。

（4）丛生的植物，应保留其丛生的特征。

（5）乔木或灌木类植物应剪取具代表性枝条 25~30cm（中部偏上枝条为宜），保留其分枝特性和茎尖、腋芽、托叶及复叶的完整性。

（6）乔木类植物采集标本时应割取（10 cm × 4 cm）树皮，并与标本同编一号，单独挂牌。

（7）藤本植物剪取中间一段，在剪取时应注意体现它的藤本性状。

（8）蕨类植物采有孢子囊群的植株（通常在叶背），有的是生殖叶和营养叶分生，应同时采集，连同根状茎一起采集。

（9）单性花的植物雌雄异株，应注意采集雌株和雄株，并编不同的号；雌雄同株的植物，两部分花均需采集到，编同号。

（10）竹类植物应将秆、竹箨（tuò）、小枝及竹叶、地下茎各部分收集齐全。

（11）茎生花或枝生花植物应将花果连同周围树皮一道剥下，附带枝叶。

（12）异叶型植物需采集异型叶。

（13）寄生植物须连同寄主一起采压。并且将寄主的种类、形态及同被采的寄生植物的关系等记录在采集记录上。

（14）菌类：生于地上的菌类，需挖起地下的菌根；生于树上的菌类，应用刀连同基质一起割取，注意尽量别在菌盖和菌柄上留下指印，用软纸包裹单独存放。菌类植物可以不压，直接晒干作标本。

（15）水生藻类植物采得标本后，到驻地后要重新放在水里，然后用硬台纸将其托起，压成标本。

三、采集记录表

采集记录应在采集标本时现场填写。

采集号、采集时间、采集人、采集地点、经纬度、海拔、生态环境、植株特征、花色等信息不可或缺。

◎ 全国中药资源普查标本采集记录表

四、标本照片采集

1. 生境照片
应反映出植株生长的环境，包含地形、地貌、地势、植被类型等信息。

2. 群落照片
反映出目标植物的群落结构，包含主要伴生植物。

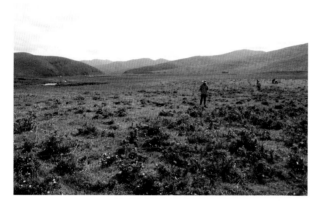

◎长腺贝母的生境

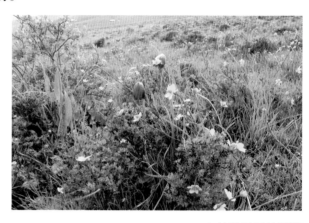

◎长腺贝母的群落

3. 植株照片
反映植株地上部分的整体形态，包括叶片（苞片）形态、叶片（苞片）着生状态、花序（果序）等信息。

4. 器官特写照片
花（苞片）、果、叶（托叶）、茎、根及特征性状特写。

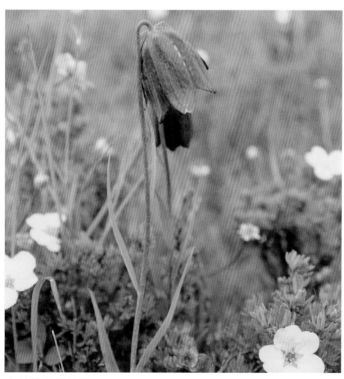

◎长腺贝母植株

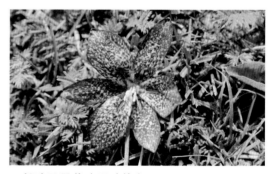

◎长腺贝母花（示腺体）

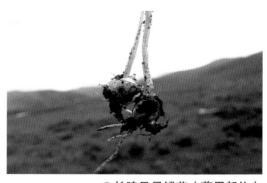

◎长腺贝母鳞茎（药用部位）

（周　毅）

第四章
腊叶标本制作及保存

一、标本修剪整形

标本的台纸（白色铜版纸）长宽通常为 40 cm×30 cm，一些大型草本植物或木本植物往往远大于台纸，需对所采标本进行适当的裁剪或曲折。叶片、分枝太多、果实、根太大等均需修整。

（1）通过修剪或"V"或"N"字形曲折或分为几部分，保留标本的特征，满足上台要求。

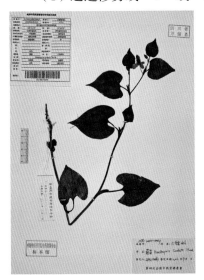

◎标本V形曲折

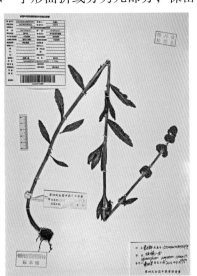

◎标本N形曲折

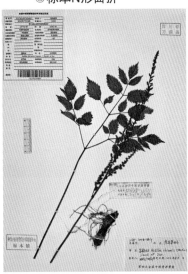

◎多器官组装标本

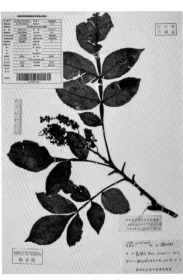

◎疏叶标本

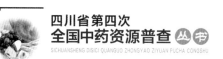
四川药用植物原色图谱

（2）疏枝疏叶，避免过多重叠，露出花、果。应保留叶柄或小段分枝条，以显示着生位置。

（3）茎或小枝要斜剪，使之露出内部的结构，如茎中空或含髓。

（4）粗茎和根、果实等可以纵向切开；若有额外的果实，纵向切开及横向切开。

（5）复叶应完整，大型叶按轴线裁剪。

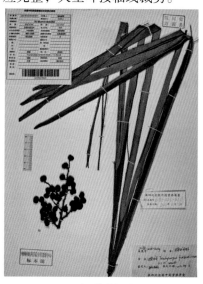

◎大型叶标本

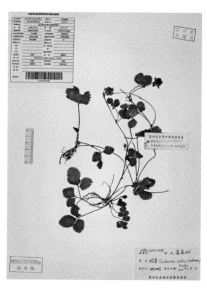

◎匍匐茎标本

（6）保留托叶、基生叶等。

（7）保留匍匐茎或地下走茎等。

二、标本签

（1）每份标本上须拴一个标签，即标本签或号牌，注明标本的采集号、采集人、采集地点、采集时间等信息。

（2）采集号与采集记录一致。

（3）同一份标本分为几部分时，每部分均应挂标本签，上台后只保留一个标本签。

（4）标本签的两面信息填写完整。

（5）标本签拴在主杆中部，以防滑落。

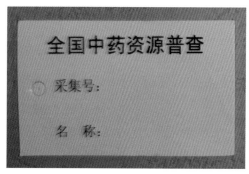

◎标本签正面

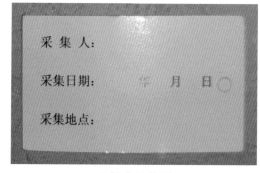

◎标本签背面

三、标本压制

采集的标本经修剪整形，拴上标本签后，就可以进行压制定型了。压制标本需要吸水纸、瓦楞纸和标本夹。标本的压制即将采集的新鲜植物体用吸水纸和瓦楞纸隔离，通过标本夹的捆绑施压，使其枝叶平展，防止皱缩。

标本压制建议分两个阶段：采集的新鲜植物体很容易脱水萎蔫，一些细裂的复叶或花瓣很难恢复原状，在野外边采集边初步压制，回到驻地后再修枝整形规范压制。这样可大大提高标本的质量和翻标本的效率。

标本压制需注意以下几点：

（1）标本有明显凹凸不平的地方，可加干燥纸予以支撑，尽量让标本各部分在同一水平面，避免叶片、花瓣皱缩。

（2）每份标本上下均隔离数层吸水纸，吸水纸外面各隔离一张瓦楞纸，利于热空气及水蒸气的流通。

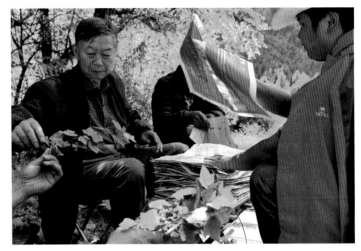

◎野外初步压制标本

（3）压制后的第二天需翻标本，换纸的同时，逐份整理：展平叶片，理顺枝条，调整枝叶，露出花、果。

（4）在难以避免的重叠处，中间加一层吸水纸。

（5）将脱落的花果等器官装入小纸袋，纸袋外注明采集号，随同标本放置。

四、标本干燥

1. 传统干燥法

压制初期（2~3 天），每天早晚各换一次吸水纸（用干燥纸换湿纸），此后每天换一次纸直至标本全部干燥，需 1 周左右。此法标本颜色保留较好，但周期长，费工费时。

2. 热风吹干法

标本压制定型 1 天后，整形，每 1 份标本用瓦楞纸隔离，中间夹一单层报纸，适当绑紧标本夹（确保瓦楞纸通气孔通畅），通过搭建简易烘干棚干燥。用日常用的暖脚热风机吹热风干燥。干燥周期 24~36 h。此法效率高，标本颜色好，可节省大量人力、时间。

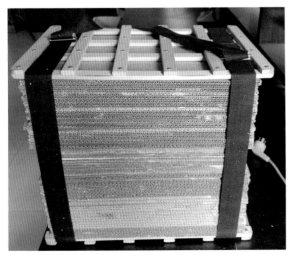

◎瓦楞纸隔离的标本

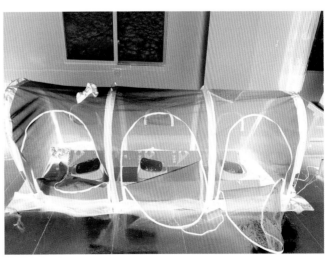

◎简易标本烘干棚

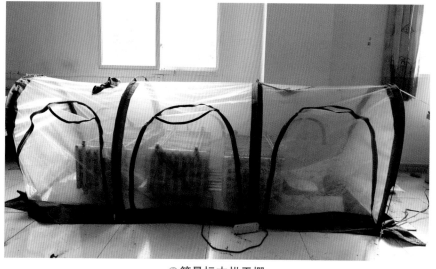

◎简易标本烘干棚

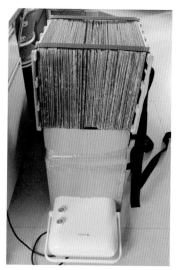

◎烘干机和待烘干标本架

3. 热风干燥法注意事项

（1）标本夹不能捆绑太紧，应确保瓦楞纸孔道畅通，利于热风对流，水蒸气散失。随着标本的逐渐干燥，绑绳会变松，每天应多次调整绑绳的松紧度，确保标本不皱缩。

（2）瓦楞纸风道口向下，以便热风上下流通。

（3）热风机应调至低温度档、高风力档，若温度太高会把标本"捂熟"，标本变色严重，甚至会腐烂。

（4）标本干燥后很脆，切忌马上翻取标本，应让其降温回潮，再收纳标本。

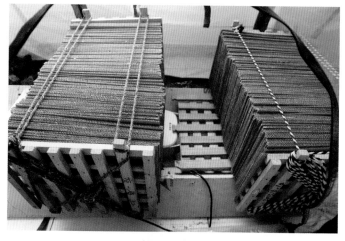

◎瓦楞纸隔离的标本

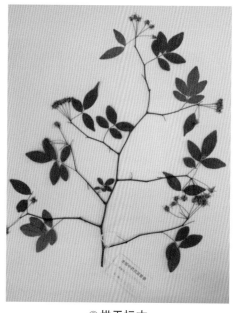

◎烘干标本

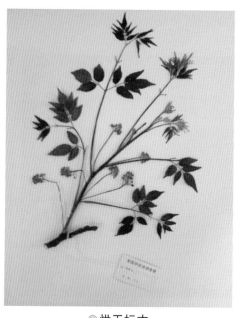

◎烘干标本

四川省第四次全国中药资源普查丛书

四川药用植物原色图谱

020

五、标本上台

（1）先将标本从台纸的左下角至右上角方向斜放或将几部分在台纸上试放置，留出左上角和右下角一定空白区域，若太宽（长）需适当修剪。布局注意美观、协调。

（2）个体小的标本，每份应放置多个植株，布局协调，植株呈自然生长状态放置。

（3）在标本背面用毛笔均匀涂刷桃胶液（明胶或白乳胶），用湿纱布按压使其与台纸贴实，覆盖一张草纸放置待干。花（果）、茎、根可不涂胶。

（4）胶液干后，用棉线（纸带）固定标本上、中、下部位，分枝、果实（序）、分离的器官、根部、较大或硬革质的叶片的叶柄等。

（5）将脱落的花果放入纸袋，纸袋上端贴在台纸的适当位置（开口向上），脱落的叶片根据着生位置复原粘贴。

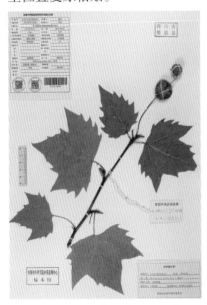 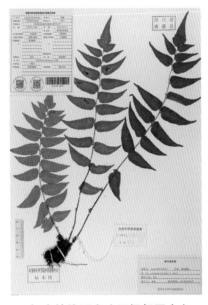 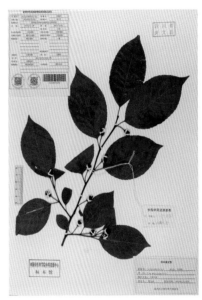

◎标本棉线固定（示茎、果固定）　　◎标本棉线固定（示根部固定）　　◎标本棉线固定（示茎、果固定）

六、标本鉴定

参照《中国植物志》《Flora of China》《中国高等植物图鉴》，各省区地方志等工具书，对标本进行分类学鉴定，填写鉴定签。

七、标本装订

标本的装订包括上台（上已述）、粘贴两签（采集记录签及鉴定签）、盖收藏馆章、覆硫酸纸等。

（1）左上角粘贴采集记录签，右下角粘贴鉴定签。粘贴时采集记录签仅上边粘贴，鉴定签仅右边粘贴。

（2）右上角盖普查县名章，左下角盖收藏馆章。

（3）覆盖硫酸纸，于台纸左边背面粘贴，硫酸纸右边与台纸边缘对齐。

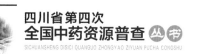
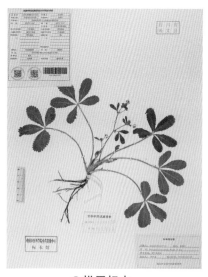

◎烘干标本

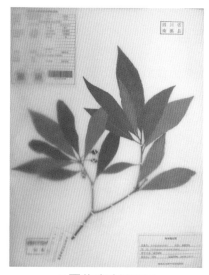

◎覆盖硫酸纸正面

八、标本拍照

标本拍照后可数字化，便于上网查询。

（1）用单反相机拍照，像素要大于 1 000 万。

（2）建议：手动挡（M），光圈 18，快门 5。不要动光圈，用快门调节亮度。

（3）摄影灯置于翻拍台两侧，为 5 500 色温左右（建议 150~200 瓦，四支），不能用普通的灯泡，会偏色。

（4）标本要放置平整，从正上方取景，要拍摄清晰。为保证拍照清晰，要用快门线。

（5）标尺放置台纸左或右侧，刻度一侧靠近标本，标尺不要横向放置。标本号牌尽量放正（文字与鉴定签方向一致），不要压住标本。

（6）相机的取景器和台纸大小不一致时，后期要 PS 掉四周的边，使台纸充满画面。

（7）PS 后存盘时，品质请选择最佳，PS 后的照片大小不能小于 1 M。

（8）标本要用统一标准拍摄。

（9）不能用高拍仪、手机、普通的图文扫描仪等其他设备拍摄。

（10）或者用高端的扫描仪（这种扫描仪大约 20 万元。有较好的对比度和色温，如美能达 ps5000c）。

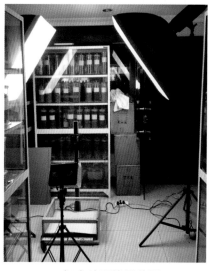

◎标本拍照简易装置

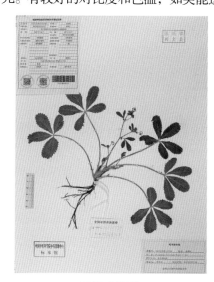

◎标本照片

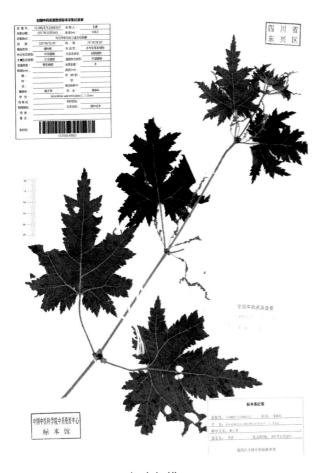

◎标本扫描

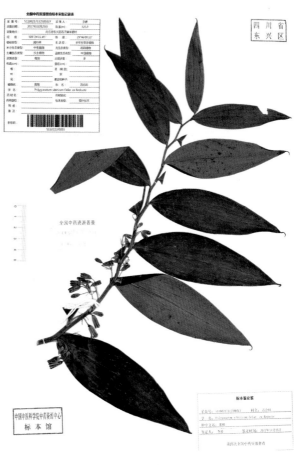

◎标本扫描

九、标本净化

野外采集的标本经充分干燥后，在进入标本柜保存前，需进行净化，常采用熏蒸法或低温冷冻法对标本进行净化。

1. 熏蒸净化

采用磷化铝等熏蒸剂进行。在密闭空间内，每立方米空间使用磷化铝片 10 g（3 片），室温 20℃以上时，熏蒸 24 h；室温 20℃以下时，熏蒸 48 h。

2. 低温冷冻净化

于 –30℃冷冻 72 h 或 –18℃冷冻 7 天。

十、标本归类

（1）蕨类植物采用"秦仁昌分类系统"，裸子植物采用"郑万钧分类系统"，被子植物采用"恩格勒分类系统"排序归类。

（2）种夹（厚牛皮纸）：长宽（cm）62×42。同种标本归入同一种夹内。

（3）属夹：长宽（cm）64×42，中缝 2 cm（压 3 线，中线两侧各 1 cm），两面白色。同属植物归入同一属夹内。

（4）属夹开口向右，属名签贴右下角；种夹开口向左，种名签贴右下角。

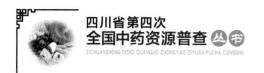

十一、保存

标本需放置到控温控湿的标本馆内长期保存备查。整理好的标本应装入标本柜，按照分类系统依次放置便于查取。箱内放置防虫剂，如樟脑丸、花椒、烟叶等，定期检查，必要时应再次净化处理。严防火灾水灾。

（周　毅）

第五章
药用动植物的数码摄影

成都中医药大学现代教育信息技术中心凌宗士老师曾经在药用植物资源普查开始交流时，介绍过数码摄影基本知识。这些年来，在马所长的带领下，药检系统学术氛围非常浓厚，多次举办药用动植物摄影培训课。笔者多次聆听过中国食品药品检定研究院过立龙老师的摄影知识课。在疫情期间，广东、深圳、湖北、浙江和成都药检院的老师，深入交流了摄影工作经验，获益颇丰。

一、野外常用装备

相机包，相机，望远镜，两块电池，充电器，多张储存卡，背景布，闪光灯，脚架，UV 镜，偏光镜，快门线，尺子，钢笔，铅笔，记录本，笔记本电脑，药用动植物鉴别电子书，纸质书，GPS 轨迹仪，海拔表，对讲机。方便时可带上无人机。相机包可选灰色或黑色，不张扬，防抢盗。

冲锋衣裤，长袖衣服，防水背包，雨伞，雨披，草帽，布帽，绑腿，长筒雨靴，利于雨天行走，可以防止毒虫如吸血的山蚂蟥袭击。戴帽子防止脸被紫外线晒伤；冲锋衣裤选黄色和红色鲜艳的，在野外特别显眼，便于互相关照，最好着迷彩服，不惊扰动物。常备雨具，重要的是保护相机和电脑，避免它们进水，造成短路损坏。"晴带雨伞，饱带饥粮。"帐篷，食品，药品，越野车，采药工具锄头，砍刀，枝剪，高枝剪，装药袋子，包括大小塑料袋和编织袋。拉样方的绳索，皮尺，号牌按顺序为 6 个。标本夹，草纸，台纸。烘干机，寻找通风良好标本压制和晒药场地，事半功倍。

随身携带上级工作单位协调盖公章的工作函，省里县上盖章的通行证及通知书，工作吊牌；统一迷彩服装，请当地向导，采集记录，针线，小号牌，普查红旗。

如有单反相机，带摄像功能，尽可能用单反，效果理想。但要量力而行，不能"倾家荡产买单反"。尼康和佳能都是专业的好机器，手持略显重。索尼也不错，微单携带轻便。

1. 镜头

广角镜头：拍摄角度大，适合拍摄野外较大的树木或植株；用拍样地，拍风景。

变焦、大变焦、长焦镜头：满足大部分植物和药材的拍摄需要，拍摄树上花朵、果实、岩边崖上等远处动植物。变焦镜头价格较便宜。定焦镜头价格较贵，便携式手持轻便，用于打鸟，适宜像蜻蜓、蝴蝶这样的药用小动物，使其不被惊扰，容易拍摄成功。

微距镜头：如尼康 24~85 mm 1：2.8-4 D，虽是变焦，微距在 10 cm 范围内焦距都清晰。要拍摄花朵特写或小物体时，可使用微距模式，使小物体显得更大。可以拍集体照。蔡司镜头其卡扣可以接尼康相机，虽然是手动对焦，作为微距拍摄，效果佳。手机拍微距效果不错。

2. 闪光灯

适合光线较暗的环境下拍摄或补光。在有的条件下建议使用闪光灯，如早晚光线偏暗时、深荫处、林中、室内和洞中。

3. 滤色镜

用于增加清晰度和保护镜头，建议使用标准的紫外光滤光镜（UV镜）或天光滤光镜。紫外线较强，镜头前加UV镜，可以防紫外线，还可以保护镜片，防止在野外异常颠簸的路上摔碎镜片。

4. 偏光镜

有时需要使用偏光镜，如拍摄水里的鱼。由于光折射的原因，没有偏光镜，水里的鱼儿是不容易拍摄成功的，虽然眼睛能看见鱼游来游去，拍出来，却是一片空白。

5. 存储介质

CF卡，SM卡，MMC卡，SD卡，SONY记忆棒，微硬盘（与CF卡接口通用），容量上G。磁光盘MO、CD-R/W、DVD-R/W、移动硬盘。

二、数码摄影基础知识

曝光的控制主要取决于光圈的大小和快门速度，要学会手动设定，拍摄专业级的照片就必须了解光圈与快门的设定配合。

1. 什么是光圈？

光圈是相机镜头中可以改变大小的孔洞，它控制进入镜头中的光线量，假设其他因素及快门速度不变时，光圈开得越大，通过镜头进入的光量就越多，反之则越小。

光圈的数值通常用f值来表示，而f值越大，光圈就开得越小，反之，f值越小，光圈就越大。光圈的控制是否得当决定了相片的光暗。

2. 什么是快门？

快门是控制光线进出的闸门。假设其他因素及光圈大小不变时，快门速度越高，能够通过镜头进入的光量就越小，反之则越大。快门速度从1/8 000 s到30 s之间不等，由相机本身的性能决定。以Canon PowerShot G5为例，速度就由15 s~1/2 500 s。

（1）安全快门。所谓的安全快门是指快门速度。一般来说，镜头会随着焦距的增长，而放大人体自身的一些细微抖动，例如脉搏与呼吸等。而普遍认为 快门速度 >1／焦距（单位：MM）秒 的时候，成像不会因抖动而变得模糊。比如焦距是50 mm，那么安全快门就是1/60 s，焦距是250 mm，那么安全快门就是1/250 s。

当然了，这个所谓的安全是相对的，对于普通人来说，一般<1/40s时候，无论焦距多短都很难保证清晰了。但训练过的人就不同，他们可以更低，而天生手抖的人，就要在普遍认识的基础上再加大数字即加快速度。

（2）光圈与快门的配合（曝光EV的调整）。光圈和快门的组合是控制曝光的主要因素。既然光圈和快门都可以同时控制曝光，即光圈及快门都是互相影响着的。如果将光圈收小一级（例如由f/4收小至f/5.6），曝光便相对减少，不过如果将快门速度调校慢一倍（例如由1/60 s减至1/30 s），曝光量又回复到与原先的一样，即光圈及快门对曝光量的影响是可互相抵消的。一般情况下，保持一定的曝光量，有以下组合：

f2，1/500；f2.8 1/250；f4，1/125；

f5.6，1/60；f8，1/30；f11，1/15。

不同的组合可以达到相同的曝光量（EV），但是所拍出来的图片效果是不相同的。

（3）快门快慢的选择。高速快门可以凝固运动的物体。低速快门可以表现运动，追随拍摄。

3. 数码相机的测光方式

目前相机所采取的测光方式根据测光元件对摄影范围内所测量的区域范围不同主要有点测光、中央部分测光、中央重点平均测光、平均测光、多区测光、矩阵测光等。

测光方式和18% 灰度：自动相机在测光的时候，是按18% 灰度来进行测光的。18% 灰度的意思，是测光系统会将整个画面的曝光值按18% 灰度的效果来计算。如果被摄物是黑炭，测光方式会自动拍成18% 灰度的灰色；如果被摄物是白雪，测光系统也会自动拍成18% 灰度的灰色。

比较先进的测光系统，如Nikon的矩阵测光，不遵循这个规律。

（1）点测光模式：测光元件仅测量画面中心很小的范围，摄影时把照相机镜头多次对准被摄主体的各部分，逐个测出其亮度，最后由摄影者根据测得的数据决定曝光参数。

注意人物的皮肤曝光准确，但黑头发、黑衣服的曝光明显不足，细节丧失。这样让人的注意力更集中于人物的脸。这种测光模式大多应用于拍摄者希望将拍摄主体充分表现的情况下使用。

适用拍摄用途：舞台摄影、个人艺术照、新闻特写照片等。

（2）中央重点平均测光模式：这种模式的测光重点放在画面中央（约占画面的60%),同时兼顾画面边缘，它可大大减少画面曝光不佳的现象，是目前单镜头反光照相机主要的测光模式。

适用拍摄用途：特定条件下需要准确的测光，测光范围比点测光更大时。

（3）平均测光模式和多区测光模式

平均测光模式：它测量整个画面的平均光亮度，适合于画面光强差别不大的情况。

多区测光模式：它对画面分区域由独立的测光元件进行测光，由照相机内部的微处理器进行数据处理，求得合适的曝光量，曝光正确率高，在逆光摄影或景物反差很大时都能得到合适的曝光，而无须人工校正。

多区测光模式适用拍摄用途：团体照片、家庭合影、一般的风景照片等。

4. 数码相机的曝光模式

一般分为两种：程式自动模式和全手动模式（光圈优先模式、快门优先模式）。

一般的照相机设置的曝光模式有：

（1）自动模式（AUTO）：这是供一般拍摄目的使用之最简单的曝光模式，又称"傻瓜"。相机会因应主体的光度自动选择快门及光圈，当光线弱时，可自行亮起闪光灯，可以让你自由自在地拍摄，你只用集中精力取景及按动快门就是了。是为初学者设置的。

（2）多变化程序模式（人像、风景、近摄、体育连拍、夜景等模式）

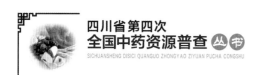

①人像模式：利用这一模式拍摄人像，能营造出模糊的背景，以突出人物这个主题（建议用镜头的长焦端）。

②风景模式：利用此模式拍摄远处的风景，相机会自动调节到较小的光圈，使整个风景画面均能清晰对焦。

③近摄模式：利用这一模式去拍摄照片，例如花卉或昆虫，其照片会表现出艺术感极重的模糊背景。

④体育连拍模式：利用这一模式去拍摄体育运动的照片，高速的快门会凝固快速移动主体的动态，创造出精彩的动态照片。这一模式也提供连续拍摄。

⑤夜景模式：利用这一模式拍摄以黄昏或夜晚为背景的主体，这种模式会捕捉场景中的所有光线，包括有闪光灯照明的前景主体，以及背景。取消闪光灯也可以捕捉到看来十分自然的夜景或晨昏景致。

（3）自动多重程式（P）：这一模式相机会自动控制快门与光圈。但是也可以做出一些设定，例如弹性程式及曝光补偿。

（4）光圈优先（A）：设定需要的光圈，相机会自己选择正确的快门速度，这样可以利用光圈的大小来调节所需要的景深范围，或者选择前景或背景模糊。

（5）快门优先（S或T）：设定所需要的快门速度，相机会自己选择正确的光圈。可以利用高速凝固移动的主体的动作，或者利用较慢的快门速度使主体朦胧。

（6）手动曝光（M）：快门及光圈均以手动设定，适合其他曝光模式难以获得所需要的效果时使用，此模式也可作长时间曝光（有的相机不一定设定）。

5. 正确使用曝光补偿

用自动曝光模式在大多数光线下都可以拍出不错的效果。但严格地说，自动曝光的设置并非在任何光线条件下都可以完美地完成曝光控制，它也有一些自身的缺陷。由于所拍物体处于不同的环境光线下，因此如何正确控制曝光显得至关重要。闪光灯、反光板等自然非常有用，正确使用曝光补偿是对这一缺陷的最好补偿，使相机能拍出高质量的图像来。现在商用数码相机一般均提供曝光补偿功能，调节范围则一般在 ±2.0 EV（一般数码相机的曝光补偿值的步长是 1/3 EV，有些是 1/2 EV）。一些较好的数码相机还具有自动曝光包围拍摄（AEB）功能，也就是在用户自己设定的自动曝光补偿的步长下，连续拍摄 3~5 张照片，让用户从中挑选出效果最接近实物的照片。

（1）曝光补偿：由于测光系统的特点，对于反差比较大的画面就需要进行曝光补偿。曝光补偿有 1/2 EV、1/3 EV 作为加减的量，每 EV 俗称 1 档。如果整个画面比较白，如雪山、白墙，就需要通过曝光补偿增加曝光值；如果整个画面比较黑，如黑墙，就需要通过曝光补偿减少曝光值。如果被摄物的背景比较亮，而被摄物相对背景比较暗，测光系统会按背景正常来测光，这样造成被摄物曝光不足。这时需要曝光补偿来增加曝光，或者通过给被摄物打闪光灯来解决曝光不足问题。

（2）自动包围曝光

当相机开启自动包围曝光功能后，每次完全按下快门释放按钮后，相机将拍摄三张照片，其中一张采用当前的曝光值，其他两张分别加、减的补偿值曝光。通过自动包围曝光可以在复杂光线环境下确保取得一张曝光正确的照片。

6. 数码相机的 ISO 值

数码相机同样模仿传统的胶卷，设定了 ISO 值表示感光度。不过，改变数码相机的感光度并不需要更换胶卷，只需调节 ISO 值即可。其原理是：传统胶卷的感光度是通过改变胶卷的化学成分，来改变它对光线的敏感度。而数码相机的感光元件是不变的，它采用把数个像素点当成 1 个像素点来感光的方式，从而提高感光速度。比如正常 ISO 100 是对感光元件的每个像素点感光，要提高到 ISO 400 的感光度，只需要把 4 个点当成 1 个点来感光，就能获得 4 倍的感光速度。

7. 感光度对摄影的影响

若没有带闪光灯，或不允许使用闪光灯的地方，可以采用增加感光度（ISO），达到增加亮度的目的。

感光度对摄影的影响表现在两方面：其一是速度，更高的感光度能获得更快的快门速度，这一点比较容易理解；其二是画质，越低的感光度带来更细腻的成像质量，而高感光度的画质则是噪点比较大。

低 ISO 值感光度拍摄时，表现细腻，质感真实。而高 ISO 值感光度拍摄时，噪点非常明显，影响画质。但我们也能看到，在同样的光源环境、光圈大小，快门速度却因 ISO 的提高而提高，避免抖动并抓拍到快速移动的物体。

8. ISO 值的运用

ISO 值可以控制曝光量，通常增加一档 ISO 值，光圈就可以获得一档缩小，或者快门获得一档加快，反之则否。高 ISO 会带来更高的稳定性和感光度，但是这也不可避免地造成成像效果的降低，比如在 ISO50 拍摄和 ISO200 拍摄的同一张样片来看，ISO 的画面几乎肯定是比后者要干净，噪点也要降低不少，所以在使用一般 DC 的人们，在光线不太好的状态下，选择推荐使用脚架而不是一味地提高 ISO 来提高稳定性。

9. 数码相机取景方式

光学取景器：旁轴平视式、单镜头反光同轴式。

电子液晶取景器：机背液晶取景器、电子取景器。

旁轴平视式光学取景器。

注意：存在视差。

10. CCD 指标以及像素

（1）感光器件面积

135 画幅的成像面积为：36mm × 24 mm。

由于 135 画幅成为最为流行的胶片画幅，所以 135 画幅称为全画幅。

现在生产的绝大多数数码 SLR（简称 DSLR）所采用的镜头都是原有的 135 系列镜头。

由于制造成本的原因，DSLR 所使用的感光器件（CMOS/CCD）多数都不是全画幅的，当然，也有昂贵的全画幅的。

相当于 135 画幅的倍率（简称等效倍率），由于这个倍率的存在，给长焦镜头的使用带来焦距增

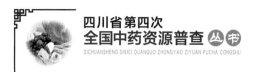
加的好处，比如 300/2.8 镜头，使用在 EOS 10D 上，其有效视角等于 480/2.8 的镜头。不过，在给长焦镜头带来好处的同时，对于广角镜头的使用就带来负面的影响。比如 16 mm 的镜头，用在 EOS 10D 上，有效视角就相当于约 25 mm 的视角范围了。

（2）普通数码机的 CCD 大小：通常 CCD 分为四种尺寸，由大到小依次为 APS、2/3 英寸、1/1.8 英寸、1/2.7 英寸。CCD 面积越小，制造成本就越低，通常消费者在使用的时候会明显感觉，CCD 面积小的数码相机在光线比较弱的情况下，快门速度会非常慢，在暗部的表现不理想，即便在光线很好的时候，在色彩方面也不能完全的还原。虽然这些现象在一定程度上和镜头有关系，但与 CCD 亦有关系。

到底需要多少 CCD 像素呢？

700×1 000= 约 80 万像素 =5 寸照片（3.5×5 英寸，mm 规格 89×127）；

800×1 200 = 约 100 万像素 =6 寸照片（4×6 英寸，mm 规格 102×152）；

1 000×1 400= 约 150 万像素 =7 寸照片（5×7 英寸，mm 规格，127×178）；

1 200×1 600= 约 200 万像素 =8 寸照片（6×8 英寸，mm 规格 152×203）；

1 600×2 000= 约 310 万像素 =10 寸照片（8×10 英寸，mm 规格 203×258）；

1 600×2 400= 约 400 万像素 = 标准照片（8×12 英寸，mm 规格 203×304）；

1 600×2 800= 约 400 万像素 = 宽幅照片（8×14 英寸，mm 规格 203×356）。

11. 白平衡的定义和运用

白平衡即 White Balance，这个概念来自数码相机的运用中。在数码摄影中，如果白色还原正确，其他颜色还原也就基本正确了，否则就会出现偏色。

色温和白平衡：不同的光源发出光的色调是不同的。不同光的色调是用色温来描述的，单位是开尔文（K）。万里无云的蓝天的色温约为 10 000 K，阴天为 7 000~9 000 K，晴天日光直射下的色温约为 6 000 K，荧光灯的色温约为 4 500 K，钨丝灯的色温约为 2 600 K，日出或日落时的色温约为 2 000 K，烛光下的色温约为 1 000 K。

在各种不同的光线状况下，目标物的色彩会产生变化。在室内钨丝灯光下，白色物体看起来会带有橘黄色色调，在这样的光照条件下拍摄出来的景物就会偏黄；但如果是在蔚蓝天空下，则会带有蓝色色调，在这样的光照条件下拍摄出来的景物会偏蓝。为了尽可能减少外来光线对目标颜色造成的影响，在不同的色温条件下都能还原出被摄目标本来的色彩，这就需要摄像机进行色彩校正，以达成正确的色彩平衡，称为白平衡调整。

自动白平衡虽然方便，但准确度有限，所以现在的 DC 除了自动白平衡以外还预置了日光、阴天、白炽灯、日光灯等多种自定义白平衡，让拍摄者可以根据不同的光照条件选择合适的白平衡。在现实生活中，光线条件是多种多样的，灯光类型也各不相同，于是许多 DC 又增加了手动白平衡功能，即按标准白色设置白平衡参数。在拍摄现场光照条件下，用 DC 的镜头对准纯白色物体，并使景物充满 DC 的取景范围，手动调整白平衡。

12. 景深

所谓景深就是指当镜头对焦于拍摄目标时，目标主体及其前后景物所呈现的一段清晰范围，这个范围就叫景深。简言之指被摄物清晰可见的范围。

为了保证一定的进光量，光圈 f 大，速度 1/t 要快。反之速度慢，光圈要小。光圈数字大，实际上进光孔小，5.6 比 11 进光孔大。大光圈能模糊背景，突出主体，但景深浅。

影响景深的三大因素如下：

（1）光圈——镜头焦距及距离不变的情况下，光圈越大，景深越浅，反之则否。

（2）距离——镜头焦距及光圈不变的情况下，越接近拍摄的目标，景深越浅，反之则否。

（3）镜头焦距——距离及光圈不变的情况下，焦距越长，景深越浅（即短焦镜头景深长）。

13. 色阶图

色阶图只是一个柱状图表，可将各种类型的数据绘制成此图表。在数码影像中，色阶图是说明照片中像素色调分布的图表。就像我们可以用图表表示一个班级学生的身高，我们也可以绘制影像中像素"亮度"的图表。计算机可以计算影像中具有特定亮度的所有像素数目，然后用图表表示此数目。

一个基本的色阶图：以底部的"X"轴为基准绘制像素亮度图（在标准尺度0~255范围内）。垂直的"Y"轴表示包含特定色调的像素数目。柱状图越高，表示具有该特定色调的像素越多。查看色阶图，会发现大多数像素具有中性灰色调，具有较浅或较深色调的像素均较少。通常在绘制色阶图时，要使每个垂直条靠拢在一起（因为要绘制的点非常多，这样可使图表较小一些）。

14. 摄影用光

（1）正面光（顺光）：光线来自被摄体的正面，这种光位令人感觉明亮，但立体感较差，缺少明暗变化。 前侧光：45度方位的正面侧光，常常使被摄体富有生气和立体感。在人像中常用于主光，正面光用于辅助光。

（2）侧光：即90度侧光。被摄体呈阴阳效果，突出明暗的强烈对比感。

（3）后侧光（侧逆光）：光源从被摄体的侧后方照过来，它能使物体的一侧产生轮廓线条，把主体和背景分离，从而加强画面的立体感和空间感（后侧光表现外部轮廓，用轮廓使主体与背景分开）。

（4）逆光：又叫背光。主要强调的是被摄体的轮廓线条。逆光的构图比较重要的是使画面产生深色背景，否则轮廓线就不醒目。这种光在造型上还有利于表现动物的群体。逆光有逆光轮廓照（深色背景）和逆光剪影照（浅色背景）两种。拍逆光人像时人脸最好打反光板。而要头发出现光晕，则必须把头发置于较暗的背景下。

（5）顶光：如正中午的阳光照下来，通常忌拍人像，会使人物脸部产生不讨巧的浓重阴影（柔合和光除外）。

（6）脚光：不属于自然界的光源，常常用来拍丑化的人物比如妖魔鬼怪之类。

三、拍摄经验点滴

（1）拍摄时，屏住呼吸，像打枪一样，只是手指轻触。注意在高原上，由于氧气只有内地的三分之一，会造成呼吸困难，拍完后可慢慢站起来，深吸一口气。

（2）拍摄时尽量保持平稳不抖动。

（3）拍摄后应在现场利用预览功能进行放大预览，发现影像清晰度不够或不理想的及时删除，立即补拍。

（4）构图均衡，色彩平衡，美观漂亮。

（5）浅色背景，枝叶花朵疏密相间，画面简洁并留有一定的空白，淡白高雅。

（6）在一种空间里，大光圈虚化背景好。

（7）用光，用侧光、漫射光、反射光较好，没有阴影。

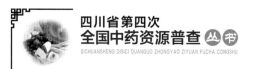

（8）光线不太强是最好的拍摄条件。

（9）注意焦平面，使景深范围内达到清晰。这是摄影上最重要的问题。

（10）被摄者景深若过浅，前后的影像将会混杂在一起，若景深够，幅面广大，焦距容易符合。

（11）有微风，或林下、山沟里光线较暗时，可用速度优先，1/120，调感光度ISO200—300—1600，高达12800，注意噪点、杂色，高感光度没用。遮光罩一定要戴上。可使用脚架，慢速度能解决问题。没有脚架，把相机放在可依靠的栏杆或大石头上能达到同样效果。

（12）想把药用小草拍得美丽，有必要把花扩大摄影。欲使花朵浮现就得对准花蕊拍摄。

（13）用三脚架慢慢决定构图，把中心的花朵留待以后考虑，先从四隅的花朵开始设计。

（14）拍摄花朵时最好是在薄云天，这时花朵全体为温和的光线所笼罩，可以正确表现出花朵的本色。

（15）拍摄秋之花，最好在上午10点到下午2点之间完成。若太阳的位置偏低，所摄的光线会略带黄色。

（16）大花用拉近的方式拍。

（17）有细毛的可利用逆光作用来拍，这时会成为半面像体，有松紧两面的感受，可用银色反光来表现花朵的轮廓。

（18）使用数码相机或数码摄像设备，像素选精细（fine）以上，一般800万像素以上，1 200×800，存储为JPG格式或BMP格式文件，RAW专业、无损，但文件太大。

（19）原植物原动物：拍摄生态和原植物原动物彩色照片，注意抓住该种的鉴别特征，要有特写。多拍几张照片，有挑选余地。

（20）野外记录本用于记录照片号、对应的标本采集号、拍摄日期、尽可能精确的地理位置（GPS)、照片类型等。要求照片与记录表上野生药用植物资源个体一一对应。

（21）在记录每一种野生药用动植物资源个体的种类信息的同时，拍摄野生药用动植物资源及其所在位置的生态环境的照片或影像。

（22）拍摄内容包括野生药用动植物资源个体的整体影像（按药材来源统计中药资源名录用）、局部影像、药用部位（药材）、标本照片；野生药用动植物资源所在生境影像、群落影像；工作资料影像、其他相关资料影像。

（23）拍生态环境。植物群落植物生境、地形如山地、丘陵、平原、高原；地貌如湖泊、河流、草原、森林、灌丛。可多拍几张，供选择用。

（24）拍植物群落影像。选择调查物种附近典型的植物群落组合，要求目标植物突出，伴生植物清晰，构图美观合理，画质清晰。动态像素拍摄整体植物群落全景以及目标物种和主要伴生植物的特写。

（25）拍局部影像。花果的局部具有鉴别特征意义，特别是药用部位，需挖出地下药用部位根及根茎，这是容易被忽略的需要花大力气的工作。还须拍摄药材产地加工前后的特征。

（26）药材写真影像。选择没有病虫害、形态特征明显的新鲜样品和加工后干燥样品进行拍摄。要求突出药材性状细节鉴别特征。加上标尺，以示药材的大小。为了拍摄药材或鲜药材，摄影布建议使用2 m×2 m蓝色、红色或者其他颜色，不反光的软布或绒纸。白台纸也可以作背景，适合深色药材。背景使用色卡纸或布，根据鲜药材的颜色选配相应的背景颜色，反差应大。一定要加上标尺，建议使用黑色刻度线的尺子。应有比例尺，如放1 cm左右的尺子在右下角，与药材样品保持一定距离，便于以后切割或涂抹后，仍能确定药材的真实尺寸。

（27）拍摄前应检查相机的像素是否能达到1 000万以上；摄像的动态像素是否能达到450万像

素以上，每秒30帧以上。

（28）拍地名、单位门牌、访问人员、资源保护和破坏现场、收购站、栽培地、采收加工现场。

（29）拍工作照。构图美观，影像清晰，充分反映普查工作的生动场景和整个普查采药过程。队员艰苦奋斗、忘我工作的照片，一定要多拍摄，这种一不怕苦二不怕累的革命乐观主义精神，是野外工作成败的关键。

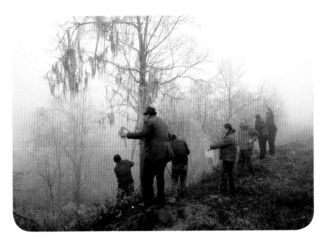

◎县长局长亲自采集

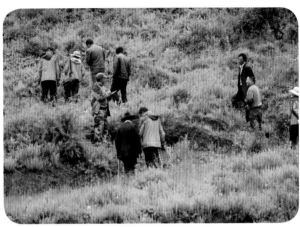

◎寻找样地

033

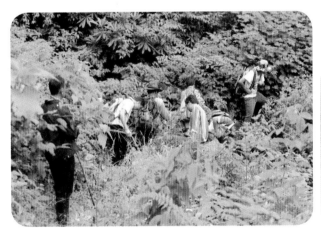

◎注意山蚂蟥

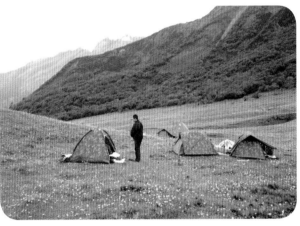

◎搭帐篷

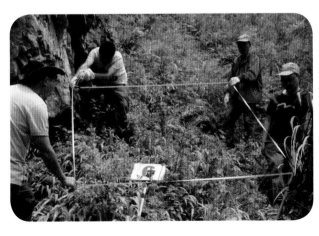

◎拉样方

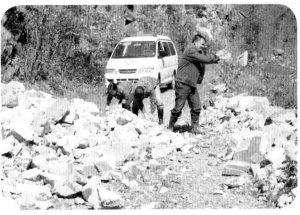

◎开路先锋

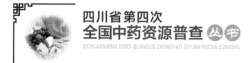

四川药用植物原色图谱

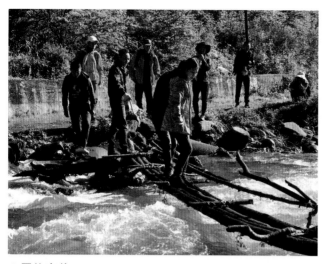

◎ 勇往直前

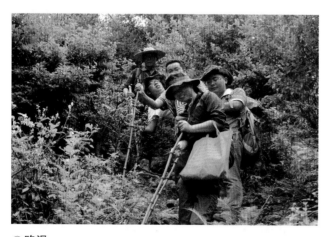

◎ 路滑

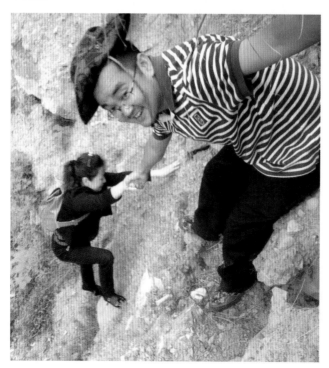

◎ 互相帮助

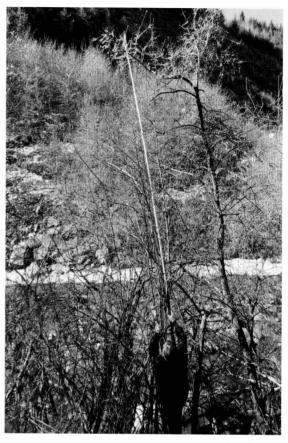

◎ 使用高枝剪

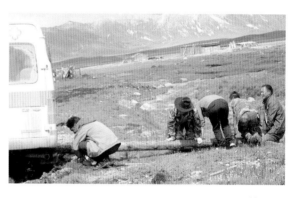

◎ 四两拨千斤

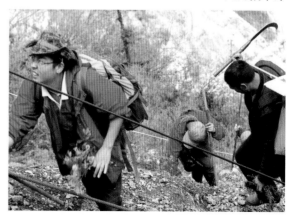

◎ 奋勇攀登

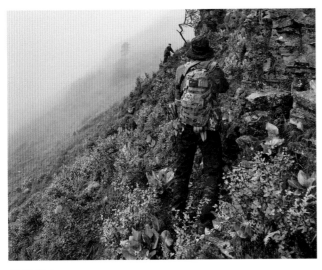

◎悬崖上

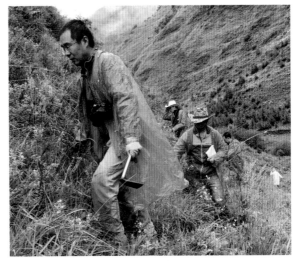

◎冒雨考察

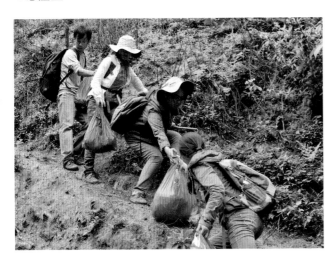

◎采集下山

035

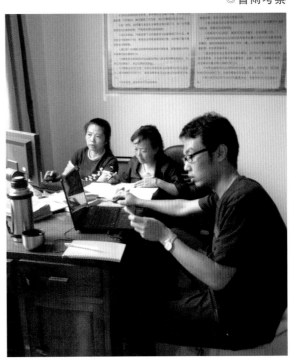

◎夜深人静

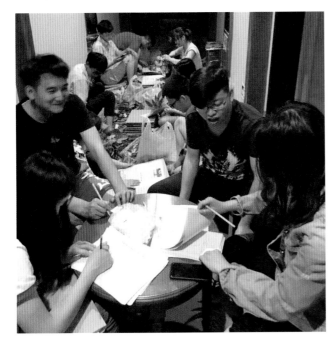

◎压制标本

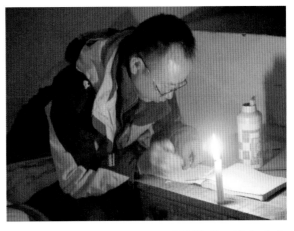

◎填写原始记录　　　　　　（黎跃成　凌宗士）

第六章
中药材传统经验鉴别方法

中药鉴定有基源鉴定、性状鉴定、显微鉴定和理化鉴定等方法，实际工作中往往需要几种方法配合运用。而经验鉴别是我国医药学宝库的积累，是中药鉴定工作者必备的基本功，亦为其他鉴定方法的基础和前提。

一、定义

中药材经验鉴别法是直接利用人体感觉器官辨别药材真伪和品质优劣的简便方法，主要采用看、嗅、尝、听、摸、水试、火烧等方式观其形，或辨其色，或尝其味，或感其质，或兼而有之，既简捷又实效。

二、传统经验历史演变

中药鉴定的历史悠久，两千年以前的《神农本草经》中就提出"药有土地所生，真伪新陈"。《淮南子·修务训》云："神农尝百草之滋味，水泉之甘苦"，反映了上古人民识别药物的方法。南北朝时陶弘景的《神农本草经集注》载药730种，在药物的来源、生态、火试、对光观察等鉴别方法上积累了丰富的资料和经验。唐代世界第一部药典《新修本草》中有很多道地药材的鉴别经验记载。宋代朝廷设"收买药材所"辨验药材，期间有许多"本草"问世，其中对药材鉴别贡献最大的是《图经本草》；著名药物学家寇宗奭编撰的《本草衍义》有丰富的鉴别经验，甚为后世推崇。明代《本草原始》全书以药材鉴别为主要内容，总结了明以前的经验鉴别，是我国最早的一部生药学研究专著。清末民初，郑天岩的《伪药条辨》，为药材辨伪专著。现代将中药传统鉴别经验继承发扬，出现诸多传统经验鉴别专著，百花齐放，百家争鸣，其中谢宗万先生所主张的"辨状论质"在中药经验鉴别领域具有高度的指导性意义。

三、中药材传统经验鉴别方法

（一）眼看

用眼睛观察药材的形状、表面、色泽、断面或纹理等特征，也可在对药材进行预处理后观察。

1. 形状

不同的药材由生物或物质特性决定，往往有其独特的外形。如海马形如"马头蛇尾瓦楞身"；粉防己形似"猪大肠"；黄连（味连）形如"鸡爪"；川芎的根茎为不整齐的结节团块。干燥、皱缩的全草、叶、花类等药材，应先用温水浸泡，待摊开展平后再观察。果实种子类，如有必要时可用热水浸软,脱下果皮或种皮,以观察其特征。

2. 色泽

药材的颜色一般较固定,如玄参色黑,丹参色紫,红花色红,黄连色黄等。光泽亦是药材的主要表面特征之一,如青盐为玻璃样光泽、延胡索具蜡样光泽、自然铜有金属光泽等。药材的色泽因产地不同、加工方法与加工程度不同或贮藏不当发生改变,是衡量药材质量好坏的重要因素。观察色泽时,应在自然光或室内日光灯下进行。

3. 表面

观察药材表面光滑或粗糙,有无皱纹、皮孔、毛茸或叶脉类型等。如蕨类植物根茎上有鳞片、毛;白头翁根头部的白毛(叶柄残基);羌活环节紧密似蚕;金毛狗脊表面密生金黄色毛茸;淡竹叶具平行脉和长方形网格状小脉等,都是重要的鉴别特征。

4. 断面

断面观察是借助外力或工具使药材断面所具有的特征暴露,以观察其横(纵)断面性状特征的方法。主要用于皮类、长条状根、根茎类、藤类等药材的鉴别,包括观察药材折断时的现象和药材断面的纹理、质地、颜色,有无裂隙、油点、小孔等特征,如商陆具"罗盘纹",何首乌具"云锦花纹"。

(1)折断:观察折断时的现象,注意有无粉尘飞扬、所发出响声、折断的难易程度,观察断面是否平坦及颗粒性、纤维性,有无裂片状、胶丝及层层剥离情况等。如胡黄连、白蔹、麻黄、地骨皮折断时有粉尘飞扬,杜仲折断面可见白色胶丝,千年健折断可见明显的纤维束,关木通、红藤折断时呈纵直片状,白鲜皮、合欢皮可层层剥离,穿山龙、郁金等质坚硬不易折断,黄芪折断时纤维常常韧性很足。

(2)切断:用刀将药材横切或削成平面,观察皮部与木部的比例、色泽、纹理、裂隙、射线与维管束的排列状态等。如粉防己的"车轮纹",甘草、黄芪的"菊花心",川牛膝的"筋脉点",大黄横切面的星点和纹理,茅苍术的"朱砂点"等。

(3)砸断:质地坚硬的药材用工具砸碎后观察其破碎面特征的方法。如槟榔破碎面呈大理石样花纹;珍珠破碎面具同心环纹;琥珀(煤珀)碎面呈玻璃光亮等。

5. 其他观察法

(1)透光观察:适用于不易直接观察特征的药材。手持药材迎着窗口或室内光源,朝光源方向进行观察,利用光线透射而观察其特征。如对光观察羚羊角的"通天眼",天冬对光透视可见一条不透明的细木心,橘叶和桉叶对光可见腺点或油点等。

(2)光照:有些药材的断面具有小针晶、小亮晶,但需在较明亮的光源斜照下才容易观察。如鉴别土茯苓时,在阳光斜照下可见小亮点。

(二)手摸

用手触摸药材,判断药材软硬、轻重、滑涩和柔润程度的方法。某些刺棘性的药材要小心操作,对毒性药品操作后要洗手。

1. 捏压

手指捏压药材,感觉其软硬程度及弹性,或用指甲刻划药材,判断是否有油性。如手捏马勃,根据软硬和弹性,判别其质量;指甲刻划肉桂、厚朴内表面,颜色变深,可判含油量的多少;芸苔子压碎

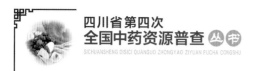

后会在指甲上留有油迹,其混伪品王不留行却无此现象。

2. 手衡

将药材置手掌,上下运动判断其质地。如南沙参称为"泡参",质松如泡;川芎、大黄质坚而重;熟地、黄精质沉而黏;川藁本、升麻质轻如柴;手衡沉香可判别质量。

3. 手摸

手摸药材的表面或断面,感觉其光滑或粗糙程度,个别药材可用水湿润后触摸,判断其是否具有黏滑感。如山药手摸光滑有粉性,酸枣仁手摸光洁而润滑,马钱子手摸有绢丝样滑感,小通草(旌节花)水湿润后触摸具有黏滑感等。

4. 手抓

用手抓握药材,通过感觉其柔润程度来判断药材质量。如手抓菊花、旋覆花等可知其水分,手抓红花具"顶手感"可知其是否掺伪。

(三)鼻闻

含挥发性物质的药材多数具有特殊的香气或臭气,如阿魏、丁香、败酱草、鸡矢藤具特殊气味等,而劣质药材发霉、发酵会产生腐杇霉变之气。气是鉴别药材的主要特征之一,多数药材的气愈浓厚,即表示其质量愈佳。

1. 直接嗅闻

气味较明显的药材可直接用鼻嗅闻。如麝香、阿魏散发出特异强烈香气,丁香、当归、玫瑰花等各有特殊香气。

2. 揉搓嗅闻

用手指将药材样品搓揉至破碎或裂开,嗅闻其散发出的气体,主要用于难于直接嗅闻的花类、叶类及全草类药材。如鱼腥草揉搓后可嗅到鱼腥气,薄荷揉搓后薄荷脑气味更强烈。

3. 折断嗅闻

难以直接鼻嗅的根、根茎和茎类的药材可以折断后嗅闻散发的气味。如黄芪折断后可嗅出豆腥气,白鲜皮折断可嗅出羊膻气。

4. 热水浸泡嗅闻

用热水浸泡药材,嗅闻浸泡液的水蒸气。如人中白可嗅到人尿气,紫河车可嗅到血腥气。

(四)口尝

多数药材都有一定的味道,可以通过口尝来鉴别其品种。如乌梅酸、龙胆苦、肉桂甘、干姜辛辣、细辛麻等。味也是衡量药材品质的标准之一,通常药材的味愈浓厚,即表示其质量愈优胜,如乌梅、木瓜以味酸为佳;黄连、黄柏以味苦为佳;甘草、党参以味甜为佳;肉桂以味甜辣为佳等。

味分酸、甘、淡、辣、苦、咸、涩几种。舌尖对酸甜、舌根对苦、舌两前侧对酸、两后侧对咸较为敏感,口尝时应注意让不同味感的药材充分接触舌的敏感部位。口尝药材时,至少要嚼1分种,才能准确尝出味道;对具刺激性及有毒的药品口尝时量不能太多,尝后立即吐出,并漱口、洗手或嚼食甘草等,以免中毒。

1. 舌感

用舌头接触药材表面,辨别味道或是否有吸舌感。如熊胆具苦而回甜味道,龙骨、天竺黄噬之黏舌。

2. 咀嚼

将少量药材放入口中用牙齿咀嚼,判断味道并体验咀嚼时的感觉。如茯苓咀嚼黏牙,大黄咀嚼具沙砾感,铁皮石斛味淡而黏滑化渣。

(五)耳听

耳听法是通过耳朵听辨药材被敲击或折断时发出的声音来判别药材质量优劣的方法。

1. 敲击

用硬物与样品碰撞或使样品间相互碰撞,听其发出的声音。如光山药、白芍听敲击声可判断质量。

2. 摇听

将药材来回晃动,听其发出的声音。如摇听可区分胖大海与伪品圆粒苹婆,摇听罗汉果,可判别质量好坏。

3. 折听

手持药材两端,用力折断,听其折断时发出的声音,声音较清脆则表示药材较干燥。如北沙参、明党参、牡丹皮等可通过折断听音判断干湿度。

4. 握听法

将药材样品置于手掌中,用力紧握,听其发出的声音。如握听硫黄可闻轻微的爆裂声。

(六)水试

利用某些药材在水中的比重和特殊变化(如溶解、染色、膨胀、沉浮或其他物理和化学变化)鉴别药物真伪优劣的方法。应注意在光线充足的日光和日光灯下进行。

1. 溶解

将药材置于清水中,观察溶解的现象和情况。如将小粒熊胆投入清水杯中,可见逐渐溶解而盘旋,并有黄线下垂杯底而不扩散;西红花入水,可见橙黄色直线下降,并逐渐扩散,水被染成黄色;麝香入沸水中急速旋转如飞,而渐沸腾溶化。

2. 浸泡

将药材置于清水中,搅拌或浸泡适当时间,观察清水颜色变化,有无沉淀物、漂浮物以及药材的膨胀程度等。如红花水浸液呈黄色,玄参水浸液呈淡黑色,栀子水浸液呈鲜黄色,秦皮入水可显蓝色荧光,胖大海浸泡后膨胀成海绵状,蛤蟆油用水浸泡24小时体积增大10~15倍等。

3. 浮沉

将药材置水中观察其浮沉情况,判断其质量优劣或有无掺伪。如将青黛、蒲黄、通草、海浮石撒于水面,应浮于水面而不下沉;沉香、降香、没食子质量好的质重,可沉于水底而不上浮;丁香入水应半沉,花蕾应浮在上面,其混伪品肉桂子入水则无此现象。

4. 加热

将药材置于烧杯中进行加热,观察药材的变化现象。如菟丝子置于水中煮沸,种皮破裂后会露出旋卷形的胚,形如吐丝;苏木投入热水中呈鲜艳的桃红色透明溶液。

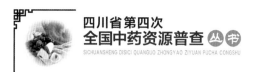

5. 研磨

乳香粉加水共研呈乳白色,没药粉加水共研呈黄棕色。

6. 滴水

将水滴在蟾酥表面,水滴处呈乳白色隆起。

7. 染甲透甲

牛黄少许加清水调和,涂在指甲上,可将指甲染黄,经久不退;禹粮石沾水少许,涂于指甲上有清凉感;凤仙花捣烂包裹于指甲上可透红甲面,经久不退。

8. 泡沫试验

某些中药材加水浸泡后用力振摇浸出液,可产生大量的泡沫,并在一定时间内久不消去,如石竹、皂角等;川牛膝的水浸泡液振摇不产生泡沫,可区分牛膝与川牛膝。

(七)火烧

将药材用火燃烧或烘焙,产生特殊气味、颜色、烟雾、响声、膨胀、熔融等现象以鉴别药材的方法。多用于茎木类、树脂类、动物类或其他类药物的鉴别,一般采用酒精灯提供火源,避免使用蜡烛或火柴产生烟雾或气味而影响鉴别效果。

1. 直火燃烧

将药材点燃或置火焰中燃烧,观察燃烧过程和状况。如火烧麝香仁,应有轻微爆鸣声,膨胀起油珠,香气四溢,燃后灰烬白色;海金沙撒于火焰上会发出爆鸣声及闪光,烧后无灰渣残留;青黛微火灼烧,可出现红色烟雾;胆矾、石膏火烧时出现失水,色变为白色,遇水后又成蓝色。

2. 隔火烘焙

将药材放在铁皮、锡纸或铅箔纸上,置火焰上隔火烘焙,观察烘焙过程的变化及状况。如血竭放在锡箔纸上烘焙,熔化后透光照视,色鲜红如血而透明,无残渣;烘焙升华冰片,升华后出现棒状和多角状结晶。

(罗　霄)

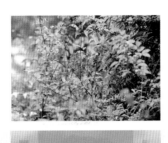

下 编

各 论

GE LUN

第一章
地衣植物

松萝科

长松萝

来源：松萝科植物长松萝 *Usnea longissima* Ach. 的干燥地衣体。

地衣形态要点：长丝状，细长不分枝，长可达 1 m 以上，向下悬垂。主轴单一，极少大分枝，两侧密生细而短的侧枝，形似蜈蚣，灰绿色，柔软。子囊果稀少，侧生，盘状，孢子椭圆形。

功能主治：祛风活络，清热解毒，止咳化痰。用于风湿性关节疼痛，腰痛，热痰不利，外伤性出血，风湿关节炎，慢性支气管炎。

附注：《四川省中药材标准》2010 年版收载。

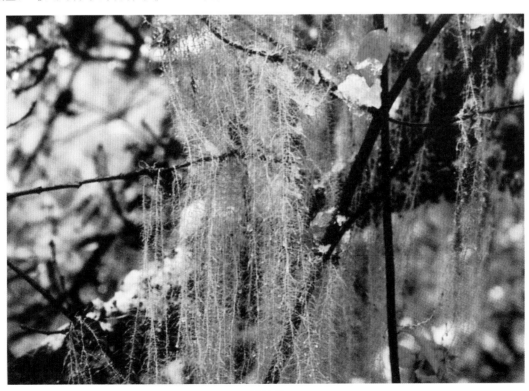

长松萝

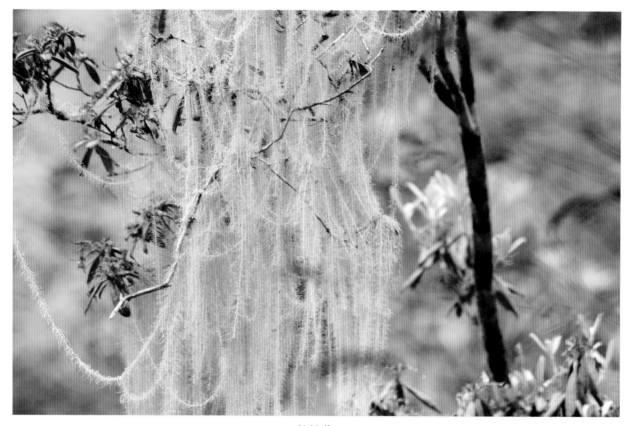

长松萝

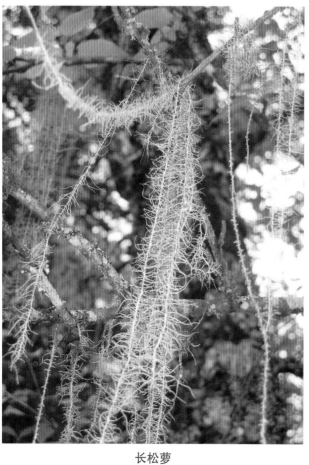

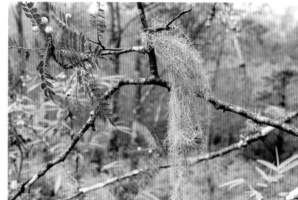

长松萝

长松萝

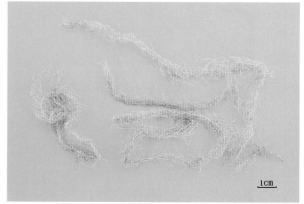

长松萝

第二章
菌类植物

木耳科

木 耳

来源：木耳科真菌木耳 *Auricularia auricula* (L.ex Hook.) Underwood. 的干燥子实体。

真菌形态要点：胶质片状，半透明，侧生在树木上，耳片直径 5~10 cm，有弹性，腹面平滑下凹，边缘略上卷，背面凸起，并有极细的绒毛，呈黑褐色或茶褐色。

功能主治：清热凉血，补血，补脾益气。用于肺热咳嗽。

附注：《中华人民共和国卫生部药品标准·中药材》第一册收载。黑木耳分野生和人工培育。

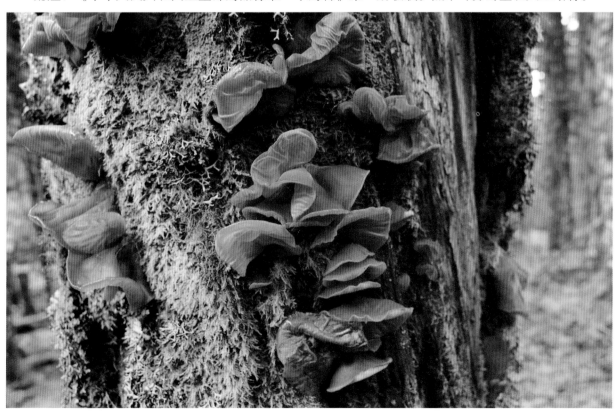

木耳

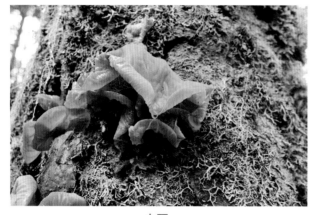

木耳

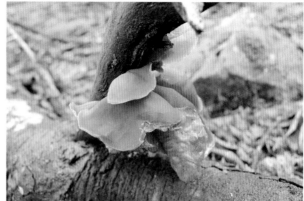

木耳

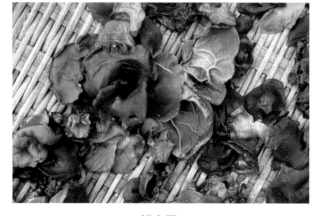

鲜木耳

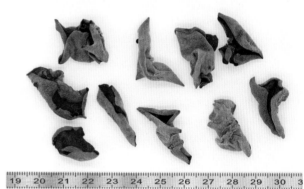

木耳

银耳科

银 耳

来源：银耳科真菌银耳 *Tremella fuciformis* Berk. 的干燥子实体。

真菌形态要点：由 10 余片薄而多皱褶的扁平形瓣片组成。子实体纯白至乳白色，一般呈菊花状或鸡冠状，直径 5~10 cm，柔软洁白，半透明，富有弹性，由数片至 10 余片组成，形似菊花形、牡丹形或绣球形，直径 3~15 cm。

功能主治：补肺益气，滋阴润燥，养胃生津。用于病后体虚，肺痨咳嗽，痰中带血，大便秘结，虚热口渴。

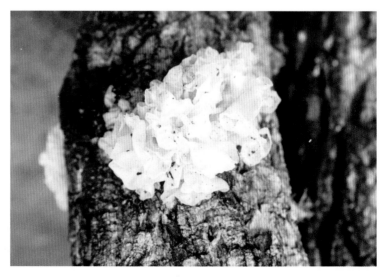

银 耳

附注：《四川省中药材标准》2010 年版收载。

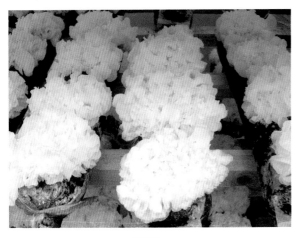

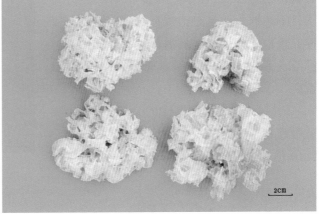

银耳　　　　　　　　　　　　　　　　　银耳

多孔菌科

赤　芝

来源：多孔菌科真菌赤芝 *Ganoderma lucidum* (Leyss. ex Fr.) Karst. 的干燥子实体或孢子。

真菌形态要点：菌盖木栓质，半圆形或肾形，宽 12~20 cm，厚约 2 cm。皮壳坚硬，初黄色，渐变成红褐色，有光泽，具环状棱纹和辐射状皱纹，边缘薄，常稍内卷。菌盖下表面菌肉白色至浅棕色，由无数菌管构成。菌柄侧生，长达 19 cm，粗约 4 cm，红褐色，有漆样光泽。菌管内有多数孢子。

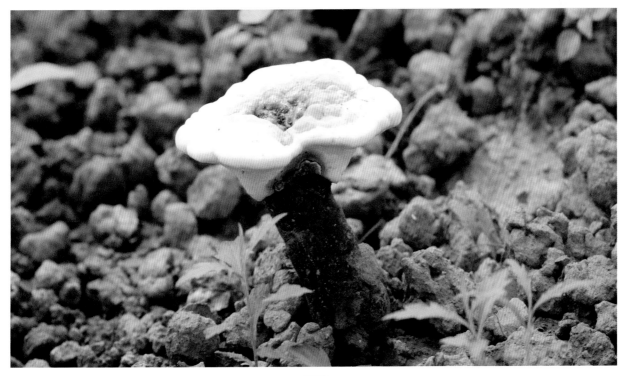

赤芝

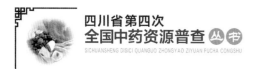

功能主治：补气安神，止咳平喘。用于心神不宁，失眠心悸，肺虚咳喘，虚劳短气，不思饮食。灵芝孢子补肾益肺，养心安神，止血化痰。用于病后体虚，肾虚腰软，健忘失眠，心悸怔忡，久咳虚喘，虚劳咳血。

附注：《中国药典》2020 年版一部以灵芝收载赤芝和紫芝。《四川省中药材标准》2010 年版收载灵芝孢子。

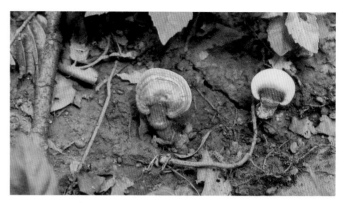

赤芝

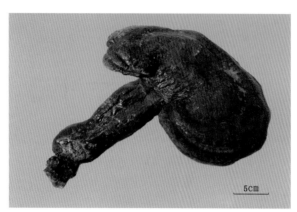

灵芝

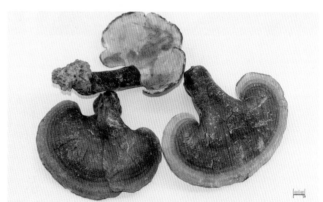

灵芝

紫　芝

来源：多孔菌科真菌紫芝 *Ganoderma sinense* Zhao，Xu et Zhang 的干燥子实体。

真菌形态要点：菌盖木栓质，多呈半圆形至肾形，少数近圆形，大型个体长宽可达 20 cm。表面紫黑色，具漆样光泽，有环形同心棱纹及辐射状棱纹。菌肉锈褐色。菌管管口与菌肉同色，管口圆形。菌柄侧生，长 17~23 cm，直径约 2 cm，黑色，有光泽。孢子广卵圆形。

功能主治：同赤芝。

附注：《中华本草》第 1 册 214 页。

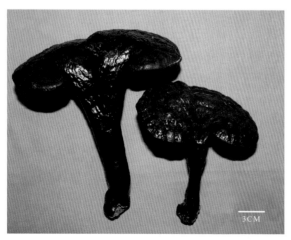

灵芝

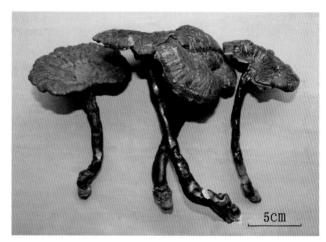

灵芝

茯 苓

来源： 多孔菌科真菌茯苓 *Poria cocos* (Schw.) Wolf 的干燥菌核、菌核的外皮。

真菌形态要点： 菌核有特殊臭味，球形至不规则形。新鲜时较软，干燥后坚硬。外面为淡灰棕色至深褐色，具瘤状皱缩的皮壳；内部由多数菌丝体组成，粉粒状，外层淡粉红色，内部白色；子实体平卧于菌核表面，白色，老熟或干燥后，变浅褐色，管孔多角形至不规则形，孔壁薄，孔缘渐变为齿状。

功能主治： 茯苓利水渗湿，健脾，宁心。用于水肿尿少，痰饮眩悸，脾虚食少，便溏泄泻，心神不安，惊悸失眠。茯苓皮利水消肿。用于水肿，小便不利。

附注：《中国药典》2020年版一部分别以茯苓、茯苓皮收载。

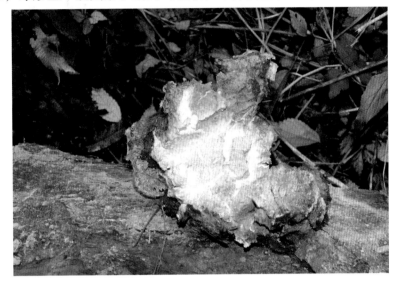

茯苓

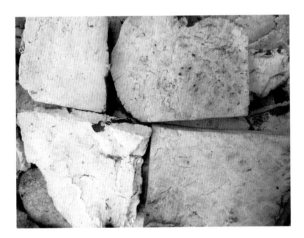

茯苓

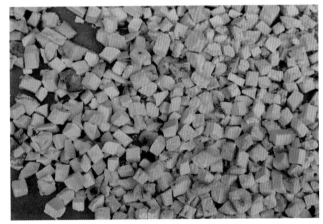

茯苓

猪 苓

来源： 多孔菌科真菌猪苓 *Polyporus umbellatus* (Pers.) Fries 的干燥菌核。

真菌形态要点： 菌核呈不规则凹凸不平瘤状突起的块状或球状，稍扁，有的有分枝如姜状，表面棕黑色或黑褐色，有油漆光泽，内部白色至淡棕色，半木质化，干燥后坚而不实，较轻，略带弹性，伞形或伞状半圆形，有柄，上部多分枝，每枝顶端有一菌盖，菌盖肉质柔软；干燥后坚硬而脆，近圆形而薄，中凹，有淡黄色的纤维状鳞片，无环纹，边缘薄而锐，常有内卷；菌肉薄，白色；菌管与菌肉皆为白色，管口圆形至多角形。孢子无色，椭圆形或梨形，担子短棒形，透明无色，顶生4个孢子。

　　功能主治：利水渗湿。用于小便不利，水肿，泄泻，淋浊，带下。

　　附注：《中国药典》2020 年版一部收载。

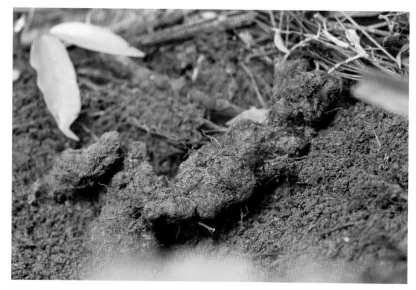

猪苓

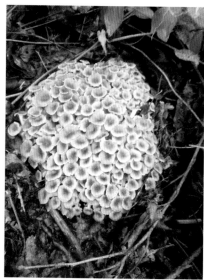

猪苓子实体

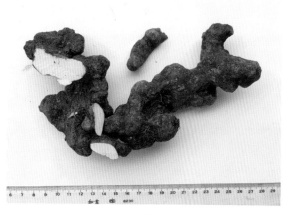

鲜猪苓

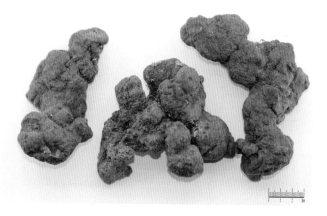

猪苓

灰包科

大马勃

　　来源：灰包科真菌大马勃 *Calvatia gigantea* (Batsch ex Pers.) Lloyd 的干燥子实体。

　　真菌形态要点：子实体球形或近球形，不孕基部小或无。包被米白色。初微具绒毛，成熟后开裂成块而脱落，露出浅青褐色的孢体。

　　功能主治：清肺利咽，止血。用于风热郁肺，咽痛，音哑，咳嗽，鼻衄，创伤出血。

附注：《中国药典》2020 年版一部以马勃收载。

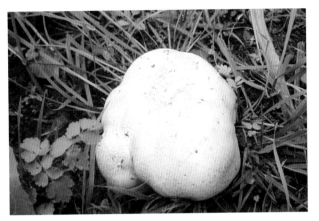
大马勃

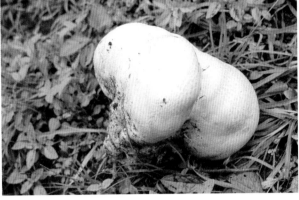
大马勃

鹅膏菌科

橙盖鹅膏

051

来源：鹅膏菌科真菌橙盖鹅膏 *Amanita caesarea* (Scop.Fr.) Pers. 的新鲜或干燥子实体。

真菌形态要点：子实体单生或丛生，破白色外菌膜而露时其形状和大小极似鹅蛋，表面颜色鲜艳夺目，橙黄色至橘黄色或橙红色。菌盖展开至扁平，中部稍凸，状若一把美丽的黄罗伞。盖面光滑，菌肉白色，菌梗圆柱形。菌托苞状，白色，又大又厚，长 4~9 cm，宽 3~6 cm。

功能主治：健胃益气，润肺解毒。用于消化不良，便秘，高血压，体弱乏力。

附注：《四川蕈菌》1995 年版，492 页。

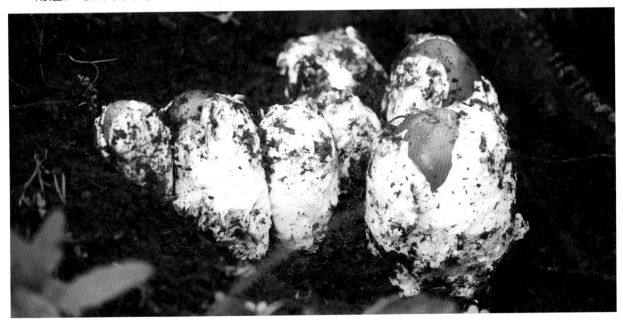
橙盖鹅膏

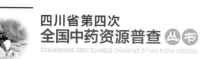
四川药用植物原色图谱

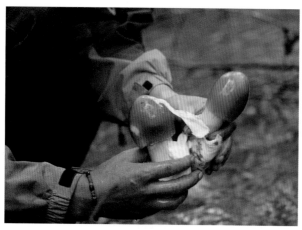

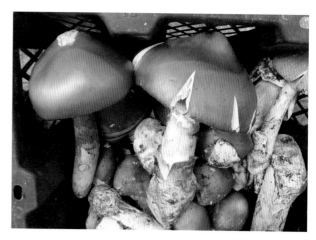

橙盖鹅膏 橙盖鹅膏

麦角菌科

冬虫夏草

来源：麦角菌科真菌冬虫夏草 *Cordyceps sinensis* (Berk.) Sacc. 寄生在蝙蝠蛾科昆虫幼虫上的子座和幼虫尸体的干燥复合体。

真菌形态要点：子囊菌之子座出自寄主幼虫的头部，单生，细长如棒球棍状，长 4~11 cm；不育柄部长 3~8 cm，直径 1.5~4 mm；上部为子座头部稍膨大，呈圆柱形，长 1.5~4 cm，褐色，除先端小部外，密生多数子囊壳；子囊壳大部陷入子座中，先端凸出于子座之外，卵形或椭圆形，每一子囊壳内有多数长条状线形的子囊；每一子囊内有 8 个具有隔膜的子囊孢子。

功能主治：补肾益肺，止血化痰。用于肾虚精亏，阳痿遗精，腰膝酸痛，久咳虚喘，劳嗽咯血。

附注：《中国药典》2020 年版一部收载。

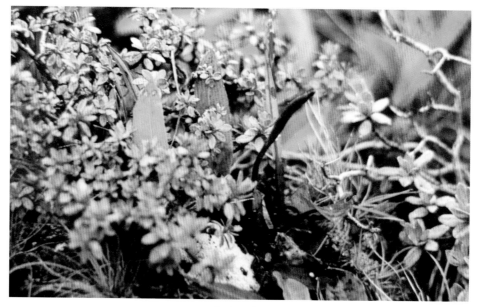

冬虫夏草

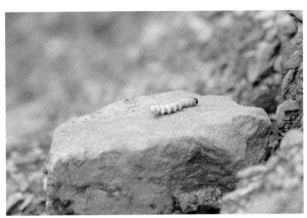

蝙蝠蛾科昆虫幼虫

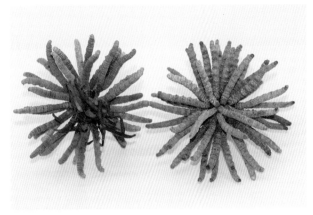

冬虫夏草

凉山虫草

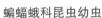

来源：麦角菌科真菌凉山虫草 *Cordyceps liangshanensis* Zang-Lin et Hu 寄生于鳞翅目昆虫上的幼虫子座及幼虫尸体的干燥复合体。

真菌形态要点：长 20~30 cm，直径 1.5~2.3 cm。头部圆柱状或棒状，褐色，黑褐色，顶端有延长的不孕性尾尖。子囊壳椭圆形或卵圆形，黑褐色，表面生，凸出呈天南星果序状。子壳圆柱状。子囊孢子透明或微黄，线状，蠕虫状，多横隔，呈断裂状。子壳下的壳柄多分枝，新鲜时褐黄色或麦秆色。寄主体内菌丝，新鲜时淡乳白色。

功能主治：补肺益肾，止血化痰。用于久咳虚喘，劳嗽咯血，阳痿遗精，虚损体弱，腰膝酸痛。

附注：《四川省中药材标准》2010 年版收载。

053

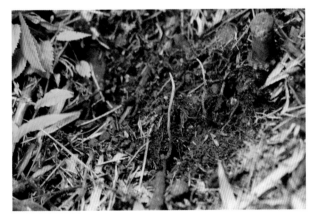

凉山虫草

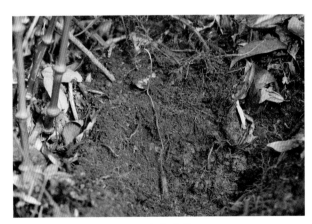

凉山虫草

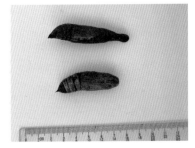

凉山虫草蛹

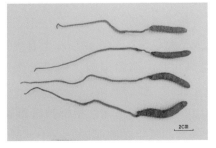

凉山虫草

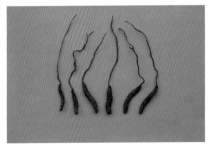

凉山虫草

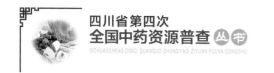
四
川
药
用
植
物
原
色
图
谱

054

古尼虫草

来源：麦角菌科真菌古尼虫草 *Cordyceps gunnii* (Berk.) Berk. 寄生在蝙蝠蛾科昆虫幼虫上的子座和幼虫尸体的干燥复合体。

真菌形态要点：表面密布白色菌膜，除去菌膜头及虫体呈黑褐色。子座有时分叉。子座顶部长方形膨大。

功能主治：补肺益肾。用于久咳虚喘，虚损体弱。

附注：生长在松树下、茶树下、竹林里。海拔 500 m 左右有分布。

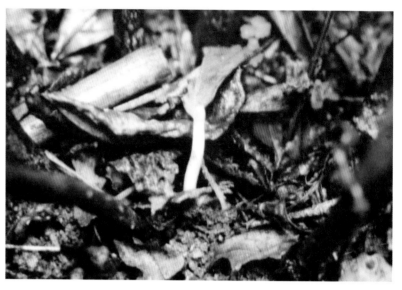

古尼虫草

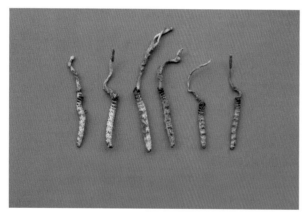

古尼虫草

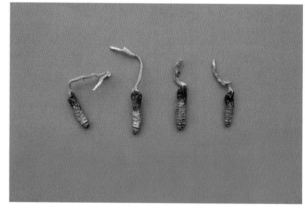

古尼蛹虫草

蝉 花

来源：麦角菌科真菌无性型蝉拟青霉 *Paecilomyces cicadae* (Miq.) Samson 寄生在鸣蝉 *Oncotympana maculaticollis* Motsch. 幼虫上的真菌孢梗束或子座及幼虫尸体的干燥复合体。

真菌形态要点：蝉拟青霉 孢梗束丛生，由寄主鸣蝉幼虫的前端发出，新鲜时白色；柄分枝或不分枝，有时基部连接，顶端分枝并布有粉末状的分生孢子。分生孢子长方卵形，两端稍尖。

鸣蝉 头及胸部背面混以暗褐色或暗绿色斑，前翅在横脉上有少量深褐色斑。

功能主治：疏散风热，透疹，息风止痉，明目退翳。用于外感风热，发热头昏，咽痛；麻疹初期，疹出不畅；小儿惊风，夜啼，目赤肿痛，翳膜遮睛。

附注：《四川省中药材标准》2010 年版收载。无性型蝉拟青霉寄生在山蝉 *Cicada flammata* Dist. 的幼虫上，实地考察寄主有多种，有的真菌寄生在鸣蝉的幼虫上，故该文暂以实际观察获得的结果描述。鸣蝉又称蚱蟟 *Oncotympana maculaticollis* Motschulsky。

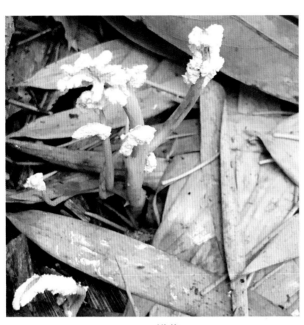
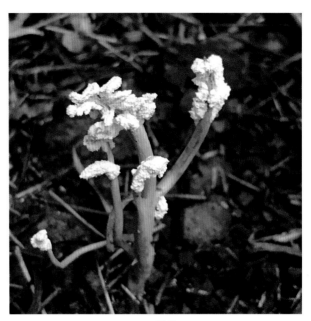

蝉花　　　　　　　　　　　　　　　　　　　蝉花

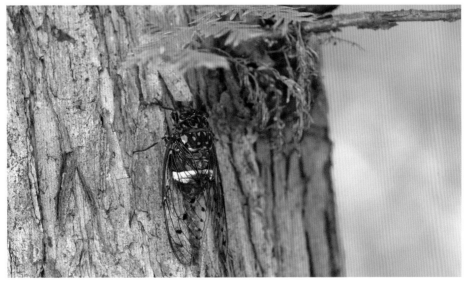

鸣蝉

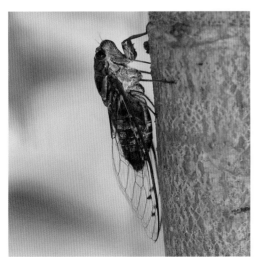
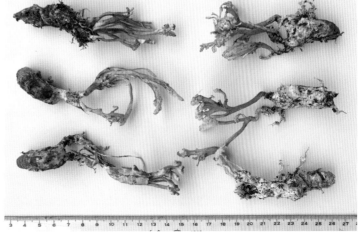

鸣蝉　　　　　　　　　　　　　　　　鲜蝉花

第三章
蕨类植物

石松科

石 松

来源：石松科植物石松 *Lycopodium japonicum* Thunb. 的干燥全草。

植物形态要点：茎细长横走，二至三回分叉，被稀疏的叶；侧枝直立，多回二叉分枝，稀疏，压扁状；叶披针形或线状披针形；孢子囊穗斜升，有长柄；孢子叶阔卵形，先端具芒状长尖头。

功能主治：祛风除湿，舒筋活络。用于关节酸痛，屈伸不利。

附注：《中国药典》2020 年版一部以伸筋草收载。《四川植物志》第 6 卷 42 页。

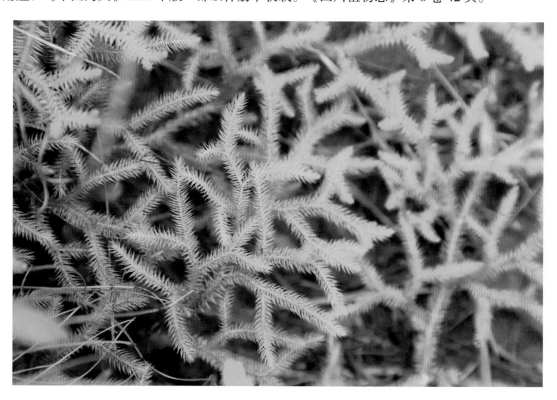

石松

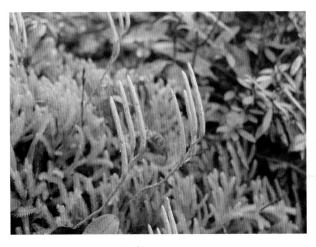

石松

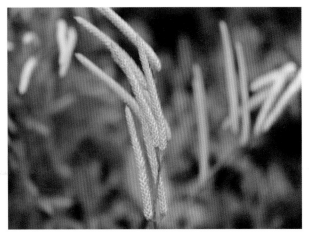

石松

垂穗石松

来源：石松科植物垂穗石松 *Palhinhaea cernua* (L.) Vasc. et Franco 的干燥全草。

植物形态要点：茎多回不等位二叉分枝；侧枝上斜，多回不等位二叉分枝；叶螺旋状排列，稀疏，钻形至线形；孢子叶卵状菱形，覆瓦状排列；孢子囊穗下垂，无柄。

功能主治：祛风除湿，舒筋活络。用于风寒湿痹，关节疼痛，屈伸不利。

附注：本品出自《植物名实图考》。《四川省中药材标准》2010年版收载，拉丁学名为 *Lycopodium cernuum* L.。《中国高等植物彩色图鉴》第2卷7页记载的拉丁学名 *Lycopodiella cernua* (L.) Pic. Serm.。以《中国植物志》修订的垂穗石松 *Palhinhaea cernua* (L.) Vasc. et Franco 为准。《四川植物志》第6卷48页。

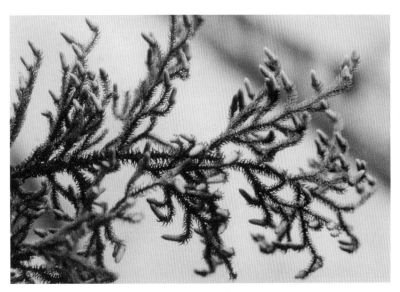

垂穗石松

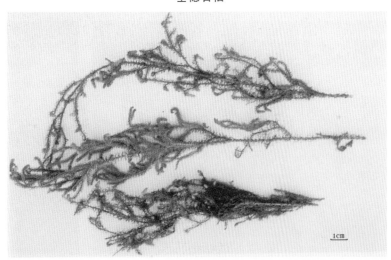

垂穗石松

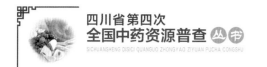

地刷子石松

来源：石松科植物地刷子石松 *Diphasiastrum complanatum* (L.) Holub 的干燥全草。

植物形态要点：主茎匍匐状；侧枝近直立，多回不等位二叉分枝；小枝扁平状明显，有背腹之分；叶4行排列，密集，三角形；孢子枝有囊穗2~5；孢子叶宽卵形，覆瓦状排列。

功能主治：祛风除湿，舒筋活血。用于风湿麻木，跌打扭伤，筋骨疼痛，经期腰腹胀痛。

附注：本品又称扁枝石松。《四川植物志》第六卷50页，《贵州省中药材民族药材质量标准》2019年版第一册39页收载。《四川省中药材标准》2010年版收载，为地刷子石松 *Lycopodium complanatum* L.。

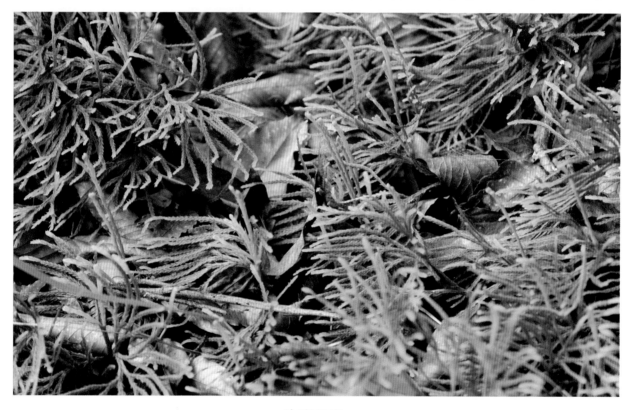

地刷子石松

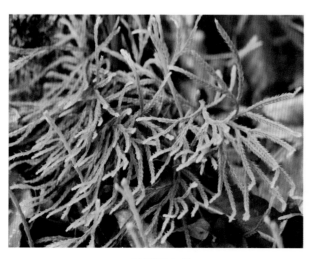

地刷子石松

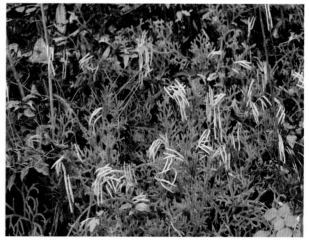

地刷子石松

长柄石杉

来源： 石松科植物长柄石杉 *Huperzia javanica* (Sw.) Fraser-Jenk 的干燥全草。

植物形态要点： 茎等二叉分枝；不育叶疏生，平伸，叶阔椭圆形呈倒披针形，基部明显变窄，长 1~2.5 cm，宽 2~6 mm，柄长 1~5 mm；孢子叶稀疏，平伸或稍反卷，椭圆至披针形，长 7~15 mm，宽 1.5~3.5 mm。

功能主治： 清热解毒，生肌止血，散瘀消肿，止痛，除湿。用于跌打损伤，瘀血肿痛，内伤出血，尿血，痔疮下血，白带，痈疖肿毒，口腔溃疡，毒蛇咬伤，烧烫伤。

附注： 可用于改善记忆力、重症肌无力和老年性痴呆。蕨类专家的最新研究，蛇足石杉只产东北。《安徽省中药饮片炮制规范》2019 年版 23 页以千层塔收载蛇足石杉。《中国高等植物彩色图鉴》记载为长柄石杉 *Huperzia javanica* (Sw.) C. Y. Yang。

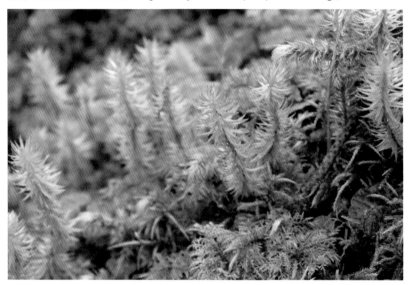

长柄石杉

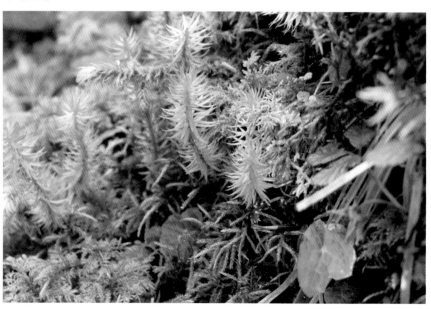

长柄石杉

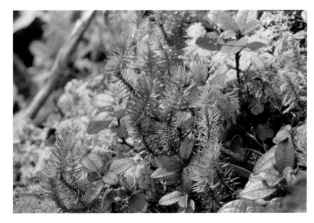

长柄石杉

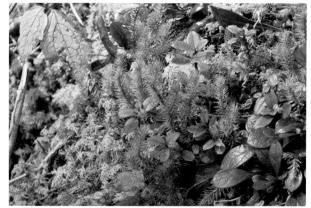

长柄石杉

卷柏科

卷 柏

来源：卷柏科植物卷柏 *Selaginella tamariscina* (Beauv.) Spring 的干燥全草。

植物形态要点：植株莲座状，干旱时拳卷；中叶先端具芒，基部平截；侧叶卵形到三角形，基部上侧边缘呈撕裂状或具细齿，反卷；孢子叶一型，卵状三角形。

功能主治：活血通经。用于经闭痛经，癥瘕痞块，跌扑损伤。卷柏炭化瘀止血。用于吐血，崩漏，便血，脱肛。

附注：《中国药典》2020 年版一部以卷柏收载卷柏和垫状卷柏。《四川植物志》6 卷 62 页。《中国植物志》将拉丁学名已经修订。《中国高等植物彩色图鉴》第 2 卷 13 页。

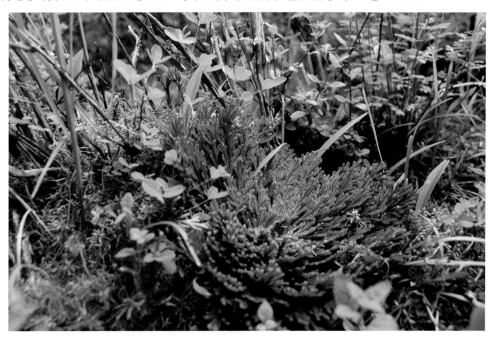

卷柏

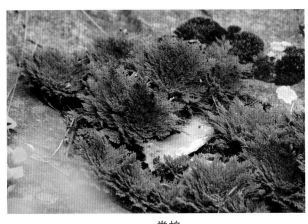

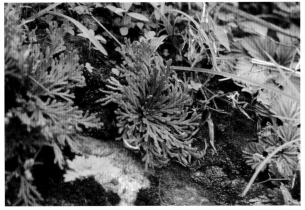

卷柏　　　　　　　　　　　　　　　　卷柏

垫状卷柏

来源： 卷柏科植物垫状卷柏 *Selaginella pulvinata* (Hook. et Grev.) Maxim. 的干燥全草。

植物形态要点： 植株莲座状，干旱时拳卷；中叶和侧叶的叶缘不具细齿，中叶的叶缘向下反卷；侧叶上侧边缘棕褐色，膜质，撕裂状；孢子叶一型，边缘撕裂状，具睫毛。

功能主治： 同卷柏。

附注：《中华本草》第 2 册 388 页。

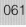
061

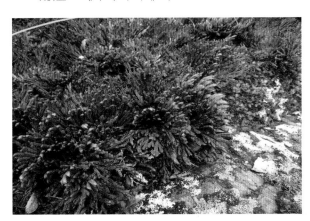

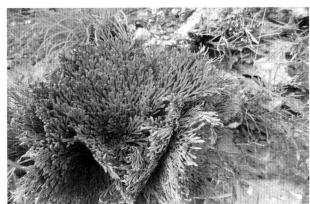

垫状卷柏　　　　　　　　　　　　　　垫状卷柏

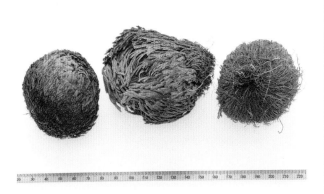

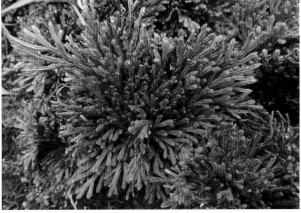

卷柏　　　　　　　　　　　　　　　　垫状卷柏

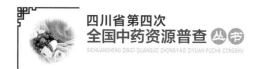
江南卷柏

来源：卷柏科植物江南卷柏 *Selaginella moellendorffii* Hieron. 的干燥全草。

植物形态要点：主茎中上部羽状分枝；不分枝的主茎上的叶排列较疏松；中叶不对称，边缘有细齿；侧叶不对称，边缘具白边，下侧边缘基部具细齿；孢子叶一型，卵状三角形。

功能主治：清热利尿，活血消肿。用于急性传染性肝炎，胸胁腰部挫伤，血小板减少，全身浮肿。

附注：本品又称地柏枝。《中国高等植物彩色图鉴》第 2 卷 22 页。

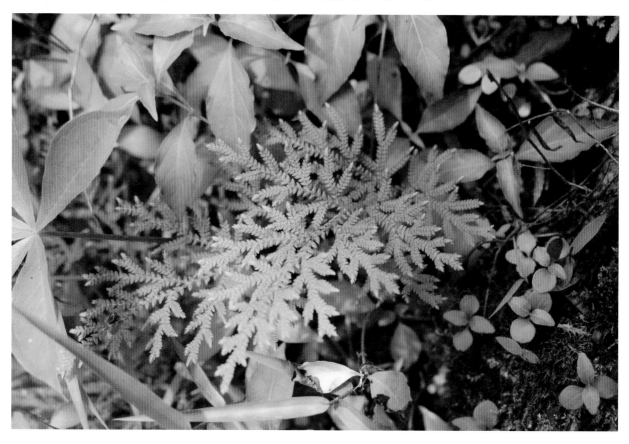

江南卷柏

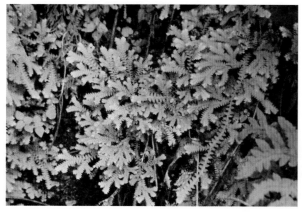

江南卷柏

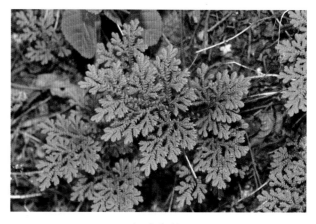

江南卷柏

木贼科

笔管草

来源： 木贼科植物笔管草 *Equisetum ramosissimum* subsp. *debile* (Roxb. ex Vauch.) Hauke 的干燥地上部分。

植物形态要点： 地上枝同形，主枝较粗；节上多芽孢。幼枝的轮生分枝不明显；鞘齿黑棕色或淡棕色，早落或宿存，基部扁平，两侧有棱角；齿上气孔带明显或不明显；孢子囊穗长圆形。

功能主治： 疏散风热，明目退翳。用于风热目赤，迎风流泪，目生云翳。

附注：《北京市中药材标准》1998 年版收载，拉丁学名为节节草 *Equisetum debile* Roxb.，与《中国高等植物彩色图鉴》第 2 卷 28 页不同。

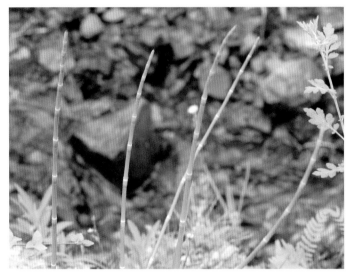

笔管草

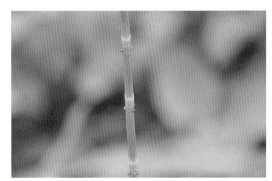

笔管草

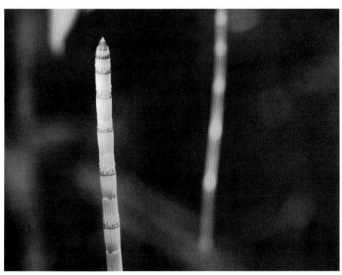

笔管草

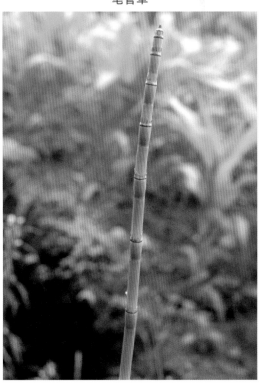

笔管草

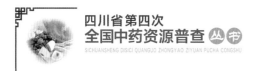

阴地蕨科

阴地蕨

来源：阴地蕨科植物阴地蕨 *Botrychium ternatum* (Thunb.) Sw. 的干燥全草。

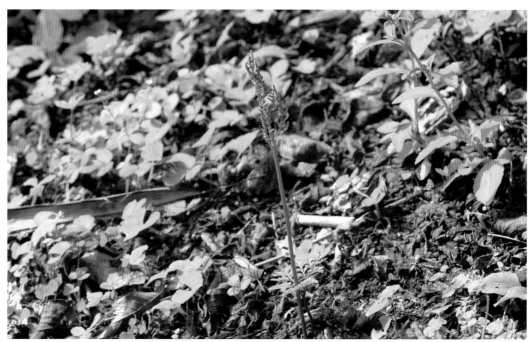

阴地蕨

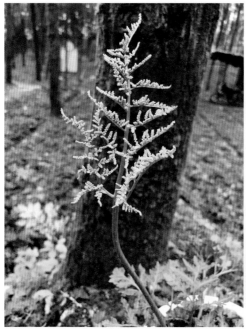

阴地蕨

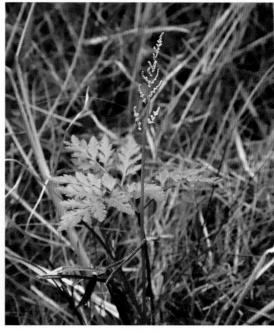

阴地蕨

植物形态要点：营养叶片的柄光滑无毛，细长；叶片阔三角形，短尖头，三回羽状分裂；侧生羽片对生或近互生，有柄，叶薄肉质，裂片边缘有尖锯齿；孢子囊穗为圆锥状。

功能主治：清热解毒，平肝息风，止咳止血，明目去翳。用于小儿高热惊搐，肺热咳嗽，咳血，百日咳，癫狂，痢疾，疮疡肿毒，瘰疬，毒蛇咬伤，目赤火眼，目生翳障。

附注：《中华本草》第 4 册 408 页。《上海市中药饮片炮制规范》2018 年版 341 页。《四川中药志》第一卷 103 页。

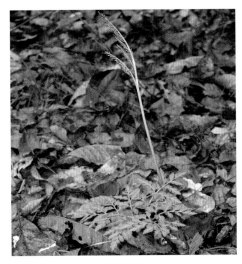

阴地蕨

瓶尔小草科

瓶尔小草

065

来源：瓶尔小草科植物瓶尔小草 *Ophioglossum vulgatum* L. 的干燥全草。

植物形态要点：叶通常单生，总叶柄深埋土中，下半部为灰白色，较粗大；营养叶卵圆形或长圆形，基部下延；孢子叶自营养叶基部生出；孢子穗先端尖，远超出于营养叶之上。产中国西南、华南和华东。欧洲和美洲亦有。

功能主治：清热凉血，镇痛，解毒。用于肺热咳嗽，劳伤吐血，肺痈，胃痛，淋浊，痈肿疮毒，蛇虫咬伤，跌打损伤，小儿高热惊风，目赤肿痛。

附注：本品出自《植物名实图考》。《中华本草》第 2 册 410 页。《中国主要植物图说》记载。

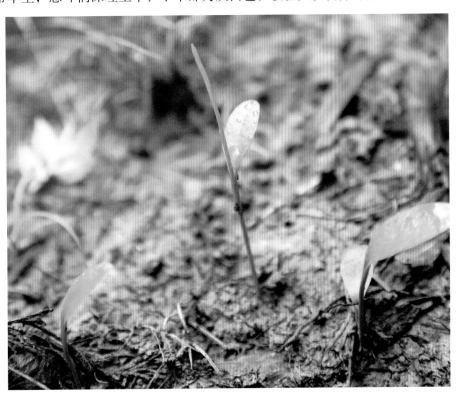

瓶尔小草

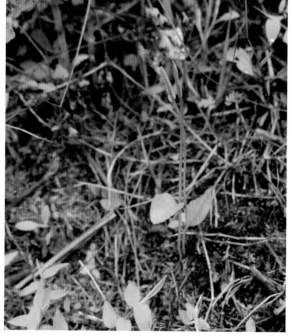

瓶尔小草

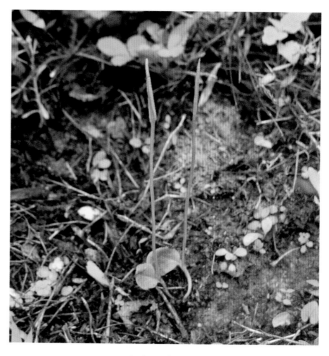

瓶尔小草

狭叶瓶尔小草

来源：瓶尔小草科植物狭叶瓶尔小草 *Ophioglossum thermale* Kom. 的干燥全草。

植物形态要点：叶纤细，绿色或下部埋于土中，灰白色；营养叶单叶，无柄，每梗一片，披针形，远高出地面之上；孢子叶自营养叶的基部生出，超出营养叶。

功能主治：清热解毒，活血祛瘀。用于痈肿疮毒，毒蛇咬伤，瘀滞腹痛，跌打损伤。

附注：《四川省中药材标准》2010 年版收载。《四川植物志》第六卷 105 页，《中国高等植物彩色图鉴》第 2 卷 33 页。

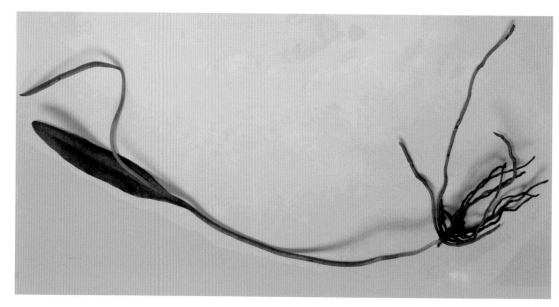

狭叶瓶尔小草

心叶瓶尔小草

来源：瓶尔小草科植物心叶瓶尔小草 *Ophioglossum reticulatum* L. 的干燥全草。

植物形态要点：根状茎直立，短而细，根肉质，粗长；总叶柄淡绿色，基部灰白色；营养叶片卵圆形或圆形，基部心形，具短柄，边缘呈波状，草质，网状脉明显。孢子叶自总柄上端抽出，孢子囊穗狭线形。

功能主治：止痛。用于蛇虫咬伤，痈肿疔疮，胃痛。

附注：本品又称心脏叶瓶尔小草，作一支箭药用。《中华本草》第4册409页。

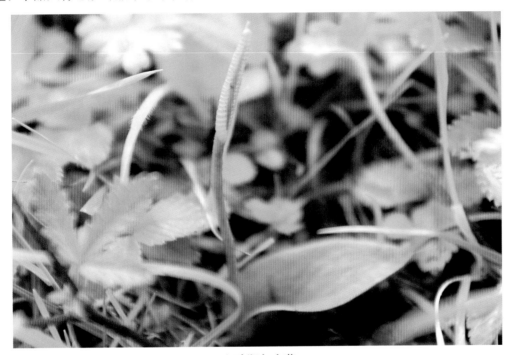

心叶瓶尔小草

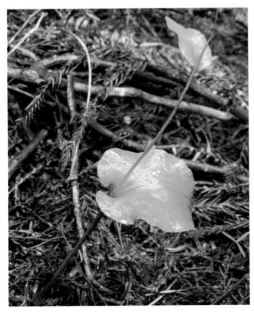

心叶瓶尔小草

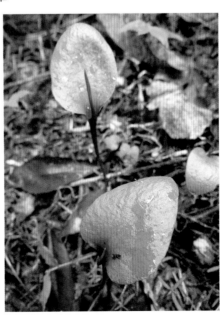

心叶瓶尔小草

四川药用植物原色图谱

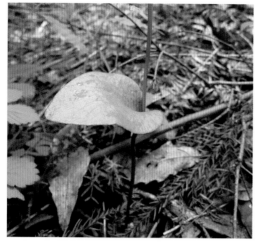

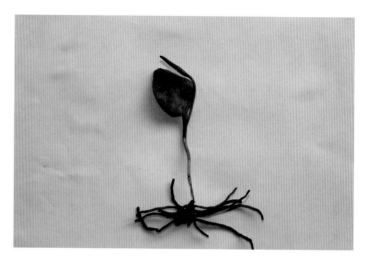

心叶瓶尔小草

心叶瓶尔小草

紫萁科

紫 萁

来源：紫萁科植物紫萁 *Osmunda japonica* Thunb. 的干燥根茎和叶柄残基。

植物形态要点：叶柄禾秆色，直立；叶二型，或先端部分可育，能育叶与不育叶区别明显，叶片二回羽状。

功能主治：清热解毒，止血，杀虫。用于疫毒感染，风热感冒，热毒泻痢，痈疮肿毒，吐血，衄血，便血，崩漏，虫积腹痛。

附注：《中国药典》2020 年版一部以紫萁贯众收载。《四川植物志》第六卷 114 页，《中国高等植物彩色图鉴》第 2 卷 39 页。

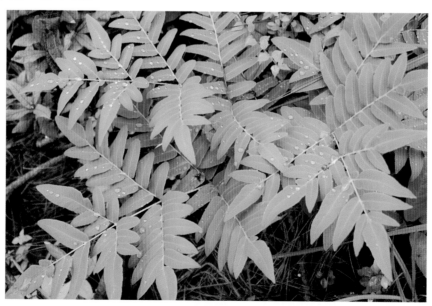

紫萁

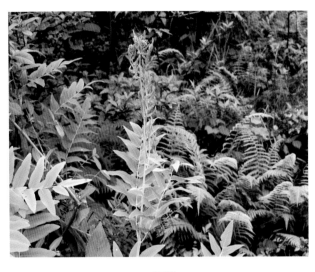

紫萁

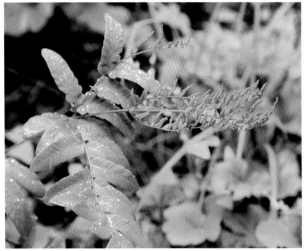

紫萁

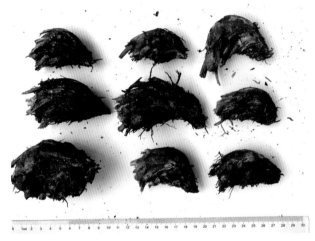

紫萁贯众

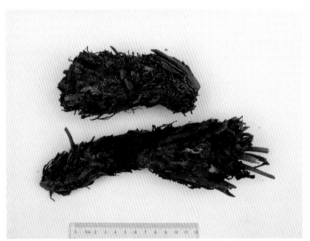

紫萁贯众

海金沙科

海金沙

来源：海金沙科植物海金沙 *Lygodium japonicum* (Thunb.) Sw. 的干燥成熟孢子或地上部分。

植物形态要点：能育叶和不育叶近二型；叶轴上面有 2 条狭边，羽片多数，对生，平展；不育羽片 3 裂，长约 3 cm，宽约 6 mm；小叶不为耳状，二回羽状；主脉明显，侧脉纤细。

功能主治：海金沙清利湿热，通淋止痛。用于热淋，石淋，血淋，膏淋，尿道涩痛。海金沙藤清热解毒，利尿。用于尿路感染，结石，水肿，痈肿疔毒，腮腺炎，口疮，白带。

附注：《中国药典》2020 年版一部收载海金沙。《四川省中药材标准》2010 年版收载海金沙藤。

四川药用植物原色图谱

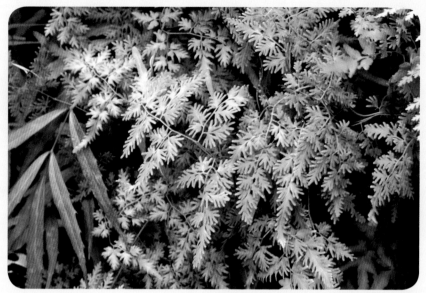

海金沙

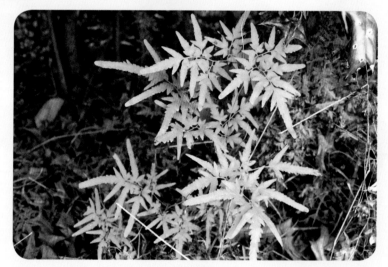

海金沙

鳞始蕨科

乌 蕨

来源：鳞始蕨科植物乌蕨 *Stenoloma chusana* (L.) Ching 的干燥全草。

植物形态要点：叶片卵形至披针形，纸质；羽片开展至略斜生；叶脉正面或两面略凸起，稀下陷，较叶片略黑；囊群盖全缘或波状。

功能主治：清热解毒，利湿，止血。用于风热感冒，肝炎，便血，烫伤，外伤出血。

附注：《峨眉山常见药用植物彩色图谱》11 页。《中国高等植物彩色图鉴》记载为乌蕨 *Odontosoria chinensis* (L.) J. Sm.。

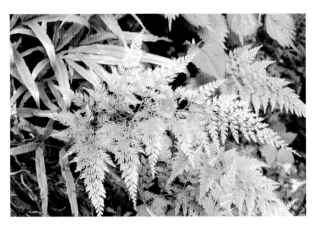
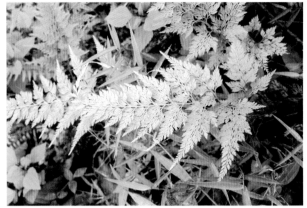

乌蕨　　　　　　　　　　　　　　　　　　　　乌蕨

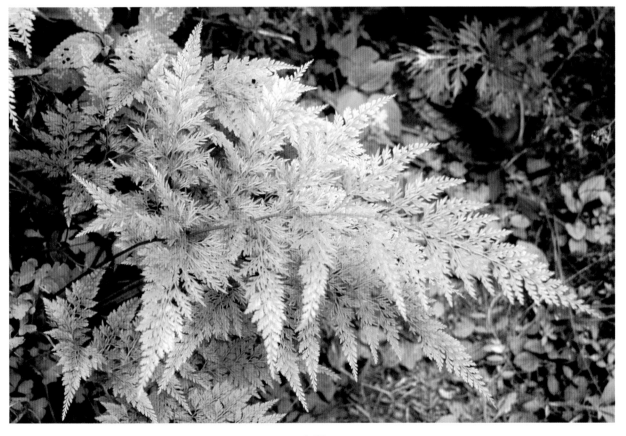

乌蕨

乌毛蕨科

顶芽狗脊

来源： 乌毛蕨科植物顶芽狗脊 *Woodwardia unigemmata* (Makino) Nakai 的干燥根茎。

植物形态要点： 根状茎横卧，密被鳞片；鳞片披针形，先端纤维状，全缘，棕色，薄膜质。叶近生；基部褐色并密被与根状茎上相同的鳞片；叶片长卵形或椭圆形，二回深羽裂；羽片 7~18 对，裂片 14~22 对，边缘具细密的尖锯齿。叶革质，叶轴及羽轴下面疏被棕色纤维状小鳞片，叶轴近先端具1 枚被棕色鳞片的腋生大芽胞。

功能主治： 清热解毒，止血。用于感冒，鼻衄头晕，痢疾，崩漏。

附注： 经查《中国植物志》《四川省中药材标准》2010 年版以贯众收载的单芽狗脊，为顶芽狗脊的别名。

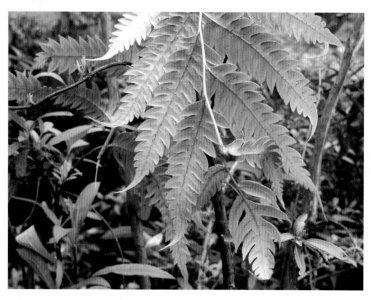
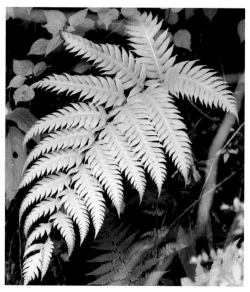

顶芽狗脊

顶芽狗脊

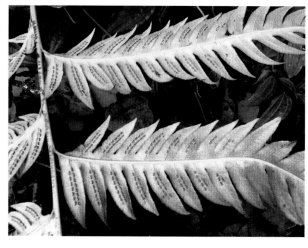
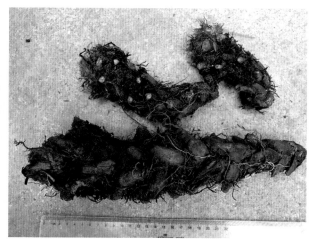

顶芽狗脊

贯众

鳞毛蕨科

刺齿贯众

来源： 鳞毛蕨科植物刺齿贯众 *Cyrtomium caryotideum* (Wall. ex Hook. et Grev.) C. Presl 的干燥根茎。

植物形态要点：鳞片披针形，黑棕色；叶簇生；叶柄腹面有浅纵沟；叶片矩圆形或矩圆披针形，奇数一回羽状，羽片基部上侧有长而尖的三角状耳状凸起，边缘有重锯齿，顶部羽片二或三叉。

功能主治：清热解毒，活血散瘀，利水。用于瘰疬，疔毒疮肿，感冒，崩漏，跌打损伤，水肿。

附注：《中国中药资源志要》《中国高等植物彩色图鉴》第2卷248页。

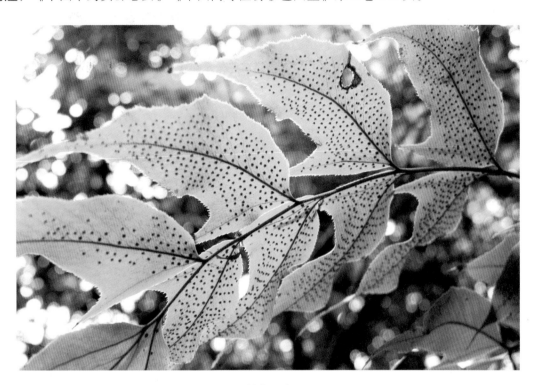

刺齿贯众

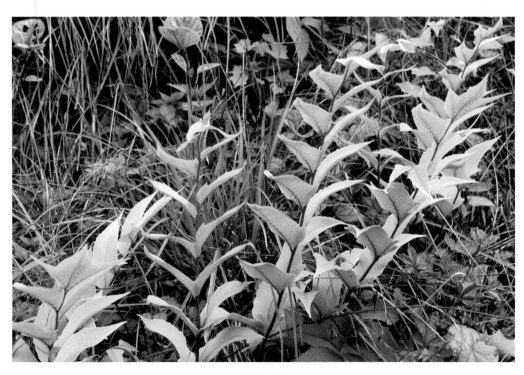

刺齿贯众

肾蕨科

肾　蕨

来源：肾蕨科植物肾蕨 *Nephrolepis cordifolia* (L.) C. Presl 的干燥全草。

植物形态要点：匍匐茎上生有近圆形的块茎，密被与根状茎同样的鳞片；叶簇生；叶片狭披针形，先端短尖，一回羽状，中部羽片通常长约 2 cm，为圆钝头，有时为近急尖，覆瓦状排列；孢子囊群成一行位于中脉两侧，肾形。

功能主治：清热利湿，软坚消积，消肿，解毒。用于感冒发热，肺结核咯血，小儿疳积，中毒性消化不良，黄疸，淋浊，小便涩痛，痢疾，疝气，乳痈，瘰疬，烫伤，刀伤。

附注：《峨眉山常见药用植物彩色图谱》12 页。《中国高等植物彩色图鉴》第 2 卷 274 页。《中国植物志》将拉丁学名修订为 *Nephrolepis auriculata* (L.) Trimen，《中国药用植物志》第 1 卷 968 页。

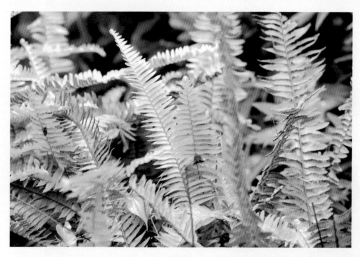

肾蕨

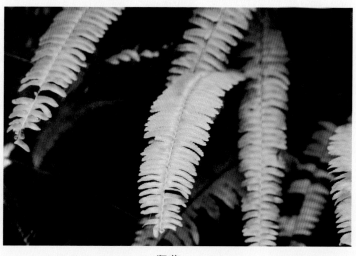

肾蕨

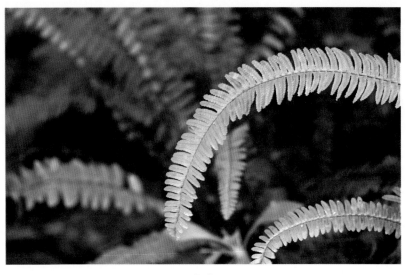

肾蕨

水龙骨科

庐山石韦

来源： 水龙骨科植物庐山石韦 *Pyrrosia sheareri* (Baker) Ching 的干燥叶。

植物形态要点： 根状茎粗壮，横卧；鳞片线性，长渐尖头，边缘具睫毛，着生处近褐色；叶柄基部密被鳞片，向上疏被星状毛，禾秆色至灰禾秆色；叶片阔披针形，基部近心形或圆截形，通常对称，革质。

功能主治： 利尿通淋，清肺止咳，凉血止血。用于热淋，血淋，石淋，小便不通，淋漓涩痛，肺热喘咳，吐血，衄血，尿血，崩漏。

附注：《中国药典》2020 年版一部以石韦收载庐山石韦、石韦或有柄石韦。《藏药标准》1979 年版 28 页收载。叶为藏族、苗族习用药，全草为藏族、侗族、白族、苗族习用药。

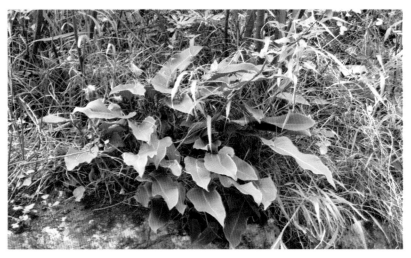

庐山石韦

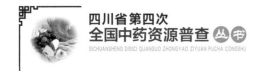
石 韦

来源：水龙骨科植物石韦 *Pyrrosia lingua* (Thunb.) Farwell 的干燥叶。

植物形态要点：根状茎长而横走；鳞片披针形，长渐尖头，边缘有睫毛；叶片长达 20 cm，叶柄短于叶片；不育叶近长圆形或长圆披针形，厚革质，先端短渐尖；侧脉明显；孢子囊群近椭圆形，在侧脉间整齐成多行排列。

功能主治：同庐山石韦。

附注：《中华本草》第 2 册 723 页。《中国药用植物志》第 1 卷 1038 页。

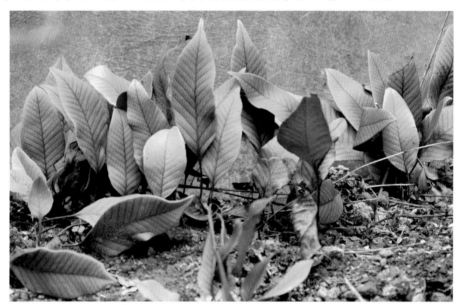

石韦

有柄石韦

来源：水龙骨科植物有柄石韦 *Pyrrosia petiolosa* (Christ) Ching 的干燥叶或全草。

植物形态要点：根状茎细长横走；鳞片长尾状渐尖头，边缘具睫毛；叶片通常 3~6 cm，具长柄，通常等于 1~2 倍叶片长度，叶片椭圆形，急尖短钝头，基部楔形，下延；孢子囊群布满叶片下面，成熟时扩散并汇合。

功能主治：同庐山石韦。

附注：《四川中药志》第二卷 73 页。《中国药用植物志》第 1 卷 1037 页。

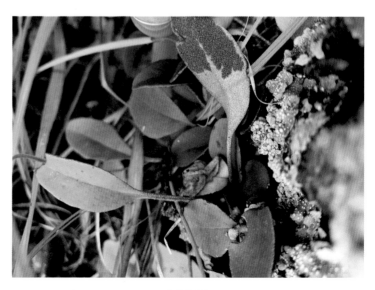

有柄石韦

江南星蕨

来源： 水龙骨科植物江南星蕨 *Neolepisorus fortunei* (T. Moore) Li Wang 的干燥叶。

植物形态要点： 根状茎纤细；鳞片棕褐色，卵状三角形，顶端锐尖，基部圆形，有疏齿，筛孔较密，盾状着生；叶远生；叶柄禾秆色，上面有浅沟，基部疏被鳞片，向上近光滑；叶片厚纸质，长披针形；孢子囊群大，平行于叶轴。

功能主治： 清热利湿，凉血解毒。用于热淋，小便不利，赤白带下，痢疾，黄疸，咳血，衄血，痔疮出血，瘰疬结核，痈肿疮毒，毒蛇咬伤，风湿疼痛，跌打损伤。

附注： 本品又称江南盾蕨。《中华本草》第 2 册 699 页。

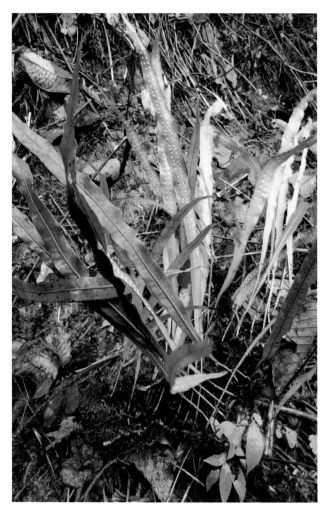

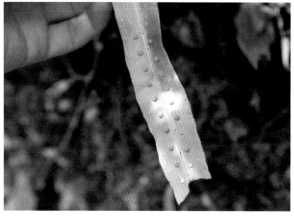

江南星蕨

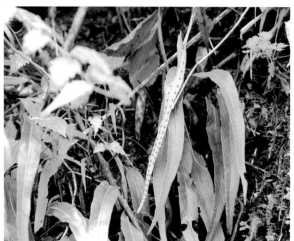

江南星蕨

江南星蕨

柔软石韦

来源： 水龙骨科植物柔软石韦 *Pyrrosia mollis* (Kunze) Ching 的干燥叶。

植物形态要点： 根茎长。叶片革质，披针形至阔披针形，有排列整齐的凹点，下面被两层星状毛，黄色，分枝；孢子囊群布满叶片下面，6~8 行。

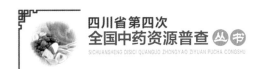

功能主治：清热，利尿通淋。用于小便不利，尿路感染，肾炎水肿。

附注：《中华本草》第 2 册 725 页。本品又称柔毛石韦。《中国高等植物彩色图鉴》拉丁学名记载为 *Pyrrosia porosa* (C. Presl) Hovenkamp。

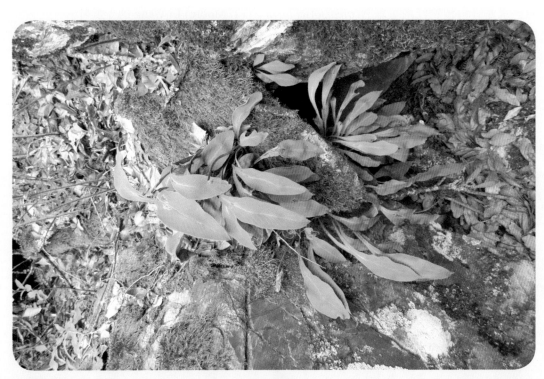

柔软石韦

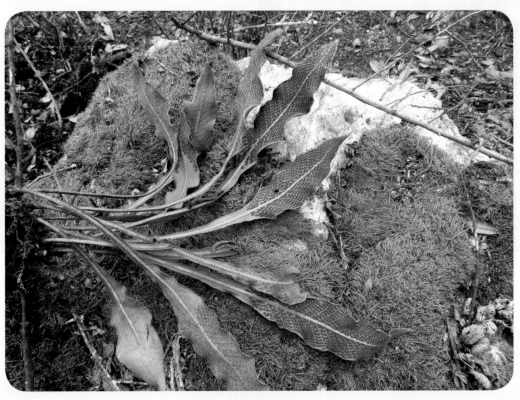

柔软石韦

槲蕨科

槲 蕨

来源：槲蕨科植物槲蕨 *Drynaria roosii* Nakaike. 的干燥根茎。

植物形态要点：植株高 30~40 cm；鳞片斜升，盾状着生，边缘有齿；叶长 30~50 cm，能育叶裂片宽 2~3 cm，先端渐尖；不育叶小，长 3~5 cm，宽 2~4 cm；孢子囊群圆形，椭圆形，在侧脉之间排成一行。

功能主治：疗伤止痛，补肾强骨；外用消风祛斑。用于跌扑闪挫，筋骨折伤，肾虚腰痛，筋骨痿软，耳鸣耳聋，牙齿松动；外治斑秃，白癜风。

附注：《中国药典》2020 年版一部收载的骨碎补是水龙骨科植物槲蕨 *Drynaria fortunei* (Kunze) J. Sm.，经查《中国植物志》为槲蕨科植物，拉丁学名已经修订。

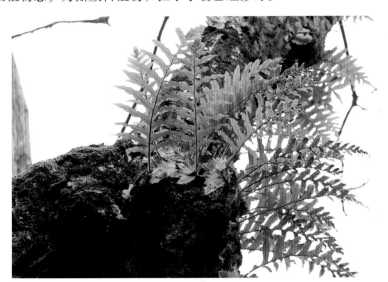

槲蕨

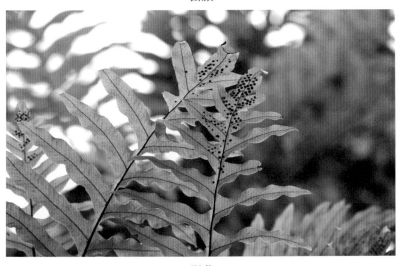

槲蕨

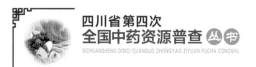
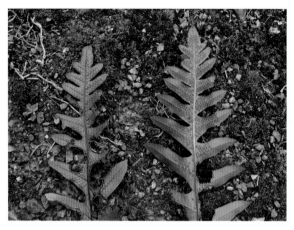

槲蕨

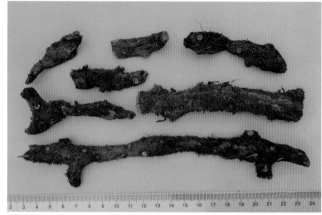

骨碎补

秦岭槲蕨

来源： 槲蕨科植物秦岭槲蕨 *Drynaria sinica* Diels 的干燥根茎。

植物形态要点： 附生草本。根状茎密被棕色有亮光的披针状钻形鳞片。叶二型，营养叶稀少，红棕色，无柄，矩圆披针形，羽状深裂，裂片长圆形或三角状披针形，孢子叶绿色，具长柄，羽状深裂几达中轴，羽片 14~25 对，长圆形或广线状披针形，叶片两面均疏被短毛，叶脉显著联结成网状，有内藏细脉。孢子囊群圆形，无囊群盖。

功能主治： 疗伤止痛，补肾强骨，消风祛斑。用于跌扑闪挫，筋骨折伤，肾虚腰痛，筋骨痿软，耳鸣耳聋，牙齿松动，斑秃，白癜风。

附注：《中国药典》1990 年版一部以骨碎补收载槲蕨和中华槲蕨。《中国植物志》不能查询到中华槲蕨 *Drynaria baronii* (Christ) Diels.，已将此种作为异名处理了，合并为秦岭槲蕨。该品不含柚皮苷。《中国药典》1990 以后版本未收载。《中国高等植物彩色图鉴》记载为 *Drynaria baronii* (Christ) Diels。

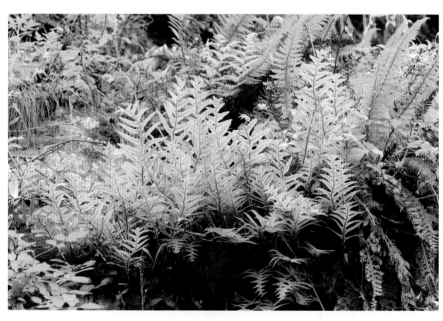

秦岭槲蕨

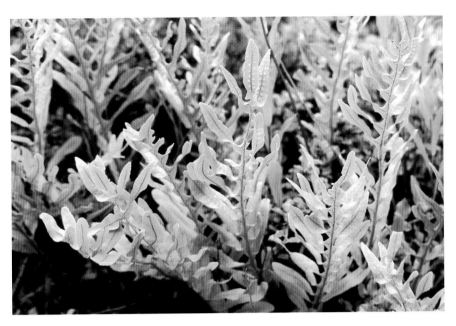

秦岭槲蕨

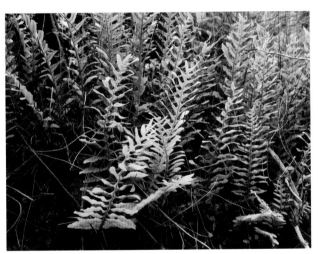

秦岭槲蕨

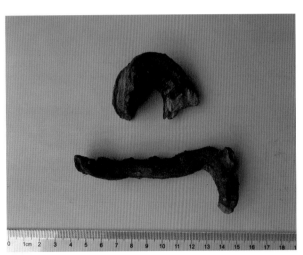

秦岭槲蕨

凤尾蕨科

井栏边草

来源： 凤尾蕨科植物井栏边草 *Pteris multifida* Poir. 的干燥全草。

植物形态要点： 叶从根茎丛生地上，高 30~50 cm，呈长带形，边缘有小锯齿，叶片两侧波状皱曲。能育叶较窄，除基部一对有柄外，其他各对基部下延，在叶轴两侧形成狭翅。叶边缘连续分布着孢子囊群，产生孢子。

功能主治： 清热利湿，解毒止痢，凉血止血。用于痢疾，胃肠炎，肝炎，泌尿系感染，感冒发

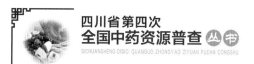

烧，咽喉肿痛，白带，崩漏，农药中毒，外伤出血，烧烫伤。

附注：《中国药典》1977 年版一部 120 页、《中华人民共和国卫生部颁药品标准·中药材》1992 第一册和《贵州省中药材·民族药材质量标准》2003 年版以凤尾草收载。《全国中草药汇编》第 3 版卷二 285 页。

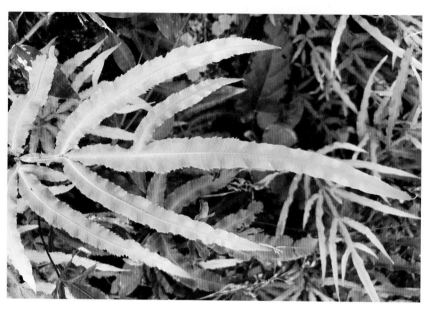

井栏边草

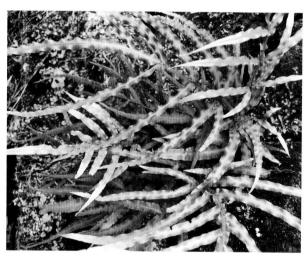

井栏边草

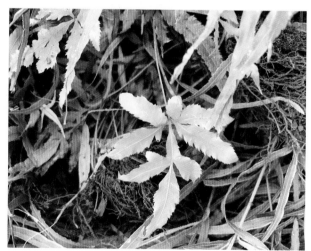

井栏边草

普通铁线蕨

来源： 凤尾蕨科植物普通铁线蕨 *Adiantum edgeworthii* Hook. 的干燥全草。

植物形态要点： 根状茎短而直立；鳞片黑褐色，披针形；叶柄、叶轴、羽柄皆圆柱状；叶片线状披针形，先端渐尖，一回羽状；羽片新月形，近无柄，上侧羽片边缘浅裂；假囊群盖圆形或长圆形。

功能主治： 除湿利水，调经止痛，消炎解毒。用于风湿骨痛，月经不调，肺热咳嗽，痈肿，烧烫伤，毒蛇咬伤。

附注：《中华本草》第 2 册 509 页。

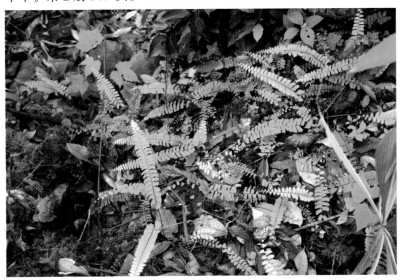

普通铁线蕨

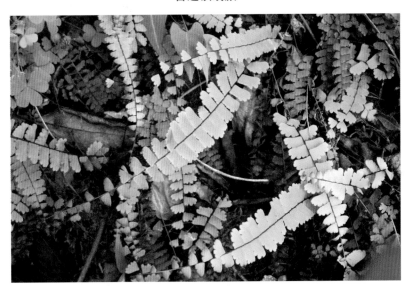

普通铁线蕨

书带蕨科

书带蕨

来源：书带蕨科植物书带蕨 *Haplopteris flexuosa* (Fée) E. H. Crane. 的干燥全草。

植物形态要点：鳞片黄褐色，钻状披针形，长 2~3 mm，先端纤毛状，边缘具睫毛状齿；叶柄短，基部被纤细的小鳞片；叶片线形，宽 0.5~11 cm；中肋背面凸起，狭；孢子囊群线与中肋间距阔。

功能主治：清热息风，舒筋活络，退目翳，续筋骨。用于小儿急惊风，疳积，干血痨，瘫痪，跌打损伤。

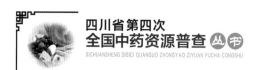

附注：出自《浙江天目山药用植物志》120 页，《峨眉山常见药用植物彩色图谱》16 页。本品又分为凤尾蕨科。《四川植物志》第 6 卷 338 页。

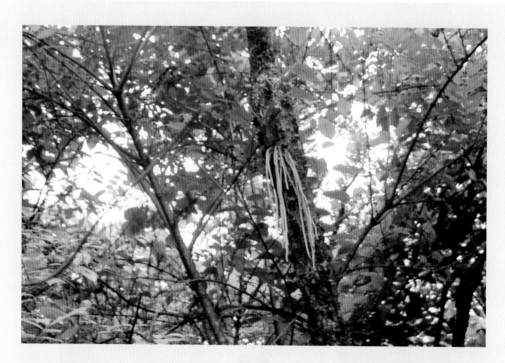

书带蕨

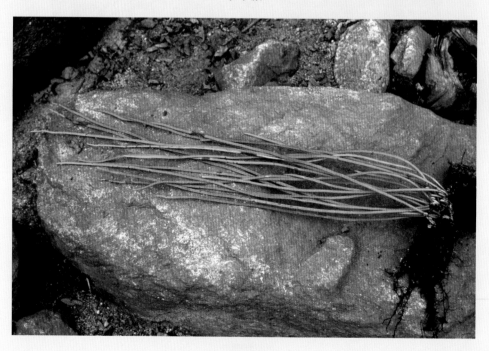

书带蕨

第四章
裸子植物

苏铁科

苏 铁

来源： 苏铁科植物苏铁 *Cycas revoluta* Thunb. 的干燥叶或种子。

植物形态要点： 茎干顶端被厚绒毛。叶的羽片呈"V"字形伸展，革质，边缘明显呈反卷，上面中脉微凹，下面微被柔毛，中脉排列隆起，上部渐窄，先端刺尖。大孢子叶密被绒毛。种子疏被绒毛；中种皮光滑，两侧不具槽。

功能主治： 收敛止血，清热解毒，止痛，用于出血症，胃溃疡，高血压，闭经，风湿痹痛，癌症，跌打损伤。

附注： 本品始载于清·赵学敏《本草纲目拾遗》。《四川植物志》第 2 卷 6 页。

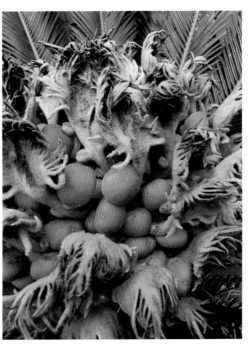

苏铁

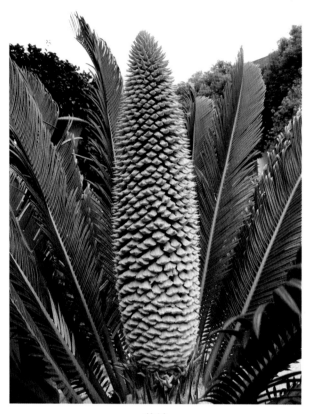

苏铁

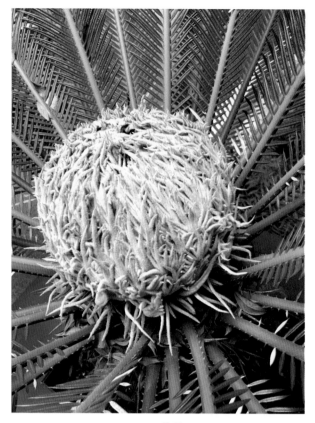

苏铁

银杏科

银 杏

来源： 银杏科植物银杏 *Ginkgo biloba* L. 的干燥成熟种子和叶。

植物形态要点： 落叶乔木。叶在长枝上散生，在短枝上簇生，具长柄。叶片扇形，具多数 2 歧分枝的平行细脉，基部宽楔形，上部边缘有浅或深的波状缺刻。雌雄球花生于短枝叶腋上；中种皮骨质，白色种子具长柄，肉质假种皮被白粉。

功能主治： 白果敛肺定喘，止带缩尿。用于痰多喘咳，带下白浊，遗尿尿频。银杏叶活血化瘀，通络止痛，敛肺平喘，化浊降脂。用于瘀血阻络，胸痹心痛，中风偏瘫，肺虚咳喘，高脂血症。

附注：《中国药典》2020 年版一部分别收载白果和银杏叶。《四川植物志》第 2 卷 14 页。

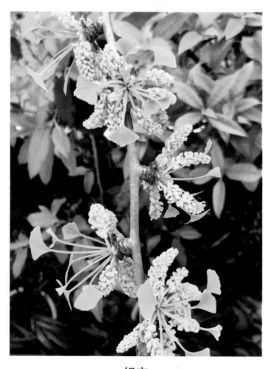

银杏

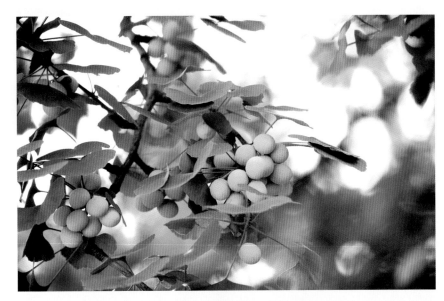

银杏

087

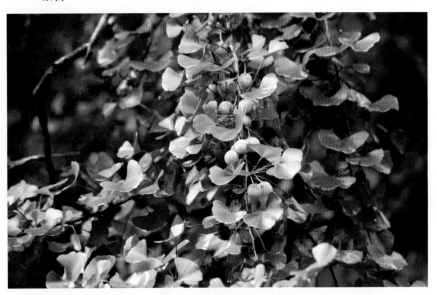

银杏

松 科

马尾松

来源：松科植物马尾松 *Pinus massoniana* Lamb. 的叶、花粉、树干中的油树脂、瘤状节、植物中渗出的油树脂经蒸馏或提取得到的挥发油。

植物形态要点：树皮裂成鳞状块片。针叶 2 针一束，叶鞘不脱落，细长达 30 cm，径约 1 mm。球果卵圆形，成熟时种鳞张开，鳞盾微隆起或平，鳞脐无刺。种翅长 2.2~2.7 cm。

功能主治：松叶祛风湿，杀虫止痒，活血安神。用于风湿痹痛，湿疹湿疮，脚气肿痛，皮肤瘙

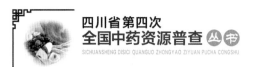

痒，跌打损伤以及失眠。松花粉收敛止血，燥湿敛疮。用于外伤出血，湿疹，黄水疮，皮肤糜烂，脓水淋漓。油松节祛风除湿，通络止痛。用于风寒湿痹，历节风痛，转筋挛急，跌打伤痛。松香燥湿祛风，生肌止痛，杀虫。用于风湿痹痛，痈疽，疥癣，湿疮，金疮出血。松节油皮肤刺激药。用于肌肉痛或关节痛。

附注：《中国药典》2020年版一部收载油松或马尾松的干燥瘤状节或分枝节为油松节，花粉作松花粉。《中国药典》1977年版一部收载挥发油作松节油，《中华人民共和国卫生部药品标准·中药材》第一册收载油树脂经蒸馏除去挥发油后的遗留物作松香，《四川省中药材标准》2010年版收载马尾松的鲜叶或干燥叶作松叶。《四川植物志》第2卷109页。

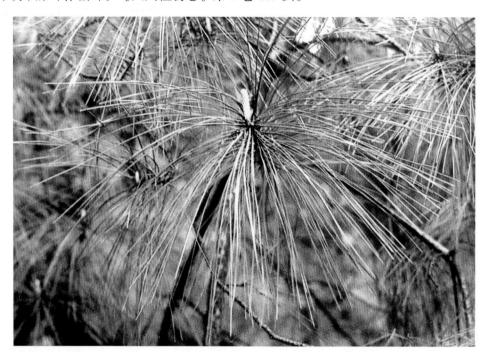

马尾松

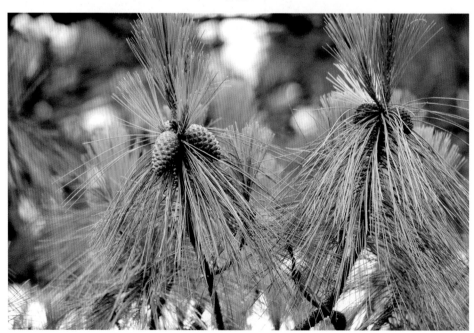

马尾松

杉 科

杉 木

来源：杉科植物杉木 *Cunninghamia lanceolata* (Lamb.) Hook. 的干燥根皮、心材或树枝。

植物形态要点：叶螺旋状排列，线状披针形，基部下延，边缘有细齿，先端有刺尖。雄球花多数，簇生枝顶；雌球花 1~3 生枝顶。球果的苞鳞大，边缘有锯齿；种鳞小，每种鳞有 3 种子。种子两侧边缘有翅。

功能主治：辟恶除秽，除湿散毒，降逆气，活血止痛。用于脚气肿满，奔豚，霍乱，心腹胀痛，疝气痛，转筋，敷金疮，疥癣。

附注：《中华本草》第 4 册 7783 页。

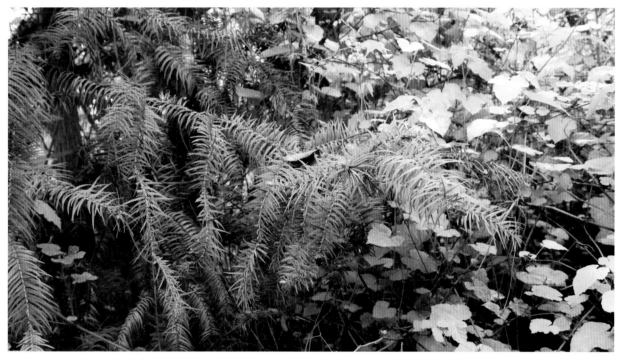

杉木

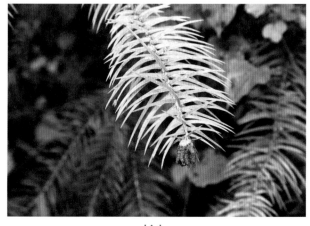

杉木

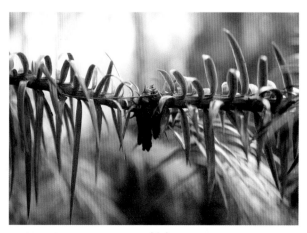

杉木

柳 杉

来源：杉科植物柳杉 *Cryptomeria fortunei* Hooibrenk ex Otto et Dietr 的干燥根皮。

植物形态要点：乔木；树皮红棕色，纤维状，裂成长条片状脱落；大枝近轮生，平展或斜展；小枝细长，常下垂，绿色，枝条中部的叶较长，常向两端逐渐变短。叶钻形略向内弯曲，先端内曲，四边有气孔线，长 1~1.5 cm，果枝的叶通常较短，幼树及萌芽枝的叶长达 2.4 cm，四面有气孔线。

功能主治：解毒，杀虫，止痒。用于癣疮，鹅掌风，烫伤。

附注：《四川省中药资源志要》92 页。

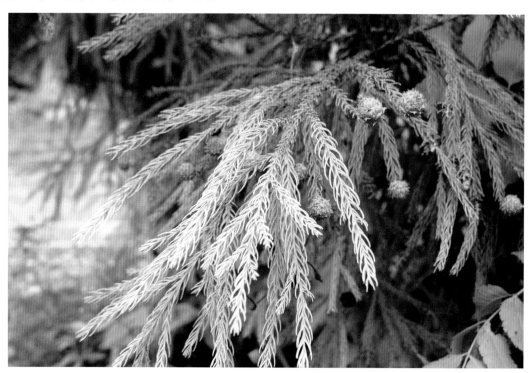

柳杉

柏 科

侧 柏

来源：柏科植物侧柏 *Platycladus orientalis* (L.) Franco 的干燥成熟种仁、枝梢和叶。

植物形态要点：鳞叶枝排成一平面，扁平；鳞叶二型交叉对生，背面有腺点。球花单生枝顶。球果具 4 对种鳞；种鳞木质，背部顶端下方有一弯曲的钩状尖头。种子无翅。

功能主治：柏子仁养心安神，润肠通便，止汗。用于阴血不足，虚烦失眠，心悸怔忡，肠燥便秘，阴虚盗汗。侧柏叶凉血止血，化痰止咳，生发乌发。用于吐血，衄血，咯血，便血，崩漏下血，肺热咳嗽，血热脱发，须发早白。

附注：《中国药典》2020 年版一部收载柏子仁和侧柏叶。《四川植物志》第 2 卷 157 页。

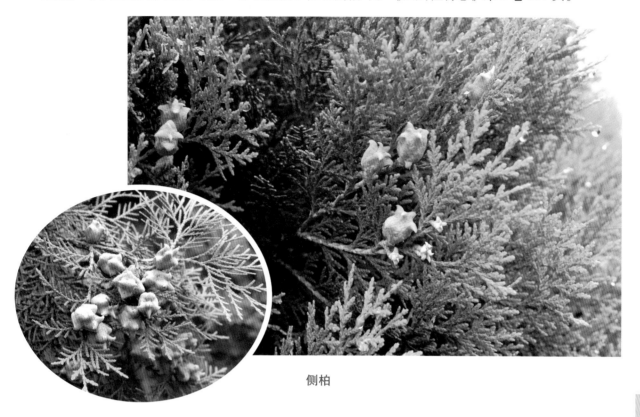

侧柏

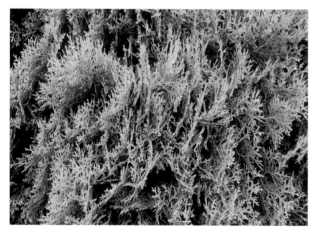

侧柏

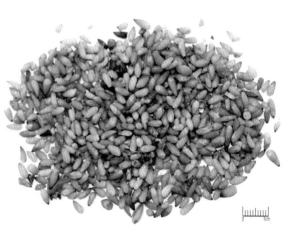

柏子仁

柏　木

来源： 柏科植物柏木 *Cupressus funebris* Endl. 的干燥果实。

植物形态要点： 小枝下垂。鳞叶枝扁平，排成平面，两面绿色，中央之叶的背部有线状腺点，两侧之叶有背脊。球果近球形，径 0.8~1.2 cm；种鳞 6~12。种子两侧有窄翅。

功能主治： 祛风，清热解毒，凉血止血。用于风寒感冒，胃痛，虚弱吐血。

附注： 《四川中药志》1167 页，《四川植物志》第 2 卷 161 页。

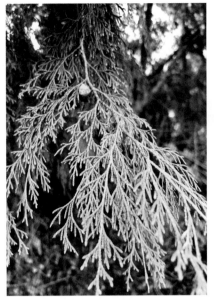

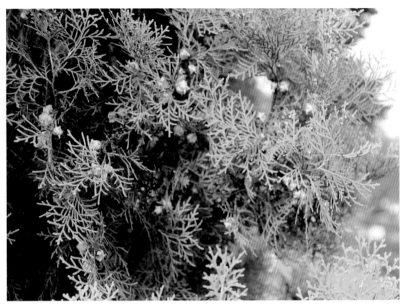

柏木 　　　　　　　　　　　　　　柏木

092

罗汉松科

罗汉松

来源： 罗汉松科植物罗汉松 *Podocarpus macrophyllus* (Thunb). D. Don. 的干燥枝叶。

植物形态要点： 叶螺旋状排列，无柄，线状披针形，长 7~12 cm，上面中脉凸起。雄球花穗状，常 2~5 簇生；雌球花常单生，有梗。种子被白粉，肉质种托宽圆，成熟时红或紫红色。

功能主治： 益气补中，补肾，益肺。用于心胃疼痛，血虚面色萎黄。

附注：《四川植物志》第 2 卷 196 页。《中国植物志》将拉丁学名修订为 *Podocarpus Macrophyllus* (Thunb.) Sweet。土杉是罗汉松的别名。

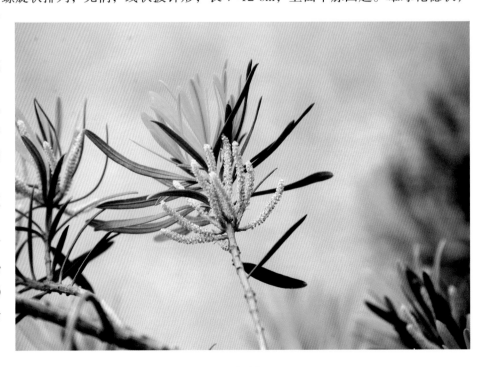

罗汉松

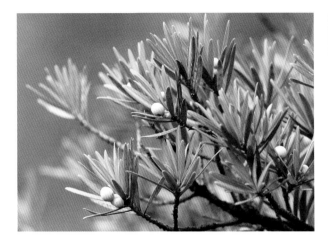

罗汉松

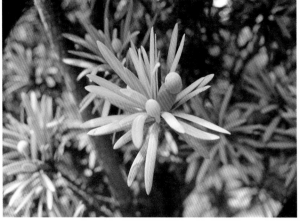

罗汉松

红豆杉科

红豆杉

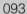

来源：红豆杉科植物红豆杉 *Taxus chinensis* (Pilger) Rehd. 的干燥种子、树皮或枝叶。

植物形态要点：叶线形，排成 2 列，较短，通常长 1.5~2.2 cm，上部微宽，先端急尖或微急尖，下面中脉带上密生乳头点，其色泽与气孔带同色。种子生于杯状肉质红色假种皮内。

功能主治：抗癌，杀虫。用于癌症，食积，蛔虫。

附注：本品提取的紫杉醇用于抗癌。《中国植物志》将拉丁学名修订为 *Taxus wallichiana* var. *chinensis* (Pilger) Florin。

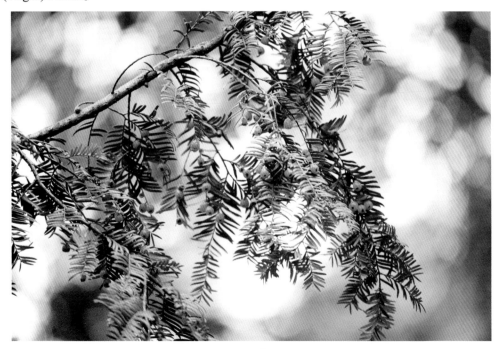

红豆杉

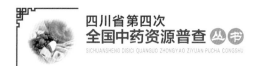
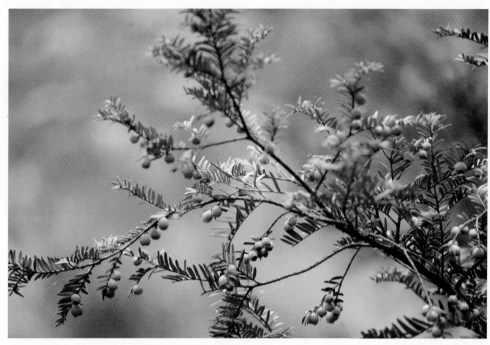

红豆杉

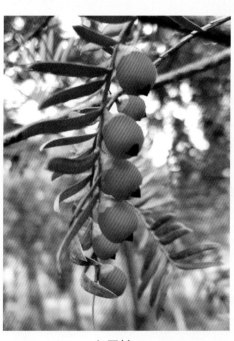

红豆杉

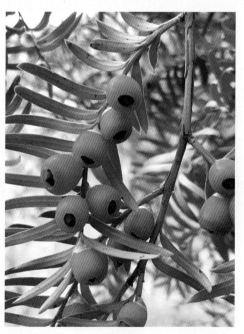

红豆杉

穗花杉

来源：红豆杉科植物穗花杉 *Amentotaxus argotaenia* (Hance) Pilger 的干燥根、树皮、种子。

植物形态要点：叶线状披针形，排成二列，中脉隆起，下面白色气孔带，与绿色带等宽或微窄。穗状雄球花序 1~3 顶生；雌球花单生叶腋。种子具长梗，下垂，包于囊状肥厚肉质红色的假种皮中。

功能主治：根及树皮止痛，生肌。用于跌打损伤，骨折。种子消积，驱虫。用于食积不化，寄生虫病。

附注：《中国中药资源志要》155 页。

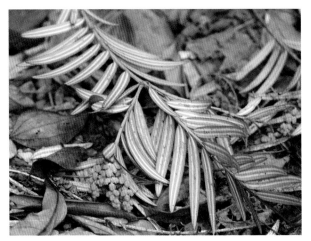

穗花杉

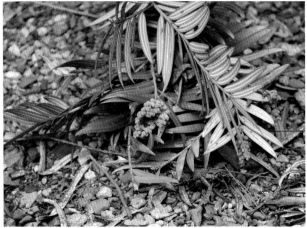

穗花杉

095

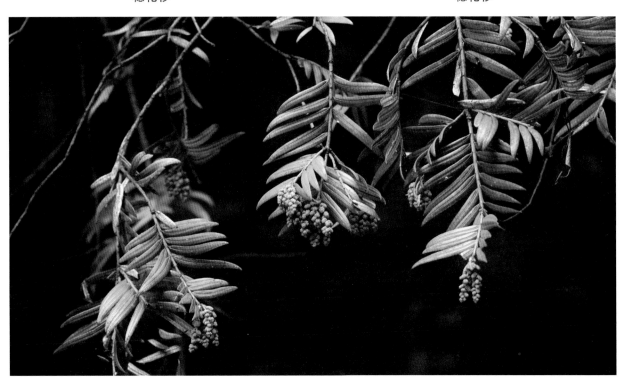

穗花杉

麻黄科

草麻黄

来源： 麻黄科植物草麻黄 *Ephedra sinica* Stapf 的干燥草质茎或根及根茎。

植物形态要点： 小灌木常呈草本状，高 20~40 cm；小枝圆，对生或轮生，直或微曲，节间长

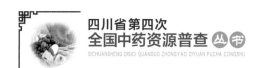
2.5~5.5 cm，直径约 2 mm。叶膜质鞘状，生于节上，上部 2 裂，裂片锐三角形。雄球花有多数密集的雄花，或成复穗状，苞片通常 4 对；雄花有 7~8 雄蕊；雌球花单生枝顶，有苞片 4 对；雌花 2。雌球花成熟时苞片肉质，红色，长方状卵形或近圆形；种子通常 2 粒，包藏于红色肉质苞片内，不外露或与苞片等长。

功能主治：麻黄发汗散寒，宣肺平喘，利水消肿。用于风寒感冒，胸闷喘咳，风水浮肿；支气管哮喘。麻黄根 止汗。用于自汗，盗汗。

附注：《中国药典》2020 年版一部以麻黄和麻黄根收载草麻黄、中麻黄和木贼麻黄。

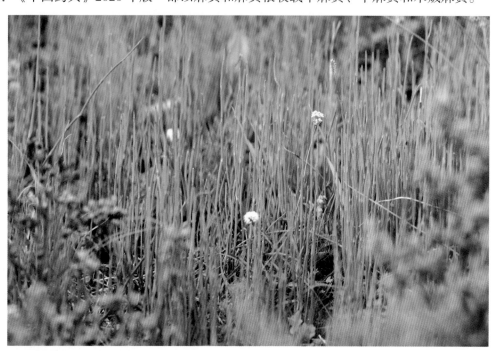

草麻黄

木贼麻黄

来源：麻黄科植物木贼麻黄 *Ephedra equisetina* Bunge 的干燥草质茎或根及根茎。

植物形态要点：直立小灌木，高达 1 m，木质茎明显，直立或部分呈匍匐状；小枝细，对生或轮生，节间短，通常长 1.5~2.5 cm，多被白粉呈蓝绿色或灰绿色。叶膜质鞘状，大部合生，裂片 2，钝三角形，长 1.5~2 mm。雄球花单生或 3~4 集生于节上，苞片 3~4 对；雄花有 6~8 雄蕊，花药 2；雌球花常两个对生于节上，苞片 3 对。雌球花成熟时苞片肉质，红色，长卵形或卵圆形；种子通常 1 粒，窄长卵形。

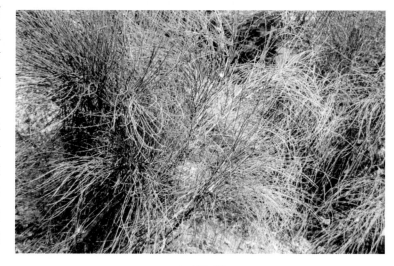

木贼麻黄

功能主治：同草麻黄。

附注：《中华本草》第 2 册 830 页。

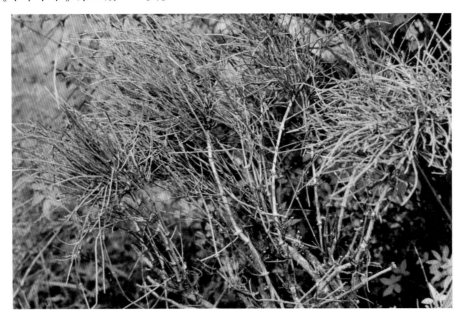

木贼麻黄

丽江麻黄

来源：麻黄科植物丽江麻黄 *Ephedra likiangensis* Florin. 的干燥草质茎。

植物形态要点：灌木。茎粗壮；节间长 2~4 cm，纵槽纹粗深明显。叶 2 裂，裂片钝三角形或窄尖。雄球花密生于节上成圆团状，苞片通常 4~5 对，基部合生，假花被倒卵状矩圆形，雄蕊 5~8，花丝全部合生；雌球花常单个对生于节上，苞片通常 3 对，雌花 1~2。雌球花成熟时宽椭圆形或近圆形；苞片肉质红色，分离部分约 1/5 或更少，雌球花成熟过程中基部常抽出长梗。最上一对苞片包围种子，种子 1~2 粒。

功能主治：发汗散寒，宣肺平喘，利水消肿。用于风寒感冒，胸闷喘咳，浮肿；支气管哮喘。

附注：《四川省中药材标准》2010 年版麻黄草收载丽江麻黄和山岭麻黄。《中华本草》第 2 册 830 页，《四川植物志》第 2 卷 228 页。

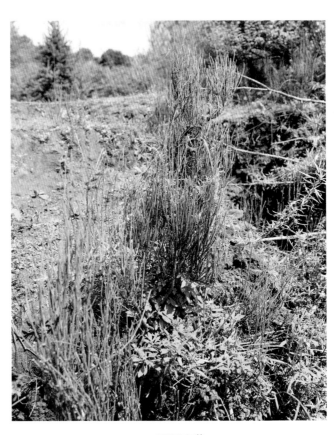

丽江麻黄

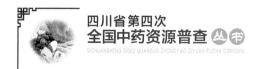

垫状山岭麻黄

来源：麻黄科植物垫状山岭麻黄 *Ephedra geradiana* Wall. var. *congesta* C. Y. Cheng 的干燥草质茎。

植物形态要点：植株垫状，小枝弧曲成团状，纵槽纹较细浅；成熟种子较小，长 4~5 mm。

功能主治：发汗，镇咳平喘。用于身热，感冒，月经过多，外伤流血。

附注：《四川省中药资源志要》97 页。

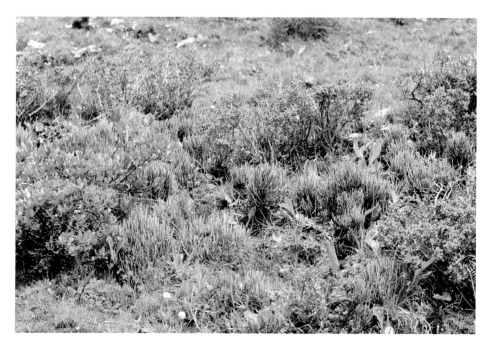

垫状山岭麻黄

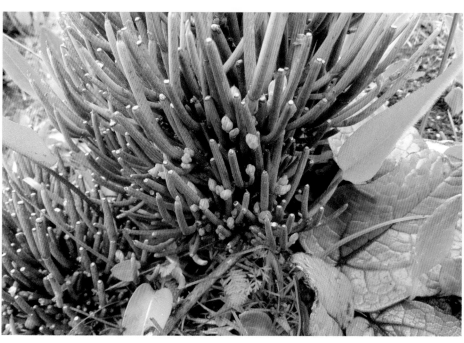

垫状山岭麻黄

矮麻黄

来源：麻黄科植物矮麻黄 *Ephedra minuta* Florin 的干燥草质茎或根。

植物形态要点：草本状矮小灌木。木质茎极短。小枝直，深绿色，节间长 1.5~3 cm。叶膜质，在节上对生，1/2 合生成鞘，顶端裂。雄球花常生小枝较上部；雌球花生小枝下部；成熟时苞片肉质红色，内有种子 1~2 粒，顶端有直立的珠被管。

功能主治：同草麻黄。

附注：《中国植物志》。《中华本草》第 2 册 830 页。

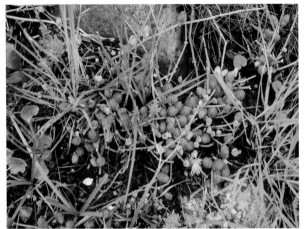
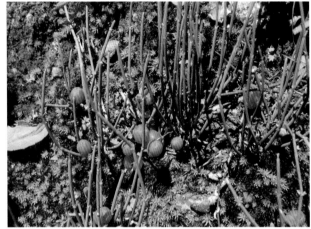

矮麻黄　　　　　　　　　　　　　　　　　　矮麻黄

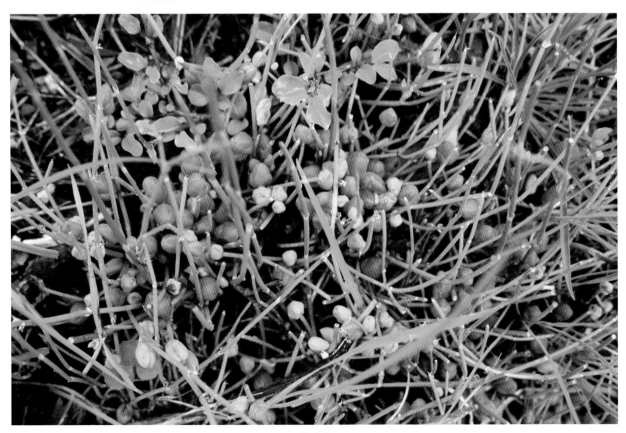

矮麻黄

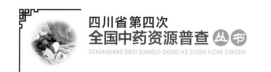
单子麻黄

来源： 麻黄科植物单子麻黄 *Ephedra monosperma* Gmel.ex Mey. 的干燥草质茎或根。

植物形态要点： 草本状短小灌木。木质茎短小，多分枝。小枝绿色。叶膜质，在节上对生，合生成鞘状，顶端 2 裂，节间长 1~2 cm。雌球花苞片 3 对，最上一对苞片约 1/2 分裂，成熟时呈肥厚肉质，红色，浆果状。种子 1 粒。

功能主治： 同草麻黄。

附注：《中华本草》第 2 册 830 页。

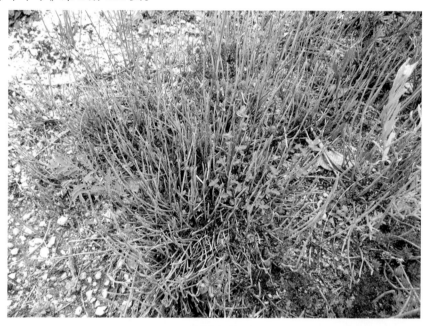

单子麻黄

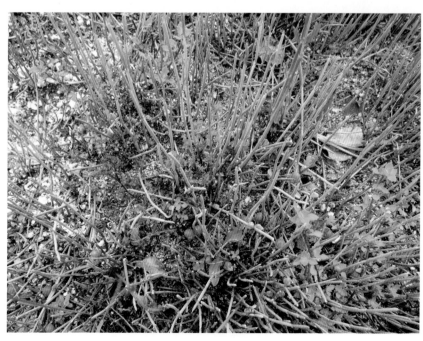

单子麻黄

藏麻黄

来源：麻黄科植物藏麻黄 *Ephedra saxatilis* (Stapf) Royle ex Florin. 的干燥草质茎。

植物形态要点：小灌木或草本状。茎直立，匍匐或埋于地下。叶膜质，生节上合生成鞘，顶部 2 裂。雄球花苞片 5~7 对；雌球花最上 1 对苞片的 1/2 合生，成熟时苞片肥厚肉质、红色，浆果状。种子顶端的珠被管短直，长 0.5 mm。

功能主治：止血，清热，愈疮。用于紊乱热，瘟疫热，新旧热，肝脏热，肿瘤。

附注：《四川省藏药材标准》2014 年版收载。

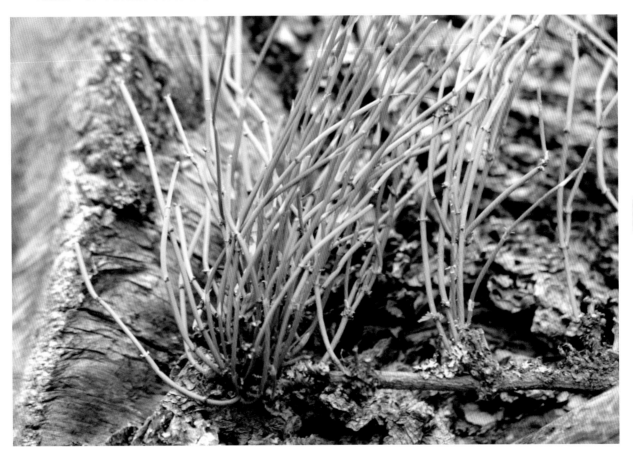

藏麻黄

第五章
被子植物

三白草科

三白草

来源：三白草科植物三白草 *Saururus chinensis* (Lour.) Baill. 的干燥地上部分或根。

植物形态要点：草本。根状茎匍匐，白色，粗厚。叶卵形至卵状披针形，纸质，密具腺点，无毛；顶端叶较小，2 或 3 枚生茎顶，常花瓣状，花期白色。花序为一伸长的总状，腋生或顶生；雌蕊由 4 个基部合生的心皮组成。果实近球形。

功能主治：利尿消肿，清热解毒。用于水肿，小便不利，淋沥涩痛，带下，疮疡肿毒，湿疹。

附注：本品首载于唐《新修本草》。《中国药典》2020 年版一部收载。《四川植物志》第 1 卷 129 页。

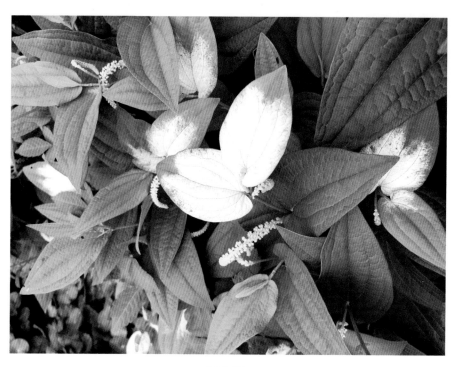

三白草

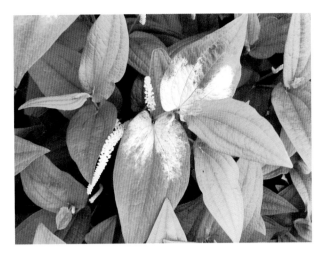

三白草

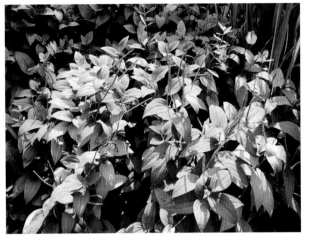

三白草

蕺 菜

来源：三白草科植物蕺菜 *Houttuynia cordata* Thunb. 的新鲜全草或干燥地上部分。

植物形态要点：草本。叶阔卵形或卵状心形，薄纸质，密具腺点，下面常淡紫色，基部心形。总苞长圆形或倒卵形；每花下的苞片条形，圆柱形，不明显；雌蕊由 3 个下部合生的心皮组成，子房上位。

功能主治：清热解毒，消痈排脓，利尿通淋。用于肺痈吐脓，痰热喘咳，热痢，热淋，痈肿疮毒。

附注：《中国药典》2020 年版一部以鱼腥草收载。《四川植物志》第 1 卷 127 页。

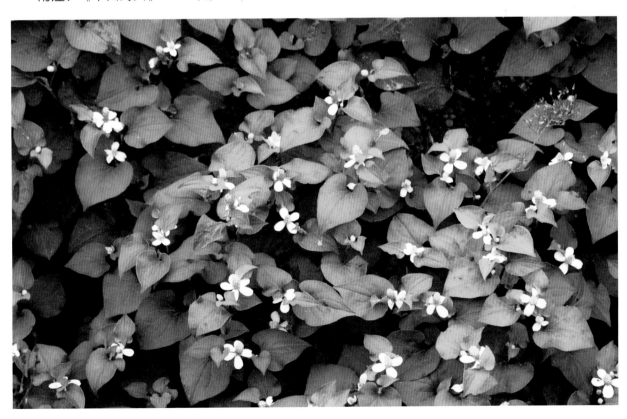

蕺菜

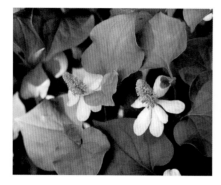
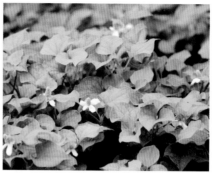
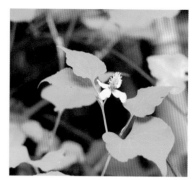

截菜　　　　　　　　　　截菜　　　　　　　　　　截菜

白苞裸蒴

来源：三白草科植物白苞裸蒴 *Gymnotheca involucrata* Pei 的新鲜全草或干燥地上部分。

植物形态要点：草本，茎多少匍匐。单叶互生，耳状心形，全缘。花序直立，单生于茎上部，与叶对生；苞片 3~4 枚，叶状，白色；花小，两性，雄蕊短于花柱；子房下位，花柱线形，外弯而不卷。

功能主治：清热利湿，活血化瘀，止带。用于跌打损伤，肺痨咳嗽，白浊，带下，腹胀水肿。

附注：《峨眉山常见药用植物彩色图谱》36 页。《中国高等植物彩色图鉴》记载为白苞裸蒴 *Gymnotheca involucrata* C. Pei。

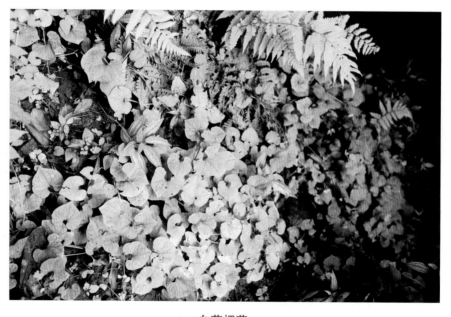

白苞裸蒴

胡椒科

石南藤

来源：胡椒科植物石南藤 *Piper wallichii* (Miq.) Hand.-Mazz. 的干燥全草。

植物形态要点：攀援藤本；枝被疏毛或脱落变无毛，有纵棱。叶硬纸质，基部短狭或钝圆，腹面无毛，背面被长短不一的疏粗毛；叶脉 5~7 条，最上 1 对互生或近对生，叶鞘长 8~10 mm。花单性，雌雄异株，聚集成与叶对生的穗状花序。雄花序与叶片等长，花序轴被毛；苞片圆形，雌花序比叶片短，但苞片柄于果期延长可达 2 mm，密被白色长毛；子房离生。

功能主治：祛风湿，强腰膝，止痛，止咳。用于风湿痹痛，扭挫伤，腰膝无力，痛经，风寒感冒，咳嗽，气喘。

附注：《四川省中药材标准》2010 年版收载。本品又称毛山蒟、爬岩香、瓦氏胡椒。《峨眉山常见药用植物彩色图谱》38 页。

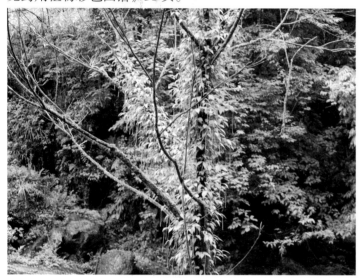

石南藤

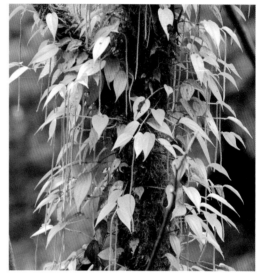

石南藤

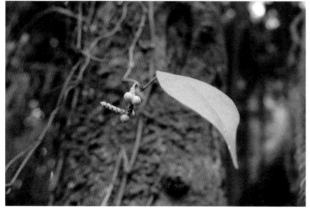

石南藤

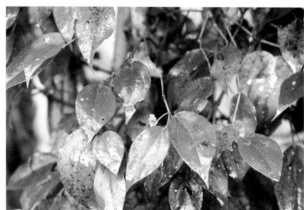

石南藤

豆瓣绿

来源：胡椒科植物豆瓣绿 *Peperomia tetraphylla* (G. Forst.) Hook. et Arn. 的干燥全草。

植物形态要点：丛生草本；肉质，多分枝，高 10~20 cm，下部节上生根。叶密集，4 或 3 片轮生，阔椭圆形或近圆形，近肉质，有透明腺点；叶脉不明显。穗状花序顶生和腋生，长 2~4.5 cm；花小，两性，无花被。浆果近卵形，顶端尖。

功能主治：祛风除湿，舒筋活络，清热解毒，润肺止咳，祛痰，活血止痛。用于风湿筋骨疼痛，

105

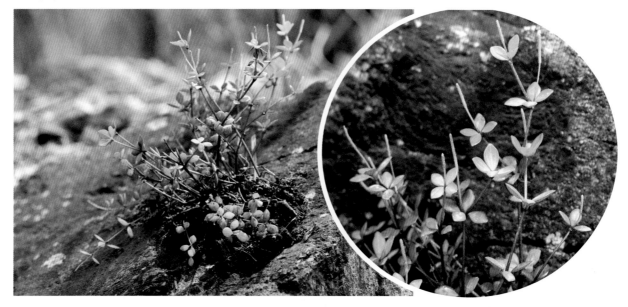

劳伤咳嗽，肺结核，支气管炎，哮喘，百日咳，肺脓疡，小儿疳积，痛经，跌打损伤，骨折。

附注：《峨眉山常见药用植物彩色图谱》37 页。《中国植物志》将拉丁学名修订为 *Peperomia tetraphylla* (Forst. F.) Hooker et Arnott。

豆瓣绿

金粟兰科

宽叶金粟兰

来源：金粟兰科植物宽叶金粟兰 *Chloranthus henryi* Hemsl. 的干燥全草或根。

植物形态要点：草本。叶对生，常 4 片生于茎顶，宽椭圆形或倒卵形或倒卵状椭圆形，纸质，边缘具圆齿状锯齿，先端渐尖。穗状花序 1~6，着生在总花梗顶端，有时具腋生花序；花白色；雄蕊（药隔）3 裂至基部，仅内侧基部联合，外展；药隔长圆形；花粉囊位于药隔基部。

功能主治：祛风除湿，活血散瘀，解毒。用于风湿痹痛，肢体麻木，风寒咳嗽，跌打损伤，疮肿，毒蛇咬伤。

附注：本品出自《植物名实图考》。《江西省中药材标准》2014 年版以四块瓦收载，《四川中药志》第一卷 85 页。《中华本草》第 3 册 2052 页称四大天王。

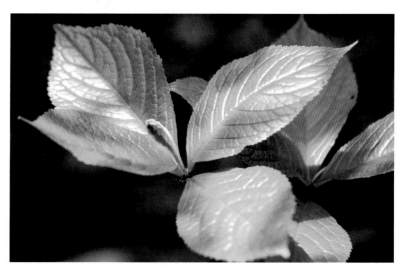

宽叶金粟兰

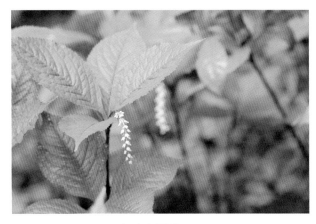
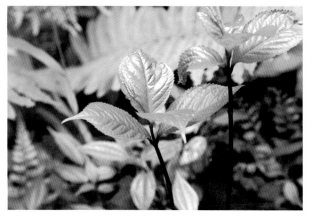

宽叶金粟兰　　　　　　　　　　　　　　　　　宽叶金粟兰

银线草

来源： 金粟兰科植物银线草 *Chloranthus japonicus* Sieb. 的干燥全草或根茎。

植物形态要点： 草本。叶对生，常 4 片生于茎顶且近轮生，阔椭圆形或倒卵形，纸质，具腺点，边缘具锯齿或牙齿状锯齿，先端急尖。单个穗状花序顶生；花白色；药隔长而伸出，3 深裂，线形，仅基部联合；中央药隔上通常无花粉囊，两侧药隔各具 1 个花粉囊。核果绿色，近球形或倒卵球形。

功能主治： 活血行瘀，祛风除湿，解毒。用于跌打损伤，风湿痹痛，风寒感冒，肿毒疮疡，毒蛇咬伤。

附注：《福建民间草药》第一集 47 页。

107

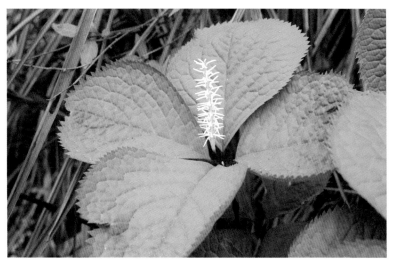

银线草

多穗金粟兰

来源： 金粟兰科植物多穗金粟兰 *Chloranthus multistachys* Pei 的干燥全草或根及根茎。

植物形态要点： 草本。根状茎粗壮，生多数细长须根；茎直立，单生，下部节上生一对鳞片叶。叶对生，通常 4 片，坚纸质，椭圆形至宽椭圆形、卵状椭圆形或宽卵形，边缘具粗锯齿或圆锯齿，齿端有一腺体，腹面亮绿色，背面沿叶脉有鳞屑状毛。穗状花序多条，粗壮，顶生和腋生，单一或分枝；苞片宽卵形或近半圆形；花小，白色，排列稀疏；雄蕊 1~3 枚，着生于子房上部外侧；子房卵形，无花柱，柱头截平。核果球形，绿色。

功能主治：祛湿散寒，理气活血，散瘀解毒。用于跌打损伤，骨折，痈疖肿毒，毒蛇咬伤，皮肤瘙痒。

附注：《贵州中药材质量标准》1988 年版、《贵州省中药材、民族药材质量标准》2003 年版和《江西省中药材标准》1996 年版、2014 年版以四块瓦收载。《中华本草》第 3 册 2056 页，《中国植物志》第 20（1）卷 1982 页。

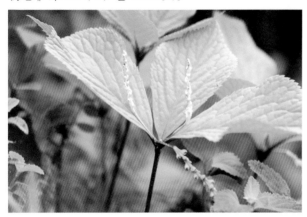

多穗金粟兰

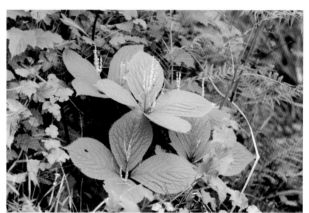

多穗金粟兰

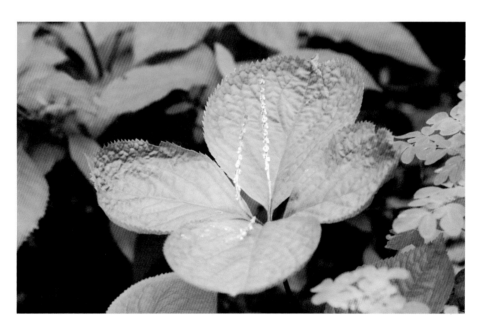

多穗金粟兰

四川金粟兰

来源：金粟兰科植物四川金粟兰 *Chloranthus sessilifolius* K. F. Wu 的干燥全草或根及根茎。

植物形态要点：草本，高 40~60 cm。叶无柄，对生，4 片生于茎顶，呈轮生状，倒卵形或菱形。穗状花序自茎顶抽出，有 2~4 下垂的分枝，具长总花梗；花白色，苞片三角形，雄蕊 3 枚，中央雄蕊具 1 个 2 室的花药。子房卵形。核果近球形，褐色。

功能主治：祛风除湿，消肿止痛，活血散瘀。用于风湿关节疼痛，疮痈肿毒，牙龈肿痛，跌打损伤。

附注：《四川省中药资源志要》184 页。

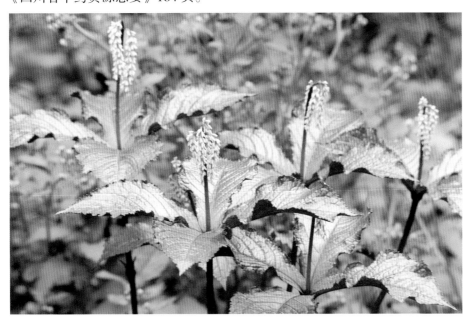

四川金粟兰

109

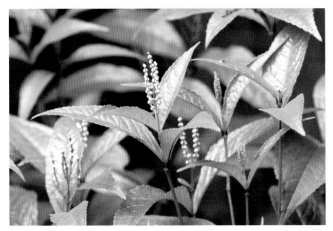

四川金粟兰

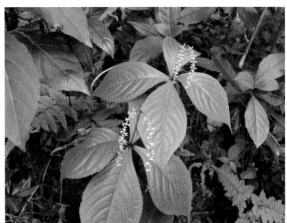

四川金粟兰

及　己

来源：金粟兰科植物及己 *Chloranthus serratus* (Thunb.) Roem. et Schult 的干燥全草或根茎及根。

植物形态要点：草本。叶对生，常 4 片生于茎上部或茎顶，长椭圆形或长倒卵状椭圆形，纸质，边缘具圆齿状锯齿，先端渐尖。穗状花序单一或 2~4 分叉，常顶生，有时具腋生花序；花白色；3 裂雄蕊，药隔合生至中部，内弯，2~3 mm；花粉囊着生于药隔中上部。核果绿色，球形或梨形。

功能主治：活血散瘀，祛风止痛，解毒杀虫。用于跌打损伤，骨折，经闭，风湿痹痛，疔疮疖肿，疥癣，皮肤瘙痒，毒蛇咬伤。

附注：《贵州省中药材质量标准》1988 年版、《贵州省中药材、民族药材质量标准》2003 年版以四块瓦收载。

四川药用植物原色图谱

110

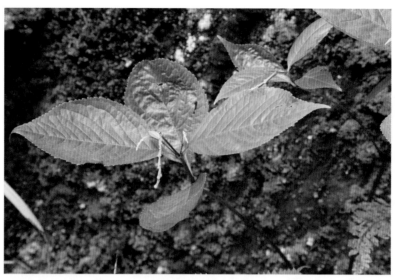

及己

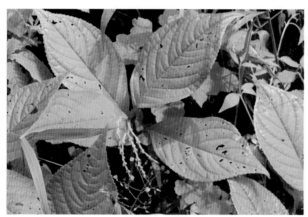

及己

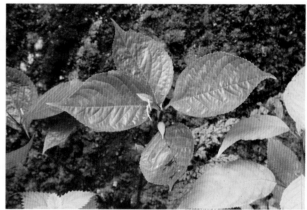

及己

草珊瑚

来源：金粟兰科植物草珊瑚 *Sarcandra glabra* (Thunb.) Nakai 的干燥全草。

植物形态要点：常绿亚灌木。叶对生，革质或纸质，边缘锯齿具腺状短尖，无毛。穗状花序顶生，通常有分枝；花黄绿色；雄蕊两倍长于花粉囊。核果球形或卵球形，成熟时亮红色。

功能主治：清热凉血，活血消斑，祛风通络。用于血热发斑发疹，风湿痹痛，跌打损伤。

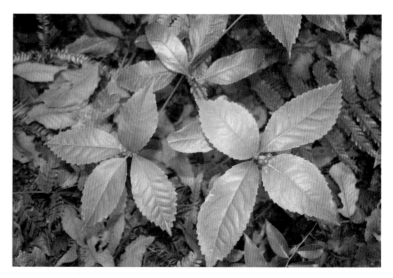

草珊瑚

附注：《中国药典》2020 年版一部以肿节风收载。《四川中药志》第 2 卷 142 页，《四川植物志》第 1 卷 135 页。

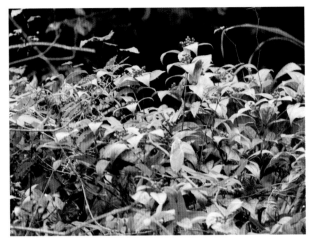

草珊瑚

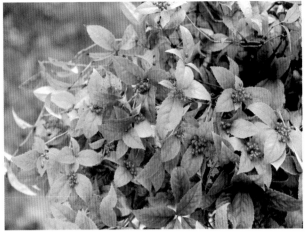

草珊瑚

杨柳科

垂　柳

来源：杨柳科植物垂柳 *Salix babylonica* L. 的干燥树枝。

植物形态要点：乔木。小枝下垂。雄花序长 1.5~3 cm，总花梗短；苞片披针形；雄花具 2 腺体；雄蕊 2，约等长或长于苞片；苞片披针形；雌花序长 2~6 cm，总花梗具 3~4 叶；子房无毛或基部稍具毛；花柱短，柱头 2~4 深裂。

功能主治：祛风，利尿，止痛，消肿。用于风湿痹痛，淋病，白浊，小便不通，黄疸，风肿，疔疮，丹毒，龋齿，牙龈肿。

附注：《广西中药材标准》1990 年版收载柳枝，《广东省中药材标准》第三册 323 页以垂柳枝收载。

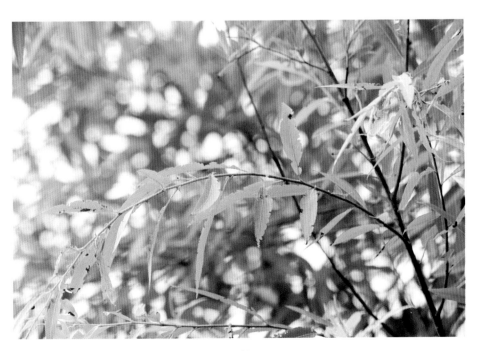

垂柳

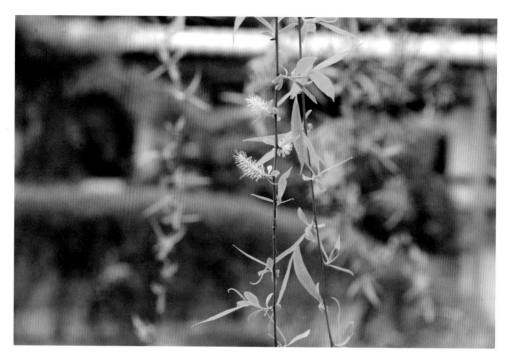

垂柳

四川药用植物原色图谱

胡桃科

胡 桃

来源： 胡桃科植物胡桃 *Juglans regia* L. 的干燥成熟种子。

植物形态要点： 乔木。小枝被盾状着生腺体。小叶 5~9，椭圆状卵形或狭长圆形，全缘，顶端钝或急尖，侧脉 11~15 对，背面侧脉脉腋内具毡毛，余近无毛。果序具 1~38 果。外皮无毛，不规则开裂；核壳皱纹状，无凸起的脊。

功能主治： 补肾，温肺，润肠。用于肾阳不足，腰膝酸软，阳痿遗精，虚寒喘嗽，肠燥便秘。

附注：《中国药典》2020 年版一部以核桃仁收载。《四川植物志》第 3 卷 31 页。

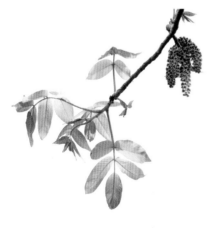

胡桃

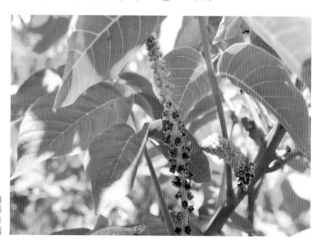

胡桃

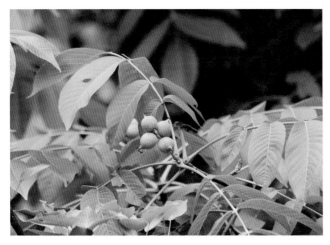

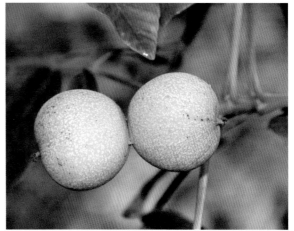

胡桃　　　　　　　　　　　　　　　　　　胡桃

胡桃楸

来源：胡桃科植物胡桃楸 *Juglans mandshurica* Maxim. 的干燥种仁、青果和树皮。

植物形态要点：乔木或有时为灌木。树冠扁圆形。幼枝密被短茸毛。小叶下面具柔毛或稀渐无毛，边缘具锯齿或稀具锯齿。果序俯垂，通常具 5~13 果。外皮密被腺状柔毛，不开裂；核壳粗糙脊状且具深凹坑。

功能主治：种仁敛肺定喘，温肾润肠。用于体质虚弱，肺虚咳嗽，肾虚腰痛，便秘，遗精，阳痿，尿路结石，乳汁缺少。青果止痛。用于胃、十二指肠溃疡，胃痛，神经性皮炎。树皮清热解毒。用于细菌性痢疾，骨结核，麦粒肿。

附注：《全国中草药汇编》第 3 版卷二 778 页以核桃楸皮收载。

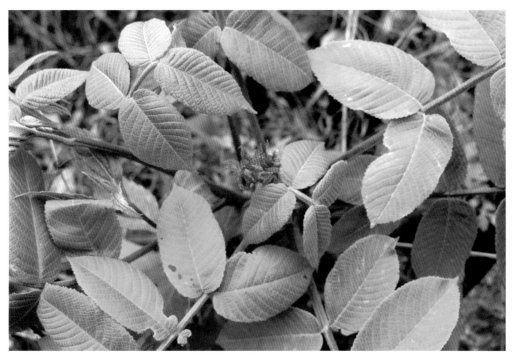

胡桃楸

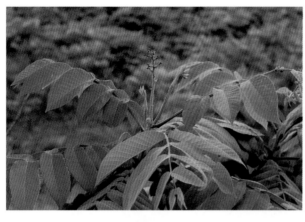

胡桃楸

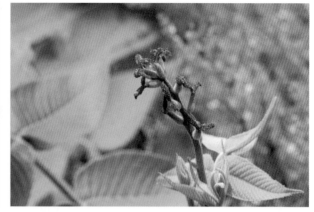

胡桃楸

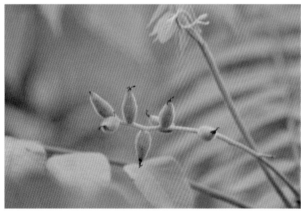

胡桃楸

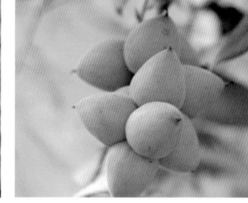

胡桃楸

枫 杨

来源：胡桃科植物枫杨 *Pterocarya stenoptera* C. DC. 的干燥叶或树皮。

植物形态要点：乔木。芽具柄，密被锈褐色盾状着生的腺体。偶数羽状复叶具 6~25 无柄小叶；叶轴常具翅或有时仅具脊或沟槽；小叶椭圆形或椭圆状披针形，先端钝至锐尖。果长圆形；果翅狭，条形或阔条形。

功能主治：清热解毒，杀虫止痒，用于慢性支气管炎，风湿关节痛，痈肿疮疥，皮疹，疥疮。

附注：本品首载于清·刘兴《草本便方》（1870 年）以麻柳叶、麻柳皮记载。《四川中药志》第二卷202页以麻柳叶记载，《四川植物志》第3卷22页。

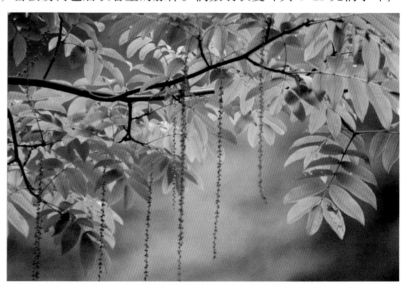

枫杨

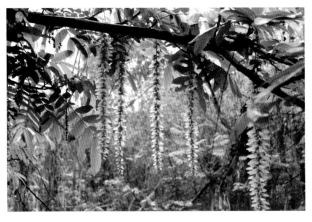

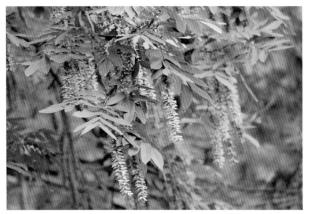

枫杨

枫杨

化香树

来源：胡桃科植物化香树 *Platycarya strobilacea* Sieb. et Zucc. 的干燥果序或果。

植物形态要点：乔木或灌木。叶长 6~30 cm，叶轴无毛；小叶 1~23。穗状花序雌雄兼有，基部中央为雌性穗状花序，顶端为雄性，或有时缺无。小坚果近球形至倒卵球形。

功能主治：活血行气，止痛，杀虫止痒。用于内伤胸胀，腹痛，跌打损伤，筋骨疼痛，痈肿，湿疮，疥癣。

附注：本品出自《湖南药物志》。《中华本草》第 5 册 868 页以化香树果收载。

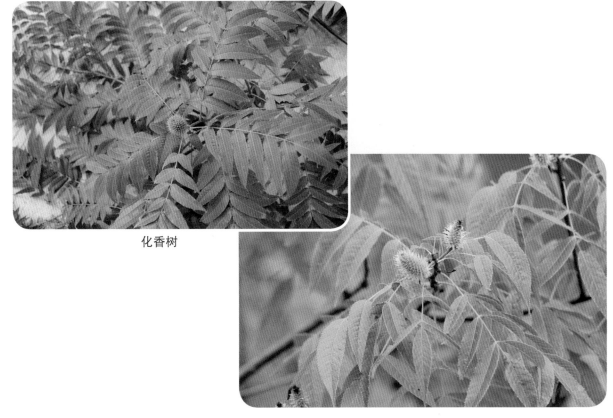

化香树

化香树

桦木科

亮叶桦

来源： 桦木科植物亮叶桦 *Betula luminifera* H. Winkl. 的干燥叶、根或皮。

植物形态要点： 乔木。树皮深褐色，光滑。叶长圆形、阔长圆形或长圆状披针形，下面密生树脂腺点，边缘具不规则和重刚毛状锯齿。雌花序 1 或 2。果序长圆柱形；小坚果倒卵球形，膜质翅宽为小坚果的 1~2 倍。

功能主治： 叶清热利尿，解毒。用于水肿，疔毒。根清热利尿。用于小便不利，水肿。皮祛湿散寒，消滞和中，解毒。用于感冒，风湿痹痛，食积饱胀，小便短赤，乳痈，疮毒，风疹。

附注：《中华本草》第 2 册 917 页。

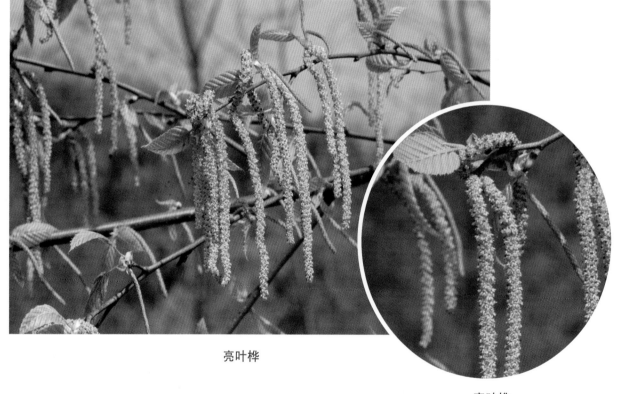

亮叶桦

亮叶桦

刺 榛

来源： 桦木科植物刺榛 *Corylus ferox* Wall. 的干燥果实和种仁。

植物形态要点： 乔木或小乔木。芽鳞被白色柔毛。叶片卵状长圆形或倒卵状长圆形，边缘具重细密锐尖锯齿。苞片合成钟形，在坚果上部不收缩，苞片裂形成密的具分枝的翅。坚果扁球形。

功能主治： 果实滋补强壮。种仁用于痢疾，咳喘。

附注：《中国中药资源志要》170 页,《万县中草药》1023 页，经查该两书中收载的品种为藏刺榛。

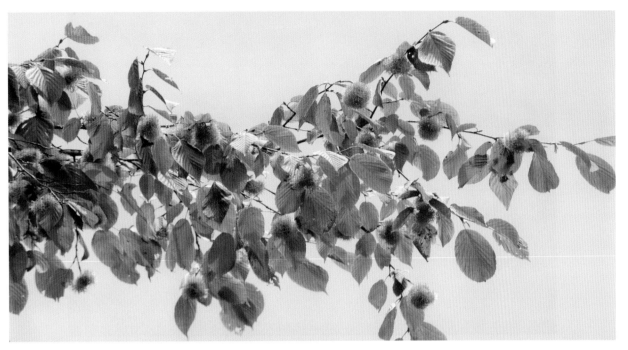

刺榛

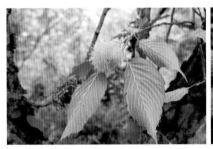

刺榛

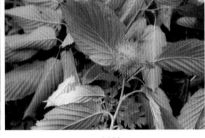

刺榛

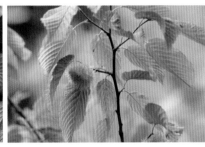

刺榛

桤　木

来源：桦木科植物桤木 *Alnus cremastogyne* Burk. 的干燥叶片或嫩芽。

植物形态要点：乔木。小枝、叶柄、总花梗和叶幼时下面疏具白色柔毛。叶倒卵形、倒卵状长圆形、长圆形或倒披针形，侧脉 8~11 对。雌花序单生叶腋；雌花序梗长 4~8 cm，下垂。小坚果具宽而膜质的翅。

功能主治：止痢止血。用于腹泻。

附注：《中华本草》第 2 册 906 页。

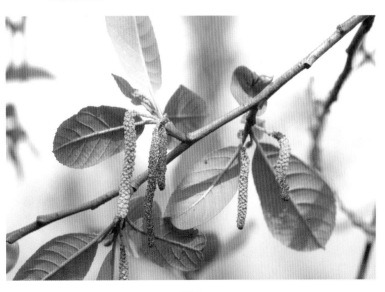

桤木

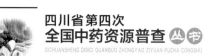

四川药用植物原色图谱

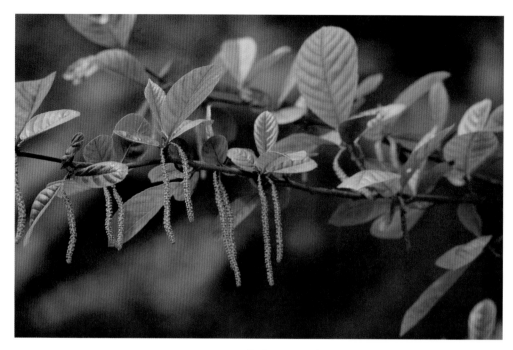

桤木

壳斗科

栗

来源： 壳斗科植物栗 *Castanea mollissima* Blume. 的干燥果实。

植物形态要点： 乔木。叶椭圆状长圆形至长圆状披针形，腹面具鳞腺，有时消失，叶背有软贴绒毛，顶端短尖至渐尖。壳斗密覆柔毛及针状苞片。每壳斗有坚果 2 或 3，直径 2~3 cm。

功能主治： 益气健脾，补肾壮腰，强筋活血，止血消肿。用于脾胃虚弱，腰膝酸软，冠心病，高血压，动脉硬化。

附注： 本品又称板栗。《四川省中药资源志要》108 页。

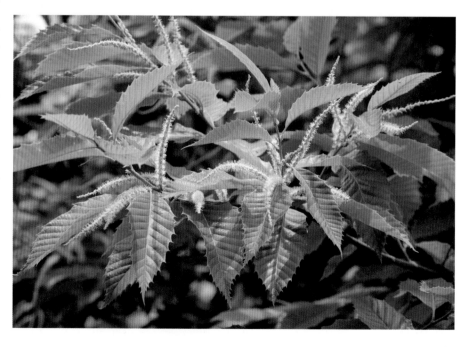

栗

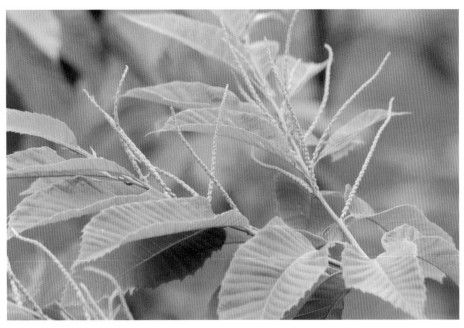

栗

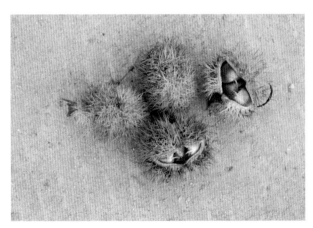

板栗

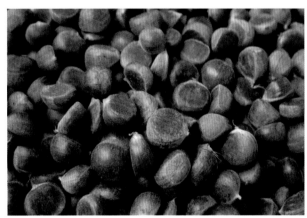

鲜板栗

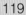

榆 科

榆 树

来源： 榆科植物榆树 *Ulmus pumila* L. 的干燥枝叶或果实加工品。

植物形态要点： 乔木。树皮灰色，不规则纵裂。叶椭圆状卵形或椭圆状披针形，光滑无毛或脉腋具簇毛，边缘具单锯齿或疏具重锯齿，基部对称至稍倾斜；叶柄无毛至具柔毛。聚伞花序簇生，先叶开放。翅果近圆形，稀倒卵圆形。

功能主治： 祛痰，利尿，杀虫消积。用于虫积腹痛，小儿疳积，冷痢，疥癣，恶疮。

附注：《四川省中药材标准》1992 年版以芜荑收载榆和大果榆。《四川植物志》 第 3 卷 147 页。

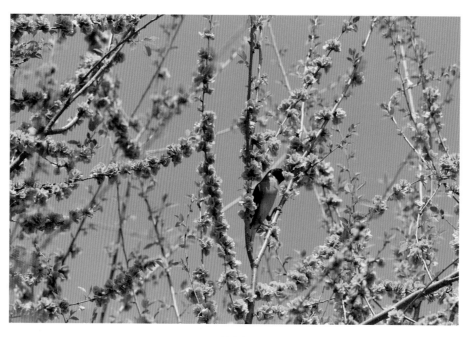

榆树

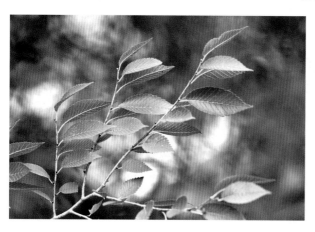

榆树

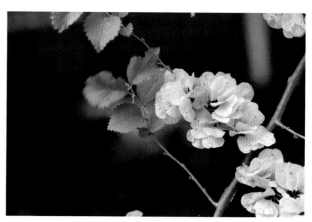

榆树

桑 科

桑

来源： 桑科植物桑 *Morus alba* L. 的干燥叶、果穗、嫩枝或根皮。

植物形态要点： 灌木或乔木。叶卵形至宽卵形，不规则浅裂，长 5~15 cm，边缘有粗锯齿，先端急尖或钝尖，中脉疏具柔毛或中脉腋处及初级侧脉具簇毛。雌花为葇荑花序。聚花果卵球状椭圆形，熟时暗紫色。

功能主治： 桑叶疏散风热，清肺润燥，清肝明目。用于风热感冒，肺热燥咳，头晕头痛，目赤昏花。桑椹滋阴补血，生津润燥。用于肝肾阴虚，眩晕耳鸣，心悸失眠，须发早白，津伤口渴，内热消渴，肠燥便秘。桑枝祛风湿，利关节。用于风湿痹痛，肩臂、关节酸痛麻木。桑白皮泻肺平喘，利水消肿。用于肺热喘咳，水肿胀满尿少，面目肌肤浮肿。

　　附注：《中国药典》2020 年版一部分别收载。《四川植物志》第 16 卷 8 页。

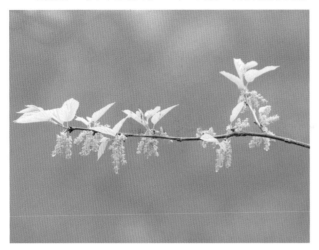

桑

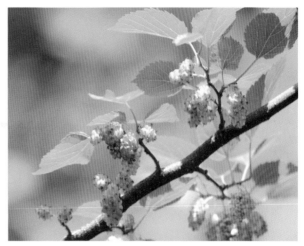

桑

121

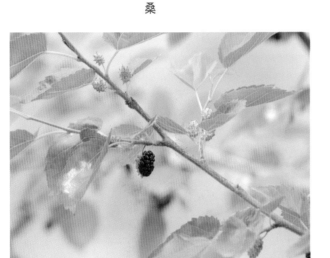

桑

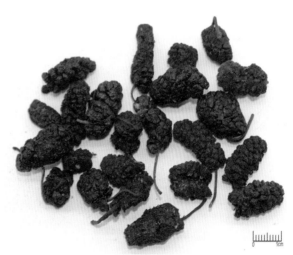

桑椹

无花果

　　来源： 桑科植物无花果 *Ficus carica* L. 的新鲜或干燥成熟或近成熟内藏花和瘦果的花序托。

　　植物形态要点： 落叶灌木，多分枝。茎与叶具不明显的灰色短柔毛。叶互生，厚纸质，广卵圆形，通常 3~5 裂。榕果单生于叶腋，大而梨形，顶部下陷，熟时紫红色或黄色，具极不明显的毛。瘦果透镜状。

　　功能主治： 健脾益胃，润肺止咳，解毒消肿。用于食欲不振，脘腹胀痛，痔疮便秘，咽喉肿痛，热痢，咳嗽多痰。

　　附注： 本品始载于明·朱橚《救荒本草》。《中华人民共和国卫生部颁药品标准·中药材》1992年第一册收载。《四川植物志》第 16 卷 33 页。

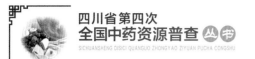

四川药用植物原色图谱

122

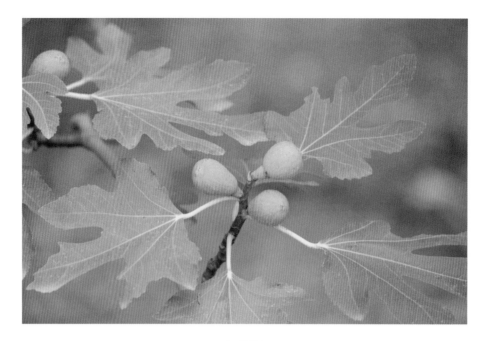

无花果

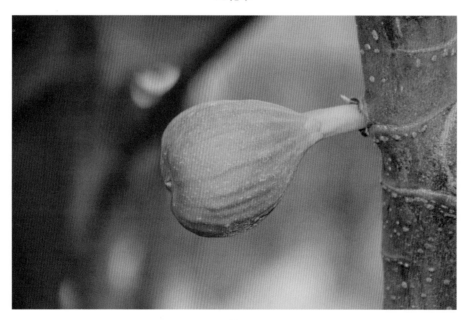

无花果

异叶榕

来源：桑科植物异叶榕 *Ficus heteromorpha* Hemsl. 的干燥果实。

植物形态要点：落叶灌木或小乔木。叶提琴形、椭圆形或椭圆状披针形，全缘或微波状，常纸质，上面粗糙。榕果成对生短枝叶腋，稀单生，成熟后紫黑色，球形或圆锥状球形，直径 6~10 mm，光滑。

功能主治：补血，下乳。用于脾胃虚弱，缺乳。

附注：《中华本草》第 2 册 1047 页。

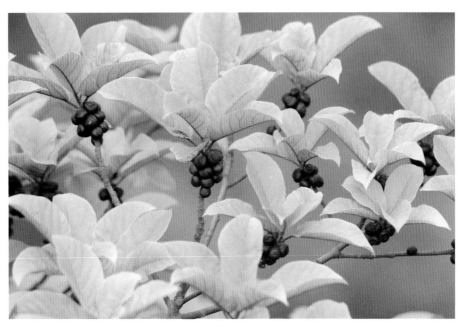

异叶榕

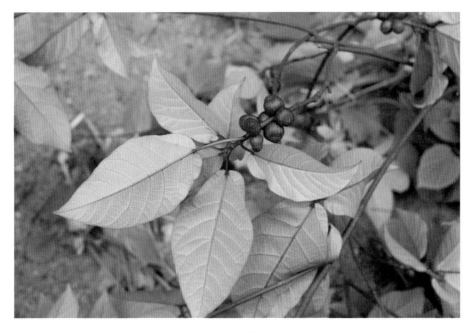

异叶榕

柘

来源：桑科植物柘 *Maclura tricuspidata* Carr. 的干燥木白皮或根白皮。

植物形态要点：落叶灌木或小乔木，雌雄异株。叶卵形至菱状卵形，基部圆形至楔形，全缘，先端渐尖，侧脉 4~6 对。花序腋生，单生或成对；雄花序头状，直径约 5 mm。聚花果成熟时橙红色，近球形，直径约 2.5 cm。

功能主治：补肾益精。用于耳聋耳鸣，劳损虚弱，腰膝酸冷，梦遗。

附注：《中华本草》第 2 册 1091 页。

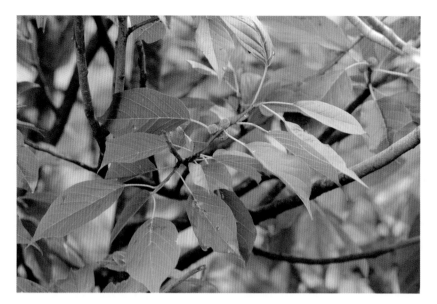

柘

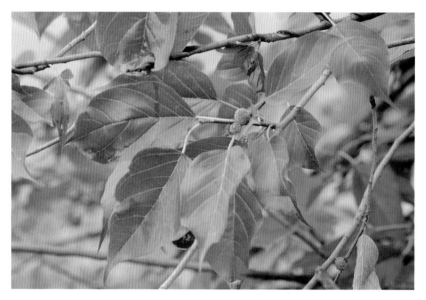

柘

构 树

来源：桑科植物构树 *Broussonetia papyrifera* (L.) Vent. 的干燥果实、树皮或根皮。

植物形态要点：高大乔木，雌雄异株。叶卵圆形至椭圆状卵形，不裂或 3~5 裂，背面被细毛；叶柄长 2.3~8 cm。雄花序粗壮。聚花果成熟后橙红色，直径 1.5~3 cm，多具柔毛及散生粗壮髯毛，肉质。

功能主治：楮实子补肾清肝，明目，利尿。用于肝肾不足，腰膝酸软，虚劳骨蒸，头晕目昏，目生翳膜，水肿胀满。

附注：《中国药典》2020 年版一部以楮实子收载。树皮、根皮入药称楮树皮。《中国植物志》将拉丁学名修订为 *Broussonetia papyrifera* (Linnaeus) L'Heritier ex Ventenat，《四川植物志》第 16 卷 17 页。

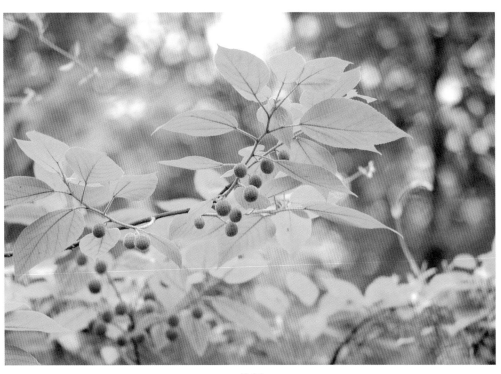

构树

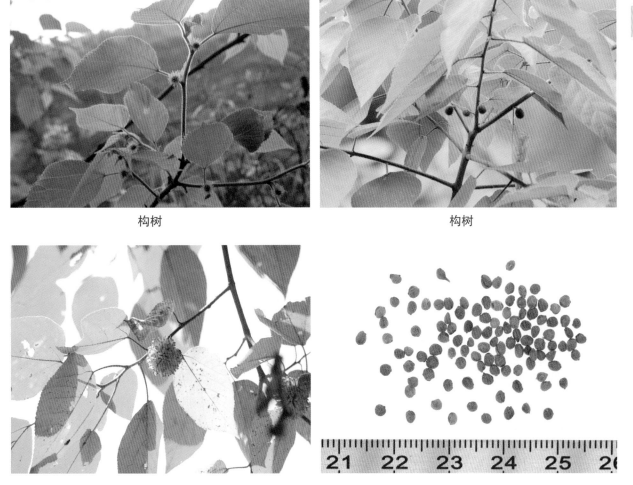

构树

构树

构树

楮实子

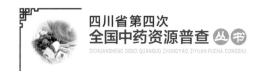

藤　构

来源： 桑科植物藤构 *Broussonetia kaempferi* Siebold var. *australis* T. Suzuki 的干燥茎皮、果实和根。

植物形态要点： 攀援灌木，雌雄异株。叶互生，螺旋状排列，椭圆形至卵状椭圆形，不分裂或偶2 或 3 裂，粗糙无毛。雄花序穗状，长 1.5~2.5 cm；花柱条形，延长。聚花果直径约 1 cm。

功能主治： 止咳化痰，消热解毒。用于咳喘，百日咳，痈肿疮毒，风火牙痛。

附注：《中国植物志》将拉丁学名修订为 *Broussonetia kaempferi* var. *australis* Suzuki。

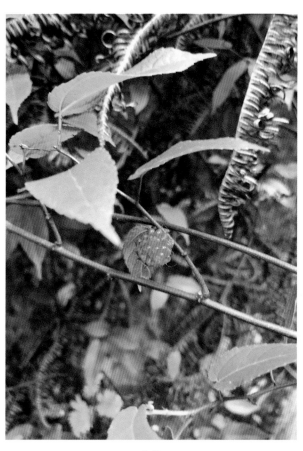

藤构

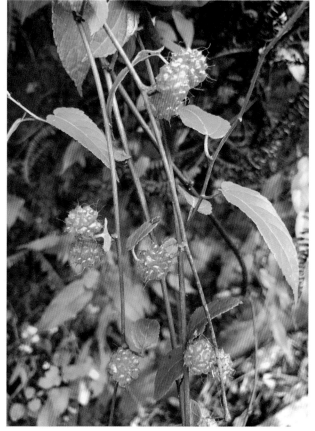

藤构

葎　草

来源： 桑科植物葎草 *Humulus scandens* (Lour.) Merr. 的干燥全草。

植物形态要点： 缠绕草本。茎、枝、叶柄均具倒钩刺。叶掌状 3~9 裂，下面具柔毛却不密集，边缘有锯齿。至少于花序中部每个苞片中具 2 花；苞片长 7~10 mm，具小刺。瘦果成熟时露出苞片外。

功能主治： 清热解毒，利尿通淋，消瘀散结。用于淋证，腹泻，痢疾，肺痈咳嗽，肺脓疡，痈肿疮毒，瘰疬，痔疮肿痛。

附注： 本品始载于唐·苏敬等《新修本草》。《四川省中药材标准》2010 年版收载。《四川植物志》第 16 卷第 5 页。

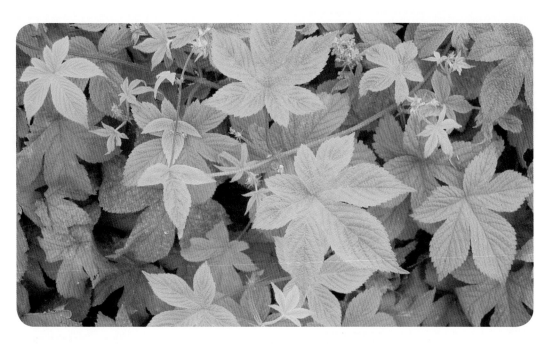

葎草

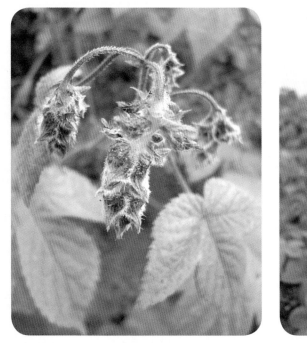

葎草

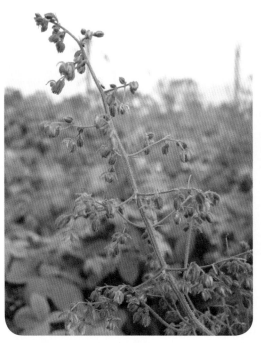

葎草

地 果

来源： 桑科植物地果 *Ficus tikoua* Bureau 的干燥全株、果实或叶的虫瘿。

植物形态要点： 匍匐木质藤本，节膨大。叶坚纸质，倒卵状椭圆形，宽 1.5~4 cm，边缘具密齿。榕果簇生于无叶的短枝上，常生地下，无柄，成熟后深红色，球形或卵球形，直径 1~2 cm，表面具圆瘤。

功能主治： 全株祛风除湿，通经活络，利水消肿。用于风湿关节痛，腹胀水肿，痈疮肿毒。果清热解毒，祛风除湿。用于咽喉肿痛。虫瘿清热解毒。用于痔疮。

附注：本品又称地瓜藤。叶的虫瘿在雷波、古蔺、屏山和绵竹民间入药。《四川省中药资源志要》121 页。

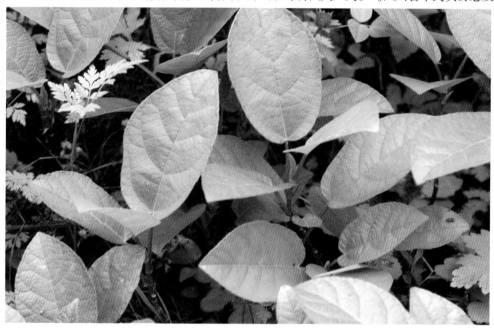

地果

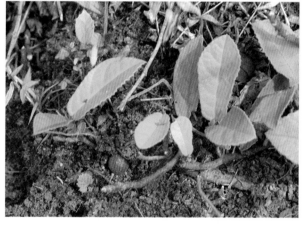

地果

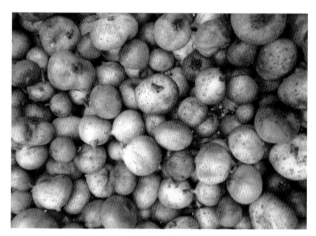

地果鲜果

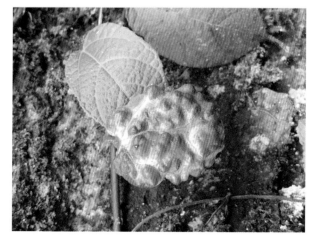

地果虫瘿

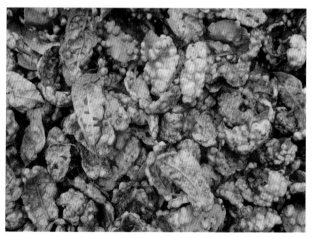

地果虫瘿

黄葛树

来源：桑科植物黄葛树 *Ficus virens* Aiton Hort. Kew. 的干燥根皮或叶。

植物形态要点：落叶或半落叶乔木，幼时附生，有板根或支柱根。叶卵状披针形至椭圆状卵形，先端渐尖至短渐尖；叶柄长达 5 cm。榕果腋生于多叶小枝，成对或单生或成簇生，成熟后紫红色；雄花、瘿花、雌花生于同一榕果内。瘦果有皱纹。

功能主治：祛风除湿，通经活络，消肿止痛。用于风湿痹痛，四肢麻木，肿满，跌打损伤，皮肤瘙痒。

附注：本品入药首载于清·刘兴《草本便方》，称榕树。《中国植物志》将拉丁学名修订为 *Ficus virens* var. *sublanceolata* (Miq.) Corner。《四川植物志》第 16 卷 59 页。

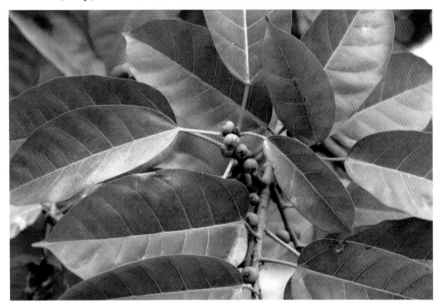

黄葛树

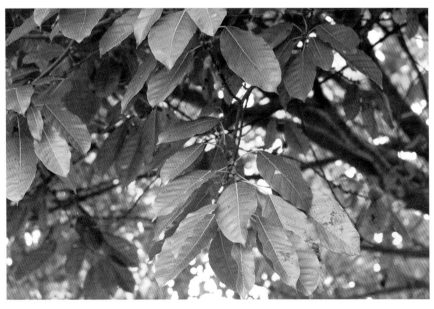

黄葛树

129

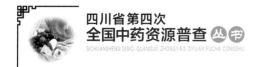
大果榕

来源：桑科植物大果榕 *Ficus auriculata* Lour. 的成熟果实。

植物形态要点：乔木。叶互生，厚纸质，卵状心形，背面被短柔毛，边缘具整齐细锯齿，先端钝且凸尖。榕果簇生于树干基部或老茎短枝上，大而梨形或扁球形至陀螺形，具 8~12 个明显的纵棱。瘦果有黏液。

功能主治：祛风宣肺，补肾益精，除湿，催乳，补气，生血。用于风湿，痹痛，产妇气虚无乳，肺热咳嗽，肺虚气喘，遗精。

附注：《世界药用植物速查辞典》386 页，《中国本草图录》4555 页。

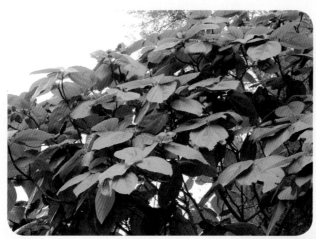

大果榕

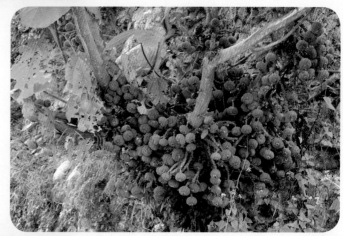

大果榕

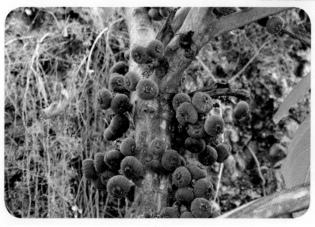

大果榕

山龙眼科

银 桦

来源：山龙眼科植物银桦 *Grevillea robusta* A. Cunn. ex R. Br. 的干燥叶、花、树皮或果实。

植物形态要点：乔木。叶二回羽状深裂，裂片 5~10 对，披针形，叶背密被银灰色丝毛，边缘背卷。花橙黄色，总状花序，长 7~15 cm，多花。

功能主治：祛痰止咳，清热解毒，利湿，镇静。用于咳嗽，气喘，小便赤涩，坏血病，肾脏病，痛风，急性扁桃体炎，支气管炎，肺炎，肠炎，痢疾，肝炎，尿少色黄，急性乳腺炎，烧烫伤，痈疖肿毒，神经衰弱，头痛。

附注：《中国中药资源志要》《黑龙江常用中草药手册》收载。

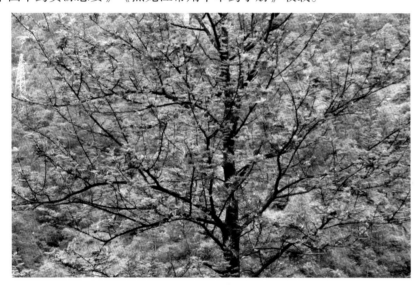

银桦

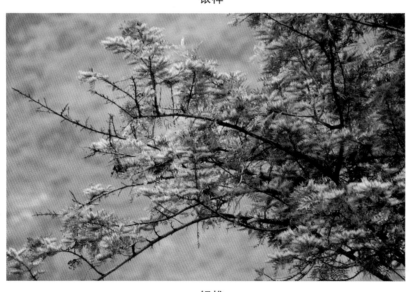

银桦

四川药用植物原色图谱

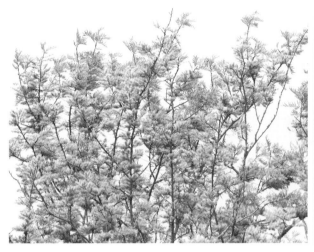

银桦

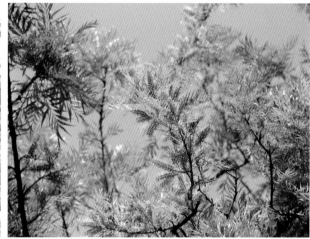

银桦

檀香科

急折百蕊草

来源： 檀香科植物急折百蕊草 *Thesium refractum* C. A. Mey. 的干燥全草。

植物形态要点： 草本。茎数条丛生，直立，具棱，上部分枝，稍呈之字形弯曲。叶互生，叶无柄，质稍厚，线状披针形，花序总状，常分枝，花轴成之字形弯曲。每腋具 1 花，苞片叶状，花被片白色。小坚果椭圆形或卵球形。

功能主治： 清热解表，化痰止咳。用于感冒，中暑，咳嗽。

附注： 《中国高等植物彩色图鉴》第 3 卷 217 页。

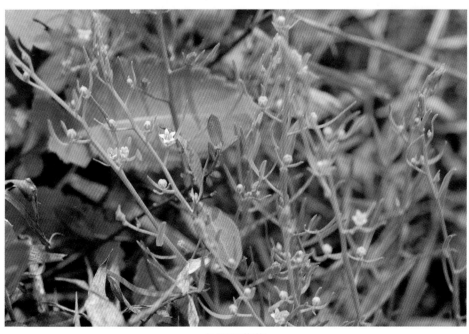

急折百蕊草

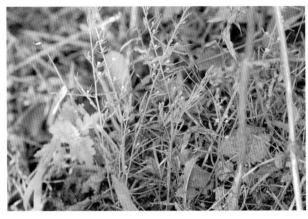

急折百蕊草

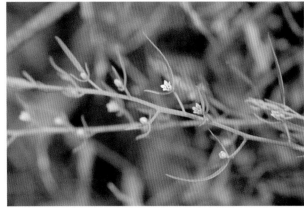

急折百蕊草

沙　针

来源：檀香科植物沙针 *Osyris quadripartita* Salzm. ex Decne. 的干燥根、叶。

植物形态要点：直立灌木。枝常呈三棱形。叶浅灰绿色，革质，有时两面发皱，颇密集。雄花序具 2~13 花；雌花序具 1~3 花。核果浆果状，球形，成熟时橙色至红色，干后浅黑色。

功能主治：调经止痛，疏风解表，祛瘀，解疮毒。用于月经不调，痛经，感冒，心腹痛，皮肤疥癞，疮毒，肺痨咳嗽，骨折青肿。

附注：《四川省中药资源志要》134 页记载的拉丁学名不同，《中国高等植物彩色图鉴》第 3 卷 215 页。

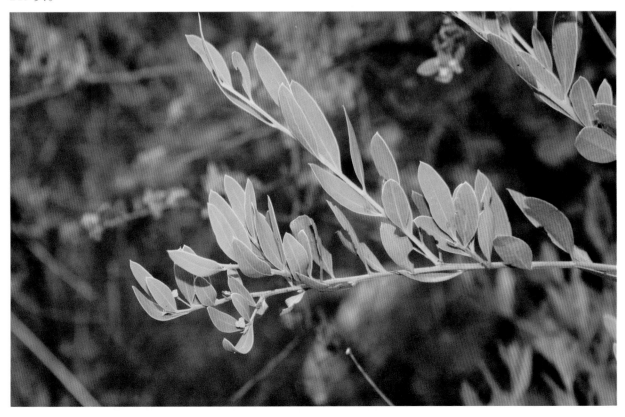

沙针

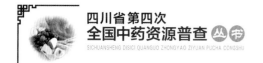

荨麻科

水 麻

来源：荨麻科植物水麻 *Debregeasia orientalis* C. J. Chen 的茎皮或叶。

植物形态要点：灌木。小枝和叶柄密被贴生或近贴生的短毛。叶长圆状披针形或条状披针形，边缘有细齿。花序常生于去年枝上，开花早于叶芽，一至二回二歧分枝。瘦果与宿存肉质花被呈浆果状，橙色。

功能主治：清热利湿，止血解毒。用于小儿急惊风，风湿关节痛，咳血，痈疖肿毒。

附注：《中华本草》第 2 册 1137 页。

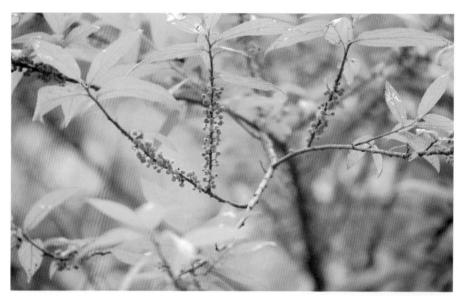

水麻

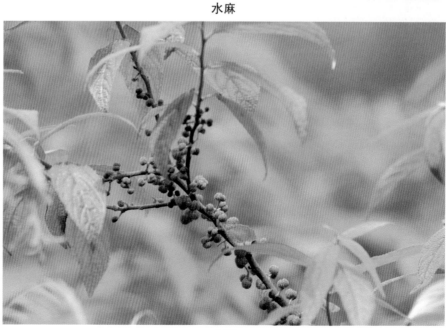

水麻

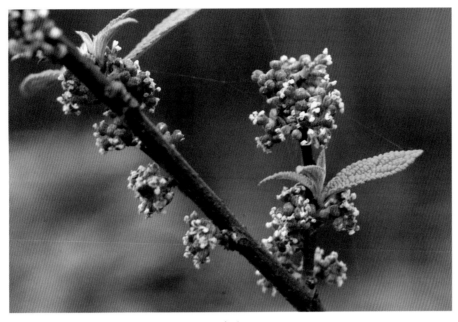

水麻

序叶苎麻

来源： 荨麻科植物序叶苎麻 *Boehmeria nivea* (L.) Gaudich. 的干燥叶或地上部分。

植物形态要点： 草本或亚灌木，多分枝。叶互生或有时在茎基部对生，叶型与大小多变，边缘具牙齿。穗状花序单性，顶端常具簇 2~4 片小叶；雄花 4，无柄；花被片 4，基部合生；果期雌花被基部较钝。

功能主治： 清热祛风，解毒杀虫，化瘀消肿。用于风热感冒，麻疹，痈肿，毒蛇咬伤，皮肤瘙痒，疥疮，风湿痹痛，跌打伤肿，骨折。

附注： 本品出自《贵州民间药物》。《四川省中药材标准》2010 年版收载。《中国植物志》将拉丁学名修订为 *Boehmeria clidemioides* var. *diffusa* (Wedd.) Hand.-Mazz.。

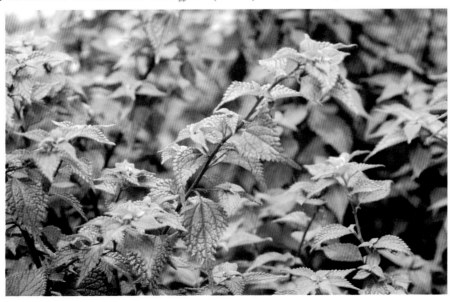

序叶苎麻

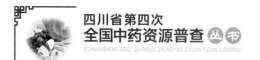
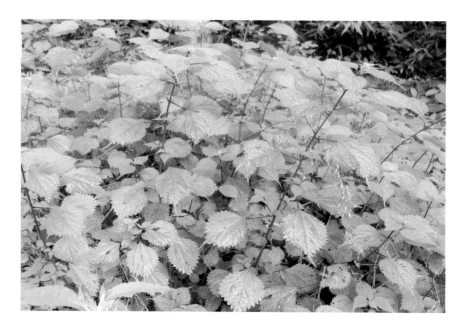

序叶苎麻

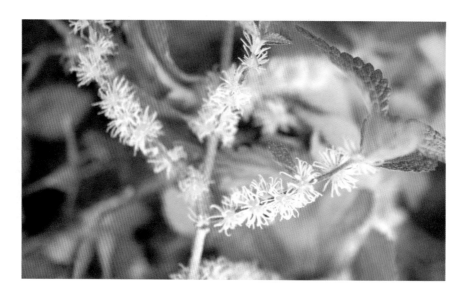

序叶苎麻

糯米团

来源： 荨麻科植物糯米团 *Gonostegia hirta* (Bl.) Miq. 的干燥根或全草。

植物形态要点： 草本。叶对生，叶片草质或纸质，狭卵形，具 3 或 5 脉。团伞花序常两性或单性；雄花花被片 5，倒披针形；雌花无梗，花被管卵球形，具 10 纵翅，先端具 2 齿。瘦果卵球形，有光泽。

功能主治： 健脾消食，清热利湿，解毒消肿。用于消化不良，食积胃痛，白带；外用治血管神经性水肿，疔疮疖肿，乳腺炎，跌打肿痛，外伤出血。

附注：《四川省中药材标准》2010 年版以糯米藤根收载。《全国中草药汇编》第 3 版卷二 1161 页。《中国中药资源志要》使用全草。

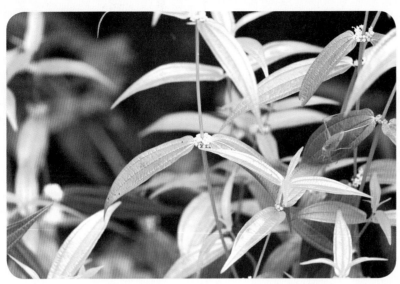

糯米团

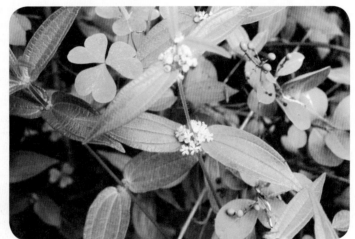

糯米团

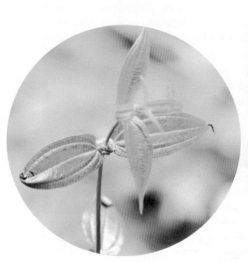

糯米团

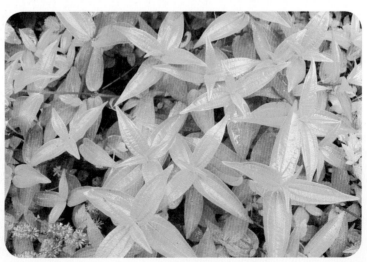

糯米团

假楼梯草

来源：荨麻科植物假楼梯草 *Lecanthus peduncularis* (Wall. ex Royle) Wedd. 的干燥全草。

植物形态要点：草本，雌雄同株或异株。茎肉质，通常分枝。对生叶不等大，卵形，稀披针形，三出脉；钟乳体线形，两面均明显。花序具盘状花序托。瘦果椭圆状卵球形，棕灰色，上部背腹侧有一条略隆起的脊，具疣。

功能主治：润肺止咳。用于肺阴虚发热，咳嗽，肺结核。

附注：《中华本草》第 2 册 1168 页。

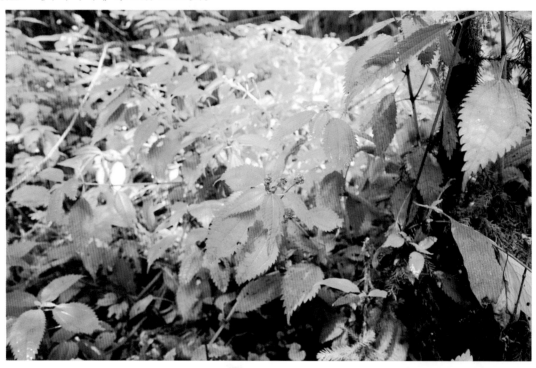

假楼梯草

桑寄生科

柳叶钝果寄生

来源：桑寄生科植物柳叶钝果寄生 *Taxillus delavayi* (Tiegh.) Danser 的干燥带叶茎枝。

植物形态要点：灌木，植株无毛。叶卵圆形，或椭圆形至披针形。伞形花序单生或 2 个合生，具 2~4 花；花冠红色，稍反折，无毛。浆果黄色或橙色，椭圆形。

功能主治：祛风湿，强筋骨，活血解毒。用于风湿痹痛，腰膝酸痛，胃痛，乳少，跌打损伤，疮疡肿毒。

附注：《贵州省中药材、民族药材质量标准》2003 年版以贵州桑寄生收载。《中国植物志》将拉丁学名修订为 *Taxillus delavayi* (Van Tiegh.) Danser。本品又称柳树寄生，《中国药用植物志》第 2 卷 543 页。

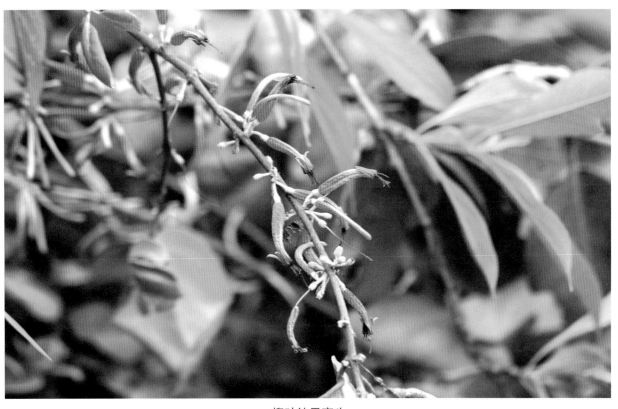

柳叶钝果寄生

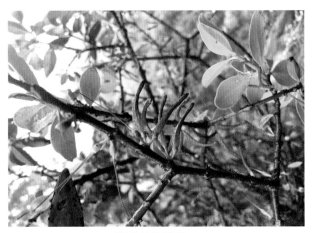

柳叶钝果寄生

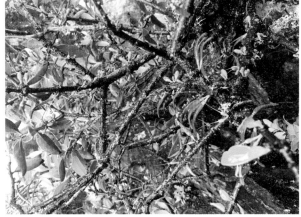

柳叶钝果寄生

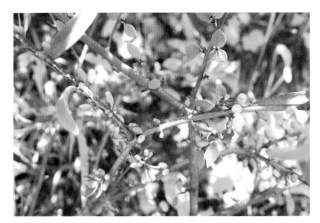

柳叶钝果寄生

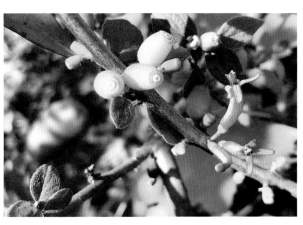

柳叶钝果寄生

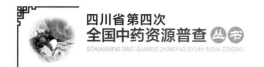

小红花寄生

来源：桑寄生科植物小红花寄生 *Scurrula parasitica* L. var. *graciliflora* (Roxb. ex J. H. Schultes) H. S. Kiu 的带叶茎枝。

植物形态要点：灌木。密被黄褐色星状茸毛。总状花序，排列密集；花冠黄绿色，裂片长约 3 mm；雄花蕾长 1~1.2 cm。果梨形，顶端圆钝，下半部渐狭呈长柄状。

功能主治：祛风湿，强筋骨，活血解毒。用于风湿痹痛，腰膝酸痛，胃痛，乳少，跌打损伤，疮疡肿毒。

附注：《中国植物志》将拉丁学名修订为 *Scurrula parasitica* var. *graciliflora* (Wall. ex DC.) H. S. Kiu。《中国药用植物志》第 2 卷 539 页。

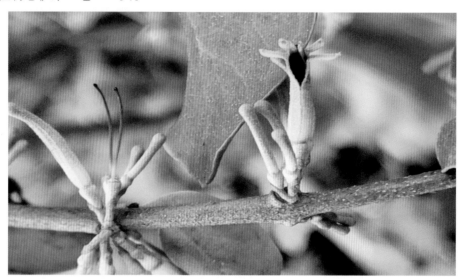

小红花寄生

槲寄生

来源：桑寄生科植物槲寄生 *Viscum coloratum* (Kom.) Nakai 的干燥带叶茎枝。

植物形态要点：灌木，雌雄异株。叶对生或稀 3 枚轮生，椭圆形或长圆状披针形，厚革质或革质。花序顶生；雄花序总状，常具 3 花。果球形，具宿存花柱。

功能主治：祛风湿，补肝肾，强筋骨，安胎元。用于风湿痹痛，腰膝酸软，筋骨无力，崩漏经多，妊娠漏血，胎动不安，头晕目眩。

附注：本品出自《雷公炮炙论》。《中国药典》2020 年版一部收载。

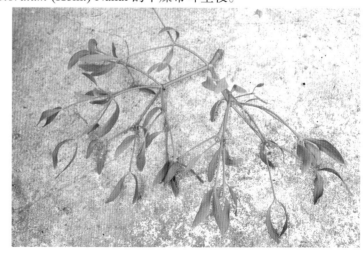

槲寄生

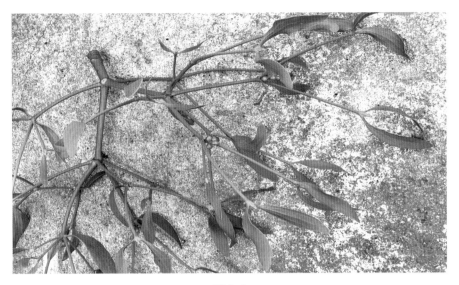

槲寄生

绿茎槲寄生

来源：桑寄生科植物绿茎槲寄生 *Viscum nudum* Danser 的干燥带叶茎枝。

植物形态要点：灌木，茎圆柱状，绿色或黄绿色，二歧或三歧分枝。叶退化呈鳞片状。雌雄异株；聚伞式穗状，顶生或腋生于茎叉状分枝处，通常具花 3~5 朵，顶生的花具 2 枚苞片，交叉对生的花各具 1 枚苞片；苞片三角形，具短缘毛或全缘；雄花：卵球形，黄色，萼片 4 枚，卵状三角形；花药椭圆形，长约 1.5 mm；雌花：长卵球形，花托卵球形；萼片 4 枚，三角形；柱头乳头状。果卵球形，黄绿色，果皮平滑。

功能主治：祛风除湿，安胎，降压。用于风湿痹痛，胎动不安，高血压。

附注：《中华本草》第 2 册 1263 页，《中国植物志》第 24 卷。

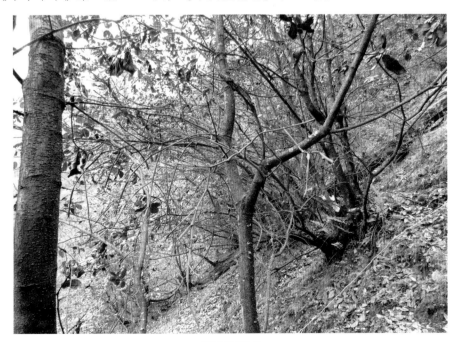

绿茎槲寄生

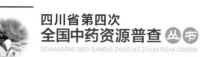

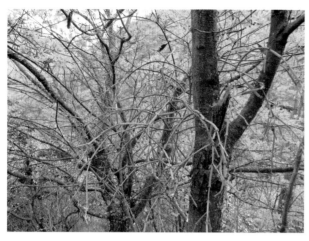

绿茎槲寄生

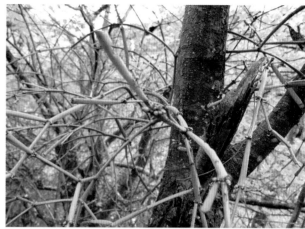

绿茎槲寄生

扁枝槲寄生

来源：桑寄生科植物扁枝槲寄生 *Viscum articulatum* Burm. f. 的干燥带叶茎枝。

植物形态要点：亚灌木。雌雄同株，常下垂，绿色。枝交叉对生或二歧分枝，扁平，具纵肋3条。叶退化呈鳞片状。花序腋生，聚伞花序1~3；总花梗几无；具3花；总苞舟形。浆果白色或绿白色，球形，直径3~4 mm。

功能主治：祛风湿，补肝肾，强筋骨，安胎。用于风湿痹痛，腰膝酸软，胎动不安。

附注：《四川省中药材标准》2010年版收载扁枝槲寄生和枫香槲寄生。

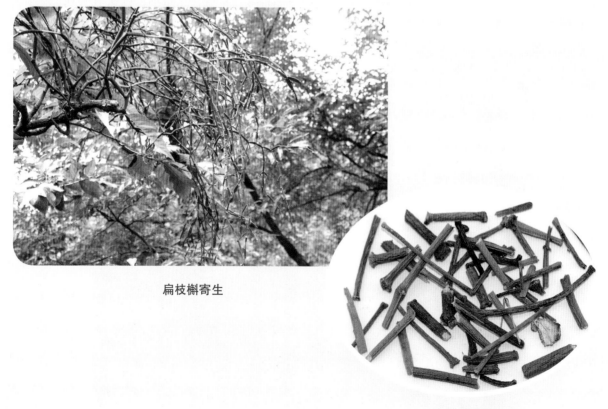

扁枝槲寄生

扁枝槲寄生

枫香槲寄生

来源： 桑寄生科植物枫香槲寄生 *Viscum liquidambaricolum* Hayata 的干燥带叶茎枝。

植物形态要点： 灌木。茎基部近圆柱状，枝和小枝均扁平；枝交叉对生或二歧分枝，节间长 2~4 cm，宽 4~8 mm，干后边缘肥厚，纵肋 5~7 条，明显。叶退化呈鳞片状。聚伞花序，1~3 个腋生，总苞舟形，通常仅具一朵雌花或雄花，或中央一朵为雌花，侧生的为雄花。果椭圆状或卵球形，长 5~7 mm，直径 4~5 mm，成熟时橙红色或黄色。

功能主治： 同扁枝槲寄生。

附注： 现更名为枫寄生。

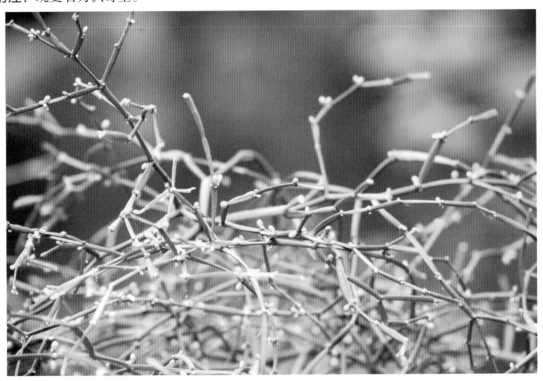

枫香槲寄生

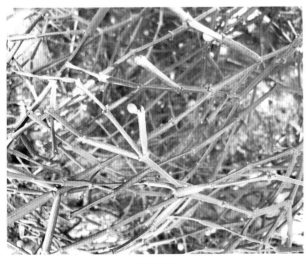

枫香槲寄生

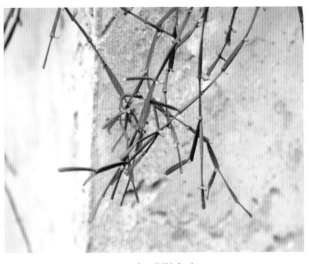

枫香槲寄生

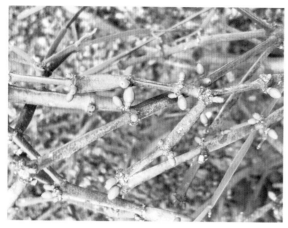

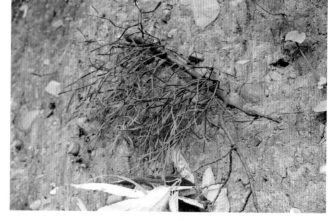

枫香槲寄生 枫香槲寄生

马兜铃科

马兜铃

144

来源：马兜铃科植物马兜铃 *Aristolochia debilis* Sieb. et Zucc. 的干燥成熟果实。

植物形态要点：缠绕草本。叶卵形或长圆状卵形至箭形，纸质，两面无毛。花单生或2朵聚生叶腋；花被黄绿色，长3~5.5 cm，喉部有紫斑，管直伸，檐部单侧，舌状。蒴果近球形。

功能主治：清肺降气，止咳平喘，清肠消痔。用于肺热咳喘，痰中带血，肠热痔血，痔疮肿痛。

附注：本品始载于《药性论》。《中国药典》2015年版一部收载。本种药用果称马兜铃，茎叶称天仙藤，根称青木香。因含马兜铃酸，药典已不再收载。《四川中药志》第二卷19页。

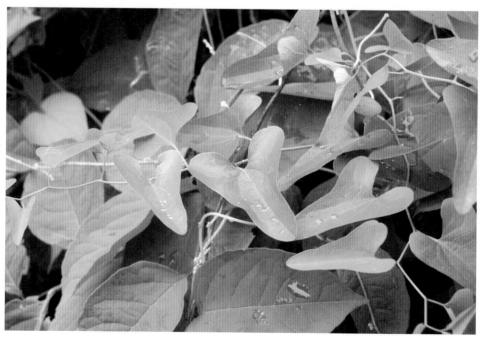

马兜铃

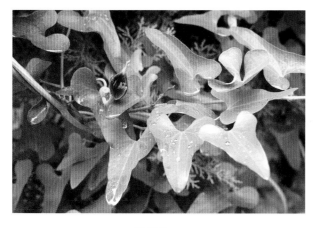

马兜铃

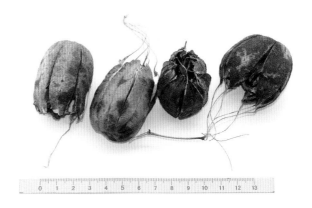

马兜铃

线叶马兜铃

来源：马兜铃科植物线叶马兜铃 *Aristolochia neolongifolia* J. L. Wu et Z. L. Yang 的干燥块根。

植物形态要点：草质藤本。全体被黄色柔毛。叶片披针形或线状披针形，两侧耳状裂片下垂。花黄绿色或略带紫，花被管近中部弯曲成 V 形，喉部紫色；雄蕊 6。蒴果椭圆形，6 棱。

功能主治：清热解毒，行气止痛。用于心腹痛，胃痛，蛇咬伤。

附注：《中国植物志》记载了长叶马兜铃 *Aristolochia championii* Merr. et Chun，又记载了线叶马兜铃。《新华本草纲要》1988 年版。

145

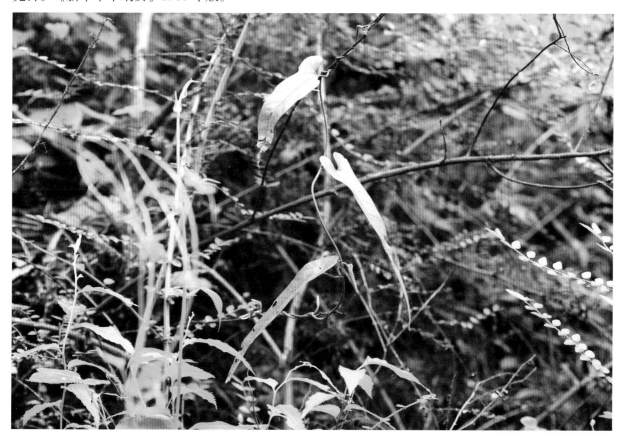

线叶马兜铃

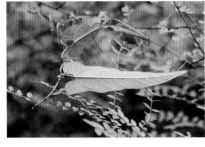
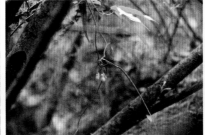
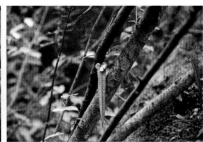

线叶马兜铃　　　　　　　　　线叶马兜铃　　　　　　　　　线叶马兜铃

朱砂莲

来源：马兜铃科植物朱砂莲 *Aristolochia tuberosa* C. F. Liang et S. M. Hwang 的干燥块根。

植物形态要点：草质藤本。根块状，呈不规则纺锤形。叶片三角状心形。花 2~3 朵组成短总状花序，基部具叶状苞片 1 枚；花被黄绿色或暗紫色，基部球形，颈部窄缩并弯转，前部扩大并向一侧展开呈舌状，舌状体长卵形，先端圆钝或具小凸尖，有 5 条脉；管口具紫色斑块并疏生绒毛；雄蕊贴生于雌蕊周围，花药卵形；合蕊先端 6 裂，裂片基部向下延伸成波状圆环，柱头乳突状，子房倒卵形，微具 6 棱。蒴果长椭圆球形，基部下延，黄绿色，具粉霜。

功能主治：清热解毒，消肿止痛。用于肠炎，痢疾，胃、十二指肠溃疡，咽喉肿痛，毒蛇咬伤，痈疖肿毒，外伤出血。

附注：《四川省中药材标准》1987 年版收载，与《广西中药材标准》1990 年版收载的朱砂莲 *Aristolochia cinnabaria* C. Y. Cheng,mss. 拉丁学名不同。《四川植物志》第 10 卷 5 页。《中国植物志》的植物名记载为背蛇生。

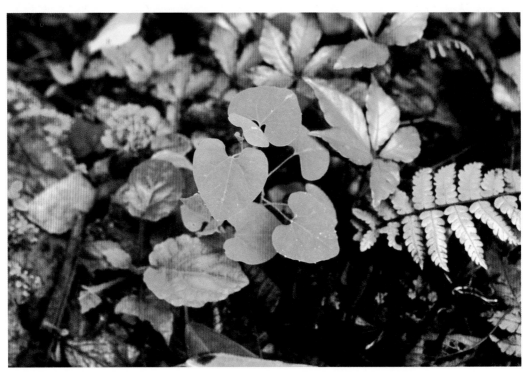

朱砂莲

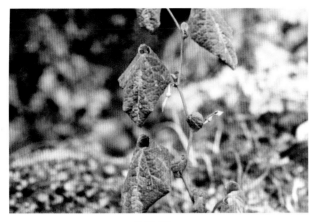
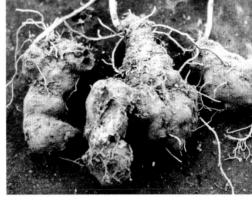

朱砂莲　　　　　　　　　　　　　　　朱砂莲鲜块根

川南马兜铃

来源：马兜铃科植物川南马兜铃 *Aristolochia austroszechuanica* Chien et C. Y. Cheng 的干燥根或块根。

植物形态要点：木质大藤本。块根椭圆形或纺锤形，外皮常有裂纹。叶厚纸质至革质，卵状心形或圆形，两面均密被污黄色或淡棕色长硬毛；总状花序腋生，密被污黄色或淡棕色长硬毛；小苞片密被淡棕色长硬毛；檐部盘状，近圆三角形，上面蓝紫色而有暗红色棘状突起，具网脉，外面密被棕色长硬毛，花药长圆形，成对贴生于合蕊柱近基部，合蕊柱顶端 3 裂，裂片具乳头状突起。蒴果长圆柱形。种子卵形。

147

功能主治：行气止痛，排脓消炎，利水消肿，祛风除湿。用于脘腹胀痛，骨关节结核，慢性骨髓炎，蛇咬伤。

附注：本品又称宜宾防己，《四川省中药材标准》1987 年版以防己收载川南马兜铃、穆坪马兜铃和异叶马兜铃。因含马兜铃酸，《四川省中药材标准》2010 年版未收载，《四川植物志》第 10 卷 15 页。

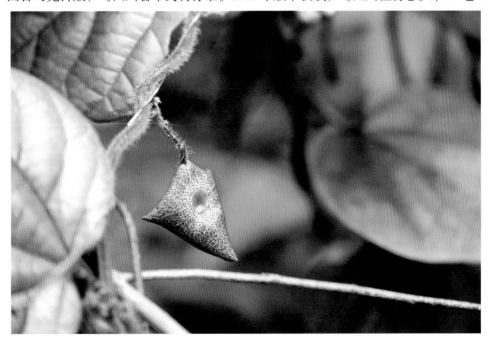

川南马兜铃

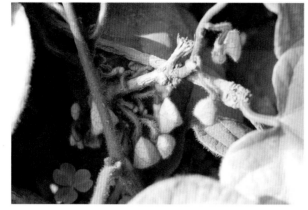

川南马兜铃

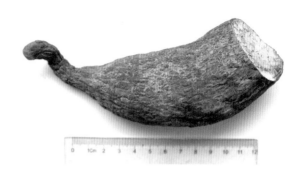

川防己

穆坪马兜铃

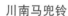

来源：马兜铃科植物穆坪马兜铃 *Aristolochia moupinensis* Franch. 的干燥藤茎或根或块根。

植物形态要点：木质藤本。老茎基部有纵裂、增厚的木栓层。叶膜质或纸质，卵形或卵状心形，上面疏生灰白色糙伏毛，后变无毛，下面密被黄棕色长柔毛；花单生或二朵聚生于叶腋；檐部盘状，近圆形，内面黄色，有紫红色斑点，边缘绿色，具网状脉纹，裂片顶端有时2裂，常钝圆，边缘向下延伸呈皱波状。蒴果长圆形；种子长卵形，具皱纹及隆起的边缘，腹面凹入，中间具膜质种脊。

功能主治：同川南马兜铃。

附注：本品始载于《药性论》。《四川省中草药标准》1987年版以藤茎为淮通收载，以根或块根入药为防己，称宝兴马兜铃或穆坪马兜铃。《中国植物志》记载为宝兴马兜铃 *Aristolochia moupinensis* Franch.，《四川植物志》第10卷16页。

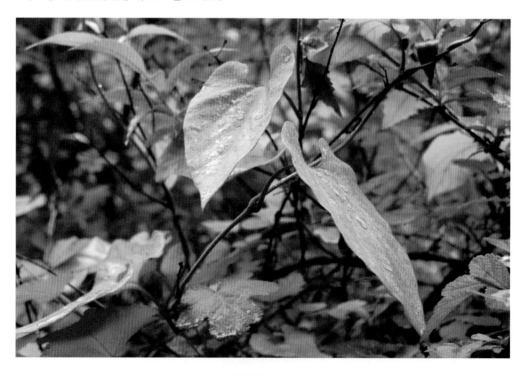

穆坪马兜铃

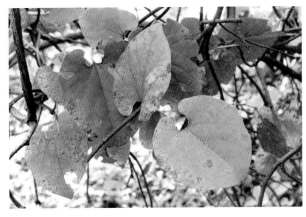

穆坪马兜铃

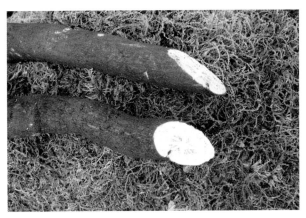

穆坪马兜铃鲜藤茎

管花马兜铃

来源： 马兜铃科植物管花马兜铃 *Aristolochia tubiflora* Dunn 的干燥根和果实。

植物形态要点： 缠绕草本。叶纸质或近膜质。花单生或 2 朵聚生叶腋；花萼紫黑色，筒直伸，长 3~4 cm，基部膨大，檐部单侧生，舌状；合蕊柱顶端 6 裂。果黄褐色，6 瓣开裂。

功能主治： 清肺热，止咳平喘，行气止痛，解毒消肿。用于胃腹痛，腹泻，关节炎，毒蛇咬伤，蜂蜇伤，痈肿疮毒。

附注：《中华本草》第 3 册 2083 页。

149

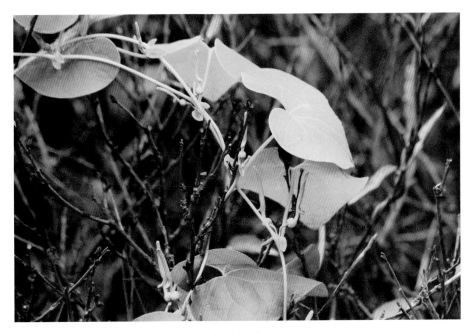

管花马兜铃

短尾细辛

来源： 马兜铃科植物短尾细辛 *Asarum caudigerellum* C.Y. Cheng et C. S. Yang 的干燥全草。

植物形态要点： 草本。根状茎横走，节间甚长；根多条，纤细；地上茎斜升。叶对生，叶片心

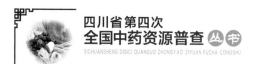
形，先端渐尖或长渐尖，基部心形。花被在子房以上合生成直径约 1 cm 的短管，裂片三角状卵形，被长柔毛，先端常具短尖尾，长 3~4 mm，通常向内弯曲；药隔伸出成尖舌状；花柱合生，顶端辐射状 6 裂。果肉质，近球状。

功能主治：发表散寒，镇咳止痛，祛痰。用于风寒头痛，关节痛，牙痛，痰饮咳喘。

附注：《四川中药材标准》2010 年版以苕叶细辛收载双叶细辛和短尾细辛。《四川植物志》第 10 卷 35 页。

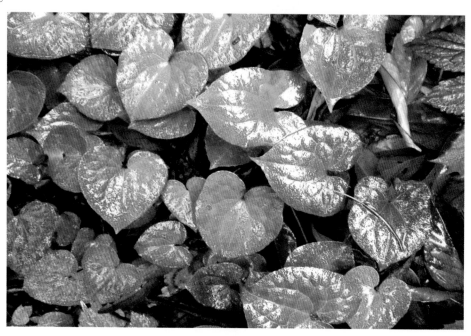

短尾细辛

单叶细辛

来源：马兜铃科植物单叶细辛 *Asarum himalaicum* Hook. f. et Thoms. ex Klotzsch. 的干燥全草。

植物形态要点：草本。根状茎横走。叶单生，叶单色，心形或圆心形，下面具长柔毛。花被淡紫色，上面具深红色柔毛，裂片反折，三角形；子房下位；柱头合生，先端 6 裂。

功能主治：发表散寒，镇咳止痛，祛痰。用于风寒头痛，关节痛，牙痛，痰饮喘咳。

附注：《四川省中药材标准》1987 年版和《四川省藏药材标准》2014 年版以南坪细辛收载，《甘肃省中药材标准》2009 年版以毛细辛收载。

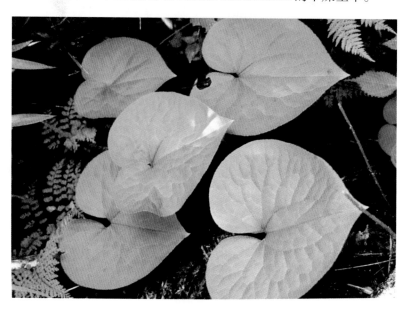

单叶细辛

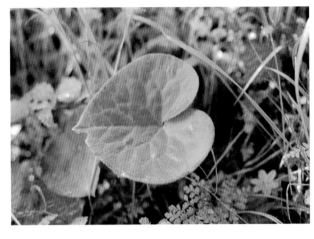

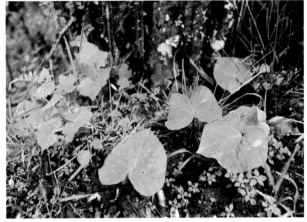

单叶细辛　　　　　　　　　　　　　　单叶细辛

青城细辛

来源：马兜铃科植物青城细辛 *Asarum splendens* (Maekawa) C. Y. Cheng et C. S. Yang 的干燥根、根茎或全草。

植物形态要点：草本。根状茎横走，根稍肉质，直径 2~3 mm。叶片卵状心形、长卵形或近戟形，先端急尖，基部耳状深裂或近心形，叶面中脉两旁有白色云斑，脉上和近边缘有短毛。花紫绿色，花被管浅杯状或半球状，喉部稍缢缩，有宽大喉孔；花被裂片宽卵形，基部有半圆形乳突皱褶区。

功能主治：散寒祛风，消肿解毒，化瘀止痛。用于风寒感冒，痰饮喘咳，脑疽，瘰疬，牙痛，头痛，风湿痹痛，蛇犬咬伤。

附注：《中华本草》第 3 册 2099 页，以花脸细辛收载。

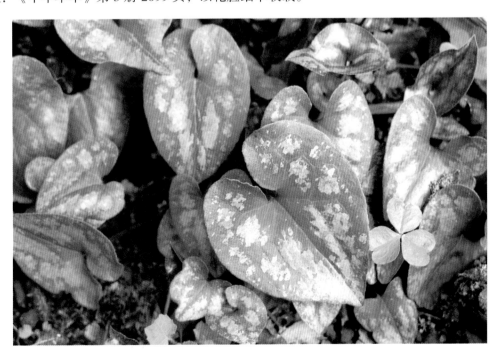

青城细辛

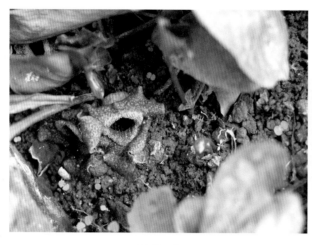

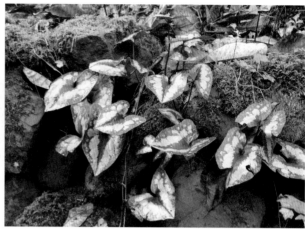

青城细辛

青城细辛

紫背细辛

来源： 马兜铃科植物紫背细辛 *Asarum porphyronotum* C. Y. Cheng et C. S. Yang 的干燥根、根茎或全草。

植物形态要点： 草本。植株较大，根粗。叶卵状心形或长卵形，薄革质，叶背紫红色。

功能主治： 祛风散寒，止咳祛痰，活血解毒，止痛。用于风寒感冒，咳喘，牙痛，中暑腹痛，肠炎，痢疾，风湿关节疼痛，跌打损伤，痈疮肿毒，蛇咬伤。

附注： 本品又称大细辛，作为土细辛或川滇细辛代用品。

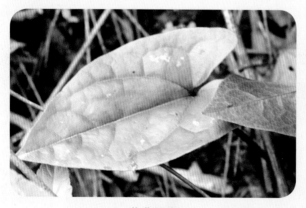

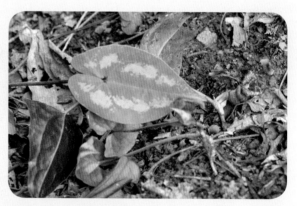

紫背细辛

紫背细辛

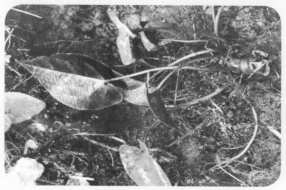

紫背细辛

蛇菰科

筒鞘蛇菰

来源： 蛇菰科植物筒鞘蛇菰 *Balanophora involucrata* Hook. f. 的干燥全株。

植物形态要点： 草本。雌雄异株。根状茎肥厚，表面密被星芒状皮孔。鳞苞叶 2~5，轮生，基部连合成筒鞘状，顶端离生呈撕裂状。雄花序卵球形；苞片截形，具舌状膨大的边缘；雄花具梗，常 3 数；花药横向开裂。

功能主治： 止血，镇痛，消炎，活血散瘀，祛湿，清热解毒。用于淋病，尿血，妇女经闭，痔疮，瘕瘕，风湿关节痛，脚气，水肿，痢疾，疟疾，白喉，痈肿，跌打损伤。

附注： 本品又称红菌。《云南省药品标准》1996 年版以鹿仙草收载。

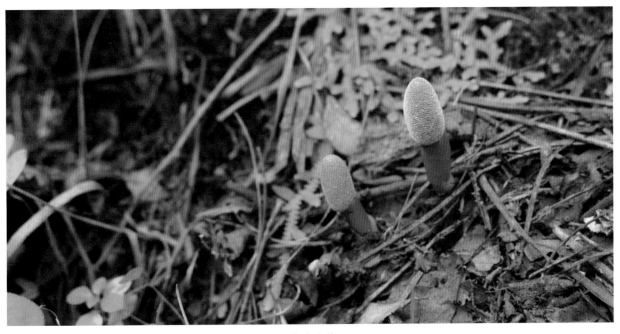

筒鞘蛇菰

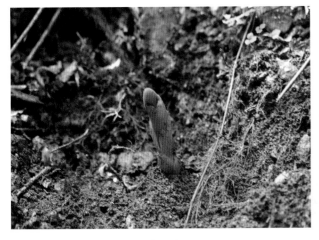

筒鞘蛇菰

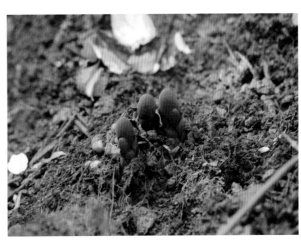

筒鞘蛇菰

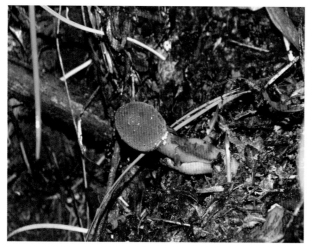

筒鞘蛇菰

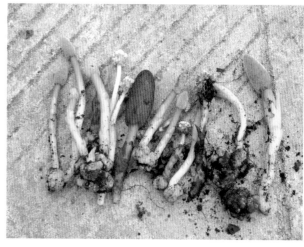

筒鞘蛇菰新鲜全株

蓼 科

掌叶大黄

来源：蓼科植物掌叶大黄 *Rheum palmatum* L. 的干燥根和根茎。

植物形态要点：高大草本，高 1.5~2 m。根及根状茎木质粗壮。茎直立，中空。基生叶大型，近圆形或卵圆形，掌状半裂，基生脉 5 条，基部心形，先端渐尖或窄急尖；茎生叶向上变小。大型圆锥花序，分枝聚拢；花小，紫红色，有时黄白色。果实椭圆形至长圆形。

功能主治：泻热攻积，清热泻火，凉血解毒，逐瘀通经，利湿退黄。用于实热积滞便秘，血热吐衄，目赤咽肿，痈肿疔疮，肠痈腹痛，瘀血经闭，产后瘀阻，跌打损伤，湿热痢疾，黄疸尿赤，淋证，水肿，烧烫伤。

附注：《中国药典》2020 年版一部以大黄收载掌叶大黄、唐古特大黄和药用大黄。《四川中药志》76 页。

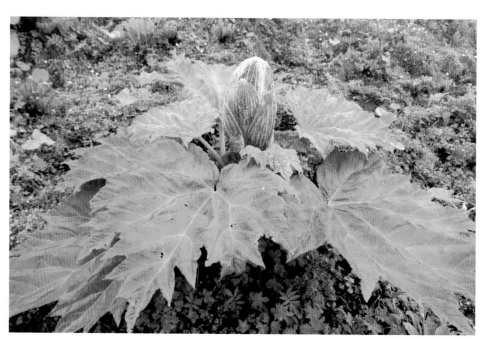

掌叶大黄

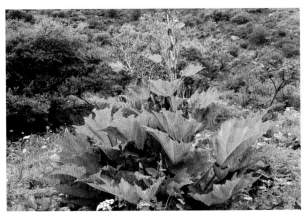

掌叶大黄

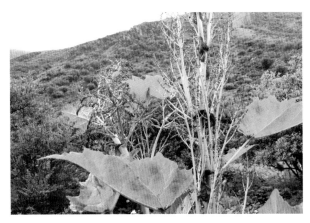

掌叶大黄

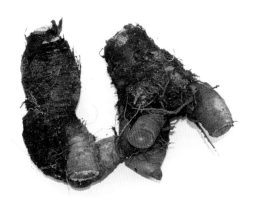

掌叶大黄鲜根和根茎

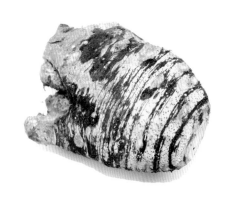

掌叶大黄鲜根和根茎

155

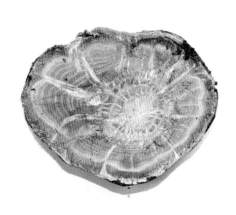

掌叶大黄鲜根茎横切面

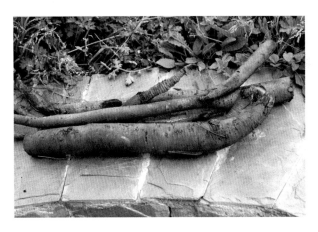

掌叶大黄鲜根

唐古特大黄

来源：蓼科植物唐古特大黄 *Rheum tanguticum* Maxim.ex Balf. 的干燥根和根茎。

植物形态要点：高大草本，高 1~2 m。根及根状茎粗壮，黄色。茎粗，髓腔空心较大，具细棱线，光滑无毛或在上部的节处具粗糙短毛。通常掌状 5 深裂，中间三个裂片多为三回羽状深裂，小裂片窄长披针形。大型圆锥花序，分枝较紧聚，花小，紫红色，稀淡红色，花被片 6，2 轮，近椭圆形，内轮较大；雄蕊多为 9。果实卵形至矩圆形，翅宽约 2 mm。种子卵形，黑褐色。

功能主治：同掌叶大黄。

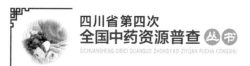

附注：《中国植物志》称鸡爪大黄，拉丁学名修订为 *Rheum tanguticum* Maxim. ex Regel var. *tanguticum*。

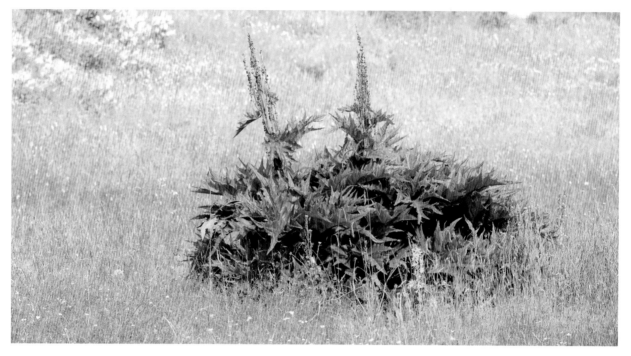

唐古特大黄

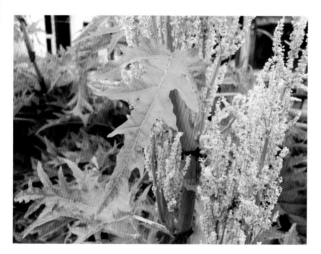

唐古特大黄

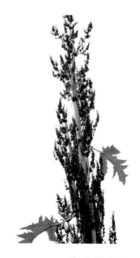

唐古特大黄

药用大黄

来源：蓼科植物药用大黄 *Rheum officinale* Baill. 的干燥根和根茎。

植物形态要点：高大草本，高 1.5~2 m。根及根状茎粗壮。茎粗壮，直立，中空。基生叶大型，近圆形或宽卵圆形，掌状浅裂，裂片三角形，下面具柔毛，基生脉 5~7，基部心形；茎生叶向上变小。大型圆锥花序，分枝开展；花 4 或 5 簇生；花被片 6，绿色至黄白色。果实矩圆状椭圆形，具 3 翅。

功能主治：同掌叶大黄。

附注：《四川中药志》76 页。

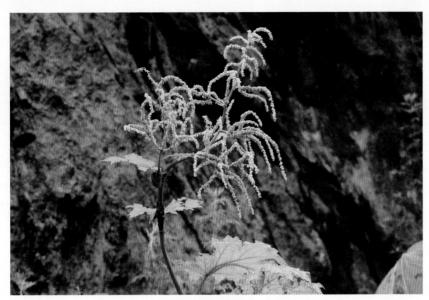

药用大黄

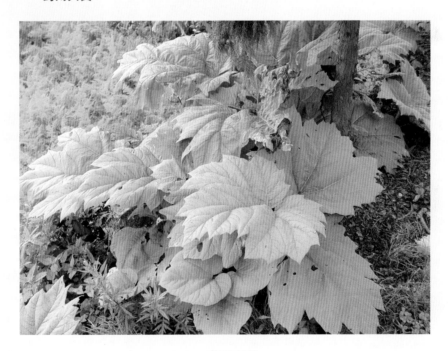

药用大黄

苞叶大黄

来源： 蓼科植物苞叶大黄 *Rheum alexandrae* Batal. 的干燥根。

植物形态要点： 草本，高 40~80 cm。下部叶卵形至卵状椭圆形，两面无毛，上部叶及叶状苞片较窄小，长卵形，黄绿色，下垂，秋后变红色；托叶鞘褐色，较大，长约 7 cm，抱茎。圆锥花序具 2 或 3 分枝；花簇生，较小；花被片绿色，基部贴生成杯状。果实菱状椭圆形。

功能主治： 消炎，消肿止血，止痢。用于泻下，刀伤疮疡。

附注：《四川省中药资源志要》156 页，本品含土大黄苷。

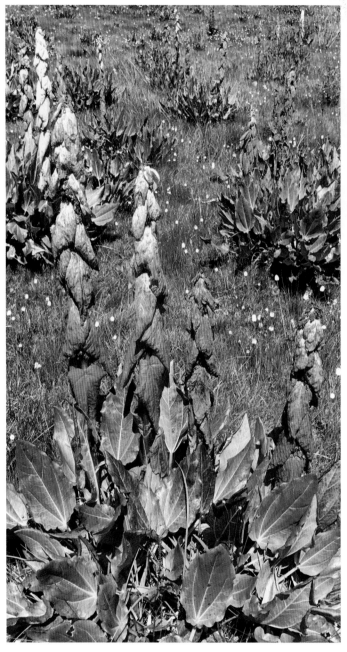

苞叶大黄

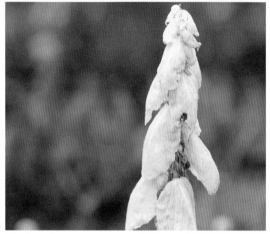

苞叶大黄

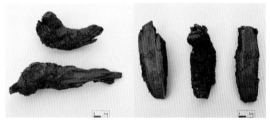

苞叶大黄

苞叶大黄

何首乌

来源： 蓼科植物何首乌 *Polygonum multiflorum* Thunb. 的干燥块根或藤茎。

植物形态要点： 草本。块根黑褐色，狭椭圆形，较大，木质。茎纤细，缠绕，分枝。叶卵状心形或长卵状心形；边缘全缘。花序顶生或腋生，圆锥状，开展；花白色或浅绿色，花被 5，深裂，花被片不等大，果期外轮 3 枚增大，沿背面中脉具翅；翅沿花梗下延。

功能主治： 何首乌解毒，消痈，截疟，润肠通便。用于疮痈，瘰疬，风疹瘙痒，久疟体虚，肠燥便秘。首乌藤养血安神，祛风通络。用于失眠多梦，血虚身痛，风湿痹痛，皮肤瘙痒。

附注：《中国药典》2020 年版一部收载何首乌和首乌藤。《四川中药志》800 页。

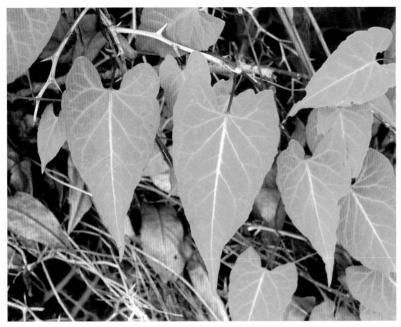

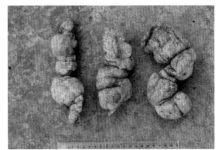

何首乌鲜块根

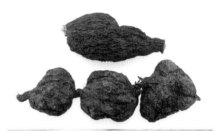

何首乌

何首乌

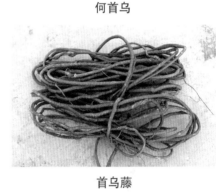

首乌藤

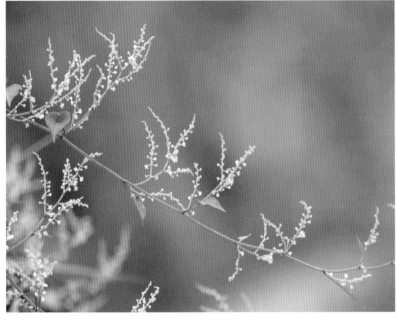

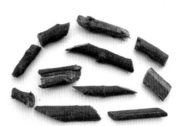

何首乌

首乌藤

毛脉蓼

来源：蓼科植物毛脉蓼 *Polygonum cillinerve* (Nakai) Ohwi 的干燥块根。

植物形态要点：草本，长达 1 m，块根卵形，单叶互生，叶片长卵形，长 2~9 cm，宽 2~7 cm。顶端尾尖，基部心形，下面脉上密被短毛，托叶鞘短筒状，膜质，圆锥花序白色；花瓣 5 裂，3 片较大，雄蕊 8，柱头 3。瘦果三棱形。

功能主治：清热解毒，凉血止血。用于咽喉肿痛，胃脘痛，泻痢，吐血，便血，疮疔。

附注：《四川省中药材标准》2010 年版收载朱砂七。《中国植物志》将拉丁学名修订为 *Fallopia*

multiflora var. *ciliinervis* (Nakai) Yonekura & H. Ohashi。

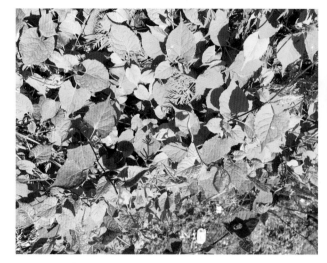

毛脉蓼

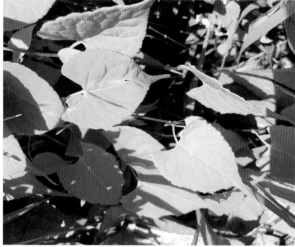

毛脉蓼

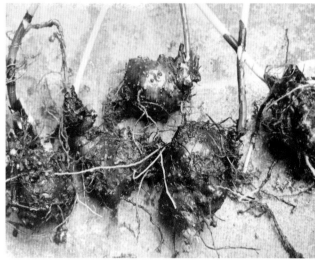

毛脉蓼鲜块根

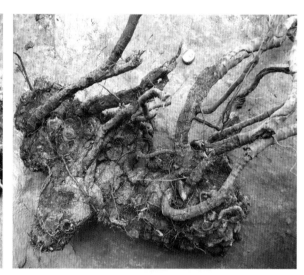

朱砂七

荞　麦

来源：蓼科植物荞麦 *Fagopyrum esculentum* Moench. 的干燥花粉或种子。

植物形态要点：草本。茎直立，自基部分枝。叶三角形，两面沿脉具乳突，基部心形或近截形；托叶鞘膜质，短筒状，顶端偏斜，不具缘毛，易脱落。花序总状或伞房状，腋生或顶生；花被粉色或白色，5深裂。瘦果卵圆形，顶端渐尖，伸出宿存花被。

功能主治：养心安神，理气健脾，活血化瘀。用于心悸怔忡，失眠多梦，脾虚腹胀。现代用于高血脂、高血压。

附注：《四川省中药材标准》2010年版以荞麦花粉收载。《上海市中药材标准》1994年版、《上海市中药饮片炮制规范》2018年版和《山东省中药材标准》2012年版收载种子。

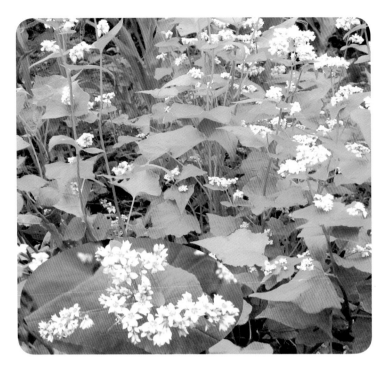

荞麦

金荞麦

来源： 蓼科植物金荞麦 *Fagopyrum dibotrys* (D. Don) Hara 除去须根的干燥根茎或花粉。

植物形态要点： 草本。根状茎黑褐色，粗壮，木质。茎直立，多分枝。叶三角形，两面具乳突，基部近戟形；托叶鞘筒状，膜质，褐色，先端偏斜，不具缘毛。花序顶生或腋生，伞房状；花被白色，5 深裂。瘦果宽卵圆形，明显伸出宿存花被。

功能主治： 清热解毒，排脓祛瘀。用于肺痈吐脓，肺热喘咳，乳蛾肿痛。荞麦花粉养心安神，理气健脾，活血化瘀。用于心悸怔忡，失眠多梦，脾虚腹胀。现代用于高血脂，高血压。

附注：《中国药典》2020 年版一部收载。本品又称苦荞头。《四川省中药材标准》2010 年版收载荞麦花粉。

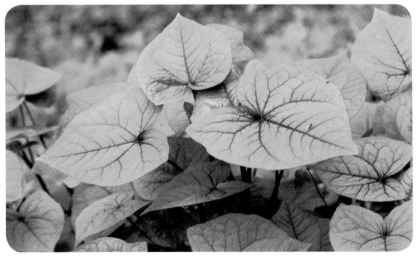

金荞麦

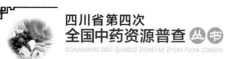

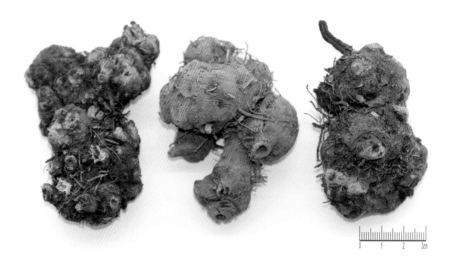

金荞麦

虎 杖

来源：蓼科植物虎杖 *Polygonum cuspidatum* Sieb. et Zucc. 除去须根的干燥根及根茎。

植物形态要点：草本，雌雄异株。茎多数，直立，丛生，表面常具红色或紫色斑点。叶宽卵形或卵状椭圆形，基部宽楔形、截形或圆形，近革质，两面无毛，沿脉具乳突。花序腋生，圆锥状，少分枝；花被白色或淡绿色，5 深裂，不等大；雌花柱头流苏状。

功能主治：祛风利湿，清热解毒，散瘀定痛，止咳化痰。用于湿热黄疸，淋浊，带下，风湿痹痛，痈肿疮毒，水火烫伤，经闭，癥瘕，跌扑损伤，肺热咳嗽。

附注：《中国药典》2020 年版一部收载。《中国植物志》将拉丁学名修订为 *Reynoutria japonica* Houtt.。

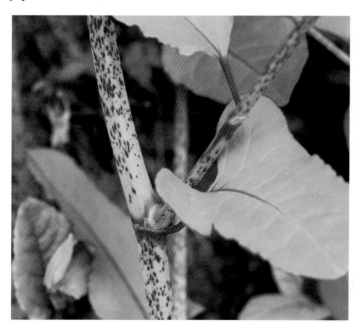

虎杖

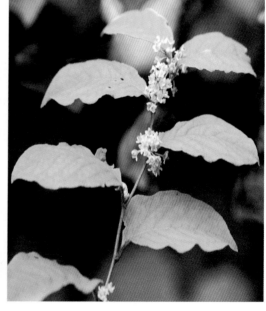

虎杖

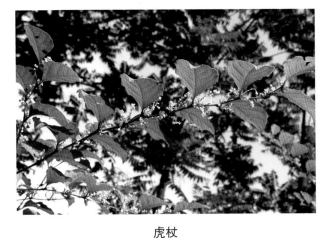

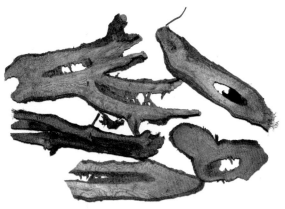

虎杖

虎杖

萹　蓄

来源：蓼科植物萹蓄 *Polygonum aviculare* L. 的干燥地上部分。

植物形态要点：草本。叶披针形或狭椭圆形，两面无毛。花 1~5，簇生叶腋；花被绿色，边缘白色或粉红色，5 裂至 2/3~3/4；雄蕊 8。瘦果包于或稍超出宿存花被，黑褐色，三棱状卵圆形。

功能主治：利尿通淋，杀虫，止痒。用于热淋涩痛，小便短赤，虫积腹痛，皮肤湿疹，阴痒带下。

附注：《中国药典》2020 年版一部收载。

163

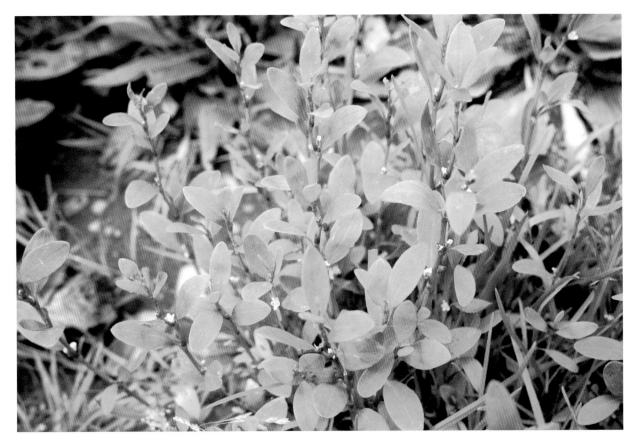

萹蓄

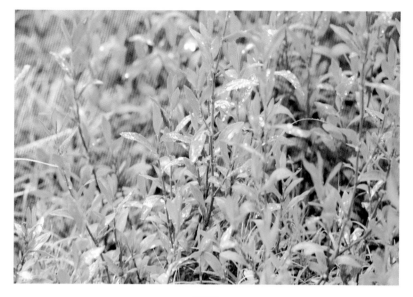

萹蓄

习见蓼

来源：蓼科植物习见蓼 *Polygonum plebeium* R. Br. 的干燥全草。

植物形态要点：草本。茎匍匐。叶狭椭圆形或倒披针形；托叶鞘白色，先端撕裂状。花 3~6，簇生叶腋；花梗中部具关节；雄蕊 8。瘦果平滑，被包在宿存花被中，黑褐色，宽卵圆形。

功能主治：清热，利尿通淋，杀虫，止痒。用于膀胱湿热，小便短赤，淋漓涩痛，恶疮疥癣，阴痒带下，痢疾，蛔虫等。

附注：《四川省中药材标准》2010 年版以小萹蓄收载。

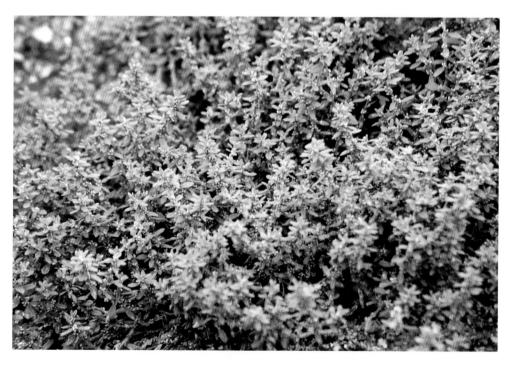

习见蓼

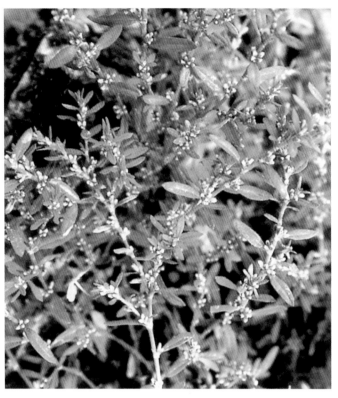

习见蓼

水　蓼

来源： 蓼科植物水蓼 *Polygonum hydropiper* L. 的干燥全草。

植物形态要点： 草本，有辣味。叶披针形或椭圆披针形，全缘，两面无毛，密具褐色腺点；托叶鞘筒状，疏具平伏硬毛，先端截形，具缘毛。花序顶生或腋生，穗状，下垂，下部间断，常疏松，细弱；苞片绿色，漏斗状；花被浅绿色、白色或上部粉色。

功能主治： 清热利湿，行滞，消肿，祛风胜湿。用于痧秽腹痛，吐泻，泄泻，痢疾，痈肿疮毒。疥癣瘙痒，跌打损伤，湿疹等。

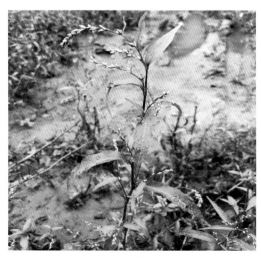

水蓼

水蓼

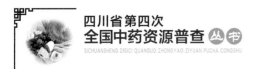

附注：本品始载于唐·苏敬等《新修本草》。又称水辣蓼，《四川省中药材标准》2010 年版以蓼子草收载水蓼和旱辣蓼，《辽宁省中药材标准》第二册 2019 年版以辣蓼收载。

旱辣蓼

来源：蓼科植物旱辣蓼 *Polygonum flaccidum* Meisn. 的新鲜或干燥全草。

植物形态要点：叶为广披针形，边缘和中脉疏被短糙伏毛，上部深绿色，有"八"字状的黑条斑；托叶鞘长 1.1~1.6 cm，有粗而密的刺毛；雄蕊 7~8。瘦果双凸镜状或钝三角形。

功能主治：除湿化滞。用于肠炎痢疾，消化不良，皮肤瘙痒。

附注：《四川省中药材标准》2010 年版以蓼子草收载。《中国植物志》将植物名和拉丁学名修订为伏毛蓼 *Polygonum pubescens* Blume。

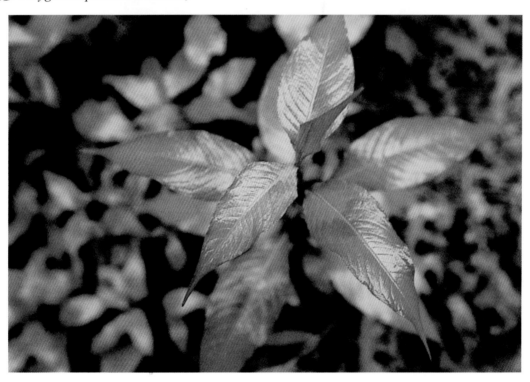

旱辣蓼

珠芽蓼

来源：蓼科植物珠芽蓼 *Polygonum viviparum* L. 的干燥根茎。

植物形态要点：草本。根状茎粗壮，弯曲。叶线形、卵状披针形或长圆形，革质；托叶鞘筒状，下部绿色，上部褐色，膜质，先端偏斜，无缘毛。花序顶生，穗状，具珠芽；花被白色或粉红色。

功能主治：止泻，健胃，调经。用于胃病，消化不良，腹泻，月经不调，崩漏。

附注：本品出自《西藏植物志》。《中华人民共和国卫生部药品标准·藏药》第一册 1995 年版收载。《甘肃省中药材标准》1991 年版以拳参收载，应更名。《宁夏中药材标准》1993 年版以红三七收载。

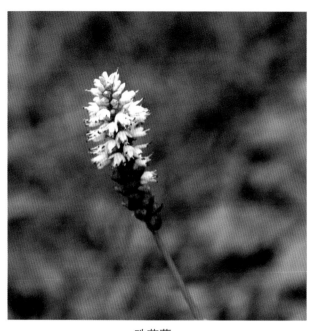

珠芽蓼

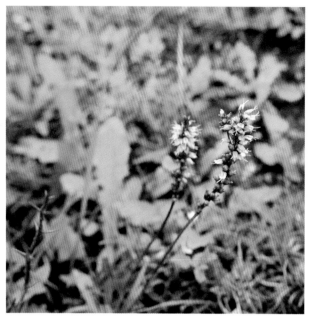

珠芽蓼

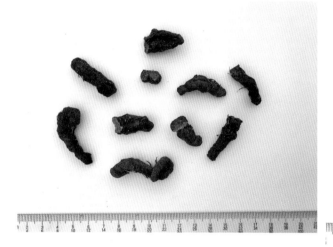

珠芽蓼

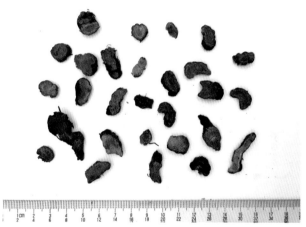

珠芽蓼切片

拳 参

来源： 蓼科植物拳参 *Polygonum bistorta* L. 的干燥根茎。

植物形态要点： 草本。根状茎肥厚，弯曲，黑褐色。茎直立。基生叶宽披针形或狭卵形，纸质；顶端渐尖或急尖，基部截形或近心形，沿叶柄下延成翅；茎生叶披针形或线形，无柄。总状花序呈穗状，顶生，紧密；苞片卵形，顶端渐尖，膜质，淡褐色，中脉明显，每苞片内含 3~4 朵花；花梗细弱，开展，比苞片长；花被 5 深裂，白色或淡红色，花被片椭圆形；雄蕊 8，花柱 3，柱头头状。

功能主治： 清热解毒，消肿，止血。用于赤痢热泻，肺热咳嗽，痈肿瘰疬，口舌生疮，血热吐衄，痔疮出血，蛇虫咬伤。

附注：《中国药典》2020 年版一部收载。

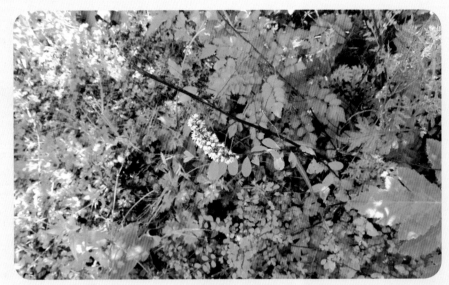

拳参

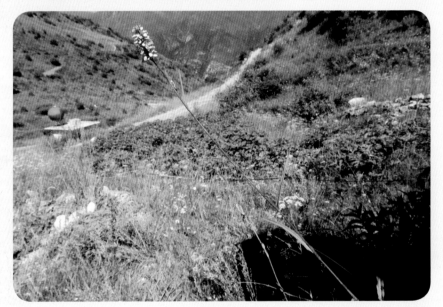

拳参

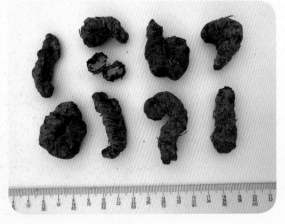

拳参

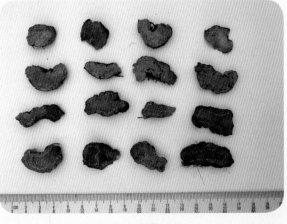

拳参切片

草血竭

来源： 蓼科植物草血竭 *Polygonum paleaceum* Wall. 的干燥根茎。

植物形态要点： 草本。根状茎弯曲，较大，直径 2~3 cm；茎直立，不分枝。基生叶椭圆形或披针形，革质，两面无毛，基部不下延；茎生叶向上渐狭，最上部叶线形；托叶鞘筒状，下部绿色，上部褐色，顶端无缘毛，开裂。花序穗状，密集；花被粉红色或白色，5 深裂。

功能主治： 活血止血，止痛。用于慢性胃炎，胃及十二指肠溃疡，月经不调，跌打损伤，外伤出血及因血瘀气滞而引起的疼痛。

附注：《中国药典》1977 年版一部收载。《云南省药品标准》1996 年版收载。《中国植物志》将拉丁学名修订为 *Polygonum paleaceum* Wall. ex Hook. f.。

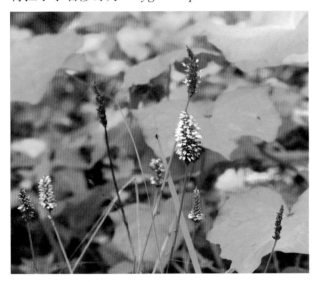

草血竭

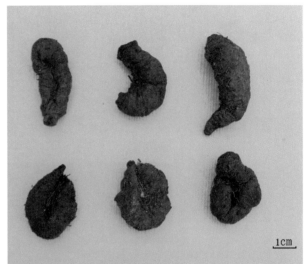

草血竭

圆穗蓼

来源： 蓼科植物圆穗蓼 *Polygonum macrophyllum* D. Don 的干燥全草。

植物形态要点： 草本。根茎弯曲。基生叶长圆形或披针形，托叶鞘下部绿色，上部褐色，偏斜，无缘毛。穗状花序长 1.5~2.5 cm，径 1~1.5 cm；苞片膜质，卵形。花梗细，较苞片长；花被 5 深裂，淡红或白色，花被片椭圆形；雄蕊 8，较花被长，花药黑紫色；花柱 3。瘦果卵形，具 3 棱，黄褐色，包于宿存花被内。

功能主治： 清热凉血，利尿。用于

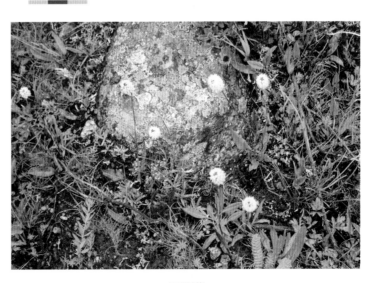

圆穗蓼

泌尿系感染，痢疾，腹泻，血尿，尿布疹，黄水疮。

附注：《四川省中药资源志要》151页。

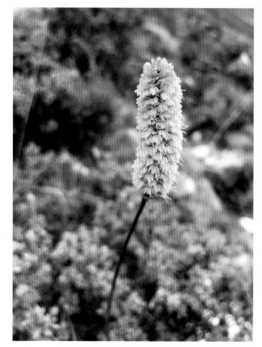

圆穗蓼

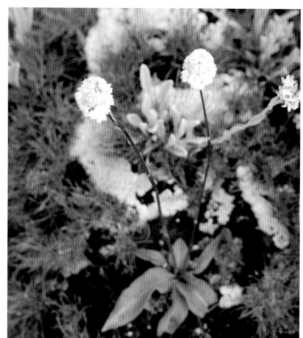

圆穗蓼

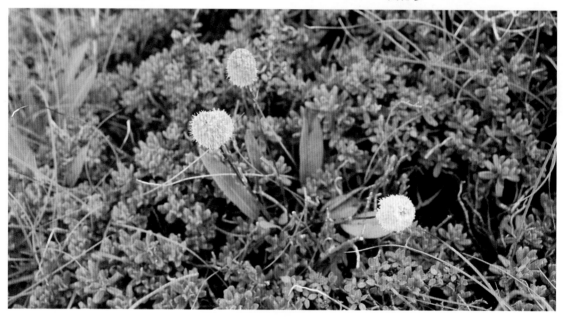

圆穗蓼

头花蓼

来源： 蓼科植物头花蓼 *Polygonum capitatum* Buch.-Ham. ex D. Don 的干燥全草。

植物形态要点： 草本，茎匍匐，丛生，基部木质。叶卵形或椭圆形，两面具腺毛，有时上面具黑斑；托叶鞘筒状，疏具腺毛，先端截形，具缘毛。花序顶生，头状，单生或成双；花被粉红色，5深裂。

功能主治： 清热利湿，解毒止痛，活血散瘀，利尿通淋。用于痢疾，肾盂肾炎，膀胱炎，尿路结石，盆腔炎，前列腺炎，风湿痛，跌打损伤，疮疡湿疹。

　　附注：《贵州省中药材质量标准》1988 年版、《贵州省中药材民族药材质量标准》2019 年版第一册以四季红收载。

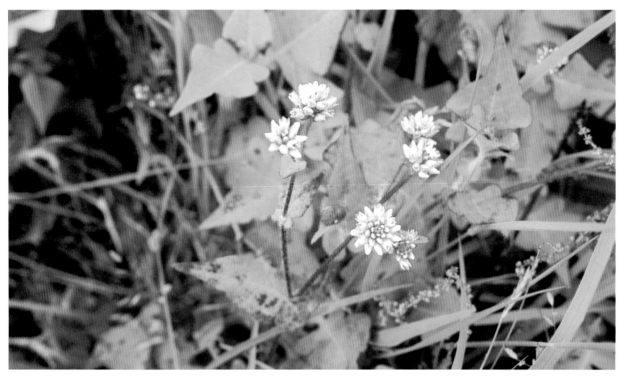

头花蓼

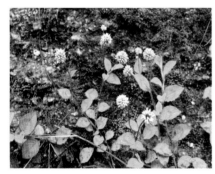

头花蓼

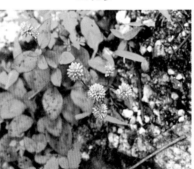

头花蓼

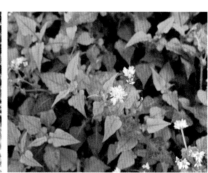

头花蓼

金线草

　　来源：蓼科植物金线草 Antenoron filiforme (Thunb.) Rob. et Vaut. 的干燥全草。

　　植物形态要点：草本。根状茎粗壮。茎直立，节具糙伏毛，膨大。叶椭圆形或狭椭圆形至卵形，两面具糙伏毛，托叶鞘筒状，膜质，顶端具短缘毛。花序穗状，顶生或腋生，纤细，花排列稀疏；花被玫瑰色，4 深裂；花柱 2，宿存，成熟时硬化，外折，顶端钩状，伸出花被外。

　　功能主治：凉血止血，清热利湿，散瘀止痛。用于咳血，吐血，便血，血崩，泄泻，痢疾，胃痛，经期腹痛，产后血瘀腹痛，跌打损伤，风湿痹痛，瘰疬，痈肿。

　　附注：本品出自《贵州民间草药》。《浙江省中药炮制规范》1986 年版收载。《中华本草》第 2 册 1272 页。

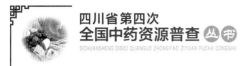
四
川
药
用
植
物
原
色
图
谱

172

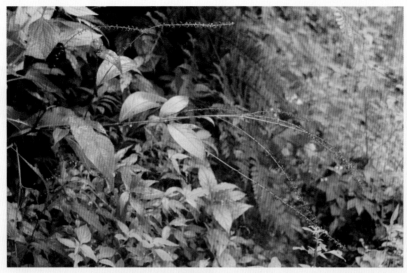

金线草

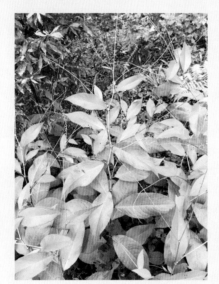

金线草

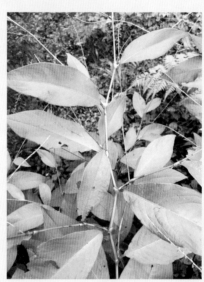

金线草

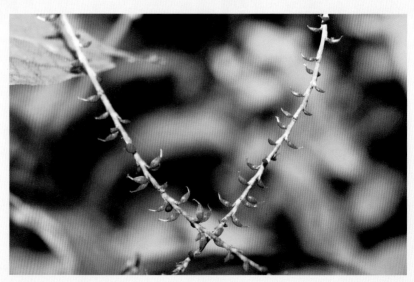

金线草

火炭母

来源：蓼科植物火炭母 *Polygonum chinense* L. 的干燥全草。

植物形态要点：草本。茎光滑无毛，多分枝。叶卵形或长卵形，宽 2~4 cm，两面无毛，有时下面沿脉疏生柔毛；托叶鞘膜质，筒状，光滑，具多脉，先端偏斜，无缘毛。花序顶生或腋生，头状；花被白色或粉红色，5 深裂；花被片果期增大，后为蓝黑色，肉质。

功能主治：清热解毒，利湿止痒，明目退翳。用于痢疾，肠炎，扁桃体炎，咽喉炎，角膜云翳，子宫颈炎，霉菌性阴道炎，皮肤湿疹。

附注：《中国药典》1977 年版一部收载。

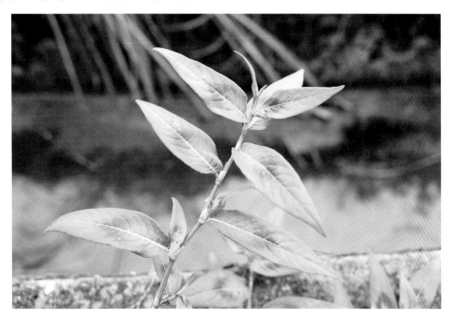

火炭母

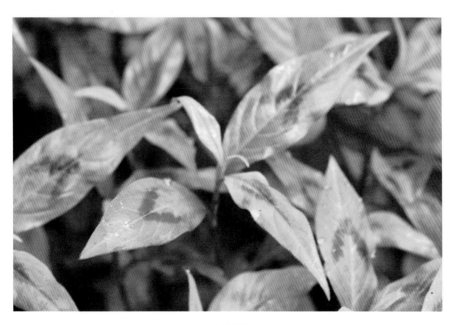

火炭母

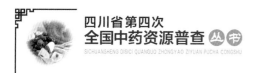
叉分蓼

来源： 蓼科植物叉分蓼 *Polygonum divaricatum* L. 的干燥根或全草。

植物形态要点： 草本。块根肥大。茎疏被柔毛，枝稍带红色，节膨大，密被柔毛。叶片狭披针形、椭圆形、卵形至尖卵形，长 5~12 cm，宽 0.5~2 cm；叶具短柄或无柄；托叶鞘膜质。圆锥花序顶生；苞片狭披针形，膜质，褐色，内生 2~3 朵具短梗的花；花白色或淡黄色，花被 5 深裂，裂片长圆形，长 2.5~3 mm；雄蕊 8，长约为花被的一半；花柱 3，短，柱头球形。瘦果椭圆形，具锐棱 3。

功能主治： 清热，止血，止痢。用于大小肠等六腑之热证，热性腹泻，痢疾。

附注： 《四川省藏药材标准》2014 年版收载。

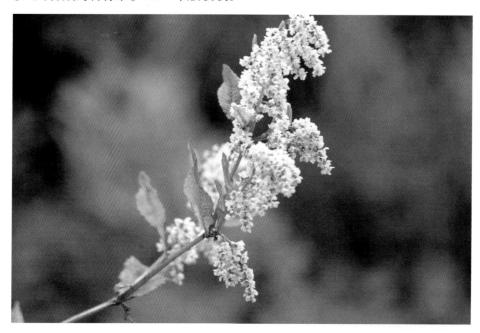

叉分蓼

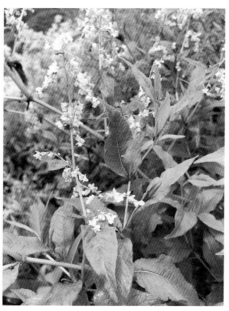

叉分蓼

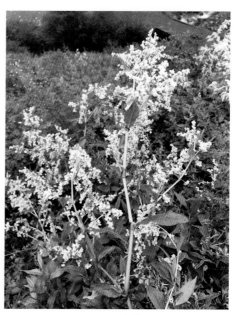

叉分蓼

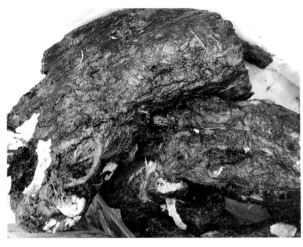

叉分蓼鲜根

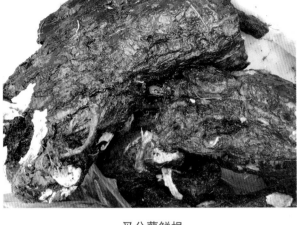

叉分蓼鲜根

杠板归

来源：蓼科植物杠板归 *Polygonum perfoliatum* L. 的干燥全草。

植物形态要点：草本。茎攀援，多分枝，沿棱具倒刺。叶三角状盾形，下面常沿脉疏具倒刺；托叶鞘筒状，顶端有圆形绿色草质翅。花序顶生或腋生，穗状；花被白色或淡红色，5 深裂；雄蕊 8，2轮。瘦果包于肉质蓝色的宿存花被内，光亮，近球形。

功能主治：清热解毒，利水消肿，止咳。用于咽喉肿痛，肺热咳嗽，小儿顿咳，水肿尿少，湿热泻痢，湿疹，疖肿，蛇虫咬伤。

附注：本品始载于清·何谏《生草药性备要》。《中国药典》2020 年版一部收载。《四川中药志》第二卷 108 页。

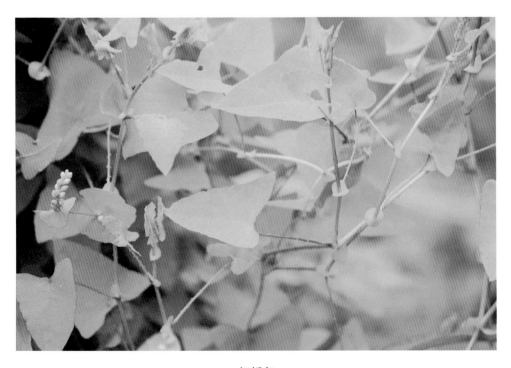

杠板归

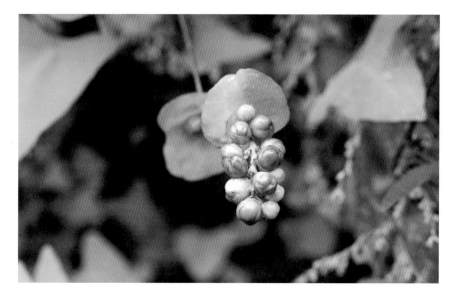

杠板归

藜 科

地 肤

来源： 藜科植物地肤 *Kochia scoparia* (L.) Schrad. 的干燥成熟果实或嫩苗。

植物形态要点： 草本。叶披针形或条状披针形，通常具 3 条分明的主脉。花两性或雌性，每个团伞花序常 1~3 个生于上部叶腋，且形成疏松的穗状圆锥花序；花被片浅绿色。胞果扁球形。

功能主治： 清热利湿，祛风止痒。用于小便涩痛，阴痒带下，风疹，湿疹，皮肤瘙痒。

附注：《中国药典》2020 年版一部以地肤子收载。《四川植物志》第 4 卷 26 页。

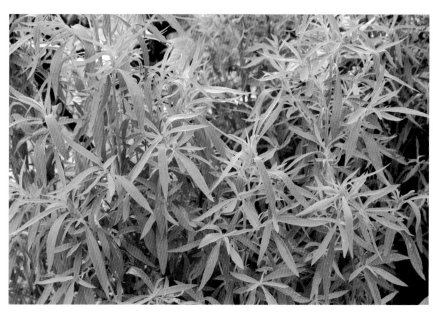

地肤

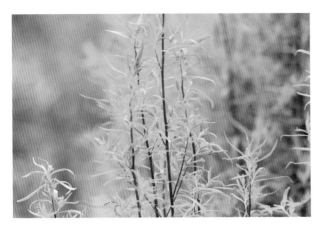

地肤

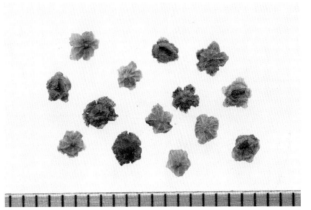

地肤子

土荆芥

来源： 藜科植物土荆芥 *Chenopodium ambrosioides* L. 的干燥地上部分。

植物形态要点： 草本，具强烈香味。茎直立，多分枝。叶长圆状披针形至披针形，下面具散生腺点，沿脉稍具柔毛，边缘具糙锯齿。花生于上部叶腋，每个团伞花序常 3~5 花；花被裂片 5。胞果扁球形，包于花被内。

功能主治： 祛风除湿，通经止痛，杀虫。治疗风湿痹痛，皮肤瘙痒，皮肤湿疹，肠道寄生虫，经闭腹痛等。

附注： 本品始载于清·何谏《生草药性备用》。《陕西省药材标准》2015 年版收载。《中国植物志》将拉丁学名修订为 *Dysphania ambrosioides* (Linnaeus) Mosyakin & Clemants。《四川中药志》第一卷 18 页，《四川植物志》第 4 卷 18 页。

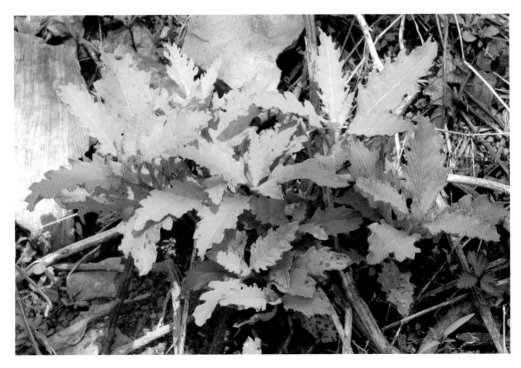

土荆芥

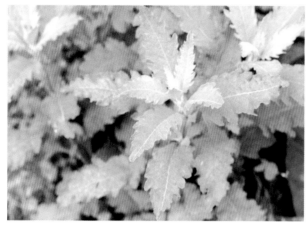

土荆芥

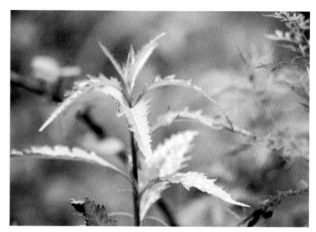

土荆芥

厚皮菜

来源：藜科植物厚皮菜 *Beta vulgaris* L.var. *cicla* L. 的新鲜茎叶或干燥种子。

植物形态要点：草本，光滑无毛，叶互生，根生，矩圆状卵形，长可达 30~40 cm，边缘波浪形；茎生叶菱形，较小。叶片肉质光滑，浓绿色，亦有紫红色。花小，单生或 2~3 朵聚生。圆锥花序。花被 5 裂；雄蕊 5。果聚生。种子横生，圆形或肾形。

功能主治：清热解毒，止血行瘀，通便。用于麻疹透发不畅，热毒，下痢，痈肿疮毒，经闭淋浊。

附注：经查《中国植物志》，莙荙菜为甜菜变种厚皮菜。《四川植物志》第 4 卷 5 页。

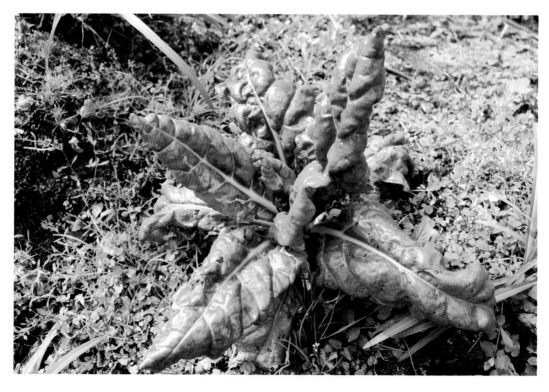

厚皮菜

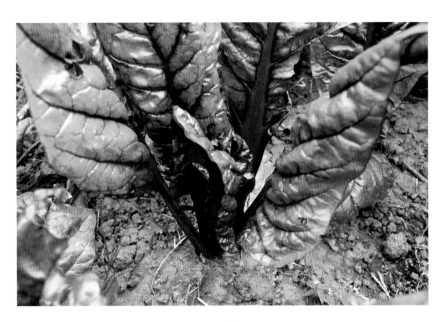

厚皮菜

苋　科

牛　膝

来源：苋科植物牛膝 *Achyranthes bidentata* Blume 的干燥根。

植物形态要点：草本。单叶，椭圆形或椭圆状披针形，对生，先端尾尖。穗状花序顶生或腋生，长 3~5 cm；花密生；小苞片刺状，基部 2 深裂；退化雄蕊先端具细锯齿。胞果黄褐色，光亮。

功能主治：逐瘀通经，补肝肾，强筋骨，利尿通淋，引血下行。用于经闭，痛经，腰膝酸痛，筋骨无力，淋证，水肿，头痛，眩晕，牙痛，口疮，吐血，衄血。

附注：本品出自《神农本草经》。《中国药典》2020 年版一部收载。《四川中药志》62 页。

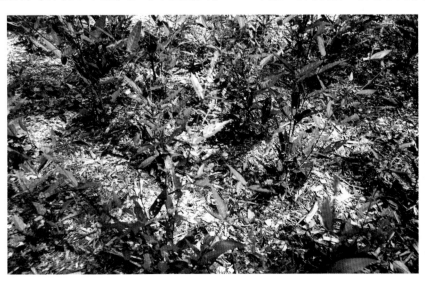

牛膝

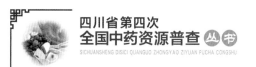

四
川
药
用
植
物
原
色
图
谱

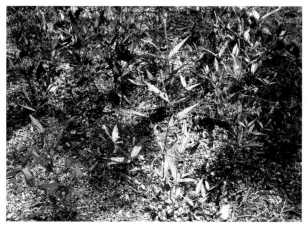

牛膝

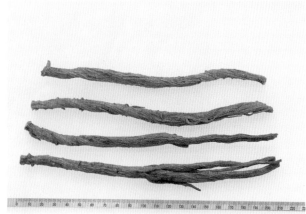

牛膝

川牛膝

来源：苋科植物川牛膝 *Cyathula officinalis* Kuan 的干燥根。

植物形态要点：草本。单叶，对生，全缘。花小，浅绿色，多数，组成球形的多歧聚伞花序；完全花花被片披针形；退化雄蕊矩形。胞果浅黄色，椭圆形或倒卵圆形。

功能主治：逐瘀通经，通利关节，利尿通淋。用于经闭癥瘕，胞衣不下，跌扑损伤，风湿痹痛，足痿筋挛，尿血血淋。

附注：《中国药典》2020 年版一部收载。《中国高等植物彩色图鉴》第 3 卷 282 页，《四川植物志》第 8 卷 51 页。

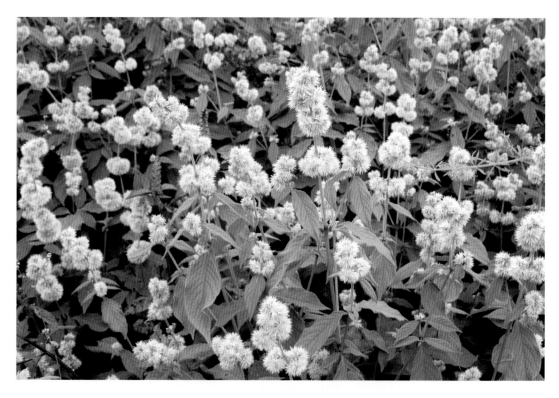

川牛膝

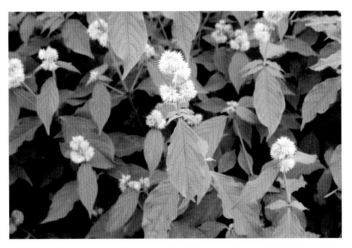

川牛膝

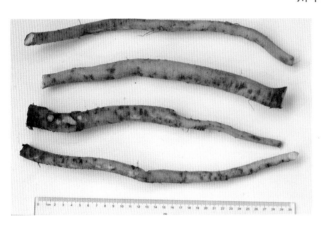

川牛膝鲜根

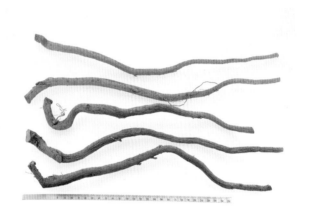

川牛膝

头花杯苋

来源： 苋科植物头花杯苋 *Cyathula capitata* Moq. 的干燥根。

植物形态要点： 草本。茎直立，疏生长柔毛。叶纸质，宽卵形或倒卵状长圆形，长5~14 cm，先端尾尖，两面疏生长柔毛。花簇球形或椭圆形，直径2~4 cm，近单生或组成短穗状花序，假退化雄蕊长方形，长0.6~1 mm，顶端深裂或流苏状。

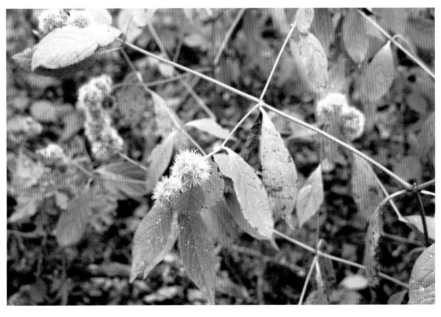

头花杯苋

功能主治：祛风除湿，祛瘀通经，强筋壮骨。用于风寒湿痹，腰膝疼痛，血瘀经闭，产后恶露不尽。

附注：《四川省中草药标准》试行稿第二批 1979 年版以麻牛膝收载。《中华本草》第 2 册 1508 页，《中国高等植物彩色图鉴》第 3 卷 282 页，《四川植物志》第 8 卷 49 页。

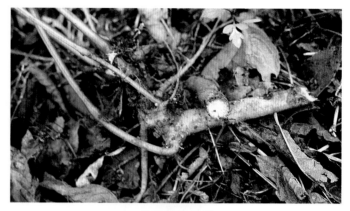

头花杯苋鲜根

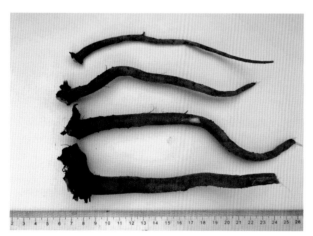
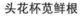

头花杯苋鲜根

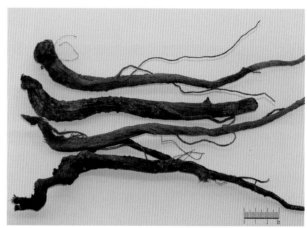

麻牛膝

柳叶牛膝

来源：苋科植物柳叶牛膝 *Achyranthes longifolia* (Makino) Makino 的干燥根。

植物形态要点：草本。叶披针形或宽披针形。穗状花序顶生或腋生；花密生；小苞片刺状，基部 2 深裂；退化雄蕊先端有不明显牙齿。胞果黄褐色，矩圆状。

功能主治：活血祛瘀，泻火解毒，利尿通淋。用于闭经，跌打损伤，风湿关节痛，痢疾，白喉，咽喉肿痛，疮痈，淋证，水肿。

附注：《湖北省中药材质量标准》2018 年版以土牛膝收载。《中华本草》第 2 册 1484 页。本品又称红柳叶牛膝 *Achyranthes longifolia* (Makino) Makino f. *Rubra* Ho，《中国药用植物志》第 2 卷 1027 页。

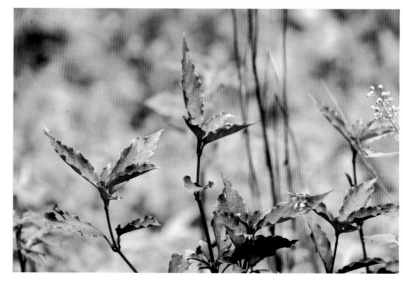

柳叶牛膝

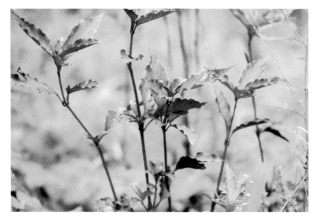

柳叶牛膝

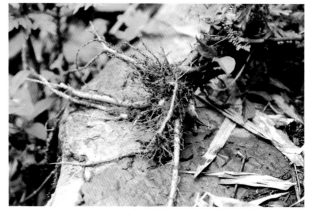

柳叶牛膝鲜根

千日红

来源：苋科植物千日红 *Gomphrena globosa* L. 干燥头状花序。

植物形态要点：草本，高 20~60 cm；茎粗壮，有灰色糙毛。叶片纸质，长椭圆形或矩圆状倒卵形，两面有小斑点、白色长柔毛及缘毛。花多数，密生，成顶生球形或矩圆形头状花序，常紫红色，有时淡紫色或白色；苞片卵形；花被片披针形，花期后不变硬；雄蕊花丝连合成管状。胞果近球形。种子肾形。

功能主治：祛痰，平喘。用于慢性支气管炎，喘息性支气管炎。

附注：《中国药典》1977 年版一部、《上海市中药材标准》1994 年版和《河南省中药材标准》1993 年版收载。《四川植物志》第 8 卷 68 页。

183

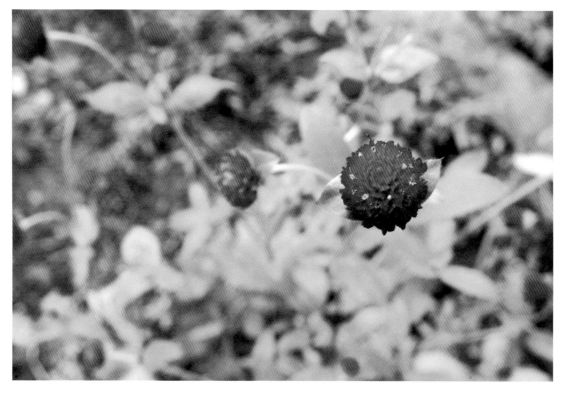

千日红

鸡冠花

来源：苋科植物鸡冠花 *Celosia cristata* L. 的干燥花序。

植物形态要点：草本。叶卵形、卵状披针形或披针形。穗状花序鸡冠状、卷冠状或羽毛状，常有小分枝，呈金字塔状长圆形；花被片红色、紫色或橙黄色。胞果卵球形，包被在宿存花被内，周裂。

功能主治：收敛止血，止带，止痢。用于吐血，崩漏，便血，痔血，赤白带下，久痢不止。

附注：《中国药典》2020年版一部收载。《四川植物志》第8卷26页。

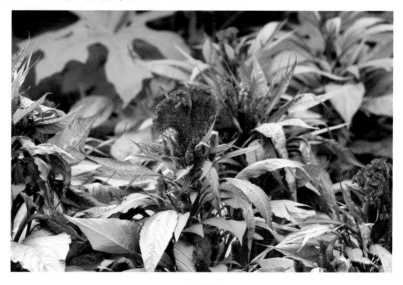

鸡冠花

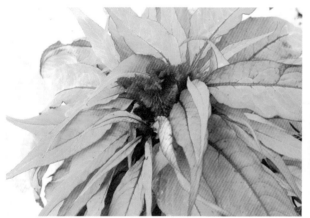

鸡冠花

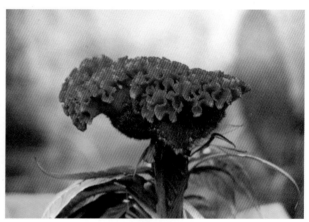

鸡冠花

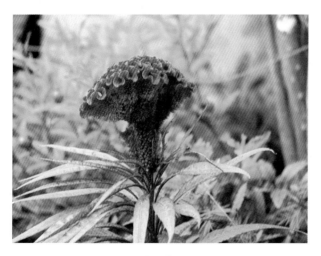

鸡冠花

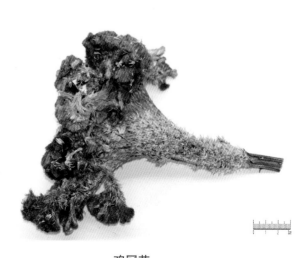

鸡冠花

青　葙

来源：苋科植物青葙 *Celosia argentea* L. 的干燥成熟种子。

植物形态要点：草本。叶卵状长圆形至条状披针形，绿色或变红色。穗状花序圆柱形或先端圆锥状；苞片和小苞片白色，光亮；花被片 5，白色至粉色；花药和花柱紫红色。胞果卵球形，包于宿存花被中，周裂。

功能主治：清肝泻火，明目退翳。用于肝热目赤，目生翳膜，视物昏花，肝火眩晕。

附注：《中国药典》2020 年版一部以青葙子收载。《四川植物志》第 8 卷 24 页。

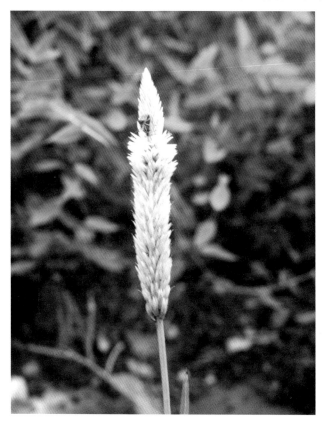

青葙

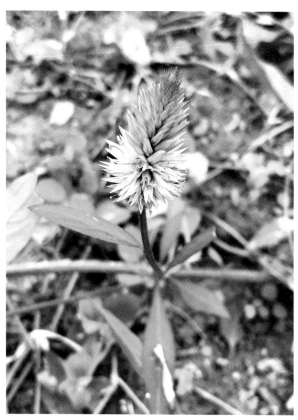

青葙

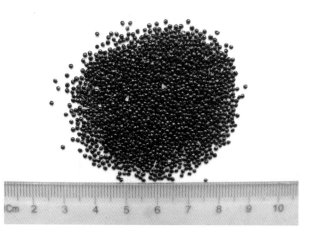

青葙子

青葙子

紫茉莉科

紫茉莉

来源：紫茉莉科植物紫茉莉 *Mirabilis jalapa* L. 的干燥根。

植物形态要点：草本。茎直立，多分枝，节膨大。叶卵形或卵状三角形，基部截形或心形，两面无毛。花常数朵簇生枝顶，芳香；花被高脚碟状，紫红色、黄色、白色或杂色。果黑色，球形，坚硬，具棱及褶。

功能主治：清热利湿，利水消肿，活血散瘀。用于肺痨吐血，咽喉肿痛，淋浊，带下，痈疽发背，急性风湿关节炎。

附注：本品首载于清·赵学敏《本草纲目拾遗》。《四川中药志》第二卷 235 页，《四川植物志》第 8 卷 11 页。

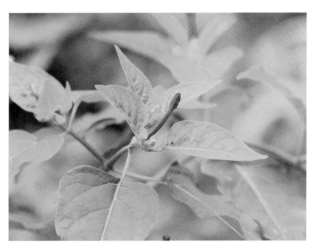
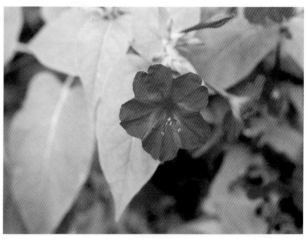

紫茉莉　　　　　　　　　　　　　　　　紫茉莉

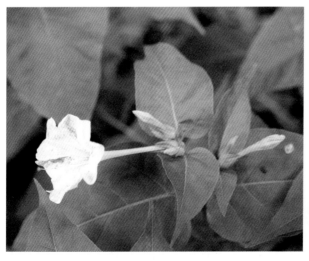
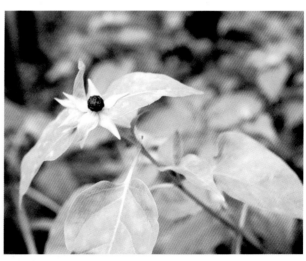

紫茉莉　　　　　　　　　　　　　　　　紫茉莉

叶子花

来源： 紫茉莉科植物叶子花 *Bougainvilla spectabilis* Willd. 的干燥花。

植物形态要点： 藤状灌木。刺下弯。叶椭圆形或卵形，密被短柔毛。苞片深红色或浅紫红色，椭圆状卵形；花被片合生成管状，通常绿色，裂片开展，黄色，密被开展的短柔毛；雄蕊 8。果密被毛。

功能主治： 止痢消肿，解毒清热，调和气血。用于痢疾，月经不调，疮毒。

附注：《全国中草药汇编》第 3 版卷三 178 页。

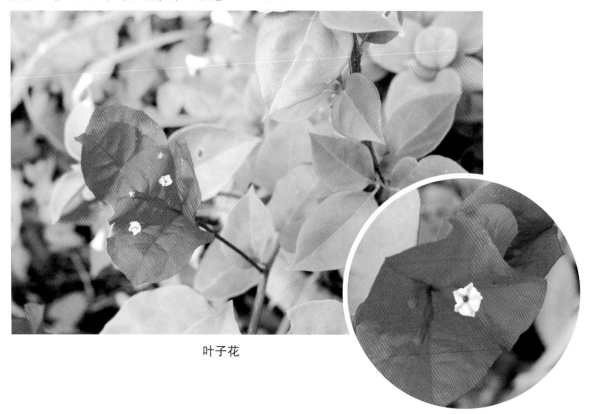

叶子花

叶子花

商陆科

商 陆

来源： 商陆科植物商陆 *Phytolacca acinosa* Roxb. 的干燥根。

植物形态要点： 草本。叶椭圆形或披针状椭圆形。总状花序直立，常短于叶；花两性；花被片 5，通常白色；雄蕊 8~10；心皮分离。浆果扁球形，成熟后紫黑色。

功能主治： 逐水消肿，通利二便，解毒散结。用于水肿胀满，二便不通，痈肿疮毒。

附注：《中国药典》2020 年版一部以商陆收载商陆或垂序商陆。《四川植物志》第 3 卷 176 页。

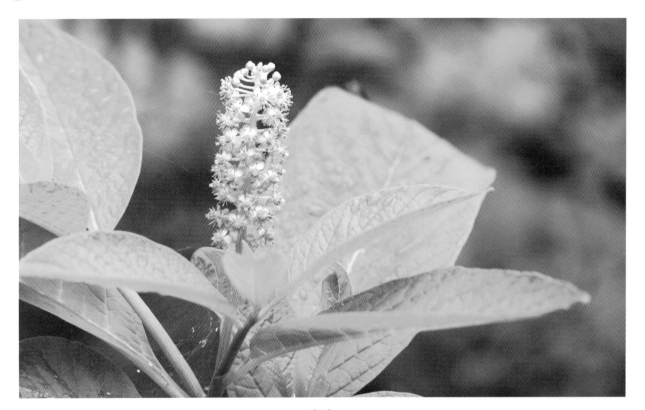

商陆

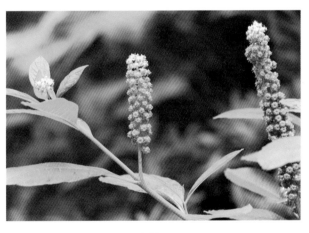

商陆

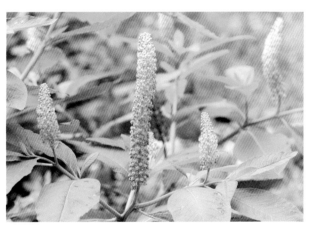

商陆

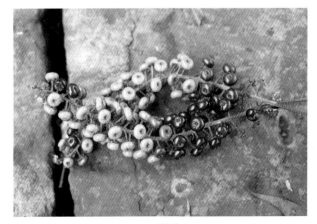

商陆

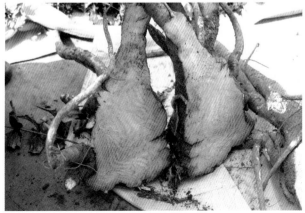

商陆鲜根切面

垂序商陆

来源：商陆科植物垂序商陆 *Phytolacca americana* L. 的干燥根。

植物形态要点：草本。根厚，倒圆锥状。叶椭圆状卵形或卵状披针形。总状花序顶生或侧生；花被片 5，白色，雄蕊、心皮和花柱 10；心皮合生。果序下垂；浆果扁，成熟后紫黑色。

功能主治：同商陆。

附注：原产北美洲，世界各地广泛归化。《四川植物志》第 3 卷 178 页。

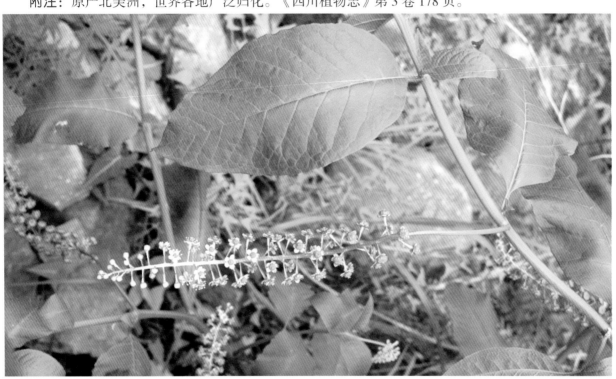

垂序商陆

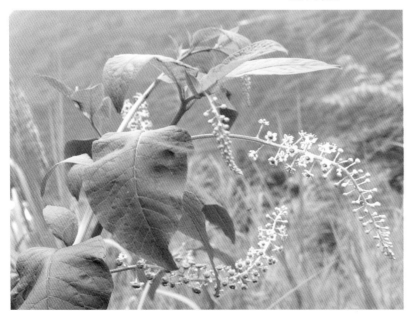

垂序商陆

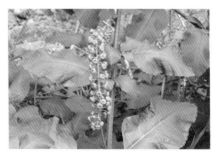

垂序商陆

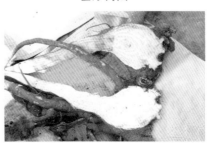

垂序商陆鲜根切面

马齿苋科

马齿苋

来源：马齿苋科植物马齿苋 *Portulaca oleracea* L. 的新鲜或干燥地上部分。

植物形态要点：草本。植株全体无毛。叶片扁平，倒卵形，肥厚，长 1~3 cm。花 3~5 枚簇生，由 2~6 个苞片形成的总苞所包被；花萼绿色，盔状；花瓣 5，黄色，倒卵形。蒴果卵球形。

功能主治：清热解毒，凉血止血，止痢。用于热毒血痢，痈肿疔疮，湿疹，丹毒，蛇虫咬伤，便血，痔血，崩漏下血。

附注：《中国药典》2020 年版一部收载。民间习惯鲜用。

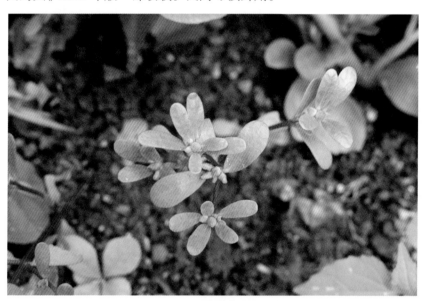

马齿苋

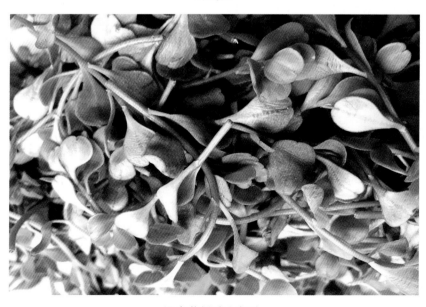

马齿苋鲜地上部分

土人参

来源：马齿苋科植物土人参 *Talinum paniculatum* (Jacq.) Gaertn. 的干燥根或嫩叶。

植物形态要点：草本。根少分枝，倒钟形，外皮黑褐色，肉质乳白。叶互生或近对生，倒卵形或倒卵状披针形。花萼紫红色；花瓣粉红色或淡紫色。蒴果近球形，三瓣裂，坚纸质。

功能主治：补中益气，健脾润肺，止咳调经。用于脾虚劳倦，体虚自汗，泄泻，肺痨咳嗽，痰中带血，眩晕潮热，月经不调，带下，小儿遗尿。嫩叶补血，润肠通便。

附注：本品首载于明·兰茂《滇南本草》。《云南省中药材标准》第六册彝族药Ⅲ 2005 年版收载。经查《中国植物志》，栌兰是土人参的别名。《四川植物志》第 8 卷 18 页。

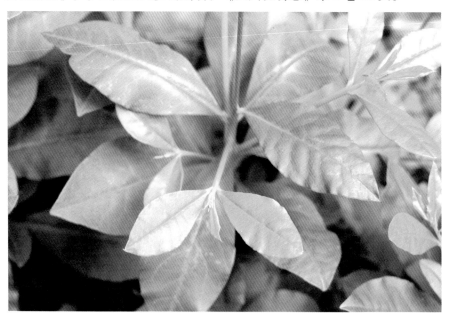

土人参

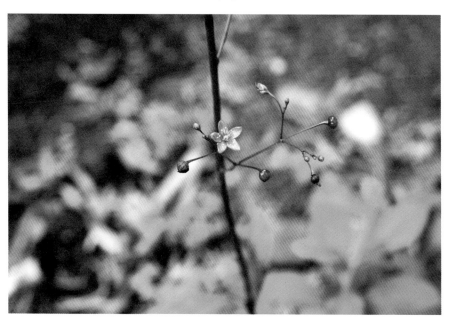

土人参

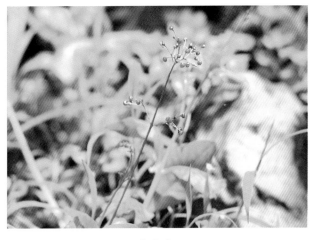

土人参

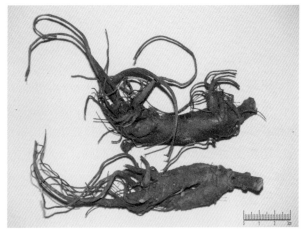

土人参

石竹科

石 竹

来源：石竹科植物石竹 Dianthus chinensis L. 的干燥地上部分。

植物形态要点：草本。茎疏丛生，直立。叶线状披针形。花单生或数个成聚伞状；花萼圆柱状，萼齿披针形；花瓣的瓣片鲜红、紫红、粉红或白色，喉部具斑点，疏具须毛，先端具不规则齿。蒴果圆筒形。

功能主治：利尿通淋，活血通经。用于热淋，血淋，石淋，小便不通，淋沥涩痛，经闭瘀阻。

附注：《中国药典》2020 年版一部以瞿麦收载石竹和瞿麦。

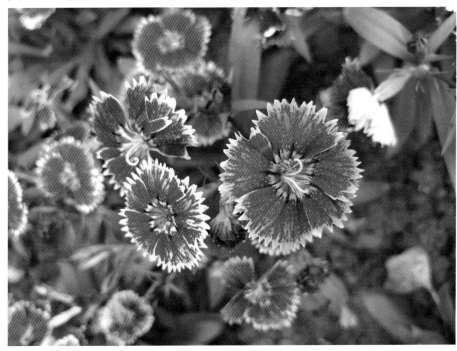

石竹

瞿　麦

来源：石竹科植物瞿麦 *Dianthus superbus* L. 的干燥地上部分。

植物形态要点：草本。全株绿色至灰绿色。叶线状披针形。花 1 或 2，顶生，有时腋生；花萼常紫红色，圆柱状；花瓣淡红色，稀白色，瓣片长约 2 cm，边缘裂至近 1/2 处，喉部具须毛。

功能主治：同石竹。

附注：《中华本草》第 2 册 1415 页。

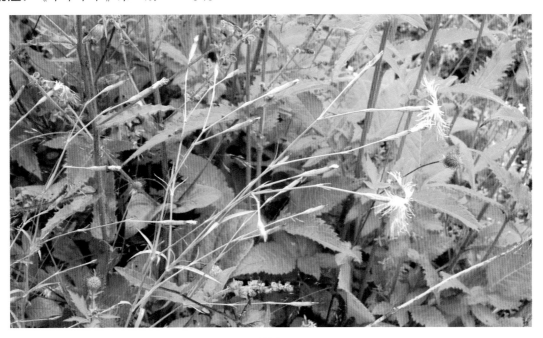

瞿麦

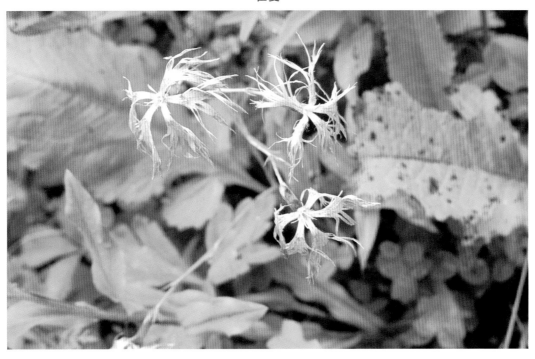

瞿麦

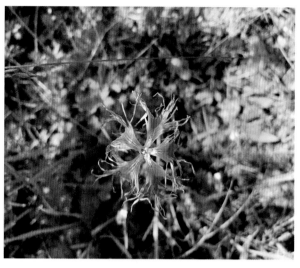

瞿麦

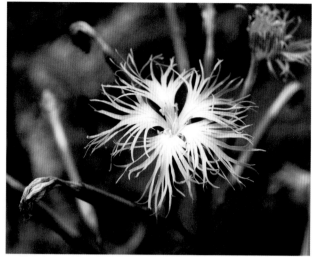

瞿麦

垫状蝇子草

来源：石竹科植物垫状蝇子草 *Silene kantzeensis* C. L. Tang 的干燥全草。

植物形态要点：垫状草本。根圆柱形，多分枝。茎密丛生。叶片倒披针状线形。花单生，直径 15~20 mm；花梗比叶短，密被短柔毛；花萼狭钟形或筒状钟形，长 13~18 mm，直径 3~5 mm，基部截形，暗紫色，被紫色腺毛，纵脉紫色，萼齿三角状卵形，顶端钝，边缘膜质，具缘毛；雌雄蕊柄无毛；花瓣淡紫色或淡红色，爪狭楔形，耳卵形，瓣片露出花萼，倒卵形，叉状深 2 裂达瓣片中部，裂片狭长圆形，全缘；副花冠片倒卵形，全缘或具缺刻；雄蕊内藏。蒴果圆柱形或圆锥形；种子圆肾形。

功能主治：清热利湿，补虚活血。用于尿路感染，白带，痢疾，病后体虚，扭挫伤。

附注：《黔南本草》记载。

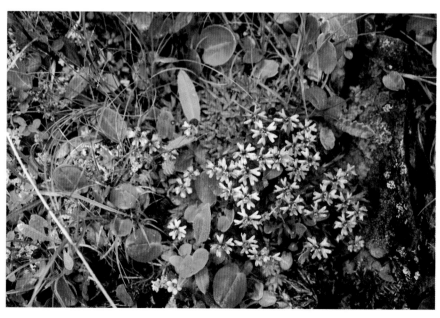

垫状蝇子草

194

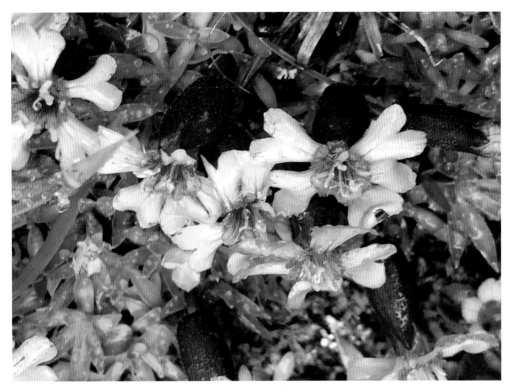

垫状蝇子草

金 铁 锁

来源： 石竹科植物金铁锁 *Psammosilene tunicoides* W. C. Wu et C. Y. Wu 的干燥根。

植物形态要点： 草质藤本。根肉质，茎平卧铺散，叶片卵形，花序被腺毛。花萼筒钟形，绿色，花瓣紫红色。

功能主治： 散瘀镇痛，祛风除湿，消炎排脓。用于跌打损伤，刀枪伤，筋骨疼痛，风湿痛，胃寒痛，疮疖，蛇咬伤，外伤出血。

附注： 《云南省药品标准》1974 年版收载。

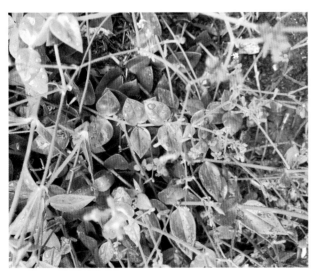

金铁锁

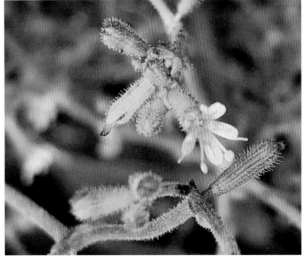

金铁锁

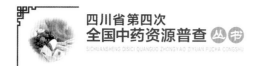
细蝇子草

来源： 石竹科植物细蝇子草 *Silene gracilicaulis* C. L. Tang 的干燥带花地上部分。

植物形态要点： 草本。基部叶多数，线状倒披针形；两面无毛。总状聚伞圆锥花序；花瓣爪倒披针形，无毛，耳呈三角状，瓣片露出花萼，白色，下部紫色或粉红色，2 裂至中或下部；花柱 3。

功能主治： 清热利水，破瘀通经，燥湿止带。用于热淋，血淋，小便不利，经闭，痛经，湿热带下。

附注：《世界药用植物速查辞典》869 页。《中药大辞典》《全国中草药汇编》。

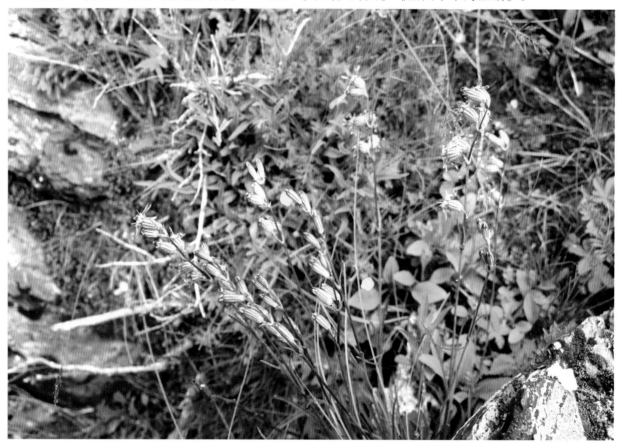

细蝇子草

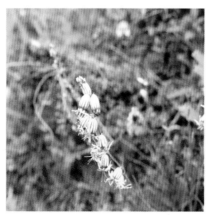

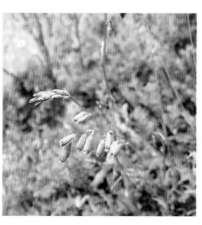

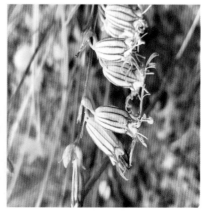

细蝇子草　　　　　　　　细蝇子草　　　　　　　　细蝇子草

孩儿参

来源：石竹科植物孩儿参 *Pseudostellaria heterophylla* (Miq.) Pax ex Pax et Hoffm. 的干燥块根。

植物形态要点：草本。块根长纺锤状。茎具 2 列毛，基部叶常 1 或 2 对，卵形、匙形或倒披针形，中部叶披针形。花白色，小。开放花腋生、单生或形成聚伞状；闭锁花无花瓣。蒴果卵形，不开裂或 3 瓣裂。种子具瘤。

功能主治：益气健脾，生津润肺。用于脾虚体倦，食欲不振，病后虚弱，气阴不足，自汗口渴，肺燥干咳。

附注：《中国药典》2020 年版一部收载太子参。

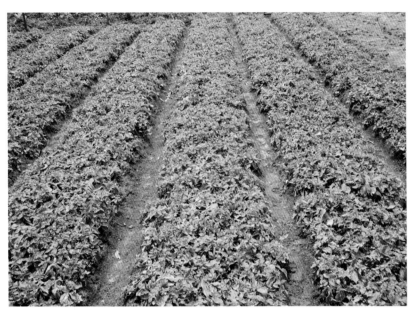

孩儿参

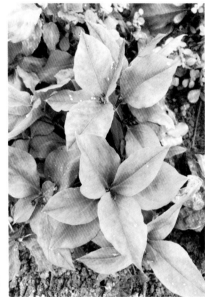

孩儿参

197

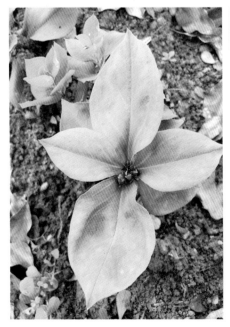

孩儿参

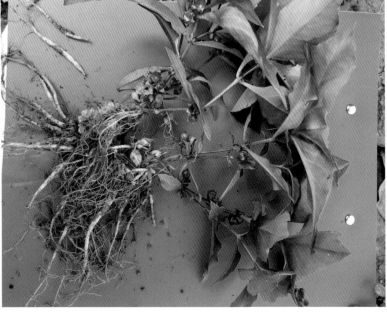

孩儿参带鲜根

狗筋蔓

来源：石竹科植物狗筋蔓 *Cucubalus baccifer* L. 的干燥根或全草。

植物形态要点：草本。茎和枝开展。叶卵形、卵状披针形或狭椭圆形，纸质，两面沿脉具毛。花稍下垂；花瓣倒披针形，先端 2 浅裂。果黑色，球形，肉质，不规则开裂。

功能主治：活血通络，止痛，续筋疗伤。用于跌打损伤，骨折，风湿痹痛。

附注：本品始载于明·兰茂《滇南本草》。《贵州省中药材民族药材质量标准》2019 年版第一册收载。《中国植物志》将拉丁学名修订为 *Silene baccifera* (Linnaeus) Roth。

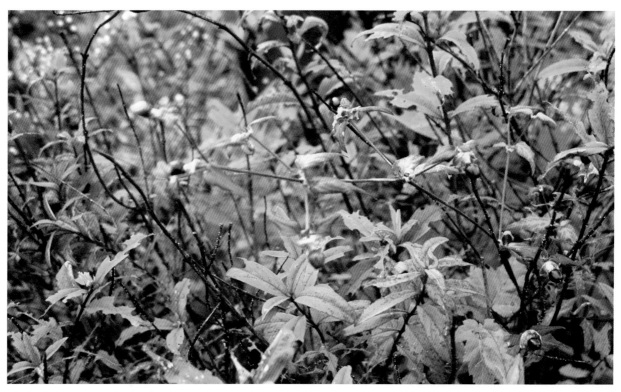

狗筋蔓

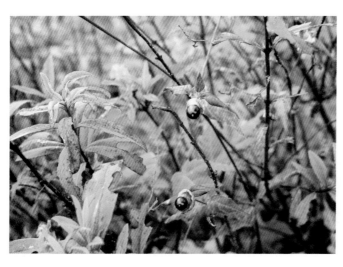

狗筋蔓

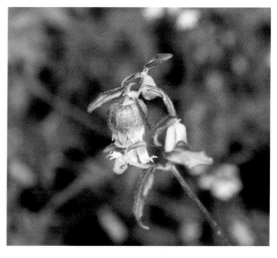

狗筋蔓

连香树科

连香树

来源：连香树科植物连香树 *Cercidiphyllum japonicum* Sieb. et Zucc. 的新鲜或干燥果实。

植物形态要点：落叶大乔木。生短枝上的叶近圆形、宽卵形或心形，生长枝上的叶椭圆形或三角形。雄花花药粉色，雌花柱头红色。蓇葖果 2~4，褐色至黑色，长圆形，具有宿存的短花柱。

功能主治：止痉，散寒，用于小儿惊风，抽搐，肢冷。

附注：《四川省中药资源志要》185 页，国家二级重点保护植物。

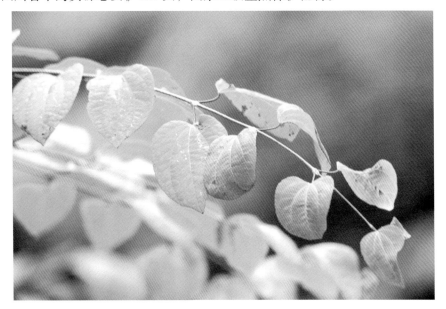

连香树

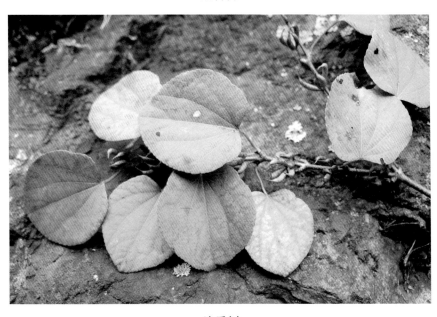

连香树

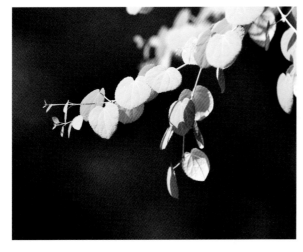

连香树

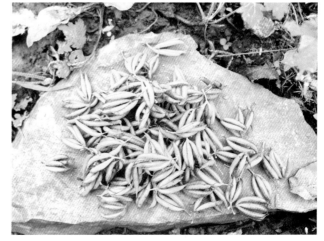

连香树果

仙人掌科

仙人掌

来源：仙人掌科植物仙人掌 *Opuntia dillenii* (Ker-Gawl.) Haw. 的干燥地上部分。

植物形态要点：丛生肉质灌木。上部分枝宽倒卵形、倒卵状椭圆形或近圆形，密生短绵毛和倒刺刚毛。叶钻形，绿色，早落。花辐状，直径 5~6.5 cm；花托倒卵形；萼状花被片宽倒卵形至狭倒卵形；瓣状花被片倒卵形或匙状倒卵形；花丝淡黄色；花药黄色；花柱淡黄色；柱头 5，黄白色。浆果倒卵球形，顶端凹陷，紫红色。种子多数，扁圆形。

功能主治：行气活血，凉血止血，解毒消肿。用于胃痛，痞块，痢疾，喉痛，肺热咳嗽，肺痨咯血，吐血，痔血，疮疡疔疖，乳痈，痄腮，癣疾，蛇虫咬伤，烫伤，冻伤。

附注：《广西中药材标准》1996 年版、《广西壮药质量标准》第二卷 2011 年版收载。

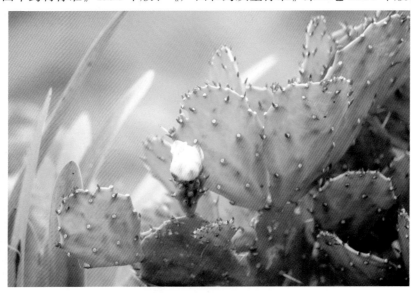

仙人掌

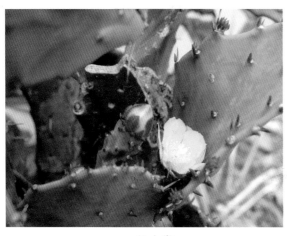

仙人掌

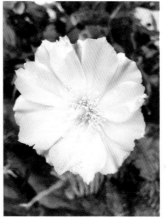

仙人掌花

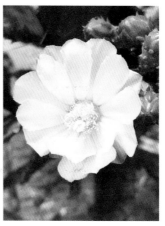

仙人掌花

蟹爪兰

来源：仙人掌科植物蟹爪兰 *Schlumbergera truncata* (Haw.) Moran 的干燥地上部分。

植物形态要点：肉质植物，常呈灌木状，多分枝。花茎木质化，幼枝及枝扁平；茎节短，长圆形或倒卵形，鲜绿色。花玫瑰红色；花萼 1 轮，基部连合成短管状，先端有齿；花瓣数层；雄蕊多数，2 轮，向上弯曲；花柱长于雄蕊，深红色，柱头 6~9 裂。浆果红色。

功能主治：解毒消肿。用于疮疡肿毒，腮腺炎。

附注：《中华本草》第 2 册 1528 页。

201

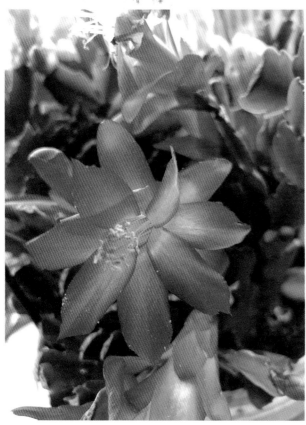

蟹爪兰

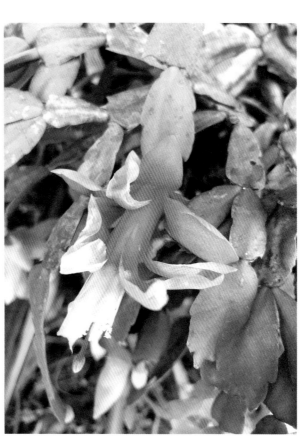

蟹爪兰

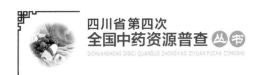
睡莲科

莲

来源： 睡莲科植物莲 *Nelumbo nucifera* Gaertn. 的干燥成熟种子、幼叶及胚根、果实、花托、雄蕊、叶或根茎。

植物形态要点： 水生草本。叶柄及花梗常有刺；叶下蓝绿色，圆形，直径 25~90 cm，纸质。花直径 10~23 cm；萼片 4~5，花瓣多数；花托鸡冠状凸起，螺旋状。果实长圆形至卵球形。

功能主治： 莲子补脾止泻，止带，益肾涩精，养心安神。用于脾虚泄泻，带下，遗精，心悸失眠。莲子心清心安神，交通心肾，涩精止血。用于热入心包，神昏谵语，心肾不交，失眠遗精，血热吐血。莲房化瘀止血。用于崩漏，尿血，痔疮出血，产后瘀阻，恶露不尽。莲须固肾涩精。用于遗精滑精，带下，尿频。荷叶清暑化湿，升发清阳，凉血止血。用于暑热烦渴，暑湿泄泻，脾虚泄泻，血热吐衄，便血崩漏。石莲子清心，开胃。用于噤口痢。藕节收敛止血，化瘀。用于吐血，咯血，衄血，尿血，崩漏。

附注：《中国药典》2020 年版一部收载。《四川省中药材标准》2010 年版收载石莲子，以成熟果实入药。

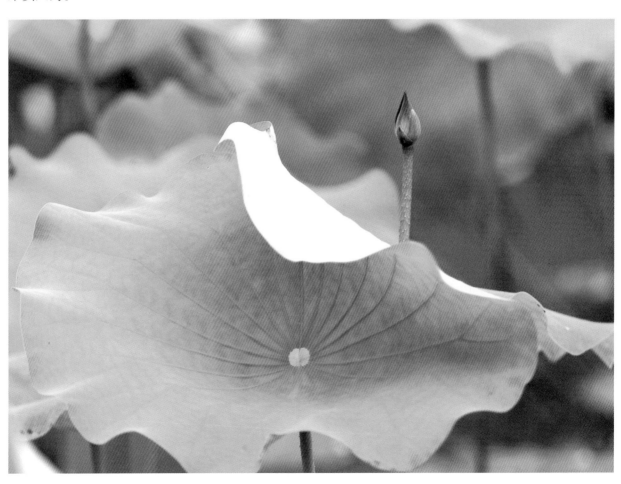

莲叶

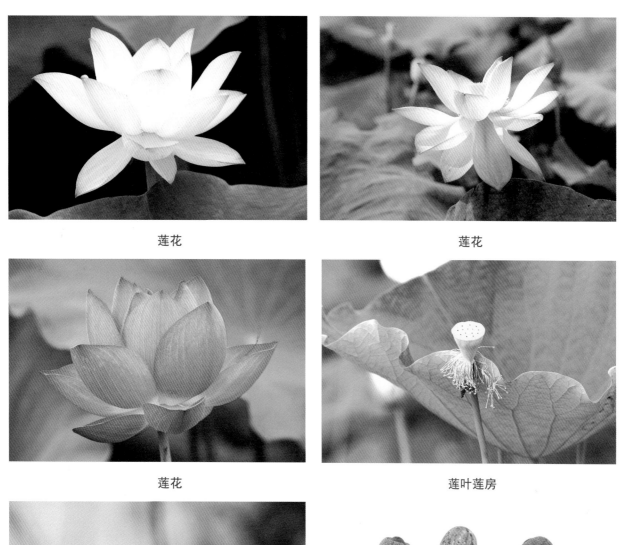

莲花　　　　　　　　　　　　　莲花

莲花　　　　　　　　　　　　莲叶莲房

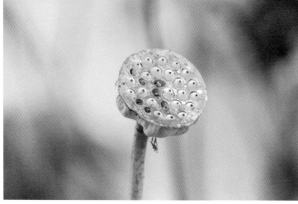

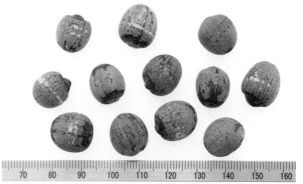

莲房　　　　　　　　　　　　　莲子

毛茛科

驴蹄草

来源：毛茛科植物驴蹄草 *Caltha palustris* L. 的干燥全草或花。

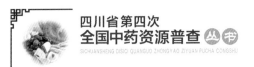

植物形态要点：草本，无毛。茎高达 48 cm。基生叶 3~7，圆卵形，边缘有密小牙齿，茎生叶较小。单歧聚伞花序具心形苞片；萼片 5，黄色；雄蕊多数；心皮 5~12。

功能主治：散风除寒。用于头目昏眩，周身疼痛，烫伤，皮肤病，脓性创伤及外伤感染。

附注：《中华本草》第 3 册 1777 页。

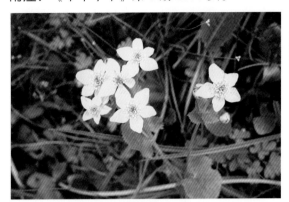

驴蹄草

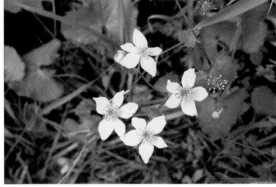

驴蹄草

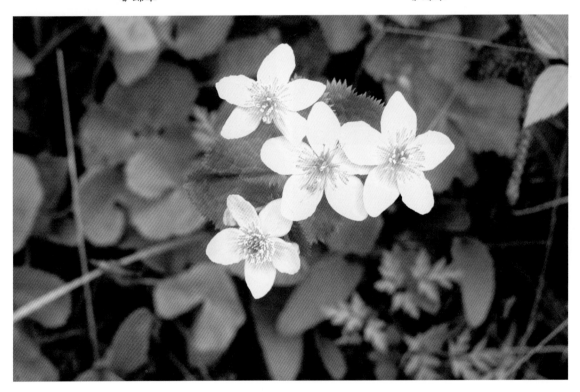

驴蹄草

乌　头

来源：毛茛科植物乌头 *Aconitum carmichaelii* Debx. 的干燥母根和子根。

植物形态要点：草本。叶五角形，3 全裂至近基部。总状花序顶生，多花；花梗和花梗密具反曲或平伏柔毛；花萼蓝紫色，上萼片高盔形；花瓣距常拳卷；心皮 3~5。蓇葖果长 1.5~1.8 cm。

功能主治：祛风除湿，温经止痛。用于风寒湿痹，关节疼痛，心腹冷痛，寒疝作痛及麻醉止痛。

附注：《中国药典》2020 年版一部收载川乌和附子。《四川中药志》68 页和 964 页。

附片分为白附片、黑顺片、淡附片、黄附片和熟附片等。《中国植物志》将拉丁学名修订为
Aconitum carmichaelii Debeaux。

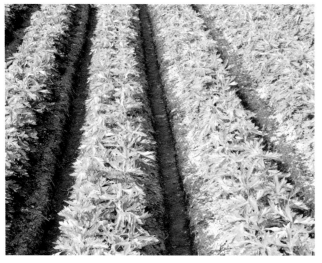

乌头

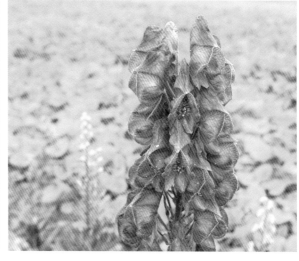

乌头花

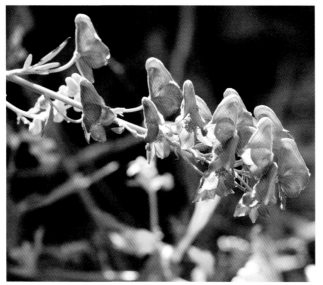

乌头花

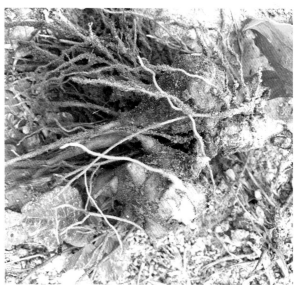

乌头鲜母根和子根

205

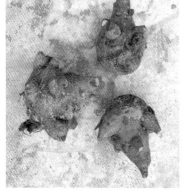

鲜附子

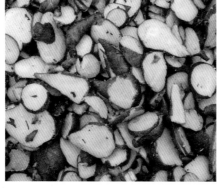

鲜黑顺片

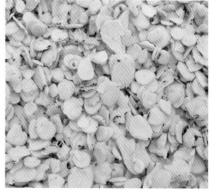

鲜白附片

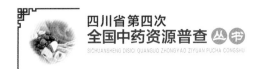

瓜叶乌头

来源：毛茛科植物瓜叶乌头 *Aconitum hemsleyanum* Pritz. 的干燥块根。

植物形态要点：草质藤本。叶五角形或卵状五角形，3 深裂。总状花序顶生，具 2~12 花；花萼深蓝色，上萼片高盔或圆柱状盔状，具爪或不明显；花瓣距内曲；心皮 5。蓇葖果直立。

功能主治：镇痛，降压，发汗，利尿。用于腰腿痛，无名肿毒，跌打损伤，癣疮。

附注：《四川省中草药标准》试行稿第三批 1980 年版以草乌收载。《浙江天目山药用植物志》上集 391 页称蔓乌头。《中药大辞典》称藤乌头。

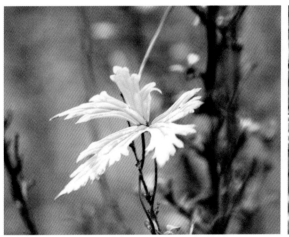

瓜叶乌头

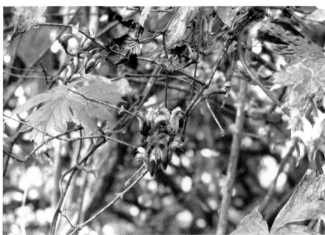

瓜叶乌头

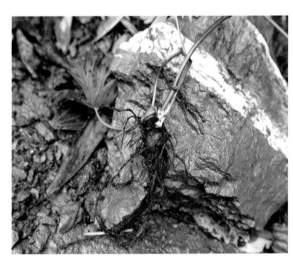

瓜叶乌头

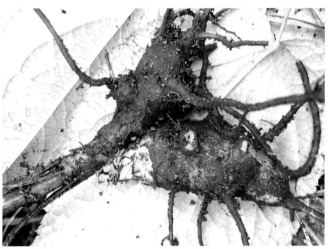

瓜叶乌头鲜块根

露蕊乌头

来源：毛茛科植物露蕊乌头 *Aconitum gymnandrum* Maxim. 的干燥块根或全草。

植物形态要点：草本。叶 3 全裂，裂片 2 至 3 回羽状分裂。总状花序有 6~16 花；基部苞片叶状；小苞片叶状至条形；萼片蓝紫色，有长爪。上萼片船形；花瓣唇扇形；心皮 6~13 被毛。蓇葖果

0.8~1.2 cm。

功能主治：祛风湿，温中祛寒，止痛，杀虫。用于风湿麻木，关节痛，麻风，胃痛及感冒，流感发烧，肠道寄生虫。

附注：本品出自《高原中草药治疗手册》。该品全草收载于《青海省藏药标准》1992 年版。《中华本草》第 3 册 1731 页。

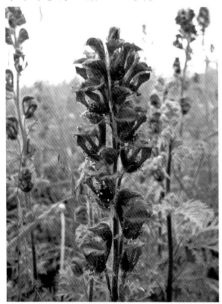

露蕊乌头

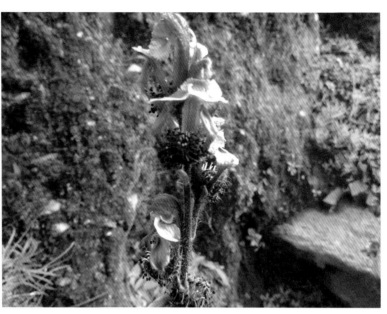

露蕊乌头

康定乌头

来源：毛茛科植物康定乌头 *Aconitum tatsienense* Finet et Gagnep. 的干燥块根或全草。

植物形态要点：块根胡萝卜形，长约 10 cm。茎高 60~170 cm，上部被反曲的短柔毛，等距地生叶，不分枝或在花序之下有 1 条短分枝。叶片五角形，三深裂至距基部约 4 mm 处，深裂片彼此多近邻接，中央深裂片菱形，渐尖，侧深裂片斜扇形或斜卵形。顶生总状花序 7~30 花，下部苞片叶状，上部苞片小，狭线形；萼片淡蓝色或白色，上萼片盔形；花瓣有短柔毛；花丝被短毛，全缘；心皮 3~5 枚。

功能主治：驱寒止痛，祛风定惊。用于治隆病，寒病，四肢黄水病，癫狂。

附注：《四川省藏药材标准》2014 年版收载。《中国高等植物图鉴》。《中国植物志》第 27 卷。

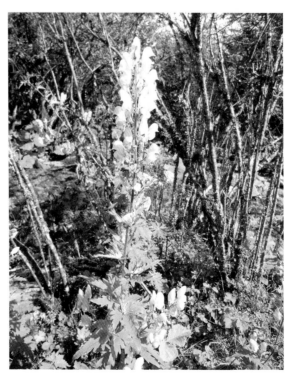

康定乌头

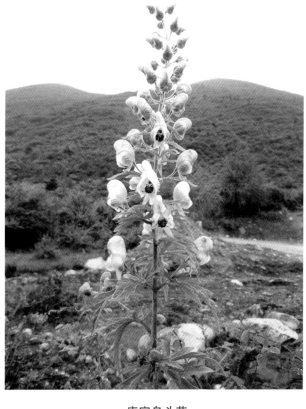

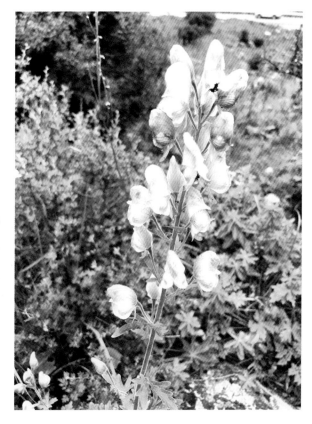

康定乌头花　　　　　　　　　　　　　　　康定乌头花

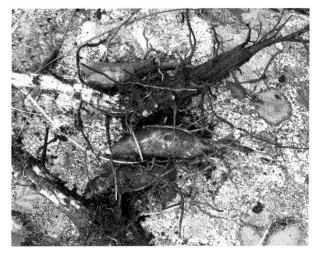

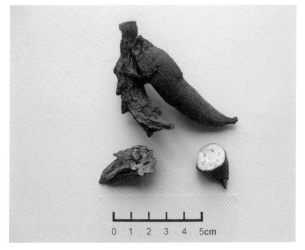

康定乌头鲜块根　　　　　　　　　　　　　　康定乌头

高乌头

来源： 毛茛科植物高乌头 *Aconitum sinomontamum* Nakai 的干燥根或全草。

植物形态要点： 草本。茎高达 1.5 m，叶五角形，3 深裂，基部心形。总状花序具多数花；轴和花梗被短柔毛；萼片蓝紫色，上萼片筒状，高约 2 cm；心皮 3。

功能主治： 祛风除湿，活血止痛。用于跌打损伤，风湿疼痛，食积腹痛。

附注：《甘肃中药材标准》1992 年版收载，《贵州省中药材质量标准》1988 年版以麻布袋收载。《青海野生药用植物》94 页。

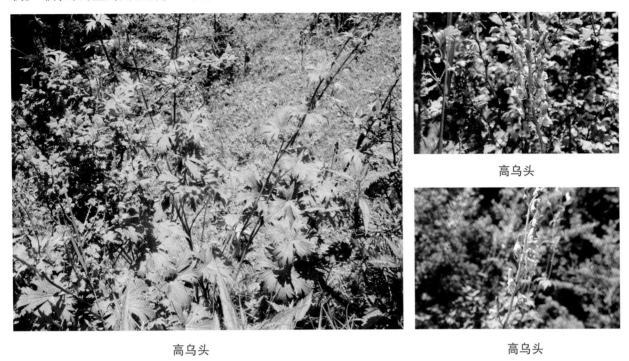

高乌头

高乌头

高乌头

唐古特乌头

来源：毛茛科植物唐古特乌头 *Aconitum tanguticum* (Maxim.) Stapf 的干燥块根或全草。

植物形态要点：块根细小，纺锤形或圆锥形，表皮黄褐色至黑褐色，基生叶 7 ~ 9，具长柄，叶片肾圆形、椭圆形，掌状深裂。总状花序梗和小花梗被短柔毛；花萼 5，紫色或蓝紫色，上萼片盔形；花瓣 2，极小；雄蕊多数；花丝极短，压扁，具毛，花药黑色；子房无毛。

功能主治：清热解毒，生肌收口，燥湿。用于发热，肝胆热病，血症，胃热，疡疮，蛇蝎咬伤，黄水病。

附注：《中国药典》1977 年版一部以榜嘎收载。《中华人民共和国卫生部药品标准·藏药》第一册收载。

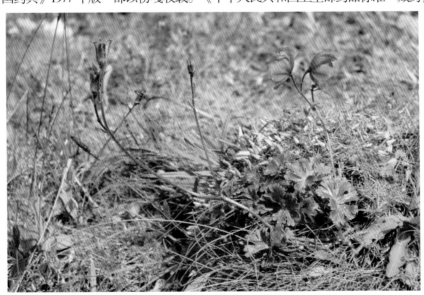

唐古特乌头

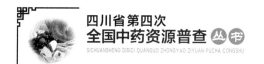

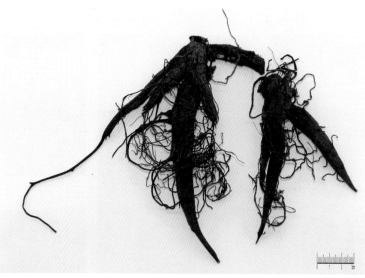

唐古特乌头鲜块根

铁棒锤

来源：毛茛科植物铁棒锤 *Aconitum pendulum* Busch 的干燥块根或叶。

植物形态要点：块根倒圆锥形。茎高 26~100 cm。中部茎生叶密集，具短柄，宽 4.5~5.5 cm，3 全裂，全裂片细裂。总状花序狭长，有 8~35 朵花；轴和花梗被黄色开展短毛；上萼片蓝色或绿黄色，船状镰刀形，长 1.6~2 cm，外面有短毛；心皮 5。

功能主治：活血祛瘀，祛风除湿，消肿止痛。用于跌打损伤，骨折瘀肿疼痛，风湿腰痛，痈肿恶疮，无名肿毒，瘰疬未溃者，毒蛇咬伤，冻疮。

附注：本品出自《陕西中草药》。《四川省中药材标准》1987 年版以雪上一枝蒿收载铁棒锤、伏毛铁棒锤和多裂乌头。

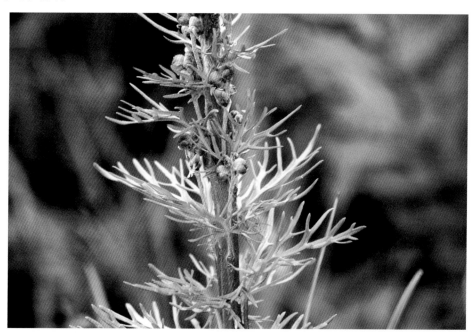

铁棒锤

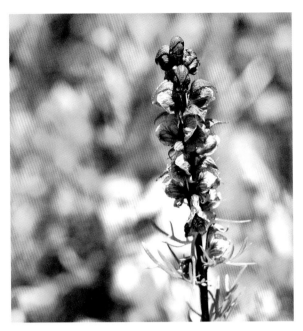

铁棒锤

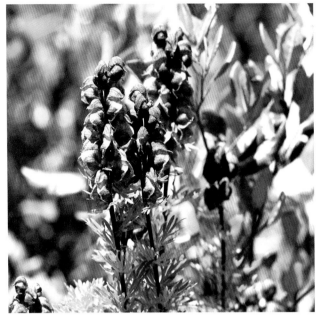

铁棒锤

211

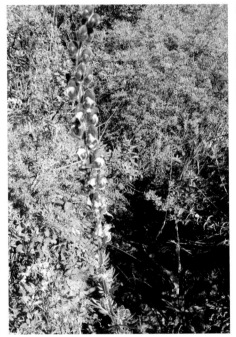

铁棒锤

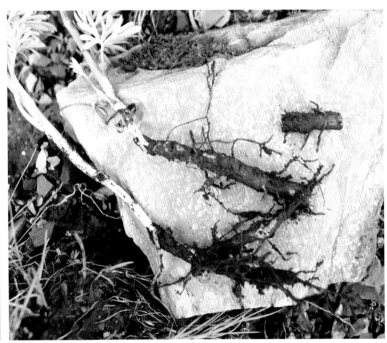

铁棒锤带新鲜根

伏毛铁棒锤

来源： 毛茛科植物伏毛铁棒锤 *Aconitum flavum* Hand.–Mazz. 的干燥根。

植物形态要点： 块根长约 3.5 cm。茎高 35~100 cm。中部茎生叶密集，具短柄或近无柄，宽 3.6~4.5 cm，3 全裂，全裂片细裂。总状花序狭长，有 12~25 花；轴和花梗被贴伏短毛；上萼片紫色或绿黄色，盔状船形，外面短毛；心皮 5。

功能主治： 同铁棒锤。

附注：《四川省中药资源志要》187 页。

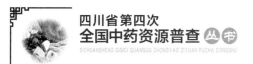
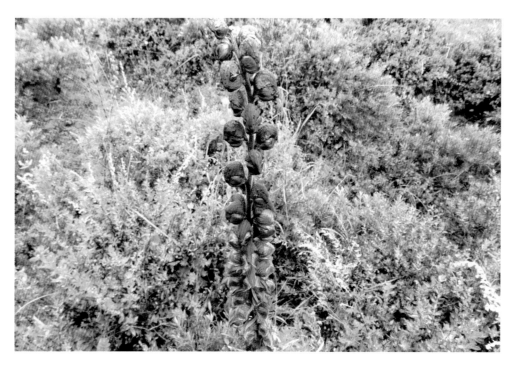

伏毛铁棒锤

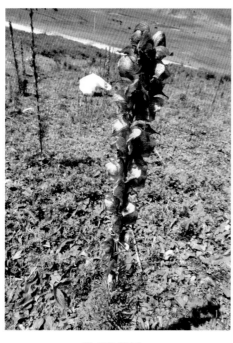

伏毛铁棒锤

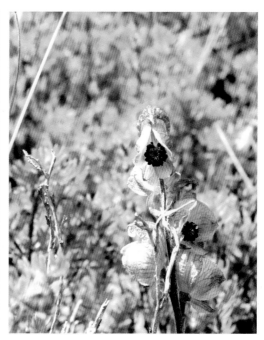

伏毛铁棒锤

白喉乌头

来源： 毛茛科植物白喉乌头 *Aconitum leucostomum* Worosch. 的干燥根。

　　植物形态要点： 草本。叶片肾形或肾圆形，3 深裂。总状花序长 20~45 cm，多花，花轴和花梗密具开展的淡黄色短腺毛；萼片淡蓝紫色，下部白色，上萼片筒状；花瓣距稍拳卷；心皮 3。蓇葖果长 1~1.2 cm。

功能主治：温经止痛，祛风除湿，镇痛，抗炎，抗肿瘤。用于外感时邪引起的瘟疫白喉，咽喉肿痛，风寒湿痹。

附注：《四川省中药资源志要》188页。

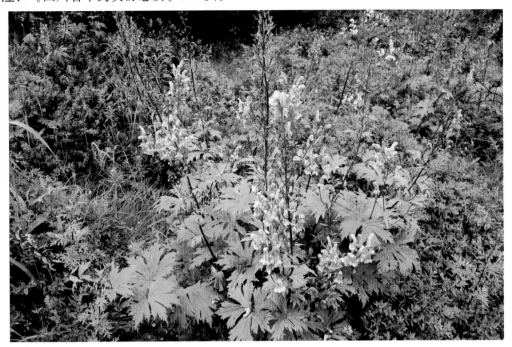

白喉乌头

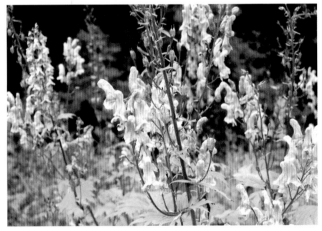

白喉乌头

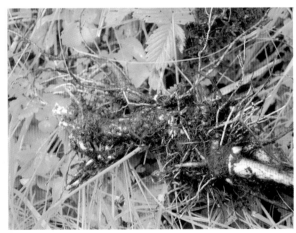

白喉乌头带根

213

翠 雀

来源：毛茛科植物翠雀 *Delphinium grandiflorum* L. 的干燥全草及种子。

植物形态要点：草本。茎被贴伏短柔毛。叶3全裂，全裂片细裂，末回裂片条形。总状花序长5~20 cm，具3~15花；萼片紫蓝色或蓝色，外面被短柔毛，萼距钻状或筒状钻形，直或微下弯；花瓣不裂；退化雄蕊近圆形或宽倒卵形；心皮3。

功能主治：泻火止痛，抗菌除湿，杀虫治癣。用于风热牙疼，疥癣，头虱。

附注：《东北常用中草药手册》《高原中草药治疗手册》《吉林中草药》。

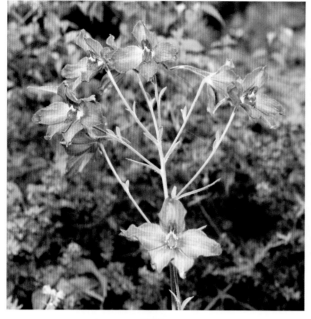

翠雀

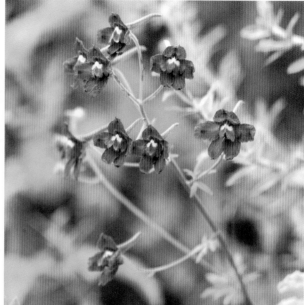

翠雀

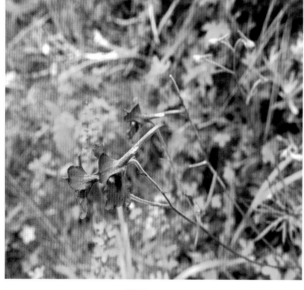

翠雀

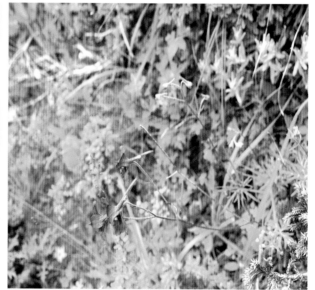

翠雀

囊距翠雀花

来源： 毛茛科植物囊距翠雀花 *Delphinium brunoniamum* Royle 的干燥全草。

植物形态要点： 草本。叶掌状深裂。花序通草有少数花，密被白色短柔毛和并常混有黄色短腺毛；萼片紫蓝色，萼距囊形、圆锥形至圆筒形，通常比萼片短，基部粗 5 mm 以上；心皮 4 或 5，子房疏被短柔毛。

功能主治： 祛风止痒，凉血解毒。用于各种传染病，流行性感冒，皮肤瘙痒，皮疹，疥癣，蛇咬伤。

附注：《中国药用植物志》第 3 卷 173 页。《四川中药资源志》208 页。

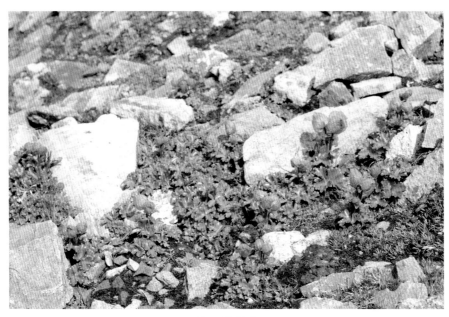

囊距翠雀花

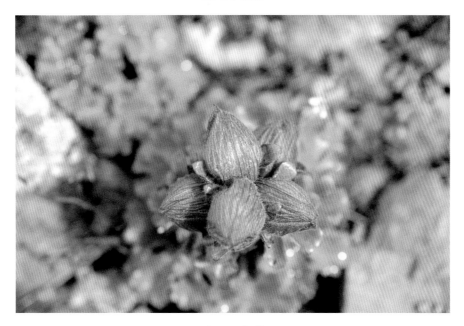

囊距翠雀花

石龙芮

来源：毛茛科植物石龙芮 *Ranunculus sceleratus* L. 的干燥全草。

植物形态要点：草本。基生叶及茎生叶 3 深裂。复单歧聚伞花序顶生，聚伞状；花小，直径 4~8 mm；花托近圆柱状；花瓣 5，蜜槽不具鳞片。聚合果圆柱形；瘦果稍两侧压扁，斜卵球形，长 1~1.2 mm。

功能主治：清热解毒，散结消肿，截疟。用于痈疖肿毒，瘰疬结核，肢节溃疡，疟疾，虫蛇咬伤，发汗解毒。

附注：本品始载于唐·陈藏器《本草拾遗》，《四川省中药资源志要》219 页。

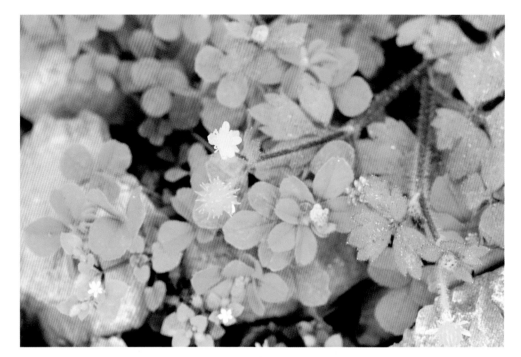

石龙芮

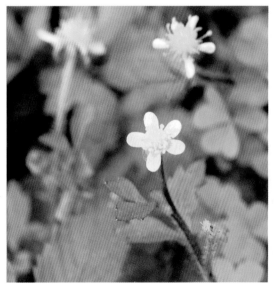

石龙芮

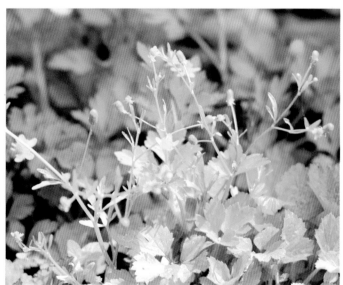

石龙芮

水毛茛

来源： 毛茛科植物水毛茛 *Batrachium bungei* (Steud.) L. Liu 的干燥全草。

植物形态要点： 沉水草本。叶片扇形或半圆形，3 全裂；裂片 4 或 5 回细裂，末回裂片丝形。花托圆锥状；花瓣 4 或 5，白色，基部黄色。聚合果近球形或阔卵球形；瘦果斜倒卵球形，具约 6 个横向皱纹。

功能主治： 拔毒，散结，截疟。用于痈疖肿毒，毒蛇咬伤，下肢溃疡，风湿性关节炎，疟疾。

附注：《中国植物志》第 28 卷 341 页。

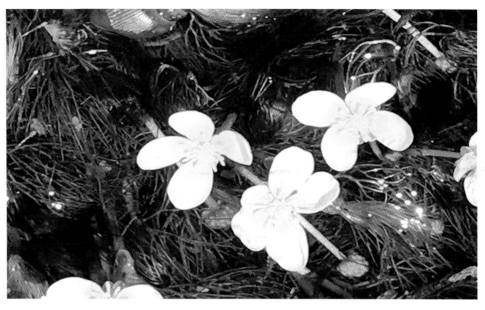

水毛茛

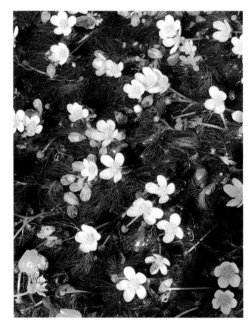

水毛茛

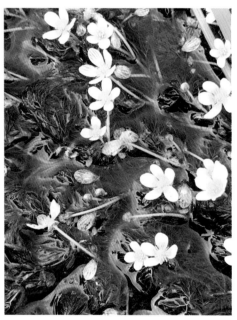

水毛茛

217

耳状人字果

来源： 毛茛科植物耳状人字果 *Dichocarpum auriculatum* (Franch.) W. T. Wang et Hsiao 的干燥全草。

植物形态要点： 草本。一回羽状三出复叶，小叶菱形或斜卵形，有浅齿。聚伞花序有花 1~5 朵；花萼 5 枚；白色，花瓣丝状；金黄色；雄蕊多数；心皮 2 枚。蓇葖果 2 枚；二叉状展开；似"人"字形。

功能主治： 消肿解毒，止咳化痰。用于劳伤腰痛，咳嗽痰多，红肿疮毒。

附注：《峨眉山常见药用植物彩色图谱》69 页。

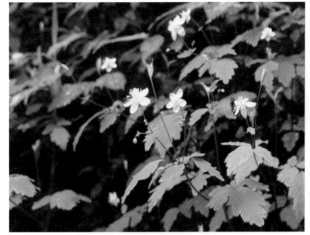

耳状人字果 · 耳状人字果

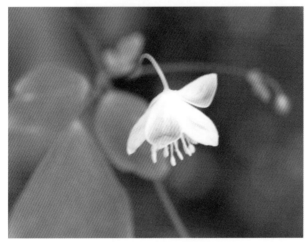

耳状人字果花

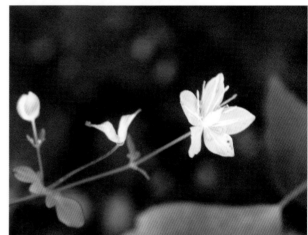

耳状人字果花

天 葵

来源： 毛茛科植物天葵 *Semiaquilegia adoxoides* (DC.) Makino 的干燥块根。

植物形态要点： 草本。块根长1~2 cm。三出复叶，小叶片卵形、近圆形或肾形。单歧聚伞花序有 2~3 花；萼片 5，白色，常带淡紫色，长 4~6 mm；花瓣 5，匙形，长 3 mm；雄蕊 8~14；退化雄蕊约 2，白色，条状披针形，膜质，无毛。蓇葖果 3，长椭圆形，有横向脉纹。

功能主治： 清热解毒，消肿散结。用于痈肿疔疮，乳痈，瘰疬，毒蛇咬伤。

附注：《中国药典》2020 年版以天葵子收载。

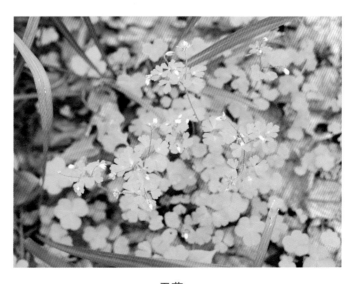

天葵

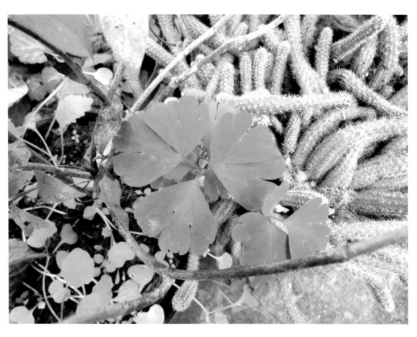

天葵

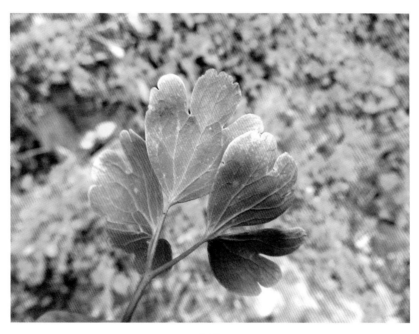

天葵

华北耧斗菜

来源： 毛茛科植物华北耧斗菜 *Aquilegia yabeana* Kitag. 的干燥全草。

植物形态要点： 草本。根肥大，圆柱形，外皮黑褐色。茎疏被柔毛和腺毛，顶端分枝。单歧聚伞花序具少数花，密被短腺毛；萼片紫色，狭卵形，花瓣紫色，近直立，距向内钩状弯曲。蓇葖果明显具网脉，具宿存的花柱。

功能主治： 活血祛瘀，止痛止血。用于下死胎，子宫出血，跌打损伤，拔除异物，外伤出血。

附注： 《西藏常用中草药》《陕甘宁青中草药选》。

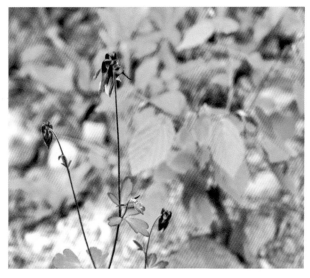

华北耧斗菜

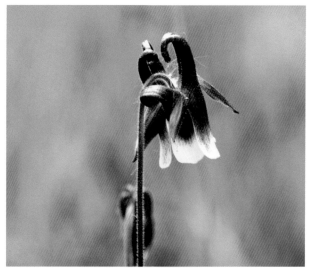

华北耧斗菜

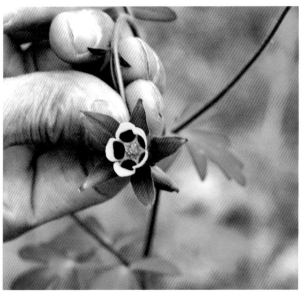

华北耧斗菜

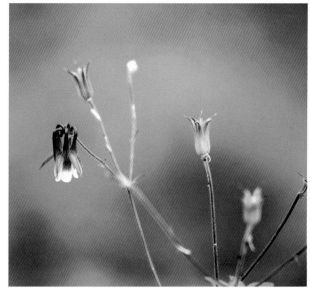

华北耧斗菜

打破碗花花

来源：毛茛科植物打破碗花花 *Anemone hupehensis* V. Lem. 的干燥带根全草。

植物形态要点：草本。叶三出，疏具糙毛。聚伞花序 2 或 3 分枝，多花；总苞片 3，具柄；萼片 5，紫红色；子房具绒毛。瘦果卵球形，具绵毛。

功能主治：健脾益气，活血调经。用于小儿脾胃虚弱，疳积，妇女产后体虚，乳汁缺少，产后感冒，月经不调，淋病，白带。

附注：本品首载于明·朱橚《救荒本草》。打破碗花花，又称野棉花。《中国药典》1977 年版一部收载，《四川植物志》第 4 卷 385 页。

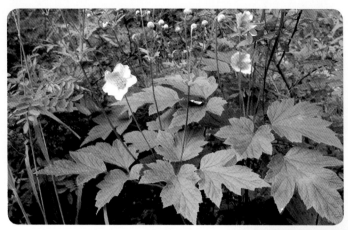

打破碗花花

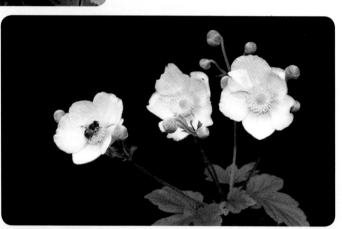

打破碗花花

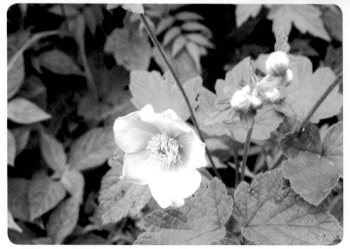

打破碗花花

芍　药

来源：毛茛科植物芍药 *Paeonia lactiflora* Pall. 的干燥根。

植物形态要点：草本。茎生叶常二回三出复叶；顶生小叶 2 或 3 次分裂；小叶窄卵形、披针形。花大，顶生或腋生；单瓣或重瓣；苞片 4~5；花瓣白色或粉红色。雄蕊多数，心皮 4~5。

功能主治：养血调经，敛阴止汗，柔肝止痛，平抑肝阳。用于血虚萎黄，月经不调，自汗，盗汗，胁痛，腹痛，四肢挛痛，头痛眩晕。

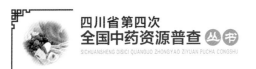
附注：本品始载于《诗经》，本草文献始载于《神农本草经》。《中国药典》2020年版一部以白芍、赤芍收载芍药和川赤芍。《四川中药志》408页。

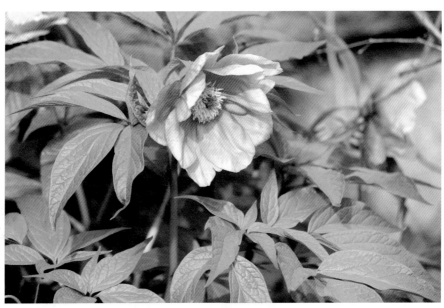

芍药

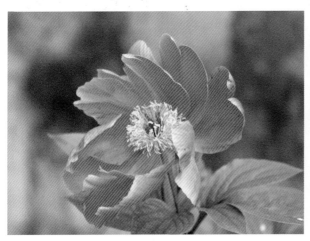

芍药

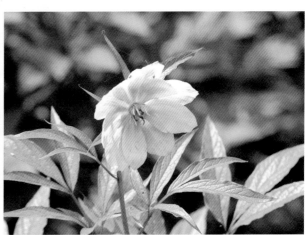

芍药

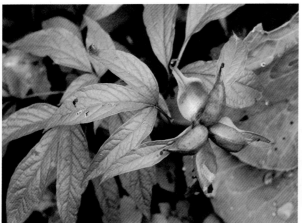

芍药

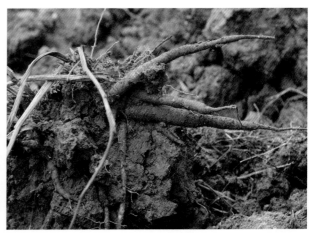

芍药鲜根

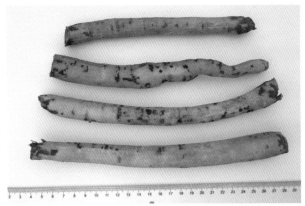

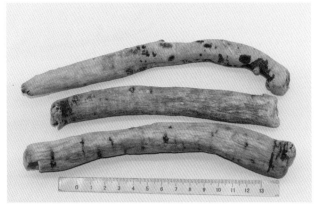

芍药鲜根

芍药

川赤芍

来源：毛茛科植物川赤芍 *Paeonia veitchii* Lynch. 的干燥根。

植物形态要点：草本。近轴叶二回三出；小叶羽状分裂。花每枝 1~4，顶生及腋生，常于远处叶腋具 1~3 朵未开花芽。

功能主治：同芍药。

附注：《四川中药志》747 页。《中国植物志》将拉丁学名修订为 *Paeonia anomala* subsp. *veitchii* (Lynch) D. Y. Hong & K. Y. Pan。

223

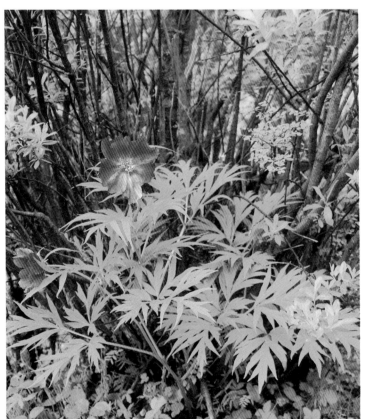

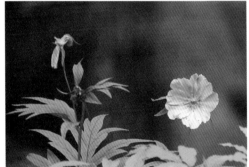

川赤芍

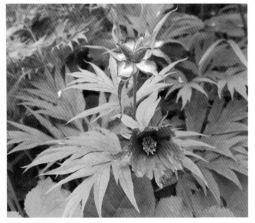

川赤芍

川赤芍

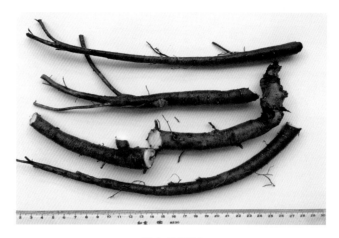

川赤芍鲜根

单花赤芍

来源： 毛茛科植物单花赤芍 *Paeonia veitchii* Lynch var. *uniflora* K. Y. Pan. 的干燥根及根茎。

植物形态要点： 草本。花为单花顶生，茎上部叶腋没有发育不好的花芽。

功能主治： 同芍药。

附注：《中国植物志》和《四川省中药材标准》2010 年版仅描述了与川赤芍的区别点。前者将拉丁学名修订为 *Paeonia veitchii* var. *uniflora* K. Y. Pan in Addenda。

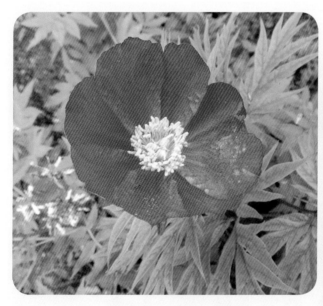

单花赤芍

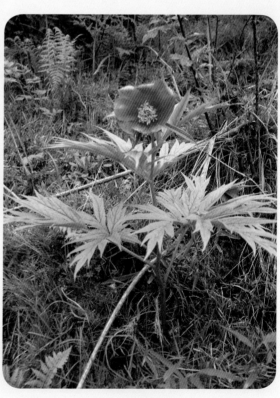

单花赤芍

美丽芍药

来源： 毛茛科植物美丽芍药 *Paeonia mairei* Lévl. 的干燥根及根茎。

植物形态要点： 草本。叶二回三出复叶；苞片 1~3，叶状或线形，长可达 9 cm。单花顶生，宽 7.5~14 cm；花瓣 7~9；粉红至红色，长 3.5~7 cm，宽 2~4.5 cm；花丝紫红色；花盘黄色，环形；心皮 2 或 3。

功能主治： 同芍药。

附注：《中华本草》第 3 册 2105 页。

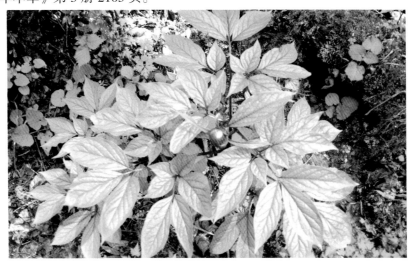

美丽芍药

草芍药

来源： 毛茛科植物草芍药 *Paeonia obovata* Maxim. 的干燥根及根茎。

植物形态要点： 草本。叶二回三出复叶。单花顶生，宽 7~12 cm；萼片 2~4，不等大；花瓣 4~7，白色、玫瑰色、粉红色或红色，基部和边缘带粉红色。蓇葖果渐反曲，椭圆形。

功能主治： 同芍药。

附注：《中华本草》第 3 册 2105 页。

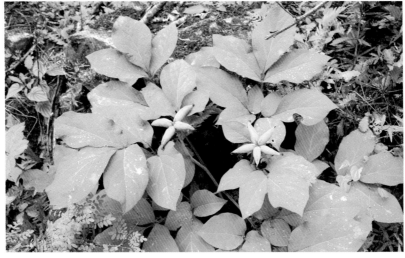

草芍药

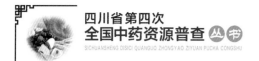

四川药用植物原色图谱

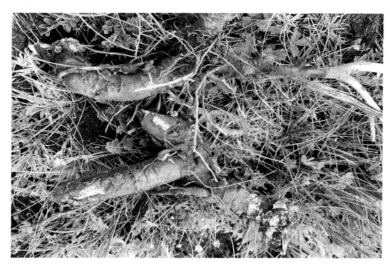

草芍药鲜根

铁破锣

来源：毛茛科植物铁破锣 *Beesia calthifolia* (Maxim.) Ulbr. 的干燥根茎或茎。

植物形态要点：草本。叶为不分裂的单叶。花序聚伞状；萼片 5，白色或带粉红色，狭卵形或椭圆形；花瓣和退化雄蕊均不存在。蓇葖果扁平，披针状条形，具约 8 个不明显横向脉纹。

功能主治：清热解毒，祛风。用于风热感冒，目赤肿痛，咽喉疼痛，风湿骨痛，疮疖，毒蛇咬伤。

附注：本品出自《贵州草药》。《云南省药品标准》1996 年版以滇豆根收载茎。《中华本草》第 3 册 1774 页。

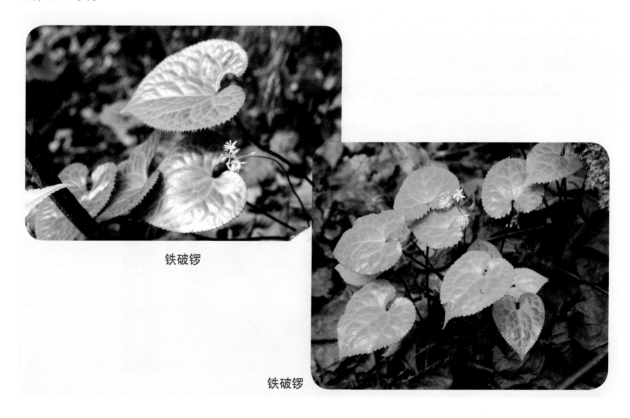

铁破锣

铁破锣

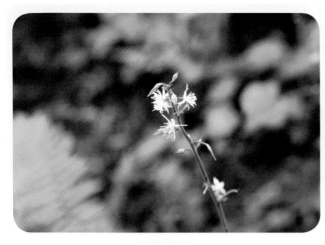

铁破锣花

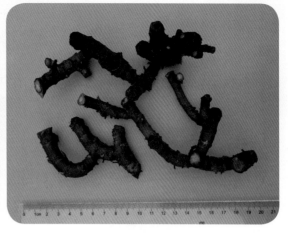

铁破锣鲜根茎

牡 丹

来源： 毛茛科植物牡丹 *Paeonia suffruticosa* Andr. 的干燥根皮或花。

植物形态要点： 落叶灌木。茎生叶二回三出；顶生小叶深 3 裂，裂片再次 2 或 3 裂。单花顶生，宽 10~17 cm；萼片 5，绿色，不等大；花瓣 5~11，白色、粉色、红色或紫红色；花盘于花期完全包被心皮，紫红色，革质；心皮 5。

功能主治： 牡丹皮清热凉血，活血化瘀。用于热入营血，温毒发斑，吐血衄血，夜热早凉，无汗骨蒸，经闭痛经，跌扑伤痛，痈肿疮毒。

附注： 本品始载于《神农本草经》。《中国药典》2020 年版一部以牡丹皮收载。《四川中药志》756 页。

227

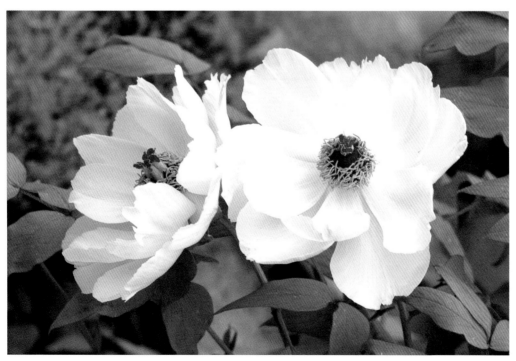

牡丹

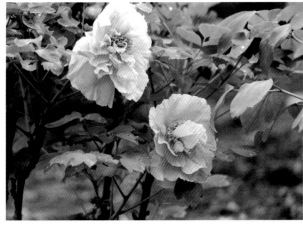

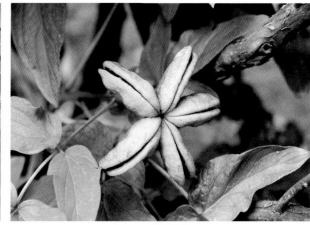

牡丹　　　　　　　　　　　　　　　牡丹

四川牡丹

来源： 毛茛科植物四川牡丹 *Paeonia szechuanica* Fang 的干燥根皮。

植物形态要点： 灌木。树皮灰黑色，片状脱落，基部具宿存的鳞片。叶为三至四回三出复叶；顶生小叶卵形或倒卵形，基部楔形，表面深绿色，背面淡绿色；侧生小叶卵形或菱状卵形，3 裂或不裂而具粗齿。花单生枝顶；苞片 3~5，线状披针形；萼片 3~5，倒卵形；花瓣 9~12，玫瑰色、红色，倒卵形，顶端呈不规则波状或凹缺；雄蕊长约 1.2 cm，花丝白色，花药黄色；花盘革质，杯状。

功能主治： 清热凉血，活血散瘀。用于温毒发斑，痈肿疮毒，吐血衄血，夜热早凉，无汗骨蒸，经闭痛经，跌扑伤痛。

附注：《四川省中药材标准》2010 年版以茂丹皮收载。《中国植物志》将拉丁学名修订为 *Paeonia decomposita* Handel–Mazzetti。

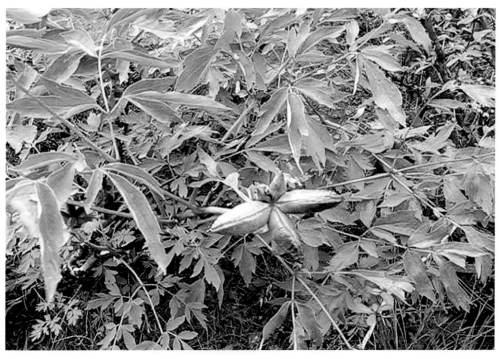

四川牡丹

紫斑牡丹

来源： 毛茛科植物紫斑牡丹 *Paeonia suffruticosa* Andr. var. *papaveracea* (Andr.) Kerner. 的干燥根皮。

植物形态要点： 落叶灌木。叶为二至三回羽状复叶，小叶不分裂。花大，单生枝顶，花瓣多为白色，花瓣内面基部具菱形或卵形深紫色斑块，顶端呈不规则的波状。花盘革质，杯状，紫红色，顶端有数个锐齿或裂片，完全包住心皮，在心皮成熟时开裂；心皮 5，密生柔毛。蓇葖果长圆形，密生黄褐色硬毛。种子数粒，黑色，有光泽。

功能主治： 凉血散瘀。用于中风，瘀血腹痛。

附注：《甘肃省中药材标准》1996 年版以丹皮收载。《中国植物志》将拉丁学名修订为 *Paeonia rockii* (S. G. Haw & Lauener) T. Hong & J. J. Li。

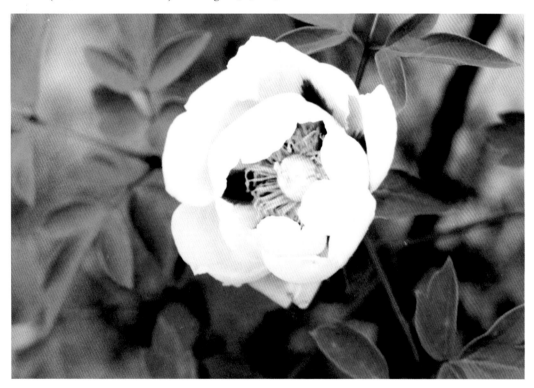

紫斑牡丹

黄牡丹

来源： 毛茛科植物黄牡丹 *Paeonia delavayi* Franch. var. *lutea* (Franch.) Finrt et Gangnep. 的干燥根皮。

植物形态要点： 小灌木。花黄色，花瓣基部紫红色。

功能主治： 清热，凉血，活血，祛瘀。用于热入血分，发斑，惊痫，吐血，衄血，骨蒸劳热，经闭，癥瘕，痈疮。

附注：《四川省中药材标准》1987 年版收载。《云南省药品标准》1974 年版和 1996 年版记载黄牡丹 *Paeonia lutea* Franch.。

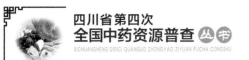

四川药用植物原色图谱

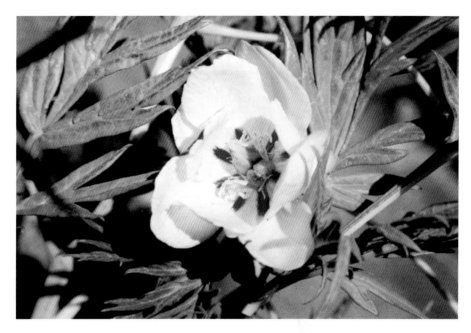

黄牡丹

白头翁

来源：毛茛科植物白头翁 *Pulsatilla chinensis* (Bge.) Regel 的干燥根。

植物形态要点：草本，具根状茎。叶片宽卵形，具 3 小叶；叶柄密被长柔毛。花葶 1 或 2；总苞片基部合生成一个长 3~10 mm 的管，顶端常掌状 3 裂，每个裂片条形；花萼紫色。瘦果扁，疏被微柔毛，宿存花柱羽毛状。

功能主治：清热解毒，凉血止痢。用于热毒血痢，阴痒带下。

附注：本品始载于《神农本草经》。《中国药典》2020 年版一部收载。《四川中药志》447 页。《中国植物志》将拉丁学名修订为 *Pulsatilla chinensis* (Bunge) Regel。

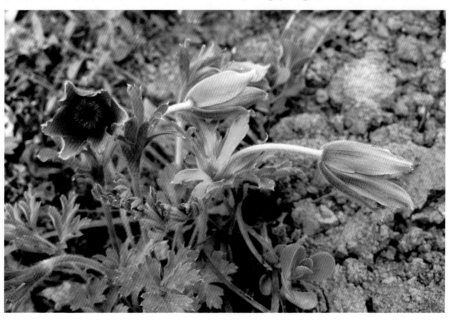

白头翁

高原唐松草

来源：毛茛科植物高原唐松草 *Thalictrum cultratum* Wall. 干燥根及根茎。

植物形态要点：草本。中部茎生叶为三至四回羽状复叶；小叶宽 3~14 mm，背面有白粉，有稀疏短毛或无毛。圆锥花序长 10~24 cm；萼片绿白色；花丝丝形；心皮 4~9，柱头三角形。瘦果长 3.5 mm，有 8 条纵肋，宿存花柱长 1 mm。

功能主治：清疫热，解毒，分清浊。用于痢疾，炭疽和虫病。

附注：《四川省藏药材标准》2014 年版收载。

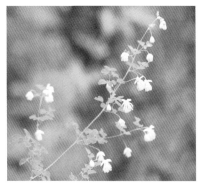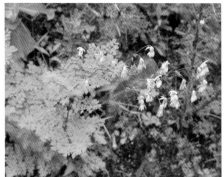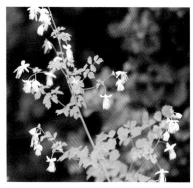

高原唐松草　　　　　　　　　高原唐松草　　　　　　　　　高原唐松草

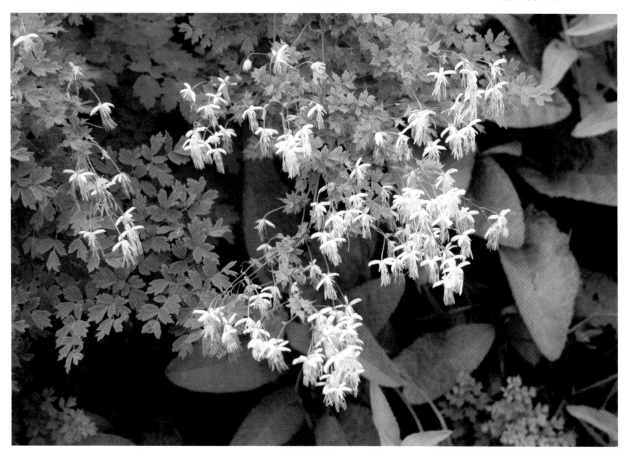

高原唐松草

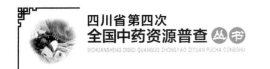

堇花唐松草

来源：毛茛科植物堇花唐松草 *Thalictrum diffusiflorum* C. Marquand & Airy Shaw 的干燥根及根茎。

植物形态要点：草本。茎中部以上分枝。叶为三至五回羽状复叶；叶片长 8~15 cm；小叶 3 或 5 浅裂。大型圆锥花序顶生，长达 50 cm；萼片 4~5；花瓣状，淡紫色或蓝色，后期脱落。无花瓣，心皮 10~15。

功能主治：清热泻火，燥湿解毒。用于热病心烦，湿热泻痢，肺热咳嗽，目赤肿痛，痈肿疮疖。

附注：《实用临床中药手册》记载。《中国植物志》将拉丁学名修订为 *Thalictrum diffusiflorum* Marq. et Shaw。

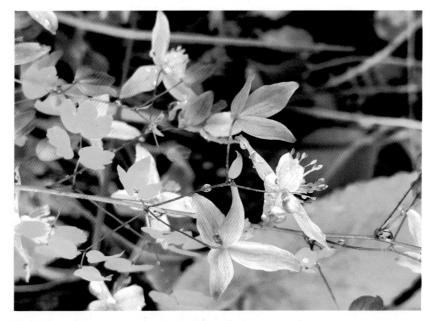

堇花唐松草

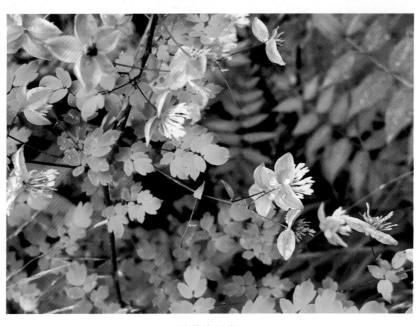

堇花唐松草

偏翅唐松草

来源： 毛茛科植物偏翅唐松草 *Thalictrum delavayi* Franch. 的干燥根及根茎。

植物形态要点： 草本，无毛。三或四回羽状复叶；小叶圆卵形、倒卵形或椭圆形。花序圆锥状，长 15~40 cm；花梗长 8~25 mm；萼片长圆形、长椭圆形或卵形，长 6~11 mm；花丝丝形；心皮 15~22。瘦果斜倒卵形，长 5~8 mm，沿二缝线有狭翅，基部具长 1~3 mm 之柄。

功能主治： 清热燥湿，泻火解毒。用于湿热泻痢，黄疸，白带，风火牙痛，目赤肿痛，疮疡肿毒。

附注： 《中华本草》第 3 册 1864 页。

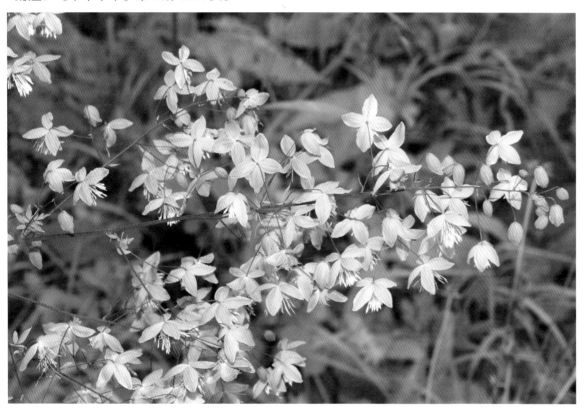

偏翅唐松草

草玉梅

来源： 毛茛科植物草玉梅 *Anemone rivularis* Buch.–Ham. ex DC. 的干燥根或果实。

植物形态要点： 草本。叶肾状五角形，3 全裂。复聚伞花序，具 2 或 3 分枝，多花。总苞片 3 或 4；萼片 5~10，白色、蓝色、紫色或淡紫色，子房狭卵球形，花柱具沟。瘦果卵球形或纺锤形，稍压扁。

功能主治： 解毒止痢，舒筋活血。用于痢疾，疮疖痈毒，跌打损伤。虎掌草清热解毒，镇咳祛痰。用于咽喉肿痛，咳嗽痰多，瘰疬，痢疾。

附注： 《中华人民共和国卫生部药品标准·藏药》第一册 1995 年版收载果实。《中国药典》1977 年版一部、《云南省药品标准》1996 年版，《云南省中药材标准》第二册彝族药 2005 年版以虎掌草收载根。

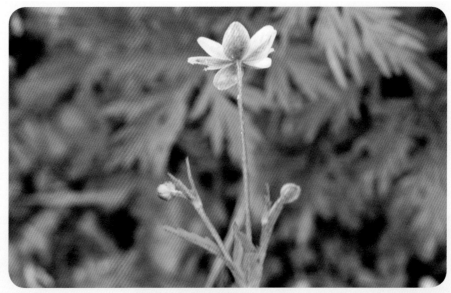

草玉梅

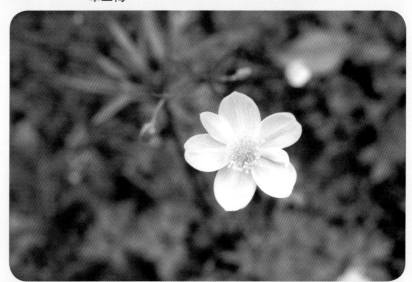

草玉梅

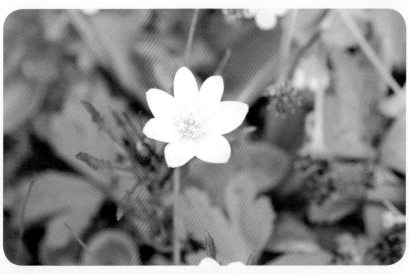

草玉梅

还亮草

来源：毛茛科植物还亮草 *Delphinium anthriscifolium* Hance 的干燥茎。

植物形态要点：草本。二或三回羽状复叶。总状花序长 2~12 cm，具 2~10 花，被反曲短柔毛；萼片堇色或紫色，萼距近钻形，长 0.5~1.5 cm；退化雄蕊瓣片斧形或卵形，无毛，2 深裂；心皮 3。种子近球形，有横膜翅。

功能主治：止痛活络，祛风除湿，解毒。用于半身不遂，风湿痛，食积胀满，咳嗽，痈疮癣疥。

附注：《中华本草》第 3 册 1820 页。

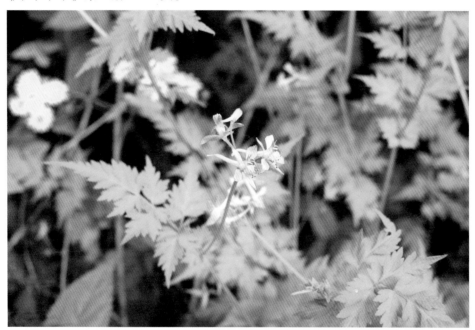

还亮草

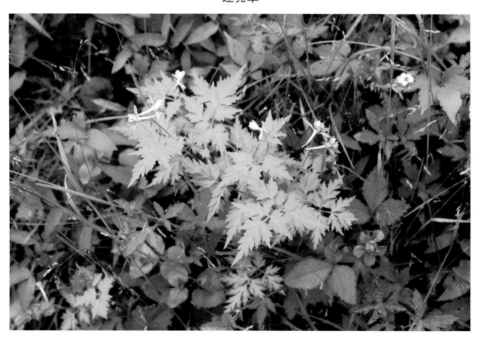

还亮草

235

铁筷子

来源: 毛茛科植物铁筷子 *Helleborus thibetanus* Franch. 的干燥根及根茎。

植物形态要点: 草本。茎无毛。基生叶 1~2，具长柄，鸡足状 3 全裂；茎生叶较小。花 1~2 朵顶生；萼片 5，粉红色，果期变绿色；花瓣 8~10，筒状；雄蕊多数；心皮 2~3。

功能主治: 清热解毒，活血散瘀，消肿止痛。用于膀胱炎，尿道炎，疮疡肿毒，跌打损伤。

附注:《中华本草》第 3 册 1836 页以胡子七记载。

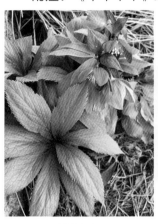 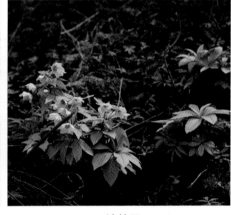 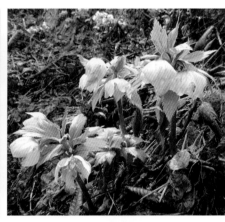

铁筷子　　　　　　　　　　铁筷子　　　　　　　　　　铁筷子

升　麻

来源: 毛茛科植物升麻 *Cimicifuga foetida* L. 的干燥根茎。

植物形态要点: 草本。叶三角形，为二至三回三出羽状复叶。总状花序具 3~20 分枝；萼片白色或绿白色；退化雄蕊阔椭圆形，全缘或 2 浅裂或 2 裂至中部；心皮 2~5，密被灰色柔毛。蓇葖果长圆形；种子周围具鳞质翅。

功能主治: 发表透疹，清热解毒，升举阳气。用于风热头痛，齿痛，口疮，咽喉肿痛，麻疹不透，阳毒发斑，脱肛，子宫脱垂。

附注:《中国药典》2020 年版一部收载。根为彝族习用药，根、茎为傈僳族习用药，全草及根茎为藏族习用药，根茎为蒙古族习用药。

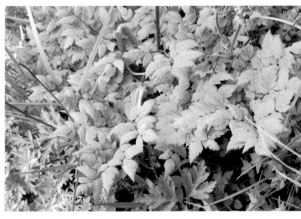 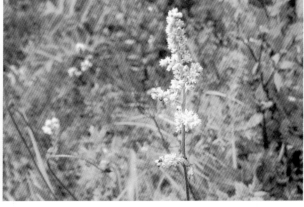

升麻　　　　　　　　　　　　　　　升麻

单穗升麻

来源：毛茛科植物单穗升麻 *Cimicifuga simplex* Wormsk. 的干燥根茎。

植物形态要点：草本。叶为二至三回三出羽状复叶。小叶狭卵形或菱形。总状花序不分枝或近基部有少数短分枝；萼片白色或绿白色；退化雄蕊近圆形，全缘或 2 浅裂或 2 裂至中部；心皮 2~7。菁葖果长圆形。

功能主治：发表透疹，清热解毒，升举阳气。用于风热感冒，小儿麻疹，热毒斑疹，咽喉肿痛，痈肿疮疡，阳明头痛，久泻脱肛，女子崩漏，白带。

附注：《中华本草》第 3 册 1781 页。

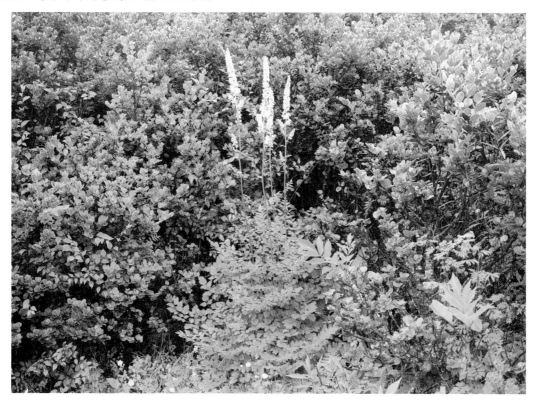

单穗升麻

长果升麻

来源：毛茛科植物长果升麻 *Souliea vaginata* (Maxim.) Franch. 的干燥根茎。

植物形态要点：草本。根状茎粗壮，有分枝，黄褐色；茎无毛或近无毛，下部生 2~4 片膜质鞘；叶通常为二回三出复叶；花先叶开放，总状花序顶生，雄蕊多数；菁葖果条形，黄褐色，成熟后转为褐色；种子表面呈网状凹陷。

功能主治：清热解毒，泻火除烦。用于咽喉肿痛，口舌生疮，目赤红肿，热毒泻痢，痈疮肿毒及热病心烦。

附注：《陕西中草药》1971 年版以土黄连收载。《四川中药志》第二卷 36 页以太白黄连收载。《中国植物志》以黄三七收载。

237

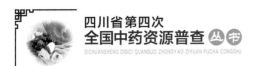

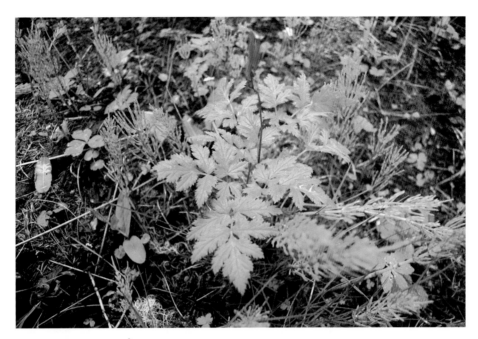

长果升麻

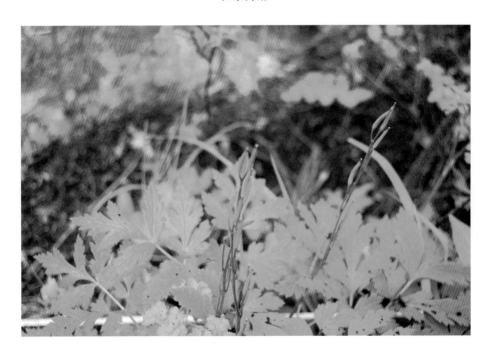

长果升麻

威灵仙

来源： 毛茛科植物威灵仙 *Clematis chinensis* Osbeck 的干燥根和根茎或地上部分。

植物形态要点： 木质藤本。一回羽状复叶，通常有 5 小叶；小叶卵形或披针形，纸质，全缘。圆锥状聚伞花序通常多花；萼片 4，白色，开展，下面近顶部具柔毛；宿存花柱长 1.8~4 cm。

功能主治： 祛风湿，通经络。用于风湿痹痛，肢体麻木，筋脉拘挛，屈伸不利。

附注：《中国药典》2020 年版一部收载。《四川省中药材标准》2010 年版以灵仙藤收载。

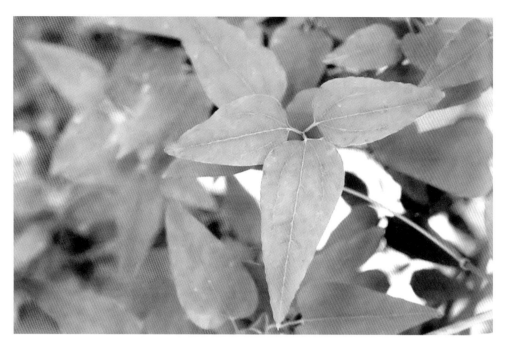

威灵仙

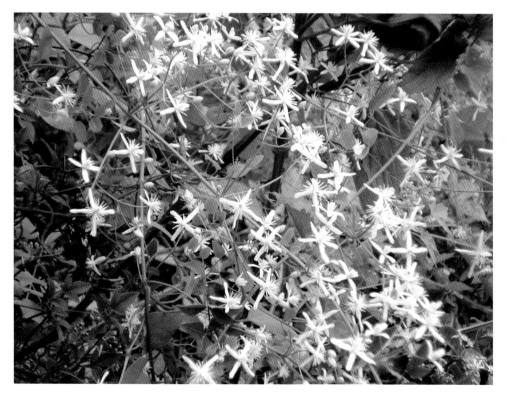

威灵仙

小木通

来源： 毛茛科植物小木通 *Clematis armandii* Franch. 的干燥藤茎。

植物形态要点： 木质藤本。小枝有棱，三出复叶，小叶革质，卵状披针形、长椭圆状卵形至卵

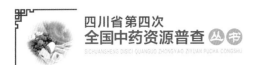
形，全缘；花序圆锥状，花序下部苞片近长圆形，上部苞片渐小，披针形至钻形；萼片 4，白色，无花瓣，瘦果扁，卵形至椭圆形，羽状花柱长达 5 cm。

功能主治：利尿通淋，清心除烦，通经下乳。用于淋证，水肿，心烦尿赤，口舌生疮，经闭乳少，湿热痹痛。

附注：《中国药典》2020 年版一部以川木通收载小木通和绣球藤。

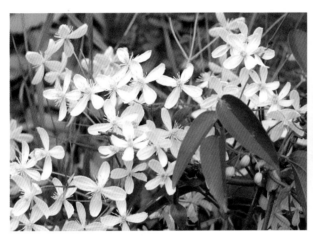

小木通

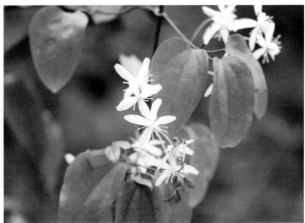

小木通

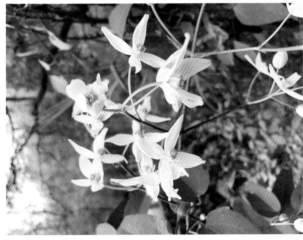
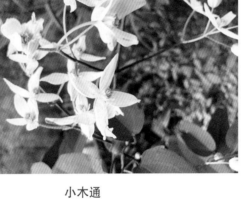

小木通

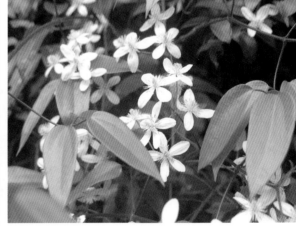

小木通

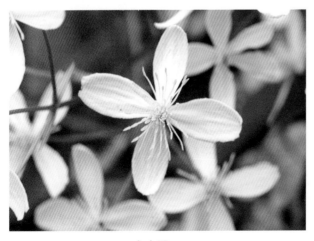

小木通

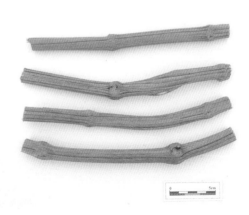

川木通

绣球藤

来源：毛茛科植物绣球藤 *Clematis montana* Buch.–Ham. 的干燥藤茎。

植物形态要点：木质藤本。叶为三出复叶；小叶纸质至草质，边缘具疏齿。花 1~6 与数叶自老枝腋芽生出，直径 3~5 cm；萼片 4，白色或有时带粉色，开展；宿存花柱长 2~7 cm，羽毛状。

功能主治：同小木通。

附注：《中华人民共和国卫生部药品标准·藏药》第一册以藏木通收载。《中国高等植物彩色图鉴》。《中国植物志》将拉丁学名修订为 *Clematis montana* Buch.-Ham. ex DC.。

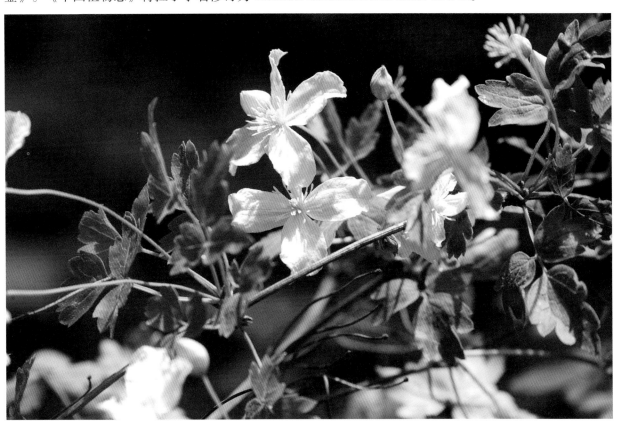

绣球藤

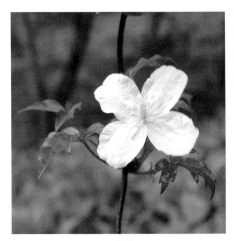

绣球藤

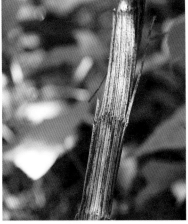

川木通

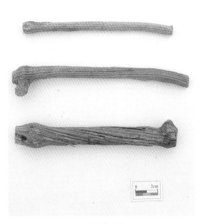

川木通

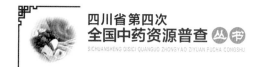
粗齿铁线莲

来源：毛茛科植物粗齿铁线莲 *Clematis argentilucida* (Lévl. et Vant.) W. T. Wang 的干燥藤茎。

植物形态要点：落叶藤本。一回羽状复叶，有 5 小叶，有时茎端为三出叶；小叶片卵形或椭圆状卵形，常有不明显 3 裂，边缘有粗大锯齿状牙齿，上面疏生短柔毛，下面密生白色短柔毛至较疏，或近无毛。腋生聚伞花序常有 3~7 花，或成顶生圆锥状聚伞花序，多花；花直径 2~3.5 cm；萼片 4，开展，白色，近长圆形；雄蕊无毛。瘦果扁卵圆形，宿存花柱长达 3 cm。

功能主治：利水，解毒，祛风除湿。用于小便不利，淋病，乳汁不通，疮疖肿毒，风湿关节疼痛，肢体麻木。

附注：《四川省中药材标准》2010 年版以粗齿川木通收载。《中国植物志》将拉丁学名修订为 *Clematis grandidentata* (Rehder & E. H. Wilson) W. T. Wang。

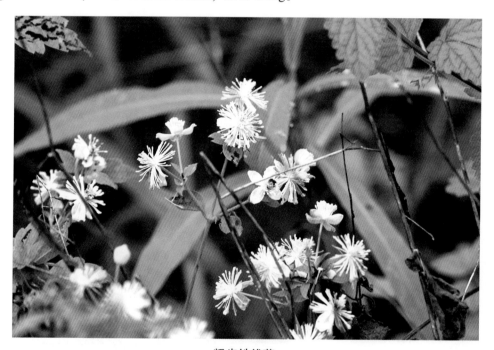

粗齿铁线莲

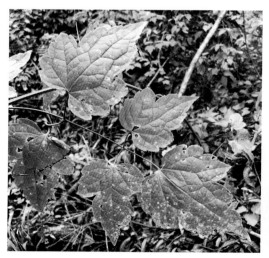

粗齿铁线莲

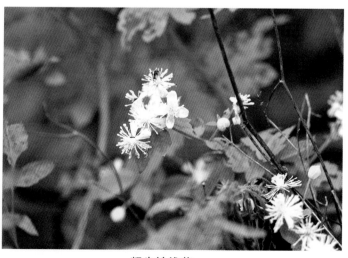

粗齿铁线莲

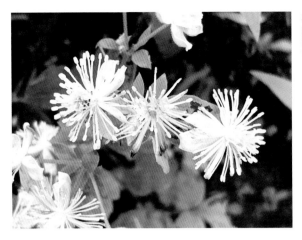

粗齿铁线莲花

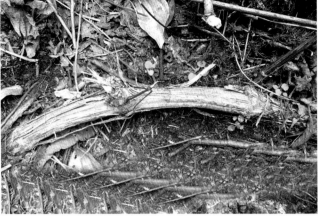

粗齿铁线莲鲜茎

钝齿铁线莲

来源：毛茛科植物钝齿铁线莲 *Clematis apiifolia* DC. var. *argentilucida* (Lévl. et Vant.) W. T. Wang 的干燥藤茎。

植物形态要点：木质藤本。小枝密被短柔毛。叶对生，为三出复叶；小叶卵形，长达 13 cm，宽达 9 cm，常不明显 3 浅裂，边缘具粗齿，下面被密柔毛或绒毛，宿存花柱长达 2.7 cm。圆锥花序；萼片 4，白色，长约 8 mm；雄蕊无毛。瘦果狭卵形，长 3~5 mm。

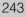

243

功能主治：清热利水，活血通乳。用于湿热癃闭，水肿，淋证，妇女血气不和，少乳，经闭。

附注：曾用学名 *Clematis apiifolia* DC. var. *obtusidentata* Rehd. et Wils.，《Flora of China》已做修订。全株为苗族、彝族习用药。

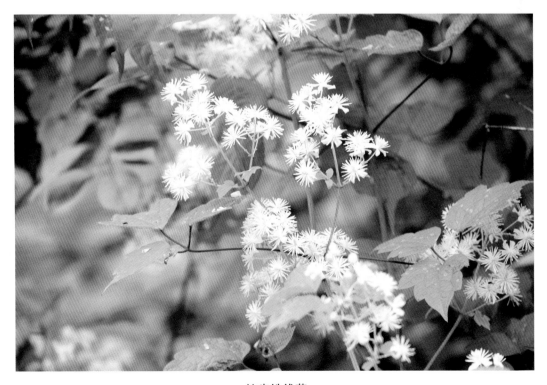

钝齿铁线莲

四川药用植物原色图谱

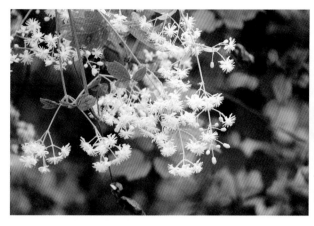

钝齿铁线莲

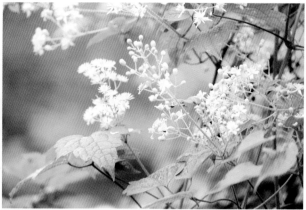

钝齿铁线莲

钝萼铁线莲

来源：毛茛科植物钝萼铁线莲 *Clematis peterae* Hand.–Mazz. 的干燥藤茎和叶。

植物形态要点：木质藤本。叶为羽状复叶，有 5 小叶；小叶椭圆状卵形，长 3~7 cm，近无毛，边缘有疏齿或全缘。聚伞花序顶生或腋生；萼片 4，白色，长约 8 mm；雄蕊无毛。瘦果长 4 mm，无毛；宿存花柱羽毛状，长达 3 cm。

功能主治：祛风清热，活络止痛。用于风湿关节痛，风疹瘙痒，疮疥，肿毒，火眼疼痛，及小便不利。

附注：《中华本草》第 3 册 1807 页以风藤草收载。

244

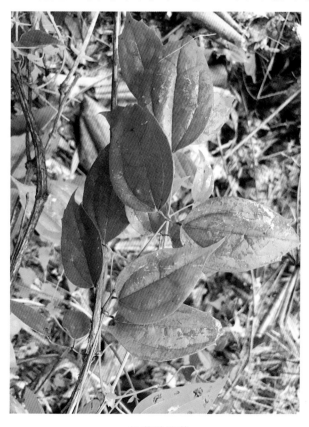

钝萼铁线莲

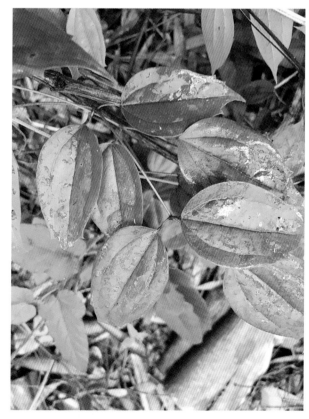

钝萼铁线莲

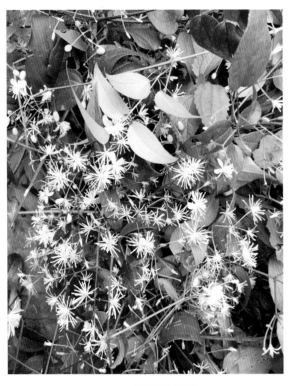

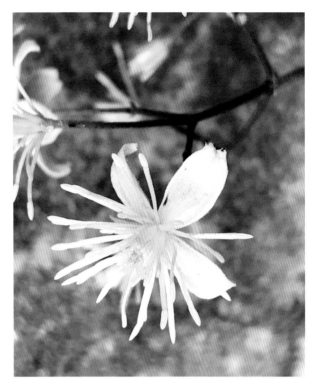

钝萼铁线莲　　　　　　　　　　　　　钝萼铁线莲

长花铁线莲

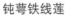

来源：毛茛科植物长花铁线莲 *Clematis rehderiana* Craib 的干燥根、藤茎或全草。

植物形态要点：木质藤本。二回或有时为一回羽状复叶。聚伞花序腋生，具4至多花，常圆锥状；花直径1.4~1.8 cm；萼片4，淡黄色，长圆形；花柱宿存，长2~2.5 cm，羽毛状。瘦果卵圆形至近圆形，被柔毛。

功能主治：清心降火，祛瘀，利尿，解毒。用于跌打损伤，经络不通，口舌生疮，乳汁不通，肠炎痢疾，肾炎淋病。

附注：《四川省中药资源志要》205页。

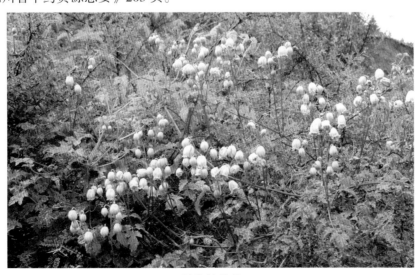

长花铁线莲

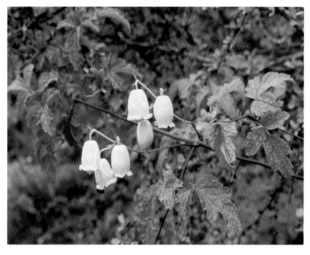

长花铁线莲

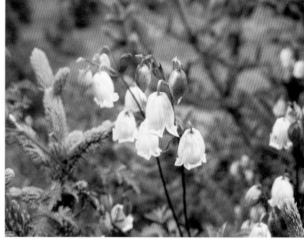

长花铁线莲

银叶铁线莲

来源：毛茛科植物银叶铁线莲 *Clematis delavayi* Franch. 的干燥茎和根。

植物形态要点：小灌木。茎高达 1.5 m，被短柔毛。羽状复叶，7~13 小叶；小叶背面密被银白色毡毛。聚伞花序顶生；萼片 4~6，白色，平展；雄蕊无毛。瘦果长 4 mm；宿存花柱羽毛状，长2.5 cm。

功能主治：行气活血，祛风湿，止痛。用于跌打损伤，瘀滞疼痛，风湿性筋骨痛，肢体麻木。

附注：《中国藏药》收载。

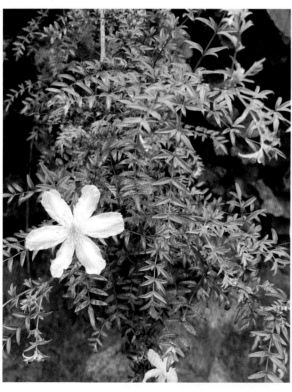

银叶铁线莲

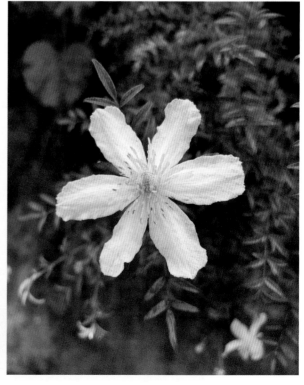

银叶铁线莲

独叶草

来源： 毛茛科植物独叶草 *Kingdonia uniflora* Balf. f. et W. W. Sm. 的干燥全草。

植物形态要点： 小草本。芽鳞约 3，膜质。叶通常 1，基生，具长柄，柄长 5~11 cm；叶片 5 全裂，具二叉分枝脉。花葶高 7~12 cm；花顶生，单生；萼片浅绿色，4~7；花瓣不存在；雄蕊 5~8；退化雄蕊 8~11；心皮 3~7。瘦果窄倒披针形。

功能主治： 散瘀活血，祛风止痛。用于跌打损伤，瘀肿疼痛，风湿筋骨痛。

附注：《峨眉山常见药用植物彩色图谱》70 页。

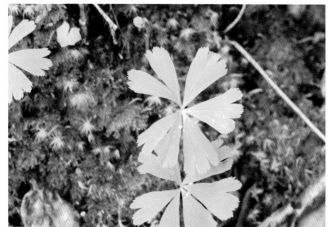

独叶草

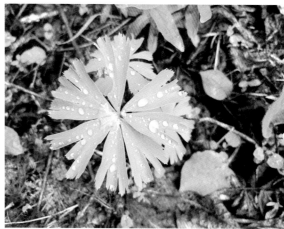

独叶草

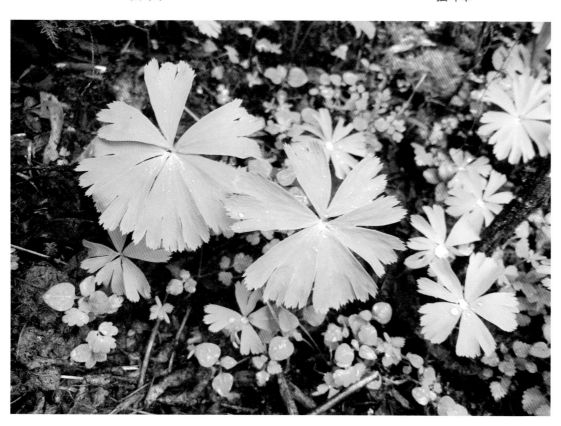

独叶草

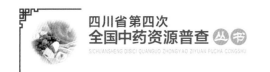
黄 连

来源：毛茛科植物黄连 *Coptis chinensis* Franch. 的干燥根茎。

植物形态要点：草本。叶基生，近革质，三全裂，中央裂片深 3~5 裂。花葶 1 或 2，高 12~25 cm；花序具 3~8 花；萼片 5，淡黄绿色；花瓣条状披针形；心皮 8~12。

功能主治：清热燥湿，泻火解毒。用于湿热痞满，呕吐吞酸，泻痢，黄疸，高热神昏，心火亢盛，心烦不寐，心悸不宁，血热吐衄，目赤，牙痛，消渴，痈肿疔疮，湿疹，湿疮，耳道流脓。

附注：《中国药典》2020 年版一部收载的黄连、三角叶黄连和云连，前两种分别习称味连（鸡爪连）和雅连。

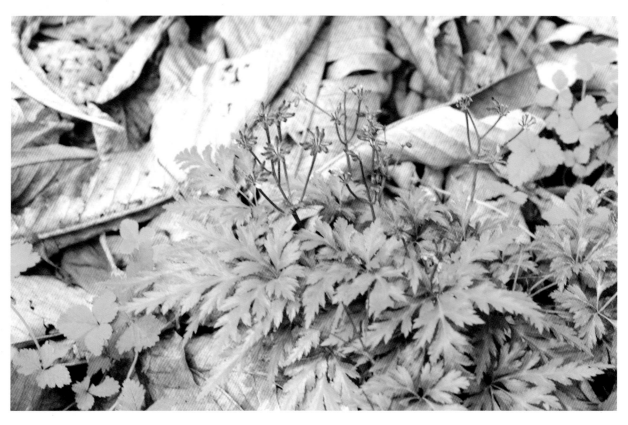

黄连

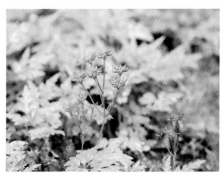

黄连

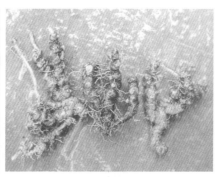

黄连鲜根茎

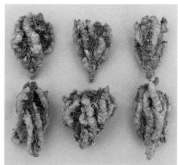

黄连

三角叶黄连

来源：毛茛科植物三角叶黄连 *Coptis deltoidea* C.Y.Cheng et Hsiao 的干燥根茎。

植物形态要点：草本。根状茎黄色，不分枝或少分枝，节间明显，密生多数细根，具横走的匍匐茎。叶 3~11 枚；叶片轮廓卵形，长达 16 cm，宽达 15 cm，三全裂；中央全裂片三角状卵形，长 3~12 cm，宽 3~10 cm，深裂片彼此多少邻接；侧全裂片斜卵状三角形，长 3~8 cm；萼片黄绿色，狭卵形；花瓣近披针形；雄蕊长仅为花瓣长的 1/2 左右；花药黄色，花丝狭线形。蓇葖果长圆状卵形。

功能主治：同黄连。

附注：《中华本草》第 3 册 1818 页。

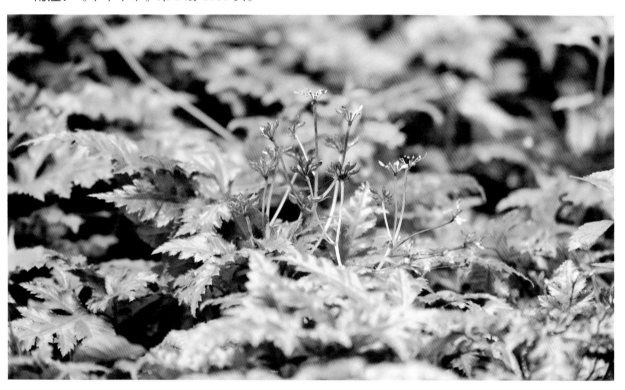

三角叶黄连

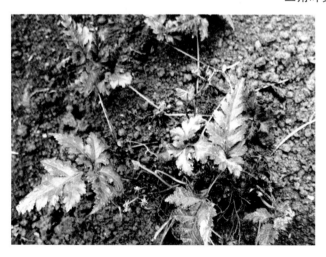

三角叶黄连

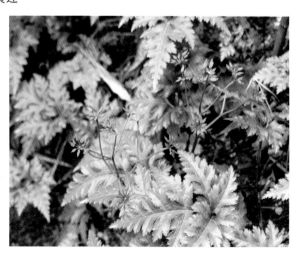

三角叶黄连

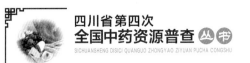
四川药用植物原色图谱

250

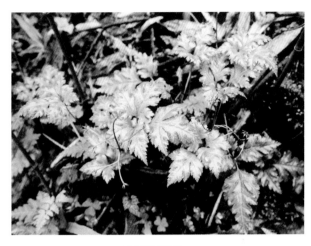

三角叶黄连

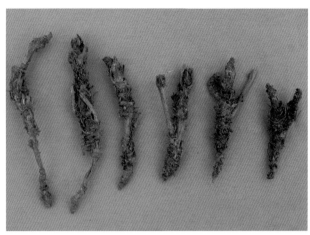

黄连

峨眉黄连

来源： 毛茛科植物峨眉黄连 *Coptis omeiense* (Chen) C. Y. Cheng 的干燥根茎。

植物形态要点： 草本。根状茎圆柱形，黄色。叶均基生，具长柄；叶片三全裂，中全裂片菱状披针形，侧全裂片较小，不等 2 深裂。花葶高 15~27 cm；聚伞花序顶生；萼片黄绿色，长约 9 mm；花瓣 9~12，条状披针形，为萼片的 1/2；雄蕊多数；心皮 9~14，有柄。

功能主治： 清热燥湿，泻火解毒。用于湿热痞满，呕吐，泻痢，黄疸，高热神昏，心火亢盛，心烦失眠，血热吐衄。

附注： 本品始载于《神农本草经》。《峨眉山常见药用植物彩色图谱》67 页。四川峨眉、峨边和洪雅特产，为黄连中极品。一般留 6~10 cm 叶柄作为野连特殊标志。普查新发现雷波也产。《中国植物志》将拉丁学名修订为 *Coptis omeiensis* (Chen) C. Y. Cheng。

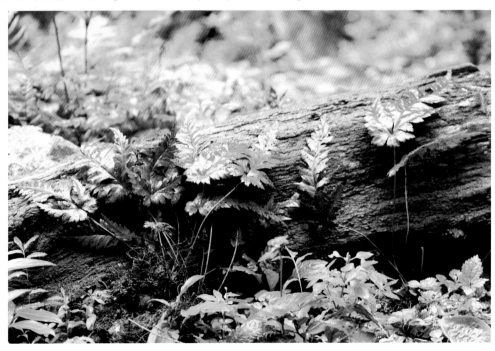

峨眉黄连

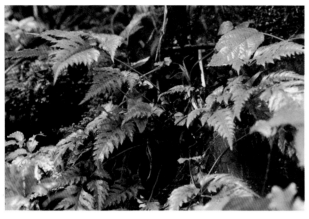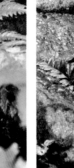

峨眉黄连	峨眉黄连带鲜根茎和须根

木通科

三叶木通

来源：木通科植物三叶木通 *Akebia trifoliata* (Thunb.) Koidz. 的干燥藤茎或果。

植物形态要点：木质藤本，攀援。小叶 3，纸质至近革质，边缘深波状至浅裂状。花被片 3，很少为 4 或 5，卵圆形；雌花远比雄花大；雄花萼片宽椭圆形至椭圆形，淡紫色；雌花萼片 3，近圆形，紫褐色或暗紫色；心皮 6~9。果成熟时灰白色或微紫色，长圆形，沿腹缝线开裂。

251

功能主治：利尿通淋，清心除烦，通经下乳。用于淋证，水肿，心烦尿赤，口舌生疮，经闭乳少，湿热痹痛。

附注：《中国药典》2020 年版一部以预知子收载木通 *Akebia quinata* (Thunb.) Decne、白木通和三叶木通。《甘肃省中药材标准》1991 年版以八月炸收载。《四川植物志》第 8 卷 110 页。

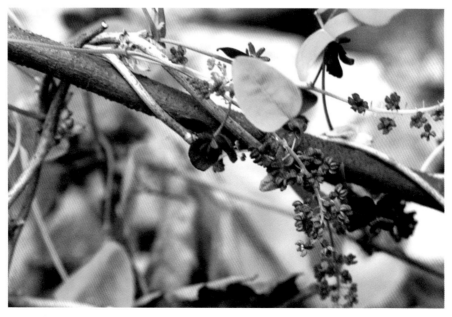

三叶木通

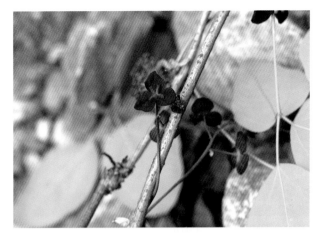

三叶木通

三叶木通

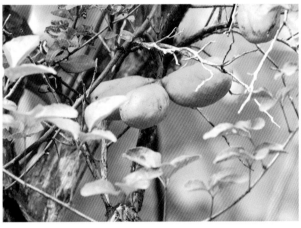

三叶木通

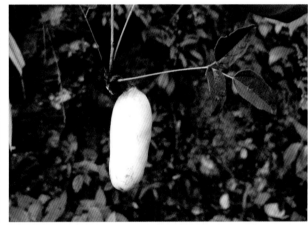

三叶木通鲜果

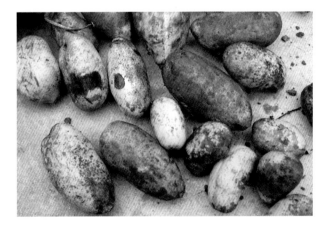

三叶木通鲜果

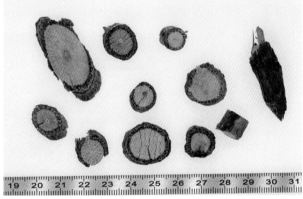

木通

五月瓜藤

来源： 木通科植物五月瓜藤 *Holboellia fargesii* Reaub. 的干燥根或果。

植物形态要点： 木质藤本，长 2~8 m，落叶。茎有细纵纹。掌状复叶 3~7 小叶，小叶形态变异较大，通常外狭长圆形或披针形，大小变化也很大，长为宽 2 倍以上，上面绿色，下面灰绿色，两面侧脉不明显。伞房花序数个簇生叶腋，花芳香，吊钟状；雄花乳白色；雌花紫色，较大，萼片 6，外轮较大，退化花瓣鳞片状，极小。果紫红色，长圆形，干后表面常结肠状，不开裂。

功能主治：根止咳疗伤。用于劳伤咳嗽。果补肾强腰。用于肾虚腰痛，疝气。

附注：《四川省中药资源志要》228 页。《中国植物志》将拉丁学名修订为 *Holboellia angustifolia* Wallich。

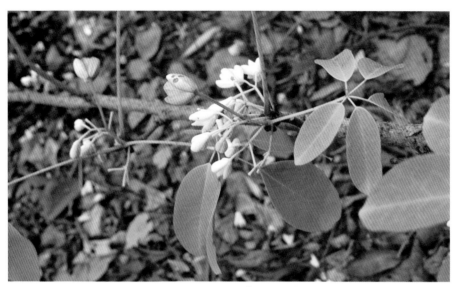

五月瓜藤

253

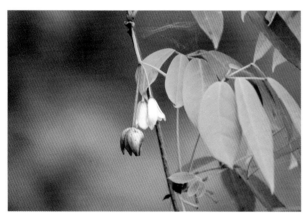

五月瓜藤

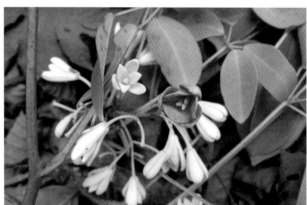

五月瓜藤

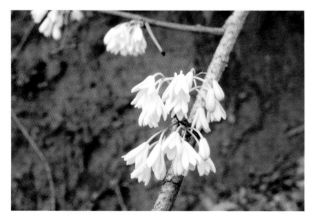

五月瓜藤

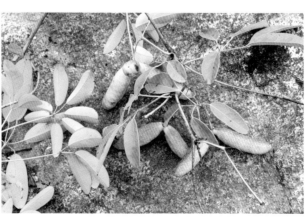

五月瓜藤

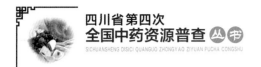

猫儿屎

来源：木通科植物猫儿屎 *Decaisnea insignis* (Griff.) Hook. f. et Thoms. 的干燥根或果实。

植物形态要点：直立灌木。羽状复叶，小叶 13~25 片；卵形至卵状长圆形，长 6~14 cm，宽 3~7 cm。总状花序，再复合为圆锥花序。萼片卵状披针形至狭披针形，雄蕊花丝合生呈细长管状，花药离生，药隔伸出于花药之上成阔而扁平。果下垂，圆柱形，蓝色。种子倒卵形，黑色，扁平。

功能主治：祛风除湿，清肺止咳。用于风湿痹痛，肛门湿烂，阴痒，肺痨咳嗽。

附注：《峨眉山常见药用植物彩色图谱》73 页。《中国植物志》将拉丁学名修订为 *Decaisnea insignis* (Griffith) J. D. Hooker et Thomson。

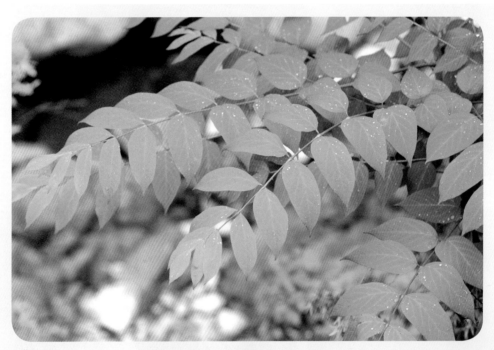

猫儿屎

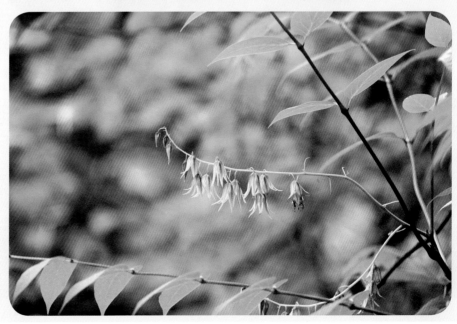

猫儿屎

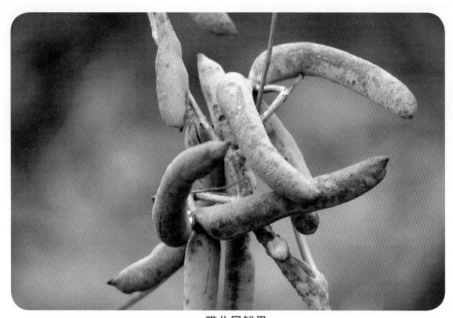

猫儿屎鲜果

大血藤

来源：木通科植物大血藤 *Sargentodoxa cuneata* (Oliv.) Rehd. et Wils. 的干燥藤茎。

植物形态要点：落叶缠绕藤本。当年枝条暗红色，老树皮常常纵裂。三出复叶，顶生小叶近棱状倒卵圆形，侧生小叶斜卵形。总状花序长，雌花比雄花稍大，苞片矩圆形，干膜质；萼片长圆形，花瓣状，长达 1 cm，退化花瓣圆形，长约 1 mm，蜜腺性；雌蕊多数，螺旋状生于卵状突起的花托上。浆果多数，近球形，直径约 1 cm，成熟时黑蓝色。种子卵球形，黑色。

功能主治：清热解毒，活血，祛风止痛。用于肠痈腹痛，热毒疮疡，经闭，痛经，跌扑肿痛，风湿痹痛。

附注：《中国药典》2020 年版一部收载。《中国药典中药材及原植物彩色图鉴》和《中国植物志》描述差异较大。

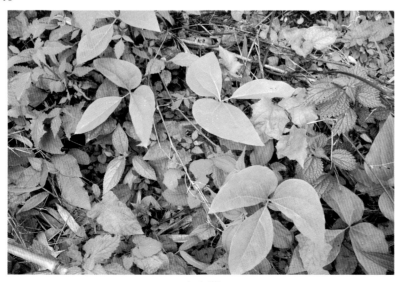

大血藤

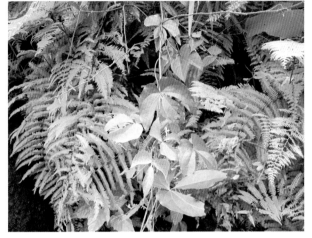

大血藤

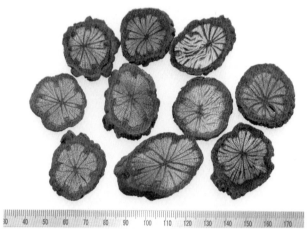

大血藤

小檗科

六角莲

来源：小檗科植物六角莲 *Dysosma pleiantha* (Hance) Woodson 的干燥根及根茎。

植物形态要点：草本。茎单一。叶对生，盾形，直径 16~33 cm，纸质，两面无毛，5~9 浅裂；5~8 花簇生；花瓣 6~9，紫红色，倒卵状长圆形，长 3~4 cm。浆果红色，倒卵状长圆形或椭圆形。

功能主治：清热解毒，化痰散结，祛瘀止痛。用于痈肿，肺热咳嗽，无名肿痛，瘰疬，喉蛾，跌打损伤，蛇虫咬伤，癌肿。

附注：《江西省中药材标准》1996 年版、2014 年版以八角莲收载。

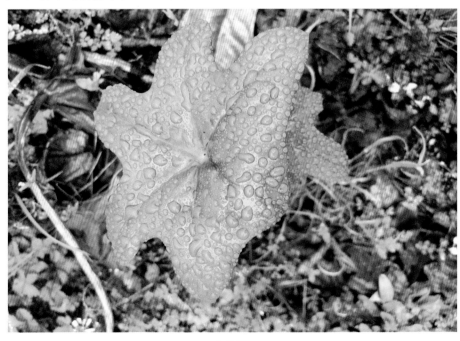

六角莲

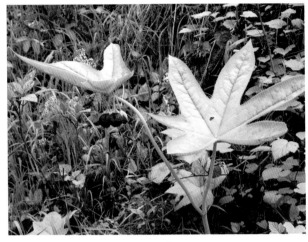

六角莲

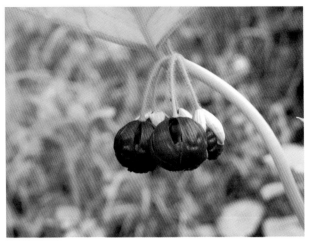

六角莲

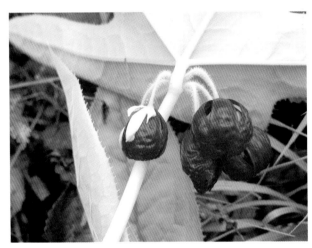

六角莲

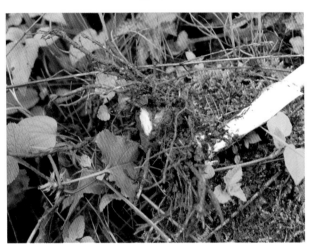

六角莲带鲜根及根茎

257

八角莲

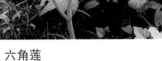

来源：小檗科植物八角莲 *Dysosma pleiantha* (Hance) Woods. 的干燥根及根茎。

植物形态要点：草本。茎生叶1，近圆形，直径达30 cm，薄纸质，下面具柔毛，掌状4~9裂；5~8花簇生；花瓣匙状倒卵形。浆果椭圆形或球形。

功能主治：同六角莲。

附注：本品始载于清·赵学敏《本草纲目拾遗》。《广西中药材标准》1990年版、《广西壮药质量标准》第一卷2008年版、《上海市中药材标准》1994年版和《江西省中药材标准》1996年版、2014年版收载。

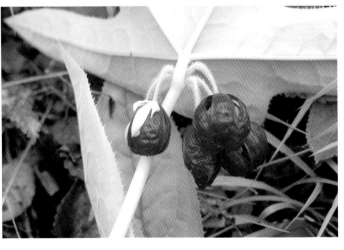

八角莲

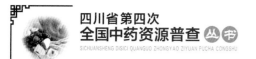

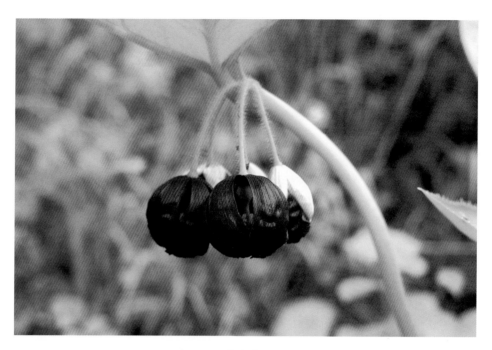

八角莲

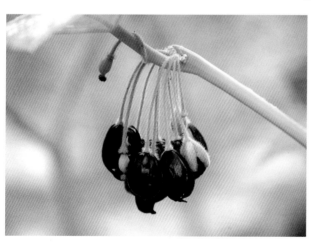

八角莲

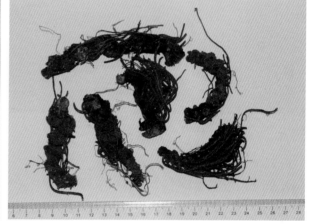

八角莲

川八角莲

来源：小檗科植物川八角莲 *Dysosma veitchii* (Hemsl. et Wils.) Fu ex Ying 的干燥根及根茎、全草或叶。

植物形态要点：草本。茎生叶对生，盾状，2 枚，裂片先端 3 裂，叶下中脉具柔毛，渐无毛。伞形花序具 2－6 花；花瓣长圆状披针形，6 瓣，紫红色，长约 2 cm。浆果红色，椭圆形。

功能主治： 根及根茎化痰散结，祛瘀止痛，清热解毒。用于咳嗽，咽喉肿痛，瘰疬，瘿瘤，痈肿，疔疮，毒蛇咬伤，跌打损伤，痹证。叶清热解毒，止咳平喘。用于痈肿疔疮，喘咳。

附注：《中华本草》第 3 册 1908 页将根及根茎以八角莲收载。全草为水族习用药。《中国植物志》将拉丁学名修订为 *Dysosma delavayi* (Franch.) Hu。

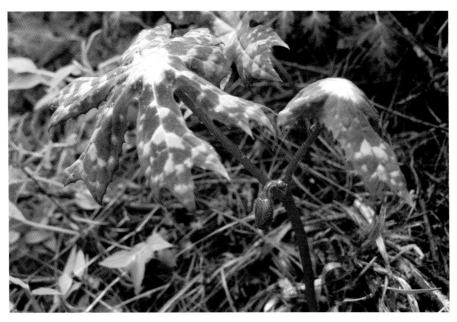

川八角莲

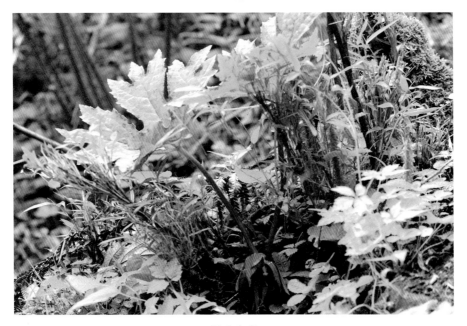

川八角莲

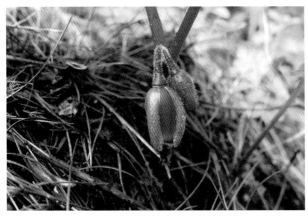

川八角莲

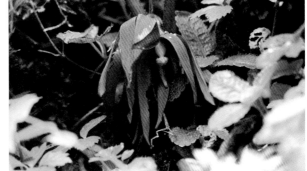

川八角莲

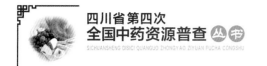
南方山荷叶

来源：小檗科植物南方山荷叶 *Diphylleia sinensis* H. L. Li 的干燥根及根茎。

植物形态要点：草本。叶盾状，肾形或肾状圆形至横向长圆形，呈 2 半裂，每半裂具 3~6 浅裂或波状，边缘具不规则锯齿，齿端具尖头，背面被柔毛，外轮萼片披针形至线状披针形；胚珠 5~11。浆果球形至宽椭圆形，深蓝或紫黑色，微被白粉。

功能主治：活血化瘀，解毒消肿。用于跌打损伤，风湿筋骨痛，月经不调，小腹疼痛，毒蛇咬伤，痈疔肿毒。

附注：《四川省中药资源志要》234 页。

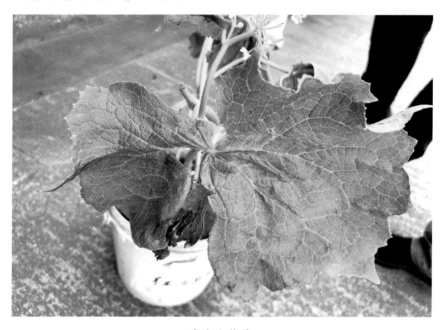

南方山荷叶

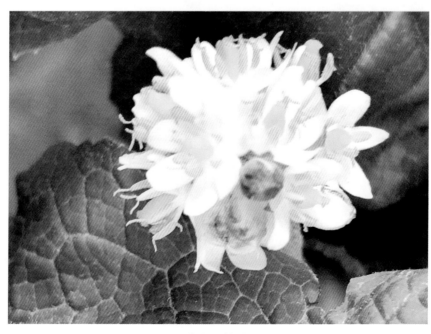

南方山荷叶

南天竹

来源：小檗科植物南天竹 *Nandina domestica* Thunb. 的干燥果实、叶和根。

植物形态要点：常绿灌木。叶为二至三回羽状复叶，长 30~50 cm；小叶全缘。花序直立，长 20~35 cm；花小，白色，具芳香。浆果红色或紫色。

功能主治：清肝明目，敛肺止咳，益肾，乌须发。用于久咳不止，喘息，少儿百日咳，久咳冒汗，阳痿，视物昏花，目赤肿痛，下疳溃烂。

附注：本品始载于清·赵学敏《本草纲目拾遗》。《江苏省中药材标准》1989 年版及 2016 年版、《北京市中药材标准》1998 年版、《湖北省中药材质量标准》2018 年版以天竺子收载。

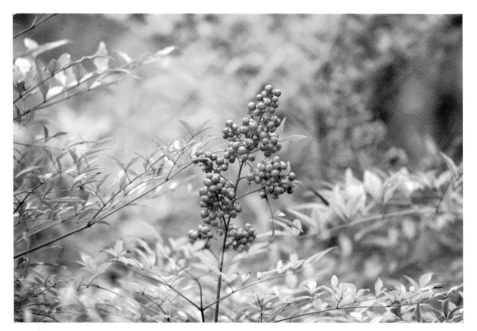

南天竹

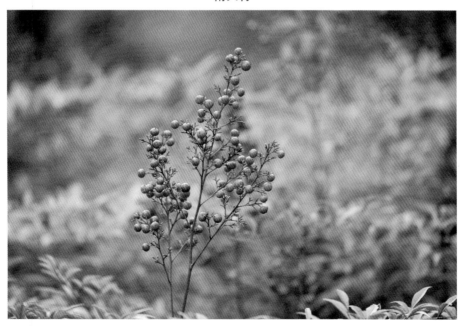

南天竹

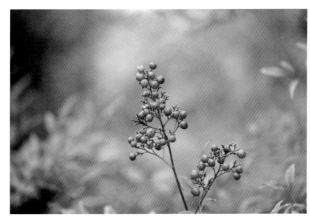

南天竹

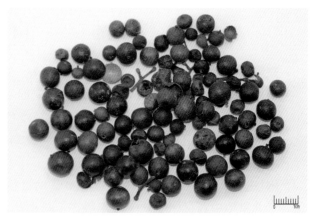

天竺子

十大功劳

来源： 小檗科植物十大功劳 *Mahonia fortunei* (Lindl.) Fedde 的干燥茎或叶。

植物形态要点： 灌木。叶下浅黄绿色；小叶 2~5 对，每侧边缘具 5~10 对刺齿；4~10 个总状花序簇生，3~7 cm 长；花黄色。浆果球形，紫黑色，被白粉。

功能主治： 清热燥湿，泻火解毒。用于湿热泻痢，黄疸尿赤，目赤肿痛，胃火牙痛，疮疖痈肿。

附注： 本品始载于近代王一仁《饮片新参》（1935 年）。《中国药典》2020 年版一部以功劳木收载十大功劳和阔叶十大功劳。《贵州省中药材质量标准》1988 年版、《贵州省中药材、民族药材质量标准》2003 年版和《广西中药材标准》1996 年版收载功劳叶为阔叶十大功劳。经查核《中国植物志》，《中国药典》收载的细叶十大功劳的植物名为十大功劳。《贵州省中药材质量标准》1988 年版收载的还有华南十大功劳和十大功劳；《广西中药材标准》第二册 1996 年版还有木黄连。

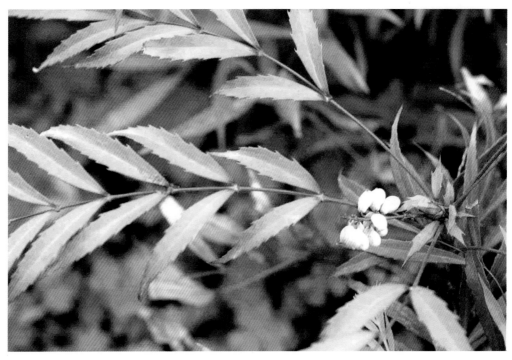

十大功劳

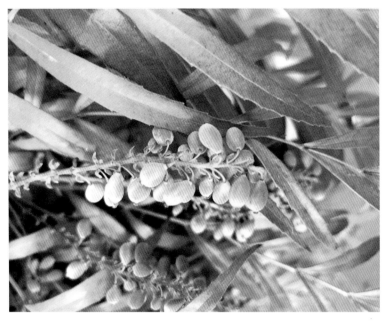
十大功劳

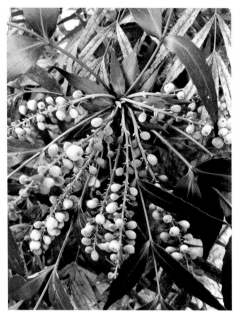
十大功劳

阔叶十大功劳

来源：小檗科植物阔叶十大功劳 *Mahonia bealei* (Fort.) Carr. 的干燥茎。

植物形态要点：灌木或小乔木。叶宽 10~20 cm，具 4~10 对小叶，下面覆白粉；花序直立，3~9 个总状花序簇生。浆果深紫色或深蓝色，卵圆状或矩圆状卵球形，直径 1~1.2 cm。

功能主治：同十大功劳。

附注：《中华本草》第 3 册 1914 页。

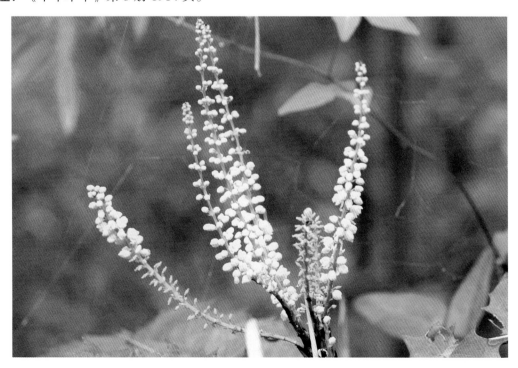
阔叶十大功劳

四川药用植物原色图谱

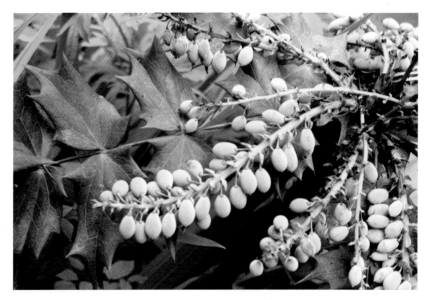

阔叶十大功劳

蠔猪刺

来源： 小檗科植物蠔猪刺 *Berberis julianae* Schneid. 的干燥根或茎。

植物形态要点： 常绿灌木。刺 3 叉。叶革质，每侧具 10~20 个刺齿。花 10~25 朵簇生；萼片 2 轮；胚珠单生。浆果蓝黑色，矩圆状，具白粉，柱头宿存。

功能主治： 清热解毒，消炎抗菌。用于腹泻，赤痢，火眼赤痛，齿龈肿痛，咽喉炎，热淋。

附注：《贵州中药材质量标准》1988 年版、《贵州省中药材、民族药材质量标准》2003 年版以三颗针收载根。根可作黄色染料。根和茎叶为苗族习用药。根、茎为侗族习用药。《中国植物志》的植物名称为豪猪刺。

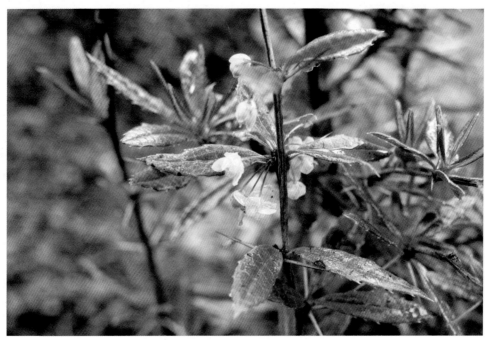

蠔猪刺

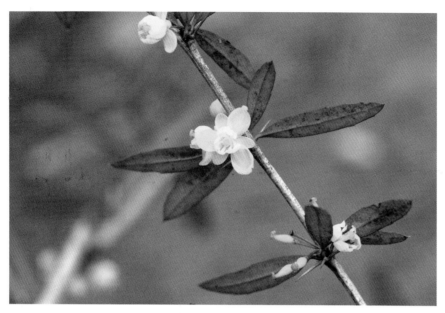

蠔猪刺

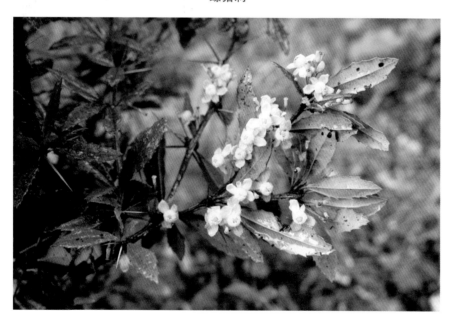

蠔猪刺

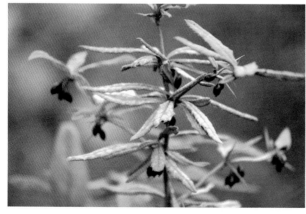

蠔猪刺

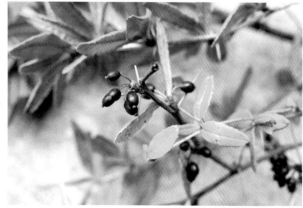

蠔猪刺

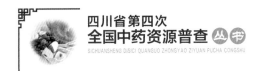
大黄檗

来源：小檗科植物大黄檗 *Berberis francisci-ferdinandi* Schneid. 的干燥皮、根。

植物形态要点：落叶灌木，高 1~3 m。叶卵形至椭圆形，叶缘具刺齿。圆锥花序 20~40 朵花，花黄色，小苞片带红色，萼片 3 轮，卵形或倒卵形。花瓣长圆形；浆果倒卵状椭圆形，鲜红色。

功能主治：清热，泻火解毒。用于湿热痢疾，腹泻，黄疸，湿疹，疮疡，口疮，目赤，咽痛。

附注：《中华本草》第 3 册 1897 页。《中国药用植物志》记载为大黄檗 *Berberis ferdinandii* C. K. Schneid.。

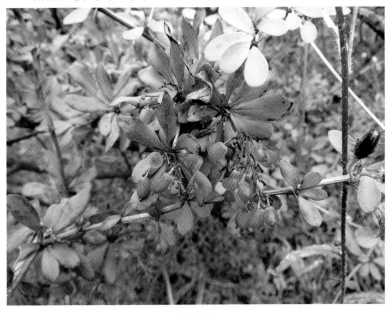

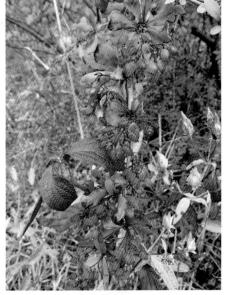

大黄檗　　　　　　　　　　　　　　　　大黄檗

堆花小檗

来源：小檗科植物堆花小檗 *Berberis aggregata* C. K. Schneid. 的干燥根或茎。

植物形态要点：半常绿或落叶灌木。茎刺三分叉，叶近革质，倒卵状长圆形至倒卵形，叶缘平展，每边具刺齿，短圆锥花序具花，紧密，苞片稍长于花梗；花淡黄色；小苞片卵形，萼片 2 轮，花瓣倒卵形，浆果近球形或卵球形，红色。

功能主治：清热解毒，消炎抗菌。用于目赤，咽喉肿痛，腹泻，牙痛。

附注：《中国药用植物志》记载。

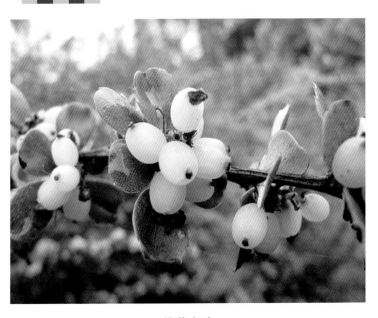

堆花小檗

淫羊藿

来源：小檗科植物淫羊藿 *Epimedium brevicornu* Maxim. 的干燥叶。

植物形态要点：草本。根状茎短。花茎具 2 枚对生二回三出复叶。叶纸质或稍厚，下面无毛或具粗糙柔毛。圆锥花序具 20~50 花；花白色或淡黄色；外层萼片深绿色，内层白色或淡黄色。

功能主治：补肾阳，强筋骨，祛风湿。用于肾阳虚衰，阳痿遗精，筋骨痿软，风湿痹痛，麻木拘挛。

附注：本品出自《神农本草经》。应用历史悠久，又称仙灵脾。《中国药典》2020 年版一部收载了淫羊藿、箭叶淫羊藿、柔毛淫羊藿和朝鲜淫羊藿。全草为水族、侗族、苗族习用药；根茎为土家族习用药。也可作兽药，有强壮牛马性神经及补精的功效。用于牛马阳痿及神经衰弱等。

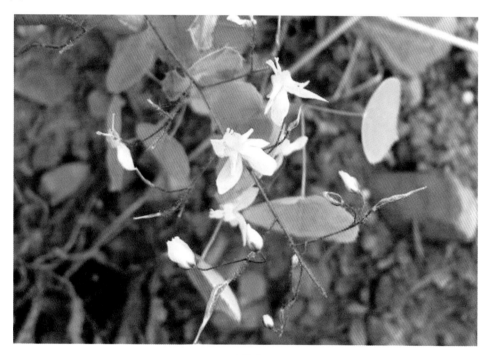

淫羊藿

箭叶淫羊藿

来源：小檗科植物箭叶淫羊藿 *Epimedium sagittatum* (Sieb. et Zucc.) Maxim. 的干燥叶。

植物形态要点：草本。根状茎粗短，结节状，质硬。一回三出复叶基生和茎生，小叶 3 枚，革质，卵形至卵状披针形，基部心形，顶生小叶基部两侧裂片近相等，圆形，侧生小叶基部高度偏斜，外裂片远较内裂片大，三角形，急尖，内裂片圆形，上面无毛，背面疏被粗短伏毛或无毛，叶缘具刺齿。圆锥花序顶生，花小，白色或黄色；萼片 2 轮，外轮 4 片具紫色斑点，内轮 4 片稍大，白色；花瓣 4，囊状，淡棕黄色。蒴果卵圆形。种子数粒，肾形。

功能主治：同淫羊藿。

附注：《四川中药志》1529 页。植物名又称三枝九叶草。

267

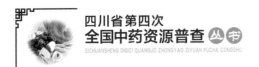
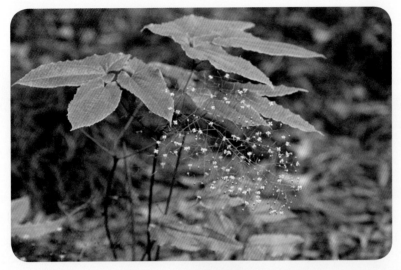

箭叶淫羊藿

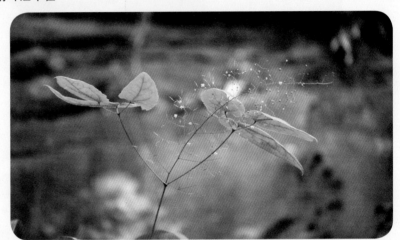

箭叶淫羊藿

柔毛淫羊藿

来源：小檗科植物柔毛淫羊藿 *Epimedium pubescens* Maxim. 的干燥叶。

植物形态要点：草本。叶一回三出复叶，基部深心形或心形，边缘具密刺齿，下面密被绒毛。圆锥花序疏松，具30至多于100花；花瓣淡黄色，囊状。蒴果长圆形。

功能主治：同淫羊藿。

附注：《中华本草》第3册1910页。

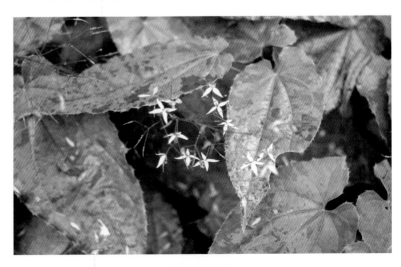

柔毛淫羊藿

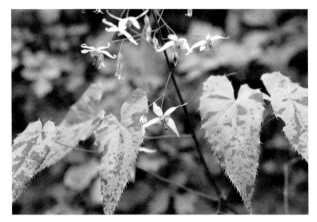

柔毛淫羊藿

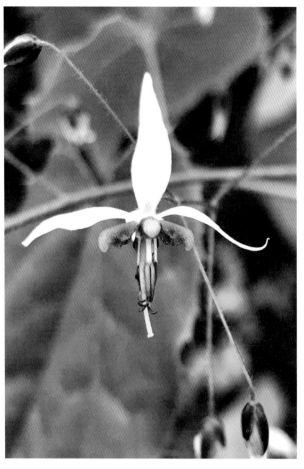

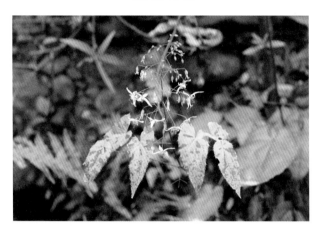

柔毛淫羊藿

柔毛淫羊藿

宝兴淫羊藿

来源：小檗科植物宝兴淫羊藿 *Epimedium davidii* Franch. 的干燥茎叶。

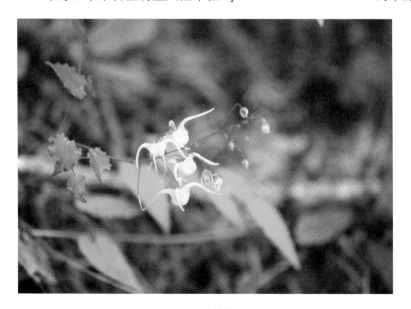

宝兴淫羊藿

植物形态要点：草本。花茎具 2 枚对生 3 小叶复叶。叶下苍白色，革质或纸质，下面具乳突和疏柔毛及短伏毛。圆锥花序具 6~24 花，长 15~25 cm；花淡黄色，直径 2~3 cm。蒴果长 1.5~2 cm。

功能主治：补肾壮阳，祛风除湿，强筋健骨。用于阳痿遗精，虚冷不育，尿频失禁，肾虚喘咳，腰膝酸软，风湿痹痛，半身不遂，四肢不仁。

附注：本品出自《神农本草经》。《中华本草》第 3 册 1910 页以淫羊藿收载。

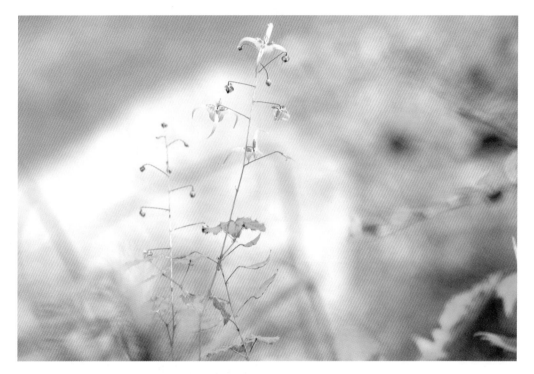

宝兴淫羊藿

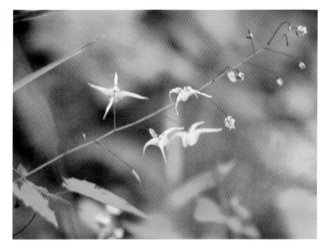

宝兴淫羊藿

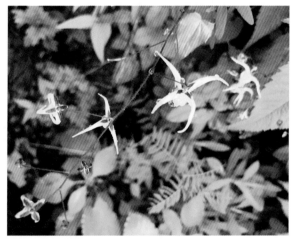

宝兴淫羊藿

粗毛淫羊藿

来源：小檗科植物粗毛淫羊藿 *Epimedium acuminatum* Franch. 的干燥叶或根。

植物形态要点：草本。花茎具 2 枚对生 3 小叶复叶，有时 3 枚轮生。小叶 3，薄革质，基部脉 7 条，边缘具细密刺齿，具密或疏的短粗伏毛，有时近无毛。圆锥花序具 10~50 花；花黄色、白色、红色或淡青色。蒴果。

功能主治：补肾壮阳，祛风除湿。用于肾虚阳痿，小便淋漓，咳喘，风湿痹痛。

附注：本品出自《神农本草经》。《贵州省中药材、民族药材质量标准》2003 年版以淫羊藿根收载。

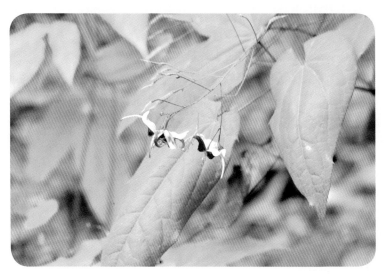

粗毛淫羊藿

271

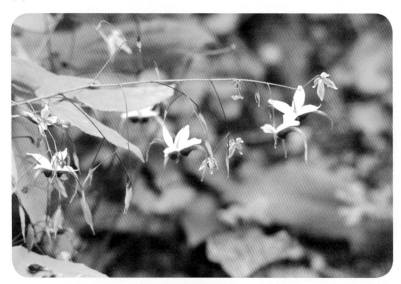

粗毛淫羊藿

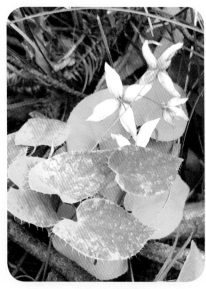

粗毛淫羊藿

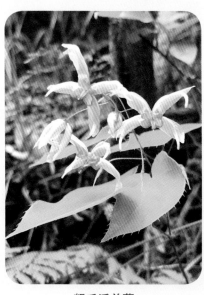

粗毛淫羊藿

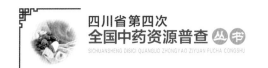
川鄂淫羊藿

来源： 小檗科植物川鄂淫羊藿 *Epimedium fargesii* Franch. 的干燥叶。

植物形态要点： 草本。具 2 枚对生复叶， 3 枚复叶轮生或无叶。一回三出复叶基生和茎生，茎生叶 2 枚对生，每叶具小叶 3 枚。小叶狭卵形，先端渐尖，叶缘具长 1~1.5 mm 的锯齿状刺齿，基部深心形，居中小叶基部裂片圆形，近等大，侧生小叶基部裂片不等大，内侧裂片小，圆形，外侧裂片大，三角形，先端急尖；叶革质，叶上表面暗绿色，无毛，背面苍白色，无毛或疏被柔毛。花紫红色，花瓣呈钻状距，口部 2~3 浅裂。

功能主治： 同粗毛淫羊藿。

附注： 《世界药用植物速查辞典》352 页。《湖北恩施药用植物志》第 328 页。

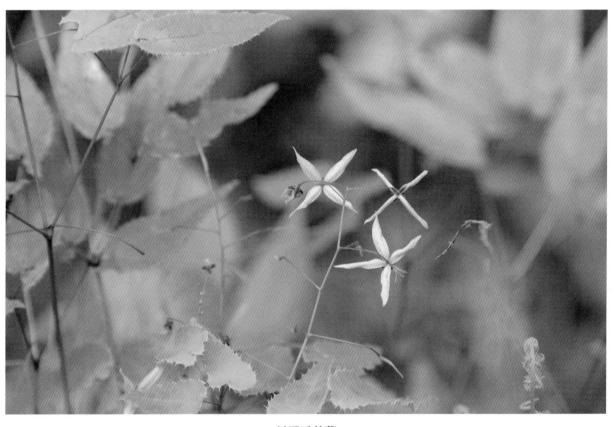

川鄂淫羊藿

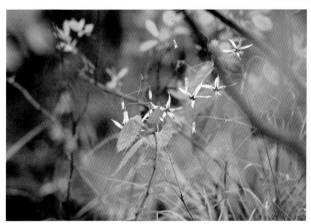

川鄂淫羊藿

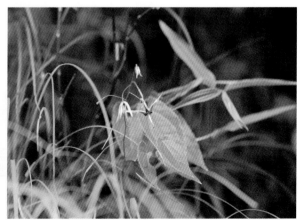

川鄂淫羊藿

强茎淫羊藿

来源：小檗科植物强茎淫羊藿 *Epimedium rhizomatosum* Stearn 的干燥叶。

植物形态要点：草本。一回三出复叶基生和茎生，具 3 枚小叶；小叶革质，狭卵形，长 4~6 cm，宽 2~3 cm，先端渐尖，基部心形，裂片圆形或急尖，顶生小叶基部对生，侧生小叶基部不对称，上面绿色，无毛，背面苍白色，疏生柔毛，叶缘具刺齿，内轮萼片长约 6 mm，狭卵形，距长 2~3.5 cm，淡黄色。

功能主治：同粗毛淫羊藿。

附注：《中国植物志》第 29 卷 295 页。

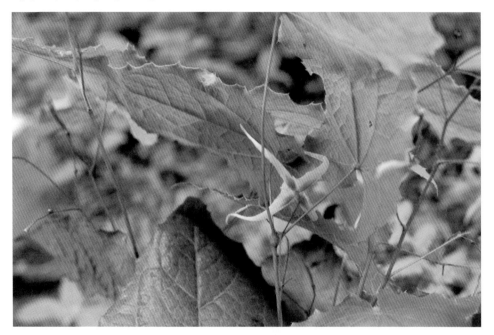

强茎淫羊藿

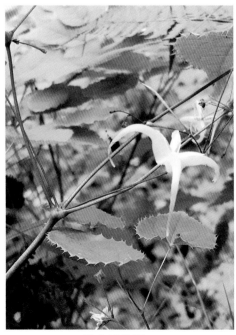

强茎淫羊藿

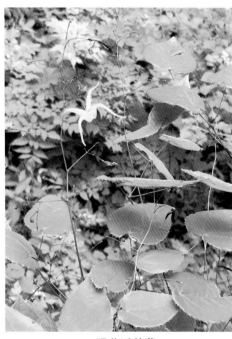

强茎淫羊藿

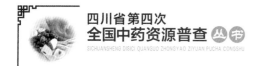
巫山淫羊藿

来源：小檗科植物巫山淫羊藿 *Epimedium wushanense* T. S. Ying 的干燥叶。

植物形态要点：草本。三出复叶，小叶片披针形至狭披针形，长 9~23 cm，宽 1.8~4.5 cm；先端微尖或长渐尖，边缘具刺齿，粗硬刺手，侧生小叶基部的裂片偏斜，内边裂片小，圆形，外边裂片大，三角形，渐尖。下表面被棉毛或秃净。革质。

功能主治：同淫羊藿。

附注：《中国药典》2020 年版单列收载。《中国植物志》将拉丁学名修订为 *Epimedium wushanense* Ying。

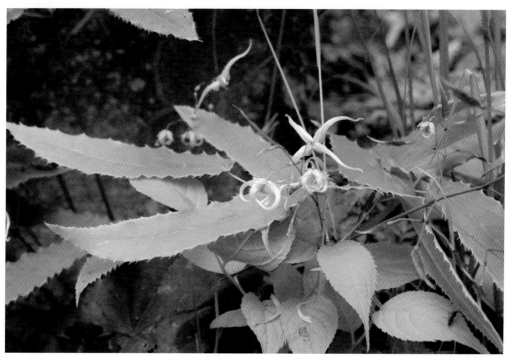

巫山淫羊藿

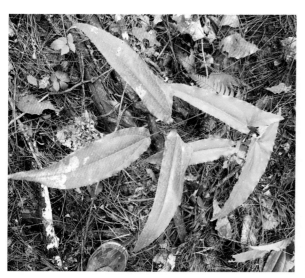

巫山淫羊藿

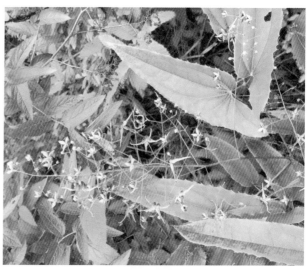

巫山淫羊藿

四川药用植物原色图谱

274

桃儿七

来源：小檗科植物桃儿七 *Sinopodophyllum hexandrum* (Royle) Ying 的干燥成熟果实。

植物形态要点：草本。叶 2，薄纸质，非盾状，基部心形，3~5 深裂；花单生，先叶开放，粉红色；萼片 6；雄蕊药隔较窄。浆果红色，卵状球形，肉质。

功能主治：调经活血。用于血瘀经闭，难产，死胎，胎盘不下。

附注：《中国药典》不同版本收载的小叶莲为桃儿七，学名略有不同，《中国药典》1977 年版收载的小叶莲为鬼臼，学名为 *Podophyllum emodi* Wall. var. *chinense* Sprague。《中国植物志》中未查到鬼臼及与其拉丁学名 *Podophyllum emodi* Wall. var. *chinensis* Sprague 一致的植物。桃儿七属为单种属，只有桃儿七一个种。

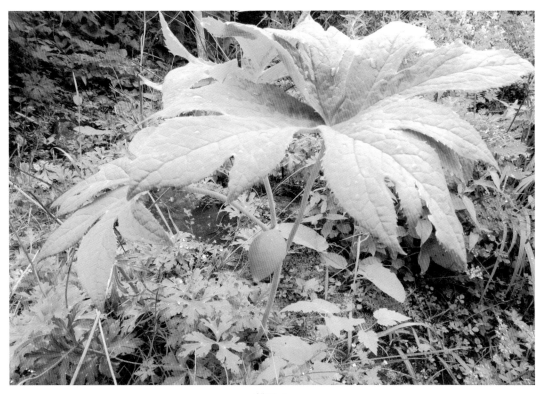

桃儿七

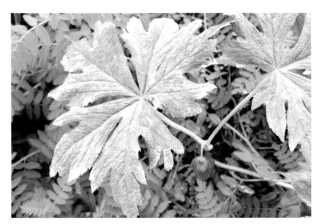

桃儿七

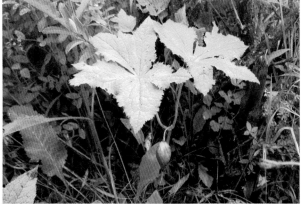

桃儿七

275

四
川
药
用
植
物
原
色
图
谱

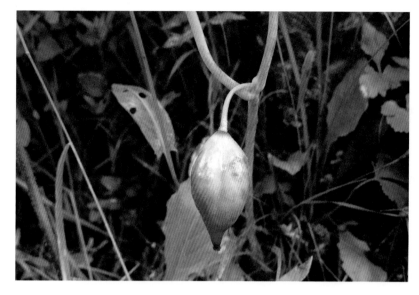

桃儿七

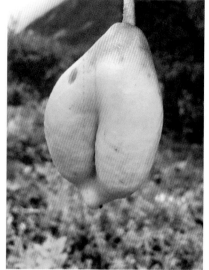

桃儿七鲜果实

防己科

青牛胆

来源：防己科植物青牛胆 *Tinospora sagittata* (Oliv.) Gagnep. 的干燥块根。

植物形态要点：草质藤本。块根念珠状，黄色。叶披针状箭形或有时披针状戟形，纸质或薄革质。花序腋生，常少数至多数花簇生，聚伞状，有时假圆锥状；雄花：萼片 6；花瓣 6；心皮 3。核果红色，近球形。

功能主治：清热解毒，利咽，止痛。用于咽喉肿痛，痈疽疔毒，泄泻，痢疾，脘腹疼痛。

附注：本品出自《本草纲目拾遗》。《中国药典》2020 年版一部以金果榄收载。

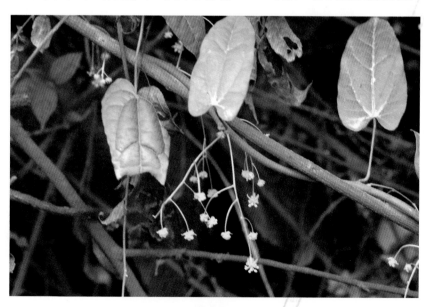

青牛胆

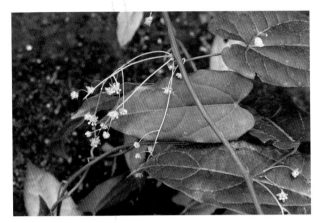

青牛胆

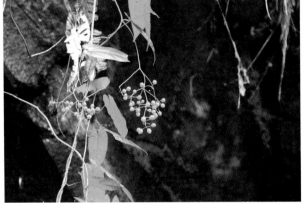

青牛胆

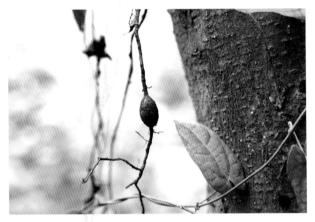

青牛胆鲜块根

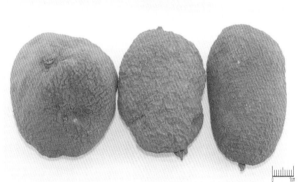

金果榄

277

风 龙

来源：防己科植物风龙 *Sinomenium acutum* (Thunb.) Rehd. et Wils. 的干燥根、藤茎。

植物形态要点：木质藤本。叶革质至纸质，掌状 5~7 脉。圆锥花序长可达 30 cm；雄花：小苞片 2，萼片淡黄绿色；雌花：退化雄蕊丝状；心皮无毛。核果红色至暗紫色或蓝黑色。

功能主治：祛风湿，通经络，利小便。用于风湿痹痛，关节肿胀，麻痹瘙痒。

附注：《中国药典》2020年版一部以青风藤收载青藤即风龙，植物名不同，拉丁学名相同。

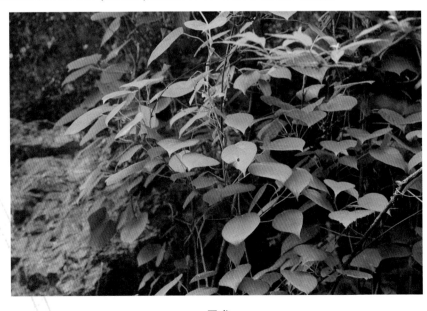

风龙

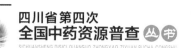

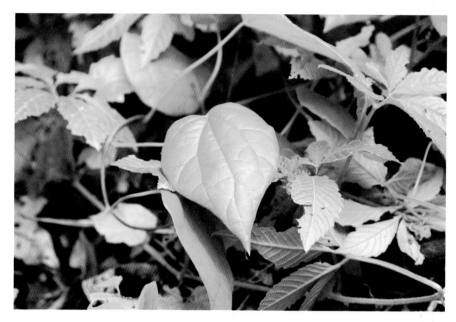

风龙

地不容

来源： 防己科植物地不容 *Stephania epigaea* H. S. Lo 的干燥块根。

植物形态要点： 草质落叶藤本。块根硕大，扁球形。叶盾形，扁圆形。花序单生或伞状聚伞花序，腋生，淡紫红色具白粉；萼片 6；花瓣 3，紫色或橘黄色，具紫色斑点。核果红色。

功能主治： 清热解毒，利湿，止痛。用于胃痛，腹痛，急性肠胃炎，风湿性关节炎，疟疾，痈疖肿毒，湿疹。

附注：《云南省中药材标准》第一册 2005 年版收载。《全国中草药汇编》收载。《中国植物志》将拉丁学名修订为 *Stephania epigaea* Lo。

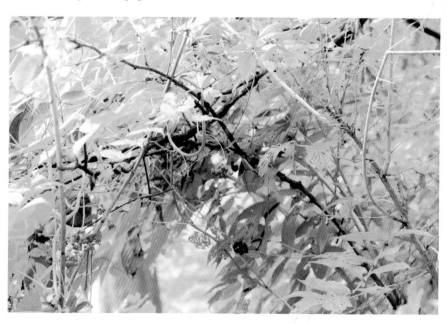

地不容

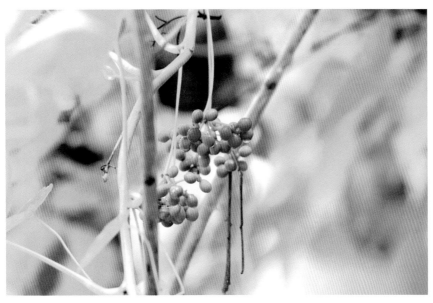

地不容

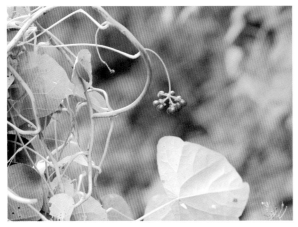

地不容

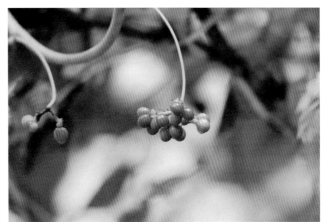

地不容

金线吊乌龟

来源： 防己科植物金线吊乌龟 *Stephania cepharantha* Hayata 的干燥块根。

植物形态要点： 草质藤本。叶纸质，盾状，三角状扁圆形或近圆形，掌状 7~9 脉。雄花序常腋生，圆锥状，头状，具蝶形花托，花梗丝状；萼片 4 或 6；花瓣 3 或 4。核果红色。

功能主治： 清热解毒，凉血止血，散瘀消肿，止痛。用于痈疽肿毒，急性肝炎，细菌性痢疾，急性阑尾炎，胃痛，内出血，跌打损伤，毒蛇咬伤；外用治流行性腮腺炎，

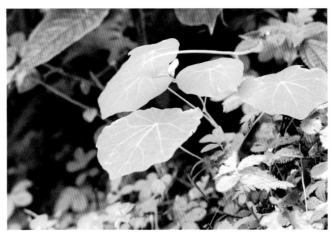

金线吊乌龟

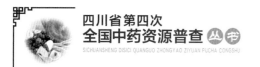

淋巴结炎，神经性皮炎。

　　附注：《中华人民共和国卫生部药品标准》中药材第一册以白药子收载。《全国中草药汇编》《中药大辞典》收载。本品又名头花千金藤。

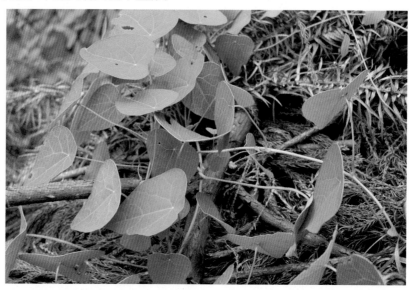

金线吊乌龟

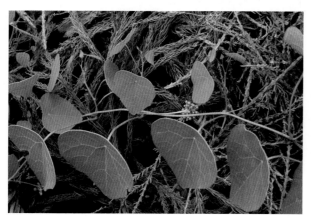

金线吊乌龟

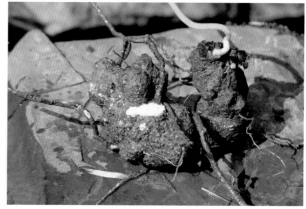

金线吊乌龟鲜块茎

木兰科

紫玉兰

　　来源：木兰科植物紫玉兰 *Magnolia liliflora* Desr. 的干燥花。

　　植物形态要点：落叶灌木。托叶痕约为叶柄长的 1/2；叶纸质，椭圆状倒卵形或倒卵形，基部沿叶柄下延。花叶同期，瓶形，直立，稍芳香；花被片 9~12，紫色或紫红色。果实深紫褐色，圆柱形。

　　功能主治：益气和胃，止痛。用于鱼鲠骨鲠，虚寒咳嗽。

　　附注：本品始载于明·李时珍《本草纲目》。《中华民国中药典范》以玉兰花收载。《中国植物

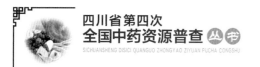

志》将拉丁学名修订为 *Yulania liliiflora* (Desrousseaux) D. L. Fu。

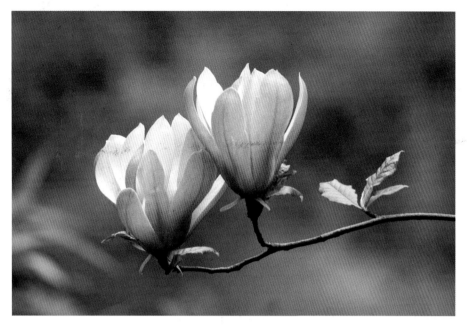

紫玉兰

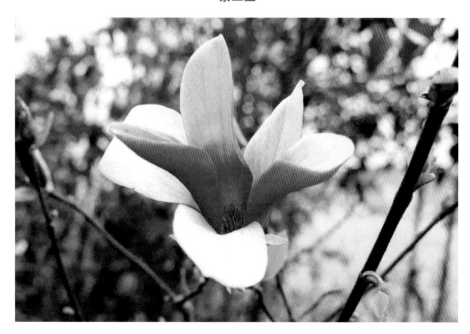

紫玉兰

凹叶木兰

来源： 木兰科植物凹叶木兰 *Magnolia sargentiana* Rehd. et Wils. 的干燥树皮及枝皮。

植物形态要点： 落叶乔木。当年生枝黄绿色，后变灰色。叶近革质，倒卵形，先端圆、凹缺或具短尖，上面暗绿色，无毛，有光泽，下面淡绿色，密被银灰色波曲的长柔毛，托叶痕为叶柄长的1/6~1/4。花蕾卵圆形，被淡黄色长毛，花先叶开放，花被片淡红色或淡紫红色，肉质，10~17 片，3轮，倒卵状匙形或狭倒卵形，先端圆或微凹；雄蕊花丝紫色；雌蕊群绿色，圆柱形；柱头紫色。聚合

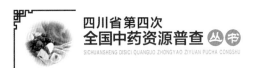

果圆柱形，通常扭曲；蓇葖黑紫色，半圆形或近圆球形，密生细疣点，顶端具短喙；种子外种皮红褐色。

功能主治：燥湿，导滞，下气，除满。用于脘腹满痛，宿食不消，呕吐泻痢。

附注：《四川省中草药标准》试行稿第一批 1977 年版以川姜朴收载。《中国植物志》将植物名和拉丁学名修订为凹叶玉兰 *Yulania sargentiana* (Rehder & E. H. Wilson) D. L. Fu。

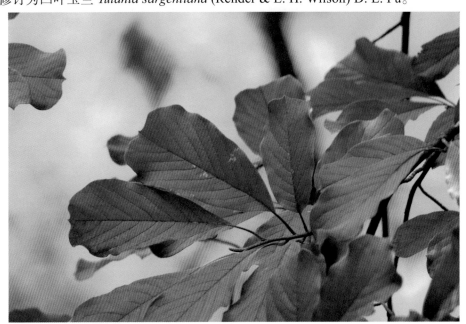

凹叶木兰

四川药用植物原色图谱

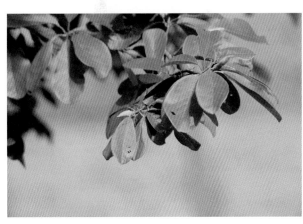

凹叶木兰

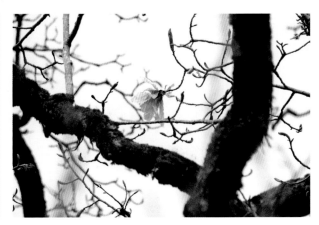

凹叶木兰

玉 兰

来源：木兰科植物玉兰 *Magnolia denudata* Desr. 的干燥花蕾。

植物形态要点：落叶乔木。托叶痕为叶柄长的 1/4~1/3；叶纸质，长 10~18 cm。花先叶开放，直径 10~16 cm，直立，芳香；花被片 9，白色，近等大，基部常粉红色。果实圆柱形。

功能主治：散风寒，通鼻窍。用于风寒头痛，鼻塞流涕，鼻鼽，鼻渊。

附注：本品始载于清·赵学敏《本草纲目拾遗》。《中国药典》2020 年版一部以辛夷收载望春花、玉兰和武当玉兰。《中国植物志》将拉丁学名修订为 *Yulania denudata* (Desrousseaux) D. L. Fu。

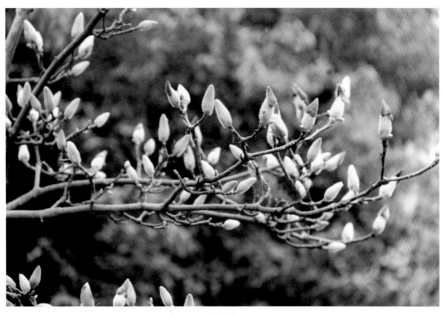

玉兰

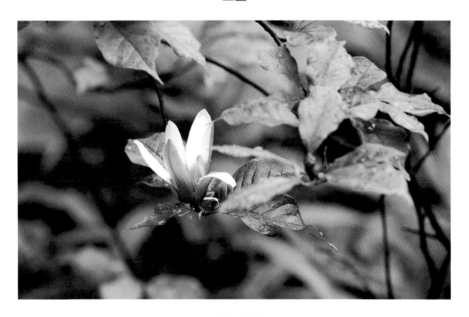

玉兰(秋季)

西康天女花

来源：木兰科植物西康天女花 *Magnolia wilsonii* (Finet et Gagnep.) Rehder 的干燥树皮。

植物形态要点：落叶灌木或小乔木。托叶痕长为叶柄的 4/5~5/6。叶纸质，长圆状卵形或椭圆状卵形，叶背被灰色平伏长毛。花叶同期，起初杯状，花期为碟形，长 10~12 cm；花被片 9~12，白色。果实红色，成熟后变为紫色，下垂。

功能主治：温中下气，化湿行滞。用于胸腹胀痛，食积气滞，泄泻，痢疾，气逆喘咳。

附注：本品又称西康玉兰。《中国中药资源志要》收载。《四川省中草药标准》试行稿第一批 1977 年版以川姜朴收载威氏木兰。《中国植物志》将拉丁学名修订为 *Oyama wilsonii* (Finet & Gagnepain) N. H. Xia & C. Y. Wu。

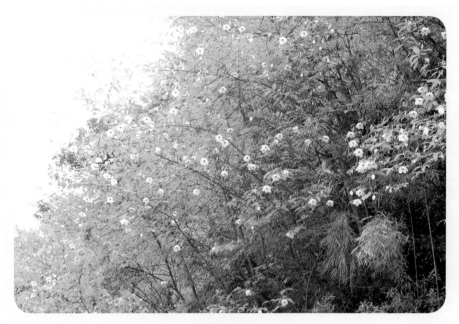

西康天女花

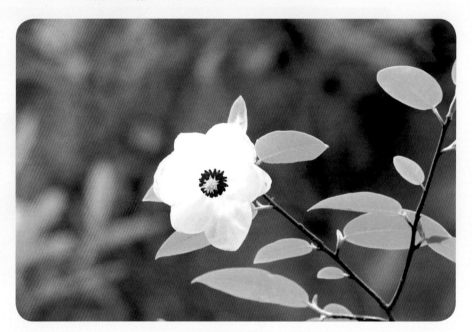

西康天女花

武当玉兰

来源： 木兰科植物武当玉兰 *Magnolia sprengeri* Pamp. 的干燥花蕾。

植物形态要点： 落叶乔木。叶纸质，倒卵形，长 10~18 cm。每花蕾具花 1 朵；花先叶开放，杯形，芳香；花被片 12~14，外面玫瑰红色，有深紫色纵纹。果实圆柱形，长 6~18 cm。

功能主治： 同玉兰。

附注： 本品始载于清·赵学敏《本草纲目拾遗》。《中国植物志》将植物名和拉丁学名修订为武当木兰 *Yulania sprengeri* (Pampanini) D. L. Fu。

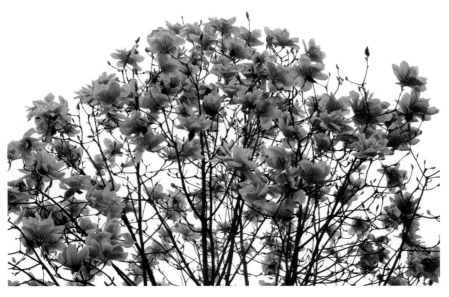

武当玉兰

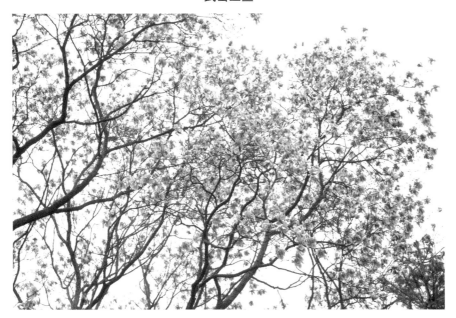

武当玉兰

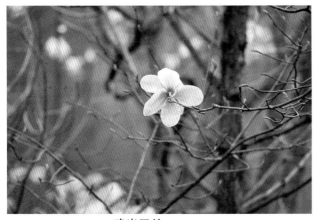

武当玉兰

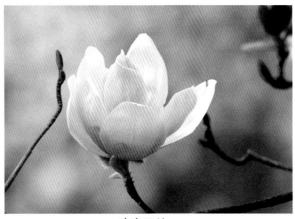

武当玉兰

二乔木兰

来源：木兰科植物二乔木兰 *Magnolia soulangeana* Soul. Bod. 的干燥花。

植物形态要点：乔木。托叶痕长为叶柄的约 1/3；叶纸质，倒卵形。花被片 6~9，浅红色至深红色，外轮花被片稍短于内轮；成熟心皮黑色，卵圆形至倒卵圆形。

功能主治：祛风散寒，通窍理肺。用于头痛，鼻塞，痛经，急慢性鼻窦炎，过敏性鼻炎。

附注：本品为玉兰和紫玉兰的杂交种。

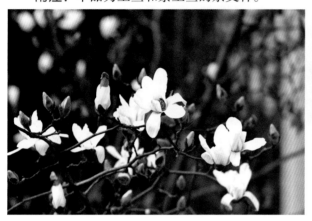
二乔木兰

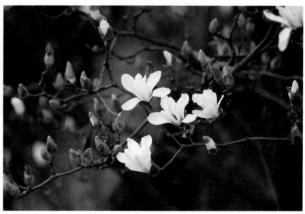
二乔木兰

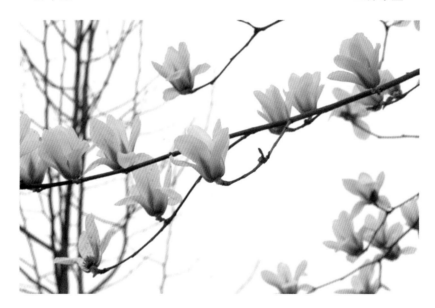
二乔木兰

白兰花

来源：木兰科植物白兰花 *Michelia alba* DC. 的新鲜或干燥花。

植物形态要点：常绿乔木。树皮灰色；揉枝叶有芳香。叶薄革质，长椭圆形或披针状椭圆形，长 10~27 cm，宽 4~9.5 cm，先端长渐尖或尾状渐尖，基部楔形，上面无毛，下面疏生微柔毛，干时两面网脉均很明显；叶柄长 1.5~2 cm，疏被微柔毛；托叶痕达叶柄中部。

功能主治：温肺止咳，化浊。用于慢性支气管炎，前列腺炎，白浊，妇女白带。

附注：《湖南省中药材标准》1993 年版、2009 年版收载。《中国植物志》将植物名和拉丁学名修订为白兰 *Michelia* × *alba* DC.。

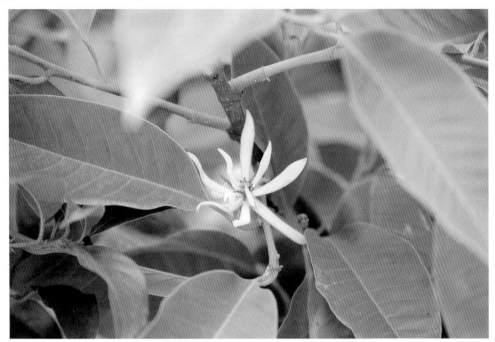

白兰花

287

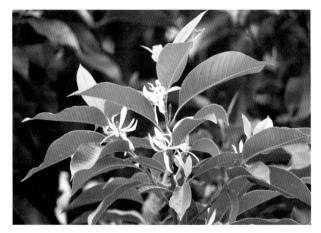

白兰花

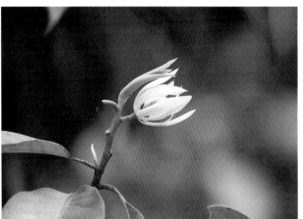

白兰花

厚 朴

来源：木兰科植物厚朴 *Magnolia officinalis* Rehd. et Wils. 的干燥树皮或花蕾。

植物形态要点：落叶乔木。叶大，近革质，7~9 朵簇生于小枝顶端，嫩叶背被白色长毛。花直径 10~15 cm，芳香；花被片 9~17，白色，厚肉质，浅绿色。成熟蓇葖果椭圆状卵球形，具 3~4 mm 长的喙。

功能主治：厚朴燥湿消痰，下气除满。用于湿滞伤中，脘痞吐泻，食积气滞，腹胀便秘，痰饮喘咳。厚朴花芳香化湿，理气宽中。用于脾胃湿阻气滞，胸脘痞闷胀满，纳谷不香。

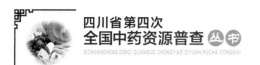
　　附注： 本品始载于《神农本草经》。《中国药典》2020 年版一部以厚朴、厚朴花收载厚朴和凹叶厚朴。《四川中药志》1094 页。

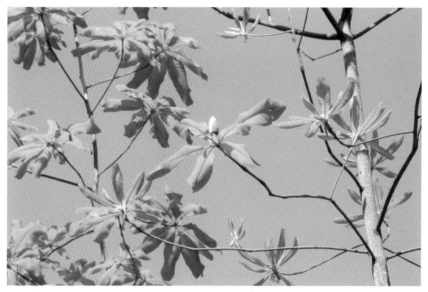

厚朴

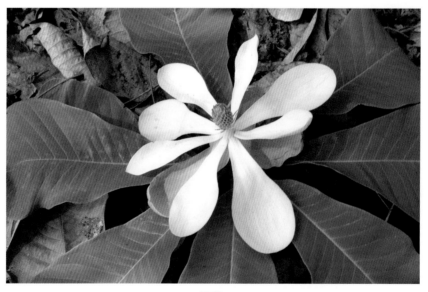

厚朴

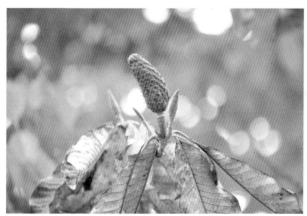

厚朴　　　　　　　　　　　　　　　　　　　厚朴

凹叶厚朴

来源： 木兰科植物凹叶厚朴 *Magnolia biloba* (Rehd.et Wils.) Cheng. 的干燥树皮或花蕾。

植物形态要点： 乔木，高达 15 m。叶大，近革质，狭倒卵形，长 15~30 cm，顶端有凹缺，侧脉 15~25 对。花与叶同时开放，直径 10~15 cm；花被片 9~12，白色，倒披针形；雄蕊多数；心皮多数。聚合果狭卵球形，长 11~16 cm。

功能主治： 同厚朴。

附注： 本品始载于《神农本草经》。与厚朴的主要区别点在于叶端有凹缺。《中国药典》2020 年版收载拉丁学名为 *Magnolia officinalis* Rehd. et Wils. var. *biloba Rehd*. et Wils.。

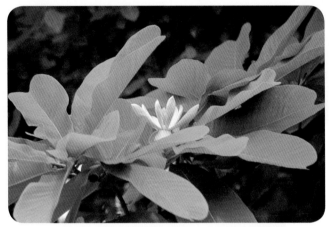

凹叶厚朴

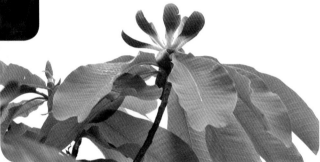

凹叶厚朴

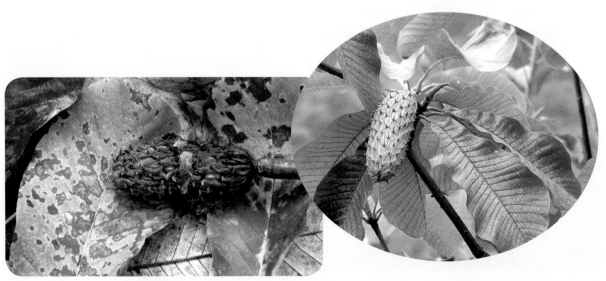

凹叶厚朴果　　　　　　　　　　凹叶厚朴

红花木莲

来源： 木兰科植物红花木莲 *Manglietia insignis* (Wall.) Blume 的干燥果实及树皮。

植物形态要点： 常绿乔木。叶革质，倒披针形、长圆形或长圆状椭圆形。花芳香，花被片 9~12，外轮花被片红色或紫红色。聚合果成熟后紫红色，卵球状椭圆形，长 7~12 cm。

功能主治： 燥湿健脾，接骨，散瘀血。用于脘腹痞满胀痛，痛经，宿食不化，呕吐，泄泻，痢疾。

附注： 本品为国家三级保护植物。《四川省中药资源志要》第 247 页。

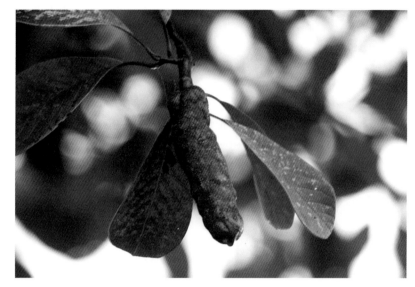

红花木莲

四川木莲

来源： 木兰科植物四川木莲 *Manglietia szechuanica* Hu 的干燥果实、树皮及根皮。

植物形态要点： 常绿乔木。幼枝绿色，密具柔毛，毛渐脱落至仅于节上留存。叶革质。花芳香，花被片 9，紫红色；雌蕊群卵状椭圆形；心皮狭椭圆形，密被褐色短柔毛。聚合果卵球形，长 8~10 cm。

功能主治： 温中散寒，行气，燥湿，消痰，和胃，止呕行气。用于脘腹痞满胀痛，宿食不化，反胃呕吐，泄泻，痢疾。

附注：《四川省中药资源志要》第 247 页。

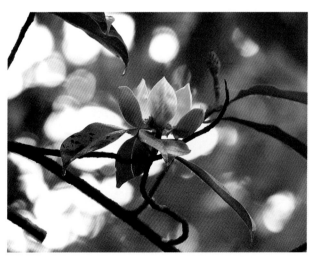

四川木莲

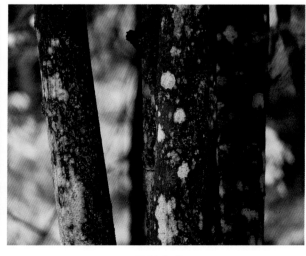

四川木莲

鹅掌楸

来源：木兰科植物鹅掌楸 *Liriodendron chinensa* (Hemsl.) Sarg. 的干燥叶和树皮。

植物形态要点：落叶大乔木。小枝灰色至灰褐色。叶膜质至纸质，每侧近基部具一侧生裂片，先端 2 裂。花杯形；花被片 9，淡绿色，内面具黄色纵条纹；雌蕊群于花期超出花被；心皮黄绿色。果实长 7~9 cm；小坚果具翅，具 1 或 2 粒种子。

功能主治：祛风除湿，散寒止咳。用于风湿痹痛，风寒咳嗽。

附注：本品叶似马褂，又称马褂木。《四川省中药资源志要》245 页，国家二级保护植物。

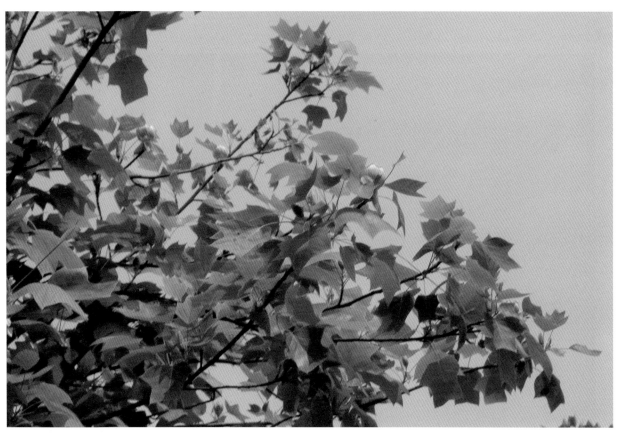

鹅掌楸

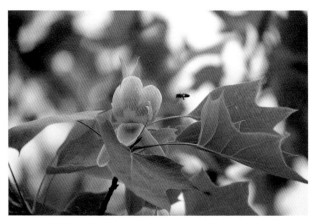

鹅掌楸

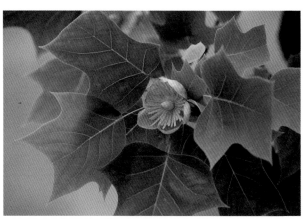

鹅掌楸

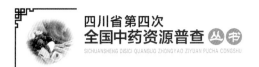
翼梗五味子

来源：木兰科植物翼梗五味子 *Schisandra henryi* C. B. Clarke 的干燥成熟果实。

植物形态要点：木质藤本，无毛。叶椭圆形至卵形，纸质，基部常稍下延至叶柄。单花腋生；花被片 6~10，黄色至橘黄色，内轮常红色，最大者长 5.5~13 mm；雄蕊 12~46；花粉具 6 孔沟；心皮 28~65。果梗长 3.5~14.5 cm。

功能主治：收敛固涩，益气生津，补肾宁心。用于久嗽虚喘，梦遗滑精，遗尿，尿频，久泻不止，自汗盗汗，津伤口渴，短气脉虚，内热消渴，心悸失眠。

附注：《四川省中药材标准》2010 年版以西五味子收载翼梗五味子、红花五味子和柔毛五味子 *Schisandra pubescens* Hemsl. et Wils.。经查《中国植物志》柔毛五味子应为毛叶五味子。

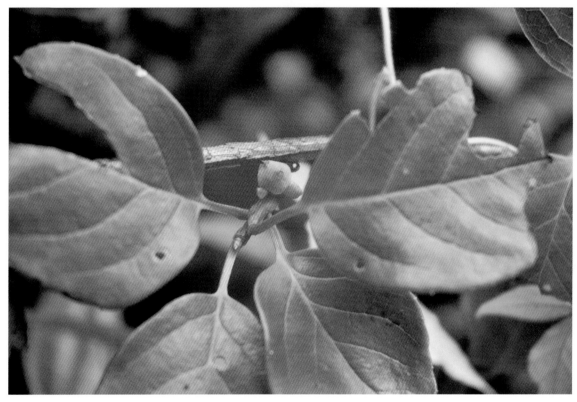

翼梗五味子

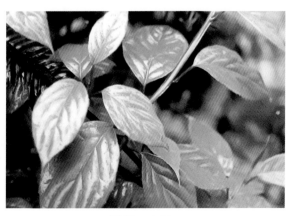

翼梗五味子

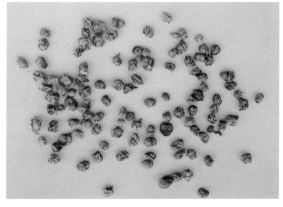

西五味子

异形南五味子

来源：木兰科植物异形南五味子 *Kadsura heteroclita* (Roxb.) Craib 的干燥根、藤茎或果实。

植物形态要点：木质藤本。叶卵状椭圆形，全缘或先端稀有疏齿。花单生；花被片 10~25，白色、乳白色或黄色；雄花：雄蕊 40~74；无退化雄蕊；雌花：心皮 28~72。离心皮红色；聚合果近球形。

功能主治：根、藤祛风除湿，活血化瘀，行气止痛。用于风湿疼痛，胃脘胀痛，痛经，跌打损伤。果实补肾宁心，止咳祛痰。用于肾虚腰痛，失眠健忘，咳嗽。

附注：《广西中药材标准》1990 年版以海风藤收载。《广西瑶药材质量标准》第一卷 2014 年版以广西海风藤收载，名称与《中国药典》海风藤相区别。

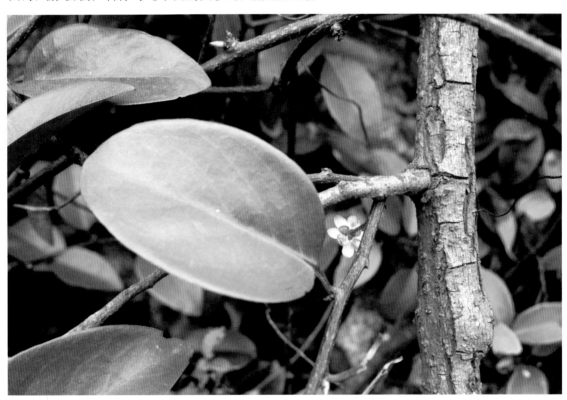

异形南五味子

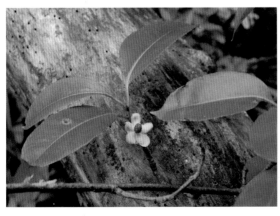

异形南五味子

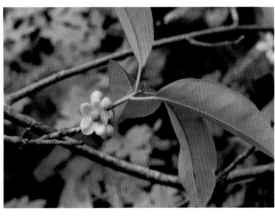

异形南五味子

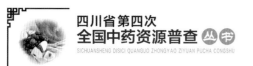

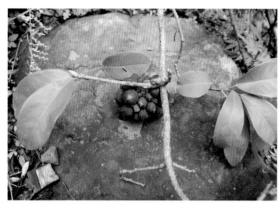

异形南五味子

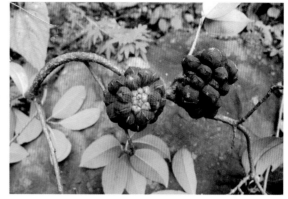

异形南五味子

冷饭团

来源： 木兰科植物冷饭团 *Kadsura coccinea* (Lem.) A. C. Smith 的干燥根及茎。

植物形态要点： 藤本。叶革质，长圆形至卵状披针形。花单生于叶腋，稀成对，雌雄同株；聚合果近球形，红色或暗紫色；小浆果倒卵形，长达 4 cm，外果皮革质，不显出种子。种子心形或卵状心形。

功能主治： 行气止痛，散瘀通络。用于胃及十二指肠溃疡，慢性胃炎，急性胃肠炎，风湿痹痛，跌打损伤，骨折，痛经，伤风，产后瘀血腹痛，疝气痛。

附注：《北京市中药材标准》1998 年版以黑老虎收载。异名 *Kadsura chinensis* Hance ex Benth，*Kadsura hainanensis* Merr.。《广东省中药材标准》第一册以黑老虎收载，植物名为厚叶五味子。《中华本草》第 2 册 1551 页。《中国植物志》的植物名为黑老虎。本品又分为五味子科。

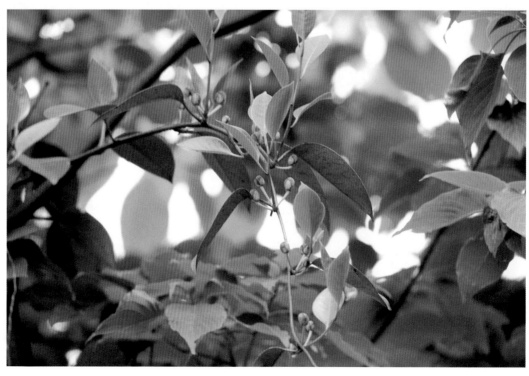

冷饭团

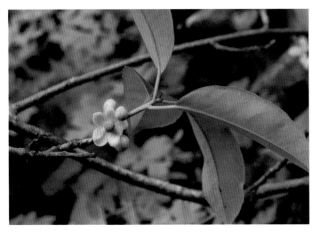
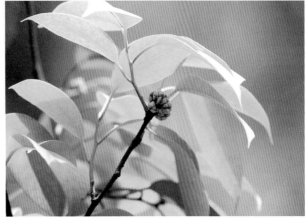

冷饭团 冷饭团

铁箍散

来源: 木兰科植物铁箍散 *Schisandra propinqua* (Wall.) Baill. var. *sinensis* Oliv. 的干燥根。

植物形态要点: 攀援木质藤本。叶近革质,长圆状卵形或狭披针形。花单性,雌雄同株或异株,腋生,黄绿色;萼片和花瓣常无区别,共 7~12 枚,雄蕊 5~15,合生为球形;雌蕊群球形,心皮 10~30,离生,花托结果时伸长 3~7 cm。聚合果穗状,浆果近球形,直径 5~7 mm,红色,成熟心皮近球形或椭圆形。种子肾圆形,长约 4 mm。

功能主治: 行气止痛,活血散瘀。用于跌打损伤,风湿麻木,筋骨疼痛,痨伤吐血,经闭,腹胀,痈肿。

附注:《四川省中药材标准》2010 年版以香巴戟收载。《四川植物志》第 8 卷 100 页。《中国植物志》将拉丁学名修订为 *Schisandra propinqua* subsp. *sinensis* (Oliver) R. M. K. Saunders。本品又分为五味子科。

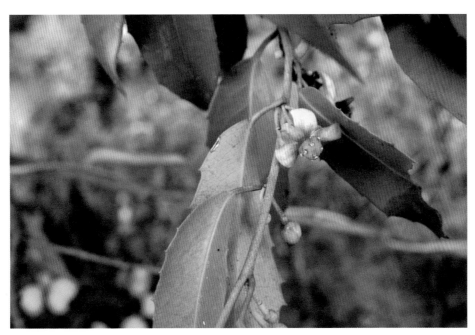

铁箍散

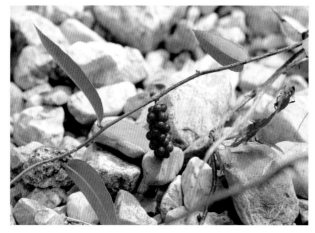

铁箍散

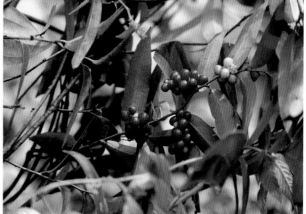

铁箍散

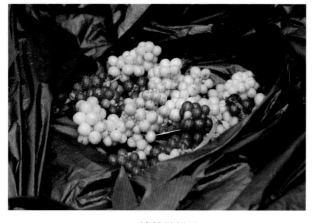

铁箍散鲜果

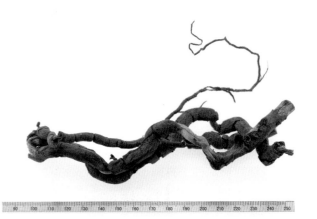

香巴戟

红茴香

来源： 木兰科植物红茴香 *Illicium henryi* Diels 的干燥根及根皮或果实。

植物形态要点： 灌木或乔木。叶 2~5 簇生于节上部。花梗长 1.5~5 cm；花红色；花被片 10~15，粉红色至深红色；雄蕊 10~14；花粉粒具 3 合沟。蓇葖果 7~9。

功能主治： 活血止痛，祛风除湿。用于跌打损伤，风寒湿痹，腰腿痛。

附注： 本品出自《浙江天目山药植志》。《湖南省中药材标准》2009 年版收载。《中华本草》第 2 册 1577 页以红茴香根收载。果含莽草亭 (anisatin) 有剧毒，不能作食用

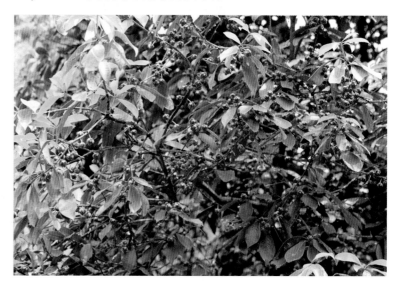

红茴香

香料。本种根、根皮也有毒，使用时宜慎。

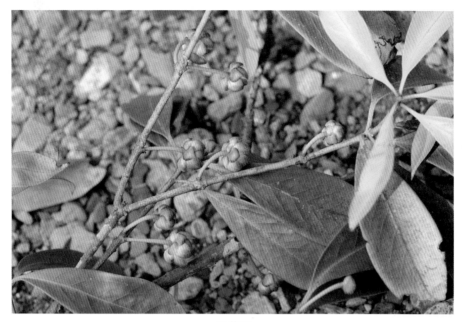

红茴香

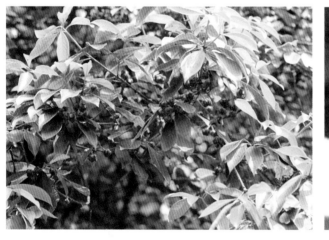

红茴香

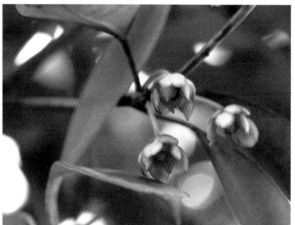

红茴香

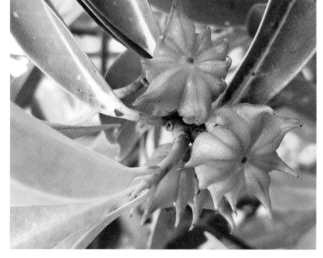

红茴香

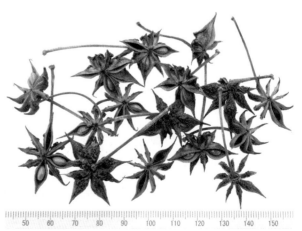

红茴香

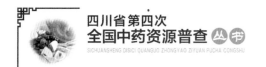
含笑花

来源： 木兰科植物含笑花 *Michelia figo* (Lour.) Spreng. 的干燥花蕾或叶。

植物形态要点： 常绿灌木。叶柄、花梗均密被黄褐色绒毛。叶革质，狭椭圆形或倒卵状椭圆形，上面有光泽；花瓣长 1.2~2 cm，宽 0.6~1.1 cm，淡黄色而边缘有时红色或紫色，具甜浓的芳香，花被片 6，肉质，较肥厚，长椭圆形；雄蕊药隔伸出成急尖头，雌蕊群无毛，超出于雄蕊群；雌蕊群柄被淡黄色绒毛。聚合果长 2~3.5 cm；蓇葖卵圆形或球形，顶端有短尖的喙。

功能主治： 行气通窍，芳香化湿，活血调经，养肤养颜，安神减压。用于鼻炎、鼻窍不通、痰多，月经不调，健忘，多梦。

附注：《四川省中药资源志要》248 页。

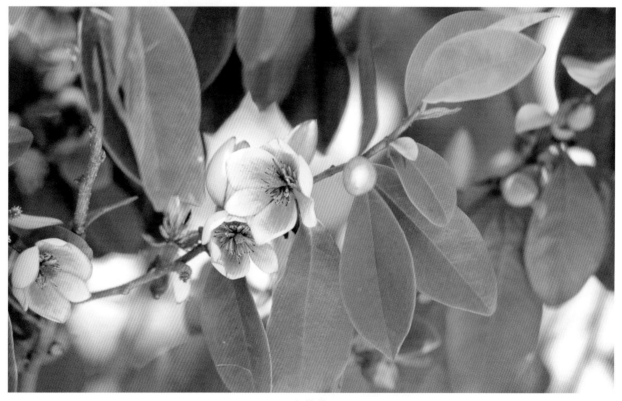

含笑花

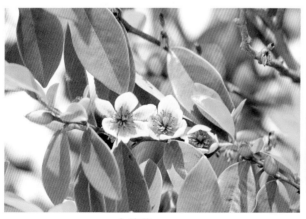

含笑花

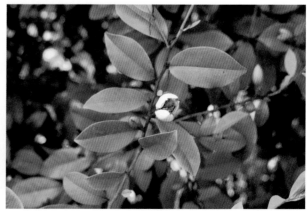

含笑花

樟　科

毛叶木姜子

来源：樟科植物毛叶木姜子 *Litsea mollifolia* Chun 的干燥成熟果实。

植物形态要点：落叶小乔木，被短柔毛。叶互生或聚生，狭椭圆形或圆形，下面密被白色柔毛。总苞片无毛，有花 4~6 朵，花被片 6，黄色，宽倒卵形；雄蕊 9，花药 4 室，瓣裂。腺体圆形，黄色。果实球形，黑色。

功能主治：行气止痛，温中消食，平喘，利尿。用于脘腹冷痛，食积腹胀，胃寒呕吐，寒湿吐泻，寒疝腹痛，咳喘，水肿，小便不利，寒湿痹痛。

附注：《四川省中药材标准》2010 年版以澄茄子收载毛叶木姜子 *Litsea mollis* Hemsl. 和杨叶木姜子。《中华本草》第 3 册 1668 页。

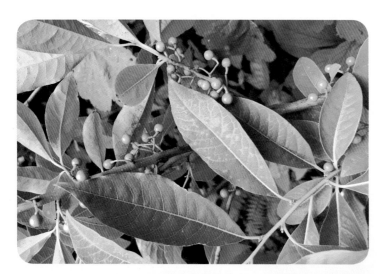

毛叶木姜子

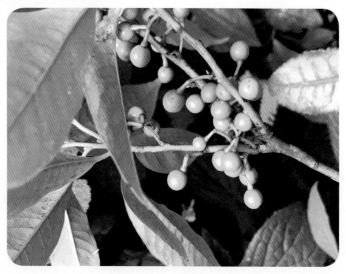

毛叶木姜子

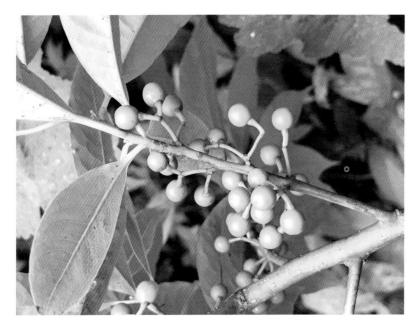

毛叶木姜子

杨叶木姜子

来源：樟科植物杨叶木姜子 *Litsea populifolia* (Hemsl.) Gamble 的干燥果实。

植物形态要点：落叶小乔木，除花序有毛外，其余均无毛。小枝绿色，搓之有樟脑味。叶互生，圆形至宽倒卵形。伞形花序与叶同时开放；总花梗被黄色柔毛；每一花序有雄花 9~11 朵；有稀疏柔毛；花被裂片 6，卵形或宽卵形，黄色；能育雄蕊 9。果球形。

功能主治：同毛叶木姜子。

附注：本品出自《滇南本草》。《四川植物志》第 1 卷 99 页。

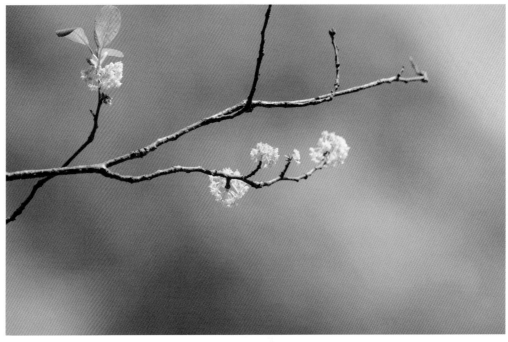

杨叶木姜子

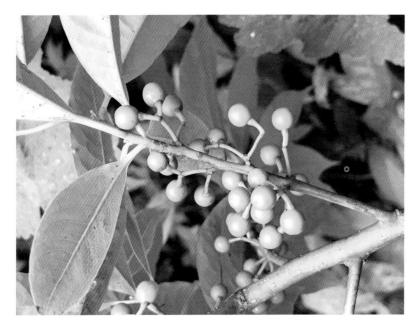

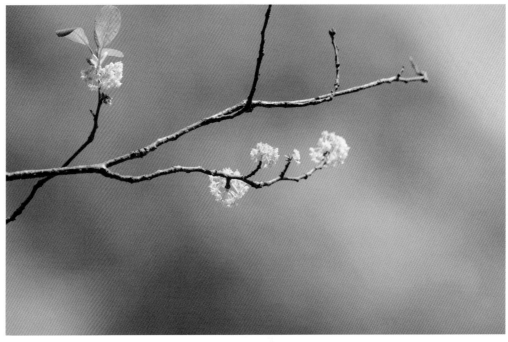

四川省第四次全国中药资源普查丛书
SICHUANSHENG DISICI QUANGUO ZHONGYAO ZIYUAN PUCHA CONGSHU

四川药用植物原色图谱

300

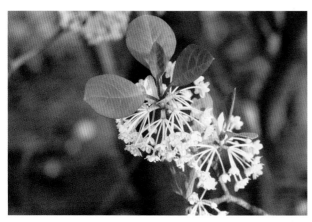

杨叶木姜子

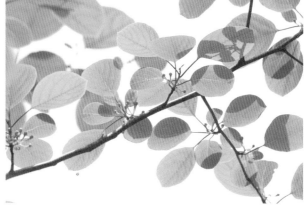

杨叶木姜子

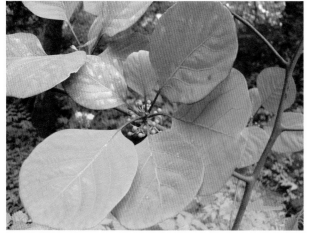

杨叶木姜子

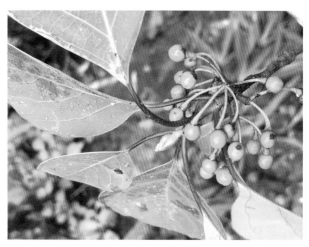

杨叶木姜子

黑壳楠

来源： 樟科植物黑壳楠 *Lindera megaphylla* Hemsl. 的干燥根、树皮或枝。

植物形态要点： 常绿乔木。小枝圆柱形，粗壮，紫黑色。叶互生，倒披针形至倒卵状长圆形，革质，两面无毛，羽状脉。伞形花序多花，具 16 雄花和 12 雌花；花被片 6。果实椭圆形或卵球形。

功能主治： 祛风除湿，温中行气，消肿止痛。用于风湿痹痛，肢体麻木疼痛，脘腹冷痛，疝气疼痛，咽喉肿痛，癣疮瘙痒。

附注：《中华本草》第 3 册 1657 页。

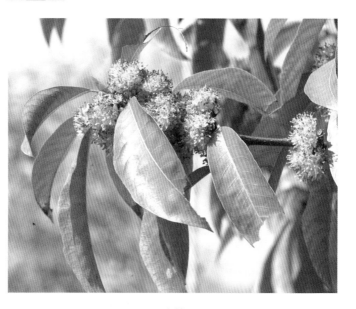

黑壳楠

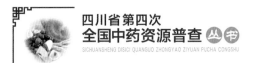
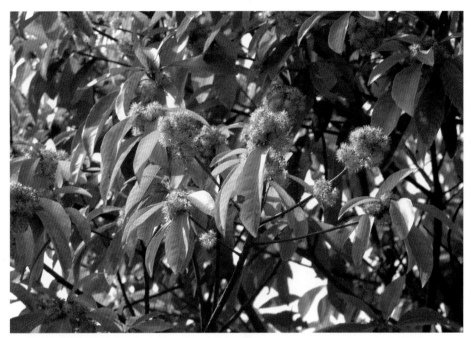

黑壳楠

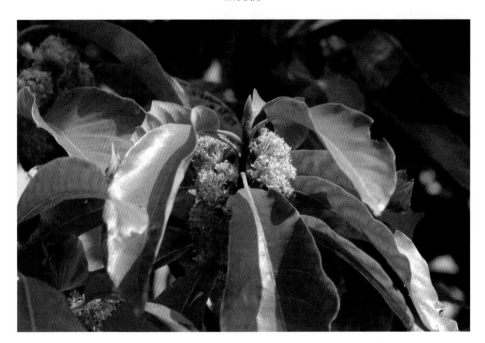

黑壳楠

香叶树

来源： 樟科植物香叶树 *Lindera communis* Hemsl. 的干燥枝叶或茎皮。

植物形态要点： 常绿灌木或小乔木。被黄白色短柔毛，叶互生，披针形、卵形或椭圆形。伞形花序具 5~8 朵花。花被片 6，卵形，雄蕊 9。果卵形，熟时红色。

功能主治： 解毒消肿，散瘀止痛。用于跌打损伤及牛马癣疥。

附注：《中华本草》第 3 册 1648 页。

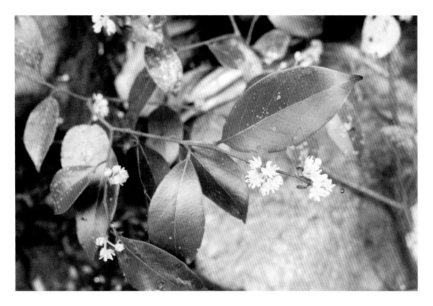

香叶树

肉 桂

来源：樟科植物肉桂 *Cinnamomum cassia* Presl 未成熟的干燥树皮、未成熟果实和嫩枝。

植物形态要点：中等乔木。叶片长圆形至近披针形，三出脉，下面花被灰黄色短绒毛。圆锥花序腋生或近顶生，三回分枝，与叶等长；花白色。果实椭圆形，成熟后紫黑色。

功能主治：肉桂补火助阳，引火归源，散寒止痛，温通筋脉。用于阳痿宫冷，腰膝冷痛，肾虚作喘，虚阳上浮，眩晕目赤，心腹冷痛，虚寒吐泻，寒疝腹痛，经闭痛经。肉桂子温中散寒，止痛。用于胃寒疼痛，呕吐。桂枝发汗解肌，温通经脉，助阳化气，平冲降气。用于风寒感冒，脘腹冷痛，血寒经闭，关节痹痛，痰饮，水肿，心悸，奔豚。

附注：《中国药典》2020 年版一部收载肉桂和桂枝。《中华人民共和国卫生部药品标准·中药材》第一册 1992 年版、《四川省中药材标准》1987 年版增补本 1992 年收载肉桂子。四川普查发现有栽培。

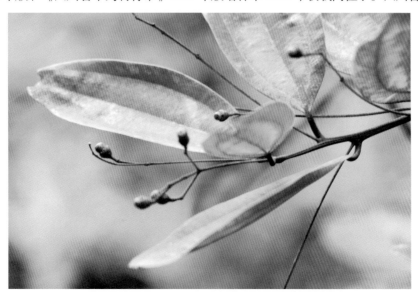

肉桂

四川药用植物原色图谱

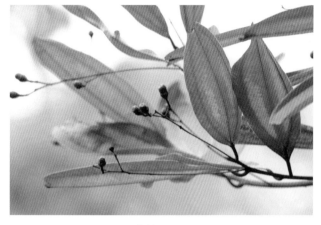

肉桂

肉桂

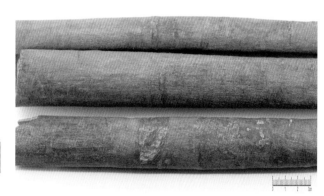

肉桂

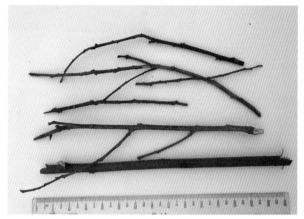

桂枝

银叶桂

来源： 樟科植物银叶桂 *Cinnamomum mairei* Lévl. 的干燥干皮。

植物形态要点： 乔木，高 6~16 m。树皮灰褐色。叶互生或近对生，革质，长圆形或披针形，长 7~13 cm，宽 2.5~4.5 cm，上面绿色有光泽，下面白色，离基 3 出脉。圆锥花序腋生或当年生小枝基部；花被白色，裂片 6，倒宽披针形；雄蕊 9 枚，3 轮，退化雄蕊 3 枚，心形，浆果椭圆形，果托杯状。

功能主治： 散寒止痛，用于胸腹冷痛。

附注：《四川省中药材标准》2010 年版以官桂收载。《四川植物志》第 1 卷 48 页。

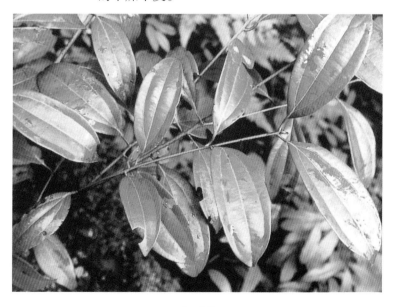

银叶桂

三股筋香

来源： 樟科植物三股筋香 *Lindera thomsonii* C. K. Allen 的干燥树皮或叶。

植物形态要点： 常绿乔木。叶互生，卵形、狭卵形或披针形，纸质，幼时两面密具贴伏的白色或黄色绢状柔毛，三出脉或离基三出脉。花单性；总苞片 4；雄花黄色；雌花白色、黄色或绿色。果实椭圆形，成熟后由红色变为黑色。

功能主治： 活血止血，接骨生肌。用于外伤出血，跌打损伤，吐血，衄血，骨折，烧伤，烫伤。

附注： 《中国植物志》将拉丁学名修订为 *Lindera thomsonii* Allen。

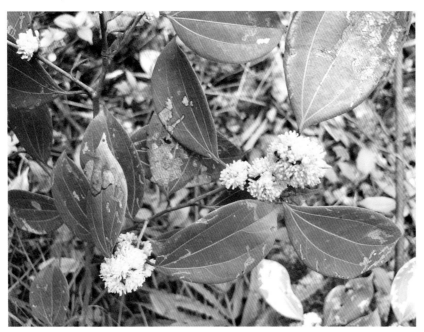

三股筋香

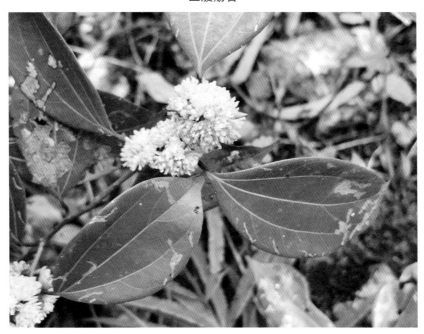

三股筋香

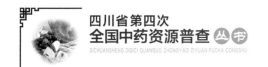
蜡梅科

蜡　梅

来源： 蜡梅科植物蜡梅 *Chimonanthus praecox* (L.) Link 的干燥花蕾。

植物形态要点： 落叶灌木。叶卵形、椭圆形至阔椭圆形，或有时长圆状披针形。花单生或成对，先叶开放，直径 2~4 cm；花被片 15~21，黄色，内轮则常具紫红色斑块，外轮花被片具柔毛，内轮基部明显具爪。瘦果椭圆形至肾形。

功能主治： 解暑生津。用于热病烦渴，胸闷，咳嗽。

附注：《中华人民共和国卫生部药品标准·中药材》第一册 1992 年版收载。《四川植物志》第 1 卷 1 页。

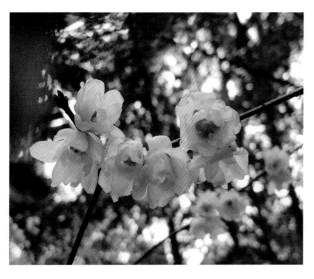

蜡梅

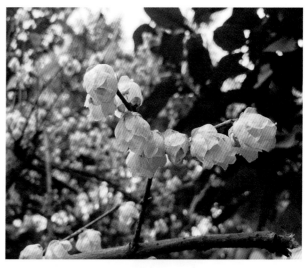

蜡梅

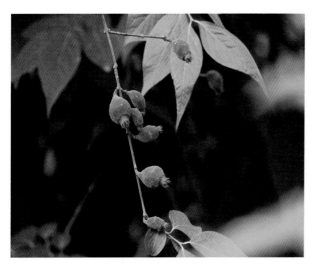

蜡梅

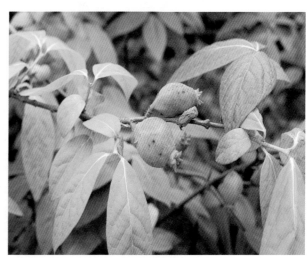

蜡梅

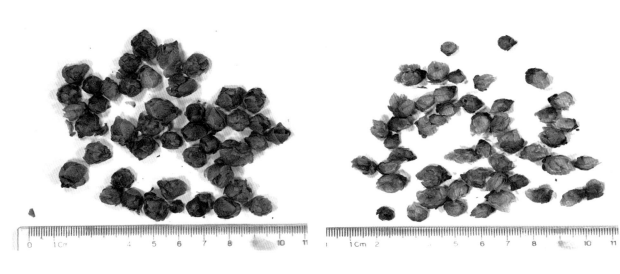

蜡梅　　　　　　　　　　　　　　　蜡梅

番荔枝科

假鹰爪

来源：番荔枝科植物假鹰爪 *Desmos chinensis* Lour. 的干燥根或叶。

植物形态要点：木质藤本。叶薄纸质或膜质。花序腋上生或与叶对生，具1花；花黄色，单生，下垂，外轮花瓣长圆形至长圆状披针形，长 3~6.5 cm。果念珠状。

功能主治：祛风行气，消炎利水，化湿去瘀。用于风湿关节炎，产后风痛，肾炎水肿，流血不止，痛经，流感，咳嗽气喘，腹胀，消化不良，跌打肿痛，骨折。

附注：《中华本草》第 3 册 1589 页。

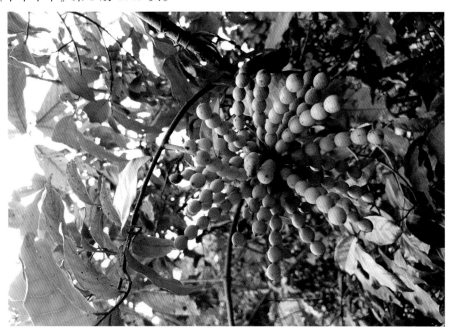

假鹰爪

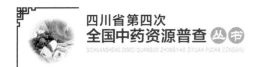

山柑科

醉蝶花

来源： 山柑科植物醉蝶花 *Cleome spinosa* Jacq. 的干燥全草。

植物形态要点： 强壮草本。全株被黏质腺毛，有特殊臭味，有托叶刺，刺长达 4 mm，尖利，外弯。叶为掌状复叶，小叶草质，叶柄常有淡黄色皮刺。总状花序长达 40 cm，密被黏质腺毛；苞片单 1，叶状，卵状长圆形；花瓣粉红色，在芽中时覆瓦状排列，无毛，爪长 5~12 mm，瓣片倒卵状匙形；雄蕊 6，花丝长 3.5~4 cm，花药线形，长 7~8 mm；雌雄蕊几无花柱，柱头头状。果圆柱形。

功能主治： 散寒止痛，活络通脉。用于风湿痹痛，月经不调，跌打损伤，痢疾腹痛等。

附注：《峨眉山药用植物资源》1982 年版收载。《中国植物志》将拉丁学名修订为 *Tarenaya hassleriana* (Chodat) Iltis。

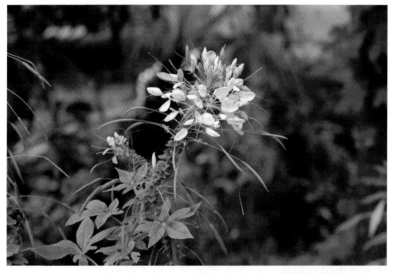

醉蝶花

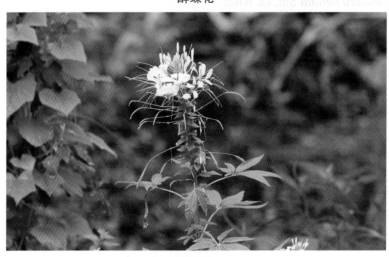

醉蝶花

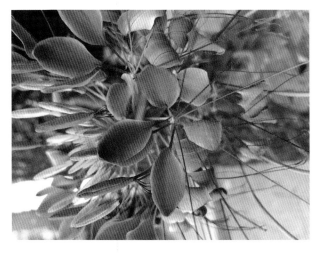

醉蝶花

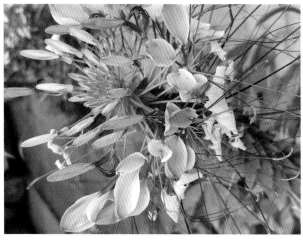

醉蝶花

茅膏菜科

茅膏菜

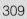

来源：茅膏菜科植物茅膏菜 *Drosera peltata* Smith var. *multisepala* Y. Z. Ruan 的干燥全草。

植物形态要点：草本。茎直立或攀援，具分枝。叶无托叶；基生叶大多呈鳞片状，有时退化呈钻状；茎通常 2 至多分枝，茎生叶互生，盾状，叶新月形至半圆形，下面无毛，上面及边缘被头状黏腺毛。螺状聚伞花序顶生，具花 3~22 朵；苞片楔形、倒披针形或近钻形；萼片 5~7，歪斜，背面和边缘被腺毛；花瓣 5，通常白色，稀粉红色至红色。花柱 3~6。蒴果近球形，开裂为 3~6 果片。

功能主治：祛风止痛，活血，解毒。用于跌打损伤，腰肌劳损，胃痛，感冒，咽喉肿痛，痢疾，疟疾，小儿疳积，目翳，瘰疬，湿疹，疥疮。

附注：本品出自《本草纲目拾遗》。《中华本草》第 3 册 2223 页。《中国药用植物志》记载茅膏菜的拉丁学名为 *Drosera peltata* Sm. ex Willd.

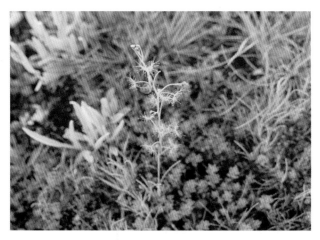

茅膏菜

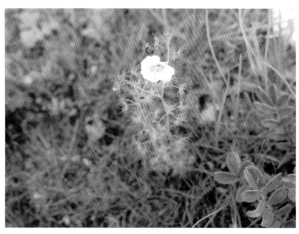

茅膏菜

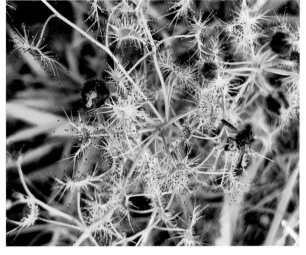

茅膏菜

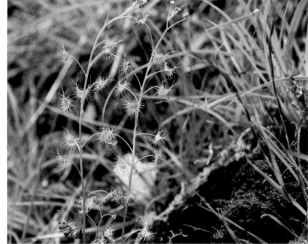

茅膏菜

罂粟科

白屈菜

来源： 罂粟科植物白屈菜 *Chelidonium majus* L. 的干燥全草。

植物形态要点： 草本。主根圆锥状，粗壮，侧根多。基生叶少量，早凋落；叶下具白粉，倒卵状长圆形或阔倒卵形，羽状全裂；裂片 2~4 对。伞形花序多花。蒴果狭圆柱状。

功能主治： 解痉止痛，止咳平喘。用于胃脘挛痛，咳嗽气喘，百日咳。

附注： 《中国药典》2020 年版一部收载。

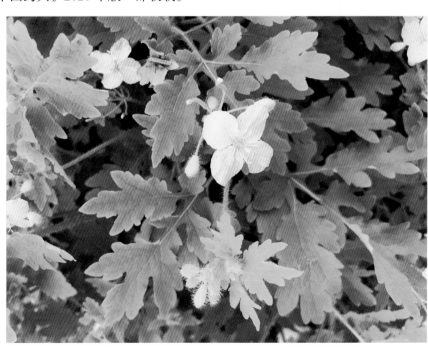

白屈菜

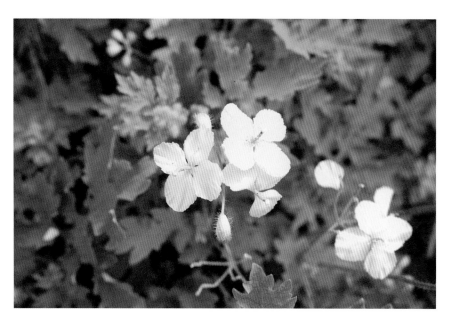

白屈菜

大花荷包牡丹

来源：罂粟科植物大花荷包牡丹 *Dicentra macrantha* Oliv. 的干燥全草。

植物形态要点：直立草本。无毛。茎生叶卵形或阔三角形，二至三出复叶至近三出复叶。小裂片卵形或菱状卵形或披针形，边缘具粗齿。总状花序聚伞状，下垂；萼片 2，鳞片状；花淡黄绿色或绿白色，长 4~5 cm；雄蕊 6，合成 2 束。蒴果条形至椭圆形，2 瓣裂，具宿存花柱。

功能主治：活血止血，接骨生肌。用于外伤出血，跌打损伤，吐血，衄血，骨折，烧伤，烫伤。

附注：《中国植物志》将植物名和拉丁学名修订为黄药 *Ichtyoselmis macrantha* (Oliver) Lidén。

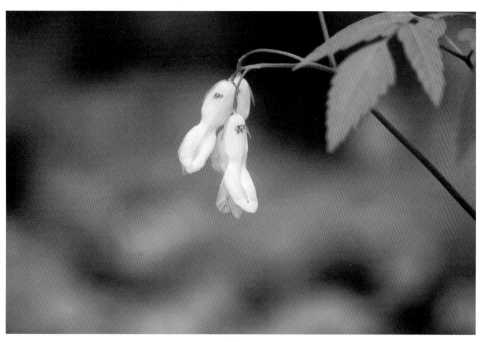

大花荷包牡丹

四川药用植物原色图谱

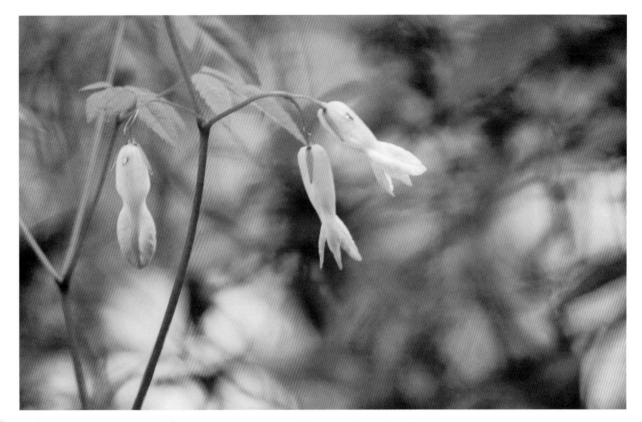

大花荷包牡丹

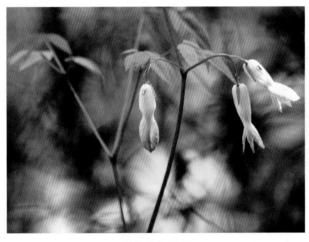

大花荷包牡丹

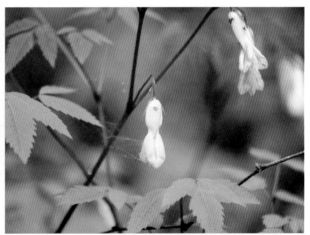

大花荷包牡丹

荷包牡丹

来源： 罂粟科植物荷包牡丹 *Dicentra spectabilis* (L.) Lem. 的干燥全草。

植物形态要点： 无毛草本。茎近直立，具分枝。多叶，极厚，小裂片全缘或具 2~3 裂片。总状花序顶生及腋生上部叶腋，几水平，长且疏松，具 7~15 花；外花瓣紫红色至粉红色。蒴果长圆形，具 2~8 粒种子。

功能主治： 镇痛解痉，利尿，调经散血，活血，除风，消疮毒。用于痔疮，风湿痹痛，跌打损伤。

附注：《四川省中药资源志要》267 页。《中国植物志》将拉丁学名修订为 *Lamprocapnos*

spectabilis (L.) Fukuhara。

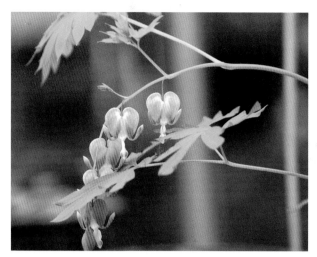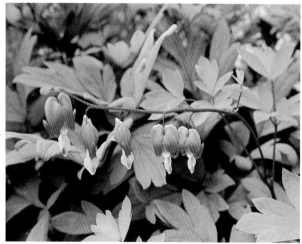

荷包牡丹　　　　　　　　　　　　　　荷包牡丹

延胡索

来源： 罂粟科植物延胡索 *Corydalis yanhusuo* W. T. Wang 的干燥块茎。

植物形态要点： 草本。块茎扁球形，断面深黄色。茎常单一。基生叶 2~4 枚；叶片轮廓宽三角形，二回三出全裂，裂片披针形至长椭圆形。总状花序顶生；萼片 2；花冠淡紫红色，花瓣 4，2 轮，外轮上瓣最大，上部舒展成宽倒卵形至宽椭圆形的兜状瓣片，边缘具小齿，先端有浅凹陷，中下部延伸成长距，下瓣较短，形同上瓣，基部具浅囊状突起，上部宽倒卵形，中、下部细长成爪；雄蕊 6，略短于内轮花瓣，每 3 枚合生成束。蒴果条形。种子 1 列，数粒。

功能主治： 活血，行气，止痛。用于胸胁、脘腹疼痛，胸痹心痛，经闭痛经，产后瘀阻，跌扑肿痛。

附注： 《中国药典》2020 年版一部收载。据调查，四川引种栽培延胡索。

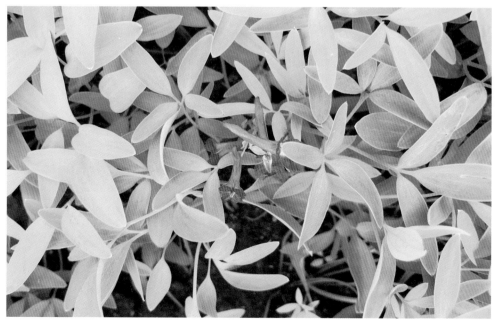

延胡索

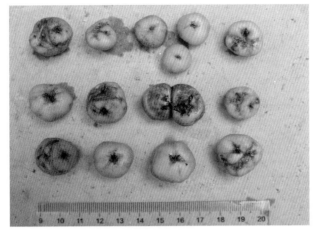

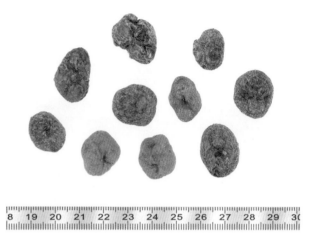

延胡索鲜块茎　　　　　　　　　　　　延胡索

曲花紫堇

来源：罂粟科植物曲花紫堇 *Corydalis curviflora* Maxim. 的干燥全草。

植物形态要点：无毛草本。茎不分枝。基生叶圆形或肾形，3 全裂，全裂片 2~3 深裂；茎生叶掌状全裂。总状花序；花瓣淡蓝色；上花瓣距向上弯曲，圆筒形，粗壮；下花瓣宽倒卵形，背部突起较矮。蒴果线状长椭圆形至椭圆形。

功能主治：清热毒，利肝胆，凉血止血。用于热病高热，湿热黄疸，衄血，月经过多。

附注：《中华本草》第 3 册 2238 页。

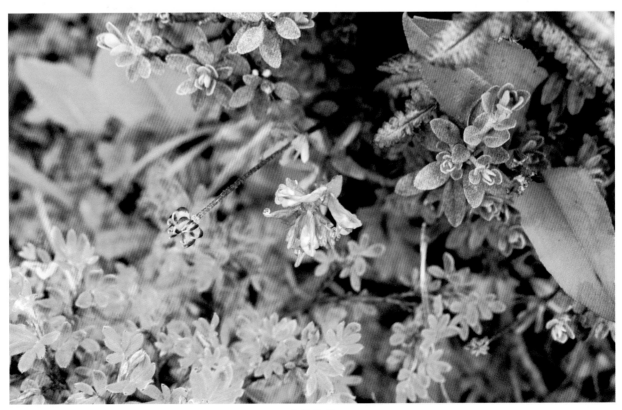

曲花紫堇

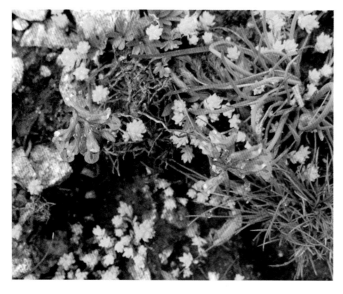

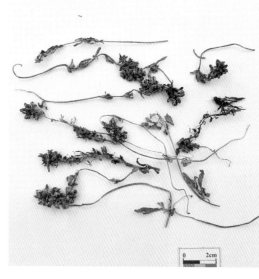

曲花紫堇

曲花紫堇

具爪曲花紫堇

来源：罂粟科植物具爪曲花紫堇 *Corydalis curviflora* subsp. *rosthornii* (Fedde) C.Y. Wu 的干燥全草。

植物形态要点：草本。须根多数成簇，狭纺锤状肉质增粗。茎绿色或下部带紫红色。叶片 3 全裂，裂片线状长圆形或倒卵形，互生，背面具白粉。总状花序。萼片小，花瓣淡蓝色、淡紫色或紫红色，上花瓣长约 1 cm，距与花瓣片近等长，下花瓣明显具爪，外花瓣鸡冠凸起较高，超出花瓣片先端并延伸至距末，瓣片边缘具细齿。蒴果线状长圆形。

功能主治：清热解毒，凉血止血，清热利胆。用于外感热病引起的发热，恶寒，口渴，尿少，舌红少苔，血热妄行引起的出血证，妇人月经过多，湿热黄疸。

附注：《陕西中草药》。《中华本草》第 3 册 2238 页。

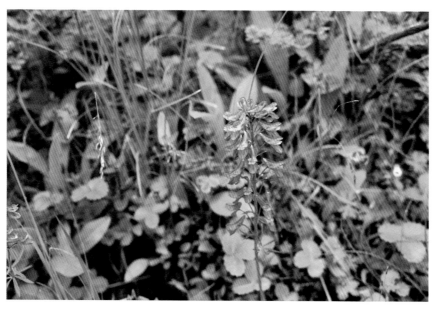

具爪曲花紫堇

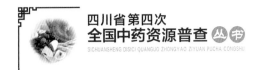
穆坪紫堇

来源： 罂粟科植物穆坪紫堇 *Corydalis flexuosa* Franch. 的干燥全草。

植物形态要点： 无毛草本，高 20~50 cm。茎通常不分枝。基生叶具叶鞘，三角形、卵形至近圆形，长 3.5~8 cm，二至三回三出分裂；茎生叶互生，近圆形或宽卵形，二至三回三出全裂。总状花序；花瓣天蓝色或蓝紫色，上花瓣背部无突起。蒴果线形，长 1.5~2.2 cm。

功能主治： 清热解毒，降火。用于热性病。

附注： 江纪武《药用植物辞典》。

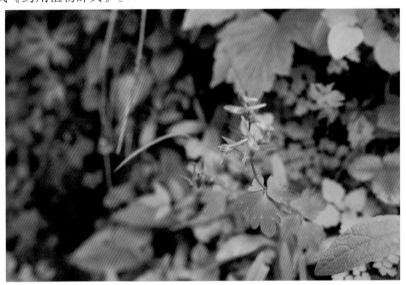

穆坪紫堇

条裂黄堇

来源： 罂粟科植物条裂黄堇 *Corydalis linearioides* Maxim. 的干燥全草。

植物形态要点： 草本，高 10~50 cm。茎通常不分枝。基生叶长 2~4 cm，宽 2~5 cm，羽状分裂；生叶羽状全裂。总状花序；花瓣黄色，上花瓣背部突起自花瓣片先端延伸至距，柱头具 2 乳突。蒴果长圆形，长 1~1.4 cm。

功能主治： 活血散瘀，消肿止痛，除风湿。用于跌打损伤，劳伤，风湿疼痛，皮肤风痒。

附注：《中华本草》第 3 册 2249 页。

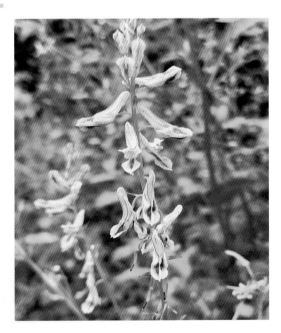

条裂黄堇

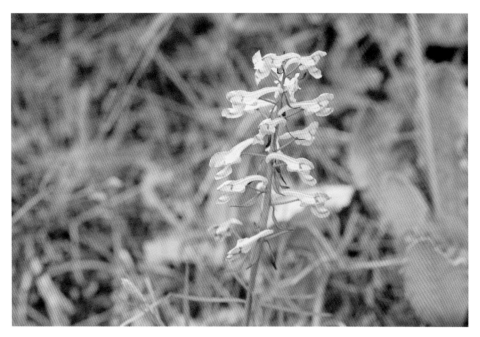

条裂黄堇

金雀花黄堇

来源：罂粟科植物金雀花黄堇 *Corydalis cytisiflora* (Fedde) Liden 的干燥全草。

植物形态要点：草本，高 15~40 cm。茎不分枝。基生叶近圆形，直径 1.5~3 cm，3 全裂，再次 2~3 深裂；茎生叶 1~2 枚，掌状全裂。总状花序；萼片小；花瓣黄色，下花瓣背部有或无突起，内花瓣 7~11 mm，背部突起宽阔，先端明显高于花瓣顶部。蒴果长椭圆形，长达 1.5 cm。

功能主治：同曲花紫堇。

附注：《世界药用植物速查辞典》254 页。

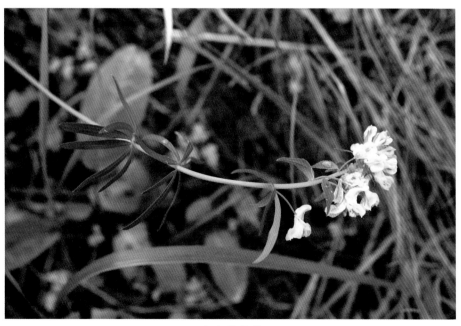

金雀花黄堇

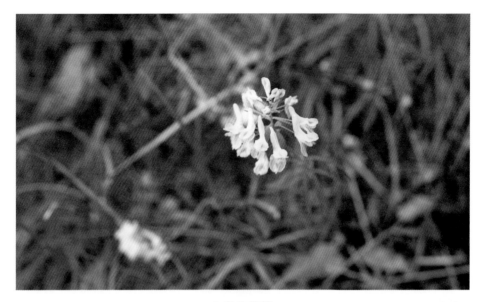

金雀花黄堇

粗糙黄堇

来源：罂粟科植物粗糙黄堇 *Corydalis scaberula* Maxim. 的干燥全草。

植物形态要点：草本，高 7~12 cm。茎 1~4 条。基生叶卵形，三回羽状分裂。总状花序头状；花瓣淡黄色，上花瓣背部具绿色的突起，距显著弓形弯曲，圆柱形，渐狭，先端钝，下花瓣背部具突起。蒴果长圆形，长 7~8 mm。

功能主治：清热解毒，止血镇痛，活血散瘀，祛风利气。用于热性病，肝病，脉病，血热，肝炎，高血压，瘫痪，跌打损伤。

附注：《四川省中药资源志要》265 页。

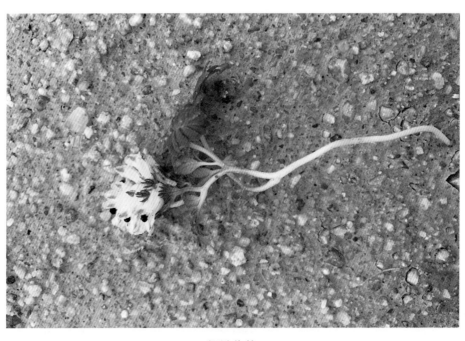

粗糙黄堇

总状绿绒蒿

来源：罂粟科植物总状绿绒蒿 *Meconopsis racemosa* Maxim. 的干燥根或花。

植物形态要点：草本。植株高 20~50 cm。叶全缘或波状，被黄褐色或淡黄色平展或紧贴的刺毛。单生总状花序，具花多 14 朵；花瓣 5~8，蓝色或蓝紫色。蒴果卵球形或狭卵球形，密被平展刚刺，4~6 瓣裂。

功能主治：花清热，接骨。用于跌打损伤，骨折，腰背疼痛，关节肿痛。根补虚，定喘，止痢。用于体弱，哮喘，泻痢。

附注：《中国本草图录》第 5 卷 62 页。《中华本草》第 3 册 2277 页。

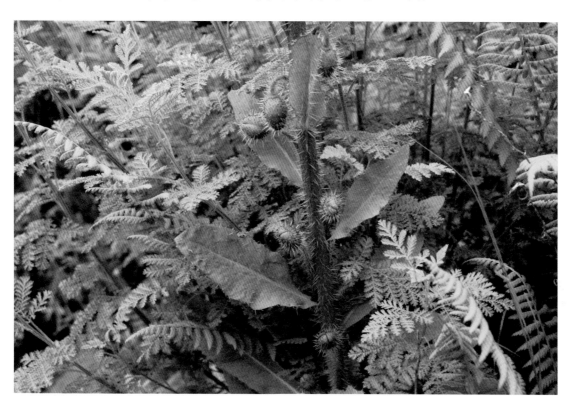

总状绿绒蒿

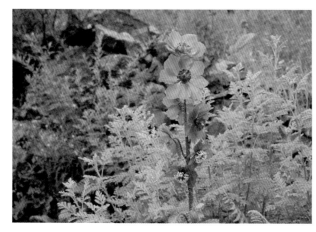

总状绿绒蒿

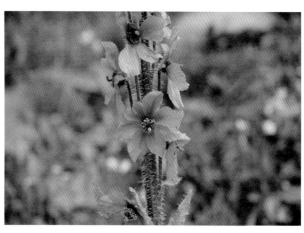

总状绿绒蒿

319

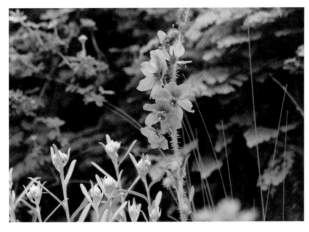

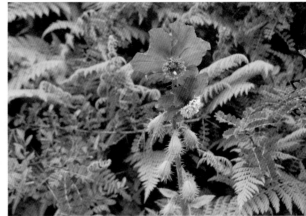

总状绿绒蒿

总状绿绒蒿

红花绿绒蒿

来源： 罂粟科植物红花绿绒蒿 *Meconopsis punicea* Maxim. 的干燥全草。

植物形态要点： 草本。叶全部基生，莲座状，全缘，两面密被淡黄色或棕褐色、具多短分枝的刚毛。花葶1~6；花单生基出花葶上；花瓣4~6，红色。蒴果椭圆状长圆形，无毛或密被淡黄色须状刚毛，4~6瓣裂。

功能主治： 镇咳，止痛，涩精，止泻，抗菌，固涩。用于遗精，白带，肝硬化，肾炎水肿，神经性头痛。

附注：《四川省藏药材标准》2014年版收载。《四川省中药资源志要》270页。

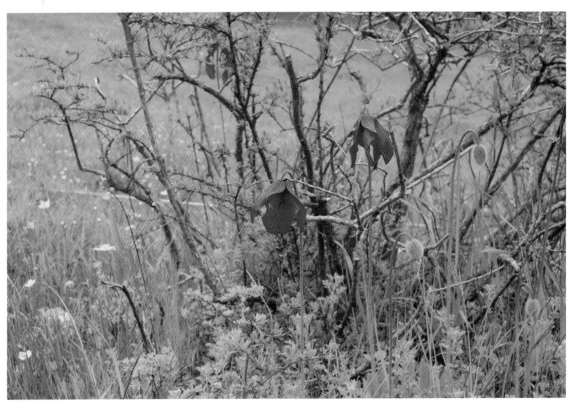

红花绿绒蒿

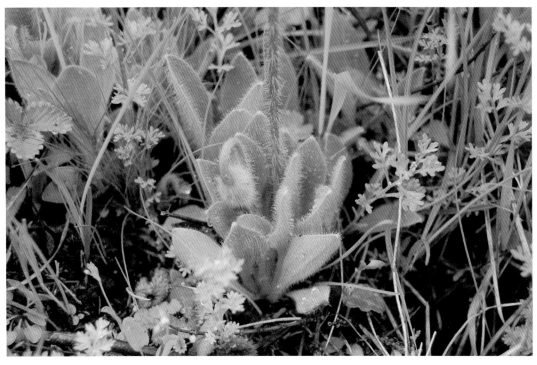

红花绿绒蒿

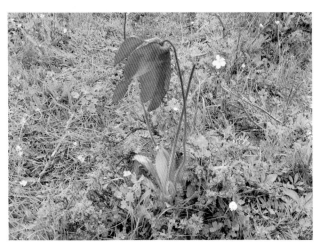

红花绿绒蒿

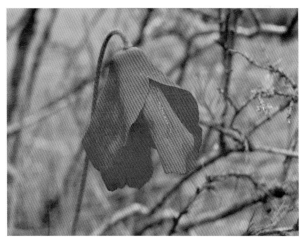

红花绿绒蒿

全缘绿绒蒿

来源：罂粟科植物全缘绿绒蒿 *Meconopsis integrifolia* (Maxim.) Franch. 的干燥全草。

植物形态要点：草本，株高 30~90 cm，具棕色长柔毛。基生叶多数，倒卵椭圆形至倒卵圆形，先端钝尖或钝圆，全缘。花黄色，常 3~5 朵生茎上部叶腋，花瓣 6~8 枚。

功能主治：镇咳，止痛，清热利湿，镇静，平喘，止血。用于肺炎咳嗽，肝炎，胆绞痛，胃肠炎，湿热水肿，白带，痛经，阑尾炎，创伤出血，疮毒。

附注：《中华人民共和国卫生部药品标准·藏药》第一册 1995 年版以绿绒蒿收载。《四川省中药资源志要》269 页。本品又称全缘叶绿绒蒿。

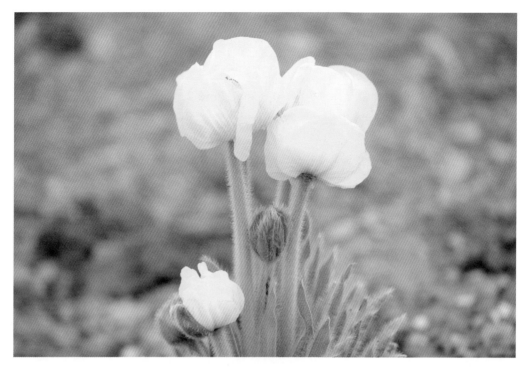

全缘绿绒蒿

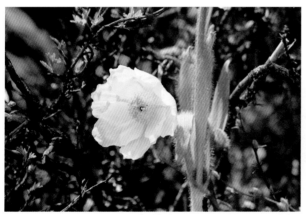

全缘绿绒蒿

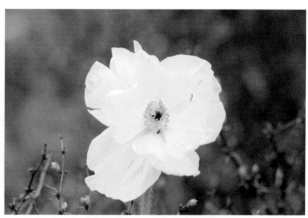

全缘绿绒蒿

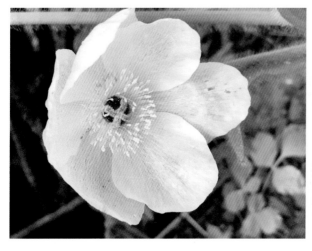

全缘绿绒蒿

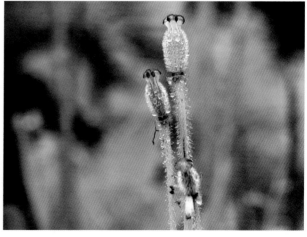

全缘绿绒蒿

黄花绿绒蒿

来源：罂粟科植物黄花绿绒蒿 *Meconopsis chelidonifolia* Bur.et Franch. 的干燥全草。

植物形态要点：草本。主根细，具多数须根，具短分枝的刚毛。茎绿色带紫；叶片宽卵形，近基部羽状全裂，顶部羽状浅裂，裂片 3~5。萼片 2，近圆形；花瓣 4，黄色，倒卵形或近卵形，长 2~2.3 cm，宽 1.7~2.2 cm；雄蕊多数，花丝丝状，花药狭长圆形，黄色；子房卵圆形，花柱短，柱头头状。蒴果卵圆形。种子镰状长圆形。

功能主治：清热，除湿，通淋，止痛。用于肺热咳嗽，肺炎，肝炎，湿热水肿，淋浊，风湿关节疼痛。

附注：本品又称椭果绿绒蒿。《中华本草》第 3 册 2273 页。《中国植物志》将拉丁学名修订为 *Meconopsis georgei* Tayl. Monogr.。

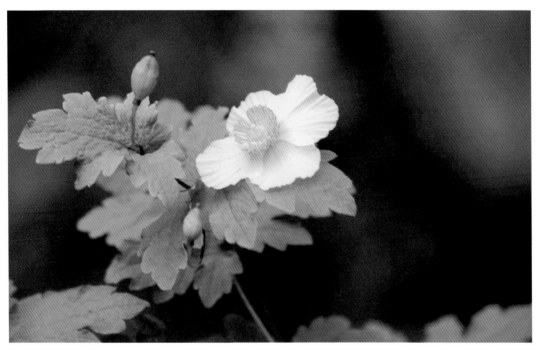

黄花绿绒蒿

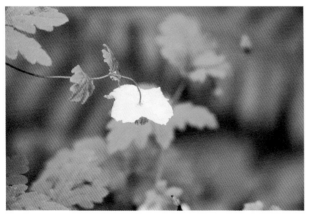

黄花绿绒蒿

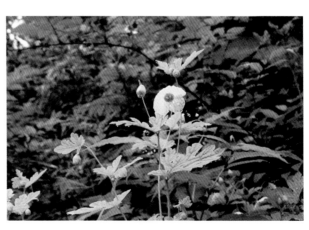

黄花绿绒蒿

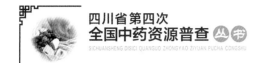

五脉绿绒蒿

来源： 罂粟科植物五脉绿绒蒿 *Meconopsis quintuplinervia* Regel 的干燥全草。

植物形态要点： 草本。叶基生，莲座状，叶3~5脉。花单生，下垂；花瓣4~6，淡蓝色或紫色；柱头3~6裂；子房近球形。蒴果密被紧贴刚毛，3~6瓣裂。

功能主治： 清热解毒，消炎止痛。用于肝炎，胆囊炎，肺炎，肺结核，胃溃疡。

附注：《中华人民共和国卫生部药品标准·藏药》第一册1995年版以绿绒蒿收载。《四川省中药资源志要》270页。

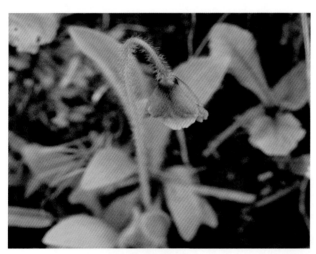

五脉绿绒蒿

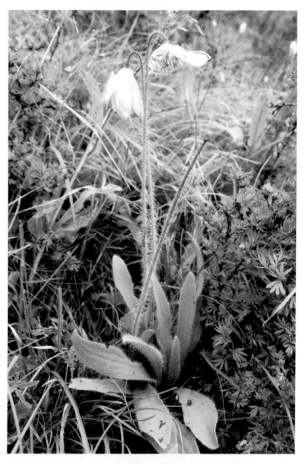

五脉绿绒蒿

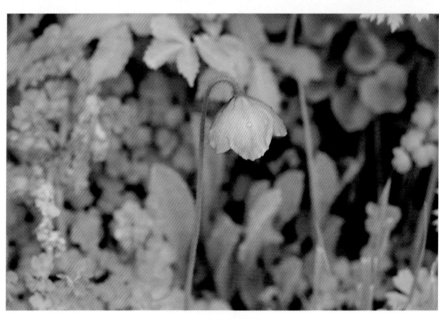

五脉绿绒蒿

秃疮花

来源：罂粟科植物秃疮花 *Dicranostigma leptopodum* (Maxim.) Fedde 的干燥全草。

植物形态要点：草本。基生叶丛生；叶狭倒披针形，羽状浅裂；裂片 4~6 对，裂片再羽状浅裂或羽状瓣裂。萼片 2，花瓣黄色，雄蕊多数，柱头 2 裂。蒴果条形，绿色。

功能主治：清热解毒，消肿，止痛，杀虫。用于扁桃体炎，牙痛，咽喉痛，淋巴结核，秃疮，疮疖疥癣，痈疽。

附注：《中华本草》第 3 册 2266 页。

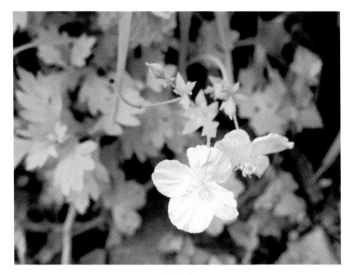

秃疮花

博落回

来源：罂粟科植物博落回 *Macleaya cordata* (Willd.) R. Br. 的干燥全草或叶。

植物形态要点：直立草本。基部木质化，具乳黄色浆汁。叶下面具白粉，上面灰绿色，阔卵形或近圆形，常 7 或 9 浅裂至深裂。大型圆锥花序，多花；无花瓣；萼片黄白色；柱头 2 裂。蒴果狭倒卵形或倒披针形。

功能主治：消肿，解毒，杀虫。用于疮疗，脓肿，急性扁桃体炎，中耳炎，滴虫性阴道炎，下肢溃疡，烫伤，顽癣。

附注：《湖北省中药材质量标准》2018 年版收载全草。

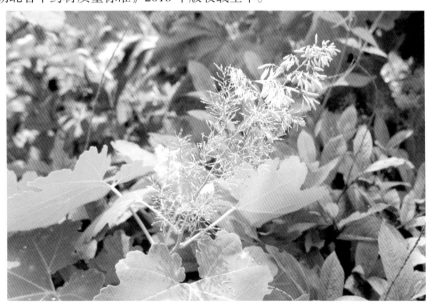

博落回

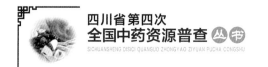
细果角茴香

来源：罂粟科植物细果角茴香 *Hypecoum leptocarpum* Hook. f. et Thoms. 的干燥全草。

植物形态要点：草本，有白粉。基生叶多数；叶片轮廓长圆形，二回羽状全裂，小裂片披针形或狭倒卵形；萼片小，狭卵形；花瓣4，淡紫色或白色，外面2枚较大，宽倒卵形，内面2枚较小，3裂，中央裂片船形；雄蕊4。蒴果条形，成熟时在每2种子之间分裂成10余小节。

功能主治：清热解毒，镇痛，凉血退烧。用于感冒发热，头痛，咽喉疼痛，目赤肿痛，关节疼痛，肺炎，肝炎，胆囊炎，痢疾，衄血，便血。

附注：《中华人民共和国卫生部药品标准·藏药》第一册1995年版以角茴香收载。《青海省药品标准》1986年版收载。《中国本草图录》第8卷53页。《四川省中药资源志要》268页。全草为藏族习用药。

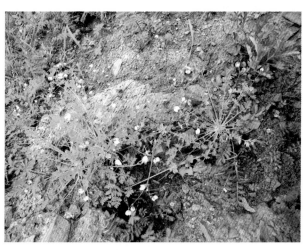

细果角茴香

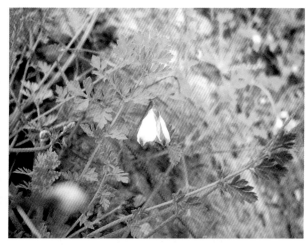

细果角茴香

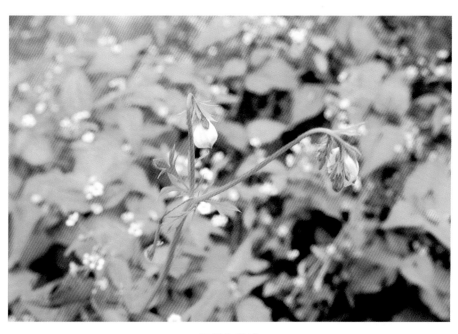

细果角茴香

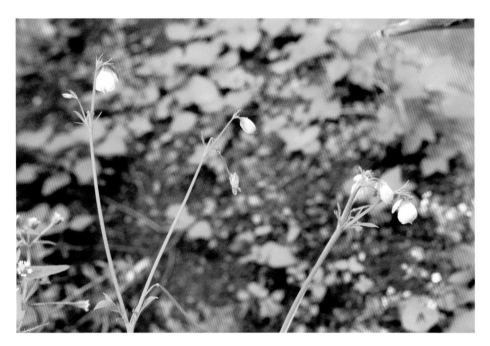

细果角茴香

血水草

327

来源：罂粟科植物血水草 *Eomecon chionantha* Hance 的干燥根及根茎。

植物形态要点：草本。无毛。根橘黄色。根茎匍匐。叶心形，全部基生。花葶蓝灰色且略带淡紫色，具 3~5 花，萼片合生成佛焰苞状；花瓣白色。蒴果狭椭圆形。

功能主治：清热解毒，散瘀止痛。用于风热目赤肿痛，咽喉疼痛，尿路感染，疮疡疖肿，毒蛇咬伤，产后小腹瘀痛，跌打损伤及湿疹，疥癣。

附注：本品载于《中华本草》第 3 册 2267 页。

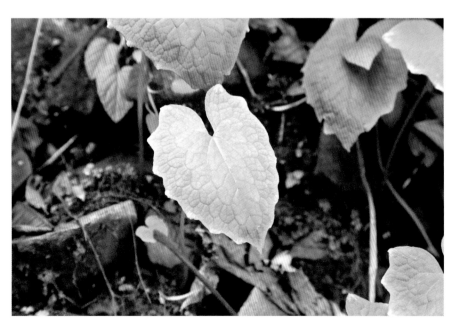

血水草

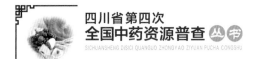

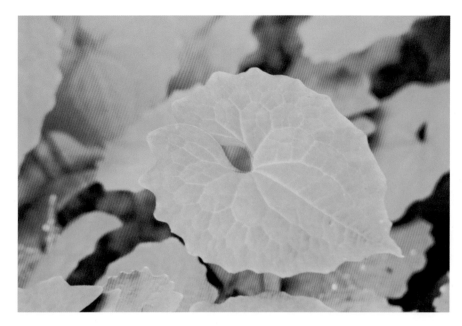

血水草

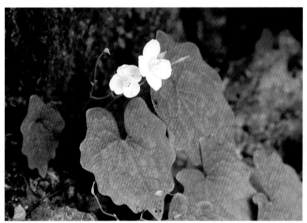

血水草

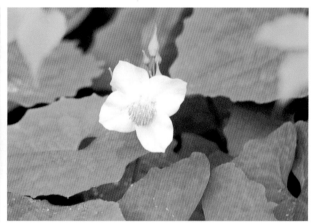

血水草

柽柳科

柽　柳

来源： 柽柳科植物柽柳 *Tamarix chinensis* Lour. 的干燥嫩枝。

植物形态要点： 乔木或灌木。老枝暗褐红色，嫩枝纤细，悬垂。叶鲜绿色，先端渐尖而内弯。总状花序轴和花梗柔软下垂；萼片 5，花瓣 5，粉红色，花盘 5 裂；花柱棍棒状。蒴果圆锥体形，室背开裂。

功能主治： 疏风，解表，透疹，解毒。用于风热感冒，麻疹初起，疹出不透，风湿痹痛，皮肤瘙痒。

附注：《中国药典》2020 年版一部以西河柳收载。

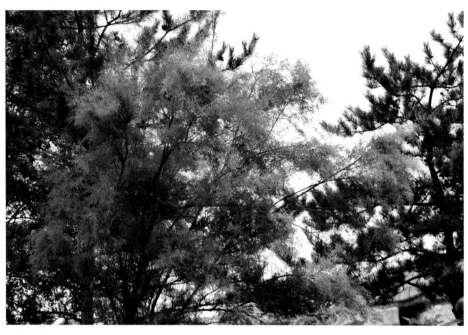

柽柳

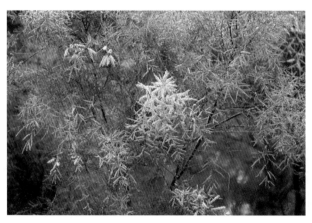

柽柳

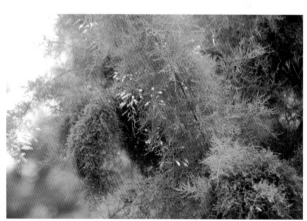

柽柳

十字花科

荠 菜

来源：十字花科植物荠菜 *Capsella bursa-pastoris* (L.) Medic 的干燥种子或带根全草。

植物形态要点：草本。主根纤细，圆柱形，直径约 1.5 cm。基生叶的叶柄细，叶长 4~30 cm。边缘变化较大，提琴状羽状深裂或全裂。花瓣黄色，先端圆或凹缺。果线形。

功能主治：健脾利水，清肝明目，止血。用于脾虚泄泻，痢疾，水肿，淋病，乳糜尿，便血，血淋，月经过多，目赤肿痛。

附注：本品始载于梁·陶弘景《名医别录》。《四川中药志》第一卷 182 页，《四川植物志》第 14 卷第 42 页。《中国植物志》植物名为荠。

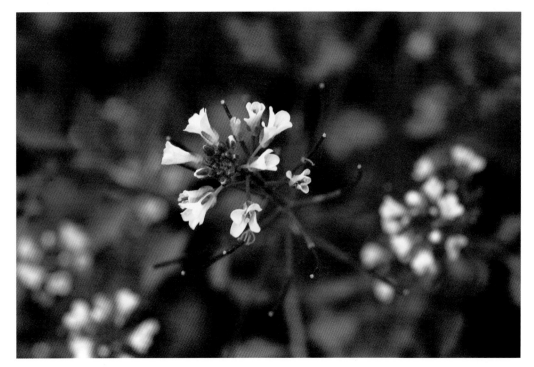

荠菜

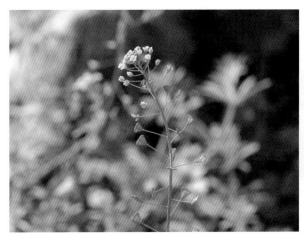

荠菜

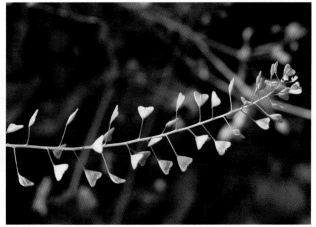

荠菜

大叶碎米荠

来源：十字花科植物大叶碎米荠 *Cardamine macrophylla* Willd. 的新鲜或干燥全草或花。

植物形态要点：草本。根状茎匍匐延伸，密被纤维状的须根。茎较粗壮，圆柱形，直立。茎生叶通常 4~5 枚，有叶柄，长 2.5~5 cm；小叶 4~5 对。总状花序多花，花梗长 10~14 mm；外轮萼片淡红色。长角果扁平；果瓣平坦无毛；果梗直立开展。种子椭圆形。

功能主治：全草清热利湿。用于败血病，黄水疮，筋骨疼痛。花利小便，止痛。用于筋骨疼痛。

附注：本品又称石格菜，可食用，熬汤清香，微苦。《四川省中药资源志要》275 页。

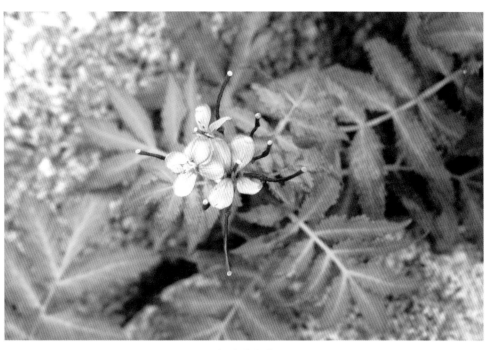

大叶碎米荠

大叶碎米荠

大叶碎米荠

大叶碎米荠

大叶碎米荠

菘 蓝

来源： 十字花科植物菘蓝 *Isatis indigotica* Fort. 的干燥根或叶。

植物形态要点： 草本，无毛。茎上部分枝，常圆锥状分枝。基生叶长圆形或倒披针形，基部箭形或耳状，全缘。花瓣黄色。短角果近长圆形。

功能主治： 板蓝根清热解毒，凉血利咽。用于温疫时毒，发热咽痛，温毒发斑，痄腮，烂喉丹痧，大头瘟疫，丹毒，痈肿。大青叶清热解毒，凉血消斑。用于温病高热，神昏，发斑发疹，痄腮，喉痹，丹毒，痈肿。

附注：《中国药典》2020 年版一部以板蓝根和大青叶收载。《四川植物志》第 14 卷 35 页。《中国植物志》将植物名和拉丁学名修订为欧洲菘蓝 *Isatis tinctoria* Linnaeus。

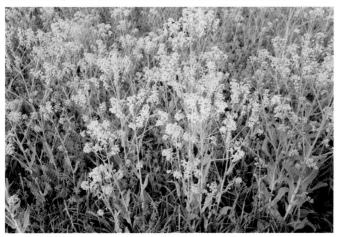

菘蓝

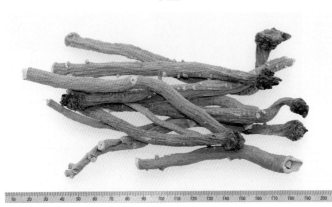

板蓝根

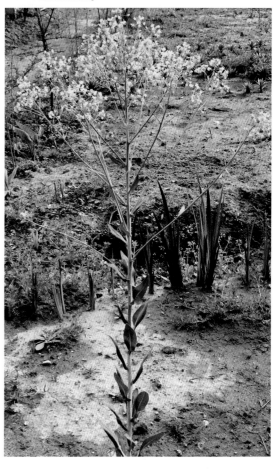

菘蓝

萝 卜

来源： 十字花科植物萝卜 *Raphanus sativus* L. 的新鲜块根、干燥成熟种子或块根。

植物形态要点： 草本。根肉质。叶轮廓长圆形、倒卵形、倒披针形或匙形，羽状分裂，有时不分裂，边缘具圆齿。总状花序顶生或侧生，花瓣紫色、粉红色，有时白色，常具深色脉纹。果实纺锤形或披针形，有时卵球形或圆柱形。

功能主治：莱菔子消食除胀，降气化痰。用于饮食停滞，脘腹胀痛，大便秘结，积滞泻痢，痰壅喘咳。莱菔头行气消积，化痰，利水消肿。用于食积气滞，腹胀痞满，痢疾，咳嗽痰多，脚气，水肿。

附注：《中国药典》2020年版一部以莱菔子收载种子，《四川省中药材标准》2010年版以莱菔头收载干燥块根。《四川植物志》第14卷24页。

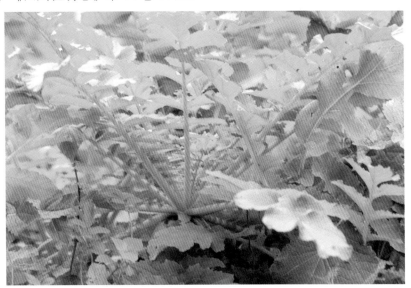

萝卜

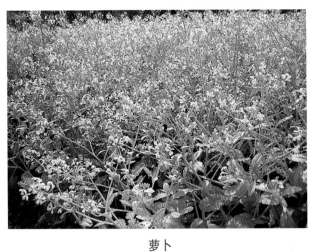

萝卜

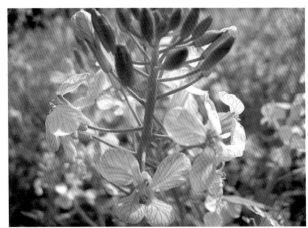

萝卜

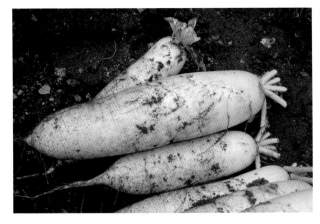

萝卜

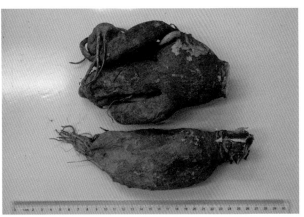

莱菔头

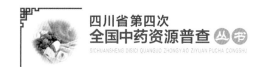
芜 菁

来源： 十字花科植物芜菁 *Brassica rapa* L. 的干燥块根。

植物形态要点： 草本。块根肉质，球形、扁圆形或长圆形，外皮白色、黄色或红色。复叶。总状花序顶生；花直径 0.4~0.5 cm；萼片长圆形；花瓣鲜黄色，倒披针形，有短爪。长角果线形，长 3.5~8 cm，果瓣具 1 明显中脉；喙长 1~2 cm；果梗长达 3 cm。种子球形，直径约 1.8 mm，浅黄棕色。

功能主治： 解毒，滋补。用于培根病，瘟病，虚弱，中毒病。

附注： 《四川省藏药材标准》2014 年版收载蔓菁，又称芜青。

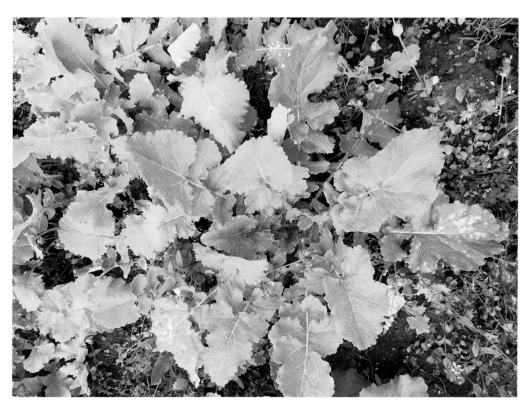

芜菁

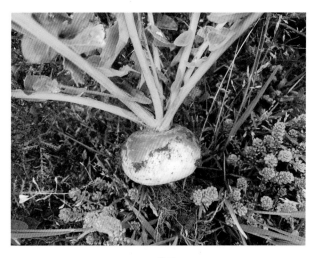

芜菁

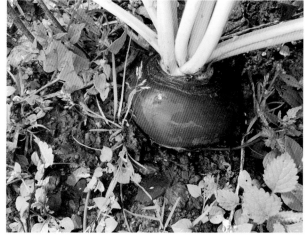

芜菁

四川糖芥

来源：十字花科植物四川糖芥 *Erysimum benthamii* P. Monnet 的干燥全草或种子。

植物形态要点：草本。茎直立，有棱，贴生 2 叉毛。叶长圆形或长圆状披针形。总状花序顶生；萼片长圆形；花瓣橘黄色，倒卵形，顶端圆形，基部具线形细爪。长角果线形，具棱角，长 7~9 cm，上升，稍弯曲，有 3 叉毛；柱头头状；果梗粗，长 5~7 mm。种子卵形，长约 1 mm，棕色。

功能主治：健脾和胃，利尿强心。用于脾胃不和，食积不化，心力衰竭的浮肿。

附注：《西藏常用中草药》《四川省中药资源志要》278 页。

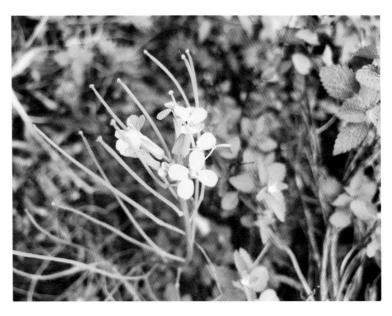

四川糖芥

335

蔊 菜

来源：十字花科植物蔊菜 *Rorippa indica* (L.) Hiern 的干燥全草。

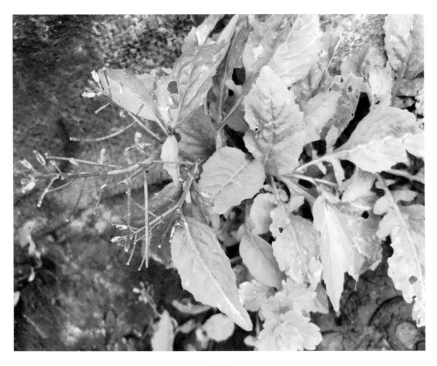

蔊菜

植物形态要点：草本，无毛。茎常基部和顶部分枝。基生叶大头羽状深裂或不裂；叶披针形或长圆形，全缘。总状花序顶生或侧生，花瓣黄色。果线形，上部常弯曲。

功能主治：清热解毒，利尿通淋，通络活络。治疗肺热咳嗽，咽喉疼痛，风湿痹痛，黄疸，痈肿疮毒，跌打损伤，水肿，小便不利等。

附注：本品始载于唐·陈藏器《本草拾遗》（739 年）。《四川中药志》第一卷 303 页。《四川植物志》第 14 卷 126 页。

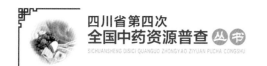
独行菜

来源：十字花科植物独行菜 *Lepidium apetalum* Willd. 的干燥成熟种子。

植物形态要点：草本，具棍棒状或头状柔毛。叶长圆形、披针形或倒披针形，羽状深裂，波状或具锯齿。花瓣缺，雄蕊 2。果宽椭圆形，上部有短翅。

功能主治：泻肺平喘，行水消肿。用于痰涎壅肺，喘咳痰多，胸胁胀满，不得平卧，胸腹水肿，小便不利。

附注：《中国药典》2020 年版一部以葶苈子收载，称为北葶苈子。

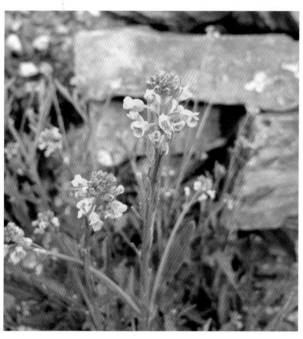
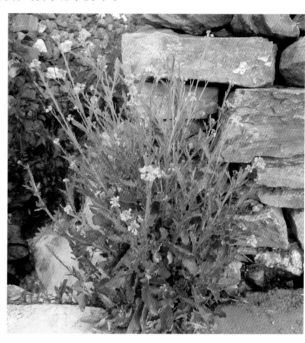

独行菜　　　　　　　　　　　　　　独行菜

菥　蓂

来源：十字花科植物菥蓂 *Thlaspi arvense* L. 的干燥地上部分或种子。

植物形态要点：草本。全株无毛。叶倒披针形、匙形或倒卵形。总状花序顶生；花瓣白色，匙形，基部渐狭成爪状；子房具 6~16 个胚珠。果倒卵形或近圆形，顶端具深凹缺。

功能主治：清肝明目，和中利湿，解毒消肿。用于目赤肿痛，脘腹胀痛，胁痛，肠痛，水肿，带下，疮疖痈肿。

附注：本品又称遏蓝菜。《中国药典》2020 年版一部收载。《中华人民共和国卫生部药品标准·藏药》第一册 1995 年版收载菥蓂子。

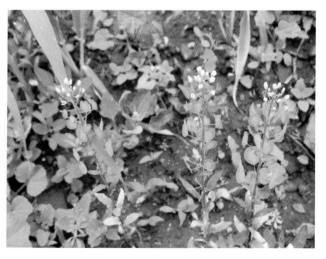

菥蓂

景天科

大花红景天

来源：景天科植物大花红景天 *Rhodiola crenulata* (Hook. f. et Thoms.) H. Ohba 的干燥根及根茎。

植物形态要点：草本。根茎粗大；茎少分枝，短。茎生叶鳞片状，倒披针形；叶椭圆形至近圆形。花序伞房状，多花；雌雄异株。花瓣 5，红色至淡紫红色，倒披针形。蓇葖果直立，干后红色。

功能主治：益气活血，通脉平喘。用于气虚血瘀，胸痹心痛，中风偏瘫，倦怠气喘。

附注：《中国药典》2020 年版一部收载红景天。

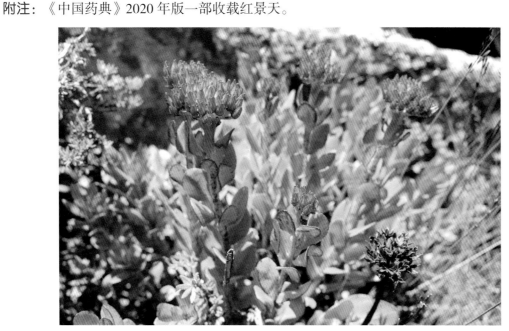

大花红景天

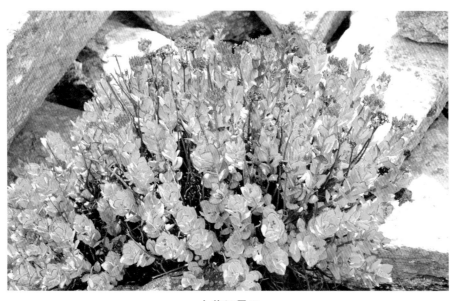

大花红景天

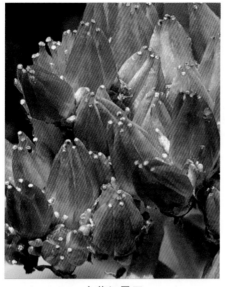

大花红景天

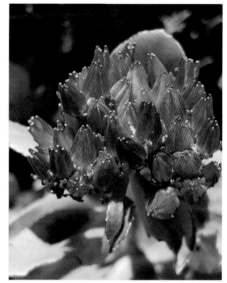

大花红景天

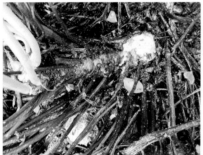

大花红景天鲜根茎

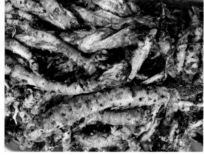

大花红景天鲜根茎（去外皮）

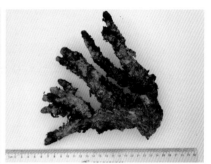

红景天

圣地红景天

来源：景天科植物圣地红景天 *Rhodiola sacra* (Prain ex Raym.–Hamet) S. H. Fu 的干燥根及根茎。

植物形态要点：草本。茎生叶互生，倒卵形或倒卵状长圆形，边缘有 4~5 个浅裂。花瓣白色；雄蕊 10，花药紫色。

功能主治：同大花红景天。

附注：《中华本草》第 3 册 2404 页。

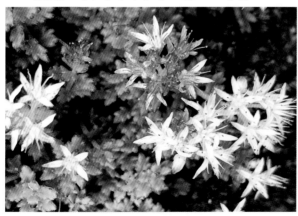

圣地红景天

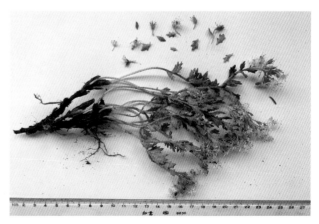

圣地红景天（全株）

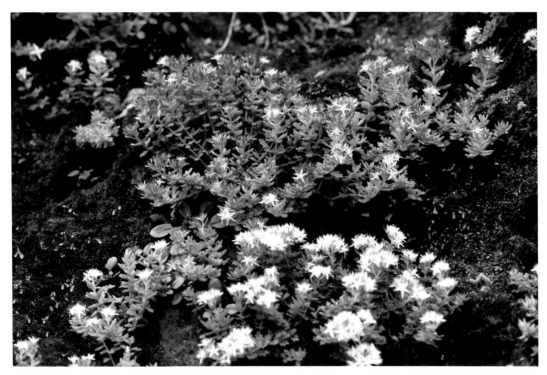

圣地红景天

长鞭红景天

来源：景天科植物长鞭红景天 *Rhodiola fastigiata* (Hook. f. et Thoms.) S. H. Fu 的干燥根及根茎。

植物形态要点：草本。基生叶鳞状，三角形；茎生叶互生，条状长圆形、条状披针形、椭圆形或倒披针形。花序伞房状，密集；花单性；花瓣红色。蓇葖果先端稍反折。

功能主治：活血止痛，清肺止咳，清热解毒，消肿，祛湿。用于温病，肺热，中毒及四肢肿胀，火眼，风火牙疼，疔毒，疮疡。

附注：《四川省中药资源志要》287 页。

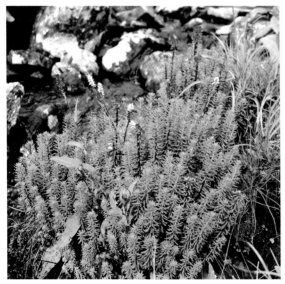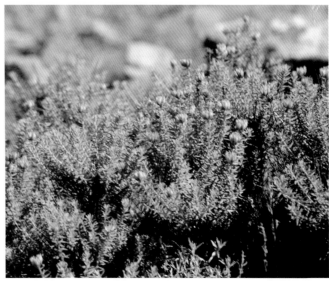

长鞭红景天

四川药用植物原色图谱

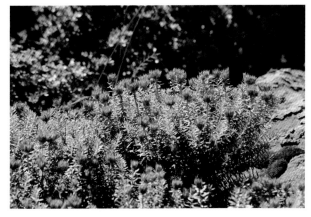

长鞭红景天

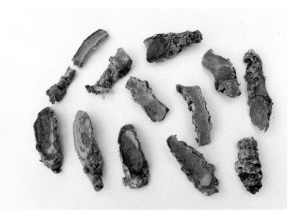

长鞭红景天

狭叶红景天

来源：景天科植物狭叶红景天 *Rhodiola kirilowii* (Regel) Maxim. 的干燥根及根茎。

植物形态要点：草本。根茎粗大。茎生叶对生或近轮生。无柄，条形至条状披针形。花单性，有时两性；花瓣绿色、淡黄绿色或红色；心皮直立。蓇葖果披针形，顶端喙反折。

功能主治：止血止痛，破坚消积，固涩止泻，调经化瘀。用于跌打损伤，腰痛，吐血，崩漏，月经不调，白带，痢疾。

附注：《四川省藏药材标准》2014 年版收载。

340

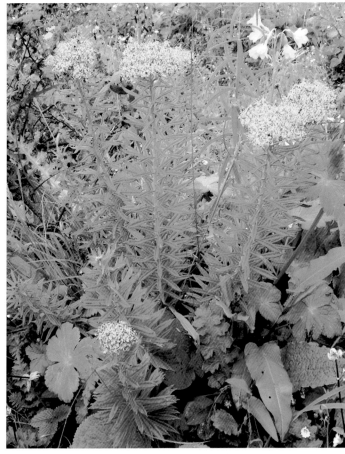

狭叶红景天

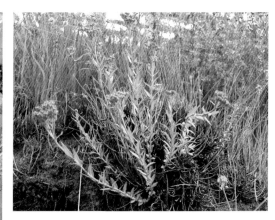

狭叶红景天

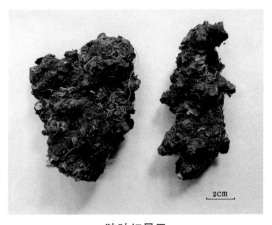

狭叶红景天

云南红景天

来源：景天科植物云南红景天 *Rhodiola yunnanensis* (Franch.) S. H. Fu 的干燥根及根茎或全草。

植物形态要点：草本。根茎直径可达 2 cm。3 叶轮生，卵状披针形至宽卵形，边缘多少有疏锯齿，下面苍白绿色，无柄。聚伞圆锥花序；雌雄异株；雄花小，萼片 4，披针形；花瓣 4，黄绿色，匙形；雄蕊 8；雌花萼片、花瓣各 4，绿色或紫色，线形；心皮 4，卵形，基部合生。

功能主治：消肿痛，接筋骨。用于骨折，跌打劳伤，腮腺炎，风湿关节痛，乳腺炎，疔疮。根为纳西族习用药，根茎或全草为彝族习用药。

附注：《中华本草》第 3 册 2406 页。

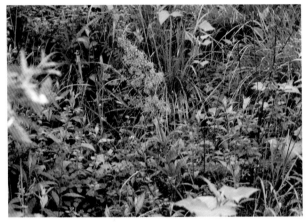

云南红景天

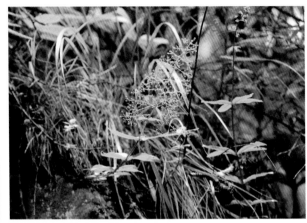

云南红景天

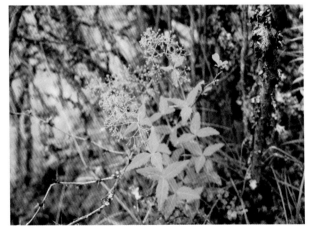

云南红景天

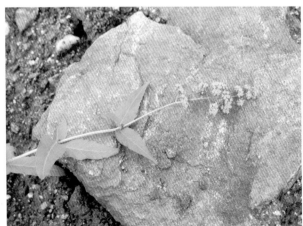

云南红景天

垂盆草

来源：景天科植物垂盆草 *Sedum sarmentosum* Bunge 的新鲜或干燥全草。

植物形态要点：草本。茎匍匐，节处生根；3 叶轮生。叶倒披针形至长圆形。三至五回的伞房状聚伞花序；花瓣黄色；心皮分叉，长圆形。

功能主治：利湿退黄，清热解毒。用于湿热黄疸，小便不利，痈肿疮疡。

附注：《中国药典》2020 年版一部收载。

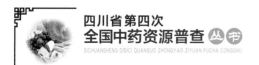
四川药用植物原色图谱

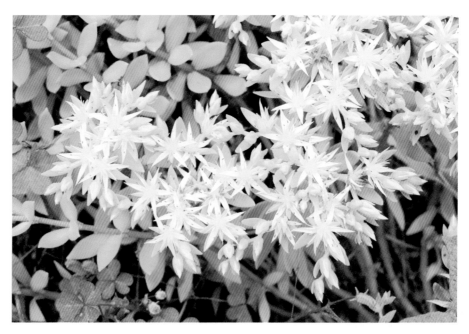

垂盆草

佛甲草

来源： 景天科植物佛甲草 *Sedum lineare* Thunb. 的干燥全草。

植物形态要点： 草本。叶3~4轮生，条形，无柄。聚伞花序2或3分枝；分枝常再2分枝；花瓣黄色，披针形；鳞片5，宽楔形至近四方形。蓇葖果叉开，先端具短喙。

功能主治： 清热解毒，消肿排脓，止痛，退黄。用于咽喉痛，肝炎，痈肿疮毒，毒蛇咬伤，缠腰火丹，烧烫伤。

附注：《中国药典》1977年版一部收载。

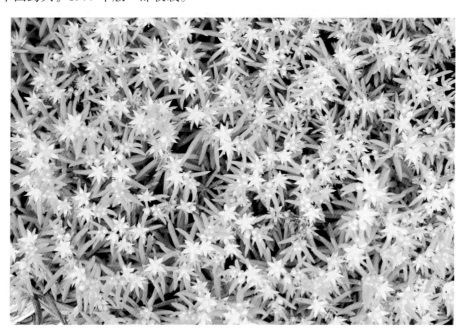

佛甲草

凹叶景天

来源：景天科植物凹叶景天 *Sedum emarginatum* Migo 的干燥全草。

植物形态要点：草本。叶对生，匙状倒卵形至阔倒卵形，先端圆且具凹缺。聚伞花序通常 3 分枝；花瓣黄色，条状披针形至披针形；鳞片长圆形；心皮长圆形。蓇葖果叉开。

功能主治：清热解毒，散瘀消肿。用于跌打损伤，热疖，疮毒。

附注：《中华本草》第 3 册 2413 页。本品又称凹叶佛甲草，《中国药用植物志》第 4 卷 418 页。

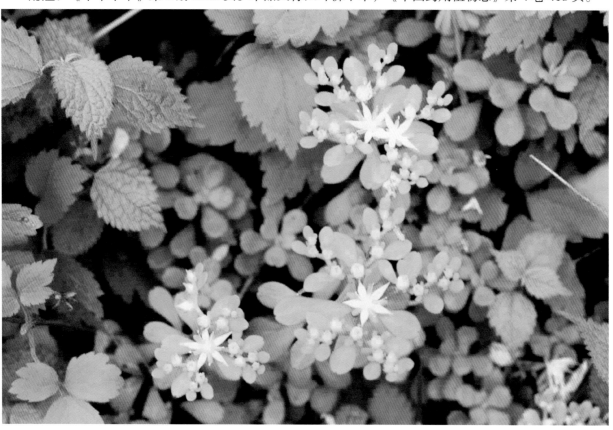

凹叶景天

虎耳草科

虎耳草

来源：虎耳草科植物虎耳草 *Saxifraga stolonifera* Meerb. 的干燥全草。

植物形态要点：草本。茎被长腺毛；鞭匐枝细长，被卷曲腺毛和鳞片状叶。叶具点，近心形或肾形至圆形，具 5~11 浅裂，具腺毛；花两侧对称，花瓣 5，白色；心皮 2；下部合生。

功能主治：清热解毒，凉血止血，祛风除湿。用于急慢性中耳炎，肺热咳嗽，咳血吐血，痈肿疮毒，口舌生疮，风疹瘙痒等。

附注：本品首载于南宋·王介《履巉岩本草》。《中国药典》1977 年版一部收载。

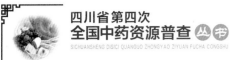

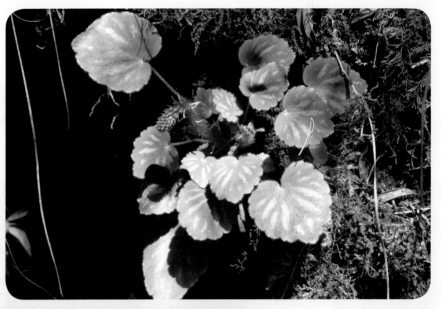

虎耳草

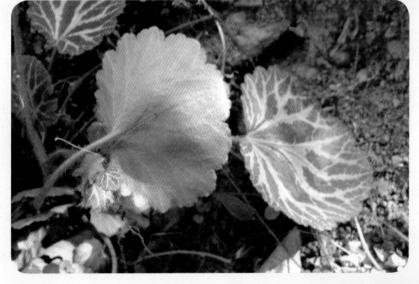

虎耳草

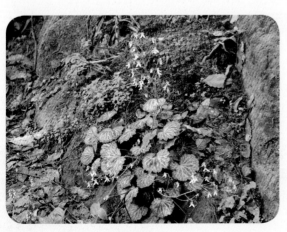

虎耳草

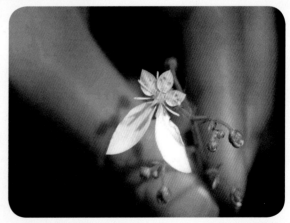

虎耳草

黄水枝

来源：虎耳草科植物黄水枝 *Tiarella polyphylla* D. Don 的干燥全草。

植物形态要点：草本。茎单生，密被腺毛。叶多基生，叶心形，掌状 3~5 浅裂。总状花序密具腺毛；花白色，小；无花瓣；心皮不等大，基部贴生；雄蕊 10；子房近上位。

功能主治：清热解毒，活血祛瘀，消肿止痛。用于痈疖肿毒，跌打损伤，肝炎，咳嗽气喘。

附注：《全国中草药汇编》《四川武隆药植图志》记载。《峨眉山常见药用植物彩色图谱》97 页。

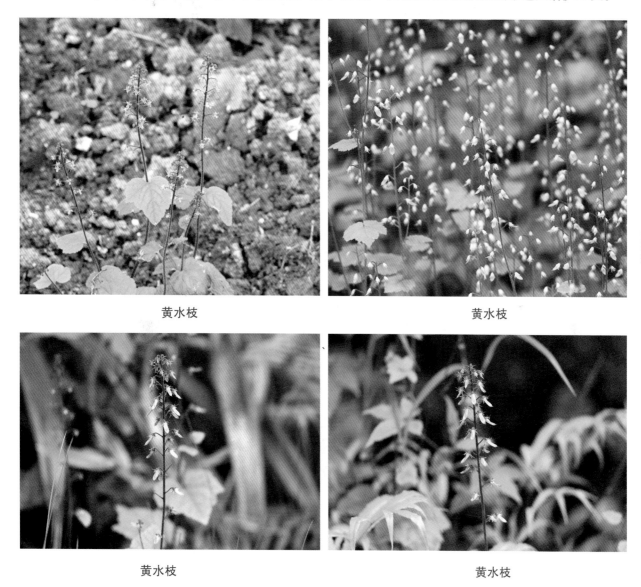

黄水枝　　　　　　　　　　　　黄水枝

黄水枝　　　　　　　　　　　　黄水枝

肾叶金腰

来源：虎耳草科植物肾叶金腰 *Chrysosplenium griffithi* Hook. f. et Thomson 的干燥全草。

植物形态要点：丛生草本。茎单生，无毛或具褐色短柔毛。茎生叶肾形，两面无毛，边缘具 11~15 浅裂。聚伞花序上部多花；花萼开展，边缘常全缘；花黄色；雄蕊 8。蒴果先端近截形；心皮横生，近等大。

功能主治：清热利胆，缓泻下。用于胆热症，发烧，头痛，胆囊炎，胆结石。

附注：《藏药标准》1979 年以金腰草收载肾叶金腰子。

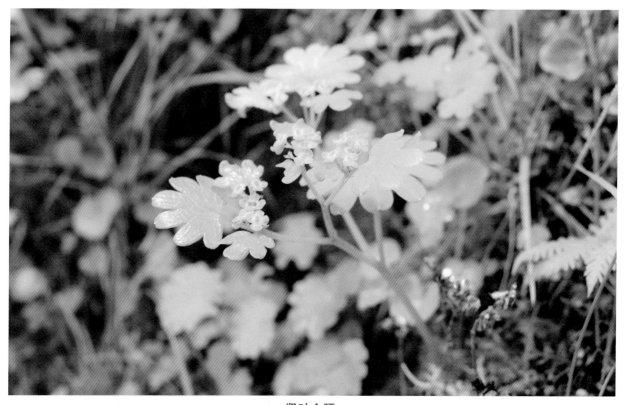

肾叶金腰

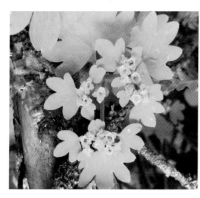

肾叶金腰

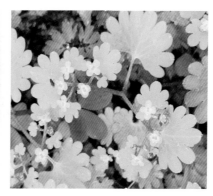

肾叶金腰

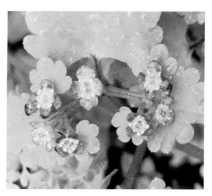

肾叶金腰

林金腰

来源：虎耳草科植物林金腰 *Chrysosplenium lectus-cochleae* Kitag. 的干燥全草。

植物形态要点：草本。茎生叶对生，具褐色斑点，近扇形，边缘具 5~9 圆齿。聚伞花序；花黄绿色；萼片直立，近卵形，顶端钝；雄蕊 8；子房半下位，无花盘；花柱 2，离生。蒴果，具 2 明显不等的心皮。

功能主治：清热利胆，缓泻下。用于胆热症，发烧，头痛，胆囊炎，胆结石。

附注：《中国本草图录》1160 页。

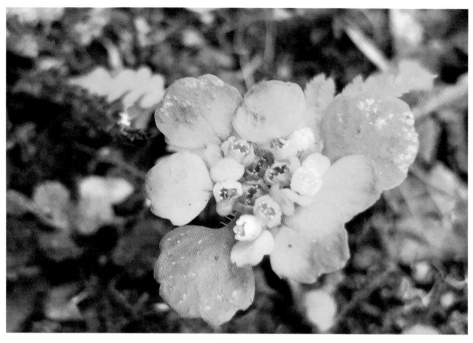

林金腰

锈毛金腰

来源：虎耳草科植物锈毛金腰 *Chrysosplenium davidianum* Decne. ex Maxim. 的干燥全草。

植物形态要点：丛生草本。茎具褐色长曲柔毛。茎生叶互生，阔卵形至阔近椭圆形。聚伞花序多花；花黄色；萼片通常圆形；花瓣缺；雄蕊 8；子房半下位；无花盘；心皮横生，近等大。蒴果。

功能主治：清热利胆，缓泻下。用于胆热症，发烧，头痛，胆囊炎，胆结石。

附注：《四川省中药资源志要》294 页。

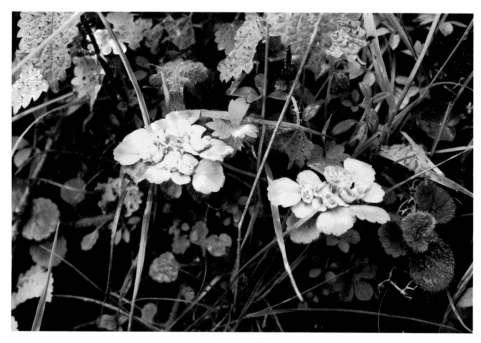

锈毛金腰

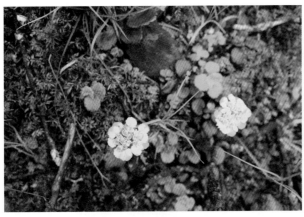

锈毛金腰

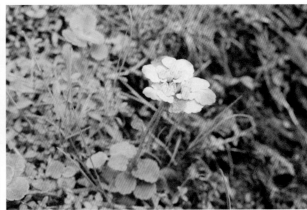

锈毛金腰

348

粉红溲疏

来源：虎耳草科植物粉红溲疏 *Deutzia rubens* Rehder 的干燥根、叶或果。

植物形态要点：灌木。花枝具 4 叶，被星状毛。叶长圆形或卵状长圆形，膜质，下面具 5 或 6 或 7 辐线星状毛。聚伞花序 5~10 花；花萼裂片紫色；花瓣重瓣，粉红色，倒卵圆形。蒴果半球形。

功能主治：清热，除邪热，利尿。用于发热，小便不利，遗尿。

附注：《图解神农本草经》收载。

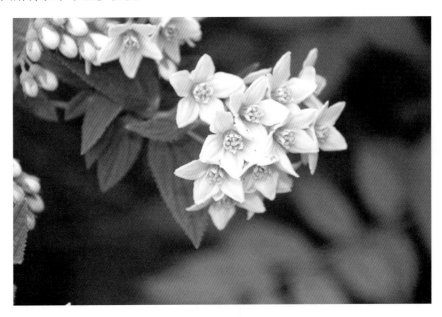

粉红溲疏

鸡肫草

来源：虎耳草科植物鸡肫草 *Parnassia wightiana* Wall. ex Wight et Arn. 的干燥全草。

植物形态要点：草本。基生叶 2~5，叶近三角状卵形或肾形。花瓣白色，边缘下半部具长流苏状毛；退化雄蕊扁平；5 浅裂达 1/2，顶端偶有不明显腺体。蒴果倒卵球形。

功能主治：清肺止咳，利水祛湿。用于久咳咯血，疟疾，肾结石，胆石症，白带，跌打损伤，湿热疮毒。

附注：《四川省中药资源志要》300页，称鸡眼梅花菜。《中国植物志》植物名为鸡肫梅花草。

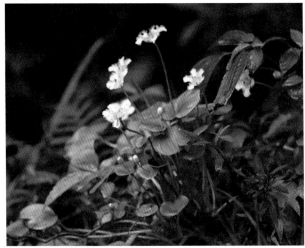
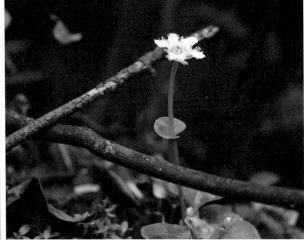

鸡肫草　　　　　　　　　　　　　　　　　　鸡肫草

短柱梅花草

来源：虎耳草科植物短柱梅花草 *Parnassia brevistyla* (Brieg.) Hand.-Mazz. 的干燥全草。

植物形态要点：草本。基生叶卵状心形或卵形；茎生叶与基生叶同形，基部有铁锈色附属物。花单生茎顶；花瓣白色，具爪；药隔连合并伸长呈匕首状；退化雄蕊3浅裂，中间裂片窄，两侧裂片宽；花柱极短。

功能主治：清热解毒，凉血止血。用于发热，内伤出血，肺结核，腮腺炎，喉炎，白带，热毒疮毒，跌打损伤，黄疸型肝炎。

附注：《四川省中药资源志要》299页。

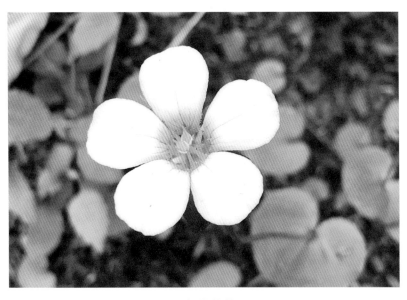

短柱梅花草

太平花

来源： 虎耳草科植物太平花 *Philadelphus pekinensis* Rupr. 的干燥根皮。

植物形态要点： 灌木。叶卵形、阔椭圆形或披针形，两面无毛，离基3~5脉，边缘具锯齿，先端渐尖或长渐尖。总状花序具5~9花；花萼干后黄绿色，无毛，花瓣白色。蒴果近球形或倒圆锥形。

功能主治： 活血化瘀，活血止痛。用于疟疾，胃痛，腰痛，挫伤。

附注：《四川省中药资源志要》301页。

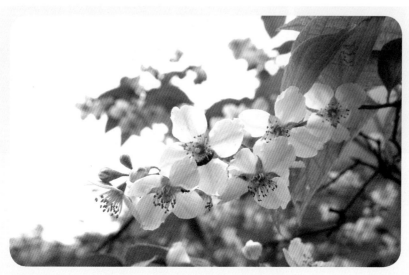

太平花

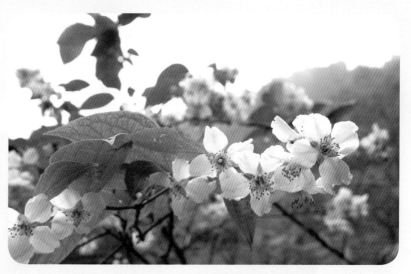

太平花

常 山

来源： 虎耳草科植物常山 *Dichroa febrifuga* Lour. 的干燥根和嫩枝叶。

植物形态要点： 灌木。叶两面无毛或仅叶脉被卷曲短柔毛，稀下面被长柔毛。花序为伞房圆锥状；萼裂片4~6；花瓣成熟后反折，蓝色或白色，稍肉质；子房下位；花柱4~6；花丝线形。浆果成熟后深蓝色。

功能主治：常山涌吐痰涎，截疟。用于痰饮停聚，胸膈痞塞，疟疾。蜀漆截疟，祛痰。用于疟疾，老痰积饮。

附注：本品首载于《神农本草经》。《中国药典》2020 年版一部以常山收载根。《四川省中药材标准》2010 年版以蜀漆收载嫩枝叶。

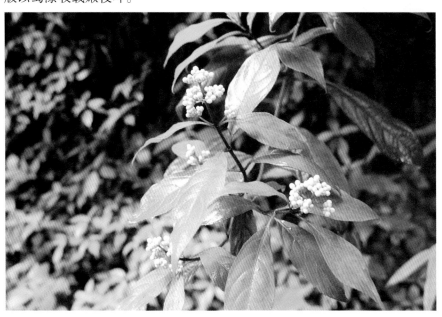

常山

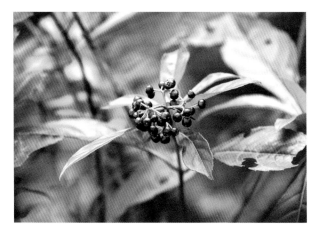

常山

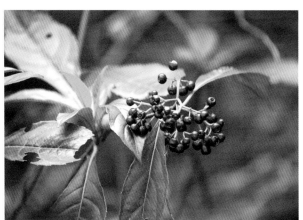

常山

扯根菜

来源：虎耳草科植物扯根菜 *Penthorum chinense* Pursh 的干燥地上部分。

植物形态要点：草本。叶互生，披针形至狭披针形，先端渐尖，边缘具细重锯齿，无毛。聚伞花序具多花，被褐色腺毛；花黄白色；萼片 5；无花瓣；雄蕊 10；心皮 5~6，下部合生；胚珠多数；花柱较粗。蒴果紫红色。

功能主治：除湿利水，祛瘀止痛。用于黄疸，经闭，水肿，跌打损伤。

附注：《四川省中药材标准》2010 年版以赶黄草收载。

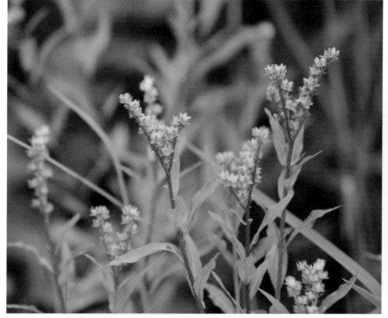

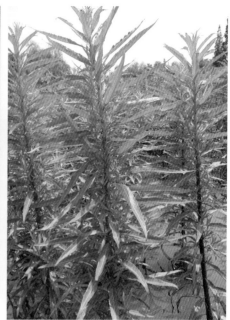

扯根菜

扯根菜

岩白菜

来源：虎耳草科植物岩白菜 *Bergenia purpurascens* (Hook. f. et Thoms.) Engl. 的干燥根茎或全草。

植物形态要点：草本。叶基生，革质，两面无毛且具腺点。花序聚伞状；分枝和花梗均密被具长柄的腺毛；花萼狭卵形，先端钝；花瓣紫色，阔卵形，脉多数，基部渐狭成爪。

功能主治：收敛止泻，止血止咳，舒筋活络。用于腹泻，食欲不振，内外伤出血，咳嗽，风湿疼痛，跌扑损伤。

附注：《中国药典》1977 年版一部、《四川省中药材标准》2010 年版收载。

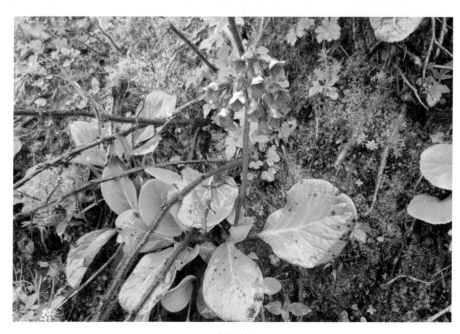

岩白菜

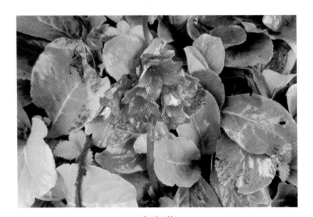

岩白菜

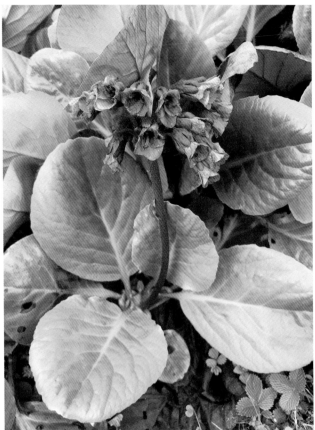

岩白菜

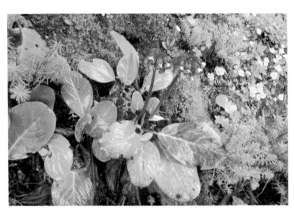

岩白菜

岩白菜

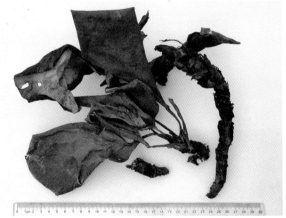

岩白菜

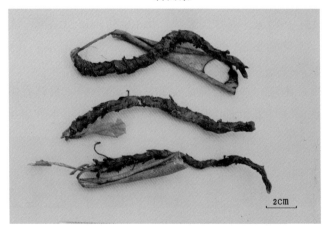

2cm

岩白菜

峨眉岩白菜

来源：虎耳草科植物峨眉岩白菜 *Bergenia emeiensis* C. Y. Wu 的干燥全草。

植物形态要点：草本。根状茎粗壮。叶均基生，革质，狭倒卵形，先端钝圆，全缘，无毛。聚伞花序圆锥状，花葶不分枝；萼片5，革质，近卵形，多脉；花瓣5片，白色，狭倒卵形；子房卵球形。蒴果。

功能主治：润肺止咳，清热解毒，止血，调经。用于肺痨咳嗽，咯血，便血，带下，泄泻，劳伤，无名肿毒。

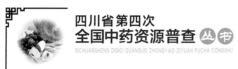

附注：《峨眉山常见药用植物彩色图谱》95 页。

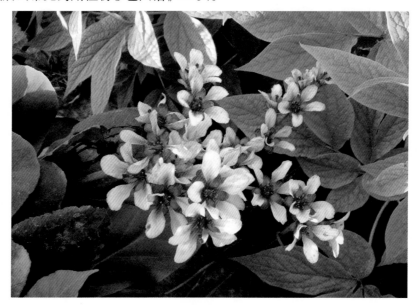

峨眉岩白菜

西南鬼灯檠

来源： 虎耳草科植物西南鬼灯檠 *Rodgersia sambucifolia* Hemsl. 的干燥根茎。

植物形态要点： 草本。茎无毛。羽状复叶；小叶 3~10，倒卵形或长圆形至披针形，腹面被糙伏毛。多歧聚伞花序圆锥状，长 13~38 cm；无花瓣；心皮 2，近轴处合生；子房半下位；花柱 2。

功能主治： 活血调经，祛风湿，收敛止泻。用于跌打损伤，骨折，月经不调，风湿性关节炎，刀伤出血。

附注： 本品出自《云南中草药选》。《贵州省中药材、民族药材质量标准》2003 年版以岩陀收载西南鬼灯檠和羽叶鬼灯檠。《中华本草》第 4 册 2506 页。

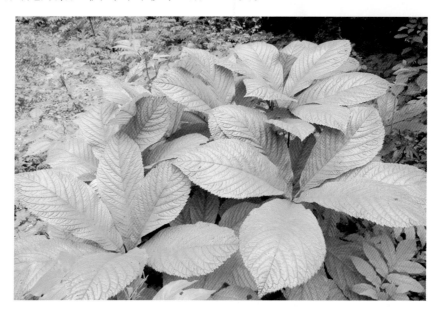

西南鬼灯檠

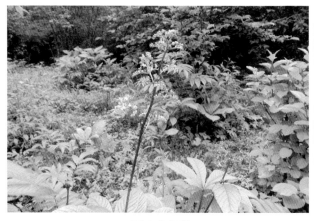

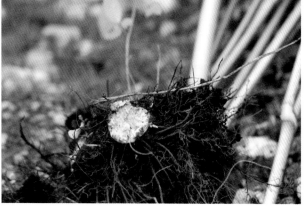

西南鬼灯檠　　　　　　　　　　　　　　　西南鬼灯檠带鲜根茎

羽叶鬼灯檠

来源：虎耳草科植物羽叶鬼灯檠 *Rodgersia pinnata* Franch. 的干燥根茎。

植物形态要点：草本。近羽状复叶；叶柄基部和小叶着生处具褐色长柔毛；小叶椭圆形、窄倒卵形或长圆形，有重锯齿，下面沿脉具柔毛。多歧聚伞花序圆锥状，长 12~31 cm；萼片 5，革质，近卵形，无花瓣，雄蕊长 2.8~4 mm；心皮 2，基部合生，子房近上位，花柱 2。

功能主治：同西南鬼灯檠。

附注：《中华本草》第 4 册 2506 页。

355

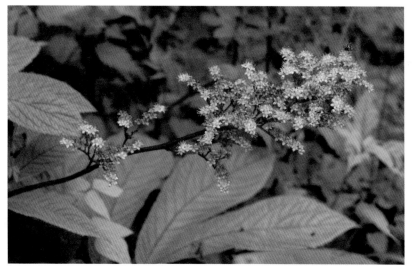

羽状鬼灯檠

长序茶藨子

来源：虎耳草科植物长序茶藨子 *Ribes longirecemosum* Franch. 的新鲜或干燥果实。

植物形态要点：落叶灌木，高 2~3 m。小枝无毛，无刺。叶卵圆形，基部深心形，常掌状 3~5 裂，具不整齐粗齿及少数重锯齿；叶柄长 4.5~10 cm。总状花序长 15~30 cm，具 15~25 朵花。苞片卵圆形、卵状披针形或近圆形；花萼绿色带紫红色，萼片长圆形或近舌形，萼筒钟状短圆筒形，带红色；花瓣近扇形；雄蕊着生低于花瓣；花柱顶端不裂或柱头 2 浅裂。果球形，直径 7~9 mm，黑色。

功能主治：软化心脑血管，降血脂，降血压，防癌，和胃。用于心脑血管疾病，高血脂，高血压，胃气不和。

附注：《四川省中药资源志要》303 页。本品又细分为茶藨子科。

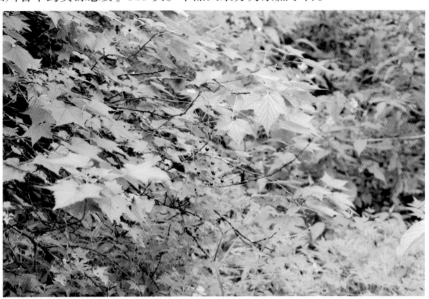

长序茶藨子

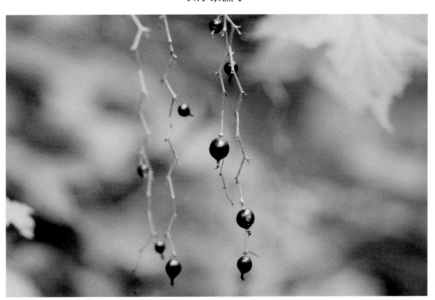

长序茶藨子

长果茶藨子

来源：虎耳草科植物长果茶藨子 *Ribes stenocarpum* Maxim. 的新鲜或干燥果实。

植物形态要点：落叶灌木，高 1~3 m。叶近圆形或宽卵圆形，长 2~3 cm，宽 2.5~4 cm。花两性，2~3 朵组成短总状花序或单生于叶腋；花序轴长 3~7 mm，无毛或具疏腺毛。果实长圆形，长 2~2.5 cm，直径约 1 cm，浅绿色有红晕或红色，无毛。

功能主治：清热燥湿，解表，降血压，降血脂，软化血管。用于五心烦热，虚热乏力，动脉硬化，心血管疾病。

附注：《中国高等植物彩色图谱》第 4 卷 141 页。《四川省中药资源志要》303 页。

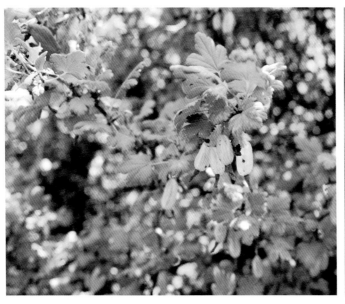 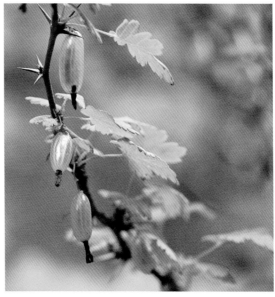

长果茶藨子　　　　　　　　　　　　　　　　长果茶藨子

瘤糖茶藨子

来源：虎耳草科植物瘤糖茶藨子 *Ribes himalense* Royle ex Decne. var. *verruculosum* (Rehder) L. T. Lu 的干燥茎枝或果实。

植物形态要点：叶背脉上和叶柄有显著瘤状突起或混生少数短腺毛。总状花序较小；花萼光滑。

功能主治：解毒，清热。用于肝炎，肝阳上亢，头顶发热。

附注：《中国中药资源志要》记载。《中国植物志》将拉丁学名修订为 *Ribes himalense* var. *verruculosum* (Rihder) L. T. Lu。

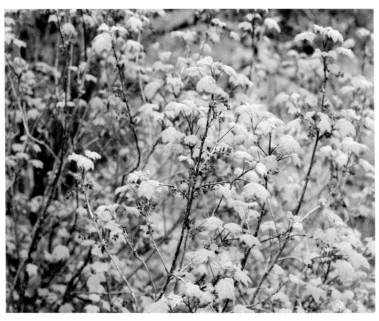 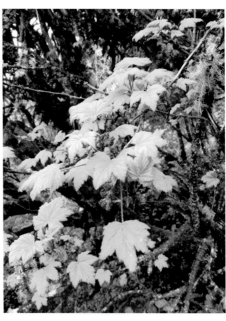

瘤糖茶藨子　　　　　　　　　　　　　　　　瘤糖茶藨子

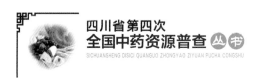
海桐花科

海　桐

来源： 海桐花科植物海桐 *Pittosporum tobira* (Thunb.) W. T. Aiton 的干燥根或根皮。

植物形态要点： 灌木或小乔木。叶倒卵形或倒卵状披针形，革质。苞片及萼片密被褐色短柔毛；花瓣白色，后变黄色。蒴果球形，具棱，直径约 1.2 cm，3 片裂开。

功能主治： 祛风活络，散瘀止痛。用于风湿性关节炎，坐骨神经痛，骨折，骨痛，牙痛，高血压，神经衰弱，梦遗滑精。

附注：《中华本草》第 4 册 2540 页记载拉丁学名为 *Pittosporum tobira* (Thunb.) Ait.。

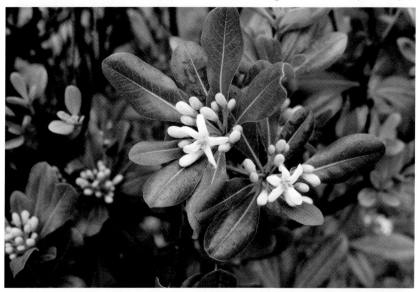

海桐

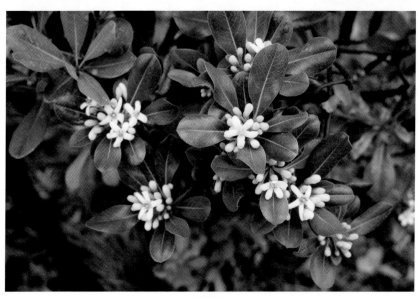

海桐

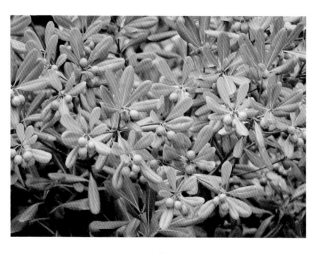

海桐

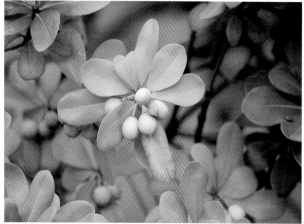

海桐

海金子

来源：海桐花科植物海金子 *Pittosporum illicioides* Mak. 的干燥种子。

植物形态要点：灌木。叶倒卵状披针形、倒披针形或狭披针形，薄革质，侧脉 6~8 对。伞形花序顶生，有花 2~10 朵；子房柄短。蒴果近球形，多呈三角形或有 3 条纵沟，3 片裂开；果片薄木质。

功能主治：清热利咽，涩肠固精，收敛止泻。用于咽痛，痢疾，肠炎，白带，滑精。

附注：《四川省中药材标准》2010 年版以山枝仁收载海金子和皱叶海桐 *Pittosporum crispulum* Gagnep.。《四川植物志》第 4 卷 95，103 页。

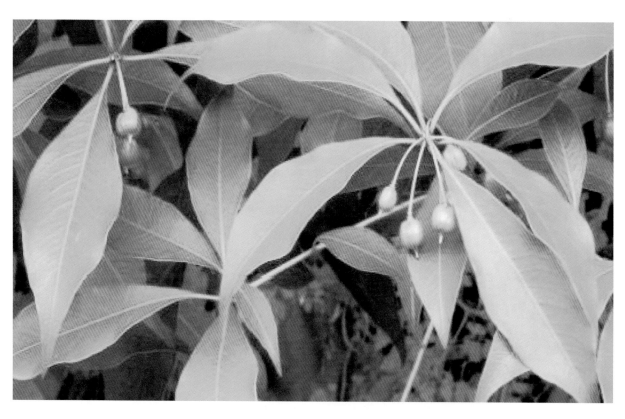

海金子

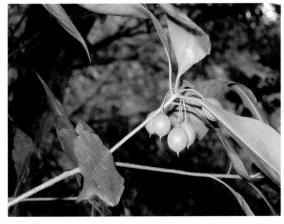

海金子

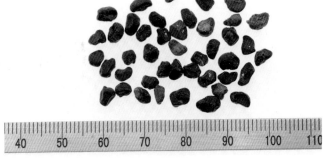

山枝仁

木果海桐

来源： 海桐花科植物木果海桐 *Pittosporum xylocarpum* Hu et Wang 的干燥种子、叶、根或根皮。

植物形态要点： 常绿灌木。叶互生，全缘或有波状齿缺，在小枝上的常轮生；花为顶生的伞房或伞形花序顶生；萼片、花瓣和雄蕊均5枚；花瓣狭，基部黏合或几达中部；子房上位，不完全的2室，有胚珠数颗生于侧膜胎座上；果为一球形或倒卵形的蒴果，果瓣3~5片，椭圆形或球形，有时2片；胎座位于果片中部，彼此分离；木质或革质；种子数颗，藏于胶质或油质的果肉内。

功能主治： 种子清热，生津止渴。根涩肠固精，散瘀止痛。根皮补肺肾，祛风湿，通筋活络。用于风湿关节炎。

附注：《四川省中药资源志要》311页。

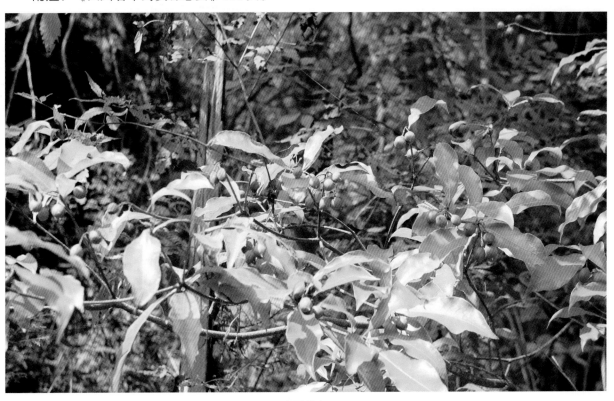

木果海桐

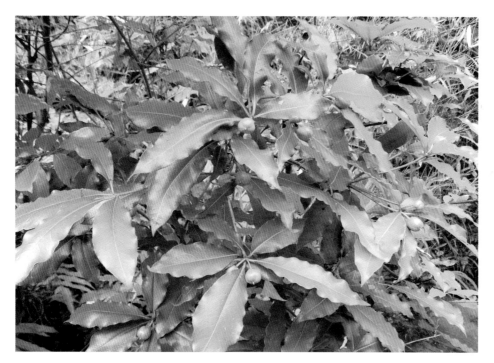

木果海桐

柄果海桐

来源： 海桐花科植物柄果海桐 *Pittosporum podocarpum* Gagnep. 的干燥种子或根。

植物形态要点： 灌木。花 1 至数朵，花瓣长 1.5~1.7 cm，子房被密毛，心皮 2~3 个，心皮及果 2~3 数。蒴果梨形，有长达 5~8 mm 的子房柄，种子大，圆形，长 6~7 mm，种柄长。

功能主治： 种子清热，生津止渴；根涩肠固精，散瘀止痛。

附注：《四川省中药资源志要》310 页

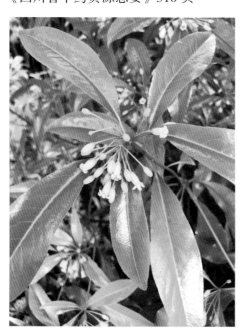

柄果海桐

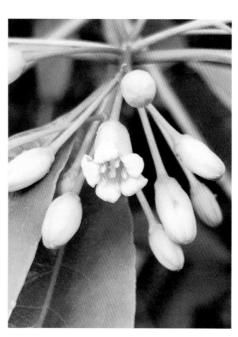

柄果海桐

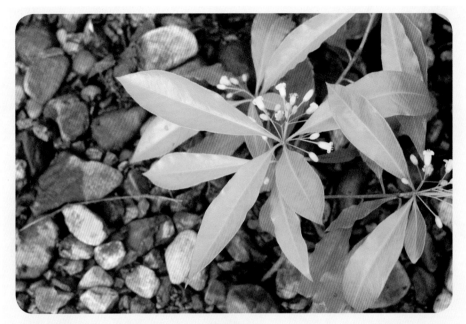

柄果海桐

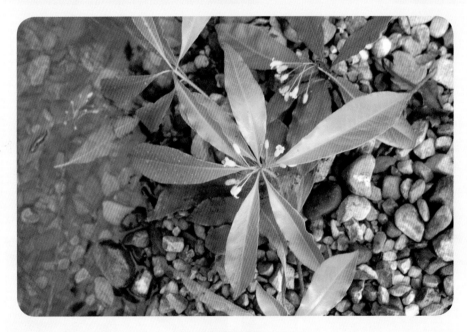

柄果海桐

金缕梅科

枫香树

来源： 金缕梅科植物枫香树 *Liquidambar formosana* Hance 的干燥成熟果序或树脂。

植物形态要点： 落叶乔木，高达 30 m。树皮灰褐色，方块状剥落；小枝干后灰色，被柔毛，略有皮孔；鳞状苞片敷有树脂，干后棕黑色，有光泽。叶薄革质，阔卵形，掌状 3 裂。雄性短穗状花序常多个排成总状，雄蕊多数。雌性头状花序有花 24~43 朵。头状果序圆球形，木质；蒴果，有宿存花柱及针刺状萼齿。种子多数。

　　功能主治：祛风活络，利水，通经。用于关节痹痛，麻木拘挛，水肿胀满，乳少，经闭。

　　附注：本品出自《南方草木状》。《中国药典》2020 年版一部以路路通和枫香脂收载。

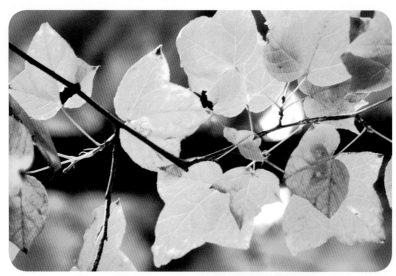

枫香树

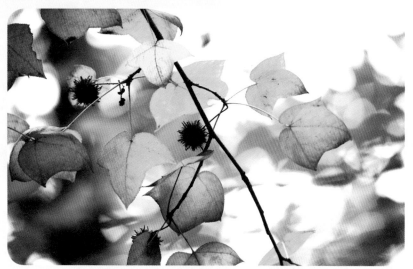

枫香树

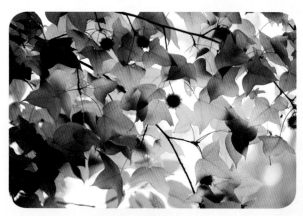

枫香树

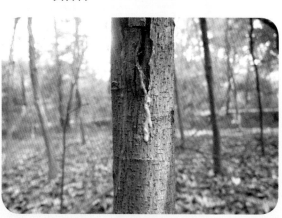

枫香树

杜仲科

杜 仲

来源：杜仲科植物杜仲 *Eucommia ulmoides* Oliv. 的干燥树皮、叶或雄花。

植物形态要点：乔木。叶椭圆形、卵圆形或长圆形，薄革质，起初具褐色柔毛，后仅脉具柔毛，侧脉 6~9 对。雄花：雄蕊长约 1 cm，无毛；雌花：子房长约 1 cm，无毛。翅果扁椭圆形，先端 2 裂。

功能主治：树皮补肝肾，强筋骨，安胎。用于肝肾不足，腰膝酸痛，筋骨无力，头晕目眩，妊娠漏血，胎动不安。雄花解酒醒酒，补肾益精。用于肾功能低下，失眠，便秘。

附注：《中国药典》2020 年版一部收载杜仲和杜仲叶。《四川植物志》第 8 卷 5 页。

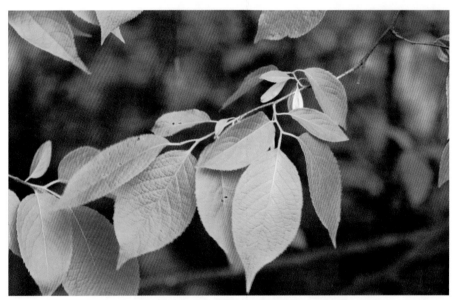

杜仲

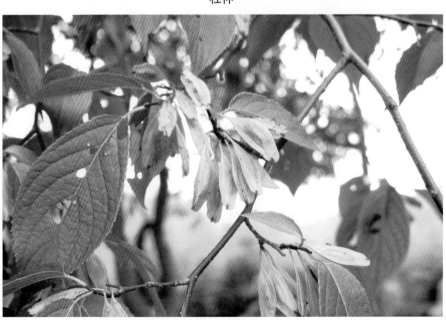

杜仲

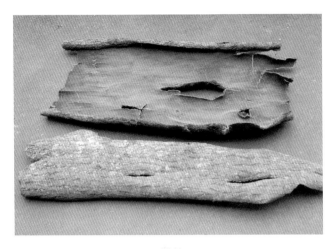

杜仲

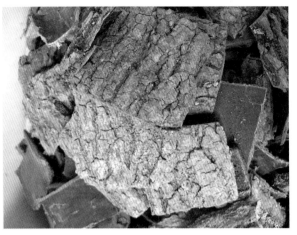

杜仲

蔷薇科

蛇 莓

来源： 蔷薇科植物蛇莓 *Duchesnea indica* (Andr.) Focke 的干燥全草。

植物形态要点： 草本。小叶 3，倒卵形至菱状长圆形，长 2.5~5 cm。花径 1~2.5 cm；花托果期鲜红色。聚合果成熟时红色，有光泽，直径 1~2 cm，海绵质；瘦果新鲜时光亮，卵球形。

功能主治： 清热解毒，凉血止血，消肿止痛。用于热病惊病，肺热咳嗽，咽喉肿痛，痈肿疮毒，烫伤，肠炎痢疾。

附注： 本品首载于梁·陶弘景《名医别录》。《四川省中草药标准》试行稿第二批 1979 年版以三匹风收载。

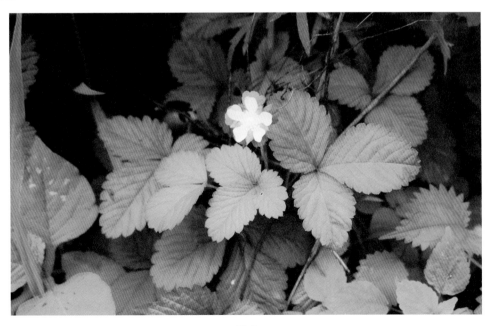

蛇莓

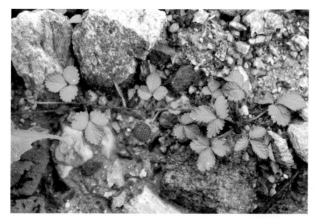

蛇莓

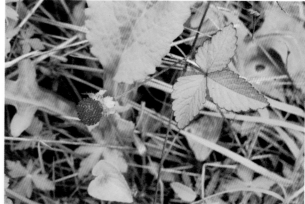

蛇莓

蛇 含

来源：蔷薇科植物蛇含 *Potentilla kleiniana* Wight et Arn. 的干燥全草。

植物形态要点：宿根草本。茎平卧，具匍匐茎，常于节处生根并发育出新植株。花茎被疏柔毛或开展长柔毛。掌状复叶，基生叶鸟足状 5 小叶；小叶片倒卵形或长圆倒卵形。花黄色；花瓣 5，倒卵形；萼片 5，三角卵圆形，副萼片 5，披针形或椭圆披针形。瘦果近圆形。

功能主治：清热解毒，清心定惊，活血通络。用于疮痈肿毒，咽喉肿痛，热毒泻痢，高热惊风，疟疾发热，跌打损伤，风湿痹证。

附注：本品又称五匹风。《四川省中药材标准》2010 年版收载。

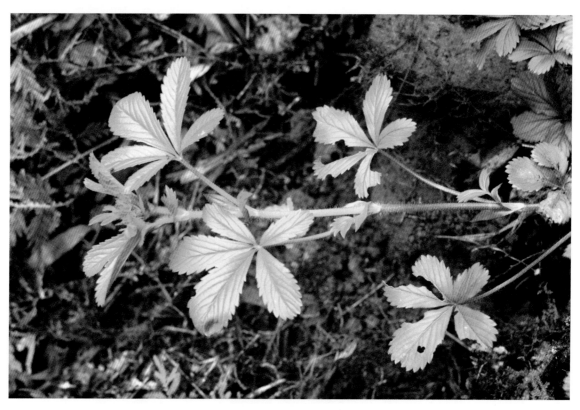

蛇含

野草莓

来源：蔷薇科植物野草莓 *Fragaria vesca* L. 的新鲜或干燥果实。

植物形态要点：草本。茎与叶柄被开展柔毛。3 小叶，稀羽状 5 小叶。花序聚伞状，有 2~5 花；花梗被贴伏柔毛；花瓣白色；心皮多数。聚合果卵球形，红色；瘦果卵球形。

功能主治：清热解毒，补肺利咽。用于胃炎，肝炎，风湿关节炎，膀胱炎，浮肿。

附注：《四川省中药资源志要》321 页。

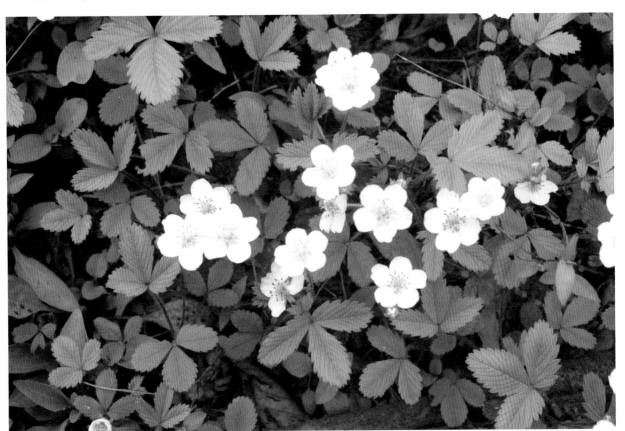

野草莓

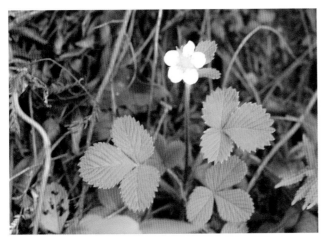

野草莓

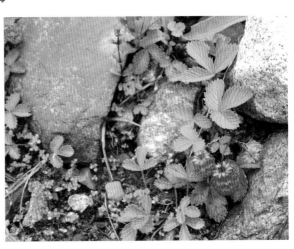

野草莓

367

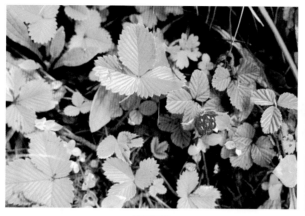

野草莓

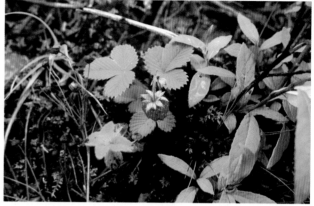

野草莓

草 莓

来源：蔷薇科植物草莓 *Fragaria × ananassa* Duch. 的新鲜或干燥果实或全草。

植物形态要点：草本。三出复叶，小叶倒卵形或菱形。聚伞花序，花两性；副萼果时扩大。花瓣白色。聚合果成熟后红色，直径可达 3 cm。

功能主治：果生津开胃，润肺止渴，利尿解暑，清热明目。用于肺热咳嗽，肺结核，衄血，咳血，消渴，筋骨疼痛。全草祛风止咳，清热解毒。用于风热咳嗽，百日咳，口腔炎，痢疾，尿血，疮疔。

附注：《中华人民共和国卫生部药品标准·藏药》（第一册）收载。《四川省中药资源志要》321 页。

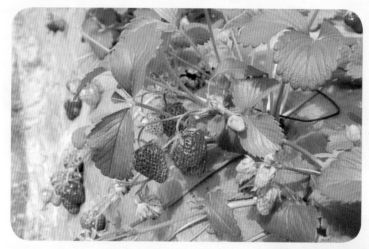

草莓

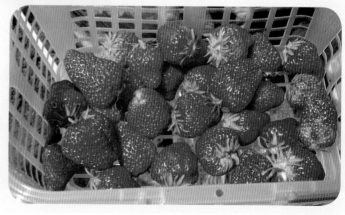

草莓

黄毛草莓

来源：蔷薇科植物黄毛草莓 *Fragaria nilgerrensis* Schltdl. ex J. Gay 的干燥全草或果实。

植物形态要点：草本。茎密被黄棕色绢状柔毛。小叶 3，下面被黄棕色绢状柔毛。聚伞花序，具 1~6 花；花瓣白色。聚合果成熟时白色、淡白黄色或红色，球形；宿存萼片直立，紧贴聚合果；瘦果卵球形，无毛。

功能主治：消炎解毒，续筋接骨。用于口腔炎，口腔溃疡，血尿，泌尿系统感染。

附注：《中国植物志》将拉丁学名修订为 *Fragaria nilgerrensis* Schlecht. ex Gay。

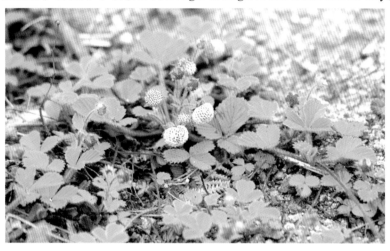

黄毛草莓

窄叶鲜卑花

来源：蔷薇科植物窄叶鲜卑花 *Sibiraea angustata* (Rehd.) Hand.-Mazz. 的干燥花序和叶片。

植物形态要点：灌木；小枝圆柱形，暗紫色，质碎，易折断。叶互生或丛生，窄披针形或倒披针形。顶生穗状圆锥花序，苞片披针形，萼筒浅钟状，萼片宽三角形，花瓣宽倒卵形，白色；花丝细长，药囊黄色。蓇葖果直立，果梗具柔毛。

功能主治：健脾消积。用于食积，消化不良，腹痛。

附注：《中华本草》第 4 册 2900 页。

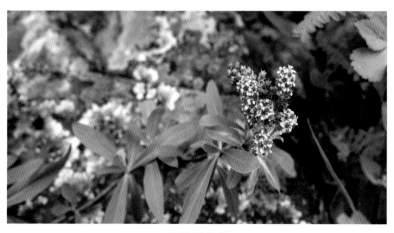

窄叶鲜卑花

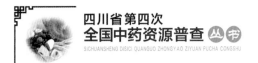

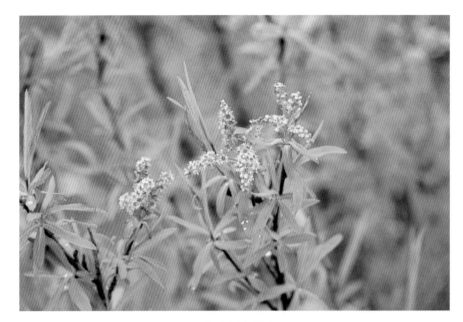

窄叶鲜卑花

路边青

来源：蔷薇科植物路边青 *Geum aleppicum* Jacq. 的干燥全草。

植物形态要点：草本。茎生叶羽状，具 2~6 小叶，小叶不等大。花序顶生，疏松；花径 1~1.7 cm；花瓣黄色；雄蕊多数，具长的钩状花柱。聚合瘦果倒卵球形。

功能主治：补肾平肝，活血消肿。用于头晕目眩，小儿惊风，阳痿，遗精，虚劳咳嗽，风湿痹痛，月经不调，疮疡肿痛，跌打损伤。

附注：《中国药典》2020 年版一部以蓝布正收载了路边青和柔毛路边青。全草或根为白族习用药，根为纳西族习用药，全草为彝族、藏族习用药。

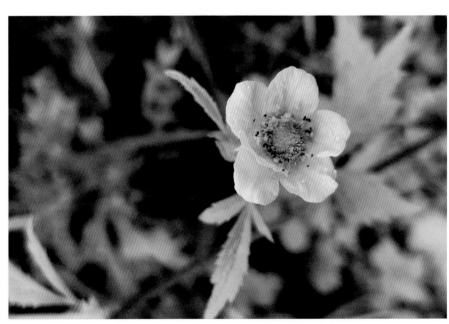

路边青

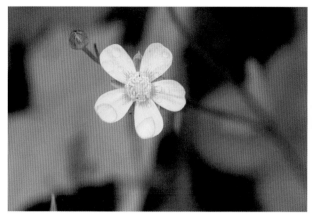

路边青

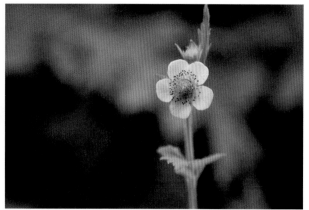

路边青

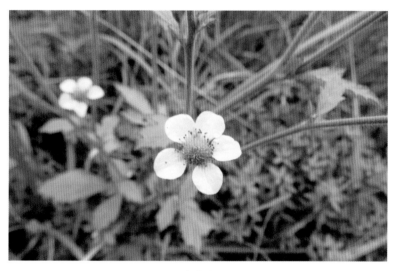

路边青

柔毛路边青

来源：蔷薇科植物柔毛路边青 *Geum japonicum* Thunb. var. *chinense* Bolle 的干燥全草。

植物形态要点：草本。茎生叶通常单叶，不裂或 3 浅裂。花序顶生，数花疏松排列；花直径 1.5~1.8 cm；花瓣黄色；雌蕊多数，具长的钩状花柱，成熟时脱落。聚合瘦果卵球形或椭圆体形。

功能主治：同路边青。

附注：《中华本草》第 4 册 2647 页以柔毛水杨梅收载。《中国植物志》将拉丁学名修订为 *Geum japonicum* var. *chinense* F. Bolle。

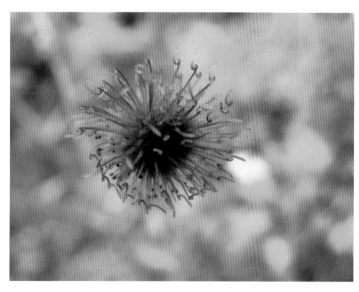

柔毛路边青

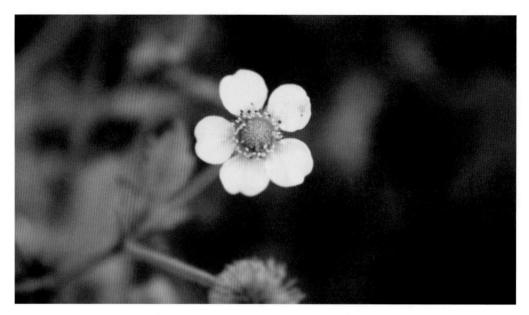

柔毛路边青

月 季

来源： 蔷薇科植物月季 *Rosa chinensis* Jacq. 的干燥花。

植物形态要点： 灌木。小枝棕红色。小叶 3~5，背面暗绿色，两面近无毛。花 4 或 5 簇生，稀单生；花瓣 5，红色、粉色或白色；萼片全缘或少量羽状裂片。蔷薇果红色，卵球形或梨形。

功能主治： 活血调经，疏肝解郁。用于气滞血瘀，月经不调，痛经，闭经，胸胁胀痛。

附注： 本品始载于明·李时珍《本草纲目》。《中国药典》2020 年版一部以月季花收载。

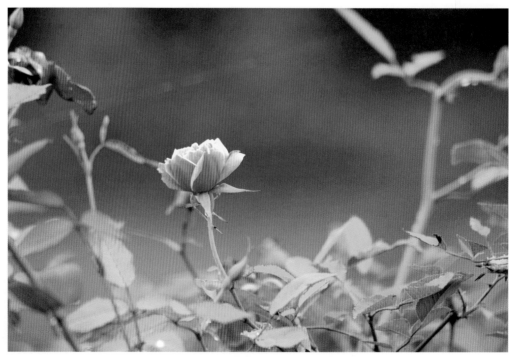

月季花

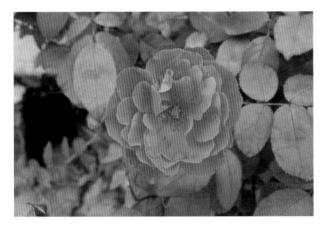

月季花

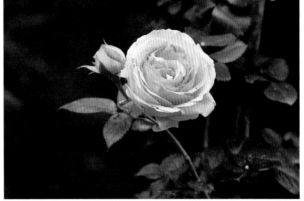

月季花

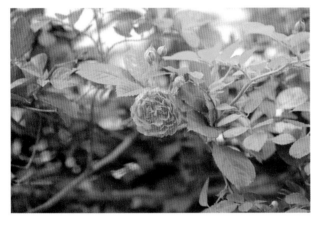

月季花

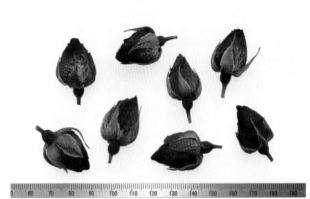

月季花

373

玫 瑰

来源： 蔷薇科植物玫瑰 *Rosa rugosa* Thunb. 的干燥花蕾。

植物形态要点： 直立灌木。小枝密被绒毛。小叶 5~9，椭圆形或椭圆状倒卵形，背面有毛。花单生或数花簇生；萼片常叶状；花瓣 5，重瓣或半重瓣，紫红色、深粉色或白色。蔷薇果深红色，扁球形。

功能主治： 行气解郁，和血，止痛。用于肝胃气痛，食少呕恶，月经不调，跌扑伤痛。

附注：《中国药典》2020年版一部以玫瑰花收载。

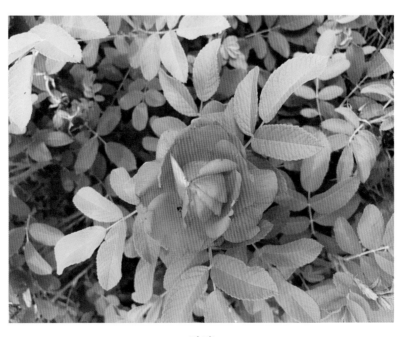

玫瑰

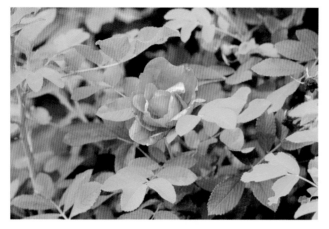

玫瑰

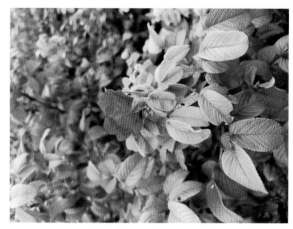

玫瑰

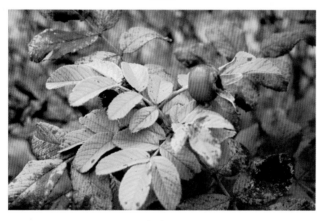

玫瑰

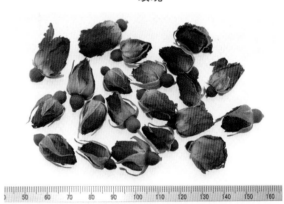

玫瑰花

峨眉蔷薇

来源：蔷薇科植物峨眉蔷薇 *Rosa omeiensis* Rolfe f. 的干燥果实或根。

植物形态要点：直立灌木。托叶大部贴生叶柄；小叶 5~17，背面被柔毛或近无毛，无腺毛；边缘具锐锯齿。单花腋生；花瓣 4，白色。蔷薇果深红色或黄色，倒卵球形或梨形。

功能主治：止血，止痢。用于吐血，衄血，崩漏，白带，赤白痢疾。

附注：本品出自《陕西中草药》。《中药大辞典》以刺石榴收载。

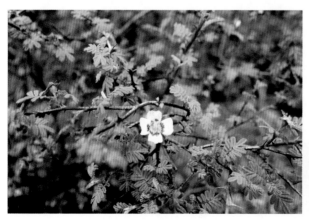

峨眉蔷薇

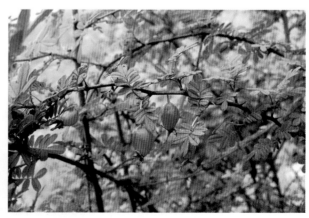

峨眉蔷薇

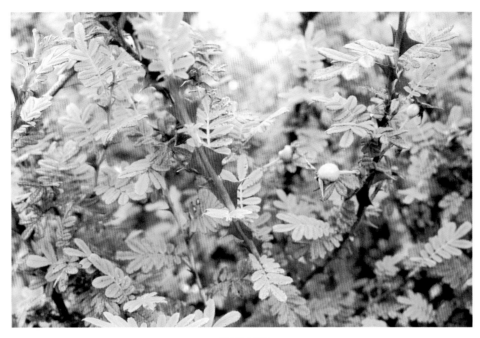

峨眉蔷薇

马蹄黄

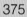

来源：蔷薇科植物马蹄黄 *Spenceria ramalana* Trimen 的干燥根。

植物形态要点：草本。根茎木质，茎直立。基生叶为奇数羽状复叶，小叶对生，纸质，宽椭圆形或倒卵状矩圆形。总状花序顶生，花瓣黄色，倒卵形，基部具短爪，具副萼片。瘦果近球形，黄褐色。

功能主治：解毒通便，收敛止泻。用于"查隆"病，腹胀，痢疾。

附注：《四川省藏药材标准》2014 年版收载。

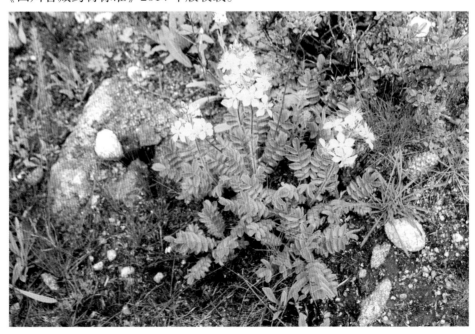

马蹄黄

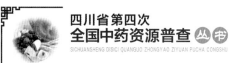

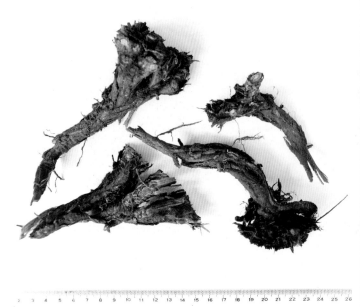

马蹄黄鲜根

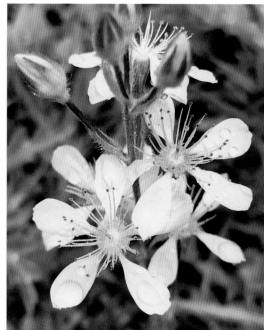

马蹄黄

金露梅

来源： 蔷薇科植物金露梅 *Potentilla fruticosa* L. 的干燥叶、花、枝条或根。

植物形态要点： 直立灌木。羽状复叶，小叶 2~3 对；小叶长圆形、倒卵状长圆形或卵状披针形，全缘，边缘平坦。花序顶生，疏松总状或伞房状，小，具 1 至数花；花瓣黄色。瘦果近卵球形，外被长柔毛。

功能主治： 叶清暑热，益脑清心，健胃。用于暑热眩晕，两目不清，胃气不和，积食腹胀。花调经止带。用于月经不调，赤白带下。

附注：《青海野生药用植物》250 页。

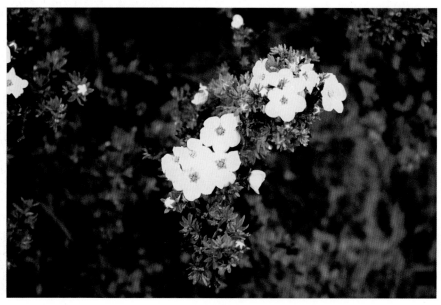

金露梅

缫丝花

来源：蔷薇科植物缫丝花 *Rosa roxburghii* Tratt. 的干燥根、叶或果。

植物形态要点：灌木。托叶大部贴生叶柄；小叶 9~15，无毛，边缘具细锐单锯齿。花单生，或 2~3 花束生枝顶，直径 4~6 cm；萼筒扁球形，密被刚毛；花柱离生，不外伸。蔷薇果扁球形，密被针刺。

功能主治：叶健胃消食，清热解暑，收敛，止血。用于积食饱胀，暑热倦怠，疥癣金疮，痔疮，外伤出血。果解暑，健胃消食。用于胃寒腹泻，泄泻，食滞饱胀。

附注：本品出自《本草纲目遗拾》。《四川省中草药标准》试行稿第二批 1979 年版以刺梨根收载，《四川省中草药标准》试行稿第三批 1980 年版以刺梨果收载，《四川省中药材标准》2010 年版以刺梨叶收载。单瓣缫丝花变型，花为单瓣，粉红色，直径 4~6 cm。为本种的野生原始类型。

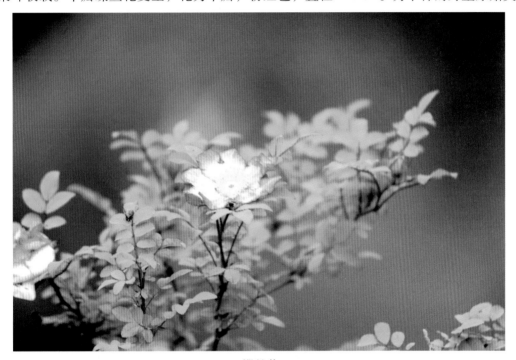

缫丝花

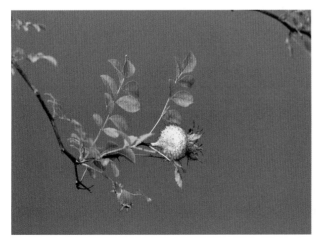
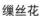

缫丝花

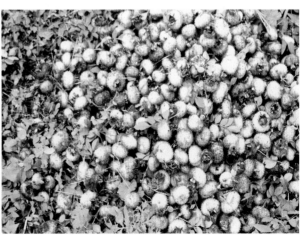

刺梨新鲜果实

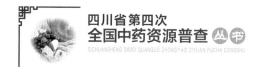
四川药用植物原色图谱

378

皱皮木瓜

来源：蔷薇科植物皱皮木瓜 *Chaenomeles speciosa* (Sweet) Nakai 的干燥近成熟果实。

植物形态要点：落叶灌木，具枝刺。叶卵圆形至椭圆形，边缘具短尖锯齿。花先叶开放，3~5 花簇生，萼片直立，花瓣倒卵形或圆形，基部具短爪。梨果球形或卵球形，黄色或带黄绿色，直径 4~6 cm。

功能主治：舒筋活络，和胃化湿。用于湿痹拘挛，腰膝关节酸重疼痛，暑湿吐泻，转筋挛痛，脚气水肿。

附注：《中国药典》2020 年版一部以木瓜收载。药材因表面有不规则的深皱纹故称皱皮木瓜，贴梗海棠为皱皮木瓜的别名。《四川中药志》289 页。

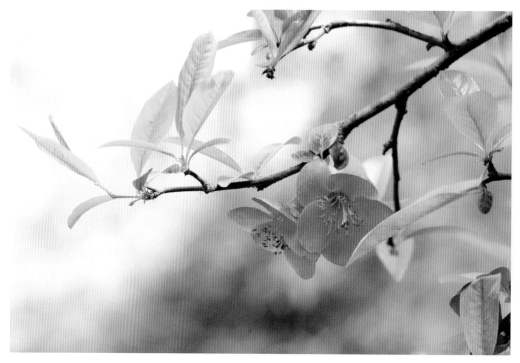

皱皮木瓜

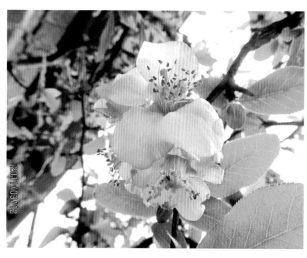

皱皮木瓜

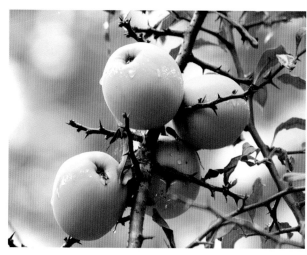

皱皮木瓜

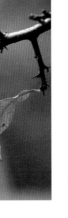

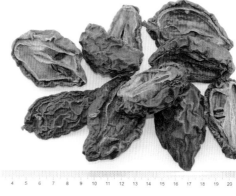

皱皮木瓜　　　　　　　　　　　　　　　　　　　木瓜

木　瓜

来源：蔷薇科植物木瓜 *Chaenomeles sinensis* (Thouin) Koehne 的干燥近成熟果实。

植物形态要点：灌木或小乔木。小枝无刺。托叶卵状披针形，边缘有腺体，刺芒状尖锐锯齿，齿尖有腺。花单生，萼片反折。梨果芳香，暗黄色，狭椭圆体形，长 10~15 cm，木质。

功能主治：平肝，舒筋，化湿，和胃。用于湿痹拘挛，吐泻转筋，风湿性关节痛，腰膝酸痛，脚气水肿。

附注：《四川省中药材标准》2010 年版以光皮木瓜收载。《四川中药志》289 页。

379

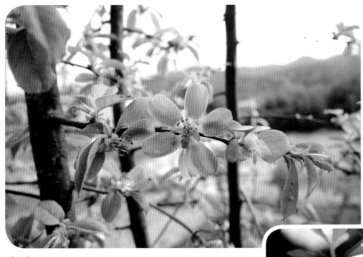

木瓜

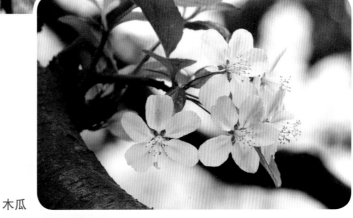

木瓜

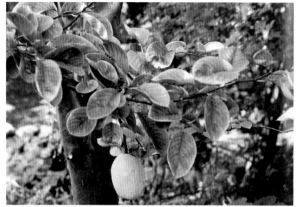

木瓜

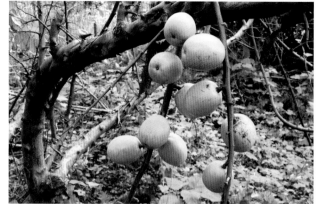

木瓜

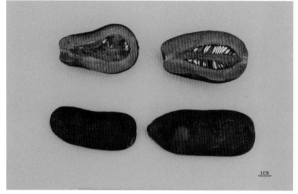

光皮木瓜

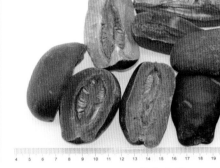

光皮木瓜

毛叶木瓜

来源： 蔷薇科植物毛叶木瓜 *Chaenomeles cathayensis* (Hemsl.) Schneid. 的干燥成熟果实。

植物形态要点： 灌木或小乔木，具短枝刺。叶幼时密被褐色绒毛，边缘有芒状细尖锯齿。花 2~3 簇生，花柱 5。梨果黄红色，直径 6~7 cm，卵球形或近柱形，芳香。

功能主治： 同木瓜。

附注：《贵州省中药材质量标准》1988 年版以木瓜收载。与《中国药典》收载木瓜同名，应更名。

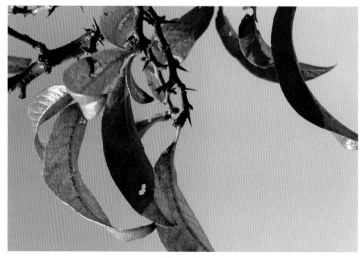

毛叶木瓜

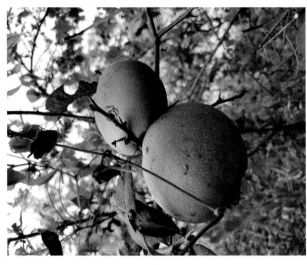

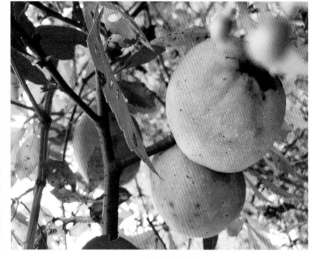

毛叶木瓜　　　　　　　　　　　　　　　　毛叶木瓜

梅

来源： 蔷薇科植物梅 *Prunus mume* (Sieb.) Sieb. et Zucc. 的干燥花蕾或近成熟果实。

植物形态要点： 乔木。叶薄，卵形至椭圆形。花单生，或 2 朵簇生，先叶开放，香味浓郁；花梗短，1~3 mm；花瓣白色或粉色。果实黄色至绿白色，近球形，直径 2~3 cm，具柔毛；核椭圆形；基部楔形。

功能主治： 花疏肝和中，化痰散结。用于肝胃气痛，郁闷心烦，梅核气，瘰疬疮毒。果敛肺，涩肠，生津，安蛔。用于肺虚久咳，久泻久痢，虚热消渴，蛔厥呕吐腹痛。

附注： 本品始载于《神农本草经》。《中国药典》2020 年版一部分别以梅花、乌梅收载。《中国植物志》将拉丁学名修订为 *Armeniaca mume* Sieb.，《四川中药志》1429 页。

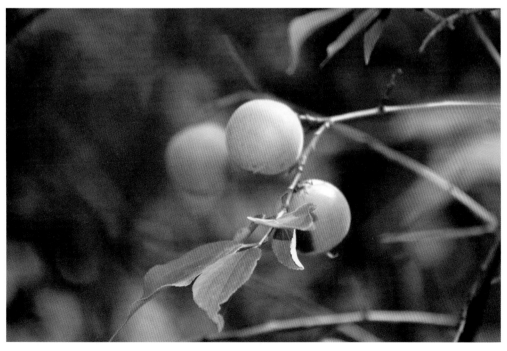

梅

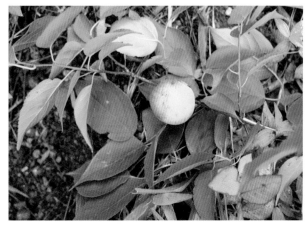

梅

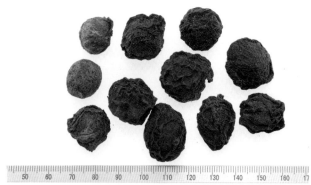

乌梅

382

地 榆

来源：蔷薇科植物地榆 *Sanguisorba officinalis* L. 的干燥根。

植物形态要点：草本。根褐色或紫褐色，粗壮，常纺锤形。叶具 4~6 对小叶；小叶卵形或长圆状卵形，基部心形。穗状花序直立，椭圆体形、圆柱形或卵球形；萼片 4，紫色、红色、粉色或白色。果托杯纵 4 裂。

功能主治：凉血止血，解毒敛疮。用于便血，痔血，血痢，崩漏，水火烫伤，痈肿疮毒。

附注：《中国药典》2020 年版一部以地榆收载地榆和长叶地榆。

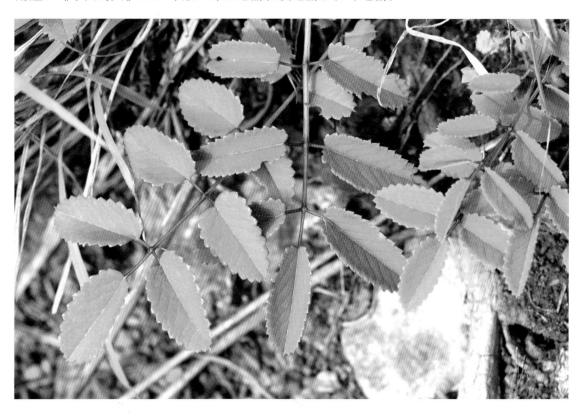

地榆

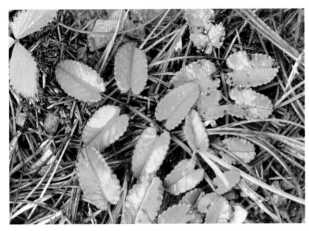

地榆

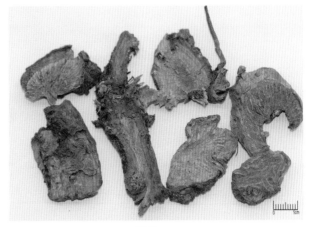

地榆

长叶地榆

来源：蔷薇科植物长叶地榆 *Sanguisorba officinalis* L.var. *longifolia* (Bert.) Yü et Li 的干燥根。

植物形态要点：草本。根粗壮，多呈纺锤形，表面棕褐色或紫褐色，有纵皱及横裂纹，断面黄白或紫红色。茎直立，有棱。基生叶为羽状复叶；小叶片有短柄，卵形或长圆状卵形至长圆披针形，狭长，基部心形至浅心形；顶端急尖。穗状花序椭圆形、圆柱形或卵球形。萼片 4 枚，紫红色，椭圆形至宽卵形，雄蕊 4 枚，花丝丝状，与萼片近等长或稍短。果实包藏在宿存萼筒内，外面有斗棱。

功能主治：同地榆。

附注：本种习称绵地榆。《中国植物志》将拉丁学名修订为 *Sanguisorba officinalis* var. *longifolia* (Bertol.) Yü et Li。

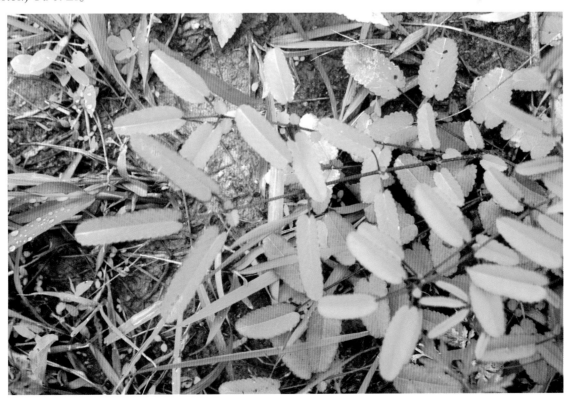

长叶地榆

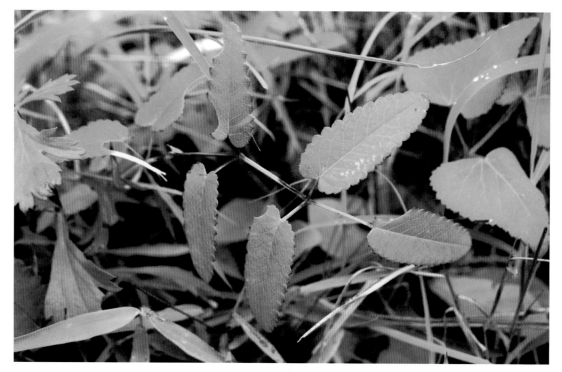

长叶地榆

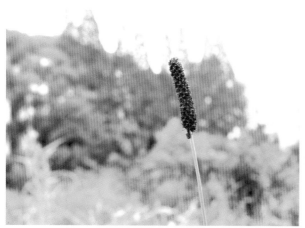

长叶地榆

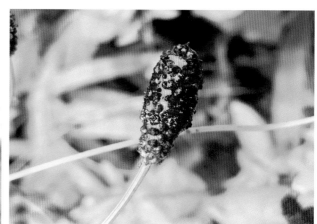

长叶地榆

龙芽草

来源：蔷薇科植物龙芽草 *Agrimonia pilosa* Ledeb. 的干燥地上部分。

植物形态要点：草本。茎疏被短柔毛及柔毛。奇数羽状复叶；小叶下面常沿脉具平伏短柔毛。花小，组成总状花序；萼筒顶端有数层钩刺；雌蕊 2，包在萼筒内。瘦果。

功能主治：收敛止血，截疟，止痢，解毒，补虚。用于咯血，吐血，崩漏下血，疟疾，血痢，痈肿疮毒，阴痒带下，脱力劳伤。

附注：本品始载于宋·苏颂《本草图经》（1061 年）。仙鹤草一名则始见于清末·郑肖岩《伪药条辨》（1801 年）。《中国药典》2020 年版一部以仙鹤草收载。《中国植物志》将拉丁学名修订为 *Agrimonia pilosa* Ldb.。

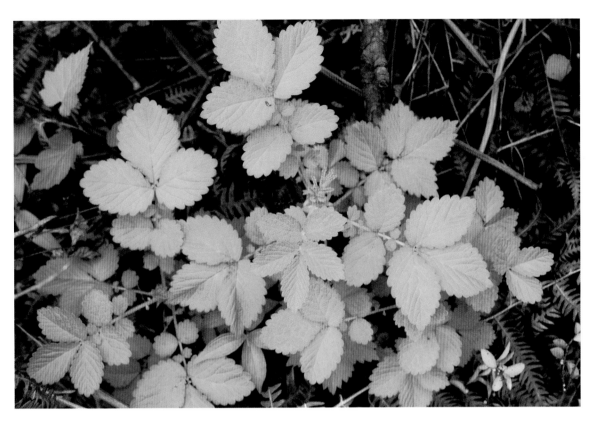

龙牙草

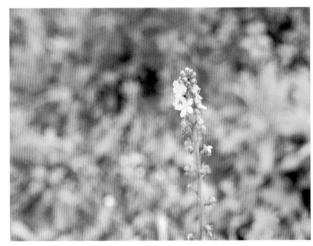

龙牙草

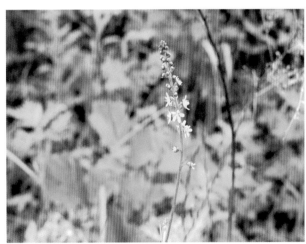

龙牙草

翻白草

来源：蔷薇科植物翻白草 *Potentilla discolor* Bge. 的干燥全草。

植物形态要点：草本。基生叶具 2~4 对小叶，背面密被白色或灰白色绵毛。聚伞花序有数花至多花，疏散；副萼片披针形，外面被白色绵毛；花瓣黄色，倒卵形。瘦果近肾形。

功能主治：止血，止痢，解毒。用于吐血，便血，崩漏，痢疾，疟疾，痈疔。

附注：《中国药典》2020 年版一部收载。

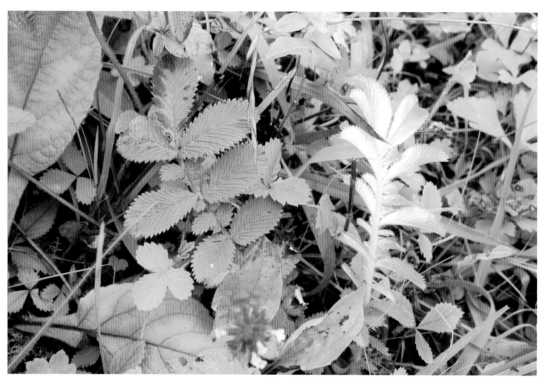

翻白草

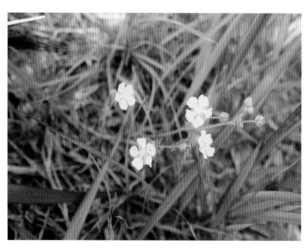

翻白草

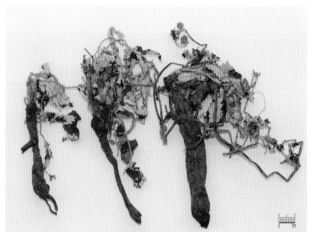

翻白草

蕨 麻

来源： 蔷薇科植物蕨麻 *Potentilla anserina* L. 干燥块根。

植物形态要点： 草本。根有时具纺锤状或椭圆状块根。茎斜升，匍匐。间断羽状复叶，小叶 5～11 对，下面密被紧贴银白色绢毛。花单生；花瓣黄色，倒卵形，先端圆形；花柱侧生。

功能主治： 健脾益胃，生津止渴，益气补血，收敛止血。用于脾虚腹泻，病后气血亏虚，营养不良。

附注： 本品为藏族习用药材，《秦岭植物志》又称蕨麻叶委陵菜。《四川省中药材标准》2010 年版收载。

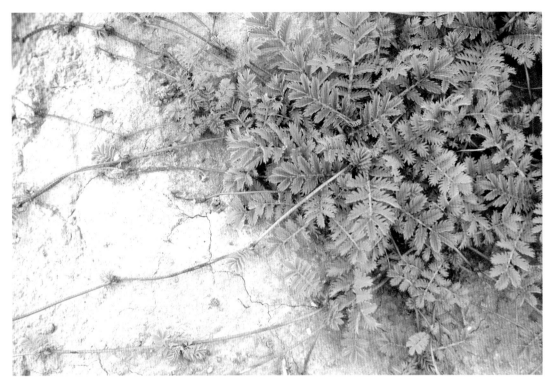

蕨麻

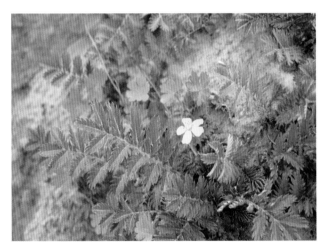

蕨麻

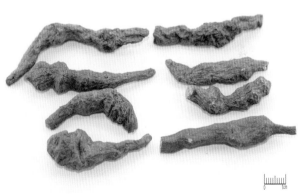

蕨麻

梨

来源： 蔷薇科植物梨 *Pyrus bretschneideri* Rehd. 的新鲜或干燥果实、果皮。

植物形态要点： 落叶乔木或灌木，叶片呈卵形。花为白色，略带黄色、粉红色，花瓣 5。果实圆形或基部较细尾部较粗；果皮有黄色或绿色；果径 8~18 cm。

功能主治： 清热化痰，润肺止咳。用于咳嗽，痰多。

附注：《中国植物志》称白梨。《湖北省中药材质量标准》2018 年版收载。

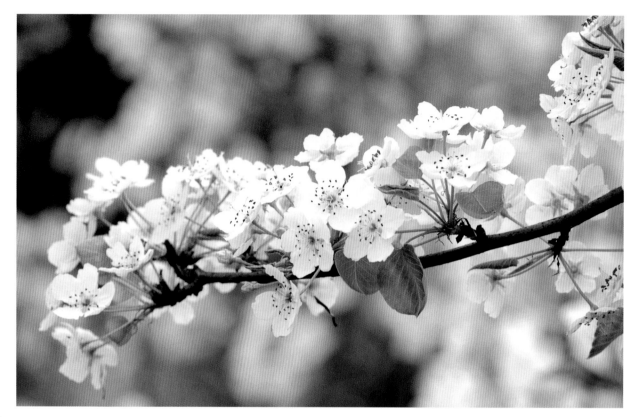

梨

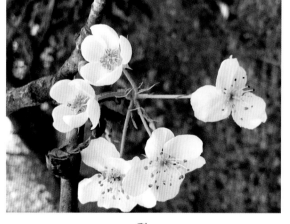

梨

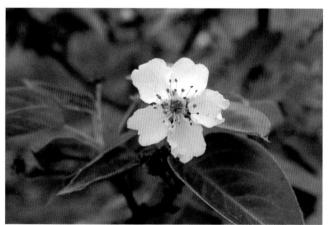

梨

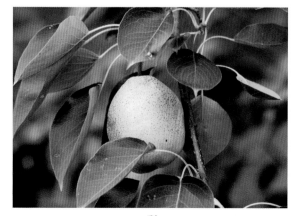

梨

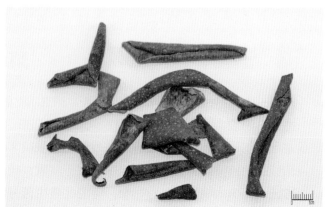

梨皮

棠 梨

来源：蔷薇科植物棠梨 *Pyrus betulifolia* Bunge 的新鲜或干燥果实。

植物形态要点：落叶乔木，幼枝黑褐色，被绒毛，有时具刺。单叶互生；菱状卵形或椭圆状卵形，边缘锯齿尖锐。花白色，先叶开放，伞房花序；花萼 5 裂，裂片披针形，有密绒毛；花瓣 5，倒卵形，先端圆形，基部狭小；雄蕊多数；花柱 2~3。梨果球形，直径 0.6~1.6 cm，褐色，有白色斑点，萼片脱落。

功能主治：敛肺，涩肠，消食。用于咳嗽，泻痢，食积。

附注：《中国植物志》将植物名和拉丁学名修订为杜梨 *Pyrus betulifolia* Bge.。

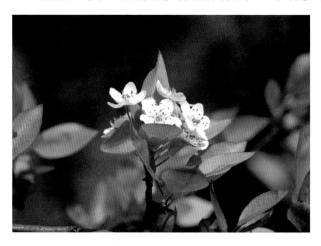
棠梨

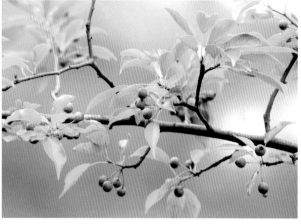
棠梨

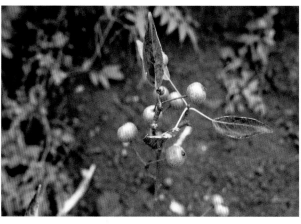
棠梨

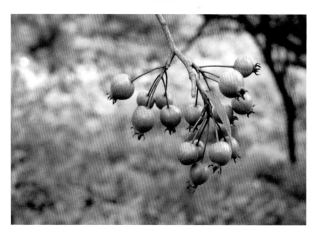
棠梨

李

来源：蔷薇科植物李 *Prunus salicina* Lindl. 的干燥种子。

植物形态要点：乔木。叶长圆状倒卵形至长圆状卵圆形，背面沿主脉有稀疏柔毛或脉腋有髯毛。常 3 花簇生；花瓣白色。核果黄色或红色，有时绿色或紫色，球形、卵球形或圆锥形，直径 3.5~5 cm，栽培品种可达 7 cm，具白粉。

功能主治：李仁润肠通便，利水消肿。用于津少肠枯，大便秘结，水肿胀满。

附注：《四川省中药材标准》2010年版以李仁收载李和杏李 *Prunus simonii* Carr.，前种俗称小李仁。杏李俗称大李仁。

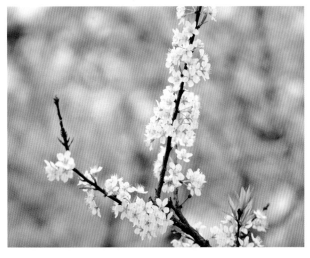

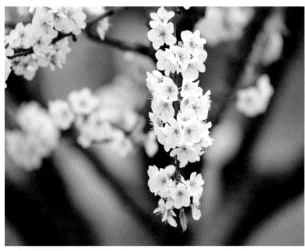

李

李

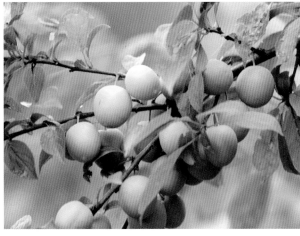

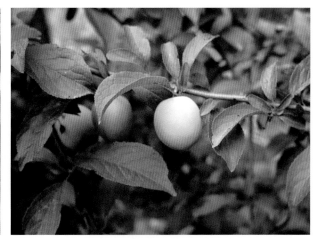

李

李

细齿稠李

来源：蔷薇科植物细齿稠李 *Padus obtusata* (Koehne) T. T. Yü et T. C. Ku 的干燥花、果、根、皮和种仁。

植物形态要点：落叶乔木，高 6~20 m。叶片窄长圆形、椭圆形或倒卵形，长 4.5~11 cm，宽 2~4.5 cm，总状花序具多花，长 10~15 cm；萼筒钟状，内外两面被短柔毛，比萼片长 2~3 倍，萼片三角状卵形，先端急尖，边有细齿，内外两面近无毛；花瓣白色，近圆形或长圆形，顶端 2/3 部分啮蚀状或波状，基部有短爪；雄蕊多数，花丝长短不等；排成紧密不规则 2 轮，长花丝和花瓣近等长；雌蕊 1。核果卵球形，顶端有短尖头，直径 6~8 mm，黑色。

功能主治：止咳化痰，清虫，补益。用于咳嗽，痰多，肺结核，体虚气短。

附注：《中国植物志》将拉丁学名修订为 *Padus obtusata* (Koehne) Yü et Ku。

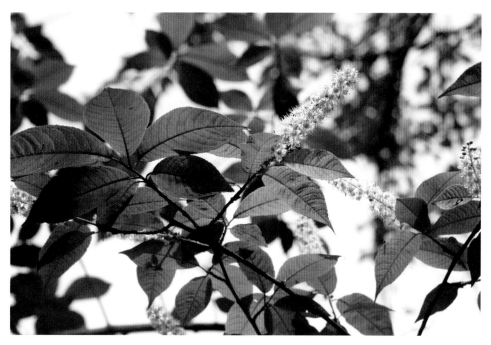

细齿稠李

绢毛稠李

来源：蔷薇科植物绢毛稠李 *Padus wilsonii* C. K. Schneid. 的干燥花、果、根、皮和种仁。

植物形态要点：乔木。叶柄顶部具 2 个腺体，叶椭圆形、长圆形或长圆状倒卵形，叶背被绢毛。总状花序长 7~14 cm，多花，基部具 3~5 叶；花瓣白色，倒卵状长圆形。核果幼果红褐色，老时黑紫色，球形或卵球形，无毛。

功能主治：同细齿稠李。

附注：《中国植物志》将拉丁学名修订为 *Padus wilsonii* Schneid.。

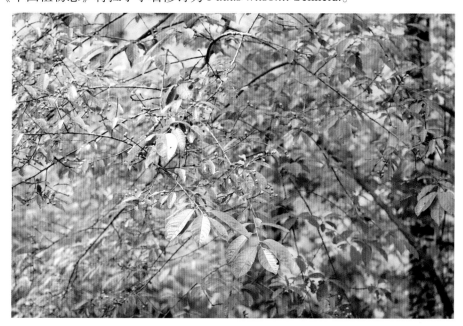

绢毛稠李

杏

来源： 蔷薇科植物杏 *Prunus armeniaca* L. 的干燥成熟种子。

植物形态要点： 乔木。叶柄无毛；叶阔卵形至圆卵形，两面无毛；叶基部圆形至近圆形，上面光滑。花单生，先叶开放；花瓣白色、粉色或带红色。果实黄色、橘黄色，常带红色，球形或卵球形，直径大于 2.5 cm。

功能主治： 降气，止咳平喘，润肠通便。用于咳嗽气喘，胸满痰多，肠燥便秘。

附注：《中国药典》2020 年版一部以苦杏仁收载山杏或杏。《中国植物志》将拉丁学名修订为 *Armeniaca vulgaris* Lam.。

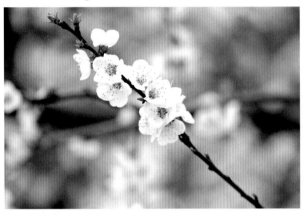

杏

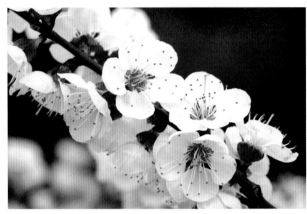

杏

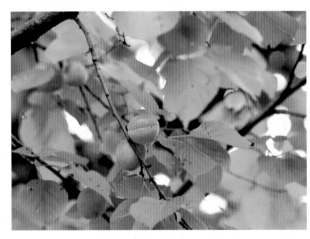

杏

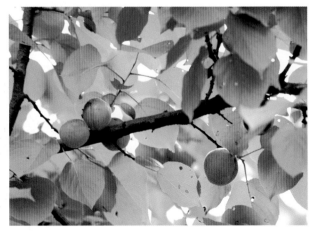

杏

山 杏

来源： 蔷薇科植物山杏 *Prunus armeniaca* L.var. *ansu* Maxim. 的干燥成熟种子。

植物形态要点： 灌木或小乔木。叶卵形至近圆形，先端长渐尖至尾尖。花单生，先叶开放；花瓣白色具粉色脉或淡粉色。中果皮干燥，苦，不可食，易与内果皮分开，成熟时沿腹缝线开裂。

功能主治： 同杏。

附注：《中国植物志》将拉丁学名修订为 *Armeniaca sibirica* (L.) Lam.，《四川中药志》1630 页。

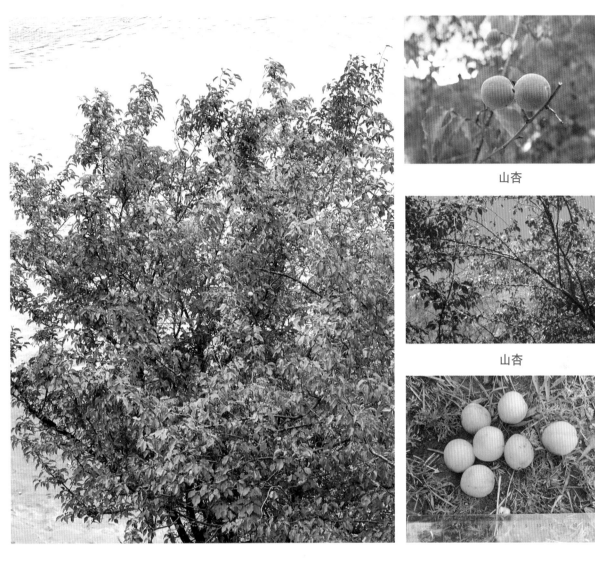

山杏

山杏

山杏

山杏

桃

来源： 为蔷薇科植物桃 *Prunus persica* (L.) Batsch 的干燥成熟种子、叶或枝条。

植物形态要点： 乔木。叶长圆状披针形，下面脉腋有少量毛或无毛，侧脉不直达叶缘，在叶边结合成网状。花单生，先叶开放；花萼被柔毛。果实颜色从浅绿色至橘黄色，卵球形、阔椭圆体形或扁球形；两侧扁平，顶端渐尖。

功能主治： 桃仁活血祛瘀，润肠通便，止咳平喘。用于经闭痛经，癥瘕痞块，肺痈肠痈，跌扑损伤，肠燥便秘，咳

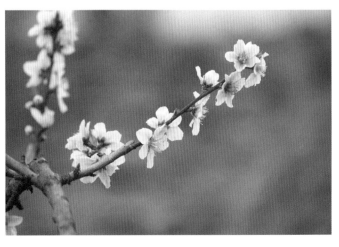

桃

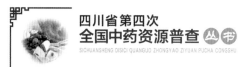
嗽气喘。桃枝活血通络，解毒杀虫。用于心腹刺痛，风湿痹痛，跌打损伤，疮癣。

附注：《中国药典》2020 年版一部以桃仁收载桃或山桃。桃枝和桃叶均入药。《中国植物志》将拉丁学名修订为 *Amygdalus persica* L.。

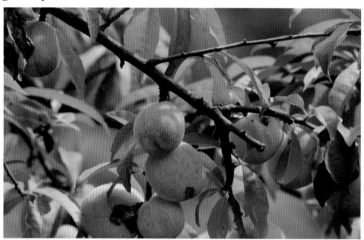

桃

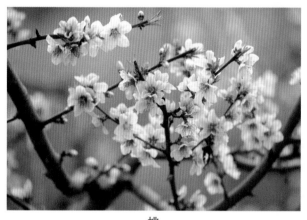

桃

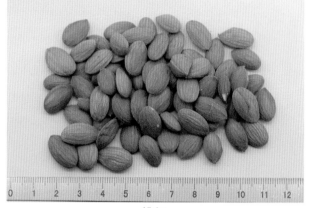

桃仁

山 桃

来源：蔷薇科植物山桃 *Prunua davidiana* (Carr.) Franch. 的干燥成熟种子。

植物形态要点：乔木。叶卵状披针形，基部楔形，边缘有细锐锯齿，两面无毛。花单生，先叶开放；花萼无毛。果实浅黄色，椭圆体形至矩圆形，直径 2.5~3.5 cm，密具柔毛，表面具沟纹和空穴。

功能主治：同桃。

附注：《中国植物志》将拉丁学名修订为 *Amygdalus davidiana* (Carr.) C. de Vos.。

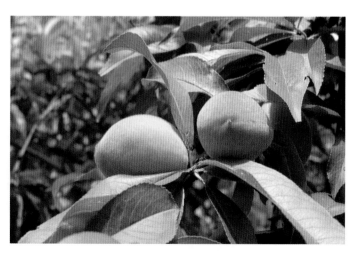

山桃

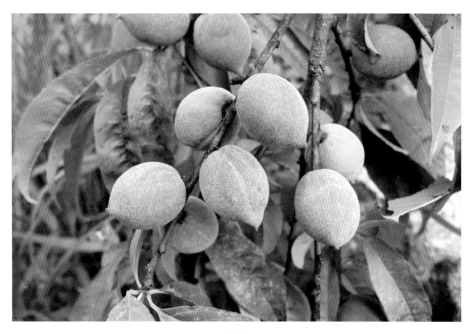

山桃

光核桃

来源： 蔷薇科植物光核桃 *Amygdalus mira* (Koehne) Yü et Lu 的干燥种仁。

植物形态要点： 乔木。叶披针形至卵状披针形，下面沿中脉具柔毛，边缘具浅圆齿，近顶端全缘，齿端常具小腺体。花单生，先叶开放；花瓣粉红色。中果皮肉质，不开裂，内果皮扁卵球形，两侧稍压扁，表面光滑，顶端急尖。

功能主治： 活血祛瘀，润肠通便，止咳平喘。用于血瘀经闭，痛经，跌打损伤，瘀血肿痛，咳嗽气喘，肠燥便秘。

附注：《四川省中药材标准》2010 年版以光桃仁收载。《中国果树分类学》称西藏桃。

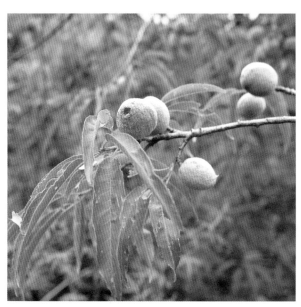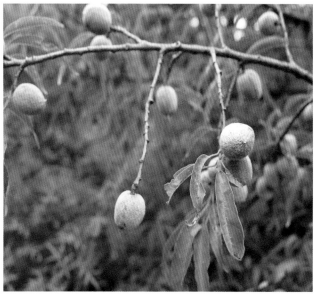

光核桃

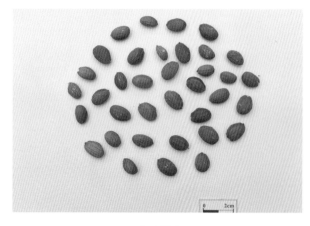

光核桃仁

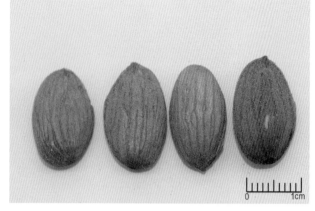

光核桃仁

花 红

来源： 蔷薇科植物花红 *Malus asiatica* Nakai 的新鲜或干燥果实。

植物形态要点： 乔木。叶边缘有尖锐锯齿，背面密被短柔毛。伞房花序生在小枝顶端，伞状，具 4~10 花。梨果卵球形，直径 4~5 cm；果梗长 1.5~2.5 cm；萼片宿存。

功能主治： 清热解毒，燥湿止带，祛瘀止痛。用于湿热瘀滞，带下，月经不调，带下量多，色黄质稠，小腹隐痛，腰骶酸痛，经行腹痛。

附注：《中华本草》第 4 册 2655 页。

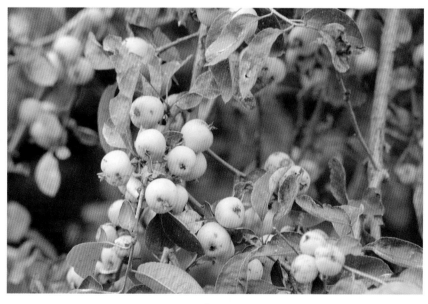

花红

枇 杷

来源： 蔷薇科植物枇杷 *Eriobotrya japonica* (Thunb.) Lindl. 的干燥叶或花。

植物形态要点： 小乔木。叶披针形、倒披针形、倒卵形或椭圆状长圆形，背面密被灰锈色绒毛。花瓣白色；花柱 5，离生。梨果黄色或橘黄色，球形或倒卵球形，直径 1~1.5 cm，具锈色绒毛，后迅速无毛。

功能主治：清肺止咳，降逆止呕。用于肺热咳嗽，气逆喘急，胃热呕逆，烦热口渴。

附注：本品首载于梁·陶弘景《名医别录》。《中国药典》2020 年版一部以枇杷叶收载。

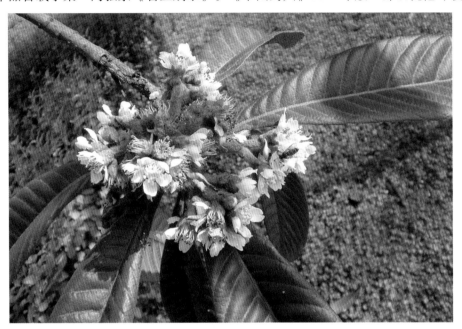

枇杷

397

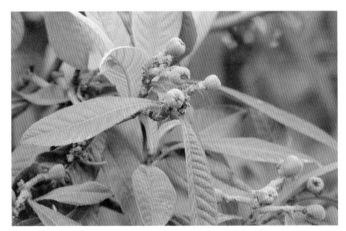

枇杷

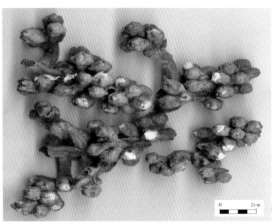

枇杷花

樱 桃

来源：蔷薇科植物樱桃 *Prunus pseudocerasus* Lindl. 的干燥果实或果核。

植物形态要点：乔木。叶背面沿叶脉被疏柔毛，边缘齿端具一个微小的顶生腺体。花序伞房状或近伞形，具 3~7 花；萼筒钟状，萼片长为萼筒一半或近一半；花瓣白色，顶端微凹。核果红色，近球形，直径 0.9~1.3 cm；内果皮稍具棱纹。

功能主治：益气补血，祛风除湿，健脾开胃。用于虚证，皮肤干燥；风湿痹痛，四肢麻木，妇女气血不和。

附注：本品首载于梁·陶弘景《名医别录》。《中华人民共和国卫生部药品标准·中药材》第一

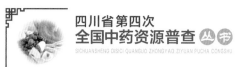
册 1992 年收载樱桃核。《中国植物志》将拉丁学名修订为 *Cerasus pseudocerasus* (Lindl.) G. Don。

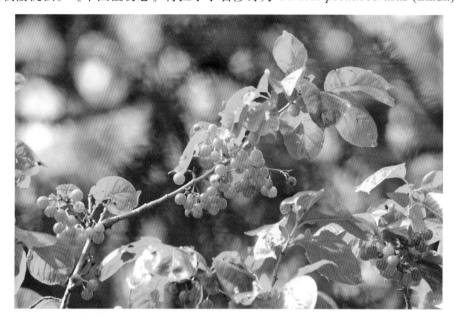

樱桃

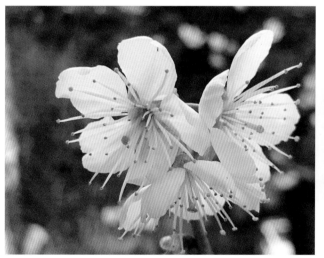

樱桃

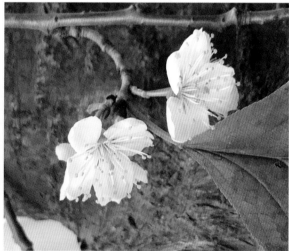

樱桃

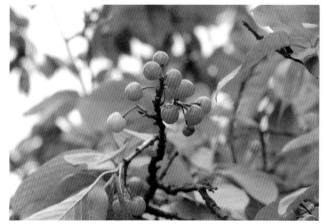

樱桃

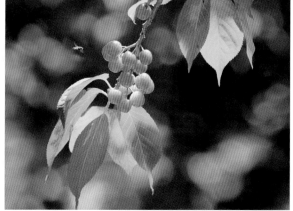

樱桃

山　楂

来源： 蔷薇科植物山楂 *Crataegus pinnatifida* Bge. 的干燥成熟果实。

植物形态要点： 落叶乔木。叶宽卵形或三角状卵形，稀菱状卵形，两侧各有 3~5 羽状深裂片。伞房花序具多花；总花梗和花梗被柔毛；萼筒外被灰白色柔毛。梨果近球形或梨形，深红色，小核 3~5。

功能主治： 消食健胃，行气散瘀，化浊降脂。用于肉食积滞，胃脘胀满，泻痢腹痛，瘀血经闭，产后瘀阻，心腹刺痛，胸痹心痛，疝气疼痛；高脂血症。

附注：《中国药典》2020 年版一部收载。《四川中药志》158 页。

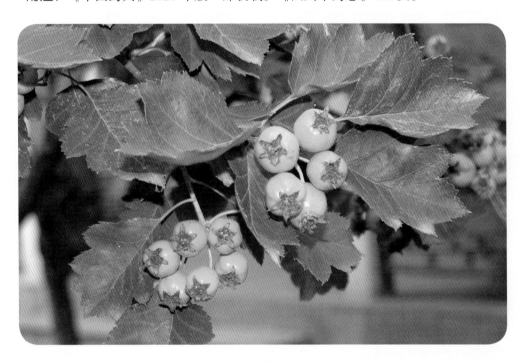

山楂

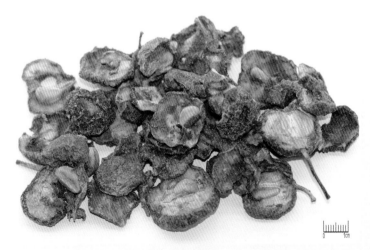

山楂

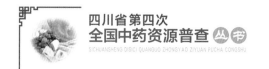

云南山楂

来源：蔷薇科植物云南山楂 *Crataegus scabrifolia* (Franch.) Rehd. 的干燥成熟果实。

植物形态要点：落叶乔木。枝常无刺。叶卵圆状披针形至卵圆状椭圆形，边缘有稀疏不整齐圆钝重锯齿，通常不分裂。伞房花序或复伞房花序，具多花；总花梗无毛。梨果黄色或带红晕。

功能主治：消食健胃，行气散瘀。用于肉食积滞，胃脘胀满，泻痢腹痛，瘀血经闭，产后瘀阻，心腹刺痛，疝气疼痛；高血脂症。

附注：《四川省中药材标准》2010 年版以山楂果收载了云南山楂和湖北山楂。《四川中药志》159 页。

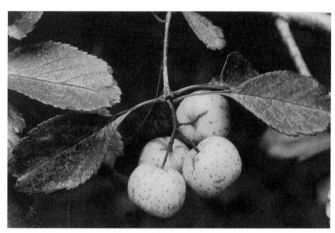

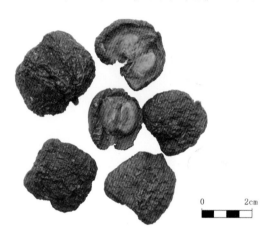

云南山楂

云南山楂

湖北山楂

来源：蔷薇科植物湖北山楂 *Crataegus hupenensis* Sarg. 的干燥成熟果实。

植物形态要点：乔木或灌木。叶缘具圆钝锯齿，上半部具 2~4 对浅裂片。伞房花序具 7~9 花；萼筒钟状，无毛；花瓣白色，卵形；雄蕊 20；子房 5 室，每室 2 胚珠。梨果红色，近球形，直径约 2.5 cm，萼片宿存，反折。

功能主治：同云南山楂。

附注：《中华本草》第 4 册 2614 页。

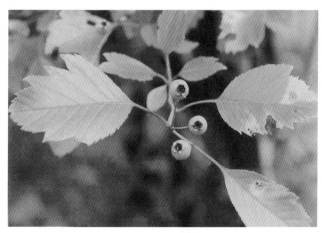

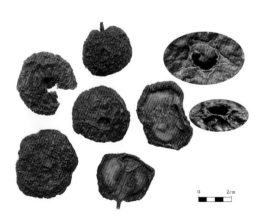

湖北山楂

湖北山楂

华西小石积

来源： 蔷薇科植物华西小石积 *Osteomeles schwerinae* C. K. Schneid. 的干燥叶和根。

植物形态要点： 灌木或亚灌木，落叶或常绿。奇数羽状复叶；小叶椭圆形、椭圆状长圆形或倒卵状长圆形。伞房花序具 3~5 花；萼筒钟状，外面近无毛或散生柔毛；花瓣白色；花柱 5，基部被长柔毛。

功能主治： 清热解毒，收敛止泻，祛风湿。用于咽喉炎，腮腺炎，痢疾，肠炎，腹泻，风湿麻木，关节疼痛，水肿，子宫脱垂，痈疮，无名肿毒，外伤出血。

附注：《中国植物志》将拉丁学名修订为 *Osteomeles schwerinae* Schneid.。《四川省中药资源志要》324 页。

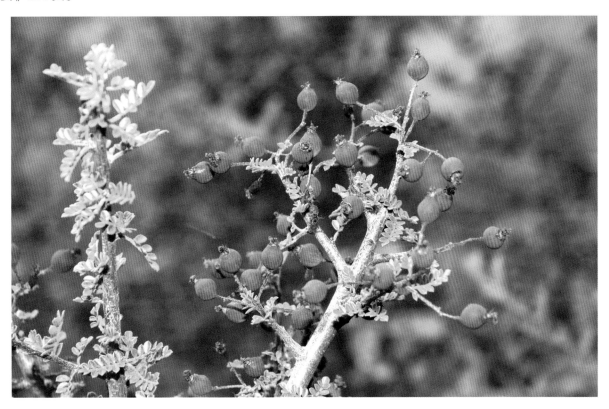

华西小石积

金樱子

来源： 蔷薇科植物金樱子 *Rosa laevigata* Michx. 的干燥成熟果实。

植物形态要点： 常绿灌木。托叶离生或基部与叶柄合生；小叶 3，革质，有时下面幼时沿中肋有腺毛，后渐脱落无毛。花单生花脚 5，半重瓣或重瓣，白色。蔷薇果紫褐色，梨形或倒卵球形，果和果梗外面密被刺毛。

功能主治： 固精缩尿，固崩止带，涩肠止泻。用于遗精滑精，遗尿尿频，崩漏带下，久泻久痢。

附注：《中国药典》2020 年版一部收载。

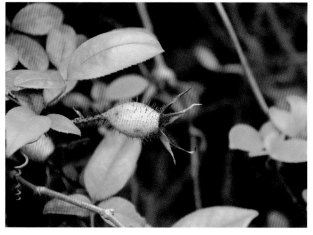

金樱子

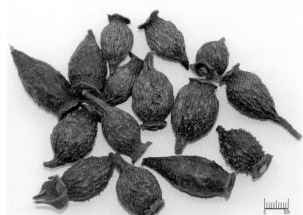

金樱子

空心泡

来源：蔷薇科植物空心泡 *Rubus rosifolius* Sm. 的新鲜或干燥全株、根、嫩枝、叶或果实。

植物形态要点：直立或攀援灌木。奇数羽状复叶，小叶常 5~7。花序顶生或生叶腋，常 1~2 花；花瓣白色；子房无毛。聚合果红色，卵球形或狭倒卵形至狭长圆形，无毛，具稀疏腺体。

功能主治：全株调经止泻，止咳。用于痢疾，月经不调，月经过多，呕吐，小儿咳嗽，烫伤。根清热解毒，活血止痛，止带，止汗，止咳，止痢。用于倒经，咳嗽痰喘，盗汗，脱肛，红白痢，小儿顿咳。

附注：《四川省中药资源志要》347 页。《中国植物志》将拉丁学名修订为 *Rubus rosifolius* Smith。

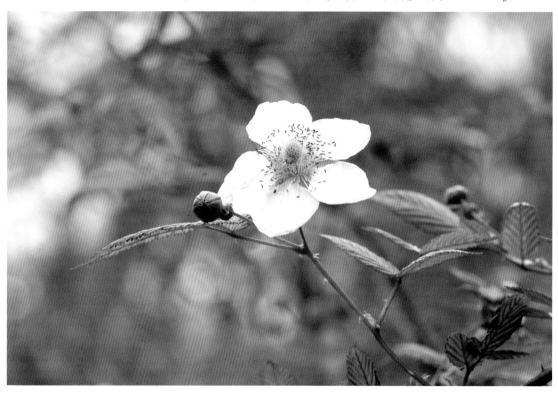

空心泡

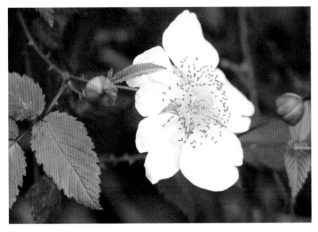

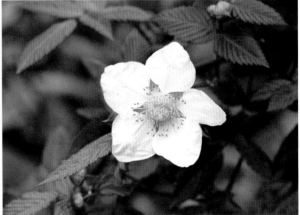

空心泡

空心泡

栽秧泡

来源： 蔷薇科植物栽秧泡 *Rubus ellipticus* Smith var. *obcordatus* (Franch.) Focke 的新鲜或干燥根、叶、果实。

植物形态要点： 灌木。小叶 3，倒卵形，顶端浅心形或截形。花序顶生，密集成顶生短总状花序，数花至 10 花至更多，或数花腋生成束；花梗和花萼上几无刺毛。聚合果近球形，金黄色。

功能主治： 消肿止痛，收敛止泻。用于扁桃体炎，咽喉痛，牙痛。

附注：《四川省中药资源志要》343 页。《中国植物志》将拉丁学名修订为 *Rubus ellipticus* var. *obcordatus* (Franch.) Focke。

403

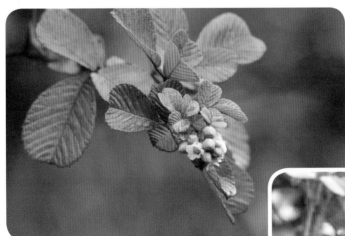

栽秧泡

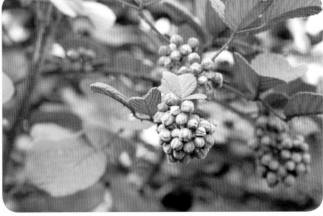

栽秧泡

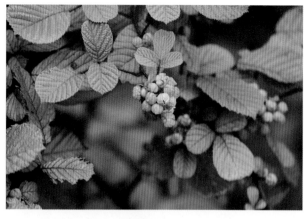

栽秧泡

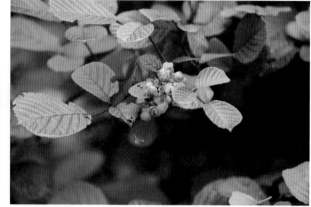

栽秧泡

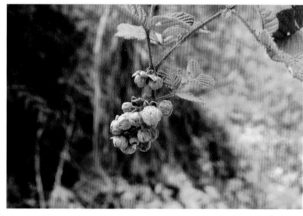

栽秧泡

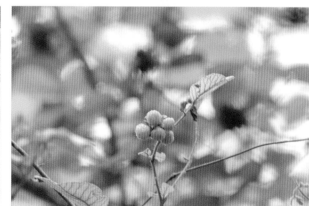

栽秧泡

插田泡

来源： 蔷薇科植物插田泡 *Rubus coreanus* Miq. 的新鲜或干燥根、不定根、茎、果实。

植物形态要点： 灌木。奇数羽状复叶具小叶5或7；小叶下面具柔毛或仅沿脉具柔毛，或具短柔毛。花序顶生或侧生短小枝上，伞房状，具数朵至30多朵花；萼片先端锐尖至尾尖；花瓣粉色至深红色。聚合果深红色或紫黑色，近球形。

功能主治： 果补肾固精。用于阳痿，遗精，遗尿，白带。根、不定根调经活血，止血止痛。用于跌打损伤，骨折，月经不调，外伤出血。

附注：《中华本草》第4册2831页。

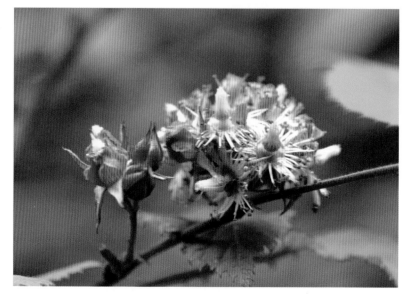

插田泡

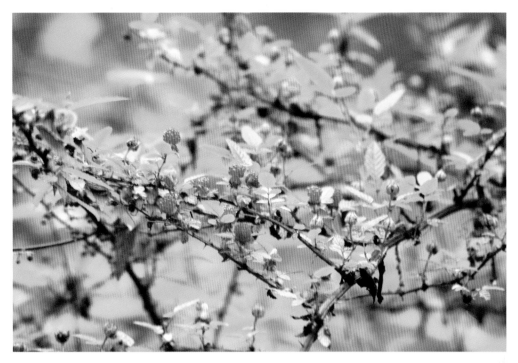

插田泡

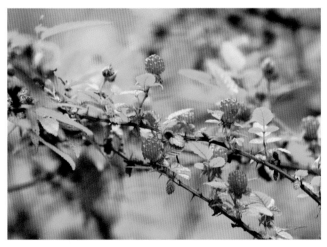

插田泡

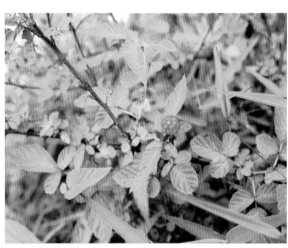

插田泡

山 莓

来源： 蔷薇科植物山莓 *Rubus corchorifolius* L. f. 的新鲜或干燥根、叶、果实。

植物形态要点： 直立灌木。小枝圆柱状，具皮刺，被毛，渐无毛。单叶，卵形至卵状披针形。花单生或少数生短侧枝上，花瓣白色或淡粉色。聚合果红色，近球形或卵球形，直径 1~1.2 cm，密被柔毛。

功能主治： 根活血，止血，祛风利湿。用于吐血，便血，肠炎，痢疾，风湿关节痛，跌打损伤，月经不调，白带。叶消肿解毒。用于痈疖肿毒。

附注： 《湖南省中药材标准》1993 年版收载覆盆子。

406

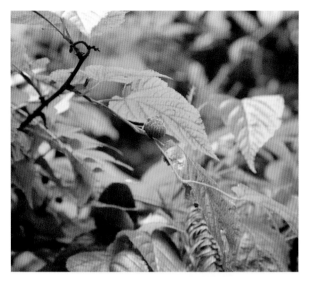

山莓

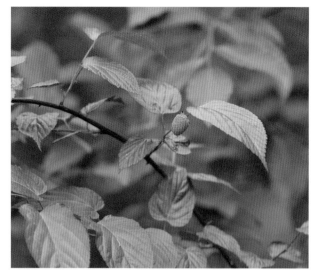

山莓

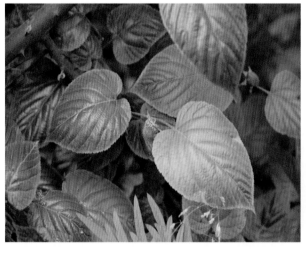

山莓

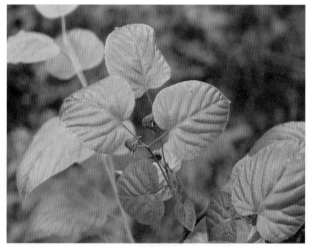

山莓

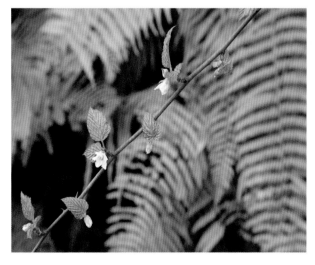

山莓

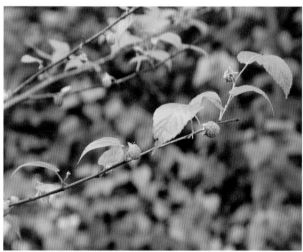

山莓

红腺悬钩子

来源：蔷薇科植物红腺悬钩子 *Rubus sumatranus* Miq. 的新鲜或干燥根、果实。

植物形态要点：直立或攀援灌木。小枝长具散生紫红色腺毛和弯皮刺。小叶 3~7，卵状披针形至披针形。花序顶生，伞房状，3 至数花；花瓣白色。聚合果橘红色，长圆形。

功能主治：清热解毒，利尿。用于寒热、腹痛，食欲不振。

附注：《中国植物志》将拉丁学名修订为 *Rubus inopertus* (Diels) Focke。《四川省中药资源志要》348 页。

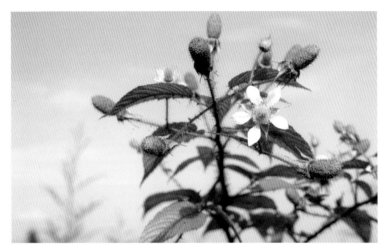

红腺悬钩子

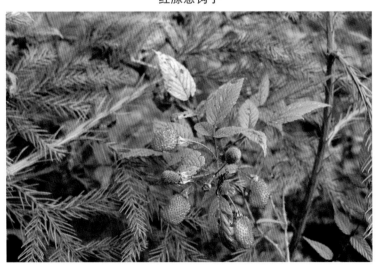

红腺悬钩子

红花悬钩子

来源：蔷薇科植物红花悬钩子 *Rubus inopertus* (Focke) Focke 的新鲜或干燥根、叶、果实。

植物形态要点：攀援灌木。小叶 7~11，卵状披针形或卵形，边缘具粗锐重锯齿，侧生小叶几无柄，与叶轴均具稀疏小钩刺。花序顶生，伞房状，具数花，或数花簇生；花瓣卵形，粉红至紫红色。聚合果成熟后紫黑色，球形。

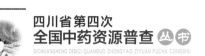

功能主治：根祛风除湿，活血散瘀。用于风湿关节炎，瘰疬。果实生津止渴。用于口干舌燥。

附注：《世界药用植物速查辞典》809 页。

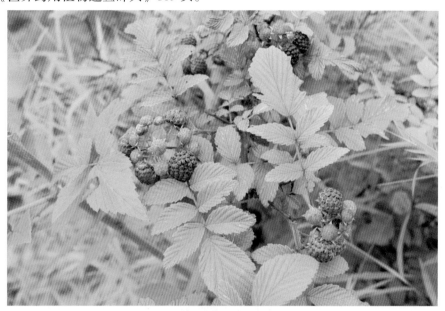

红花悬钩子

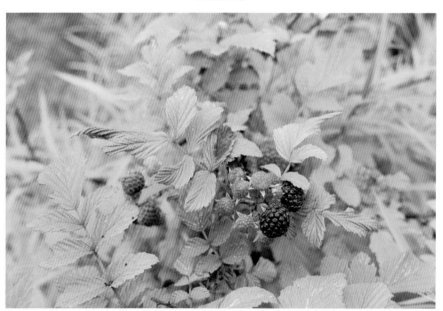

红花悬钩子

喜阴悬钩子

来源：蔷薇科植物喜阴悬钩子 *Rubus mesogaeus* Focke 的新鲜或干燥果实。

植物形态要点：藤状灌木。小枝具稀疏针状皮刺或近无刺。奇数羽状复叶，小叶常 3，稀 5。伞房花序顶生或腋生，具数花至多于 20 花；花瓣白色或粉红色。聚合果紫黑色，扁球形，无毛。

功能主治：抗氧化活性，抗癌活性，抗炎活性，保护肝脏，改善肝功能，抗菌抗病毒，抗突变，抗肥胖，抗衰老，美容养颜，降低血清中脂肪含量和预防心脑血管疾病。

附注：《四川省中药资源志要》345 页。

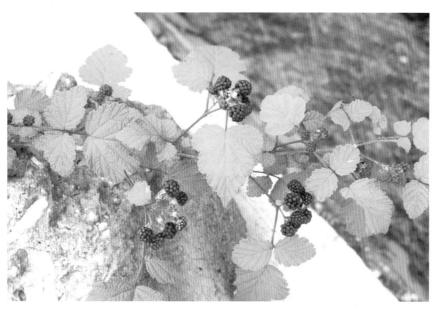

喜阴悬钩子

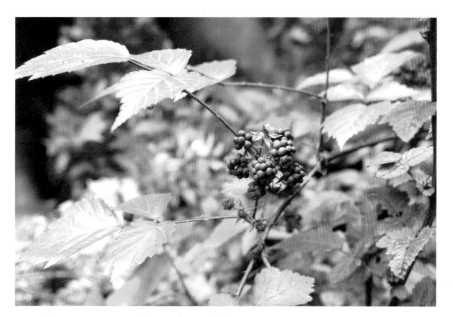

喜阴悬钩子

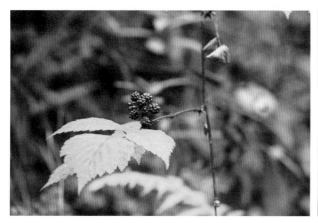

喜阴悬钩子

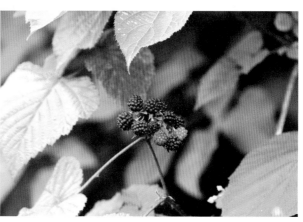

喜阴悬钩子

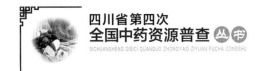
毛萼莓

来源： 蔷薇科植物毛萼莓 *Rubus chroosepalus* Focke 的新鲜或干燥果实。

植物形态要点： 攀援灌木。单叶，掌状 5 脉；托叶脱落，离生，针形，分裂或顶端浅裂。花序顶生，聚伞圆锥状；无花瓣；雌蕊 15，长于雄蕊。

功能主治： 补肾固精。用于阳痿，遗精，遗尿，白带。

附注：《四川省中药资源志要》342 页。

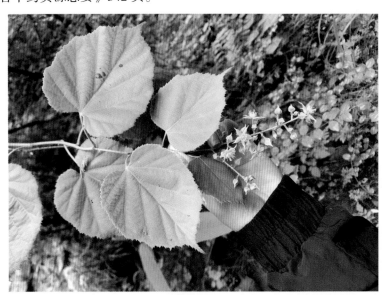

毛萼莓

重瓣棣棠花

来源： 蔷薇科植物重瓣棣棠花 *Kerria japonoca* (L.) DC 的干燥花、髓或枝叶。

植物形态要点： 落叶灌木，常拱垂，嫩枝有棱角。叶互生，三角状卵形或卵圆形，边缘有尖锐重锯齿，托叶膜质，带状披针形，有缘毛，早落。单花；花直径 2.5~6 cm；萼片卵状椭圆形，果时宿存；花瓣黄色，重瓣，宽椭圆形，顶端下凹，比萼片长 1~4 倍。瘦果倒卵形至半球形。

功能主治： 清热，润肺，止咳。用于肺热咳嗽，肺痨吐脓痰，月经不调，痛疮肿毒，风湿痹痛。

附注：《成都市习用中药材质量规定》1984 年版收载。《中国植物志》将拉丁学名修订为 *Kerria*

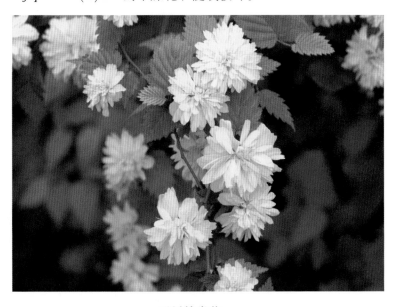

重瓣棣棠花

japonica f. *pleniflora* (Witte) Rehd。

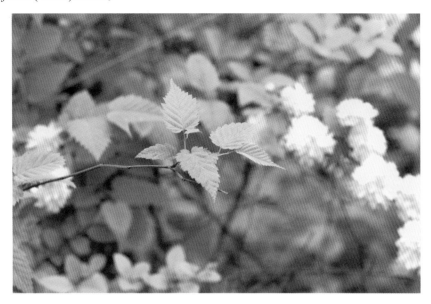

重瓣棣棠花

火　棘

来源： 蔷薇科植物火棘 *Pyracantha fortuneana* (Maxim.) H. L. Li 的干燥果实、根及叶。

植物形态要点： 灌木。叶背面绿色，两面无毛，边缘有圆锯齿，顶端最宽，先端钝或凹缺。复伞房花序极疏松，直径 3~4 cm。梨果橘红色至暗红色，近球形，直径约 5 mm。

功能主治： 叶清热解毒。外敷治疮疡肿毒。果消积止痢，活血止血。用于消化不良，肠炎，痢疾，小儿疳积，崩漏，白带，产后腹痛。根清热凉血。用于虚痨骨蒸潮热，肝炎，跌打损伤，筋骨疼痛，腰痛，崩漏，白带，月经不调，吐血，便血。

附注： 本品始载于《分类草药性》。本品又名救兵粮，《四川中药志》第二卷称火棘根。

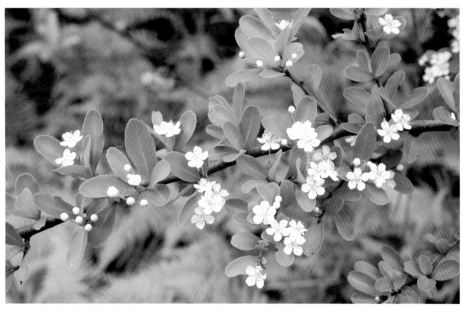

火棘

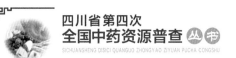
四川药用植物原色图谱

412

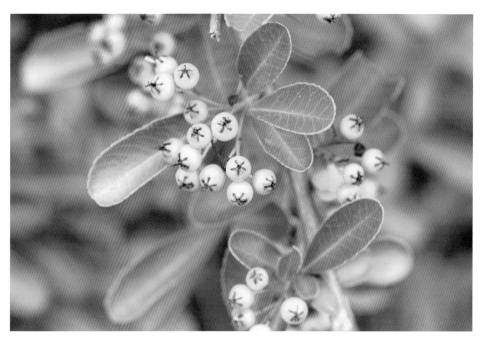

火棘

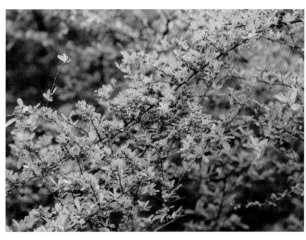

火棘

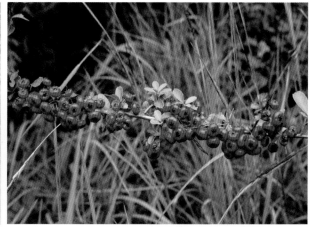

火棘

变叶海棠

来源：蔷薇科植物变叶海棠 *Malus toringoides* (Rehd.) Hughes 的干燥叶或果。

植物形态要点：灌木至小乔木。叶片卵形至广卵形，长 2~4 cm，宽 1~5 cm，边缘有圆钝锯齿或紧贴锯齿，上面有疏生柔毛。花 3~6 朵，近似伞形排列，花梗长 1.8~2.5 cm；花直径 2~2.5 cm；萼筒钟状，外面有绒毛；萼片三角披针形或狭三角形，有白色绒毛；花瓣卵形或长椭倒卵形；雄蕊 18~20，花丝长约为花瓣 2/3；花柱 3。果实类圆形或椭圆形，直径 1~3 cm，成熟果实黄色有红晕；果梗长 2~3 cm。

功能主治：俄色叶攻坚化积，除腻涤滞，保肝利胆。用于消化不良，高血压，高血糖，高血脂，肝病。俄色果养肝明目，清肺祛痰，健胃生津。用于肝病，眼疾目昏，高脂血症，高血压，肺病咳痰，消化不良，腹泻，津伤口渴。

附注：《四川省藏药材标准》2014 年版以俄色叶收载变叶海棠和花叶海棠。《中华藏本草》120

页有记载。

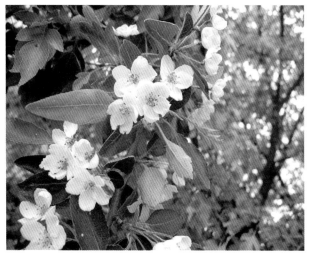
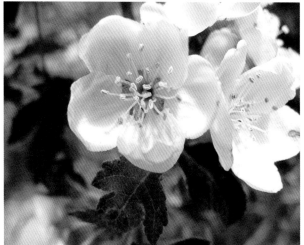

变叶海棠　　　　　　　　　　　　　　　　　变叶海棠

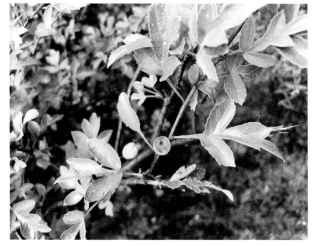
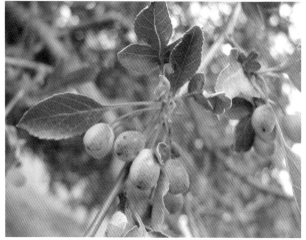

变叶海棠　　　　　　　　　　　　　　　　　变叶海棠

413

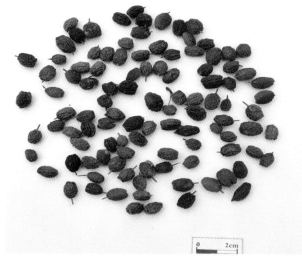
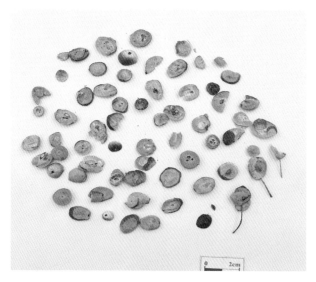

俄色果　　　　　　　　　　　　　　　　　俄色果片

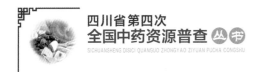

花叶海棠

来源：蔷薇科苹果属植物花叶海棠 *Malus transitoria* (Batal.) Schneid. 的干燥叶。

植物形态要点：小乔木，高 1~6 m。叶片卵形至长椭圆形，长 2.5~5 cm，宽 2~3.5 cm，边缘有不整齐锯齿，3~5 不规则深裂，裂片长卵形至长椭圆形，上面被绒毛或近于无毛，下面密被绒毛。花序近伞形，具花 3~6 朵，花梗密被绒毛；花直径 1~2 cm；萼筒钟状，密被绒毛；萼片三角卵形；花瓣卵形，基部有短爪，白色；雄蕊 20~25；花丝比花瓣稍短；花柱 3~5，基部无毛。果实椭圆形或长椭圆形，直径 6~8 mm；果梗外被绒毛。

功能主治：同变叶海棠。

附注：《四川省藏药材标准》2014 年版 123 页

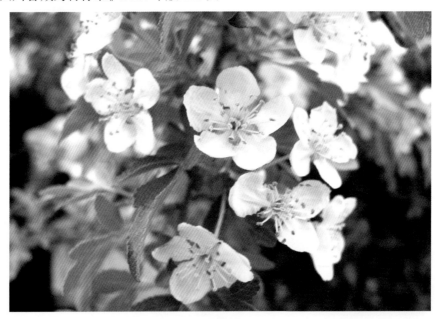

花叶海棠

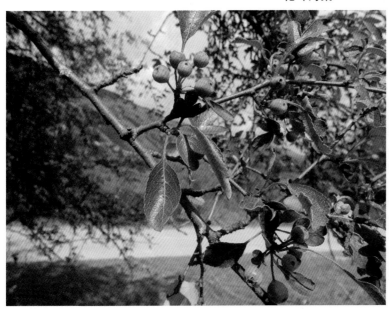

花叶海棠

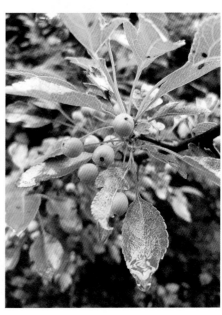

花叶海棠

豆 科

喙荚云实

来源：豆科植物喙荚云实 *Caesalpinia minax* Hance 的干燥成熟种子。

植物形态要点：具刺藤本。叶长达 45 cm；小叶 6~12 对，中脉具柔毛。总状或圆锥花序顶生；花瓣白色，带紫色斑点。荚果长圆形，长 10~15 cm，先端圆，具长喙。种子 4~8 粒，椭圆体形，铅灰色。

功能主治：散瘀止痛，清热除湿。用于呃逆，痢疾，淋浊，尿血，跌打损伤。

附注：《四川省中药材标准》1987 年版增补本以苦石莲收载。

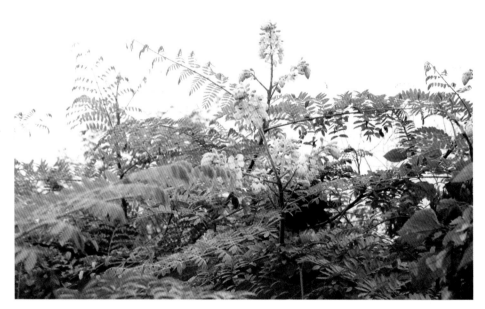

喙荚云实

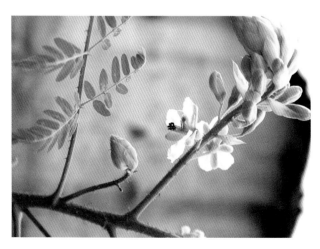

喙荚云实

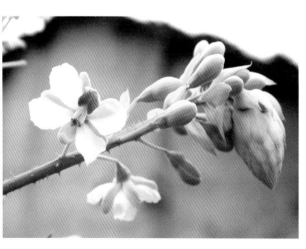

喙荚云实

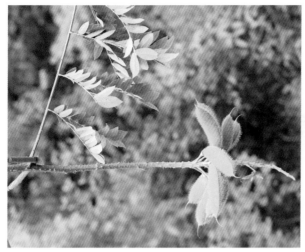

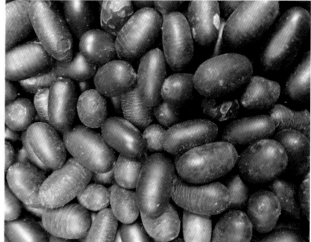

喙荚云实　　　　　　　　　　　　　　苦石莲

云　实

来源：豆科植物云实 *Caesalpinia decapetala* (Roth) Alston 的干燥根或种子。

植物形态要点：藤本。枝、叶轴和花序具反折的刺及柔毛。小叶常长圆形。总状花序顶生，具大量的花；花瓣花期反折，黄色。荚果长圆形，长 6~12 cm，宽 2.5~3 cm。种子 6~9 粒。

功能主治：根解表散寒，祛风除湿。用于感冒咳嗽，身痛，腰痛，喉痛，牙痛，跌打损伤，鱼口便毒，慢性气管炎。

附注：《广西中药材标准》第二册 1996 年版以云实根收载。鱼口便毒指腹股沟溃疡。

416

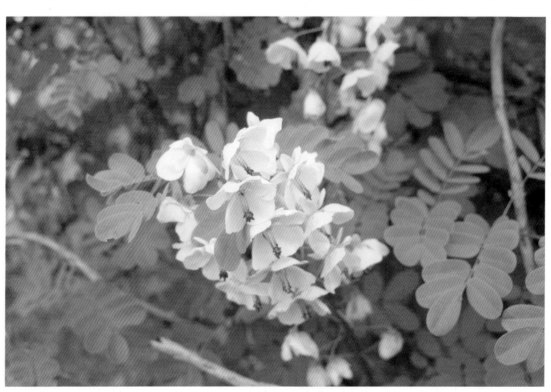

云实

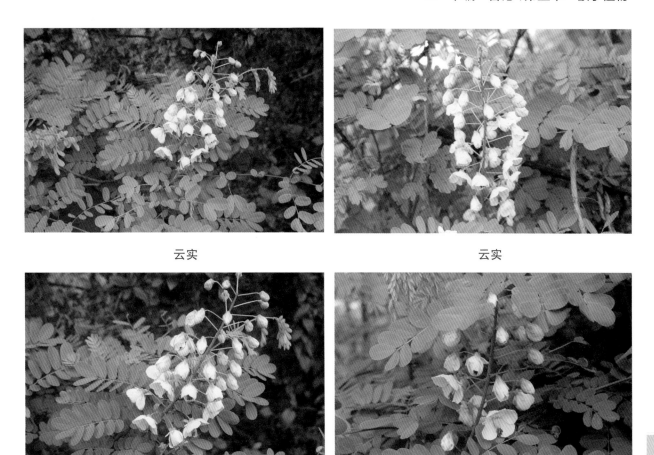

云实　　　　　　　　　　　　　云实

云实　　　　　　　　　　　　　云实

大　豆

来源：豆科植物大豆 *Glycine max* (L.) Merr. 的干燥成熟种子或发酵品。

植物形态要点：草本。茎粗壮，直立或上部近攀援状。羽状 3 小叶。总状花序短或长；花少至多；花冠紫色、浅紫色或白色。荚果长圆形，稍弯曲，下垂，密被毛。种子 2~5 粒。

功能主治：大豆黄卷解表祛暑，清热利湿。用于暑湿感冒，湿温初起，发热汗少，胸闷脘痞，肢体酸重，小便不利。淡豆豉解表，除烦，宣发郁热。用于感冒，寒热头痛，烦躁胸闷，虚烦不眠。

附注：本品始载于宋·苏颂《图经本草》。《中国药典》2020年版以大豆黄卷、淡豆豉收载。

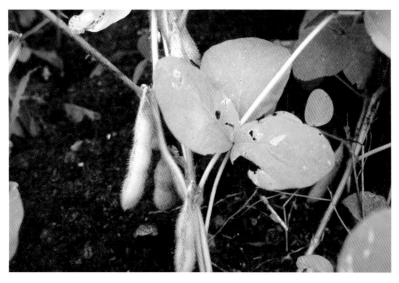

大豆

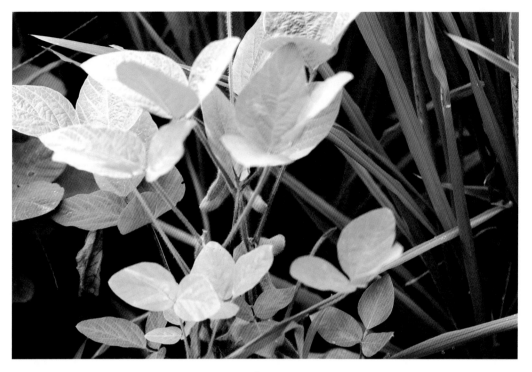

大豆

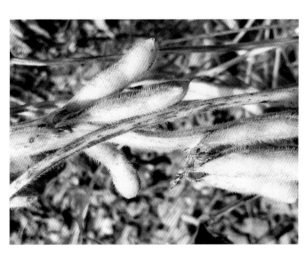

大豆

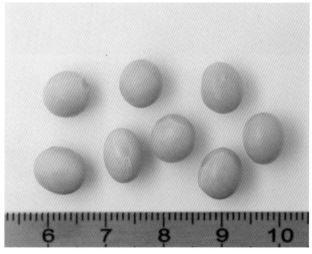

大豆

紫　荆

来源：豆科植物紫荆 *Cercis chinensis* Bunge 的干燥树皮。

植物形态要点：灌木。叶近圆形或三角状圆形，纸质，两面常无毛。总状花序无梗；花簇生，通常先叶开放；花瓣紫红色或粉红色。荚果淡绿色，成熟后禾秆色，压扁，狭长圆形，背缝与腹缝等长或近等长。

功能主治：活血通经，消肿解毒，通淋。用于月经不调，瘀滞腹痛，风湿痹痛，小便淋痛，喉痹痛痛，疥癣，跌打损伤，蛇虫咬伤。

附注：《新疆维吾尔自治区药品标准》第二册 1980 年版以紫荆皮收载。

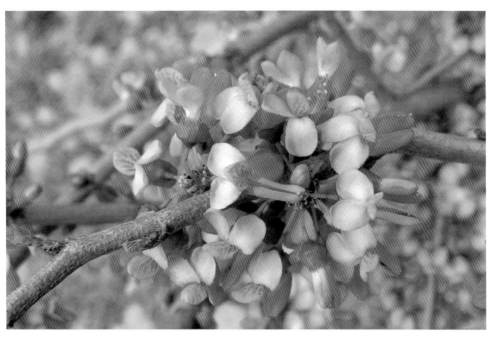

紫荆

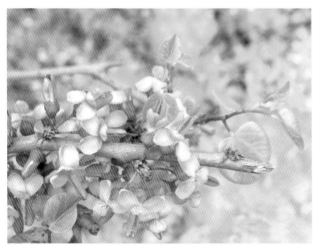

紫荆

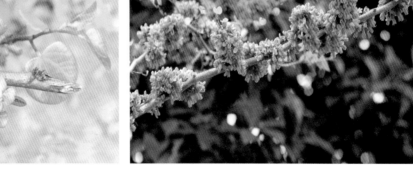

紫荆

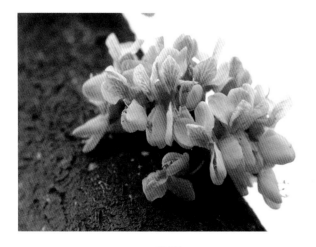

紫荆

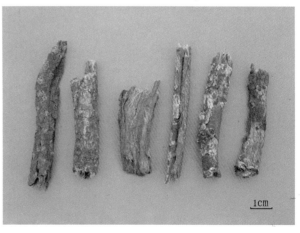

紫荆皮

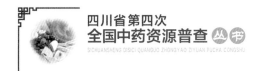
常春油麻藤

来源： 豆科植物常春油麻藤 *Mucuna sempervirens* Hemsl. 的干燥根、藤茎或叶。

植物形态要点： 木质藤本。小叶纸质或质厚，顶生小叶椭圆形或椭圆状卵形。花序常生老茎；花冠深紫色，干后黑色。荚果木质，被红褐色短毛和刚毛。种子4~12粒，带红色、褐色或黑色。

功能主治： 活血去瘀，舒筋活络。用于关节风湿痛，跌打损伤，血虚，月经不调，经闭。

附注： 本品又称牛马藤或油麻藤。《福建省中药材标准》2006年版收载。

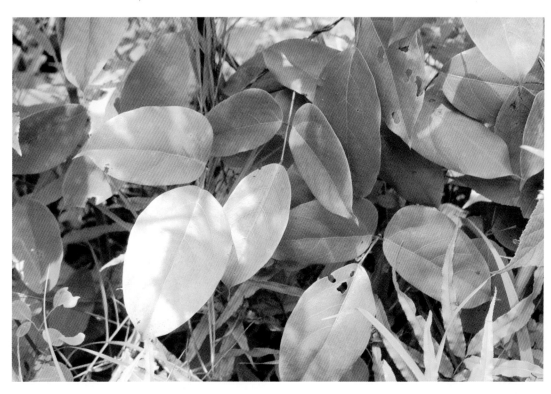

常春油麻藤

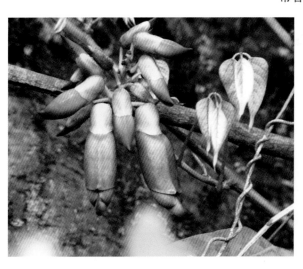

常春油麻藤

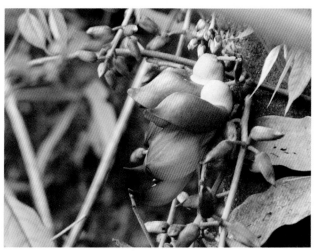

常春油麻藤

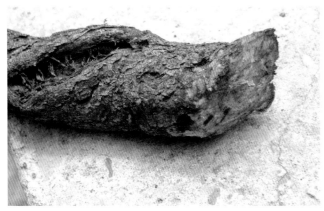

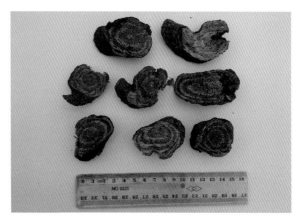

常春油麻藤鲜藤茎　　　　　　　　　　　　常春油麻藤

紫　藤

来源： 豆科植物紫藤 *Wisteria sinensis* Sweet 的干燥根、茎、种子或果实。

植物形态要点： 藤本。叶具 7~13 小叶。总状花序顶生或腋生于去年小枝，具白色长柔毛；花芳香，长 2~2.5 cm，花梗长 2~3 cm；旗瓣无毛，先端截形，龙骨瓣短于翼瓣。荚果倒披针形，密被绒毛。

功能主治： 果除痹，止痛，杀虫，利水消肿，活血通络。用于胃癌，腹水肿胀，蛲虫。根滋补。

附注：《中华人民共和国卫生部药品标准》蒙药分册以紫藤子收载种子。

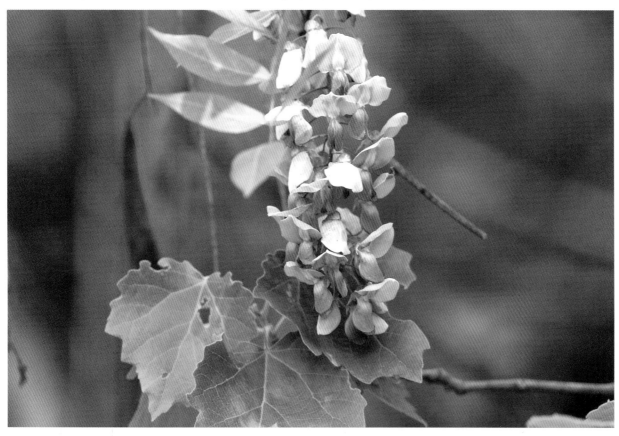

紫藤

四
川
药
用
植
物
原
色
图
谱

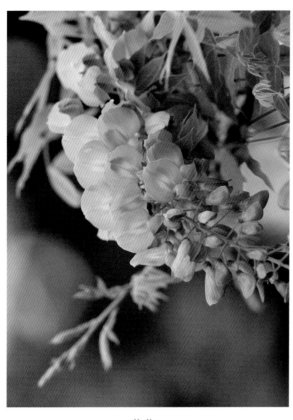

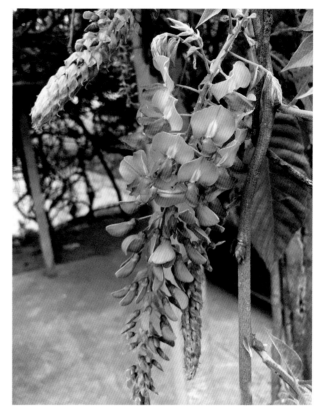

紫藤 　　　　　　　　　　　　　　　　　　　紫藤

豆　薯

来源： 豆科植物豆薯 *Pachyrhizus erosus* (Linn.) Urb. 的新鲜或干燥块根。

植物形态要点： 粗壮缠绕藤本。根块状，直径 20~30 cm。小叶菱形或卵形，中部以上不规则浅裂，侧生小叶极偏斜，仅下面微被毛。总状花序长 15~30 cm，每节有花 3~5 朵；花萼钟形，表面紧被毛；花冠浅紫色或淡红色。荚果带形，扁平，被细长糙伏毛。种子每荚 8~10 粒，近方形。

功能主治： 安神除烦，生津止渴，解酒，健胃，开胃。用于口渴，醉酒，食欲不振，疲劳。

附注： 《中华本草》第 4 册 3321 页记载拉丁学名为 *Pachyrhizus erosus* (L.) Urban。

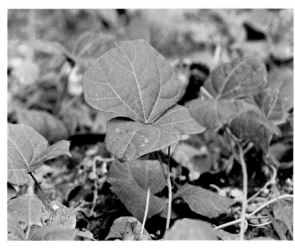

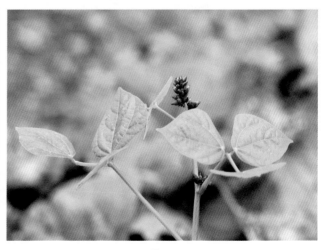

豆薯 　　　　　　　　　　　　　　　　　　　豆薯

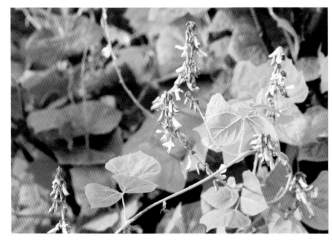

豆薯

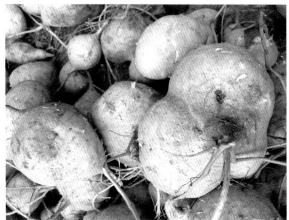

豆薯鲜块根

豌 豆

来源：豆科植物豌豆 *Pisum sativum* L. 的干燥花或种子。

植物形态要点：攀援草本。叶具 4~6 小叶，小叶卵形。总状花序具 1~3 花；花冠白色或紫色；子房无毛，花柱扁平。荚果。

功能主治：益中气，止泻痢，调营卫，利小便，消痈肿，解乳石毒。用于脚气，痈肿，乳汁不通，脾胃不适，呃逆呕吐，心腹胀痛，口渴泻痢等症。

附注：《中华人民共和国药品标准》蒙药分册以豌豆花收载。

423

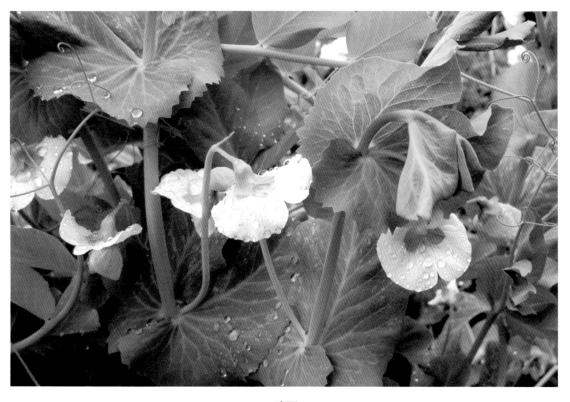

豌豆

424

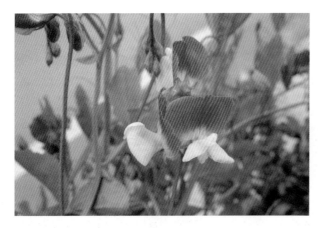

豌豆

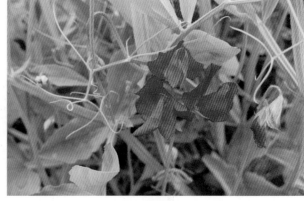

豌豆

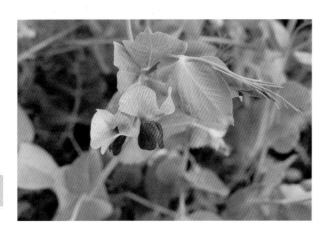

豌豆

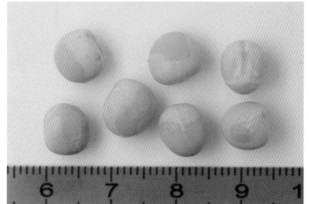

豌豆

豇 豆

来源： 豆科植物豇豆 *Vigna sinensis* (L.) Savi 的干燥成熟种子。

植物形态要点： 缠绕草本。茎无毛。托叶披针形，合生点下面具一狭距；小叶卵状菱形，两面具柔毛或无毛。总状花序腋生，具长梗。荚果下垂，有种子多颗。种子深红色或黑色，带黑色或褐色斑点。

功能主治： 健脾利湿，补肾涩精。主脾胃虚弱，泄泻，痢疾，吐逆，消渴，肾虚腰痛，遗精，白带，白浊，小便频数。

附注：《中国高等植物图鉴》的拉丁学名与《中国植物志》的豇豆原亚种的拉丁学名 *Vigna unguiculata* subsp. *unguiculata* Verdc. in Kew Bull 不同。《中国植物志》将拉丁学名修订为 *Vigna unguiculata* (L.) Walp.。

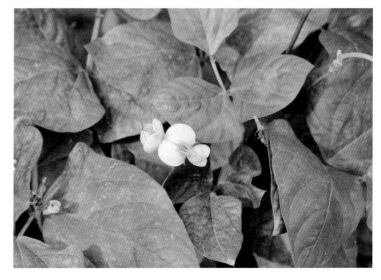

豇豆

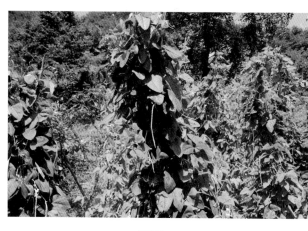

豇豆

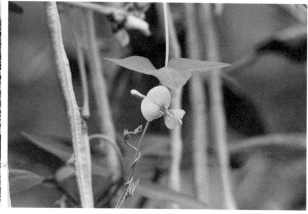

豇豆

救荒野豌豆

来源： 豆科植物救荒野豌豆 *Vicia sativa* L. 的干燥全草。

植物形态要点： 草本。茎被微柔毛。小叶长圆状楔形至倒心形，先端截形或凹缺。花紫红色或红色，长 18~30 mm；萼齿等长或稍长于萼筒。荚果条状长圆形，褐色或黄褐色，种子间收缩，常具毛。

功能主治： 清热利湿，利大便，活血祛瘀，止血，截疟。用于黄疸，水肿，疟疾，鼻出血，心悸，梦遗，大小便不利，经行不畅，经闭。

附注： 《中华本草》第 4 册 3452 页。

救荒野豌豆

救荒野豌豆

广布野豌豆

来源： 豆科植物广布野豌豆 *Vicia cracca* L. 的全草。

植物形态要点： 草本。偶数羽状复叶，叶轴顶端具 2~3 分叉的卷须，小叶条形、条状披针形或长圆形。总状花序与叶近等长，具 10~40 花；花冠紫色、蓝紫色或紫红色；旗瓣提琴形。荚果长圆形或长圆状菱形。

功能主治： 活血平胃，明耳目。用于鼻衄，疮肿，疔疮。

附注：《中华本草》第 4 册 3435 页。

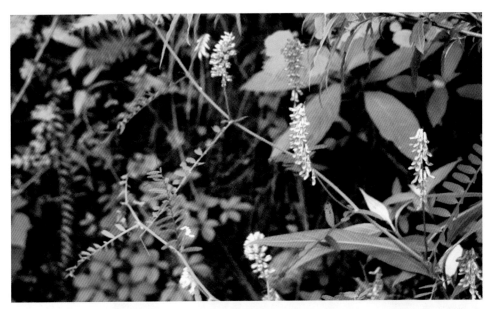

广布野豌豆

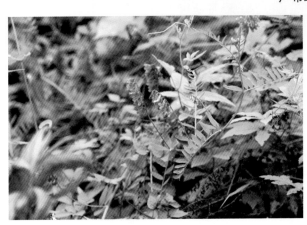

广布野豌豆

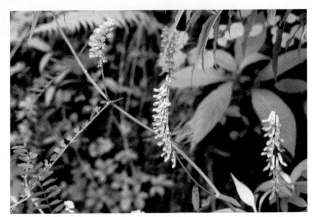

广布野豌豆

扁　豆

来源： 豆科植物扁豆 *Dolichos lablab* L. 的干燥成熟种子。

植物形态要点： 缠绕草本。羽状复叶，具 3 小叶；小叶宽三角状卵形。总状花序腋生，直立，长

15~25 cm；花 2~5 簇生于每个节间；花冠白色或紫色。荚果长圆状镰形，压扁。

功能主治：健脾化湿，和中消暑。用于脾胃虚弱，食欲不振，大便溏泻，白带过多，暑湿吐泻，胸闷腹胀。

附注：本品首载于梁·陶弘景《名医别录》。《中国药典》2020 年版一部白扁豆收载。《中国植物志》将拉丁学名修订为 *Lablab purpureus* (L.) Sweet。

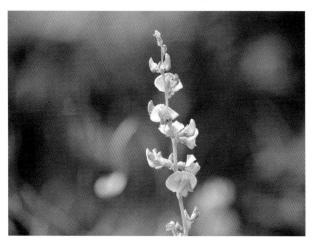

扁豆

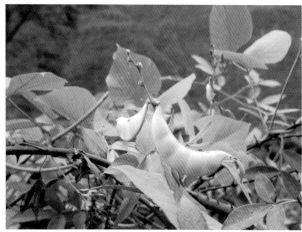

扁豆

427

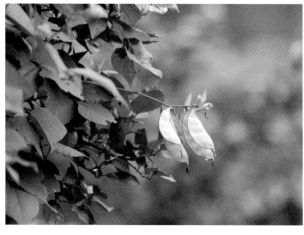

扁豆

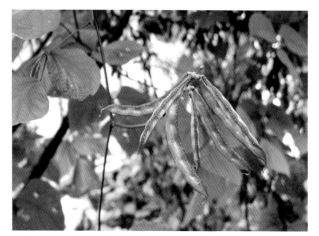

扁豆

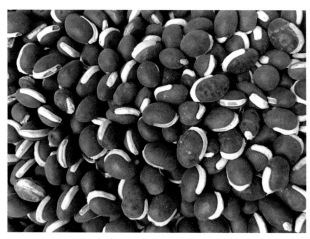

黑扁豆

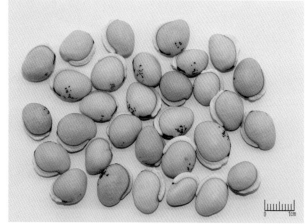

白扁豆

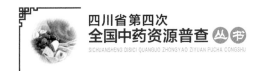

绿 豆

来源： 豆科植物绿豆 *Vigna radiata* (Linn.) Wilczek in Fl. 的干燥种子或种皮。

植物形态要点： 直立草本。托叶盾状，卵形；小叶卵形。总状花序腋生，4 至多花；小苞片条状披针形或长圆形，具条纹；旗瓣外部黄绿色；翼瓣黄色。荚果条状圆柱形，被淡褐色、散生的长硬毛。

功能主治： 种子清热解毒，消暑，利水。用于痈肿疮毒，暑热烦渴，药食中毒，水肿，小便不利。种皮清暑解毒，明目退翳。用于暑热疔肿，目赤翳障，药物、食物中毒。

附注：《山东省中药材标准》1995 年版，2012 年版和《山西省中药材标准》1987 年版，2017 年版收载，《江苏省中药材标准》1989 年版，2016 年版收载绿豆衣。《中国植物志》将拉丁学名修订为 *Vigna radiata* (L.) Wilczek。

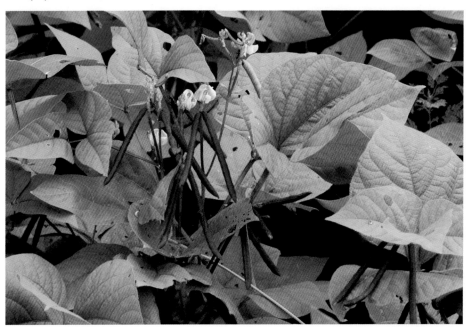

绿豆

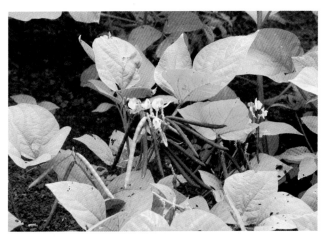

绿豆

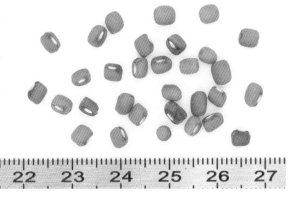

绿豆

蚕　豆

来源：豆科植物蚕豆 *Vicia faba* L. 的干燥种子或花。

植物形态要点：草本。茎粗壮，直立，无毛。偶数羽状复叶；小叶通常 1~5 对，长圆形、椭圆形或倒卵形，互生。花常 2~6 腋生成簇；花冠白色，带紫色纹理。荚果粗壮，具绒毛。

功能主治：健脾，补气利湿，消肿。用于脾失健运，脾虚乏力，疮痈肿毒。

附注：本品始载于明·朱橚《救荒本草》，又称胡豆。《上海市中药材标准》1994 年版和《上海市中药饮片炮制规范》2018 年版收载蚕豆花。

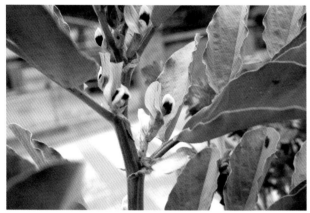

蚕豆

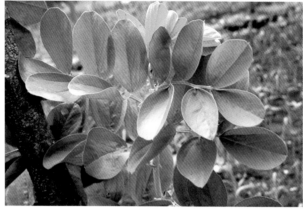

蚕豆

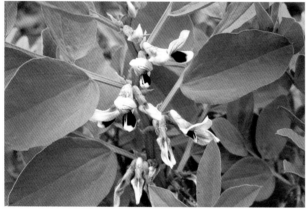

蚕豆

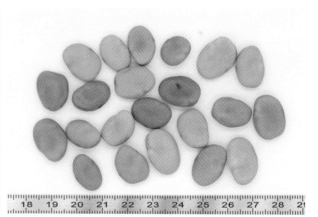

蚕豆

皂　荚

来源：豆科植物皂荚 *Gleditsia sinensis* Lam. 的干燥不育果实、种子或刺。

植物形态要点：乔木或小乔木。刺粗壮，圆柱状、圆锥状，长达 16 cm，常分枝。羽状复叶；小叶上面的网脉明显凸起，边缘具有细密的锯齿。荚果肥厚，直或扭转。

功能主治：猪牙皂祛痰开窍，散结消肿。用于中风口噤，昏迷不醒，癫痫痰盛，关窍不通，喉痹痰阻，顽痰喘咳，咯痰不爽，大便燥结，痈肿。皂角刺消肿托毒，排脓，杀虫。用于痈疽初起，脓成不溃，疥癣麻风。

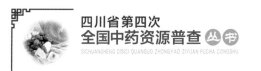
附注：本品始载于《神农本草经》。《中国药典》2020 年版一部以猪牙皂和皂角刺收载。《四川中药志》1545 页。皂角刺又称天丁。

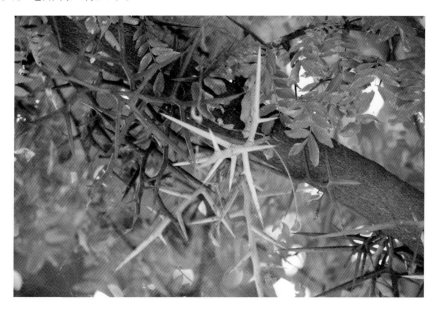

皂荚

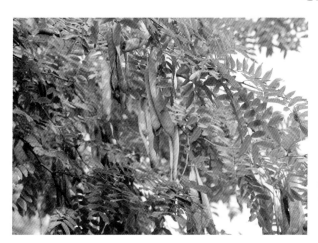

皂荚

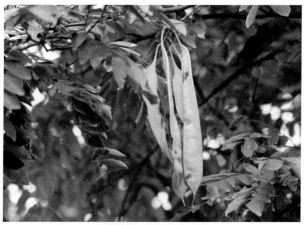

皂荚

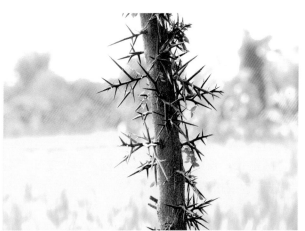

皂荚

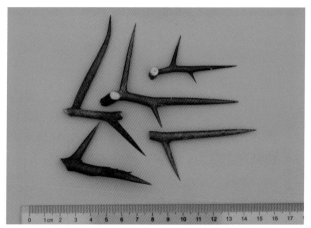

皂角刺

合　欢

来源： 豆科植物合欢 *Albizia julibrissin* Durazz. 的干燥树皮或花序、花蕾。

植物形态要点： 落叶乔木。托叶脱落，线状披针形，小于小叶；二回羽状复叶；羽片 4~12 对。圆锥花序顶生，花萼管状，花序轴短且呈之字形，花及雄蕊粉红色。荚果带状，扁平，无毛。

功能主治： 合欢皮解郁安神，活血消肿。用于心神不安，忧郁失眠，肺痈，疮肿，跌扑伤痛。合欢花解郁安神。用于心神不安，忧郁失眠。

附注：《中国药典》2020 年版一部分别以合欢皮、合欢花收载。《四川中药志》690 页。

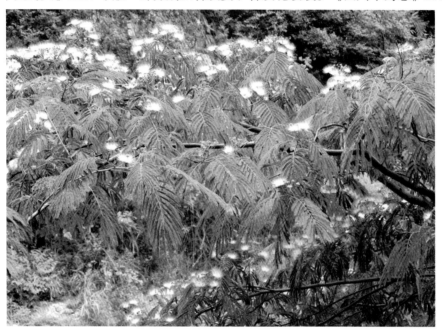

合欢

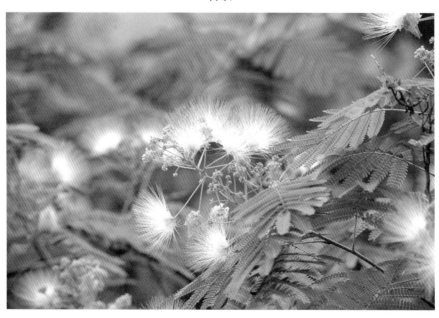

合欢花

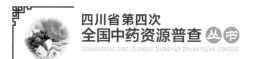

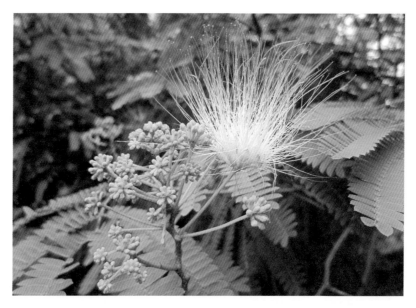

合欢花

山 槐

来源： 豆科植物山槐 *Albizia kalkora* (Roxb.) Prain 的干燥树皮。

植物形态要点： 落叶小乔木或灌木，通常高 3~8 m；有显著皮孔。二回羽状复叶；羽片 2~4 对；小叶 5~14 对，长圆形或长圆状卵形，两面均被短柔毛，中脉稍偏于上侧。头状花序 2~7 枚生于叶腋，或于枝顶排成圆锥花序；花初白色，后变黄，具明显的小花梗；花萼管状，5 齿裂；花冠中部以下连合呈管状，裂片披针形，花萼、花冠均密被长柔毛；雄蕊基部连合呈管状。荚果带状，深棕色，种子倒卵形。

功能主治： 安神，活血，消肿，用于失眠，肺痈疮肿，跌扑伤痛。

附注： 本品始载于宋·寇宗奭《本草衍义》。《四川省中药材标准》2010 年版以山合欢皮收载。经查《中国植物志》山合欢为山槐的别名。

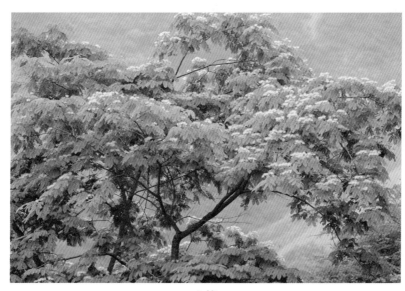

山槐

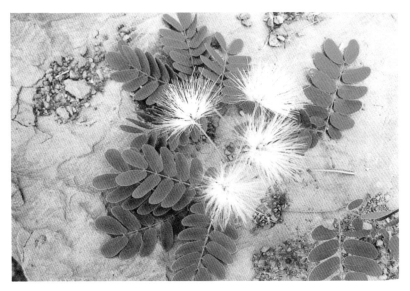

山槐

毛宿苞豆

来源：豆科植物毛宿苞豆 *Shuteria vestita* Wight et Arn. var. *villosa* Pampan. 的干燥全草。

植物形态要点：草质草本．茎纤细，多分枝，密生白色柔毛。嫩枝紫红色带绿，老茎棕色。三出复叶互生，小叶具紫红色纤细的长柄，小叶宽椭圆形或菱形倒卵形，先端钝圆，顶端有小凸尖，全缘，两面被白色伏贴柔毛，下面尤密。短总状花序，常具有苞片状小叶，花萼钟状，顶端4~5裂；花冠蝶形黄色，旗瓣倒卵形，翼瓣倒卵形，基部具爪，侧生短钩，龙骨瓣基部分离成爪状；雄蕊10枚，9枚成一束；雌蕊线形。荚果小，被灰白色长柔毛，种子暗绿色有黑斑，有光泽。

功能主治：消炎，解毒，消肿，用于阑尾炎，乳腺炎，腮腺炎，肺结核咳嗽。

附注：附注：本品始载于明·兰茂《滇南本草》。《四川省中药材标准》2010年版以草红藤收载。有毛宿苞豆 *Shuteria pampaniniana* Hand.-Mazz. 为毛宿苞豆。《中国植物志》将植物名和拉丁学名修订为西南宿苞豆 *Shuteria vestita* Wight et Arn.。

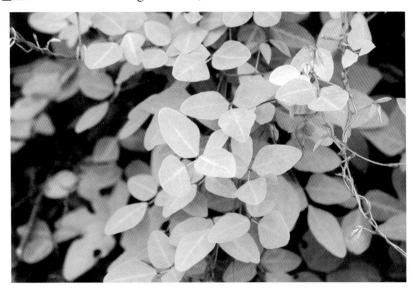

毛宿苞豆

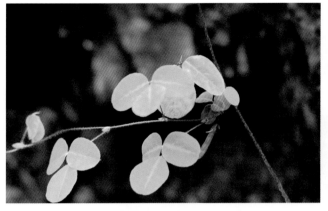
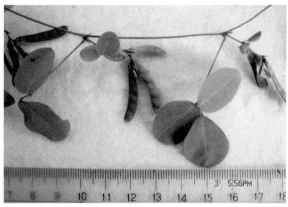

毛宿苞豆　　　　　　　　　　　　　毛宿苞豆

葛

来源： 豆科植物葛 *Pueraria lobata* (Willd.) Ohwi 的干燥根。

植物形态要点： 粗壮藤本，块根肥大。羽状复叶，具 3 小叶；托叶基部不裂。花冠紫色，苞片短于小苞片，花萼长 7~8 mm，旗瓣直径约 8 mm。荚果长椭圆形，被褐色长硬毛。

功能主治： 解肌退热，生津止渴，透疹，升阳止泻，通经活络，解酒毒。用于外感发热头痛，项背强痛，口渴，消渴，麻疹不透，热痢，泄泻，眩晕头痛，中风偏瘫，胸痹心痛，酒毒伤中。

附注：《中国药典》2020 年版一部收载葛根。经查《中国植物志》，野葛为葛的别名。《中国植物志》将拉丁学名修订为 *Pueraria montana* (Loureiro) Merrill。

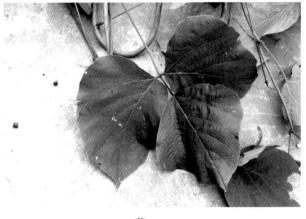
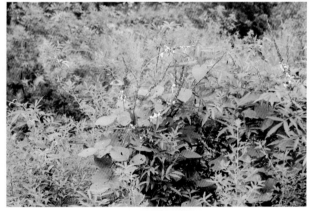

葛　　　　　　　　　　　　　　　　葛

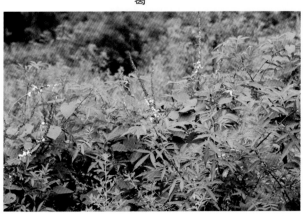
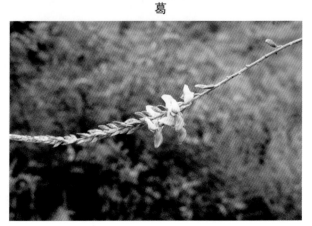

葛　　　　　　　　　　　　　　　　葛

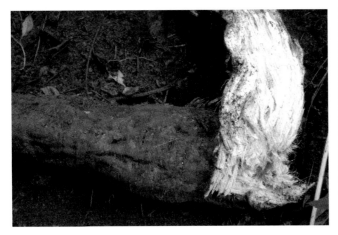

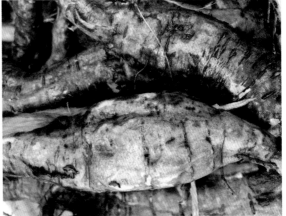

鲜葛根

鲜葛根

粉 葛

来源：豆科植物粉葛 *Pueraria thomsonii* Benth. 的干燥根。

植物形态要点：粗壮藤本。全体被黄色长硬毛，茎基部木质，有粗厚的块状根。羽状复叶具 3 小叶；小叶三裂，顶生小叶菱状卵形或宽卵形，侧生的斜卵形，长和宽 10~13 cm，先端急尖或具长小尖头，基部截平或急尖，全缘或具 2~3 裂片，两面均被黄色粗伏毛。总状花序；花萼钟形，被黄褐色柔毛，裂片披针形，花冠长 16~18 mm；紫色，旗瓣近圆形，基部有 2 耳及一黄色硬痂状附属体，具短瓣柄，翼瓣镰状，基部有线形、向下的耳，龙骨瓣镰状长圆形，基部有极小、急尖的耳；对旗瓣的 1 枚雄蕊仅上部离生。荚果长椭圆形，扁平，被褐色长硬毛。

功能主治：解肌退热，生津止渴，透疹，升阳止泻，通经活络，解酒毒。用于外感发热头痛，项背强痛，口渴，消渴，麻疹不透，热痢，泄泻，眩晕头痛，中风偏瘫，胸痹心痛，酒毒伤中。

附注：《中国药典》2020 年版一部收载。甘葛藤为粉葛的别名。《中国植物志》将拉丁学名修订为 *Pueraria montana* var. *thomsonii* (Bentham) M. R. Almeida。

435

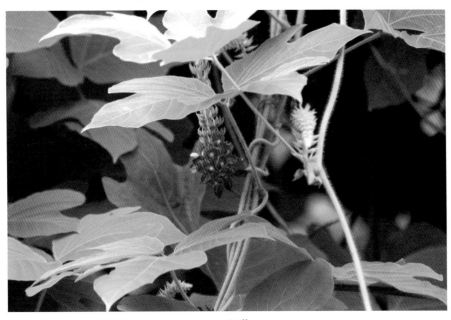

粉葛

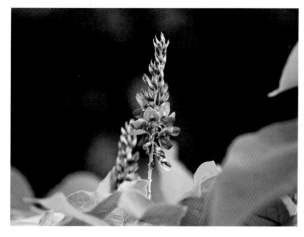

粉葛

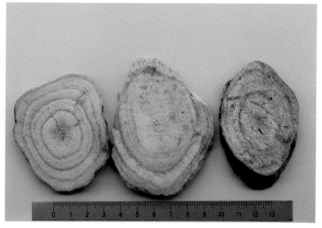

粉葛

膜荚黄芪

来源：豆科植物膜荚黄芪 *Astragalus membranaceus* (Fisch.) Bge. 的干燥根。

植物形态要点：草本。主根肥厚，木质，常分枝。茎直立，上部多分枝，有细棱，被毛。羽状复叶，有小叶 13~31，椭圆形或长圆状卵形，下面被短柔毛。总状花序腋生；花萼钟状，有毛；花冠黄色或淡黄色，旗瓣倒卵形，基部具短耳，龙骨瓣与翼瓣近等长；子房有柄，被细柔毛。荚果薄膜质，稍膨胀，半椭圆形，顶端具刺尖，两面被白色或黑色细短柔毛。

功能主治：补气升阳，固表止汗，利水消肿，生津养血，行滞通痹，托毒排脓，敛疮生肌。用于气虚乏力，食少便溏，中气下陷，久泻脱肛，便血崩漏，表虚自汗，气虚水肿，内热消渴，血虚萎黄，半身不遂，痹痛麻木，痈疽难溃，久溃不敛。

附注：《中国药典》2020 年版一部以黄芪收载蒙古黄芪和膜荚黄芪。

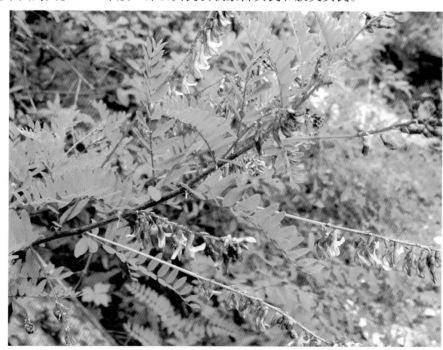

膜荚黄芪

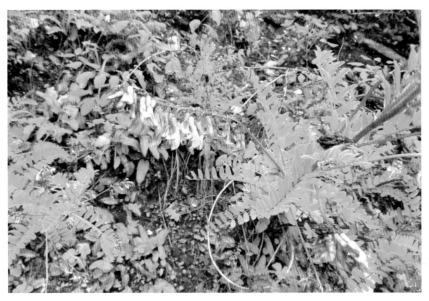

膜荚黄芪

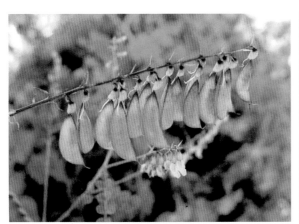

膜荚黄芪

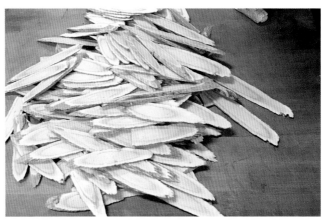

黄芪片

437

蒙古黄芪

来源：豆科植物蒙古黄芪 *Astragalus membranaceus* (Fisch.) Bge.var. *mongholicus* (Bge.) Hsiao 的干燥根。

植物形态要点：草本。单数羽状复叶互生，小叶 25~37 枚，广椭圆形或长圆形，下面密生短柔毛。总状花序，花萼钟状，花冠黄色，旗瓣长圆状倒卵形，翼瓣及龙骨瓣有长爪。子房无毛。

功能主治：同膜荚黄芪。

附注：《中国植物志》将拉丁学名修订为 *Astragalus mongholicus* Bunge。

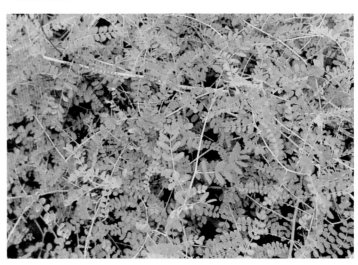

蒙古黄芪

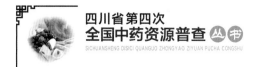
438

梭果黄芪

来源：豆科植物梭果黄芪 *Astragalus ernestii* Comb. 的干燥根。

植物形态要点：草本，高约 30 cm。根粗壮，直伸，表皮暗褐色。茎直立，具条棱，无毛。羽状复叶，有小叶 9~17，多长圆形，长 1~2 cm，无毛，托叶近膜质，卵形，边缘有柔毛。总状花序腋生，有 10 余朵花密生；总花梗较长，长 7 cm，被黑色伏贴毛，苞片长圆形或倒卵形，边缘具黑色毛；花萼钟状，外面无毛，内面被黑色伏贴毛；花冠黄色，旗瓣倒卵形，翼瓣、龙骨瓣和旗瓣近等长；子房被柔毛，具柄。荚果梭形，膨胀，密被黑色柔毛，果颈稍长于萼筒。

功能主治：补气固表，利尿托毒，排脓，敛疮生肌。用于气虚乏力，食少便溏，中气下陷，久泻脱肛，便血崩漏，表虚自汗，气虚水肿，痈疽难溃，久溃不敛，血虚萎黄，内热消渴；慢性肾炎蛋白尿，糖尿病。

附注：《四川省中药材标准》2010 年版以川黄芪收载了梭果黄芪、多花黄芪和金翼黄芪。

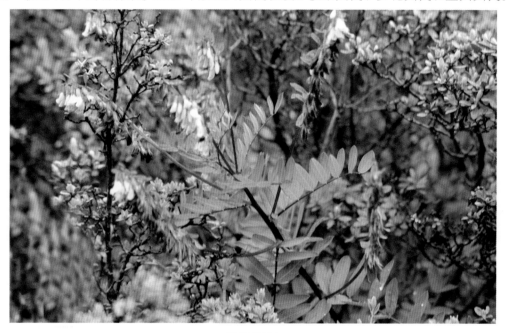

梭果黄芪

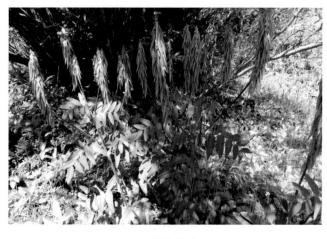

梭果黄芪

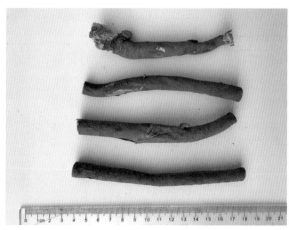

川黄芪

多花黄芪

来源：豆科植物多花黄芪 *Astragalus floridus* Benth. 的干燥根。

植物形态要点：草本。根粗壮，直伸，暗褐色。茎直立，被黑色或白色长柔毛。羽状复叶，有13~14片小叶，线状披针形或长圆形，下面被柔毛；托叶近披针形，下面散生白色和黑色柔毛。总状花序腋生，花13~40朵，偏向一边；花序轴和花梗均被黑色伏贴柔毛；总花梗比叶长；苞片膜质，披针形至钻形；花萼钟状，萼齿与萼筒近等长，外面及萼齿里面均被黑色伏贴柔毛；花冠白色或淡黄色，旗瓣匙形，翼瓣和龙骨瓣均具短耳；子房线形，密被黑色或混生白色柔毛。荚果纺锤形，表面被棕色或黑色半开展或倒伏柔毛，果颈与萼筒近等长，1室。种子3~5颗。

功能主治：同梭果黄芪。

附注：《四川省中药材标准》2010版描述小叶15~53片，但《中国植物志》描述为13~14片，并将拉丁学名修订为 *Astragalus floridulus* Podlech。

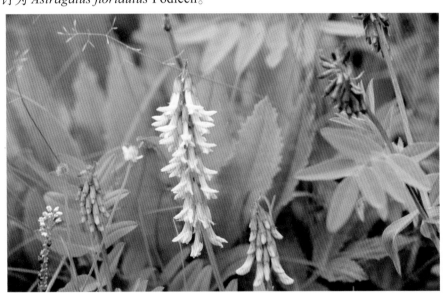

多花黄芪

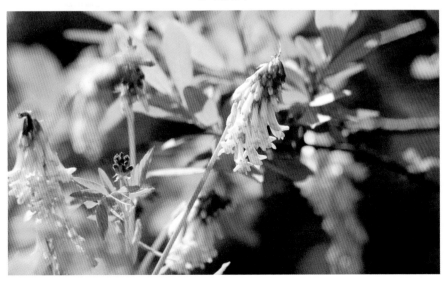

多花黄芪

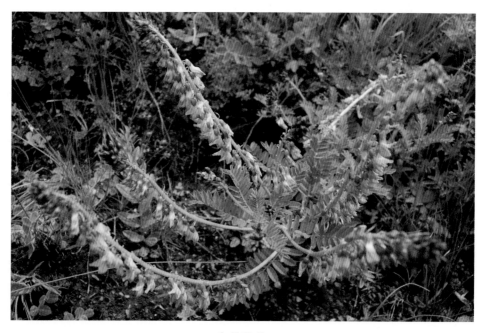

多花黄芪

金翼黄芪

来源： 豆科植物金翼黄芪 *Astragalus chrysopterus* Bge. 的干燥根。

植物形态要点： 草本，高 60~100 cm，具伏贴的白色柔毛，花序上的毛黑色。叶近无柄，叶 5~11 对。总状花序 6~10 cm，具 6~20 花；所有花瓣近等长。荚果斜椭圆形。

功能主治： 同梭果黄芪。

附注：《四川省藏药材标准》2014 年版收载。《中国植物志》将拉丁学名修订为 *Astragalus chrysopterus* Bunge。

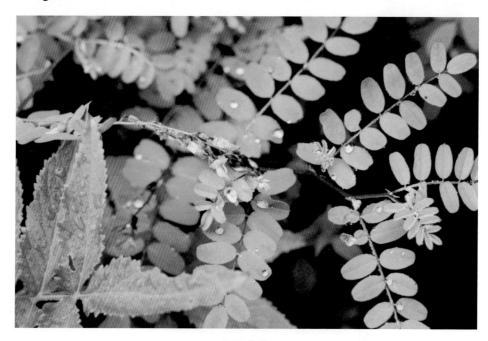

金翼黄芪

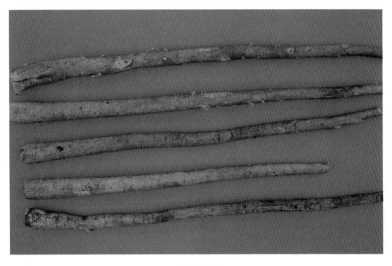

川黄芪

锡金岩黄芪

来源： 豆科植物锡金岩黄芪 *Hedysarum sikkimense* Benth. ex Baker 的干燥根。

植物形态要点： 草本。根粗大，木质。茎高 15~25 cm。单数羽状复叶，长 4~15 cm，具小叶 19~33，卵状椭圆形或椭圆形，长 6~16 mm，宽 3~7 mm，先端圆或锐尖，基部圆形，上面无毛，下面初时被毛，后即脱落，仅中脉被毛，托叶膜质，连合，上端稍分离，被白色长柔毛。总状花序，腋生，具 12~20 朵花，苞片条形，有毛，花萼钟状，长 7~8 mm，萼齿与萼筒近等长，花冠蝶形，蓝紫色，旗瓣翼瓣或近等长，龙骨瓣远较旗瓣长，子房有毛。荚果扁平，有 1~5 节，下垂，荚节圆形或矩圆形，具网纹，被长柔毛。

功能主治： 止痛，止血，健胃。用于培根木布引起的刺痛，便血，血刺痛，胃病，水肿。

附注：《四川省藏药材标准》2014 年版收载。

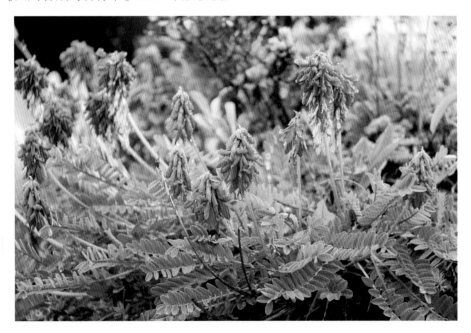

锡金岩黄芪

四川药用植物原色图谱

442

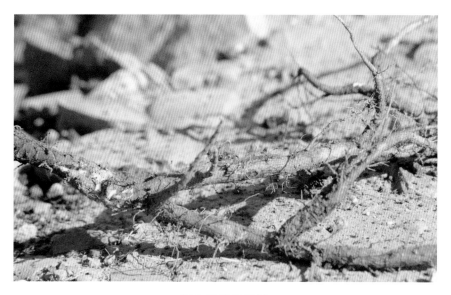

锡金岩黄芪鲜根

香花崖豆藤

来源： 豆科植物香花崖豆藤 *Millettia dielsiana* Harms ex Diels 的干燥藤茎或种子。

植物形态要点： 攀援灌木。茎皮灰褐色。羽状复叶长 15~30 cm；小叶 5，纸质，披针形或长椭圆形，下面被平伏柔毛或无毛，侧脉 6~9 对，中脉在上面微凹，下面甚隆起，细脉网状，两面均显著，叶柄、叶轴被稀疏柔毛，小托叶锥刺状。圆锥花序顶生，花序轴被黄褐色柔毛；花萼阔钟状，被细柔毛；花冠紫红色，旗瓣阔卵形，密被锈色或银色绢毛，龙骨瓣镰形。荚果线形至长圆形，扁平，长 7~12 cm，密被绒毛。种子长圆状凸镜形，长约 8 cm。

功能主治： 补血活血，通络。用于月经不调，血虚萎黄，麻木瘫痪，风湿痹痛。

附注：《四川中药材标准》1987 年版和《湖南省中药材标准》1993 年版收载。《四川省中药材标准》2010 年版以山鸡血藤收载。《中国植物志》将植物名和拉丁学名修订为香花鸡血藤 *Callerya dielsiana* (Harms) P. K. Loc ex Z. Wei & Pedley。

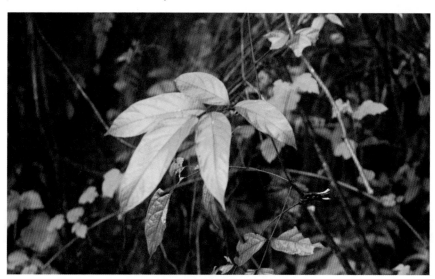

香花崖豆藤

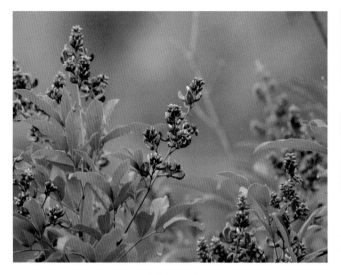

香花崖豆藤

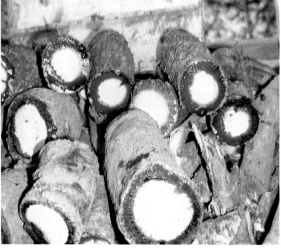

香花崖豆藤鲜茎

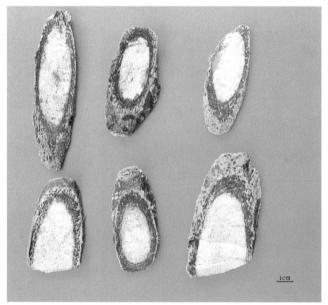

山鸡血藤

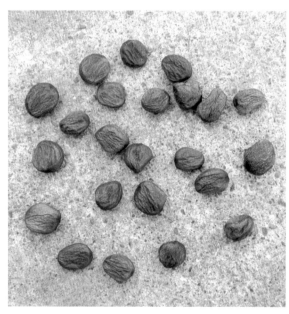

香花崖豆藤种子

厚果崖豆藤

来源： 豆科植物厚果崖豆藤 *Millettia pachycarpa* Benth. 的干燥藤茎或果。

植物形态要点： 藤本。小叶 13~17，下面具褐色丝毛，长圆状椭圆形至长圆状披针形，背面被平伏绢毛但中脉密被褐色绒毛。假总状花序在新枝下具 2~6 分枝，具褐色绒毛。荚果深褐色，膨大，密具浅黄色疣，渐无毛。

功能主治： 杀虫，攻毒，止痛。用于疥疮，癣，癞，痧气腹痛，小儿疳积。

附注： 本品又称少果鸡血藤。《四川省中药资源志要》383 页。

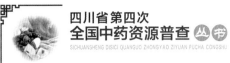

四川药用植物原色图谱

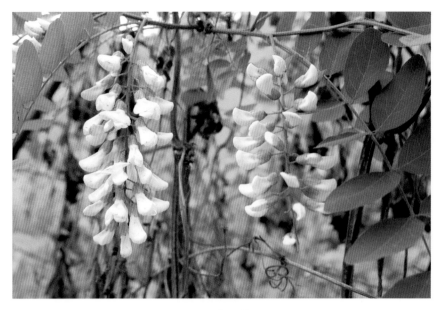

厚果崖豆藤

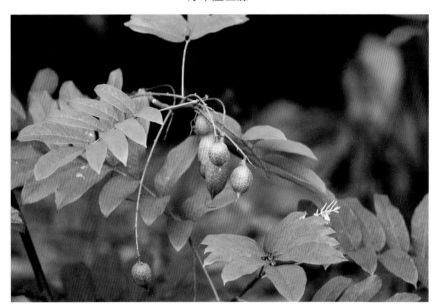

厚果崖豆藤

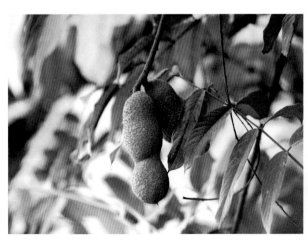

厚果崖豆藤

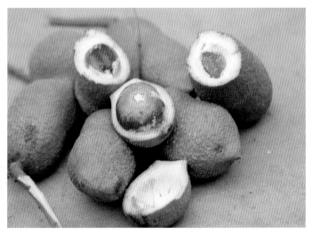

厚果崖豆藤

假地兰

来源：豆科植物假地兰 *Crotalaria ferruginea* Grah. 的干燥根或全草。

植物形态要点：草本，直立或斜升。托叶披针形至三角状披针形，长 5~8 mm。叶单生，椭圆形，两面具柔毛，但下面稍密。总状花序顶生，具 2~6 花；花冠黄色。荚果长圆形。

功能主治：滋肾养肝，止咳平喘，利湿解毒。用于耳鸣，耳聋，头目眩晕，遗精，月经过多，白带，久咳痰血，哮喘，肾炎，小便不利，扁桃体炎，腮腺炎，疔疮肿毒。

附注：《中华本草》收载。《四川省中草药标准》试行稿第三批（1980 年）以响铃草收载。全草为壮族、哈尼族、傈僳族、白族、德昂族、景颇族、阿昌族、苗族、土家族、侗族习用药。根或全草为彝族习用药。根为布依族习用药。

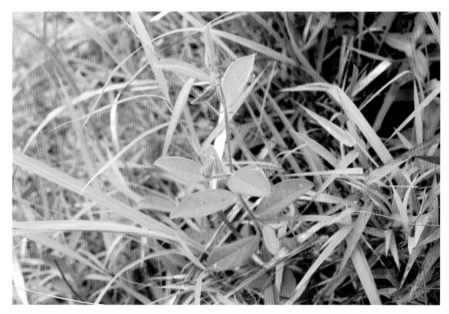

假地兰

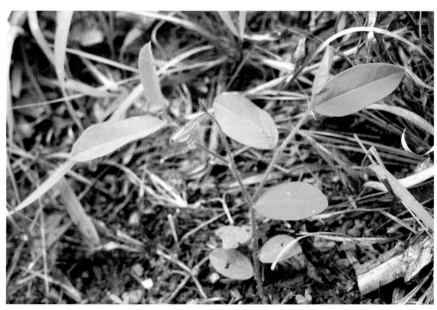

假地兰

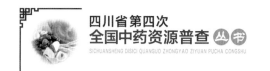

鬼箭锦鸡儿

来源：豆科植物鬼箭锦鸡儿 *Caragana jubata* (Pall.) Poir. 的干燥木部心材、枝叶或花。

植物形态要点：灌木。羽状复叶，小叶 8~12；叶柄和叶轴宿存。花单生；萼筒管状，长 1.4~1.7 cm；花冠玫瑰色、紫红色、亮紫色、粉色或白色；翼瓣具单耳，生于瓣片上。荚果长达 3 cm，密具长柔毛。

功能主治：破血，化瘀，降压。用于高山多血症，高血压症，月经不调。

附注：《中华人民共和国卫生部药品标准·藏药》第一册 1995 年版、《藏药标准》1979 年版以藏锦鸡儿收载。红色心材称锦鸡儿。茎或红色心材、枝叶、花为藏族习用药，根的木质部治饮酒过度引起的肝热及气诸症。根为蒙古族习用药。

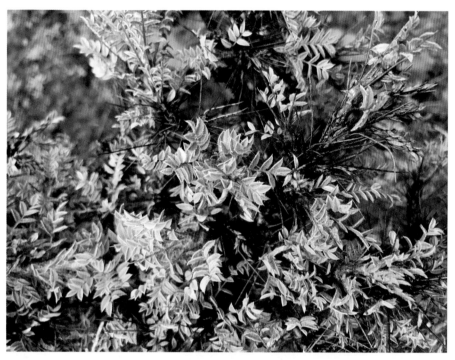

鬼箭锦鸡儿

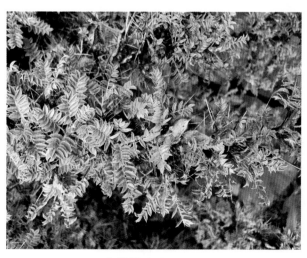

鬼箭锦鸡儿

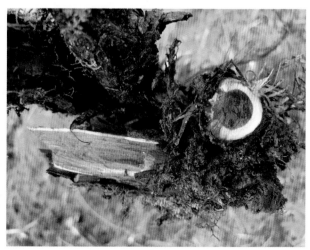

鬼箭锦鸡儿示红色心材

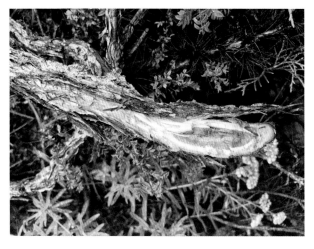

鬼箭锦鸡儿示红色心材

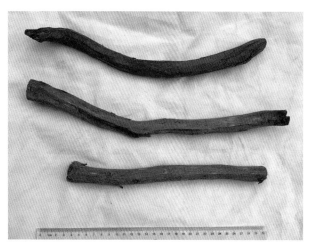

锦鸡儿

二色锦鸡儿

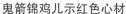

来源：豆科植物二色锦鸡儿 *Caragana bicolor* Kom. 的干燥根。

植物形态要点：灌木。偶数羽状复叶，有小叶 8~16，小叶顶端钝至锐尖。花单生或成对生于总花梗；萼裂片深褐色；花冠黄色，但是旗瓣干后紫色；旗瓣先端凹缺，翼瓣具 1 耳。荚果圆筒状，被白色柔毛。

功能主治：解毒，消炎。用于肌肉热，脉热，成熟瘟疫热，隆热症。

附注：《四川省藏药材标准》2014 年版收载。《四川省中药资源志要》363 页。

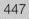

447

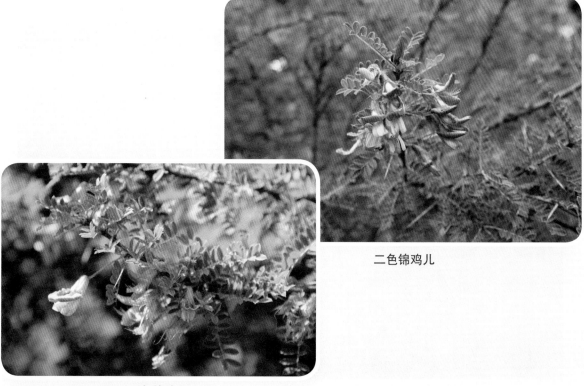

二色锦鸡儿

二色锦鸡儿

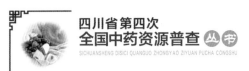
448

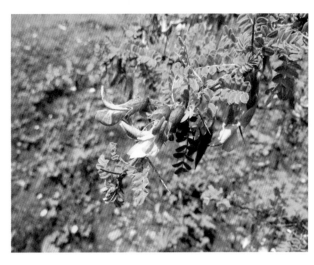

二色锦鸡儿

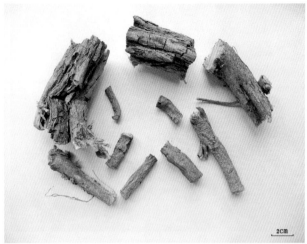

二色锦鸡儿

矮生野决明

来源： 豆科植物矮生野决明 *Thermopsis smithiana* E.Peter 的干燥根及根茎。

植物形态要点： 草本。小叶倒卵形至狭椭圆形，先端钝圆或截形，偶有细尖，上面无毛，下面被白色长绒毛。总状花序短，3~5 cm，3 花轮生；花冠亮黄色，花瓣具长爪。荚果椭圆形、长圆形或倒卵形。

功能主治： 解毒消肿，祛瘀催吐，利痰，止咳。用于恶疮疔癣，恶性疮伤。

附注：《高原中草药治疗手册》记载。《中国植物志》将植物名和拉丁学名修订为 *Thermopsis smithiana* Pet.-Stib.。

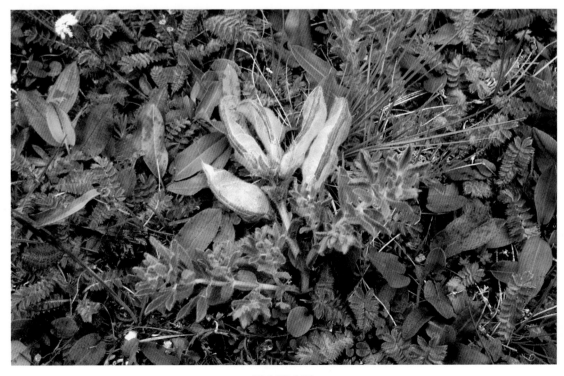

矮生野决明

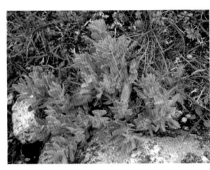
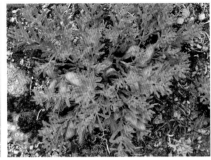
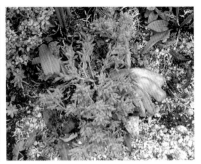

矮生野决明　　　　　　　　　　矮生野决明　　　　　　　　　　矮生野决明

含羞草

来源： 豆科植物含羞草 *Mimosa pudica* L. 的干燥全草。

植物形态要点： 灌木。羽片通常 2 对；小叶 10~20 对，线状披针形。花多数，粉色，小花萼微小；花冠钟形，裂片外面具柔毛，雄蕊 4。荚果排成星状，稍弯曲，扁平，长圆形，边缘具刺毛。

功能主治： 凉血解毒，清热利湿，镇静安神。用于感冒，小儿高热，支气管炎，肝炎，肠炎，结膜炎，泌尿系结石，水肿，劳伤咳血，鼻衄，血尿，神经衰弱，失眠，疮疡肿毒，带状疱疹，跌打损伤。

附注：《河北省中药材标准》2018 年版收载。

449

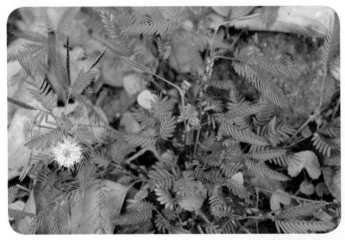

含羞草

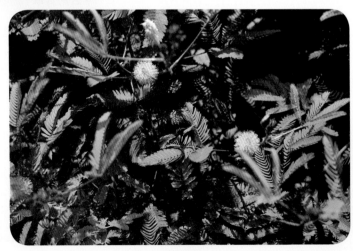

含羞草

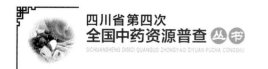
云南甘草

来源：豆科植物云南甘草 *Glycyrrhiza yunnanensis* S. H. Cheng et L. K. Dai ex P. C. Li 的干燥根及根茎。

植物形态要点：草本。羽状复叶，有小叶 7~15。总状花序腋生，密集成球状；苞片披针形，密生腺点；花萼钟状；花冠紫色。荚果密集，长卵形，顶端骤尖，密被刚硬的刺。种子褐色，肾形。

功能主治：补脾益气，止咳祛痰，清热解毒。用于脾胃虚弱，中气不足，气短乏力，食少便溏，咳嗽气喘，痈疽疮疡，无名肿毒，丹毒。

附注：《中国药用植物志》第 5 卷 618 页。

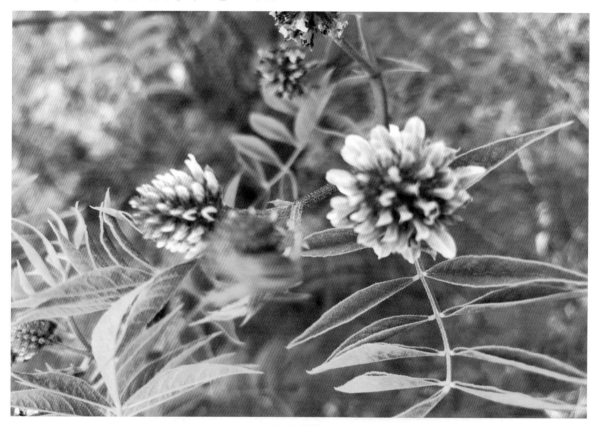

云南甘草

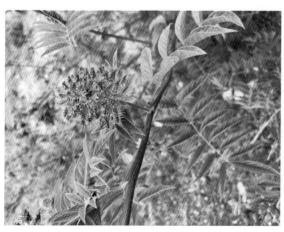

云南甘草

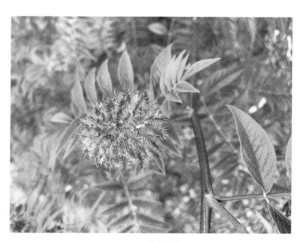

云南甘草

截叶铁扫帚

来源：豆科植物截叶铁扫帚 *Lespedeza cuneata* (Dum.-Cours.) G. Don 的干燥地上部分。

植物形态要点：亚灌木或草本。叶密集，具 3 小叶，小叶楔形或条状楔形，顶端截形或近截形，具小尖头，下面疏具平伏柔毛。总状花序腋生，具 2~4 花；花序梗短；花冠浅黄色或白色。荚果宽卵形，被伏毛。

功能主治：固精缩尿，健脾利湿。用于肾虚遗精、滑精，遗尿，尿频，带下，泄泻。

附注：《四川省中药材标准》2010 年版以夜关门收载。《四川中药志》918 页。

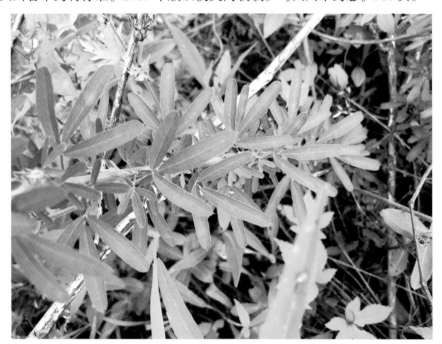

截叶铁扫帚

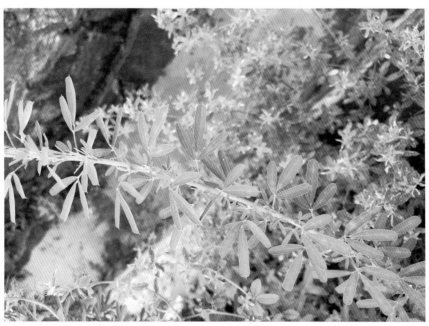

截叶铁扫帚

451

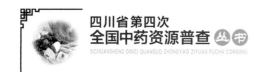

苦 参

来源：豆科植物苦参 *Sophora flavescens* Ait. 的干燥根。

植物形态要点：草本或半灌木。枝与小叶幼时无毛或具毛。羽状复叶，具 13~25 小叶。花形成疏松总状；花冠白色或浅黄色，龙骨瓣先端钝。荚果种子间稍缢缩，近四方形，疏或密具柔毛或渐无毛，4 瓣裂。

功能主治：清热燥湿，杀虫，利尿。用于热痢，便血，黄疸，尿闭，赤白带下，阴肿阴痒，湿疹，湿疮，皮肤瘙痒，疥癣麻风。外治滴虫性阴道炎。

附注：《中国药典》2020 年版一部收载。《四川中药志》1191 页。

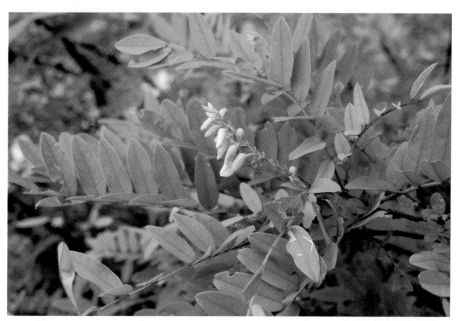

苦参

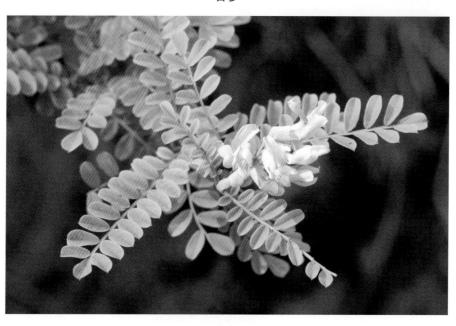

苦参

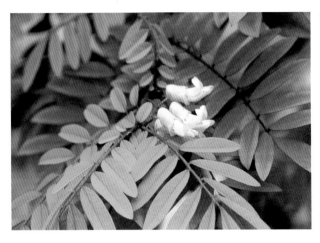

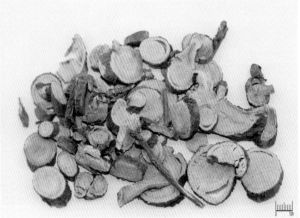

苦参　　　　　　　　　　　　　苦参

槐

来源：豆科植物槐 *Sophora japonica* L. 的干燥花及花蕾或果实。

植物形态要点：乔木。叶柄基部膨大；小叶 9~15，卵状披针形或卵状长圆形。圆锥花序顶生，花冠白色或乳黄色，子房明显短于雄蕊。荚果厚，种子间明显缢缩。

功能主治：槐花凉血止血，清肝泻火。用于便血，痔血，血痢，崩漏，吐血，衄血，肝热目赤，头痛眩晕。槐角清热泻火，凉血止血。用于肠热便血，痔肿出血，肝热头痛，眩晕目赤。

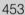

453

附注：《中国药典》2020 年版一部以槐花和槐角收载。《中国植物志》将拉丁学名修订为 *Styphnolobium japonicum* (L.) Schott。

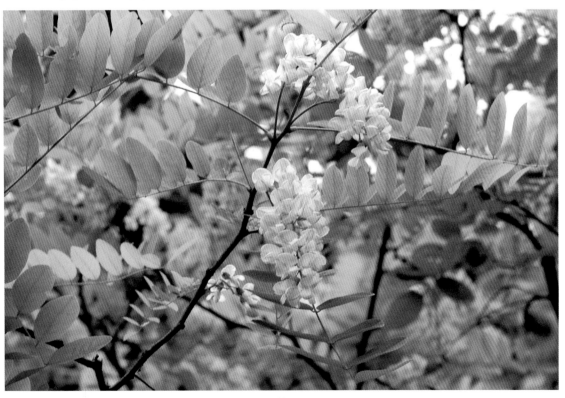

槐

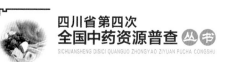

四川药用植物原色图谱

454

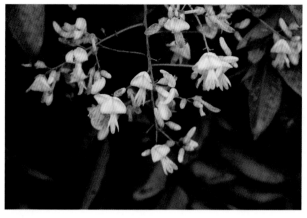

槐

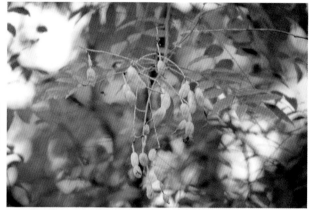

槐

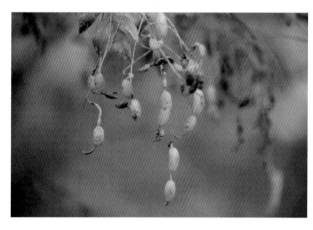

槐

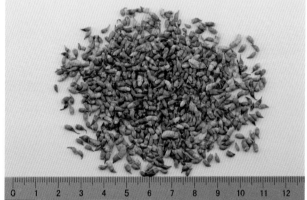

槐花

决 明

来源： 豆科植物决明 *Cassia tora* L. 的干燥成熟种子。

植物形态要点： 直立草本。小叶倒卵圆形或倒卵圆状长圆形，先端圆形钝而有小尖头，每两小叶间有 1 枚棒状腺体。总状花序腋生，短，具 1~3 花；花瓣黄色，下面 2 个稍长。荚果圆柱状，近四棱形。

功能主治： 清热明目，润肠通便。用于目赤涩痛，羞明多泪，头痛眩晕，目暗不明，大便秘结。

附注： 本品出自《神农本草经》。《中国药典》2020 年版以决明子收载小决明 *Cassia tora* Linn. 和决明 *Cassia obtusifolia* L.。《中国植物志》将植物名和拉丁学名修订为小决明 *Senna tora* (Linnaeus) Roxburgh。决明的植物名为钝叶决明。

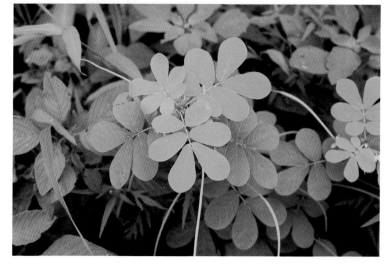

决明

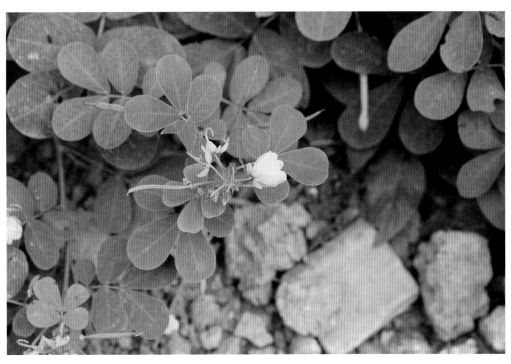

决明

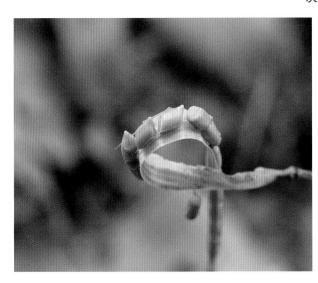

决明鲜种子

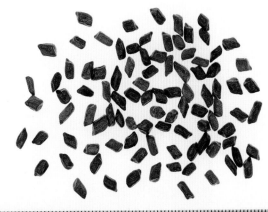

决明子

紫云英

来源： 豆科植物紫云英 *Astragalus sinicus* L. 的干燥种子或全草。

植物形态要点： 草本。茎于节上生根。叶柄疏具毛；小叶 3~5 对，下面疏具平伏毛。花组成稍紧密呈伞形的总状花序；花瓣白色、粉色、浅红色或紫色。荚果条状长圆形，稍弯曲。

功能主治： 种子祛风明目。用于目赤肿痛。全草清热解毒，祛风止痛。用于肺热咳嗽，肝风头痛，咽喉肿痛，痈肿疮毒，目赤肿痛，带状疱疹，外伤出血。

附注： 本品始载于明·朱橚《救荒本草》。《江西草药手册》。《四川中药志》称沙蒺藜，778 页。

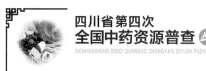
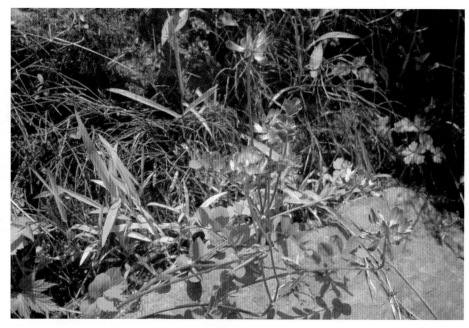

紫云英

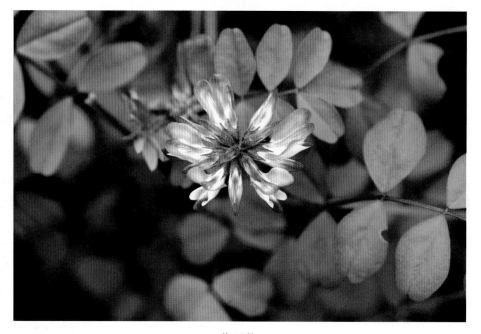

紫云英

草木樨

来源：豆科植物草木樨 *Melilotus officinalis* (L.) Pall. 的干燥地上部分或全草。

植物形态要点：草本。叶三出复叶；托叶镰刀状条形，基部全缘或具 1 小齿；小叶 8~12 对，边缘具浅齿。总状花序具 30~70 花，起初密集，花期疏松；花黄色。荚果卵球形，脉为横向网纹状，深褐色。

功能主治：止咳平喘，散结止痛。用于哮喘，支气管炎，肠绞痛，创伤，淋巴结肿痛。

附注：《中华人民共和国卫生部药品标准·藏药》（第一册）收载。《上海市中药材标准》1994年版以省头草收载地上部分。

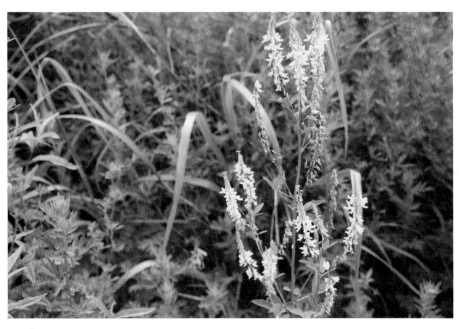

草木樨

白花草木樨

来源：豆科植物白花草木樨 *Melilotus albus* Medikus 的干燥全草。

植物形态要点：草本。茎直立，圆柱形，中空，多分枝。羽状三出复叶；托叶尖刺状锥形，全缘；叶柄比小叶短，纤细；小叶边缘具浅锯齿。总状花序具 40~100 花；花冠白色，长 4~5 mm。荚果椭圆形至长圆形，长 3~3.5 mm，先端锐尖，具尖喙。

功能主治：止咳平喘，散结止痛。用于哮喘，支气管炎，肠绞痛，创伤，淋巴结肿痛。

附注：《四川省中药资源志要》381 页。《中国植物志》将拉丁学名修订为 *Melilotus albus* Desr.

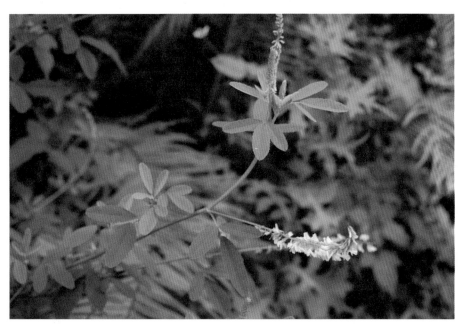

白花草木樨

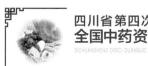

四川药用植物原色图谱

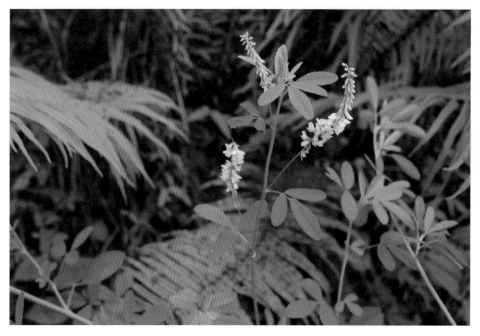

白花草木樨

百脉根

来源：豆科植物百脉根 *Lotus corniculatus* L. 的干燥全草。

植物形态要点：草本，全株散生稀疏白色柔毛或无毛。伞形花序，具 3~7 花；花长 9~18 mm；萼齿几等长；花冠黄色或部分或全部橙红色，干后常蓝黑色。荚果直，褐色。

功能主治：补虚，清热，止渴。用于虚劳，阴虚发热，口渴。

附注：《中华本草》第 4 册 3261 页。

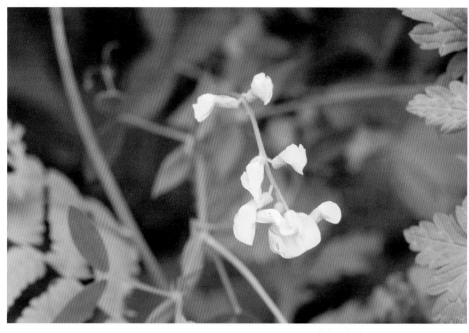

百脉根

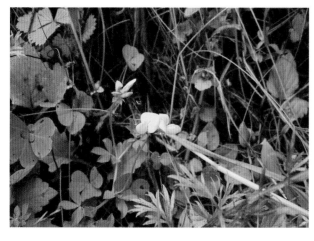

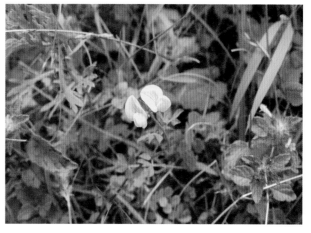

百脉根　　　　　　　　　　　　　　　　百脉根

歪头菜

来源：豆科植物歪头菜 *Vicia unijuga* A. Braun 的干燥全草。

植物形态要点：草本。偶数羽状复叶；小叶 1 对，卵状披针形，革质或厚纸质。总状花序单生，稀具分枝，近圆柱形，常明显长于叶；花萼渐无毛；花冠深或浅蓝色、紫色至红色。荚果长圆形，扁平，无毛。

功能主治：补虚调肝，理气止痛，清热利尿。用于头晕目眩，体虚浮肿，气滞胃痛，疔疮肿毒。

附注：《中华本草》第 4 册 3455 页记载拉丁学名为 *Vicia unijuga* A. Br.。

459

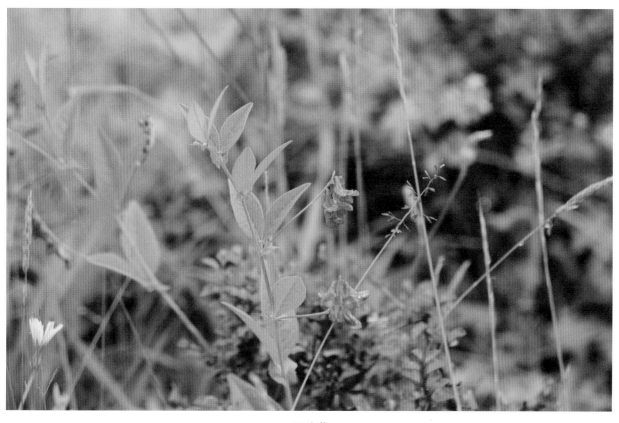

歪头菜

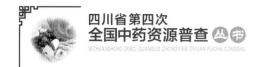

长柄山蚂蝗

来源：豆科植物长柄山蚂蝗 *Hylodesmum podocarpum* (DC.) H. Ohashi et R. R. Mill 的干燥根皮及全株。

植物形态要点：直立草本，高 50~110 cm。三出羽状复叶；托叶条状披针形，长 0.5~1 mm，基部最宽。总状或圆锥花序，顶生或顶生及腋生，每节常具 2 花；花冠紫红色。荚果常 2 荚节。

功能主治：清热解毒。用于发烧和疟疾。

附注：《中国植物志》将拉丁学名修订为 *Hylodesmum podocarpum* (Candolle) H. Ohashi et R. R. Mill。

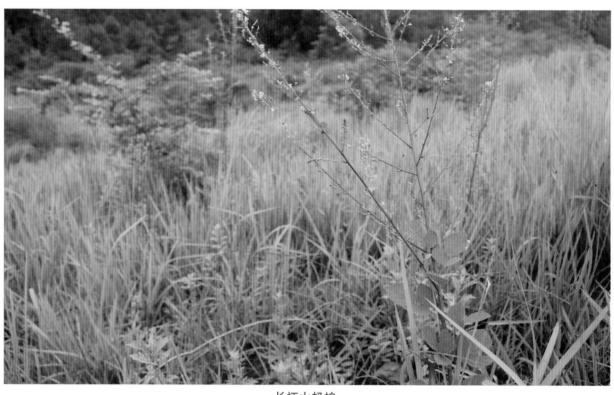

长柄山蚂蝗

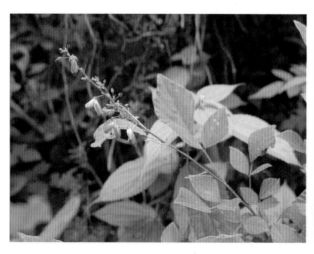

长柄山蚂蝗

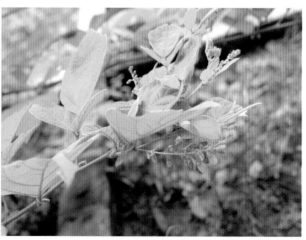

长柄山蚂蝗

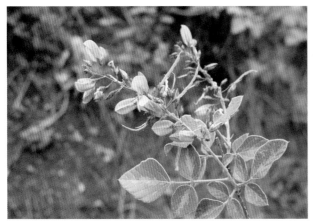

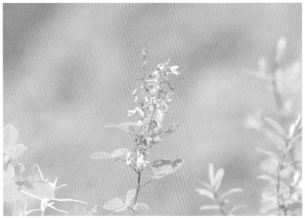

长柄山蚂蝗　　　　　　　　　　　　　　　　　　长柄山蚂蝗

落花生

来源： 豆科植物落花生 *Arachis hypogaea* L. 的新鲜或干燥地上部分、种子、果壳或种皮。

植物形态要点： 草本。茎直立或匍匐，被淡黄色长柔毛，后变无毛。叶通常具 4 小叶，卵状长圆形至倒卵形，基部贴生于叶柄。花冠黄色或金黄色。荚果膨胀，荚厚，具网纹，具 1~4 粒种子。

功能主治： 种子清肺和胃，补脾益气。用于燥咳，脚气，脾虚食少，乳妇奶少，肺痨咳嗽。枝叶活血化瘀，降低血清胆固醇。用于跌打损伤，高血压，脑血管疾病。

附注： 本品首载于明·兰茂《滇南本草》。《湖南省中药材标准》1993 年版，2009 年版和《河南省中药材标准》1993 年版收载落花生枝叶；《云南省药品标准》1996 年版，2005 年版收载花生壳；《山东省中药材标准》1995 年版，2012 年版收载花生红衣。

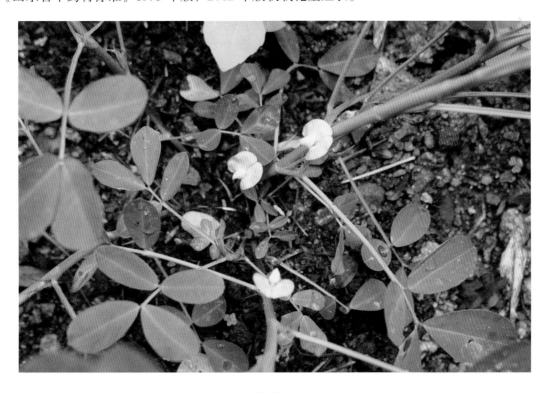

落花生

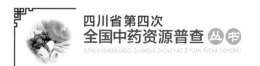

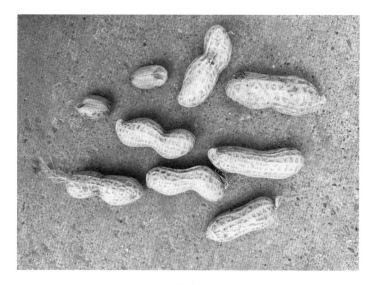

花生

川滇米口袋

来源： 豆科植物川滇米口袋 *Gueldenstaedtia delavayi* Franch. 的干燥全草。

植物形态要点： 草本，全株被白色柔毛。主根长圆锥状。叶基生，叶长 2~9 cm，奇数羽状复叶，具小叶 5~11 枚，椭圆形或卵圆形，两面均被长柔毛。伞形花序 2~4 朵花，花萼钟状，二萼齿较大；花冠紫色，旗瓣卵形，翼瓣狭长，龙骨瓣短。荚果圆柱形，短而被长柔毛；种子肾形。

功能主治： 发汗解表，止痛。用于外感发热，头痛，四肢酸软，咽痛，喘咳。

附注：《四川省中药材标准》2010 年版以皮寒药收载。《中国植物志》将植物名和拉丁学名修订为少花米口袋 *Gueldenstaedtia verna* (Georgi) Boriss.。

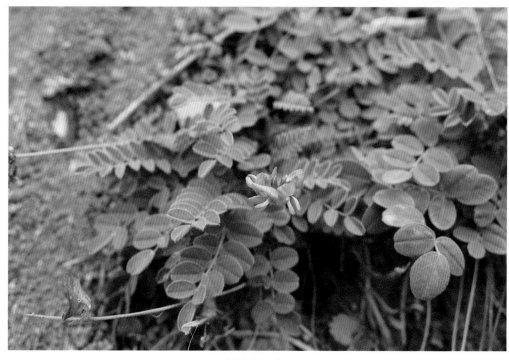

川滇米口袋

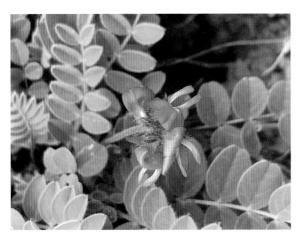

川滇米口袋

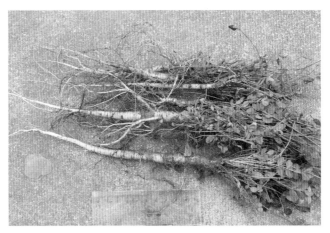

鲜皮寒药

亚麻科

亚 麻

来源：亚麻科植物亚麻 *Linum usitatissimum* L. 的干燥成熟种子。

植物形态要点：草本。叶互生，线形、线状披针形或披针形。花腋生，单生或成阔聚伞状；花大，直径约在 2.5 cm；萼片无腺体；花瓣蓝色，稀白色或红色。蒴果球形。

功能主治：润燥通便，养血祛风。用于肠燥便秘，皮肤干燥，瘙痒，脱发。

附注：《中国药典》2020 年版一部以亚麻子收载。

463

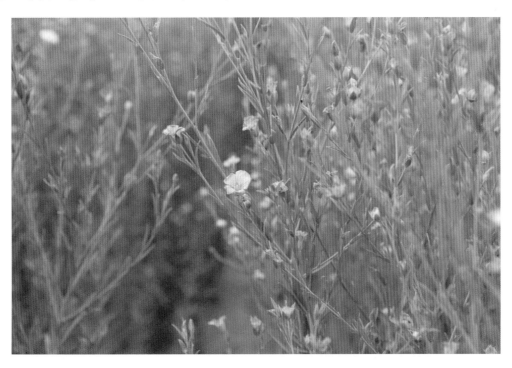

亚麻

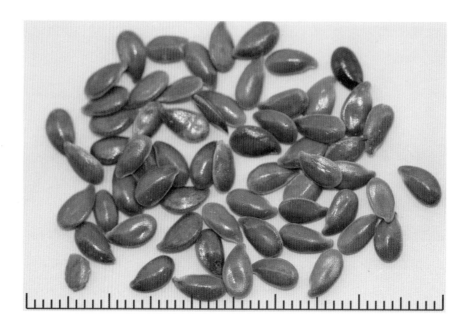

亚麻子

石海椒

来源：亚麻科植物石海椒 *Reinwardtia indica* Dum. 的干燥嫩枝叶。

植物形态要点：常绿直立灌木。叶椭圆形至倒卵状披针形，纸质，边缘全缘或具锯齿。花萼离生；花瓣黄色，离生，但是基部合生，花瓣具爪；退化雄蕊近钻形。蒴果球形，开裂为 6 或 8 瓣。

功能主治：清热利尿。用于小便不利，肾炎，黄疸型肝炎。

附注：本品出自《四川中药志》。《中华本草》第 4 册 3522 页称过山青。

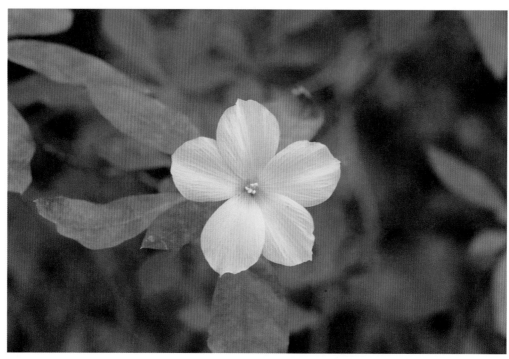

石海椒

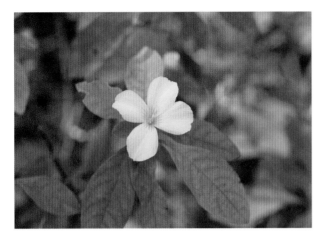

石海椒

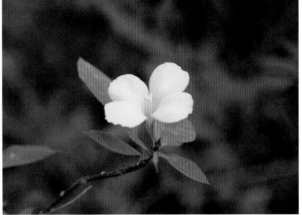

石海椒

蒺藜科

蒺 藜

来源：蒺藜科植物蒺藜 *Tribulus terrestris* L. 的干燥成熟果实。

植物形态要点：草本。茎平卧。偶数羽状复叶；小叶对生，3~8 对，长圆形至斜长圆形，基部稍倾斜，全缘。花瓣 5，黄色，直径约 1 cm；花梗短于叶。分果瓣 5，硬，中部边缘具 2 个加厚的刺。

功能主治：平肝明目，祛风止痒。用于头晕，头痛，角膜溃疡，目赤多泪，气管炎，高血压病，皮肤瘙痒，风疹。

附注：《中国药典》2020 年版一部收载。《四川植物志》第 9 卷 75 页。

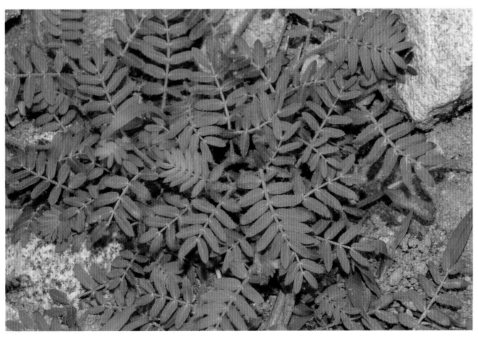

蒺藜

四
川
药
用
植
物
原
色
图
谱

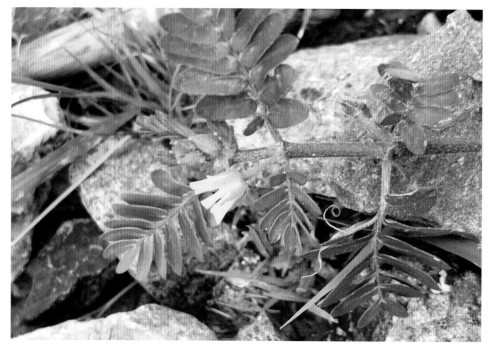

蒺藜

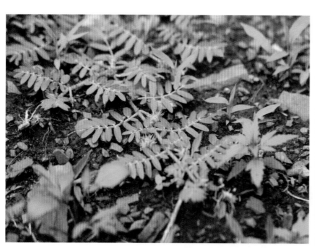

蒺藜

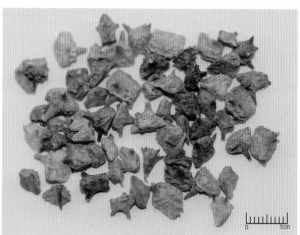

蒺藜

酢浆草科

酢浆草

来源: 酢浆草科植物酢浆草 *Oxalis corniculata* L. 的干燥全草。

植物形态要点: 草本。小叶表面无斑点,倒心形,绿色或带紫红色。花序伞形,具 1~7 花;花瓣亮黄色,长圆状倒卵形。蒴果长圆柱状,具 5 棱。

功能主治: 清热利湿,凉血散瘀,消肿解毒。用于泄泻,痢疾,黄疸,淋病,赤白带下,麻疹,吐血,衄血,咽喉肿痛,疔疮,痈肿,疥癣,痔疾,脱肛,跌打损伤,汤火伤。

附注：《云南省中药材标准》1996年版收载酢浆，《江西省中药材标准》1996年版，2014年版和《上海市中药材标准》1994年版收载。

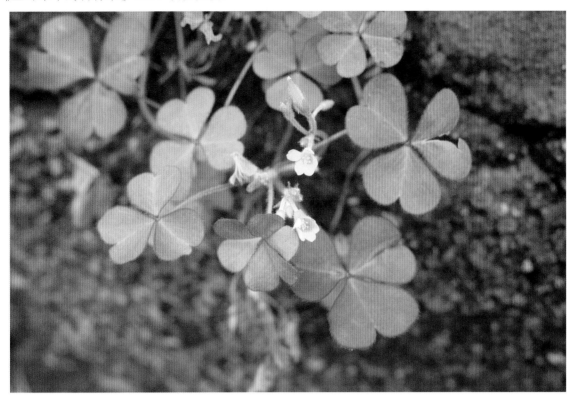

酢浆草

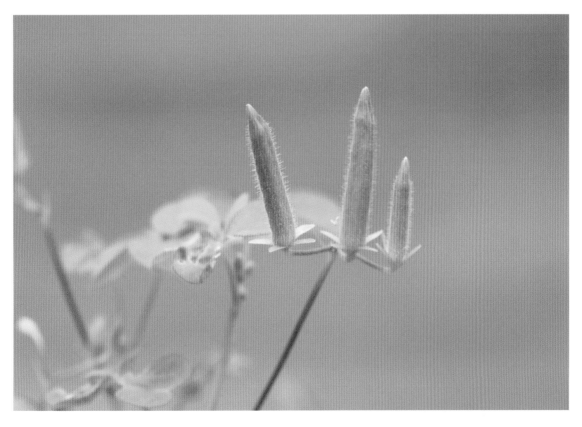

酢浆草

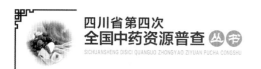

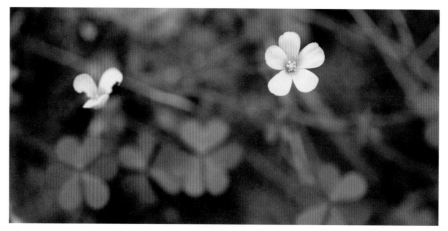

酢浆草

牻牛儿苗科

牻牛儿苗

来源： 牻牛儿苗科植物牻牛儿苗 *Erodium stephanianum* Willd. 的干燥地上部分。

植物形态要点： 草本，高 20~120 cm。茎多数。叶基生、对生，卵形至三角状卵形，羽状分裂，小叶倒心形。聚伞状圆锥花序，具 8~15 花；萼片披针形，先端具 2 个棕红色胼胝体；花瓣紫红色，具深色脉纹，基部绿色。蒴果。

功能主治： 祛风湿，通经络，止泻痢。用于风湿痹痛，麻木拘挛，筋骨酸痛，泄泻痢疾。

附注：《中国药典》2020 年版一部以老鹳草收载牻牛儿苗、老鹳草 *Geranium wilfordii* Maxim. 和野老鹳草 *Geranium carolinianum* L.。前者习称长嘴老鹳草，后两者习称短嘴老鹳草。

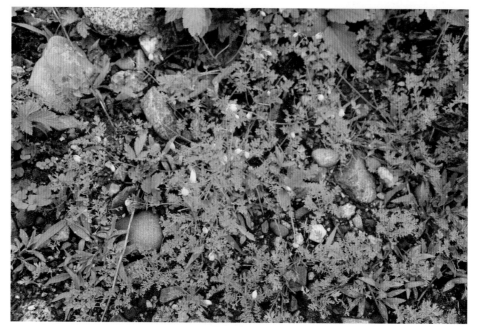

牻牛儿苗

天竺葵

来源： 牻牛儿苗科植物天竺葵 *Pelargonium hortorum* Bailey 的干燥全草。

植物形态要点： 草本，高 30~60 cm。叶互生，托叶宽三角形或卵形，长 7~15 mm，叶圆形或肾形。伞形花序腋生，具多花；花梗 3~4 cm，被柔毛和腺毛；萼片狭披针形，长 8~10 mm；花瓣红色、橙红、粉红或白色，宽倒卵形，长 12~15 mm，宽 6~8 mm。蒴果长约 3 cm，被柔毛。

功能主治： 清热解毒。用于中耳炎，鼻渊头痛。

附注：《峨眉山药用植物资源》收载。《四川植物志》第 9 卷 69 页。

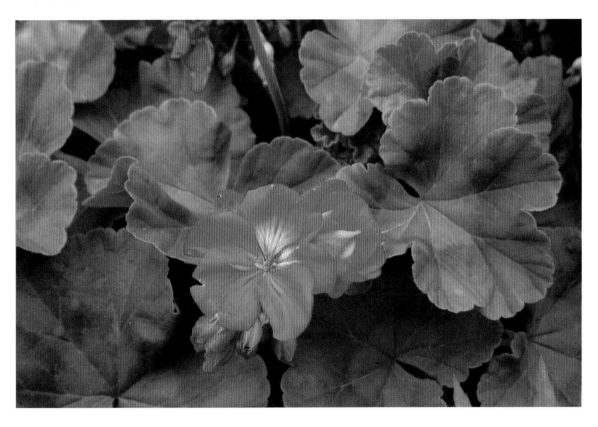

天竺葵

香叶天竺葵

来源： 牻牛儿苗科植物香叶天竺葵 *Pelargonium graveolens* L'Hér 的干燥全草。

植物形态要点： 草本或灌木状，高达 1 m。叶近圆形，直径 2~10 cm，掌状 5~7 深裂，两面被长糙毛。花 5~12 朵，排成伞形花序；萼片狭披针形，外面被腺毛和长硬毛；花瓣玫瑰色或粉红色。

功能主治： 祛风除湿，行气止痛，杀虫。用于风湿痹痛，疝气，阴囊湿疹，疥癣。

附注：《中华本草》第 4 册 3502 页记载拉丁学名为 *Pelargonium graveolens* L'Herit.。

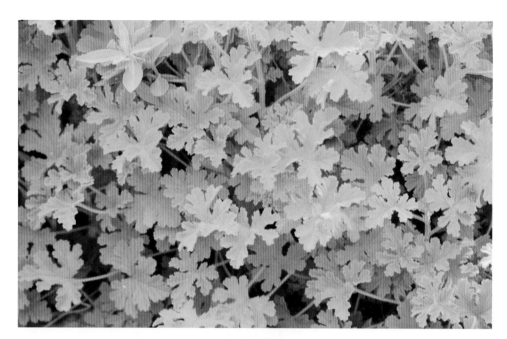

香叶天竺葵

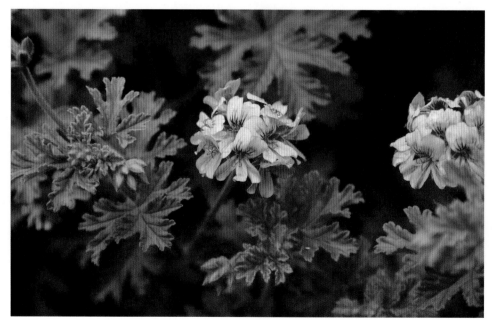

香叶天竺葵

尼泊尔老鹳草

来源： 牻牛儿苗科植物尼泊尔老鹳草 *Geranium nepalense* Sweet. 的干燥全草。

植物形态要点： 草本。叶对生，掌状开裂，裂片先端锐尖或钝卵圆，中央裂片阔菱形。聚伞花序单生，具 1 或 2 花；花瓣白色、浅粉色或稀深粉红色，长 5.1~6.3 mm。果实长 1.4~1.8 cm；果皮光滑，顶端具一横脉。

功能主治： 祛风通络，清热解毒。用于风湿痛，麻木拘挛，痈疽，跌打肿痛，热毒泻痢。

附注：《四川省中药材标准》2010 年版收载。《四川植物志》第 9 卷 59 页。

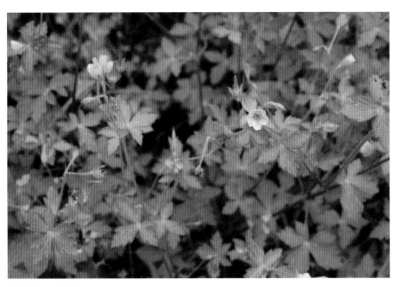

尼泊尔老鹳草

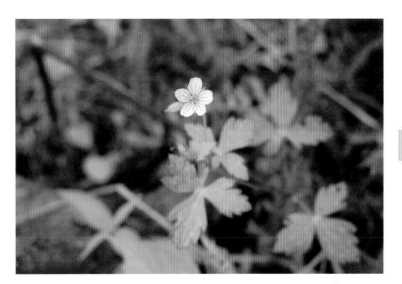

尼泊尔老鹳草

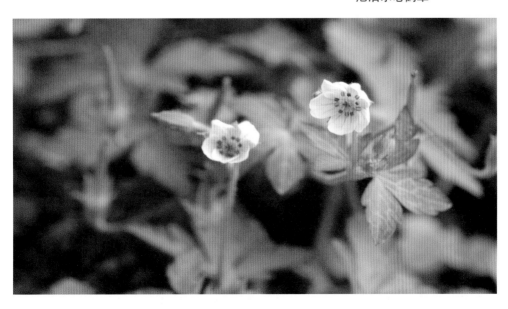

尼泊尔老鹳草

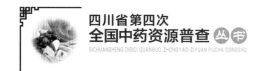

鼠掌老鹳草

来源： 牻牛儿苗科植物鼠掌老鹳草 *Geranium sibiricum* L. 的干燥全草。

植物形态要点： 草本。叶对生，掌状 5 深裂，中央裂片狭菱形；托叶披针形，棕褐色。聚伞花序单生，具 1 或 2 花；苞片对生，钻形，膜质；花瓣白色或粉红色带紫色脉纹，长 4~5.8 mm。蒴果下垂，疏被毛。

功能主治： 消肿止痛，活血散瘀，祛风除湿。用于跌打损伤，脾湿腹泻，风湿骨痛，风湿性关节炎。

附注：《中华本草》第 4 册 3498 页。

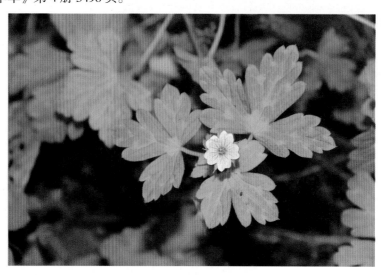

鼠掌老鹳草

甘青老鹳草

来源： 牻牛儿苗科植物甘青老鹳草 *Geranium pylzowianum* Maxim. 的干燥全草。

植物形态要点： 草本。根茎瘤近球状。叶互生，但与花序对生。小聚伞花序单生，具 2 花；萼片长 7~11 mm；花瓣深玫瑰粉色，基部白色，长 1.6~1.8 cm。果实长 2.3~2.9 cm，未成熟时直立。

功能主治： 消肿止痛，活血散瘀，祛风除湿。用于跌打损伤，脾湿腹泻，风湿骨痛，风湿性关节炎。

附注：《四川植物志》第 9 卷 41 页。

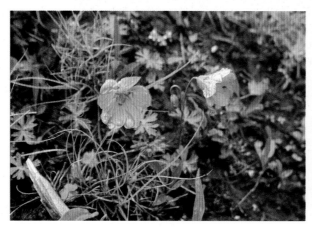

甘青老鹳草

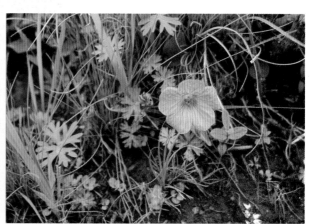

甘青老鹳草

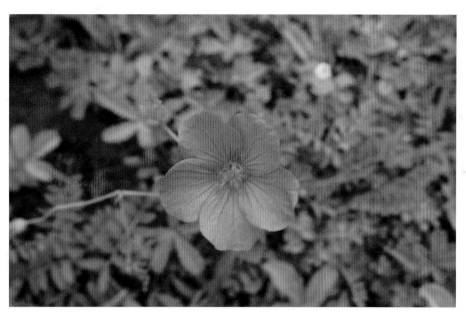

甘青老鹳草

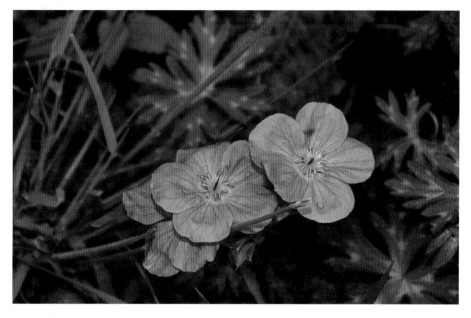

甘青老鹳草

473

反瓣老鹳草

来源： 牻牛儿苗科植物反瓣老鹳草 *Geranium refractum* Edgew. et Hook. 的干燥全草。

植物形态要点： 草本。叶对生，具长柄；叶圆形或肾形，5 深裂达基部。聚伞花序单生，具 2 花；花梗具钩状无腺毛及淡紫色腺毛；花瓣白色或浅粉红色，反折。紫黑色的花药、花丝和花柱分枝。果梗下垂；蒴果长约 2.5 cm，被短柔毛。

功能主治： 具有抗疟疾活性，β－羟高铁血红素形成抑制活性。

附注：《四川植物志》第 9 卷 16 页。分布于喜马拉雅山中段。《中国植物志》将拉丁学名修订为 *Geranium refractum* Edgew. et Hook. F.。

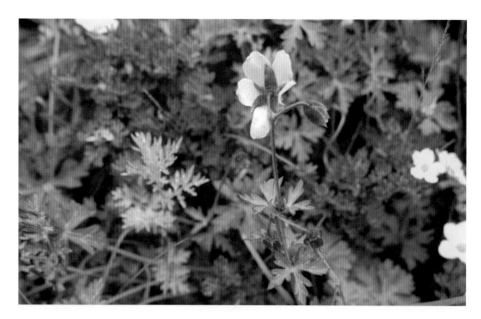

反瓣老鹳草

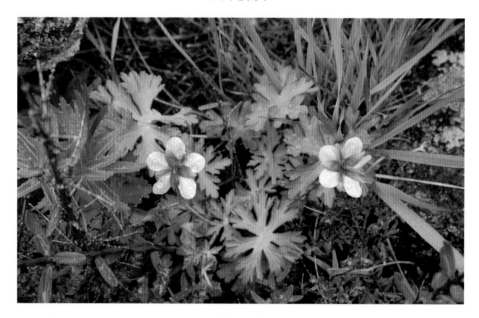

反瓣老鹳草

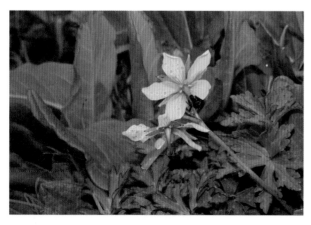

反瓣老鹳草

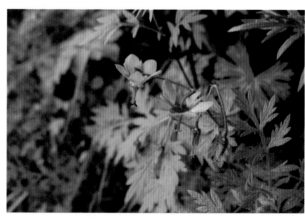

反瓣老鹳草

毛蕊老鹳草

来源： 牻牛儿苗科植物毛蕊老鹳草 *Geranium platyanthum* Duthie 的干燥全草。

植物形态要点： 草本。根状茎横走。茎具腺毛或无腺毛。叶 1 或 2，互生，与花序对生，掌状分裂。小聚伞花序单生或聚集在枝顶，具 2 花；花瓣淡紫色或白色；雄蕊花丝淡紫色，披针形，下面具柔毛，上半部具纤毛。蒴果被糙毛和腺毛。

功能主治： 疏风通络，强筋健骨。用于风寒湿痹，关节疼痛，肌肤麻木，肠炎，痢疾。

附注：《世界药用植物速查辞典》417 页。

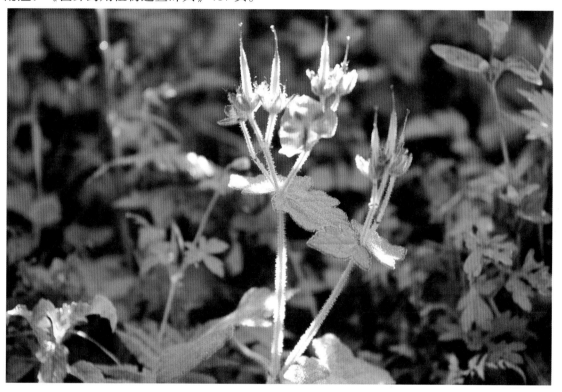

毛蕊老鹳草

旱金莲科

旱金莲

来源： 旱金莲科植物旱金莲 *Tropaeolum majus* L. 的干燥全草。

植物形态要点： 肉质草本。叶圆形至稍肾形，盾状，具 9 个主脉自叶柄着生处向四面辐射，叶背面常具乳突。花腋生，黄色、橘黄色或多色；花托杯状；花瓣 5；雄蕊 8，离生，不等长。果实扁球形，成熟后分离为 3 个具 1 粒种子的瘦果。

功能主治： 清热解毒，凉血止血。用于目赤肿痛，痈肿疮毒，肺热咳嗽，跌打损伤。

附注：《中药大辞典》收载。《四川植物志》第 3 卷 185 页。

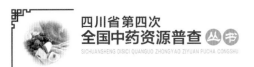

476

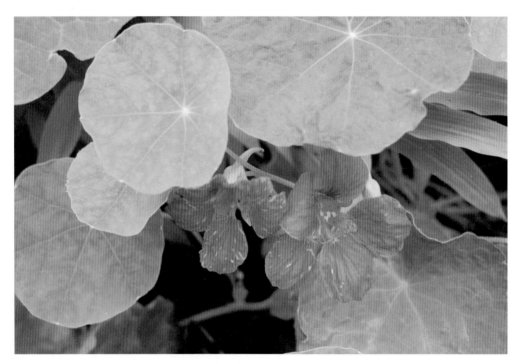

旱金莲

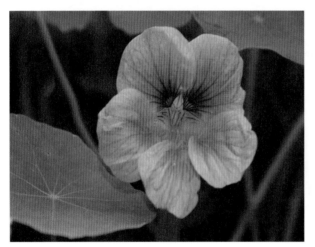

旱金莲

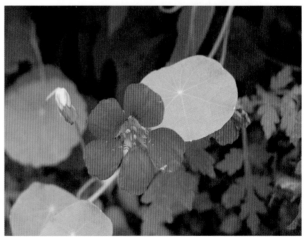

旱金莲

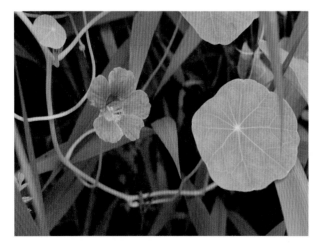

旱金莲

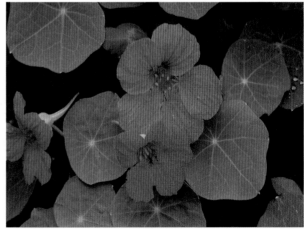

旱金莲

芸香科

吴茱萸

来源：芸香科植物吴茱萸 *Euodia rutaecarpa* (Juss.) Benth. 的干燥近成熟果实。

植物形态要点：小乔木或灌木。叶有小叶 5~11 片，小叶薄至厚纸质，卵形、椭圆形或披针形，小叶两面及叶轴被长柔毛，毛密如毡状，或仅中脉两侧被短毛，油点大且多。花序顶生；雄花序的花彼此疏离，雌花序的花密集或疏离；萼片及花瓣均 5 片，镊合排列；雄花花瓣腹面被疏长毛，退化雌蕊 4~5 深裂。果密集或疏离，暗紫红色，有大油点，每分果瓣有 1 种子；种子近圆球形，褐黑色。

功能主治：散寒止痛，降逆止呕，助阳止泻。用于厥阴头痛，寒疝腹痛，寒湿脚气，经行腹痛，脘腹胀痛，呕吐吞酸，五更泄泻。

附注：《中国药典》2020 年版一部收载吴茱萸、石虎 *Euodia rutaecarpa* (Juss.) Benth var. *officinalis* (Dode) Huang 或 疏 毛 吴 茱 萸 *Euodia rutaecarpa* (Juss.) Benth. var. *bodinieri* (Dode) Huang.。《中国植物志》将吴茱萸拉丁学名修订为 *Tetradium ruticarpum* (A. Jussieu) T. G. Hartley。《四川植物志》第 9 卷 122 页。

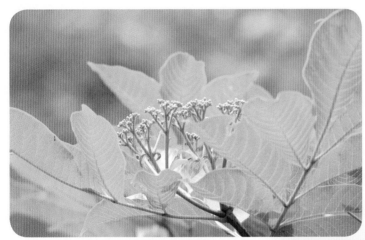

吴茱萸

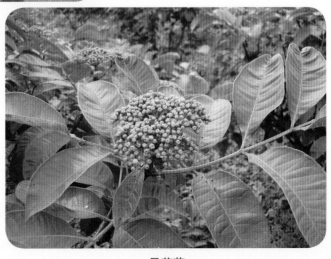

吴茱萸

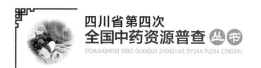

478

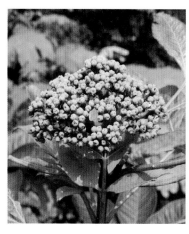

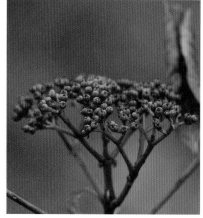

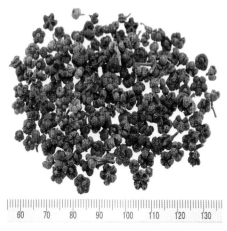

吴茱萸　　　　　　　　　吴茱萸　　　　　　　　　吴茱萸

波氏吴萸

来源：芸香科植物波氏吴萸 *Euodia rutaecarpa* (Juss.) Benth. var. *bodinieri* (Dode) Huang. 的干燥近成熟果实。

植物形态要点：小乔木或灌木。小叶 5~11，小叶薄纸质，卵形、椭圆形或披针形，两侧对称或一侧的基部稍偏斜，边全缘或浅波浪状，叶背仅叶脉被疏柔毛，油点大且多。雄雌花序的花彼此疏离；萼片及花瓣均 5 片，内面被疏毛或几无毛；雄花花瓣长约 4 mm，腹面被疏长毛，退化雌蕊 4~5 深裂；雌花花瓣长约 4 mm，内面被疏毛或几无毛，子房及花柱下部被疏长毛。果梗纤细且延长，果密集或疏离，暗紫红色，有大油点；种子近圆球形，褐黑色。

功能主治：同吴茱萸。

附注：疏毛吴茱萸为波氏吴萸。《中国植物志》将拉丁学名修订为 *Euodia rutaecarpa* var. *bodinieri* (Dode) Huang。

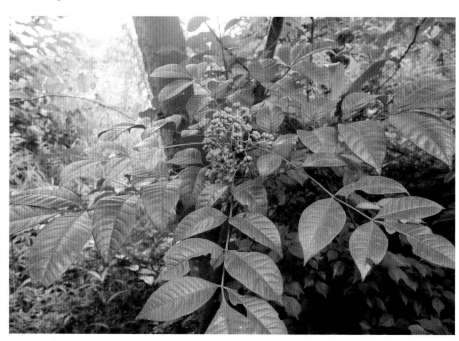

波氏吴萸

石椒草

来源：芸香科植物石椒草 *Boenninghausenia sessilicarpa* Lévl. 的干燥全草。

植物形态要点：草本。根圆柱形略扭曲，有纵纹及黑色圆形小突起。二或三回三出复叶互生，纸质；小叶片倒卵形至长圆形，长 3~5 mm，宽 2~4 mm，先端钝圆或微凹，基部宽楔形，全缘，有透明腺点。顶生聚伞花序；花具花梗；花萼深 4 裂，中部以下合生；花瓣 4，白色，卵圆形，长约 2 mm，薄膜质，有透明腺点；雄蕊 8；子房上位，心皮 4，基部分离。蒴果，卵形。

功能主治：疏风解表，清热解毒，行气活血。用于感冒，扁桃体炎，支气管炎，肺炎，肾盂肾炎，胃痛腹胀，血栓闭塞性脉管炎，腰痛，跌打损伤。

附注：《中国药典》1977 年版一部收载。本品又称石胡椒。

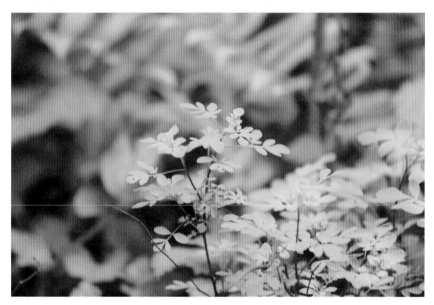

石椒草

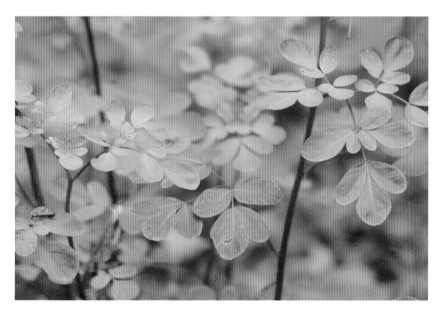

石椒草

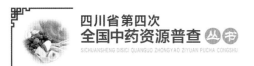

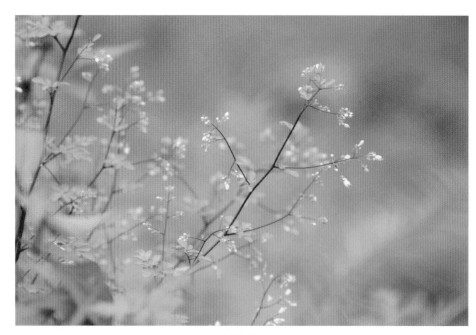

石椒草

臭节草

来源： 芸香科植物臭节草 *Boenninghausenia albiflora* (Hook.) Rchb. ex Meisn. 的干燥全草。

植物形态要点： 常绿草本，高达 1.2 m。叶互生，二至三回三出复叶。花序长 60 cm，花蕾球形至卵球形至椭圆体形至长圆形。果实为顶端 4 开裂的蓇葖果。种子肾形，种皮革质，瘤状。

功能主治： 解表截疟，活血散瘀，解毒。用于疟疾，感冒发热，支气管炎，跌打损伤，外伤出血，痈疖疮疡。

附注：《四川省中药资源志要》400 页。本品又称松风草。

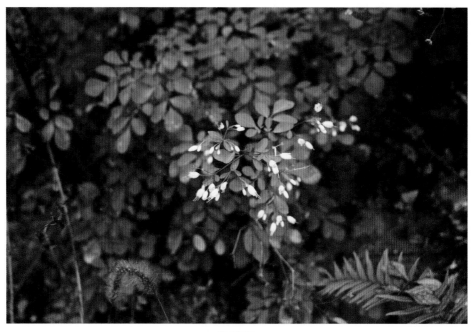

臭节草

青 椒

来源：芸香科植物青椒 *Zanthoxylum schinifoliun* Sieb. et Zucc. 的干燥成熟果皮。

植物形态要点：灌木。茎枝有短刺。叶具 7~19 小叶；小叶宽 4~6 cm，纸质，几无柄，上面具毛，下面无毛。花序顶生；雄花的退化雄蕊甚短。蓇葖果红褐色，干后墨绿色至黑褐色。

功能主治：温中止痛，杀虫止痒。用于脘腹冷痛，呕吐泄泻，虫积腹痛，湿疹，阴痒。

附注：《中国药典》2020 年版一部以花椒收载青椒和花椒。

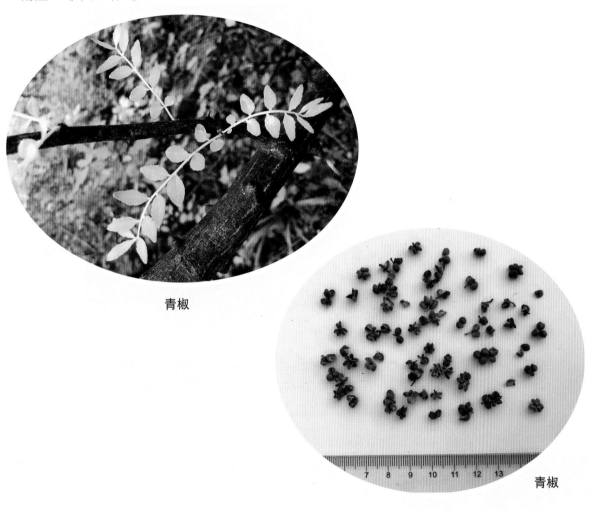

青椒

青椒

花 椒

来源：芸香科植物花椒 *Zanthoxylum bungeanum* Maxim. 的干燥成熟果皮或种子。

植物形态要点：乔木。茎和小枝具刺。茎刺基部平。小叶 5~13，叶背基部中脉两侧有丛毛或小叶两面均被短柔毛，仅叶缘具油腺点。花序腋生，但顶生于侧生小枝；雌花具 2~5 心皮。蓇葖果紫红色，直径 4~5 mm。

功能主治：同青椒。

附注：果皮称花椒，种子称椒目。《四川省中药材标准》2010 年版收载椒目。《四川植物志》第 9 卷 85 页。

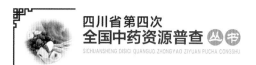
四川药用植物原色图谱

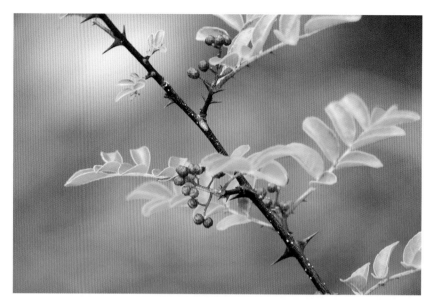

花椒

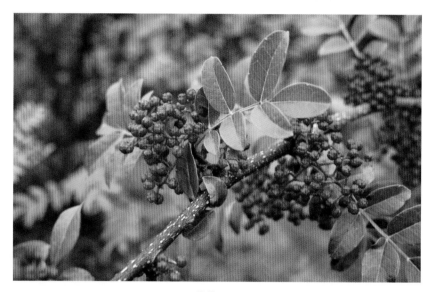

花椒

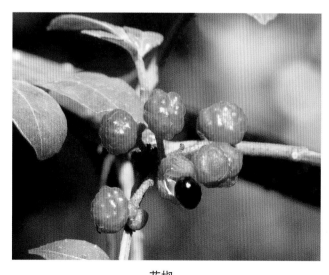

花椒

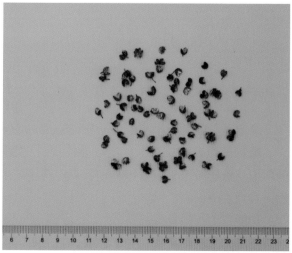

花椒

竹叶花椒

来源： 芸香科植物竹叶花椒 *Zanthoxylum armatum* DC. 的干燥根、茎、叶、果皮及种子。

植物形态要点： 小乔木或灌木。茎枝多锐刺，刺基部宽而扁，叶有小叶 3~9；小叶对生，披针形，沿小叶边缘有油点。花序近腋生或同时生于侧枝之顶，有花约 30 朵以内；花被片 6~8 片，雄蕊 5~6 枚，药隔顶端有 1 干后变褐黑色油点；不育雌蕊垫状凸起，顶端 2~3 浅裂；背部近顶侧各有 1 油点，花柱斜向背弯，不育雄蕊短线状。果紫红色，有微凸起少数油点，单个分果瓣径 4~5 mm；种子径 3~4 mm，褐黑色。

功能主治： 果实温中止痛，杀虫止痒。用于脘腹冷痛，呕吐泄泻，虫积腹痛，蛔虫病，湿疹瘙痒。全株祛风散寒，行气止痛，驱虫。用于风湿性关节炎，牙痛，跌打肿痛。

附注： 本品又称藤椒。《广西中药材标准》1990 年版收载；《浙江省中药材标准》2000 年版、2017 年版收载竹叶椒根；《湖南省中药材标准》1993 年版、2009 年版以花椒收载，并以两面针药用根和茎。四川省药品监督管理局 2019 年 12 月 16 日发布了竹叶花椒（藤椒）药材及饮片质量标准（SCYCBZ2019-001）。

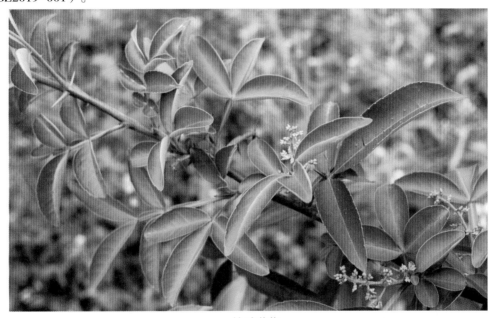

竹叶花椒

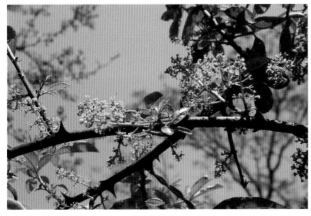

竹叶花椒

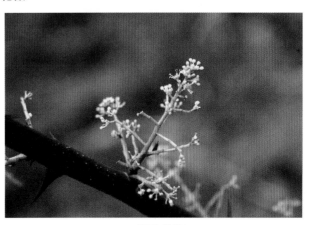

竹叶花椒

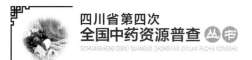
四
川
药
用
植
物
原
色
图
谱

484

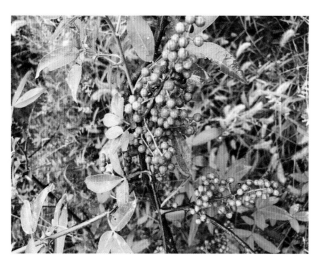

竹叶花椒

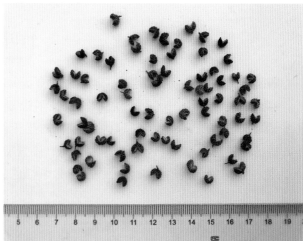

藤椒

砚壳花椒

来源：芸香科植物砚壳花椒 *Zanthoxylum dissitum* Hemsl. 的干燥根、茎皮、种子或叶。

植物形态要点：木质藤本。茎灰白色。叶轴和小叶中脉具棕红色刺。叶具 3~9 小叶，油点不明显。花序腋生，长达 10 cm；花瓣淡黄绿色。蓇葖果紧实集于果序中；在干后开裂的果实中，外果皮和中果皮在裂隙每边均大于内果皮。

功能主治：根活血散瘀，续筋接骨。用于跌打损伤，扭伤，骨折。种子理气止痛。用于月经过多，疝气痛。

附注：《全国中草药汇编》收载。《中华本草》第 4 册 3812 页。《四川省中药资源志要》408 页称蚌壳花椒。

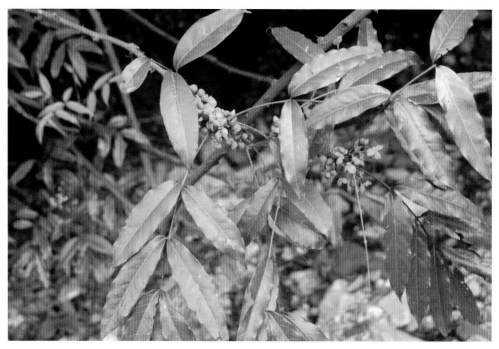

砚壳花椒

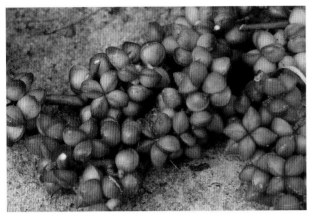

砚壳花椒

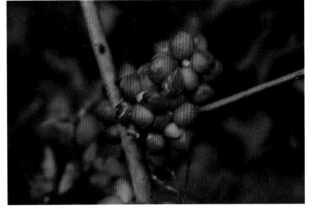

砚壳花椒

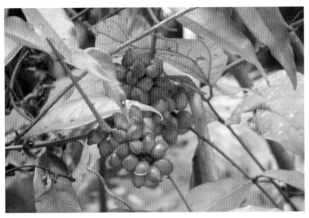

砚壳花椒

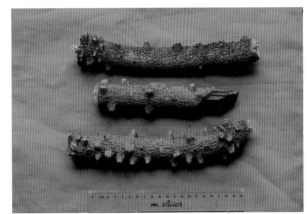

砚壳花椒茎

椿叶花椒

来源： 芸香科植物椿叶花椒 *Zanthoxylum ailanthoides* Siebold et Zucc. 的干燥茎皮和根。

植物形态要点： 落叶乔木，高达 15 m。小枝和花序轴具刺。叶具 11~27 小叶；小叶对生，背面灰绿色或灰蓝色，油点多。花序顶生，多花；花瓣淡黄白色。蓇葖果浅红棕色，油点多。

功能主治： 活血散瘀，跌打损伤。用于感冒，风湿病，关节痛，蛇伤肿痛，外伤出血。

附注：《四川省中药资源志要》407 页。本品又称食茱萸。《中国植物志》将拉丁学名修订为 *Zanthoxylum ailanthoides* Sied. et. Zucc.。

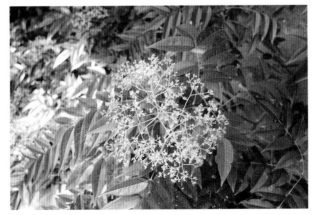

椿叶花椒

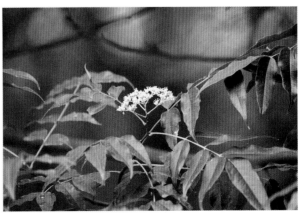

椿叶花椒

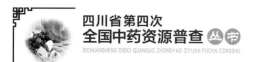

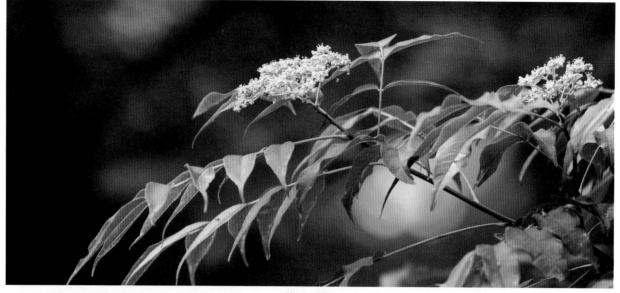

椿叶花椒

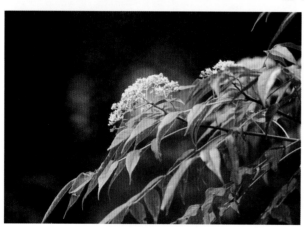

椿叶花椒

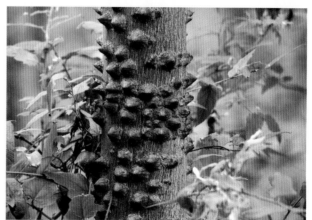

椿叶花椒

佛 手

来源： 芸香科植物佛手 *Citrus medica* L. var. *sarcodactylis* Swingle 的干燥果实或花。

植物形态要点： 常绿灌木或小乔木，枝上有短而硬的刺，嫩枝幼时呈紫红色。单叶互生，长椭圆形，边缘有锯齿；叶柄短，无翼。圆锥花序或为腋生的花束，雄花丛生，花萼杯状，先端 5 裂；花瓣 5，内面白色，外面淡紫色，雄蕊 30 以上；雄花子房上部渐狭，10~13 室，花柱宿存。柑果卵形或矩圆形，顶端分裂如掌，或张开如手指，成熟时，外皮鲜黄色，有乳状突起，无肉瓤与种子。

功能主治： 佛手疏肝理气，和胃止痛，燥湿化痰。用于肝胃气滞，胸胁胀痛，胃脘痞满，食少呕吐，咳嗽痰多。佛手花舒肝和胃，理气化痰。用于胸闷，咳嗽痰多。

附注： 《中国药典》2020 年版一部收载。《中华人民共和国卫生部药品标准·中药材》第一册 1992 年版收载佛手花。《中国植物志》将拉丁学名修订为 *Citrus medica* Fingered，《四川植物志》第 9 卷 159 页。本变种与香橼的区别在于本变种的子房在花柱脱落后即行分裂，在果的发育过程中成手指状。果皮甚厚，通常无种子。

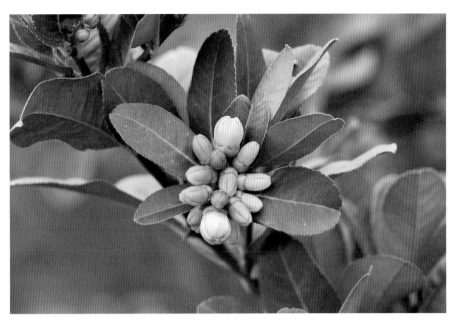

佛手

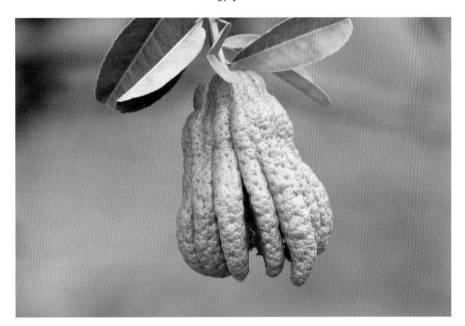

佛手

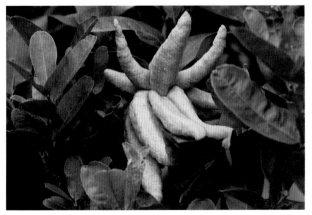

佛手

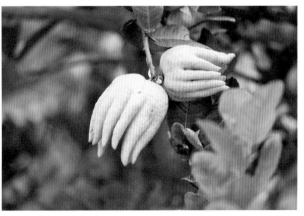

佛手

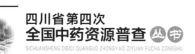

四川药用植物原色图谱

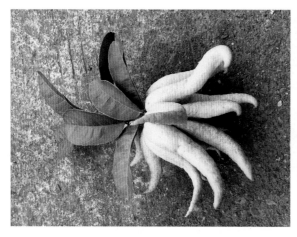

佛手鲜果

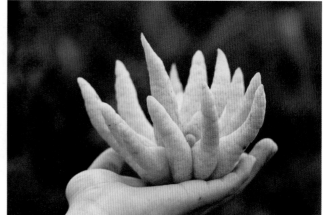

佛手鲜果

柑 橘

来源：芸香科植物柑橘 *Citrus reticulata* Blanco 及其栽培变种的干燥幼果或未成熟果实的果皮，成熟果皮、种子、中果皮与干燥外层果皮，成熟果实的中果皮与内果皮之间的维管束群。

植物形态要点：小乔木。叶互生，叶片革质，卵状披针形或长椭圆形。花单生或 2~3 簇生；雄蕊 20~25，花柱细长，柱头头状。果淡黄色、橙色、红色或洋红色，扁圆形至近圆形，表面光滑或粗糙；外果皮易剥落；果肉甜至酸。

功能主治：青皮疏肝破气，消积化滞。用于胸胁胀痛，疝气疼痛，乳癖，乳痈，食积气滞，脘腹胀痛。陈皮理气健脾，燥湿化痰。用于脘腹胀满，食少吐泻，咳嗽痰多。橘核理气，散结，止痛。用于疝气疼痛，睾丸肿痛，乳痈乳癖。橘红理气宽中，燥湿化痰。用于咳嗽痰多，食积伤酒，呕恶痞闷。橘络化痰，通络。用于痰热咳嗽，胸胁痛，咯血。

附注：《中国药典》2020 年版一部以陈皮、橘核和橘红收载橘。《中华人民共和国卫生部药品标准·中药材》（第一册）收载橘络。

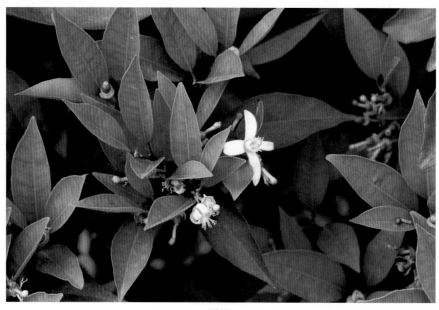

柑橘

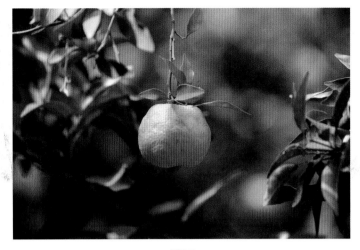

柑橘

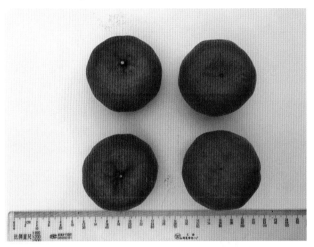

柑橘鲜果

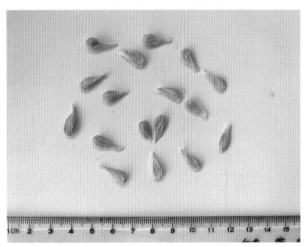

橘核

枳

来源：芸香科植物枳 *Poncirus trifoliata* (L.) Raf. 的叶和近成熟果实。

植物形态要点：落叶小乔木，高 1~5 m。树冠伞形或圆头状。叶具掌状 3~5 小叶。花单生或成对；萼片 5~7，基部联合；雄蕊常 20 枚；花丝不等长；雌蕊萎缩。果深黄色，近圆形至梨形，表面粗糙，具环纹。

功能主治：祛风，散结，理气，止痛，消肿。用于胃脘胀痛，呕吐，咽喉生疮，下痢脓血。

附注：本品始载于明·李时珍《本草纲目》。《中国植物志》将拉丁学名修订为 *Citrus trifoliata* L.《四川植物志》第 9 卷 149 页。

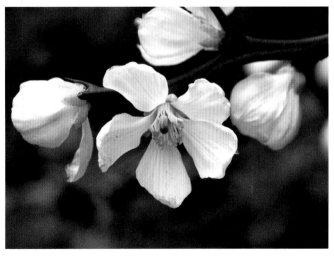

枳

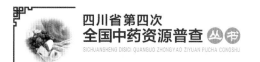
四川药用植物原色图谱

490

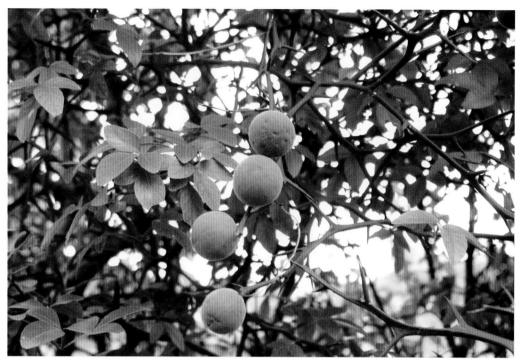

枳

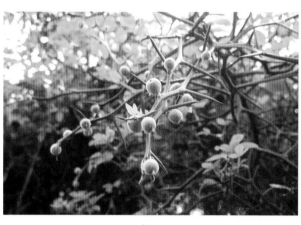

枳

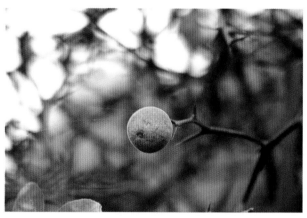

枳

酸 橙

来源：芸香科植物酸橙 *Citrus aurantium* L. 及其栽培变种的干燥未成熟果实。

植物形态要点：小乔木。枝条具长达约 8 cm 的刺。叶柄倒卵形；叶深绿色，厚。花序总状，具少花或花单生；完全花或雌蕊近完全退化。果实橙色至淡红色，球形至扁球形，表面粗糙；瓤囊具 10~13 室，酸或甜或有时稍苦。

功能主治：理气宽中，行滞消胀。用于胸胁气滞，胀满疼痛，食积不化，痰饮内停，脏器下垂。

附注：本品始载于《雷公炮炙论》《神农本草经》。《中国药典》2020 年版一部以枳壳收载。《中国植物志》将拉丁学名修订为 Citrus × aurantium Linnaeus，栽培变种主要有黄皮酸橙 Citrus aurantium 'Huangpi'、代代花 Citrus aurantium 'Daidai'、朱栾 Citrus aurantium 'Chuluan'、塘橙 Citrus aurantium 'Tangcheng'。《四川植物志》第 9 卷 167 页。

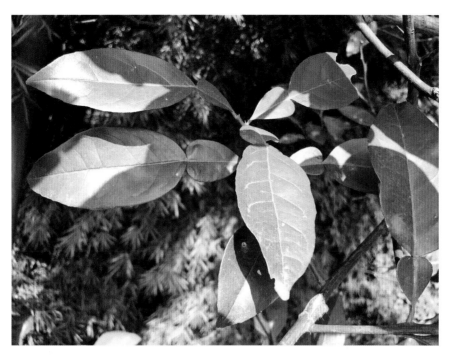

酸橙

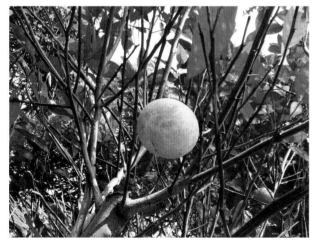

酸橙

酸橙

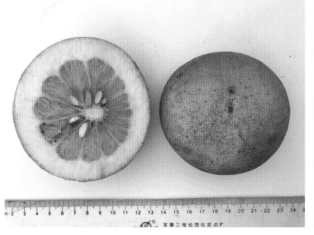

酸橙

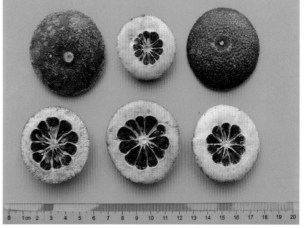

枳壳

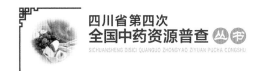
柚

来源：芸香科植物柚 *Citrus grandis* (L.) Osbeck. 的干燥未成熟或近成熟的干燥外层果皮。前者习称毛橘红，后者习称光七爪、光五爪。

植物形态要点：乔木。嫩枝、叶背、花梗、花萼及子房均被柔毛。叶宽卵形至椭圆形，厚，深绿色。花单生或呈总状花序，花蕾紫红色稀乳白色。果实浅黄色及黄绿色，球形、扁球形、梨形或阔倒圆锥形，直径常大于 10 cm。

功能主治：理气宽中，燥湿化痰。用于咳嗽痰多，食积伤酒，呕恶痞闷。

附注：《中国药典》2020 年版一部以化橘红收载。

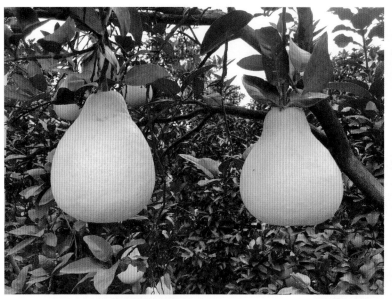

柚

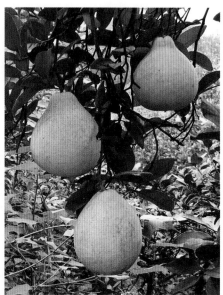

柚

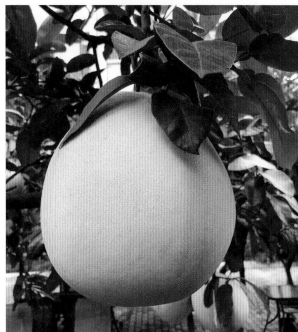

柚

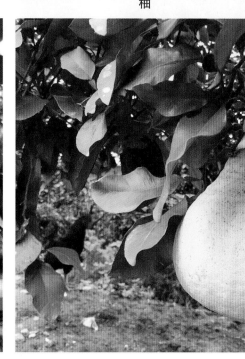

柚

香 圆

来源： 芸香科植物香圆 *Citrus wilsonii* Tanaka 的干燥成熟果实。

植物形态要点： 常绿乔木，有短刺。叶互生，革质，椭圆形或矩圆形，顶端渐尖或略圆，基部宽楔形，全缘或有波状齿，叶柄有倒心形宽翅，长约为叶片 1/3~1/4。花两性，单生或簇生，有时排列成总状花序；花萼浅杯状，5 裂，裂片三角形；花瓣 5，矩圆状倒卵形，具明显的脉纹；雄蕊多数，着生于花盘四周，花丝连合；子房 10~11 室。柑果球形，果皮厚，表面粗糙。

功能主治： 疏肝理气，宽中，化痰。用于肝胃气滞，胸胁胀痛，脘腹痞满，呕吐噫气，痰多咳嗽。

附注：《中国药典》2020 年版一部以香橼收载。《中国植物志》将拉丁学名修订为 Rubus eutephanus × junos，《四川植物志》第 9 卷 157 页。

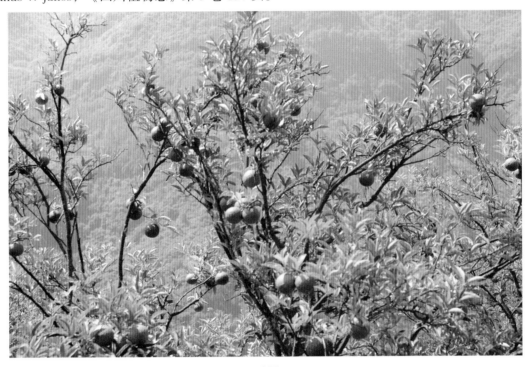

香圆

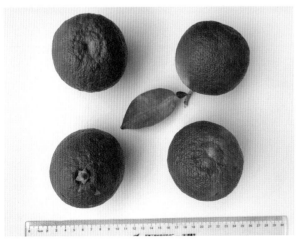

香圆鲜果

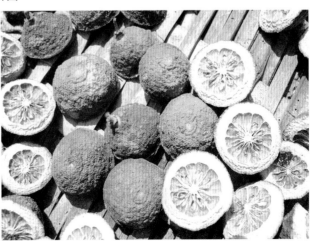

香圆鲜果

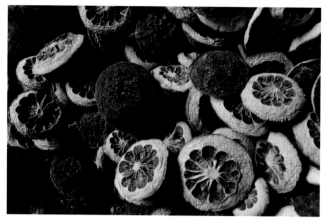

香橼

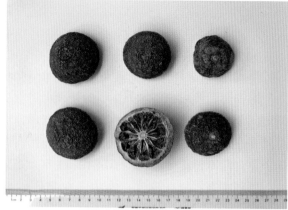

香橼

枸 橼

来源：芸香科植物枸橼 *Citrus medica* L. 的干燥成熟果实。

植物形态要点：灌木或小乔木。分枝不规则；幼枝、叶芽、花蕾略带紫色。叶椭圆形至卵状椭圆形，边缘具锯齿。总状花序或有时兼有腋生单花，约有 12 花或有时花单生。果浅黄色，椭圆体形至近球形，达 2kg。

功能主治：疏肝理气，宽中，化痰。用于肝胃气滞，胸胁胀痛，脘腹痞满，呕吐噫气，痰多咳嗽。

附注：《中国药典》2020 年版一部以香橼收载。《四川植物志》第 9 卷 157 页。

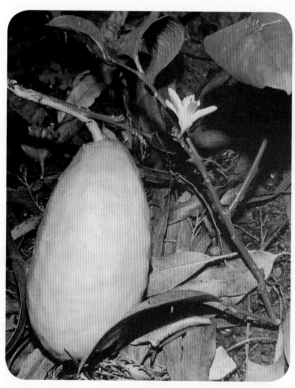

枸橼

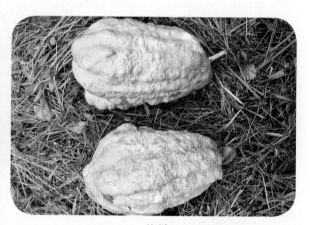

枸橼

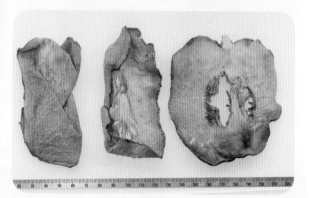

香橼

柠　檬

来源：芸香科植物柠檬 *Citrus limon* (L.) Burm.f. 及其栽培变种的干燥果实。

植物形态要点：小乔木。枝少刺或近无刺。嫩叶及花芽暗紫红色，翼叶宽或狭，或仅具痕迹；叶片厚纸质，卵形或椭圆形，长 8~14 cm，宽 4~6 cm，顶部通常短尖，边缘有明显纯裂齿。单花腋生或少花簇生；花萼杯状，4~5 浅齿裂；花瓣长 1.5~2 cm，外面淡红紫色，内面白色；常有单性花；雄蕊 20~25 枚；子房近筒状，顶部略狭，柱头头状。

功能主治：生津健胃，化痰止咳。用于中暑烦渴，胃热津伤，食欲不振，咳嗽痰多，妊娠呕吐。

附注：《四川省中药材标准》2010 年版收载。《中国植物志》将拉丁学名修订为 Citrus × limon (Linnaeus) Osbeck。

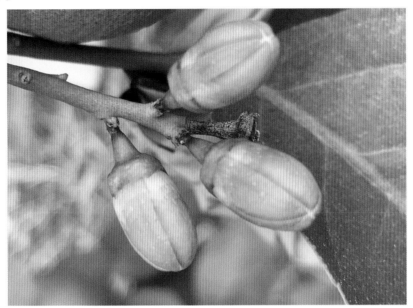

柠檬

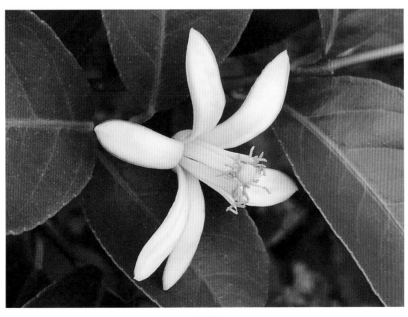

柠檬

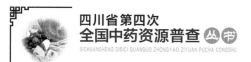

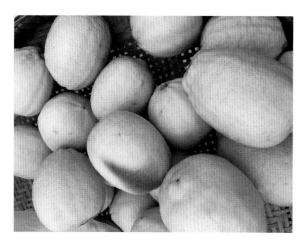

柠檬鲜果

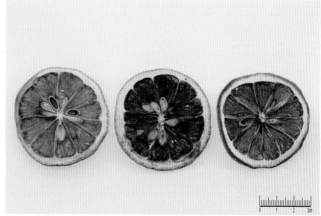

柠檬

黄皮树

来源： 芸香科植物黄皮树 *Phellodendron chinense* Schneid. 的干燥树皮。

植物形态要点： 乔木。成年树有厚、纵裂的木栓层，内皮黄色。奇数羽状复叶对生，叶轴及叶柄粗壮，通常密被褐锈色或棕色柔毛，有小叶 7~15 片，小叶纸质，长圆状披针形或卵状椭圆形，边全缘或浅波浪状，叶背密被长柔毛或至少在叶脉上被毛，叶面中脉有短毛或嫩叶被疏短毛。花序顶生，花通常密集，花序轴粗壮，密被短柔毛。果多数密集成团，果的顶部略狭窄椭圆形或近圆球形，蓝黑色，有分核 5~8 个；种子 5~8。

功能主治： 清热燥湿，泻火除蒸，解毒疗疮。用于湿热泻痢，黄疸尿赤，带下阴痒，热淋涩痛，脚气痿躄，骨蒸劳热，盗汗，遗精，疮疡肿毒，湿疹湿疮。

附注： 本品首载于《神农本草经》。经查《中国植物志》黄皮树为川黄檗的别名。《中国药典》2020 年版一部以黄柏收载。曾用学名秃叶黄皮树 *Phellodendron chinense* Schneid. var. *glabriusculum* Schneid.，《Flora of China》已做修订。树皮为侗族习用药。根或树皮为瑶族、壮族习用药。

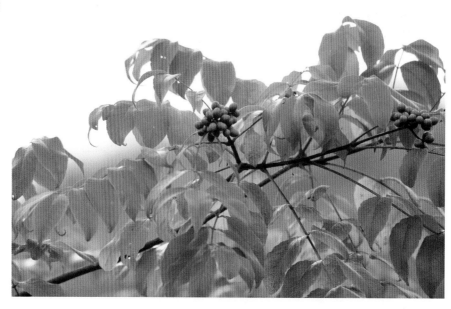

黄皮树

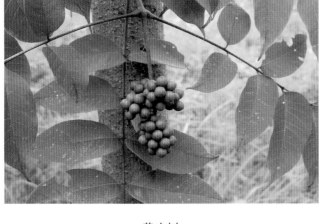

黄皮树

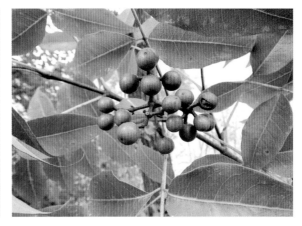

黄皮树

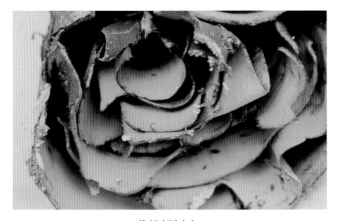

黄柏鲜树皮

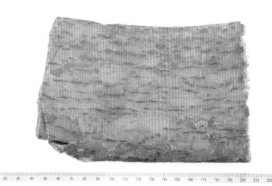

黄柏

497

黑果茵芋

来源：芸香科植物黑果茵芋 *Skimmia melanocarpa* Rehder et E. H. Wisl. 的干燥茎叶。

植物形态要点：灌木。枝具空髓。叶椭圆形至椭圆状倒披针形，革质，中脉上面具柔毛。花序密具花；花瓣5，黄白色，雄花反折。果球形蓝黑色，近球形。

功能主治：祛风胜湿。用于顽痹拘急挛痛，风湿痹痛，四肢挛急，两足软弱。

附注：《全国中草药汇编》《中药大辞典》收载。

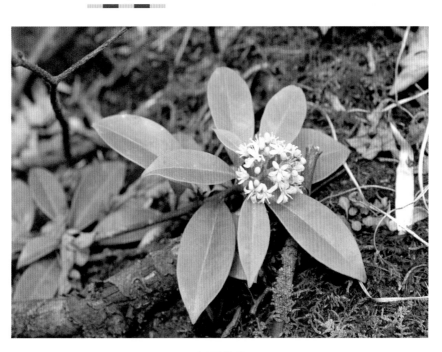

黑果茵芋

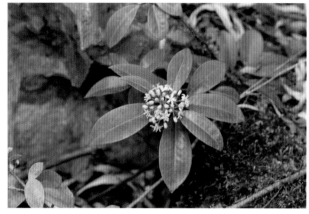

黑果茵芋

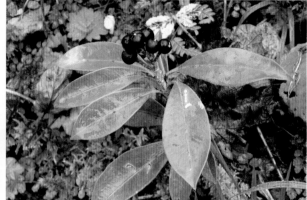

黑果茵芋

楝 科

川 楝

来源： 楝科植物川楝 *Melia toosendan* Sieb. et Zucc. 的干燥成熟果实、树皮或根皮。

植物形态要点： 乔木，树皮灰褐色。单数羽状复叶，互生，小叶片 2~5 对，卵形，全缘或有疏锯齿。圆锥状聚伞花序，腋生，密生短毛及星状毛，总花序梗长达 10 cm，花淡紫色，萼 5~6 片，灰绿色，花瓣 5~6，雄蕊 2，倍于花瓣数，花丝连合成筒状；子房近球形，6~8 室，核果长圆形或近圆形，长约 3 cm，成熟时黄色或栗棕色，种子黑色。

功能主治： 疏肝泄热，行气止痛，杀虫。用于肝郁化火，胸胁、脘腹胀痛，疝气疼痛，虫积腹痛。

附注： 本品始载于明·张景岳《本草正》。《中国药典》2020 年版一部以川楝子、苦楝皮收载。

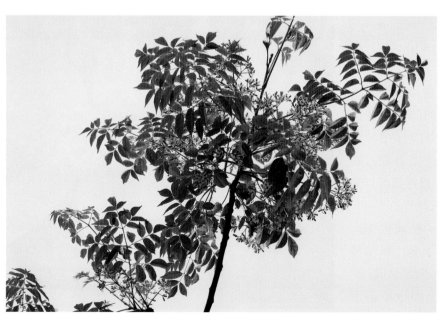

川楝

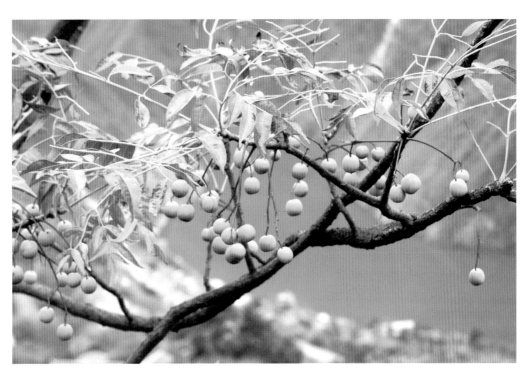

川楝

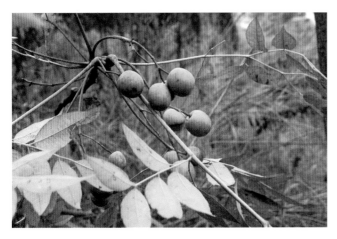

川楝

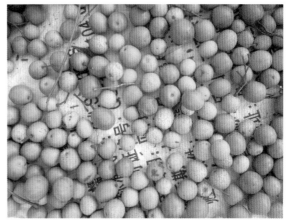

川楝子鲜果实

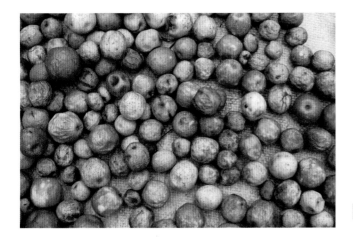

川楝子鲜果实

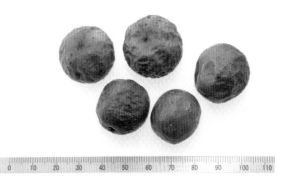

川楝子

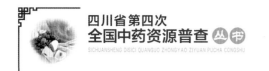
四川药用植物原色图谱

500

香 椿

来源: 楝科植物香椿 *Toona sinensis* (A. Juss.) Roem. 的干燥树皮、花、嫩叶或果实。

植物形态要点: 乔木。树皮粗糙,切后具强烈的葱蒜味与胡椒味。偶数羽状复叶,小叶常 8~20 对,狭披针形至条状披针形,叶边缘有疏锯齿或浅锯齿。花序下垂;花瓣白色或带粉色;花瓣边缘、子房和花盘无毛。种子在一端具翅。

功能主治: 树皮及根皮的内层皮除热,燥湿,涩肠,止血,杀虫。用于痢疾,泄泻,小便淋痛,便血,血崩,带下病,风湿腰腿痛。叶消炎,解毒,杀虫。用于痔疮,痢疾。果实祛风,散寒,止痛。用于泄泻,痢疾,胃痛。

附注:《贵州省中药材质量标准》1988 年版、《湖南省中药材标准》1993 年版收载椿皮、与《中国药典》2020 年版为同名异物。《山东省中药材质量标准》1995 年版收载香椿子。

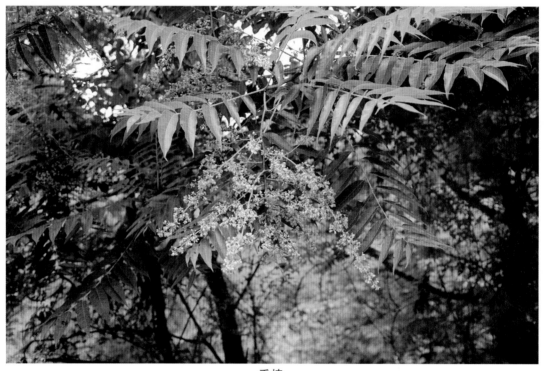

香椿

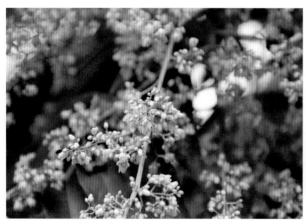

香椿

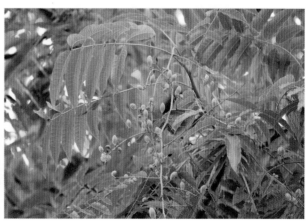

香椿

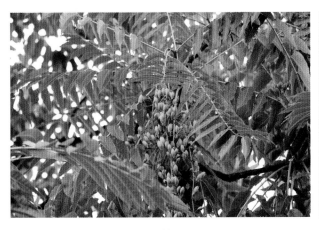

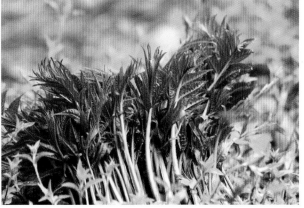

香椿　　　　　　　　　　　　　　香椿嫩叶

远志科

西伯利亚远志

来源：远志科植物西伯利亚远志 *Polygala sibirica* L. 的干燥根。

植物形态要点：草本。茎丛生，通常直立。叶纸质或近革质；下部叶卵形，小；上部叶披针形或椭圆状披针形，大。总状花序生腋外或假顶生，少花，一般高出茎顶；萼片 5，宿存；花瓣 3，蓝紫色。蒴果近心形，具狭翅。

功能主治：安神益智，交通心肾，祛痰，消肿。用于心肾不交引起的失眠多梦、健忘惊悸、神志恍惚，咳痰不爽，疮疡肿毒，乳房肿痛。

附注：本品又称卵叶远志。《中国药典》2020 年版一部以远志收载卵叶远志，拉丁学名相同。

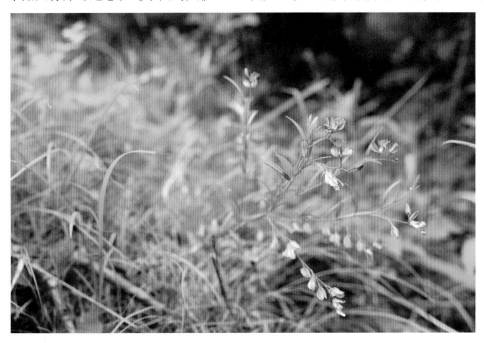

西伯利亚远志

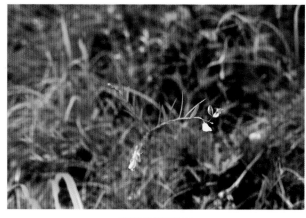

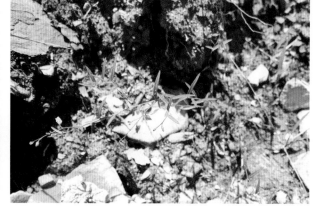

西伯利亚远志　　　　　　　　　　　西伯利亚远志

荷包山桂花

来源： 远志科植物荷包山桂花 *Polygala arillata* Buch. -Ham. ex D. Don 的干燥根皮、根和茎。

植物形态要点： 灌木或小乔木。叶绿色，椭圆形或长圆状椭圆形至长圆状披针形，纸质。总状花序与叶对生，下垂，密具柔毛；萼片 5，花后脱落，外面 3 枚小，内萼片 2 枚，花瓣状，红紫色，与花瓣几成直角着生；花瓣 3，黄色。蒴果成熟后紫红色，浆果状，阔肾形或稍心形，边缘具翅。

功能主治： 益气养阴，补肾健脾，祛风除湿。用于病后体虚，产后虚弱，乳汁不足，带下，月经不调，久咳不止，肺痨，夜尿频数，失眠，风湿疼痛。

附注： 本品始载于《植物名实图考》。又称黄花远志，《云南药品标准》1996 年版，第二册·彝族药 2005 年版以鸡根收载黄花远志。《中国植物志》的植物名为荷包山桂花。《四川植物志》第 8 卷 247 页。

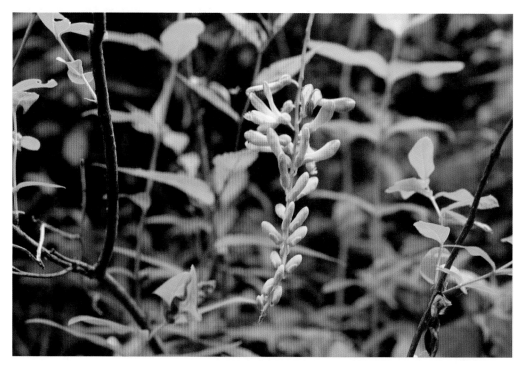

荷包山桂花

502

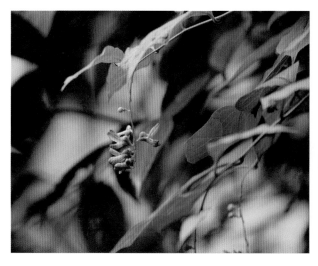

荷包山桂花

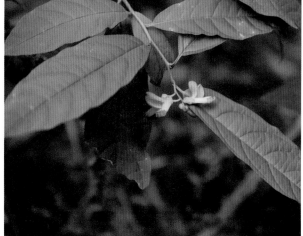

荷包山桂花

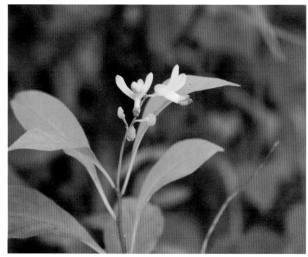

荷包山桂花

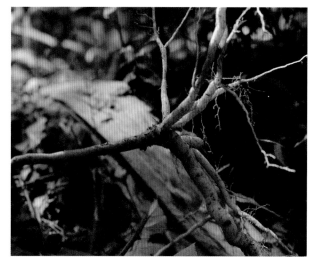

荷包山桂花鲜根

瓜子金

来源： 远志科植物瓜子金 *Polygala japonica* Houtt. 的干燥全草。

植物形态要点： 草本，高 10~30 cm。根圆柱形，表面褐色，有纵横皱纹和结节，支根细。茎丛生，微被灰褐色细毛。叶互生，厚纸质或亚革质，卵状披针形，长 1~2 cm，宽 0.5~1 cm，侧脉明显，有细柔毛。总状花序腋生，花紫色；萼片 5，不等大，内面 2 片较大，花瓣状；花瓣 3，基部与雄蕊鞘相连，中间 1 片较大，龙骨状，背面先端有流苏状附属物；雄蕊 8，花丝几全部连合成鞘状；子房上位，柱头 2 裂。

功能主治： 祛痰止咳，活血消肿，解毒止痛。用于咳嗽痰多，咽喉肿痛；外治跌打损伤，疔疮疖肿，蛇虫咬伤。

附注：《中国药典》2020 年版一部收载。

四川药用植物原色图谱

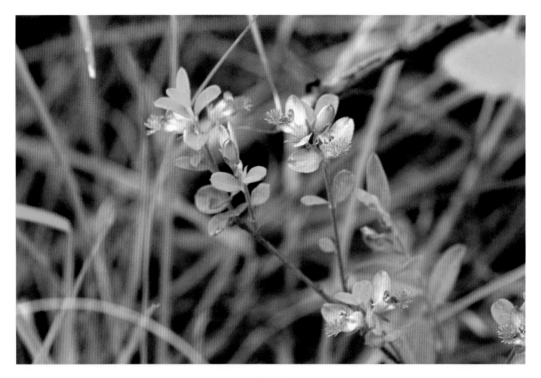

瓜子金

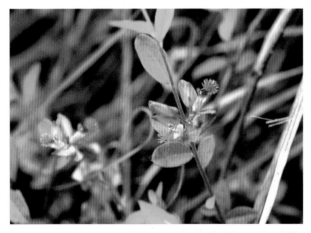

瓜子金

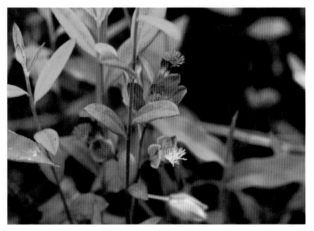

瓜子金

大戟科

雀儿舌头

来源：大戟科植物雀儿舌头 *Leptopus chinensis* (Bunge) Pojark. 的干燥根。

植物形态要点：直立灌木，雌雄同株。叶膜质至纸质，两面无毛至密具粗毛。花序由单性或两性花组成；雄花每簇 1~4 朵；雌花萼片基部常具 1 或 2 个指状腺体；子房 3 室。蒴果平滑或具浅网纹。

功能主治：理气止痛。用于脾胃气滞所致脘腹胀痛，食欲不振，寒疝腹痛，下痢腹痛。

附注：始载于《新华本草纲要》。

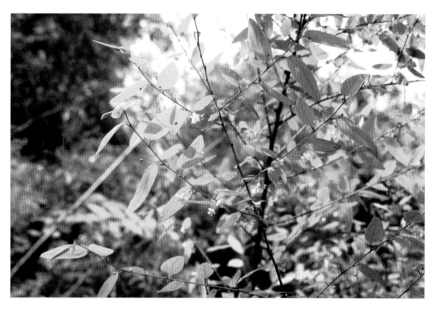

雀儿舌头

铁苋菜

505

来源：大戟科植物铁苋菜 *Acalypha australis* L. 的干燥全草或地上部分。

植物形态要点：草本，雌雄同株。叶膜质，下面沿脉被小微柔毛。花序腋生，稀顶生，不分枝；雌花苞片近轴生，1 或 2 朵，卵形、心形，边缘具圆锯齿；花柱 3，撕裂 5~7 条。蒴果 3 室。

功能主治：清热解毒，利湿消积，收敛止血。用于肠炎，痢疾，吐血，衄血，便血，尿血，崩漏，痈疖疮疡，皮炎湿疹。

附注：《中国药典》1977 年版收载地上部分。《中华人民共和国卫生部药品标准·中药材》（第一册）收载。

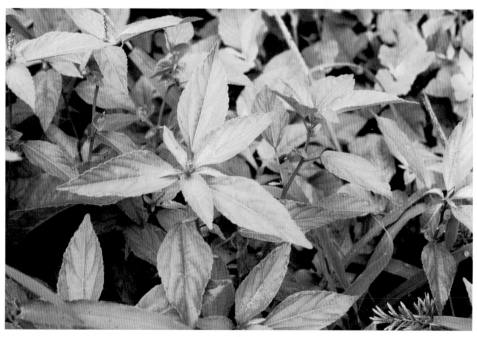

铁苋菜

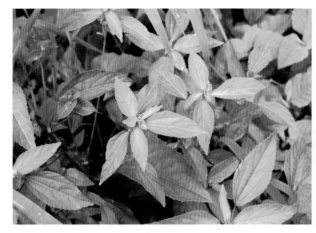

铁苋菜

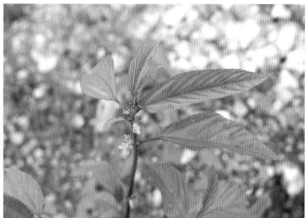

铁苋菜

巴 豆

来源：大戟科植物巴豆 *Croton tiglium* L. 的干燥果实。

植物形态要点：小乔木。幼枝绿色，疏被星状毛，成熟后无毛。叶纸质，卵形至矩圆状卵形，掌状脉 3 出叶，两面被稀疏星状毛。总状花序顶生；萼片长圆状披针形；子房密被星状短柔毛。蒴果椭圆体形、长圆状卵球形或近球形。

功能主治：巴豆仁外用蚀疮。用于恶疮疥癣，疣痣。巴豆霜峻下积滞，逐水消肿，豁痰利咽；外用蚀疮。用于寒积便秘，乳食停滞，腹水臌胀，二便不通，喉风，喉痹；外治痈肿脓成不溃，疥癣恶疮，疣痣。

附注：《中国药典》2020 年版一部收载巴豆和巴豆霜。

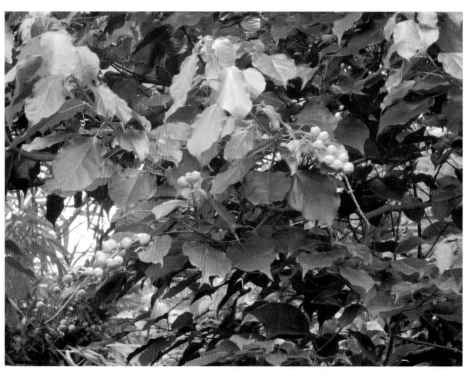

巴豆

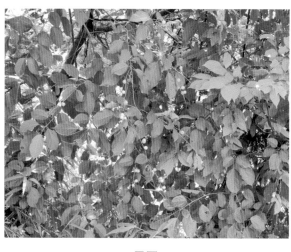

巴豆

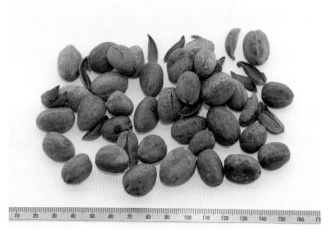

巴豆

泽 漆

来源： 大戟科植物泽漆 *Euphorbia helioscopia* L. 的干燥全草或地上部分。

植物形态要点： 草本。根纤维状。叶互生，倒卵形或匙形，边缘具锯齿。杯状聚伞花序，近无柄，常极紧密；初生总苞叶5，淡黄绿色；苞叶2，倒卵形，边缘具锯齿；总苞钟形。蒴果三角状圆柱形。

功能主治： 清热，解毒，行水，消痰。用于水气肿，痰饮咳喘，恶疮肿毒。

附注： 本品始载于《神农本草经》。本品又称五朵云。《江苏省中药材标准》1989年版、《贵州省中药材质量标准》1988年版、《上海市中药材标准》1994年版、《山东省中药材标准》1995年版和《青海药品标准》1976年版收载全草。《河南省中药材标准》1993年版收载地上部分。

507

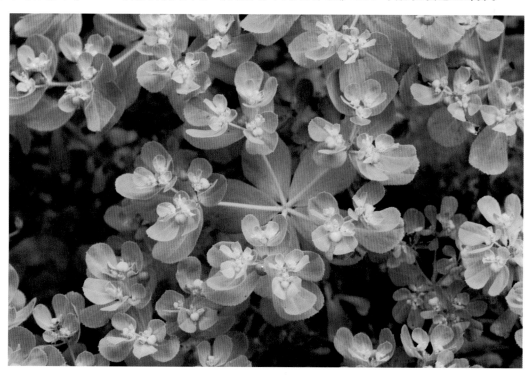

泽漆

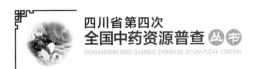
四川药用植物原色图谱

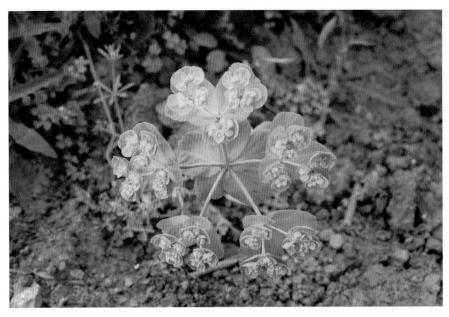

泽漆

续随子

来源： 大戟科植物续随子 *Euphorbia lathyris* L. 的干燥成熟种子。

植物形态要点： 草本。叶交互对生，无托叶，无叶柄，条状披针形，无毛。花序为一顶生的假伞形花序，常复合；初生苞叶稍淡黄绿色；聚伞花序整齐多分叉；总苞近钟形；腺体4，深褐色，横向长圆状肾形，每端具棒状角。蒴果三角状球形，不开裂。

功能主治： 泻下逐水，破血消癥，疗癣蚀疣。用于二便不通，水肿，痰饮，积滞胀满，血瘀经闭，顽癣，赘疣。

附注： 本品出自《开宝本草》。《中国药典》2020 年版一部以千金子收载。

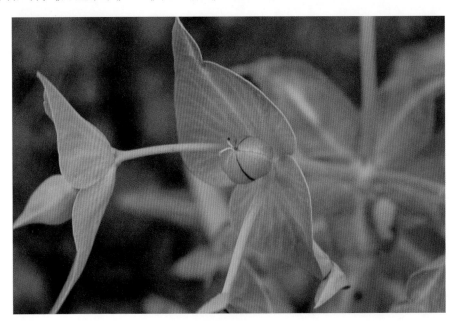

续随子

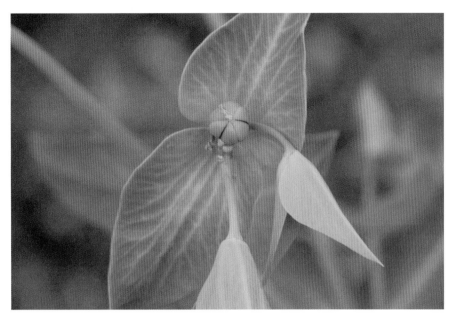

续随子

油　桐

来源：大戟科植物油桐 *Vernicia fordii* (Hemsl.) Airy Shaw 的干燥种子或根。

植物形态要点：落叶乔木。叶卵圆形，全缘，稀 1~3 浅裂，掌状脉 5~7。花序为平顶聚伞圆锥花序，在新叶发出前长出，常两性；花萼 2 或 3，分裂；花瓣倒卵形，基部黄色，粉红色至淡紫色，粉红色脉；子房被短柔毛。核果近球形，平滑。

功能主治：消痰，杀虫，通二便。用于风痰喉痹，疥癣，食积腹胀，大小便不通。

附注：本品始载于唐·陈藏器《本草拾遗》（739 年）。《四川省中药资源志要》416 页。

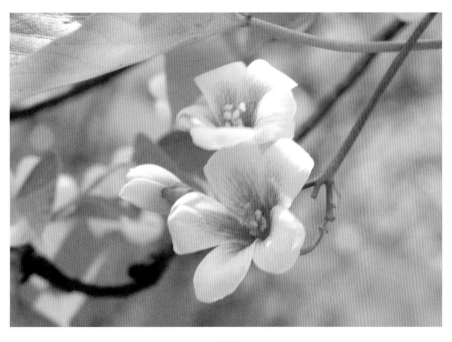

油桐

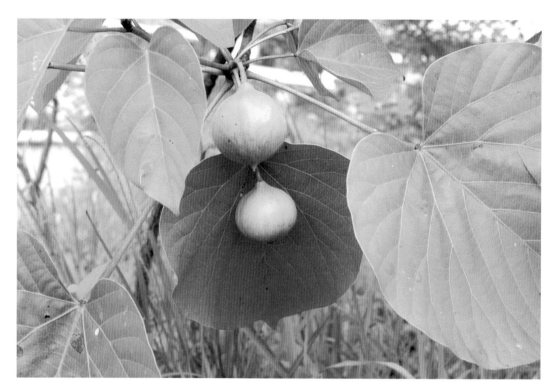

油桐

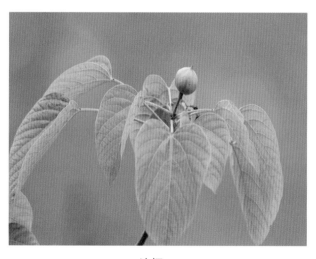

油桐

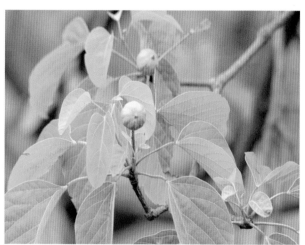

油桐

麻疯树

来源：大戟科植物麻疯树 *Jatropha curcas* L. 的干燥果实、根皮及茎皮。

植物形态要点：灌木或小乔木，具水状乳汁。叶全缘或 3~5 浅裂，纸质，基部心形，先端急尖；掌状脉 5~7。花序腋生，长 6~10 cm；萼片 5；花瓣长圆形，黄绿色，合生至中部；雄蕊 10。蒴果椭圆体形或圆球形，直径 2.5~3 cm，黄色。

功能主治：清热解痉，散瘀消肿，止吐，止血，排脓生肌。用于跌打肿痛，骨折，创伤，皮肤瘙痒，湿疹，急性胃肠炎，腹痛，霍乱吐泻，口腔溃疡，瘙痒。

附注：《云南省药品标准》1996 年版收载膏桐的干燥根皮及茎皮。《常用中草药彩色图谱》《广西中草药》收载。麻疯树果实即膏桐。

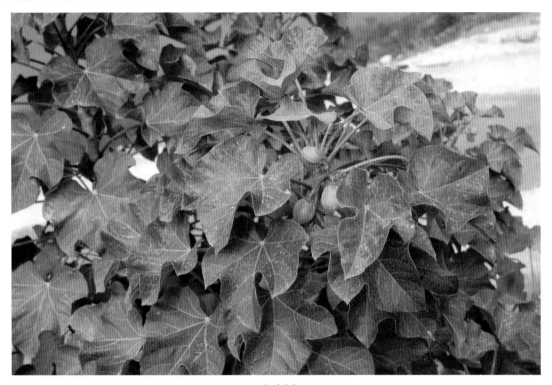

麻疯树

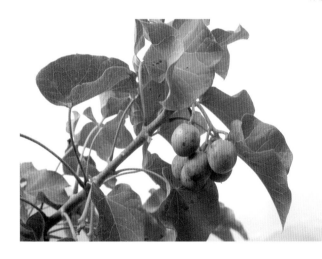

麻疯树

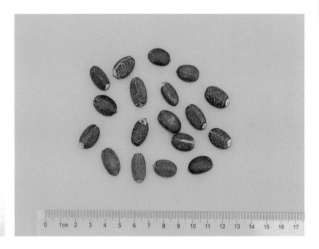

麻疯树种子

乌 柏

来源： 大戟科植物乌柏 *Sapium sebiferum* (L.) Roxb. 的干燥种子或根皮。

植物形态要点： 乔木。树皮暗绿色，具纵裂纹。叶互生；叶片菱形、菱状卵形或阔卵形，纸质。花淡黄绿色，组成顶生长 3~35 cm 的总状花序；雄花具 2 或稀 3 雄蕊；子房顶端具 3 花柱。蒴果近球形至梨状球形，成熟后黑色。

功能主治： 杀虫，利水，通便。用于疥癣，湿疹，皮肤皲裂，水肿，臌胀，便秘。

附注： 本品始载于唐·陈藏器《本草拾遗》。《中国药典》1977 年版收载根皮。《中国植物志》

将拉丁学名修订为 *Triadica sebifera* (Linnaeus) Small。

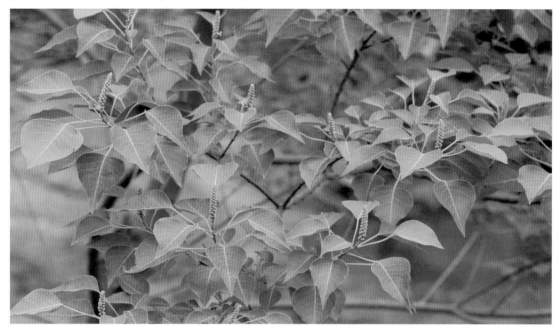

乌桕

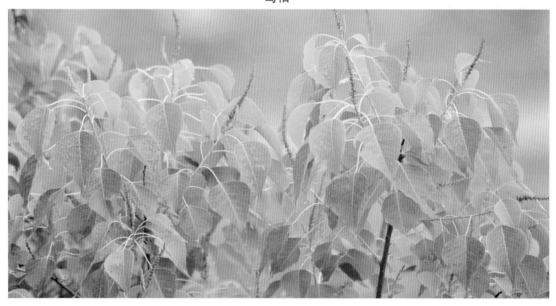

乌桕

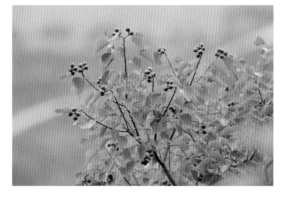

乌桕

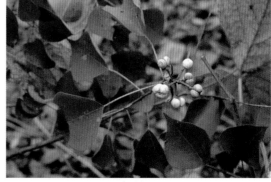

乌桕

叶下珠

来源：大戟科植物叶下珠 *Phyllanthus urinaria* L. 的干燥带根全草。

植物形态要点：草本，雌雄同株。叶长圆形或卵形，纸质，边缘具 1~3 列毛。雄花 3~4，簇生于叶腋；雄蕊 3；雌花萼片 6；子房卵球形，具鳞状突起，花柱分离，顶端 2 裂。

功能主治：清热解毒，平肝，利水。用于肠炎，痢疾，黄疸，肾炎，水肿，淋证，小儿疳积，目赤肿痛，无名肿痛，口舌生疮。

附注：始载于清·何谏《生草药性备要》（1711 年）。《云南省中药材标准》1996 年版，2005 年版收载。

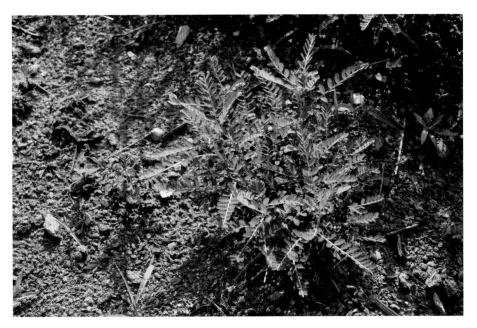

叶下珠

513

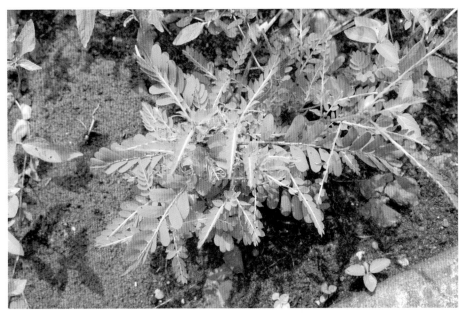

叶下珠

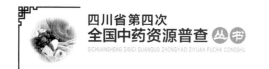
白饭树

来源： 大戟科植物白饭树 *Flueggea virosa* (Roxb. ex Willd.) Voigt 的枝叶或全株。

植物形态要点： 灌木，雌雄异株，无毛。叶纸质，边缘全缘。花序腋生，簇生；苞片鳞片状；花无花瓣；雄花萼片5，浅黄色；雄蕊5；雌花序具1~10花；子房卵球形，3室。蒴果浆果状，近球形，淡白色，不开裂。

功能主治： 清热解毒，祛风止痛，理气，祛瘀行血，杀虫拔脓。用于风湿关节痛，跌打损伤，湿疹，感冒，咳嗽，腹痛，疮疖肿烂，腰痛，骨质增生，黄脓疮，痈疮，便毒，皮肤过敏，脓疱疮，烫火伤，蛇咬伤。

附注：《广东省中药材标准》第三册收载。

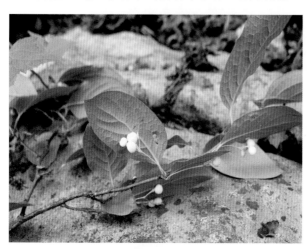

白饭树

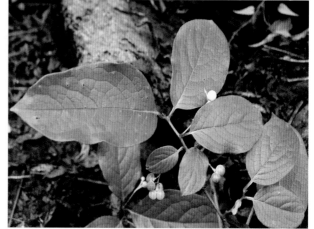

白饭树

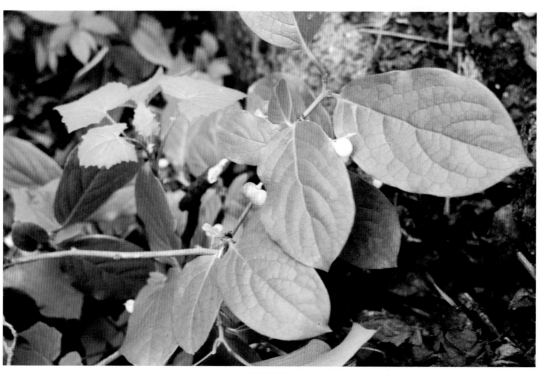

白饭树

余甘子

来源：大戟科植物余甘子 *Phyllanthus emblica* L. 的新鲜或干燥果实。

植物形态要点：落叶乔木，雌雄同株。叶条状长圆形，纸质至革质，基部两侧不对称；托叶三角形，褐红色。花序簇生，具多个雄花和有时具 1 或 2 个稍大的雌花；雄花萼片 6，膜质，黄色；雄蕊 3。蒴果呈核果状，圆球形，直径 1~1.3 cm。

功能主治：清热凉血，消食健胃，生津止咳。用于血热血瘀，消化不良，腹胀，咳嗽，喉痛，口干。

附注：《中国药典》2020 年版一部收载。

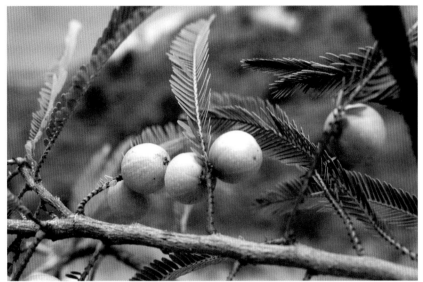

余甘子

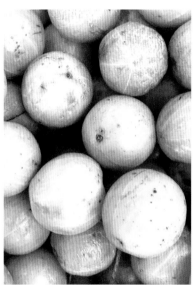

余甘子鲜果实

515

霸王鞭

来源：大戟科植物霸王鞭 *Euphorbia royleana* Boiss. 的干燥茎叶。

植物形态要点：小乔木或灌木。叶肉质，互生，集于枝顶；托叶刺状，长 3~5 mm，宿存；二歧聚伞花序。苞叶与总苞等长，膜质；总苞杯状，黄色；腺体 5，暗绿色。蒴果 3 瓣裂。

功能主治：清热解毒，祛风止痒。用于疮痈肿毒，皮癣瘙痒。

附注：本品首载于明·兰茂《滇南本草》。《全国中草药汇编》第 3 版卷三 683 页。

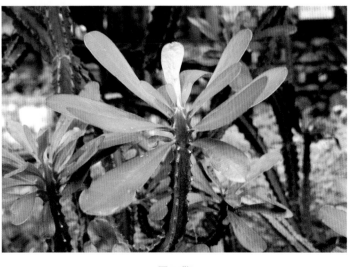

霸王鞭

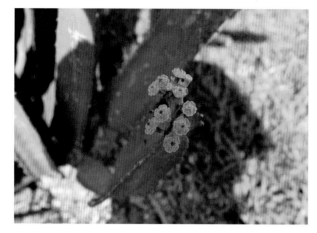
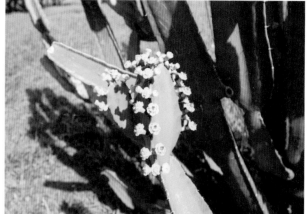

霸王鞭　　　　　　　　　　霸王鞭

石岩枫

来源： 大戟科植物石岩枫 *Mallotus repandus* (Willd.) Müll. Arg. 的干燥根、茎及叶。

植物形态要点： 攀援灌木，小枝、叶柄和花序具暗黄褐色星状微绒毛。叶互生，纸质，三角状卵形或卵形，下面被星状短柔毛，散生浅黄色颗粒状腺体。花萼裂片 3 或 4；雄蕊 40~75。蒴果 2~3 个果瓣，被黄褐色微绒毛，散生腺状鳞片。

功能主治： 祛风活络，舒筋止痛。用于风湿性关节炎，腰腿痛，产后风瘫，跌打损伤。

附注：《中华本草》第 4 册 3635 页。

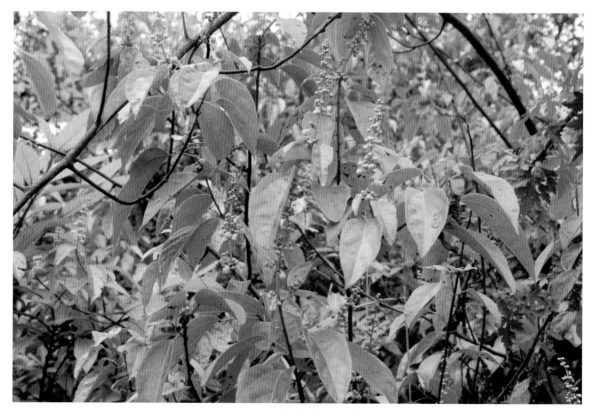

石岩枫

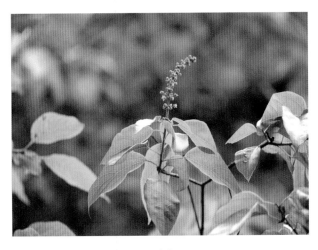

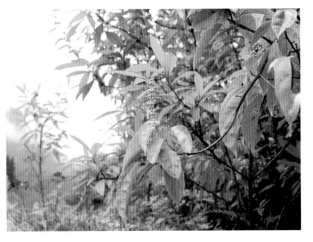

石岩枫　　　　　　　　　　　　　　石岩枫

蓖 麻

来源： 大戟科植物蓖麻 *Ricinus communis* L. 的干燥种子和脂肪油。

植物形态要点： 草本，幼嫩部分苍白色，全株常淡红色或淡紫色。托叶合生，长 2~3 cm；叶掌状 7~11 裂，边缘具细锯齿。花序长达 30 cm；果梗长达 4.5 cm。蒴果椭圆体形或卵球形，有刺毛。

功能主治： 泻下通滞，消肿拔毒。用于大便燥结，痈疽肿毒，喉痹，瘰疬。

附注： 《中国药典》2000 年版一部以蓖麻油收载，《中国药典》2020 年版一部以蓖麻子收载。

517

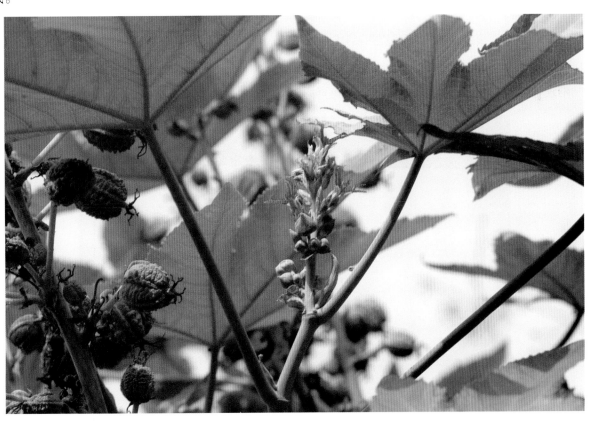

蓖麻

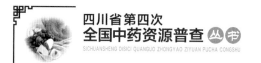

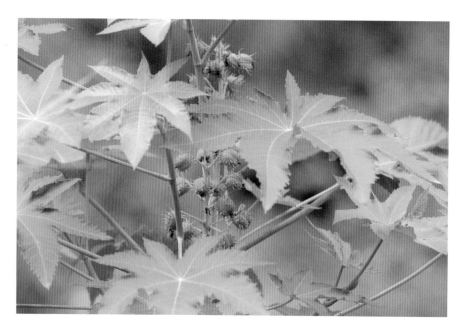

蓖麻

云南土沉香

518

来源： 大戟科植物云南土沉香 *Excoecaria acerifolia* Didr. 的干燥全株。

植物形态要点： 灌木，雌雄同株。叶片卵形、卵状披针形，稀椭圆形。花单性，总状花序顶生及腋生，雌花在下部，雄花在上部；雄花基部两侧各具 1 圆形腺体，每个苞片具 2 或 3 花。蒴果近球状或三角状。

功能主治： 消炎止痛，消食理气。用于牙痛，眼结膜炎，食积，腹胀腹痛，不思饮食，黄疸，疟疾，咳嗽。

附注：《彝药志》130 页。《四川省中药资源志要》422 页称草沉香。

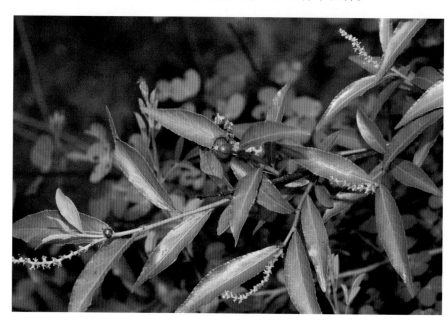

云南土沉香

马桑科

马　桑

来源： 马桑科植物马桑 *Coriaria nepalensis* Wall. 的干燥叶或根。

植物形态要点： 灌木。叶椭圆形或阔椭圆形，先端急尖，3 出脉至顶端。花序腋生；雄花序密具多花，花先叶开放，雄花中具退化雌蕊；雌花与叶同期开放；花瓣小，肉质。果成熟后红色至深紫色或紫黑色，近球形。

功能主治： 祛风除湿，镇痛，杀虫。用于痈疽肿毒，腮肿风毒，疥癣，黄水疮，烫火伤。

附注： 本品始载于清·刘兴《草本便方》。《广西中药材标准》第二册 1996 年版收载马桑根。《四川植物志》第 4 卷 113 页。

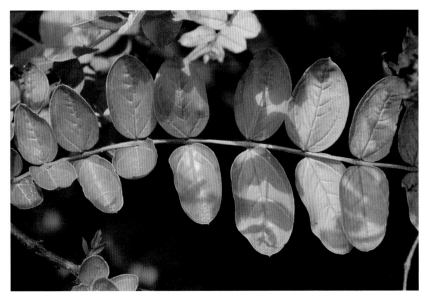

马桑

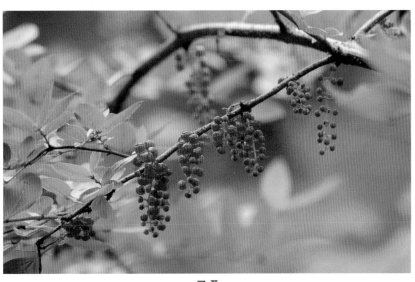

马桑

519

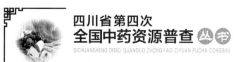
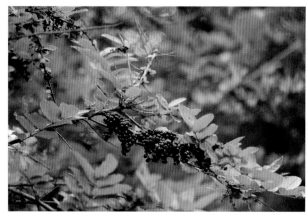

马桑

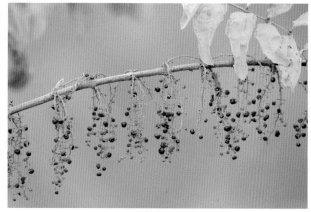

马桑

漆树科

漆 树

来源：漆树科植物漆树 *Toxicodendron vernicifluum* (Stokes) F. A. Barkl. 的干燥树脂。

植物形态要点：落叶乔木。奇数羽状复叶互生，常螺旋状排列，有小叶 4~6 对；小叶膜质至薄纸质，卵形或卵状椭圆形或长圆形，全缘，叶背沿脉上被平展黄色柔毛，小叶柄上面具槽，被柔毛。圆锥花序长 15~30 cm，与叶近等长，序轴及分枝纤细，疏花；花黄绿色，雄花花梗纤细，雌花花梗短粗；花萼裂片卵形；花瓣长圆形。果序下垂，核果肾形或椭圆形，外果皮黄色，中果皮蜡质，具树脂道条纹，果核棕色，坚硬。

功能主治：破瘀血，消积，通经，杀虫，镇咳。用于经闭，癥瘕，瘀血，虫积。

附注：《四川省中药材标准》1987 年版以干漆收载。《中国植物志》的植物名为漆。《四川植物志》第 4 卷 139 页。

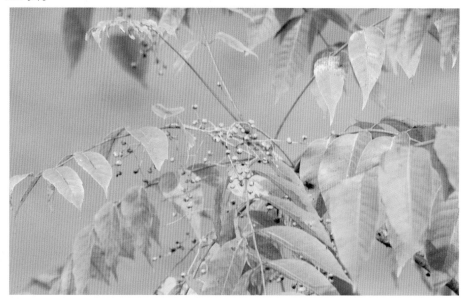

漆树

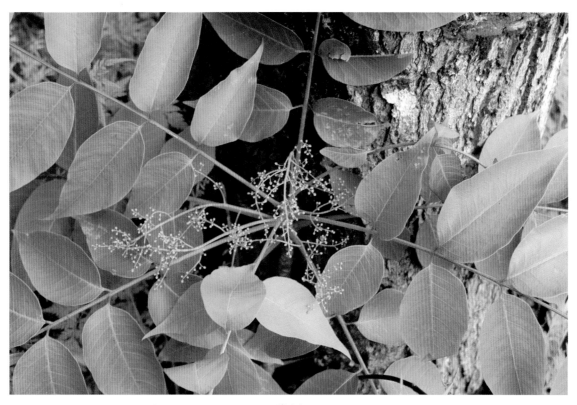

漆树

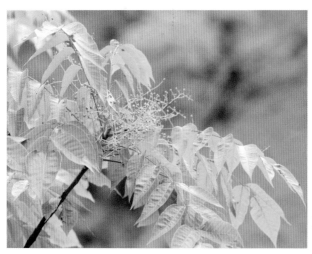

漆树

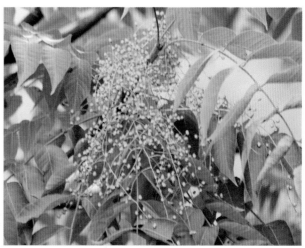

漆树

黄连木

来源： 漆树科植物黄连木 *Pistacia chinensis* Bunge 的干燥根、枝、叶或树皮。

植物形态要点： 落叶乔木。树皮呈鳞片状剥落。奇数羽状复叶具 1~13 对生小叶；小叶纸质，披针形或卵状披针形，先端渐尖。花先叶开放；雄花序排列紧密，雄花无退化雄蕊，雌花序排列疏，核果倒卵球形。

功能主治： 清热利湿，解毒。用于痢疾，淋证，肿毒，牛皮癣，痔疮，风湿疮，漆疮初起。

附注：《中华本草》第 5 册 3924 页。

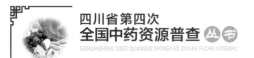

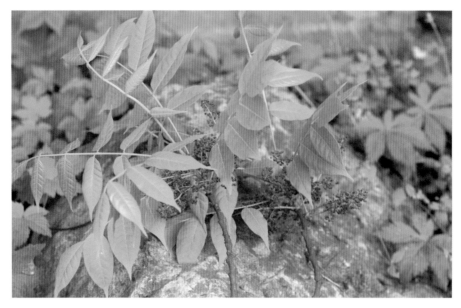

黄连木

盐肤木

来源：漆树科植物盐肤木 *Rhus chinensis* Mill. 叶上的虫瘿，主要由五倍子蚜 *Melaphis chinensis* (Bell) Baker 寄生而形成。

植物形态要点：灌木至乔木。奇数羽状复叶具 5~13 小叶，叶轴具宽翅至无翅，具锈色柔毛。圆锥花序顶生，花白色。核果球形，混生柔毛和腺状柔毛，成熟时红色；中果皮胶质。

功能主治：敛肺降火，涩肠止泻，敛汗，止血，收湿敛疮。用于肺虚久咳，肺热痰嗽，久泻久痢，自汗盗汗，消渴，便血痔血，外伤出血，痈肿疮毒，皮肤湿烂。

附注：《中国药典》2020 年版一部以五倍子收载盐肤木、青麸杨或红麸杨叶上的虫瘿，主要由五倍子蚜寄生而形成。按外形不同，分为肚倍和角倍。《四川植物志》第 4 卷 130 页。

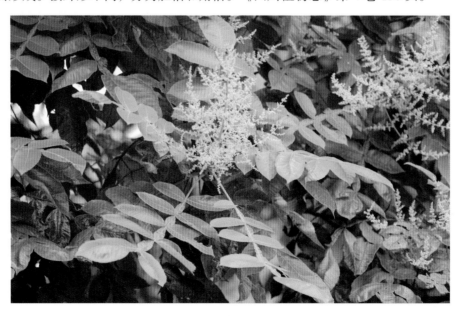

盐肤木

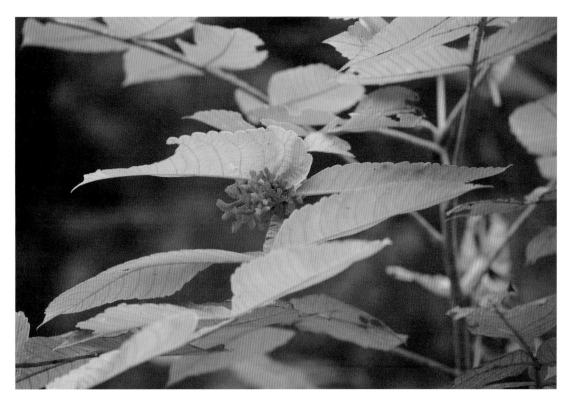

盐肤木

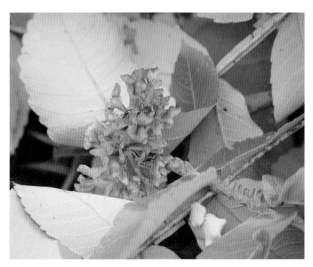

盐肤木

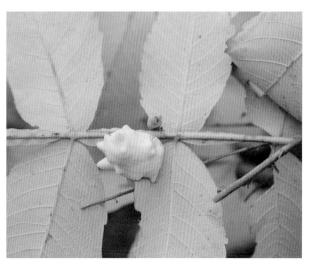

盐肤木（角倍）

青麸杨

来源：漆树科植物青麸杨 *Rhus potaninii* Maxim. 叶上的虫瘿，主要由五倍子蚜寄生而形成。

植物形态要点：落叶乔木。小枝无毛。奇数羽状复叶具 7~11 小叶，叶轴无翅；小叶具柄，长圆形至披针形，基部阔楔形至圆形，先端渐尖。圆锥花序长 10~20 cm，被微柔毛。核果近球形，略压扁，成熟时红色。

功能主治：同盐肤木。

附注：《四川省中药资源志要》432 页。《四川植物志》第 4 卷 135 页。

四川药用植物原色图谱

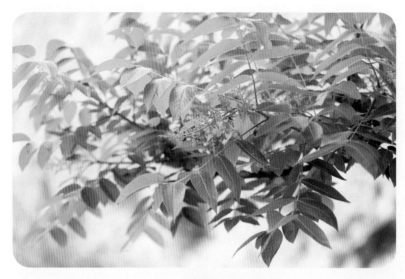

青麸杨

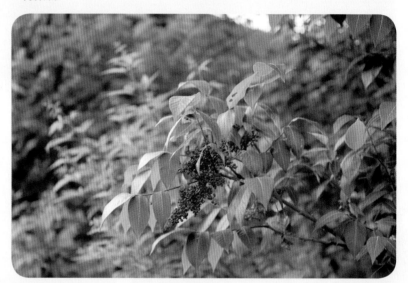

青麸杨

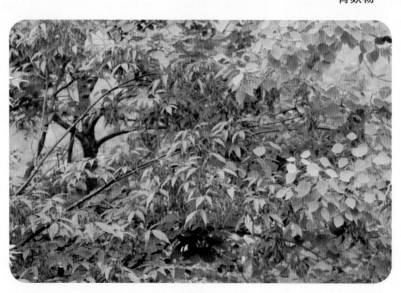

青麸杨

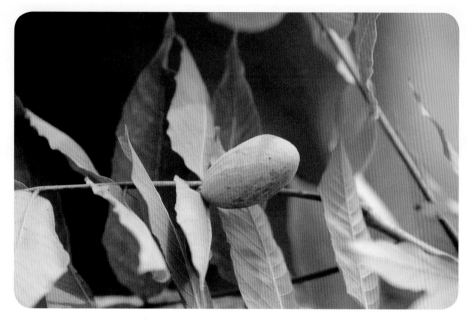

青麸杨（肚倍）

红麸杨

来源：漆树科植物红麸杨 *Rhus punjabensis* Stew.var. *sinica* (Diels) Rehd. et Wils. 叶上的虫瘿，主要由五倍子蚜寄生而形成。

植物形态要点：乔木或小乔木。奇数羽状复叶；叶轴上端具狭翅，被微柔毛，小叶 7~13，无柄，全缘。花序长 15~20 cm；花白色，花瓣于花期反卷。核果近球形，成熟时紫红色，混生柔毛和腺毛。

功能主治：同盐肤木。

附注：《四川省中药资源志要》432 页。《中国植物志》将拉丁学名修订为 *Rhus punjabensis* var. *sinica* (Diels) Rehd. et Wils.《四川植物志》第 4 卷 132 页。

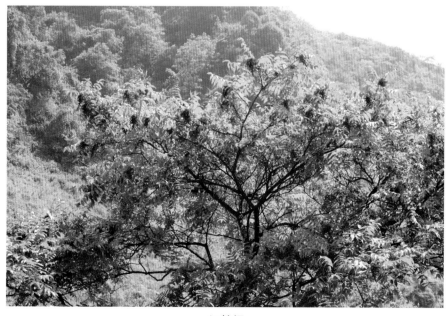

红麸杨

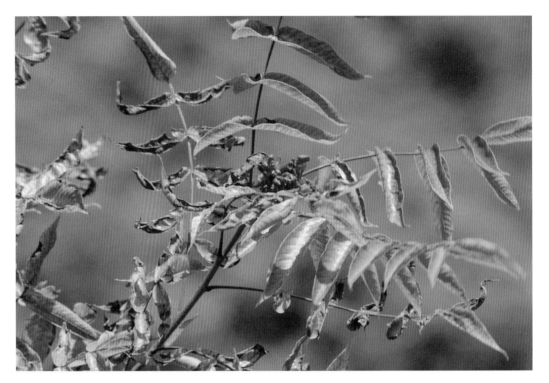

红麸杨

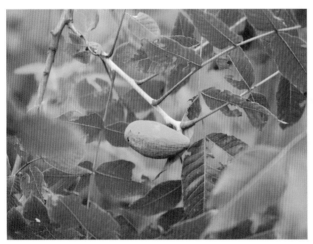

五倍子（肚倍）

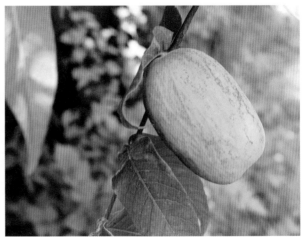

五倍子（肚倍）

南酸枣

来源：漆树科植物南酸枣 *Choerospondias axillaris* (Roxb.) Burtt et Hill 的干燥成熟果实。

植物形态要点：落叶乔木。叶长 25~40 cm，奇数羽状复叶具 3~6 对小叶。雄花序为聚伞圆锥花序，雌花单生于上部叶腋，花柱分离。核果椭圆体形或倒卵球状椭圆形，成熟时黄色；内果皮不压扁。

功能主治：行气活血，养心，安神。用于气滞血瘀，胸痹作痛，心悸气短，心神不安。

附注：本品始载于《陆川本草》。系蒙古族习用药材。《中国药典》2020 年版以广枣收载。

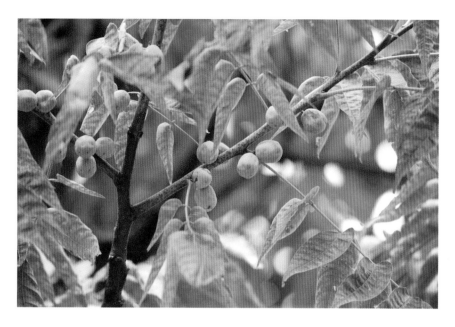

南酸枣

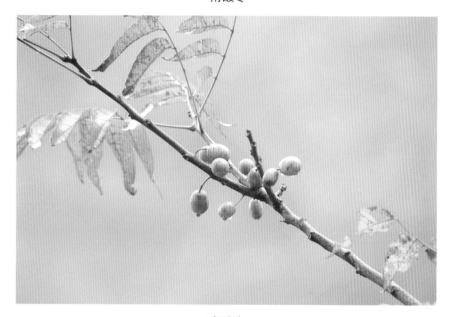

南酸枣

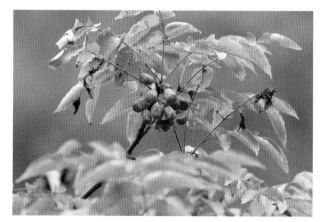

南酸枣

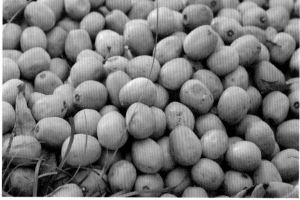

南酸枣鲜果

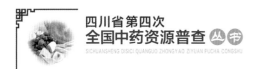
凤仙花科

凤仙花

来源： 凤仙花科植物凤仙花 *Impatiens balsamina* L. 的干燥成熟种子。

植物形态要点： 草本。茎直立。叶互生，披针形、狭椭圆形。花单生或 2~3 朵簇生于叶腋，白色、粉红色或紫色，单瓣或重瓣；苞片线形；侧生萼片 2；旗瓣圆形；翼瓣具柄，下部裂片长圆形，上部裂片近圆形；唇瓣深舟状，基部成内弯的距；雄蕊 5；子房纺锤形。蒴果宽纺锤形。种子圆球形，黑褐色。

功能主治： 破血，软坚，消积。用于癥瘕痞块，经闭，噎膈。

附注：《中国药典》2020 年版以急性子收载。

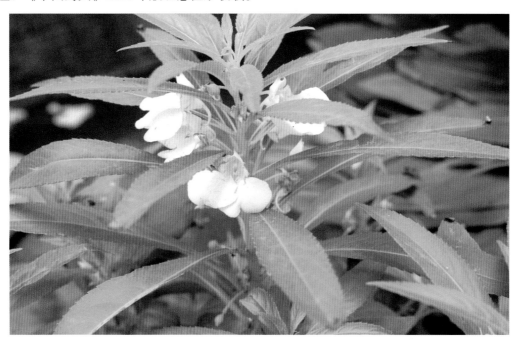

凤仙花

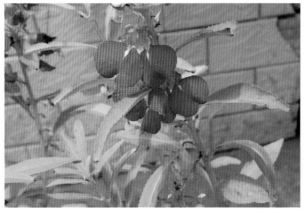

凤仙花

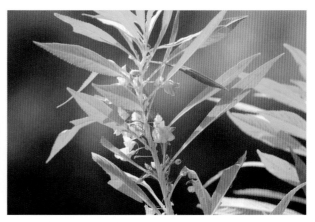

凤仙花

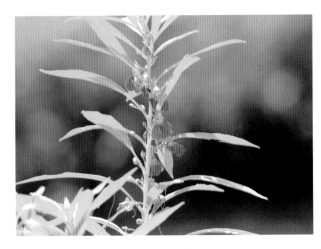

凤仙花

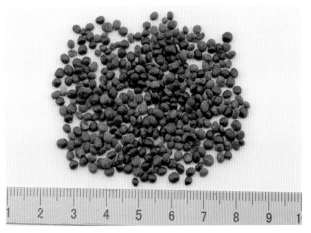

急性子

水金凤

来源：凤仙花科植物水金凤 *Impatiens nolitangere* L. 的干燥根或全草。

植物形态要点：草本。茎直立。叶互生，卵形。总花梗具 2~4 花，总状排列；苞片 1，草质，宿存；花黄色；侧生萼片 2；旗瓣圆形；翼瓣无阔柄，下部裂片矩圆形，上部裂片斧形；唇瓣宽漏斗状，基部渐狭成内弯的距；雄蕊 5；子房纺锤形。蒴果圆柱形。种子圆球形，褐色。

功能主治：活血调经，祛风除湿。用于月经不调，痛经，经闭，跌打损伤，风湿痹痛，脚气肿痛，阴囊湿疹，癣疮，癞疮。

附注：《中华本草》第 5 册 4019 页记载拉丁学名为 *Impatiens noli-tangere* L.。

529

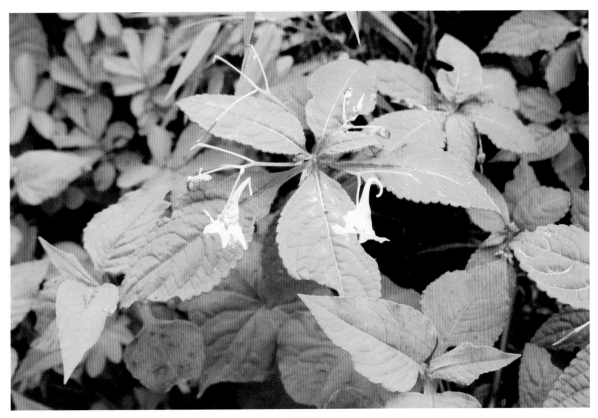

水金凤

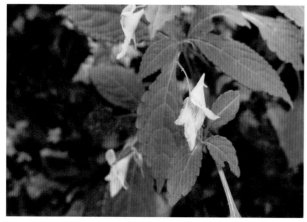

水金凤

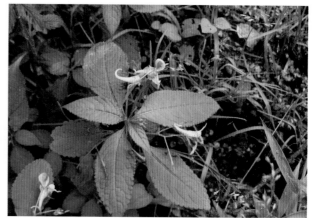

水金凤

省沽油科

省沽油

来源： 省沽油科植物省沽油 *Staphylea bumalda* DC. 的干燥果实或种子。

植物形态要点： 落叶灌木，树皮紫红色。三小叶复叶；顶生小叶叶柄长达 1 cm；小叶椭圆形、卵形或披针状卵形。圆锥花序直立，花瓣白色。蒴果膀胱状，压扁，2 室，顶端开裂。

功能主治： 明目降压，利尿解毒。用于肥胖，高血压。

附注： 《全国中草药汇编》第 3 版卷三 425 页。

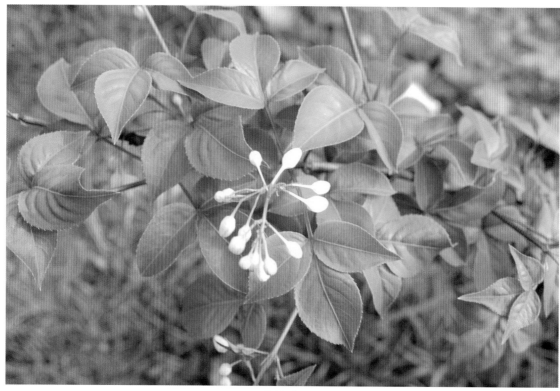

省沽油

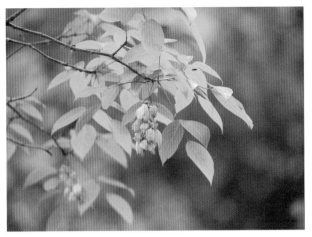

省沽油

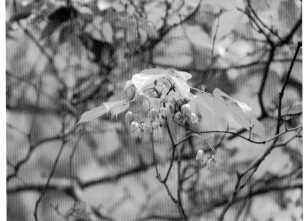

省沽油

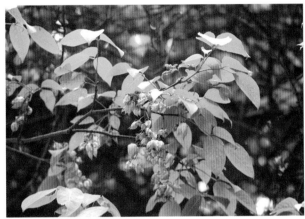

省沽油

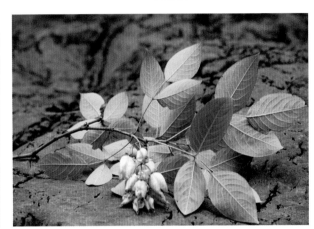

省沽油

531

野鸦椿

来源：省沽油科植物野鸦椿 *Euscaphis japonica* (Thunb.) Dippel. 的干燥果实或种子。

植物形态要点：小型落叶乔木或灌木。小叶 5~9，揉碎后有难闻气味，纸质。顶生圆锥花序；花瓣黄绿色；萼片基部合生，边缘具缘毛。蓇葖果紫红色。种子近球形，假种皮肉质，黑色。

功能主治：祛风散寒，行气止痛，消肿散结。用于胃痛，寒疝疼痛，泄泻，痢疾，脱肛，月经不调，子宫下垂，

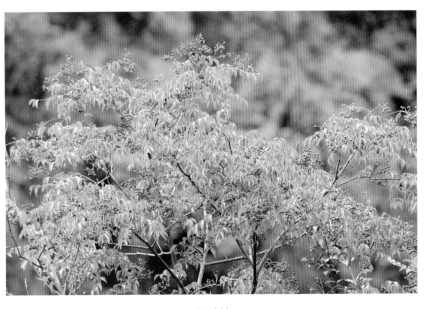

野鸦椿

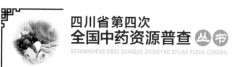
睾丸肿痛。

　　附注：本品出自《四川中药志》。《贵州省中药材、民族药材质量标准》2003 年版以鸡眼睛收载带花或果的枝叶。《中华本草》第 5 册 4135 页。《四川植物志》第 1 卷 242 页。

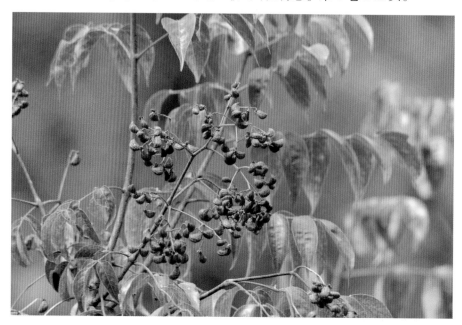

野鸦椿

膀胱果

　　来源：省沽油科植物膀胱果 *Staphylea holocarpa* Hemsl. 的干燥果实或根。

　　植物形态要点：乔木或灌木。三小叶，小叶长圆状披针形至椭圆形，近革质，无毛，正面淡白色。伞房花序扩展；花白色或玫瑰色，叶后开花。蒴果梨形，基部狭，先端截形，3 处开口。

　　功能主治：止咳祛痰，健脾利湿。用于咳嗽，痰多，风湿关节炎。

　　附注：《中国中药资源志要》收载。《四川省中药资源志要》443 页。

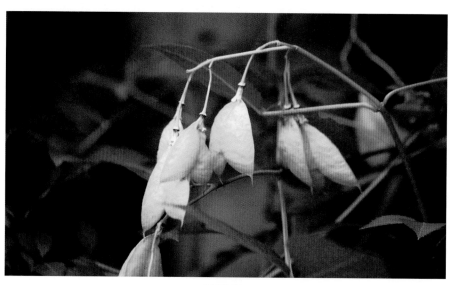

膀胱果

无患子科

川滇无患子

来源：无患子科植物川滇无患子 *Sapindus delavayi* (Franch.) Radlk. 的干燥果实。

植物形态要点：落叶乔木。小叶 4~7 对，卵形至卵圆形，背面被长柔毛或近无毛。花序顶生，直立，常 3 分枝；花蕾球形，花两侧对称，花萼和花瓣外面被柔毛；花瓣 4~6；鳞片大，长为花瓣的近 2/3。

功能主治：清热化痰，理气止痛，消积杀虫，止痒，利咽止泻。用于白喉，咽喉炎，扁桃体炎，支气管炎，百日咳，疝气，疥癫。头虱。

附注：本品又称皮哨子。《四川省中药资源志要》448 页。

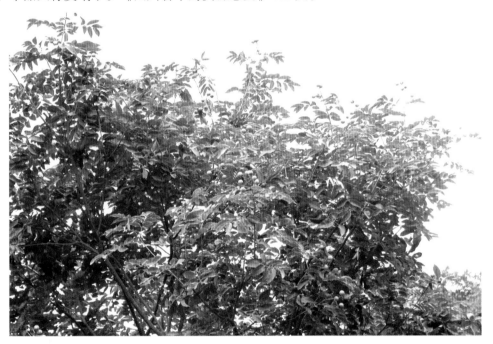

川滇无患子

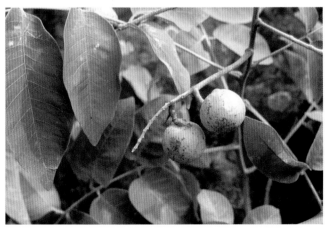

川滇无患子

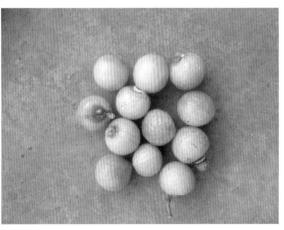

川滇无患子

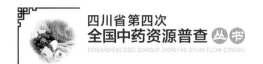
龙 眼

来源： 无患子科植物龙眼 *Dimocarpus longan* Lour. 的干燥假种皮。

植物形态要点： 常绿乔木。小枝散生苍白色皮孔。小叶 3~6 对，长圆状椭圆形至长圆状披针形，常两侧不对称。花序大，多分枝，密被星状毛；花瓣 5。果实常黄褐色或有时灰黄色，近球形，外面具皱及稍具突起小瘤。

功能主治： 补益心脾，养血安神。用于气血不足，心悸怔忡，健忘失眠，血虚萎黄。

附注：《中国药典》2020 年版一部以龙眼肉收载，又称桂圆。《四川植物志》第 8 卷 271 页。

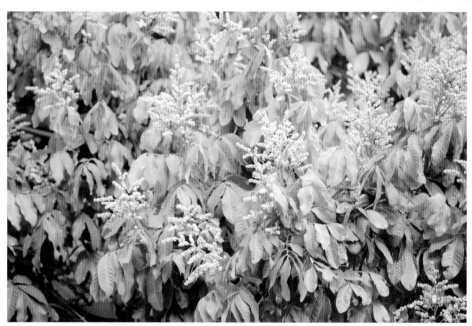

龙眼

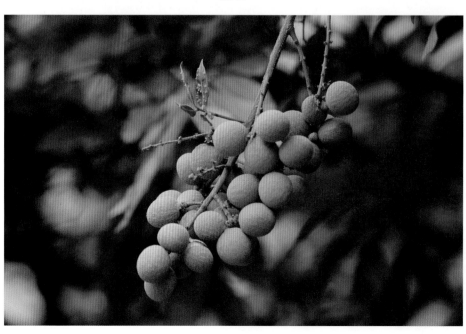

龙眼

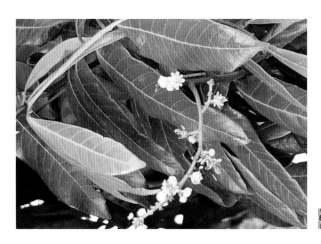

龙眼

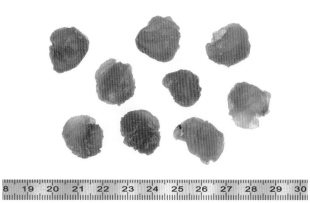

龙眼肉

荔 枝

来源：无患子科植物荔枝 *Litchi chinensis* Sonn. 的干燥成熟种子。

植物形态要点：常绿乔木。小叶 2~4 对，披针形或卵状披针形，有时椭圆状披针形，薄革质或革质，下面粉绿色，无毛。花序顶生，具绒毛，萼片瓣裂。果卵球形或近球形，外皮红色。种子全为白色、肉质、多汁的假种皮包围。

功能主治：行气散结，祛寒止痛。用于寒疝腹痛，睾丸肿痛。

附注：《中国药典》2020 年版一部以荔枝核收载。《四川植物志》第 8 卷 273 页。

535

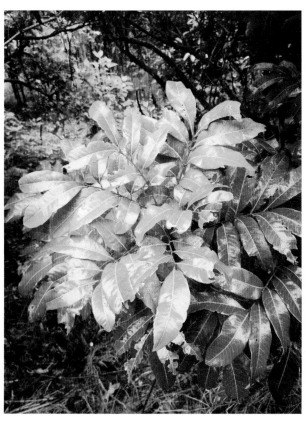

荔枝

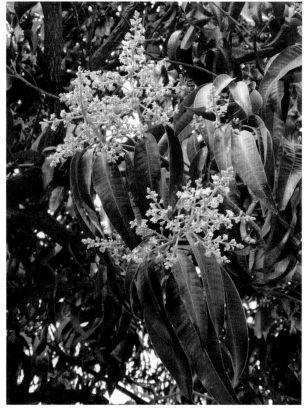

荔枝

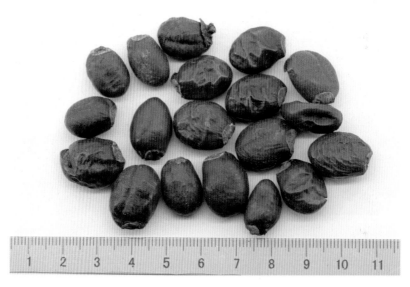

荔枝核

苦木科

臭 椿

来源：苦木科植物臭椿 *Ailanthus altissima* (Mill.) Swingle 的干燥根皮或干皮。

植物形态要点：乔木。嫩枝被黄色或黄褐色柔毛，渐无毛。单数羽状复叶，互生，小叶 13~35；卵状披针形，叶揉碎后有奇臭；小叶基部每侧具 1 或 2 齿。圆锥花序长 10~30 cm；花淡绿色。翅果长圆形。种子生翅中部，扁球形。

功能主治：清热燥湿，收涩止带，止泻，止血。用于赤白带下，湿热泻痢，久泻久痢，便血，崩漏。

附注：本品又称樗树。《中国药典》2020 年版以椿皮收载。

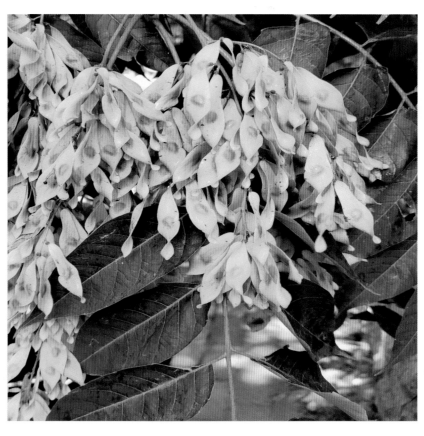

臭椿

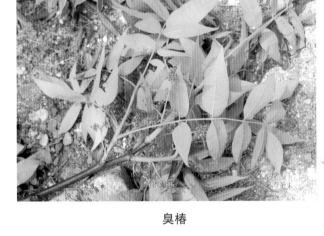
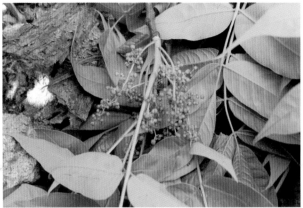

臭椿　　　　　　　　　　　　　　　　臭椿

橄榄科

橄　榄

来源：橄榄科植物橄榄 *Canarium album* Raeusch. 的干燥成熟果实。

植物形态要点：乔木。有黏性的芳香树脂，单数羽状复叶互生；叶具托叶；小叶 5~15，纸质至革质，长 6~14 cm，宽 2~5.5 cm，全缘。花序腋生，雄花序为聚伞圆锥花序，雌花序为总状花序。核果卵球形或纺锤形，黄绿色。

功能主治：清热解毒，利咽，生津。用于咽喉肿痛，咳嗽痰黏，烦热口渴，鱼蟹中毒。

附注：《中国药典》2020 年版一部以青果收载。《中国植物志》将拉丁学名修订为 *Canarium album* (Lour.) Rauesch.。《四川中药志》1071 页。

537

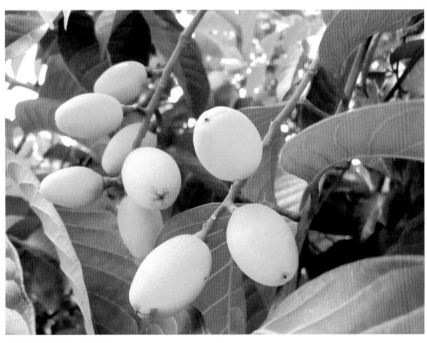

橄榄

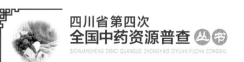
四川药用植物原色图谱

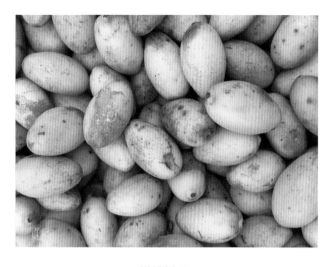

橄榄鲜果

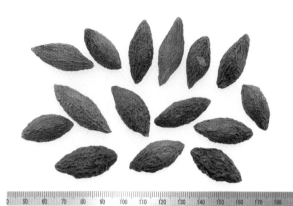

青果

七叶树科

天师栗

来源： 七叶树科植物天师栗 *Aesculus wilsonii* Rehd. 的干燥成熟种子。

植物形态要点： 乔木。小叶两面均无毛。小叶基部阔楔形至圆形或稍心形。聚伞花序较大，基部直径 10~12 cm。蒴果近球形或倒卵圆形，顶端短尖或钝圆。

功能主治： 疏肝理气，和胃止痛。用于肝胃气滞，胸腹胀闷，胃脘疼痛。

附注： 《中国药典》2020 年版一部以娑罗子收载天师栗、七叶树 *Aesculus chinensis* Bunge. 和浙江七叶树 *Aesculus chinensis* Bge.var. *chekiangensis* (Hu et Fang) Fang。《四川植物志》第 1 卷 232 页。

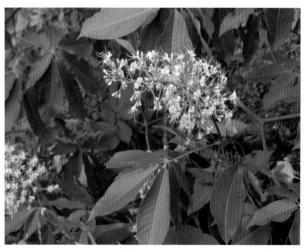

天师栗

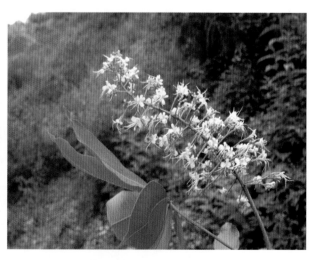

天师栗

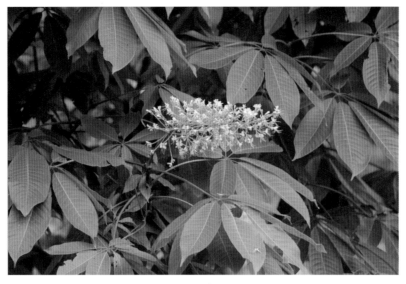

天师栗

冬青科

枸 骨

来源： 冬青科植物枸骨 *Ilex cornuta* Lindl. ex Paxt. 的干燥叶。

植物形态要点： 常绿灌木或小乔木，高 0.6~10 m。叶片厚革质，四角状长圆形或卵形，长 4~9 cm，宽 2~4 cm，先端具 3 枚尖硬刺齿，中央刺齿常反曲，两侧各具 1~2 刺齿，花序簇生叶腋内；花淡黄色。花萼盘状；阔三角形；花冠辐状，花瓣长圆状卵形，反折，基部合生；雄蕊与花瓣近等长或稍长，花药长圆状卵形。子房长圆状卵球形，柱头盘状，4 浅裂。果球形，直径 8~10 mm，成熟时鲜红色。

功能主治： 清热养阴，益肾，平肝。用于肺痨咯血，骨蒸潮热，头晕目眩。

附注： 《中国药典》2020 年版一部以枸骨叶收载。

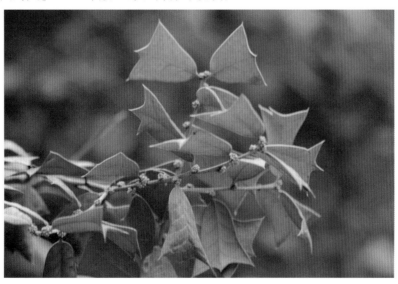

枸骨

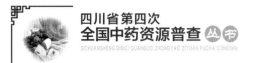
四
川
药
用
植
物
原
色
图
谱

540

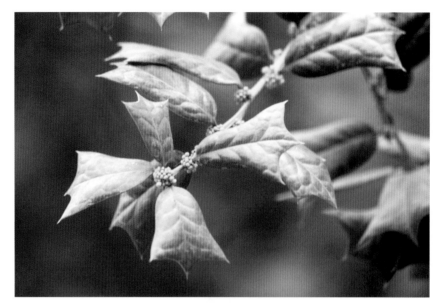

枸骨

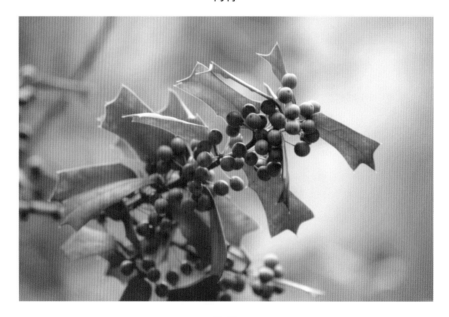

枸骨

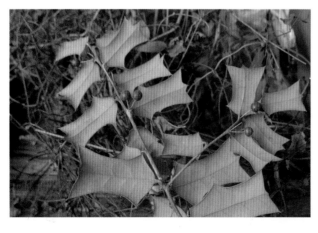

枸骨

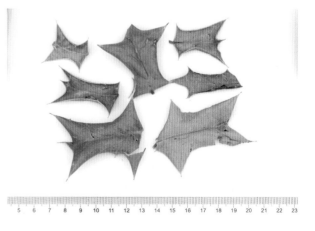

枸骨叶

猫儿刺

来源：冬青科植物猫儿刺 *Ilex pernyi* Franch. 的干燥叶。

植物形态要点：常绿灌木或小乔木。叶片革质，卵形或卵状披针形，长 1.5~3 cm，宽 5~14 mm，先端三角形渐尖，基部截形或近圆形，边缘具深波状刺齿 1~3 对，叶面深绿色，具光泽，背面淡绿色。花序簇生于叶腋内；花淡黄色，全部 4 基数。花瓣卵形。果球形或扁球形，直径 7~8 mm，成熟时红色，宿存花萼四角形，具缘毛，宿存柱头厚盘状，4 裂，分核 4，轮廓倒卵形或长圆形。

功能主治：清肺止咳，利咽，明目。用于肺热咳嗽，咯血，咽喉肿痛，翳膜遮睛。

附注：外形与枸骨相似，曾误当枸骨叶采集，已经及时鉴定纠正。《中华本草》第 5 册 4041 页。本品又称老鼠刺。

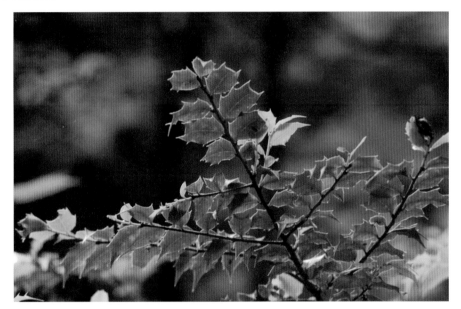

猫儿刺

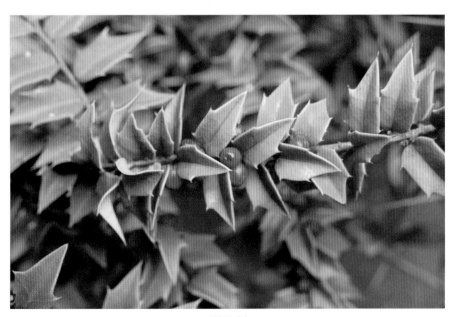

猫儿刺

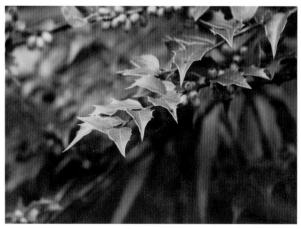

猫儿刺

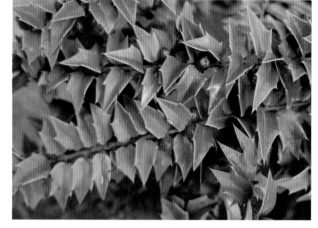

猫儿刺

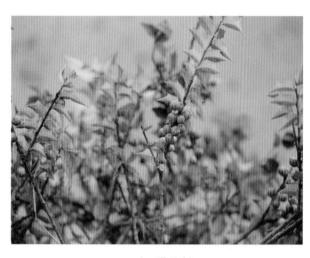

猫儿刺

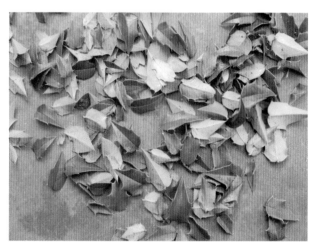

猫儿刺鲜叶

卫矛科

卫　矛

来源：卫矛科植物卫矛 *Euonymus alatus* (Thunb.) Sieb. 的干燥枝条或木栓翅。

植物形态要点：落叶灌木。小枝常具 2~4 列宽阔木栓翅。叶薄革质至纸质，倒卵形或倒卵状椭圆形。聚伞花序具有 1~3 花，花 4 数；花瓣绿色、亮黄色或淡黄绿色。蒴果 1~4 深裂。假种皮鲜红色。

功能主治：破血，通经，杀虫。用于经闭，癥瘕，产后瘀滞腹痛，虫积腹痛。外用治皮炎，痈肿疮疡。

附注：《贵州省中药材质量标准》1988 年版、《贵州省中药材、民族药材质量标准》2003 年版，《湖南省中药材标准》1993 年版、2009 年版，《北京市中药材标准》1998 年版，《河南省中药材标准》1993 年版，《江苏省中药材标准》1989 年版、2016 年版和《上海市中药材标准》1994 版以鬼箭羽收载。

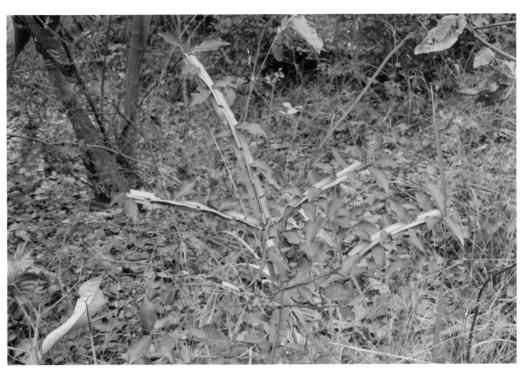

卫矛

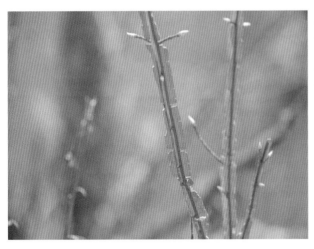

卫矛

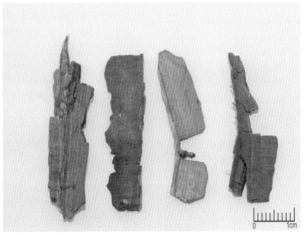

鬼箭羽

大花卫矛

来源：卫矛科植物大花卫矛 *Euonymus grandiflorus* Wall. 的干燥树皮、根皮、果或叶。

植物形态要点：灌木或乔木。叶近革质，窄长椭圆形或窄倒卵形，边缘具细密极浅锯齿。聚伞花序 3~9 花；花黄白色，4 数，较大，直径达 1.5 cm；花萼大部合生；萼片极短；花瓣近圆形，中央有嚼蚀状皱纹；雄蕊着生在花盘四角的圆盘形突起上，花丝长达 2 mm，花药近顶裂；子房四棱锥状，花柱长 1~3 mm。蒴果近球状，常具窄翅棱，宿存花萼圆盘状；种子长圆形，黑红色，有光泽，假种皮红色。

功能主治：祛风湿，舒筋络，补肾。用于痢疾初起，腹痛，肾虚腰痛，风湿疼痛，瘀血闭经。

附注：《中华本草》第 5 册 4093 页。

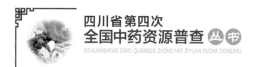
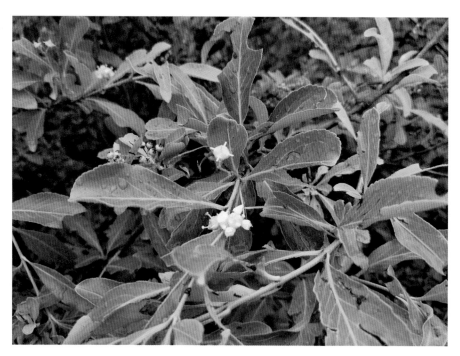

大花卫矛

纤齿卫矛

来源：卫矛科植物纤齿卫矛 *Euonymus giraldii* Loes. 的干燥根。

植物形态要点：落叶灌木或小乔木。冬芽细长，先端尖。叶椭圆状披针形至卵状椭圆形，长6~8 cm，中部最宽，边缘密具细锯齿；叶柄长 3~5 mm。聚伞花序 1~2 次二歧分枝；花 4 数；萼片近圆形；花瓣淡绿色，常稍带紫色，卵形。蒴果直径小于 1 cm，具 4 个短且尖的翅。

功能主治：祛瘀止痛，解毒消肿。用于跌打损伤，痈肿疮毒。

附注：《中华本草》第 5 册 4092 页。

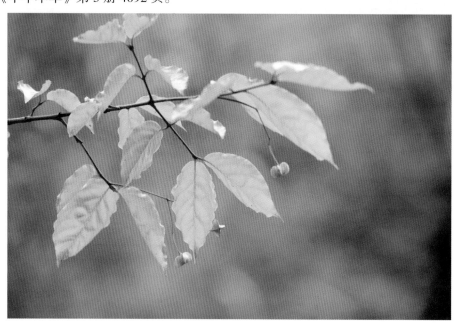

纤齿卫矛

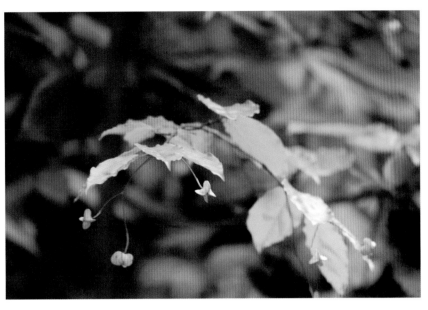

纤齿卫矛

显柱南蛇藤

来源：卫矛科植物显柱南蛇藤 *Celastrus stylosus* Wall. 的干燥茎。

植物形态要点：攀援状灌木。小枝通常光滑稀具短硬毛。叶片长方椭圆形。聚伞花序腋生及侧生，花 3~7 朵，被极短黄白色硬毛；萼片近卵形或近椭圆形；花瓣长方倒卵形；花盘浅杯状，裂片浅，半圆形或近钝三角形；雄蕊稍短于花冠，花丝的下部光滑或具乳突，在雌花中退化雄蕊长约 1 mm；雌蕊瓶状，长约 3 mm，柱头反曲，在雄花中退化。蒴果近球状，果序梗及小果梗变光滑，并常具椭圆形皮孔；种子一侧突起，或稍新月状。

功能主治：祛风除湿，利尿通淋，活血止痛。用于风湿痹痛，脉管炎，淋证，跌打肿痛。

附注：《中华本草》第 5 册 4078 页。

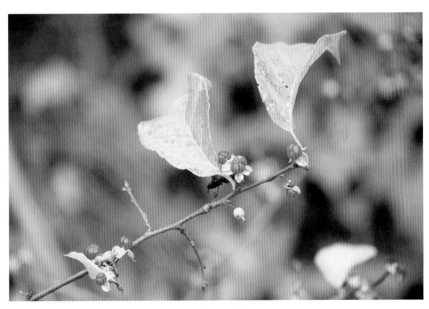

显柱南蛇藤

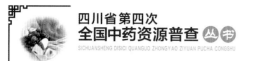
四川药用植物原色图谱

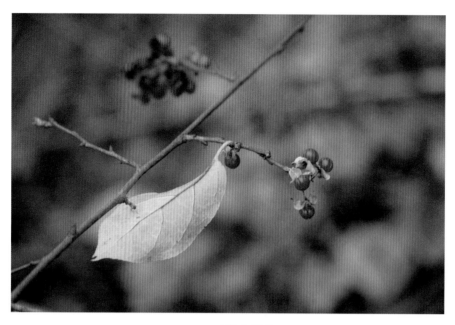

显柱南蛇藤

鼠李科

枣

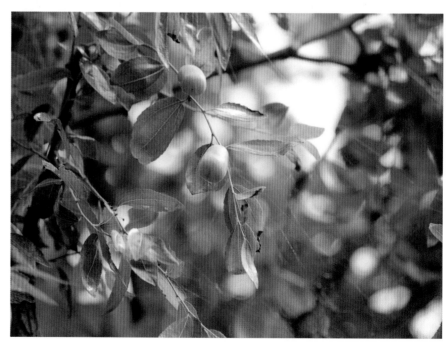

来源： 鼠李科植物枣 *Ziziphus jujuba* Mill. 的干燥成熟果实。

植物形态要点： 落叶小乔木，稀灌木，具刺或无刺。叶纸质，卵形、卵状椭圆形或椭圆状长圆形，下面沿主脉多少具柔毛或无毛，基出 3 脉，基部稍不对称。花单生或 2~8 个密集成聚伞花序。核果矩圆形或长卵形，成熟时红色，直径 1.5~2 cm。

功能主治： 补中益气，养血安神。用于脾虚食少，乏力便溏，妇人脏躁。

附注： 本品首载于《神农本草经》。《中国药典》2020 年版一部以大枣收载。《四川植物志》第 3 卷 249 页。

枣

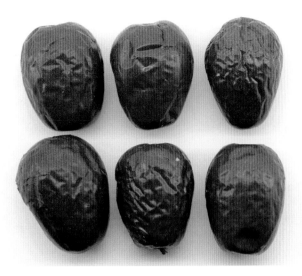

大枣

酸 枣

来源： 鼠李科植物酸枣 *Ziziphus jujuba* Mill. var. *spinosa* (Bunge) Hu ex H. F. Chou 的干燥成熟种子、树皮或根皮。

植物形态要点： 灌木。枝直立，不弯曲，具刺。叶互生，卵形或卵状椭圆形。聚伞花序腋生，花小，黄绿色，萼片5，花瓣5，雄蕊5。核果小，近球形或短矩圆形，直径 0.7~1.2 cm；中果皮味酸，薄；果核两端钝。

功能主治： 养心补肝，宁心安神，敛汗，生津。用于虚烦不眠，惊悸多梦，体虚多汗，津伤口渴。

附注：《中国药典》2020 年版一部以酸枣仁收载。《中国植物志》将拉丁学名修订为 *Ziziphus jujuba* var. *spinosa* (Bunge) Hu ex H. F. Chow.。种子为蒙古族、阿昌族习用药，种仁为藏族习用药，根为满族习用药。

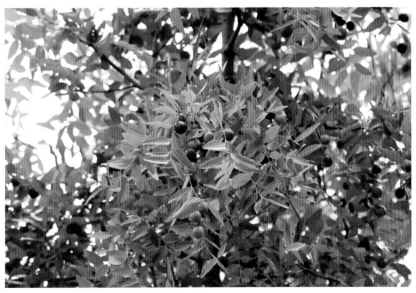

酸枣

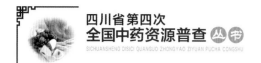

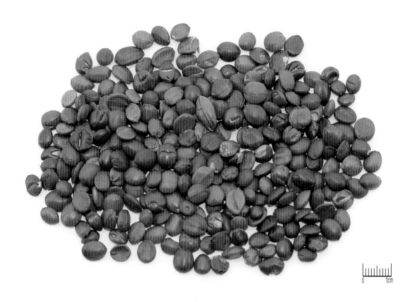

酸枣仁

枳 椇

来源：鼠李科植物枳椇 *Hovenia acerba* Lindl. 的干燥成熟果实或种子。

植物形态要点：高大乔木。叶互生，宽卵形、椭圆状卵形或心形。叶厚纸质或纸质，下面无毛或沿脉或脉腋具柔毛。二歧聚伞圆锥花序顶生或腋生。果实和柱头无毛；果实成熟时黄褐色或褐色，近球形，果梗和花梗膨大，近肉质。

功能主治：解酒毒，止渴除烦，止呕，通便。用于醉酒，烦渴，呕吐，二便不利。

附注：《四川省中药材标准》2010 年版以枳椇收载。《中华人民共和国卫生部药品标准》中药材第一册收载枳椇子，部标收载品为《中国植物志》记载的北枳椇。

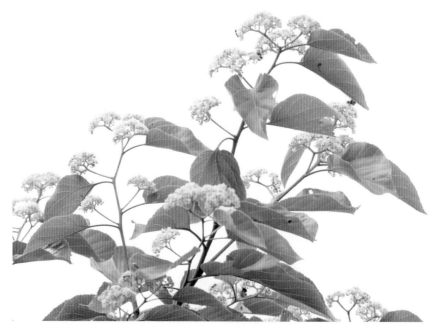

枳椇

548

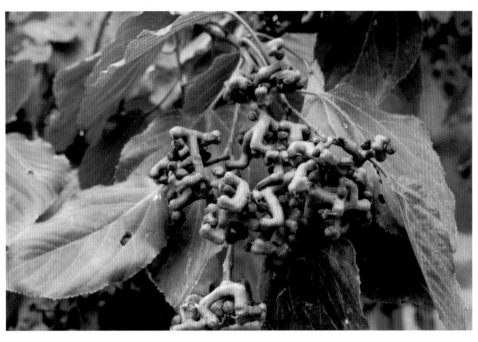

枳椇

549

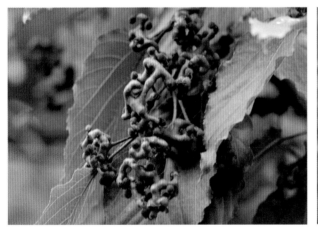

枳椇

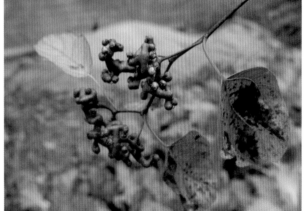

枳椇

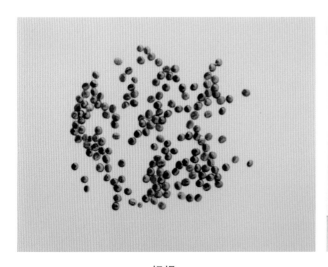

枳椇

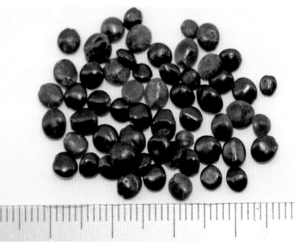

枳椇

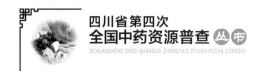

马甲子

来源： 鼠李科植物马甲子 *Paliurns ramosissimus* (Lour.) Poyr. 的干燥根或叶。

植物形态要点： 灌木。叶互生，纸质，宽卵状椭圆形或近圆形，顶端钝或圆形，边缘具钝细锯齿或细锯齿；叶柄基部有 2 个紫红色斜向直立的针刺。腋生聚伞花序，被黄色绒毛；萼片宽卵形；花瓣匙形，短于萼片；花盘圆形，边缘 5 或 10 齿裂。核果杯状，被黄褐色或棕褐色绒毛，周围具木栓质 3 浅裂的窄翅；果梗被棕褐色绒毛；种子紫红色或红褐色，扁圆形。

功能主治： 清热，祛风除湿，消肿止痛。用于咽喉肿痛，肠风下血，跌打损伤，肺痨咳嗽，风湿痹痛。

附注： 本品始载于清·吴其濬《植物名实图考》《中国植物志》将拉丁学名修订为 *Paliurus ramosissimus* (Lour.) Poir.。《四川中药志》1871 页称铁篱笆根，《四川植物志》第 3 卷 255 页。

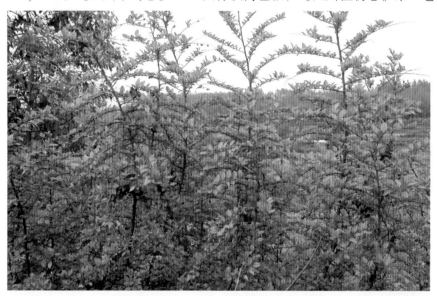

马甲子

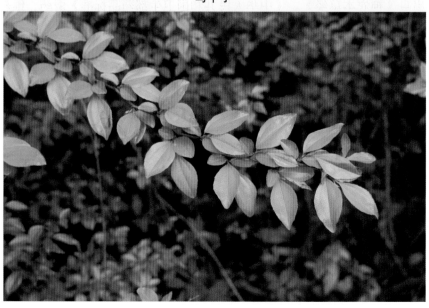

马甲子

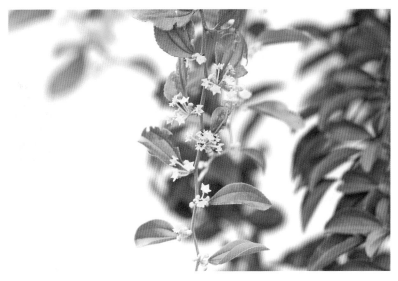

马甲子

葡萄科

葡　萄

来源：葡萄科植物葡萄 *Vitis vinifera* L. 的新鲜或干燥果实。

植物形态要点：木质藤本。小枝圆柱形，有纵棱纹；卷须二叉分枝，每隔 2 节间断与叶对生。叶卵圆形，显著 3~5 浅裂或中裂，基部深心形，两侧常靠合，边缘有 22~27 个锯齿，齿深而粗大，不整齐，下面淡绿色，无毛或被疏柔毛。圆锥花序密集或疏散，多花，与叶对生。

功能主治：补气血，强筋骨，利小便，健胃生津，除烦渴。用于气血虚弱，肺虚咳嗽，心悸盗汗，风湿痹痛，淋病，浮肿。

附注：本品出自《神农本草经》。《中华人民共和国卫生部药品标准》蒙药、维药以白葡萄或马奶子葡萄干收载。《四川省中药资源志要》466 页。

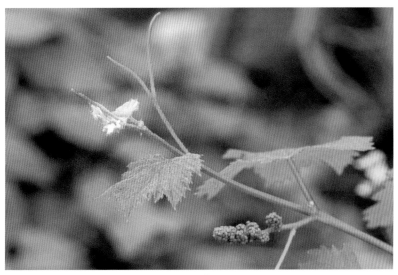

葡萄

四川药用植物原色图谱

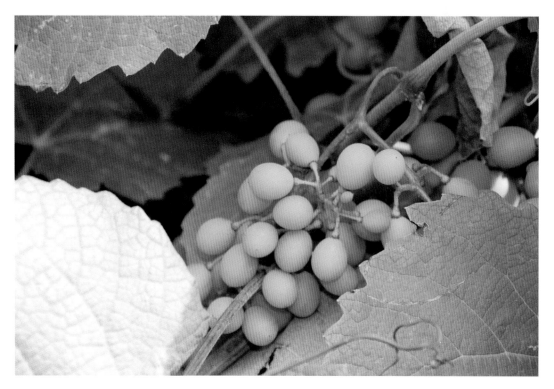

葡萄

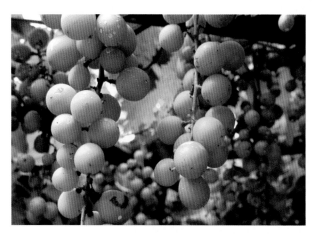

葡萄

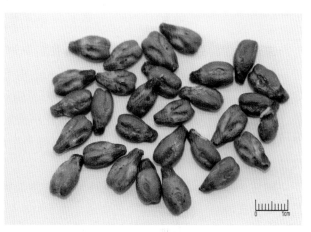

葡萄籽

三裂蛇葡萄

来源： 葡萄科植物三裂蛇葡萄 *Ampelopsis delavayana* Planch.ex Franch. 的干燥根茎、根或叶。

植物形态要点： 本质藤木。小枝、叶柄或叶下面疏具柔毛。叶具 3 小叶，小叶不分裂或仅基部侧生小叶分裂。小叶披针形、卵状披针形或椭、圆披针形。多歧聚伞花序与叶对生；花盘明显。浆果球形。

功能主治： 根茎接骨，消肿，止痛。根、叶用于风湿性腰腿痛，胃痛，痢疾，肠炎，痈肿，外伤出血，慢性骨髓炎。

附注：《苗药集》《彝药集》收载。《中国植物志》将拉丁学名修订为 *Ampelopsis delavayana* Planch.。

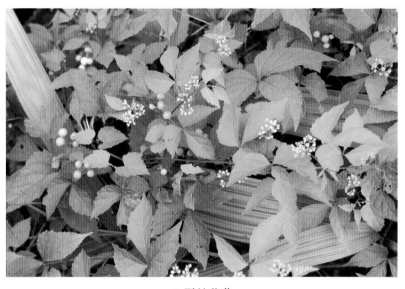

三裂蛇葡萄

杜英科

杜英

来源： 杜英科植物杜英 *Elaeocarpus decipiens* Hemsl. 的干燥根。

植物形态要点： 常绿乔木。叶革质，披针形或倒披针形，革质或厚纸质，无毛，侧脉 7~9 对。总状花序生落叶的叶腋，长 5~10 cm；花瓣 5 片，白色；雄蕊 20~32；子房 3 室。核果椭圆体形；内果皮明显具疣。

功能主治： 消肿散瘀。用于风湿，跌打损伤。

附注：《世界药用植物速查辞典》341 页。

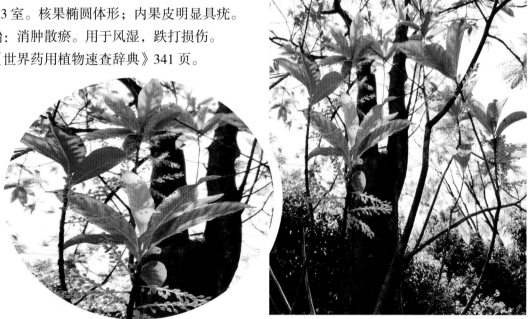

杜英　　　　　　　　　　　　　　杜英

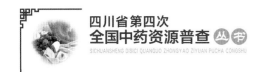
锦葵科

木 槿

来源：锦葵科植物木槿 *Hibiscus syriacus* L. 的干燥花、树皮或根皮。

植物形态要点：落叶灌木。小枝具黄色星状柔毛。叶菱形至三角状卵形，三裂或不裂，基部楔形。小苞片 6~8；花冠蓝紫色、紫罗兰色、白色、粉色或淡红色，有时中央色深，钟形，有时重瓣；花瓣 5，倒卵形。蒴果卵球形。

功能主治：木槿花清湿热，凉血。用于痢疾，腹泻，痔疮出血，白带；外治疖肿。木槿皮清热，利湿，解毒，止痒。用于肠风下血，痢疾，脱肛，白带，疥癣，痔疮等。

附注：本品始载于五代《日华子本草》。《中华人民共和国卫生部药品标准·中药材》第一册分别以木槿花、木槿皮收载。《四川省中药材标准》1987 年版以木槿皮收载白花单瓣木槿、白花重瓣木槿、紫花重瓣木槿或长苞木槿。《四川植物志》第 9 卷 217 页。《中华本草》第 5 册 4360 页。

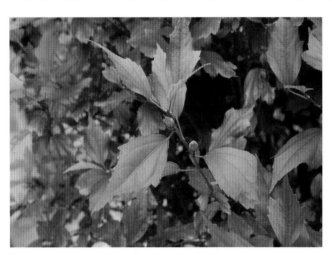

木槿

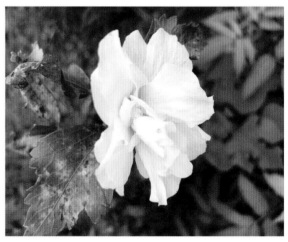

木槿

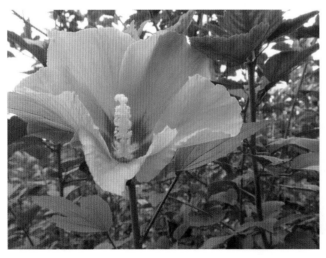

木槿

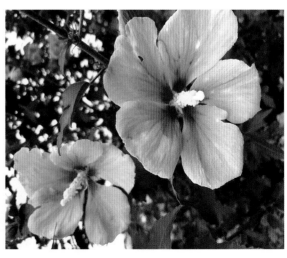

木槿

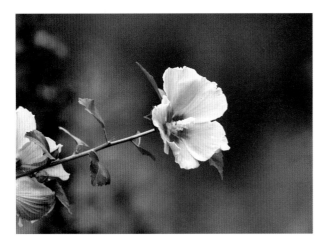

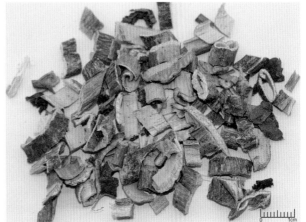

木槿 　　　　　　　　　　　　　　 木槿皮

冬　葵

来源：为锦葵科植物冬葵 *Malva crispa* L. 的干燥成熟果实。

植物形态要点：草本。茎直立，被疏毛。叶互生，掌状 5~7 浅裂，肾圆形或近圆形，基部心形，边缘具钝锯齿，有长柄。花小，丛生于叶腋，淡红色，小苞片 3；花萼 5 裂；花冠 5；雄蕊多数，花丝合生；果实扁圆形，由 10~12 心皮组成，果熟时各心皮彼此分离。种子橘瓣状，微肾形，淡棕色。

功能主治：清热利尿，消肿。用于尿闭，水肿，口渴，尿路感染。

附注：本品系蒙古族习用药材，首载于《神农本草经》。《中国药典》2020 年版一部收载冬葵果，来源为野葵 *Malva verticillata* L. 的干燥成熟果实。《中国植物志》将植物名和拉丁学名修订为冬葵 *Malva verticillata* var. *crispa* Linnaeus。《四川植物志》第 9 卷 180 页。

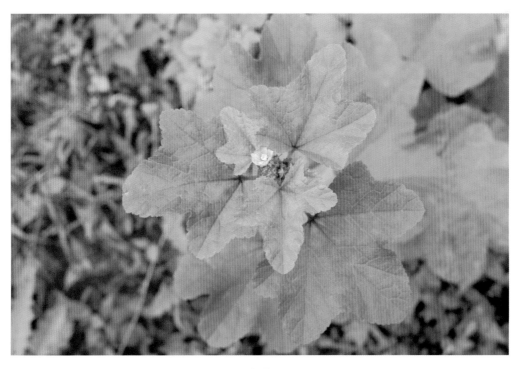

冬葵

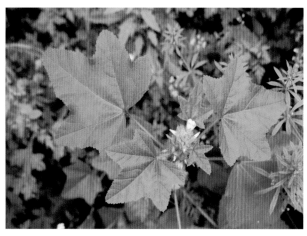

冬葵

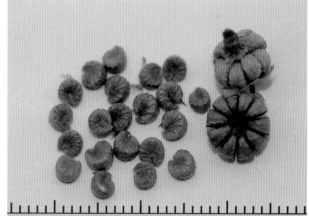

冬葵果

锦 葵

来源：锦葵科植物锦葵 *Malva sinensis* Cavan. 的干燥茎、叶或花。

植物形态要点：直立草本，疏被粗毛。叶圆心形或肾形，具 5~7 圆齿状钝裂片，两面均无毛或仅脉上疏被短糙伏毛。花 3~11 朵簇生，小苞片 3，长圆形疏被柔毛；花紫红色或白色，直径 3.5~4 cm，花瓣 5，匙形，长 2 cm，先端微缺，爪具髯毛。果扁圆形，分果爿 9~11，肾形，被柔毛；种子黑褐色，肾形。

功能主治：清热利湿，理气通便。用于大便不畅，脐腹痛，瘰疬，带下。

附注：《中华本草》第 5 册 4371 页。《中国植物志》将拉丁学名修订为 *Malva cathayensis* M. G. Gilbert, Y. Tang et Dorr。

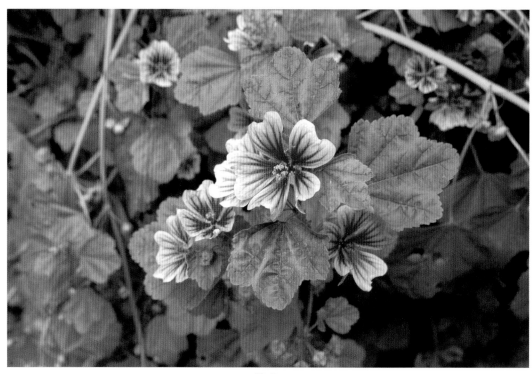

锦葵

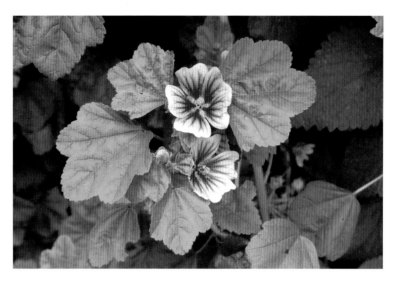

锦葵

木芙蓉

来源：为锦葵科植物木芙蓉 *Hibiscus mutabilis* L. 的干燥花或叶。

植物形态要点：灌木或小乔木。叶 5~7 裂，纸质。花单生，腋生于上部枝；小苞片裂片 8，线形，基部贴生；花初开时白色或淡红色，后变成深红色。蒴果扁球形，具浅黄色硬毛和绵毛；分果爿 5。

功能主治：木芙蓉花清热解毒，消肿排脓，凉血止血。用于肺热咳嗽，月经过多，白带，痈肿疮疖，乳腺炎，淋巴结炎，腮腺炎，烧烫伤，毒蛇咬伤，跌打损伤。芙蓉叶凉血，解毒，消肿，止痛。用于痈疽焮肿，缠身蛇丹，烫伤，肿痛，跌打损伤。

附注：《中国药典》2020 年版一部以木芙蓉叶收载。《中华人民共和国卫生部药品标准·中药材》第一册（1992 年）收载木芙蓉花。《中华本草》第 5 册 4351 页。

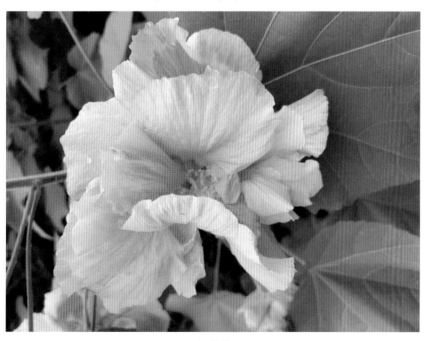

木芙蓉

四川药用植物原色图谱

558

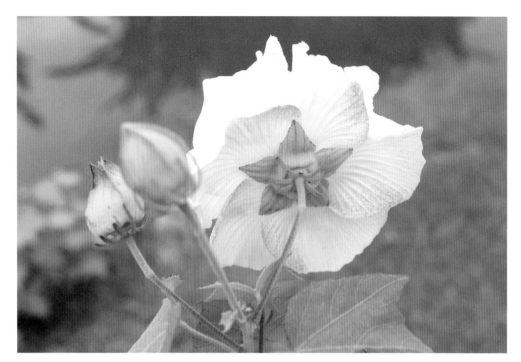

木芙蓉

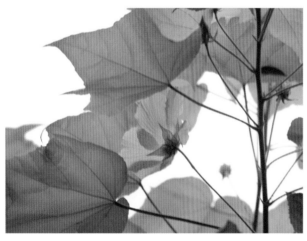

木芙蓉

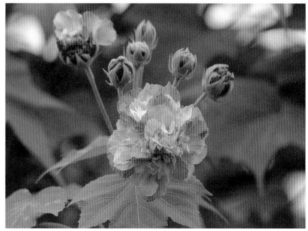

木芙蓉

朱 槿

来源：锦葵科植物朱槿 *Hibiscus rosa-sinensis* L. 的干燥叶、花或根。

植物形态要点：常绿灌木。叶阔或狭卵形，不裂，边缘具牙齿或浅裂。花单生，腋生于上部枝，常下垂，单瓣或重瓣；小苞片裂片 6~7，线形，基部贴生；花萼钟状；花冠漏斗状，玫瑰红、淡红或淡黄色；花瓣不开裂或有微缺刻。蒴果卵球形，无毛。

功能主治：清热解毒，化痰止咳，凉血止血。用于痰热咳嗽，鼻衄，赤白痢疾，痈肿疮毒，月经不调。

附注：本品始载于明·李时珍《本草纲目》。《广西中药材标准》1990 年版以扶桑花收载。《四川植物志》第 9 卷 214 页。

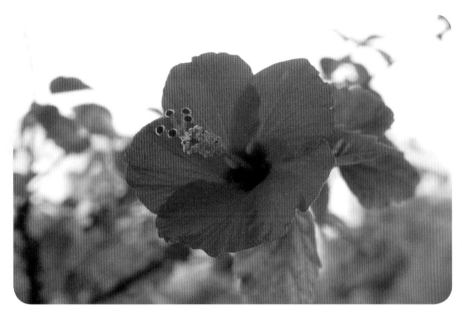

朱槿

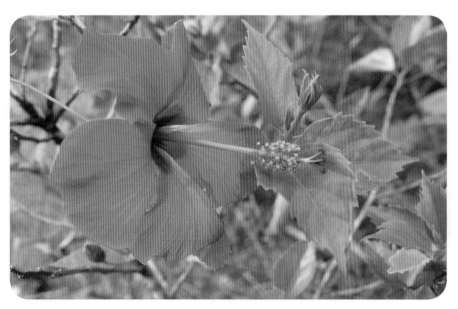

朱槿

苘 麻

来源： 锦葵科植物苘麻 *Abutilon theophrasti* Medic. 的干燥成熟种子。

植物形态要点： 亚灌木状草本，茎枝被柔毛。叶互生，圆心形，边缘具细圆锯齿，两面均密被星状柔毛；叶柄长 3~12 cm，被星状细柔毛；托叶早落。花单生于叶腋，花梗长 1~13 cm，被柔毛；花萼杯状，密被短绒毛，裂片 5，卵形；花黄色，花瓣倒卵形，长约 1 cm。蒴果半球形，分果爿 15~20，被粗毛，顶端具长芒 2；种子肾形，褐色，被星状柔毛。

功能主治： 清热解毒，利湿，退翳。用于赤白痢疾，淋证涩痛，痈肿疮毒，目生翳膜。

附注： 本品始载于唐·苏敬等《新修本草》。《中国药典》2020 年版一部以苘麻子收载。《四川植物志》第 9 卷 196 页。

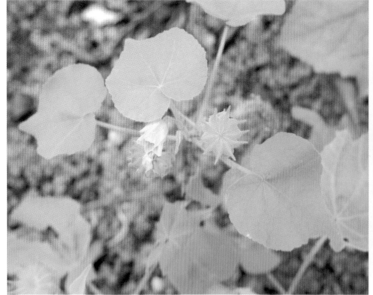

苘麻

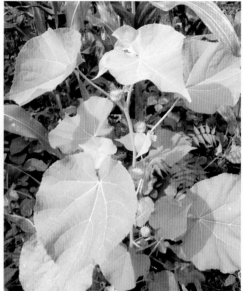

苘麻

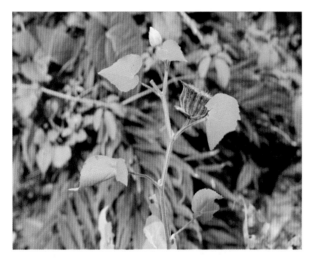

苘麻

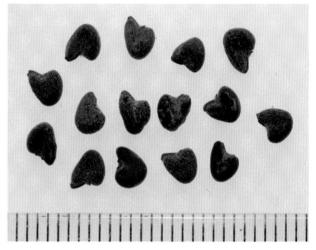

苘麻子

蜀 葵

来源：锦葵科植物蜀葵 *Althaea rosea* (L.) Cavan. 的干燥花、根或种子。

植物形态要点：草本。枝被刺毛。叶近圆形，掌状 5~7 浅裂或具波状棱角。花单生或簇生，聚集为一顶生的穗状花序；小苞片杯形，常 6 或 7 裂，裂片卵状披针形；花大，直径 6~10 cm，红色、紫色、白色、粉红色、黄色或黑紫色。裂果碟形，分果爿多数。

功能主治：花清热凉血，止血，润燥通便，利尿。用于肠炎，痢疾，淋证，白带，大便燥结。根清热解毒，利尿，消痈散结。用于淋病，白带，尿血，吐血，血崩，肠痈，疮肿，肠炎，痢疾，尿路感染，子宫颈炎。种子利水，通淋，滑肠。用于石淋，水肿，便秘，疥疮，尿路结石，小便不利。

附注：附注：《中华人民共和国卫生部药品标准·藏药》以江巴收载，《中华人民共和国卫生部药品标准》维药以蜀葵花收载。《中国植物志》将拉丁学名修订为 *Alcea rosea* Linnaeus。《四川省中药资源志要》471 页。《四川植物志》第 9 卷 186 页。

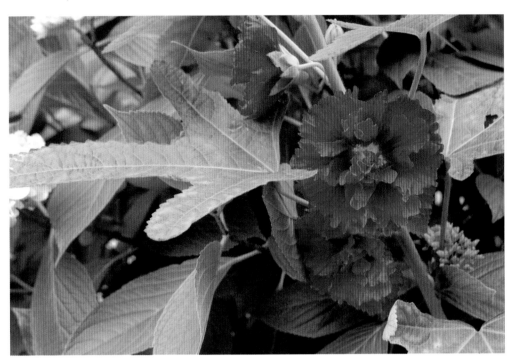

蜀葵

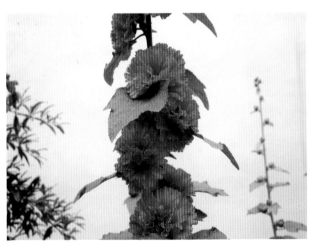

蜀葵

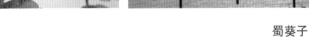

蜀葵子

黄蜀葵

来源：锦葵科植物黄蜀葵 *Abelmoschus manihot* Medic. 的干燥带花全草或种子。

植物形态要点：草本，大部分均被长单硬毛。茎无刺毛。叶掌状 5~9 裂。花单生，近顶生且形成顶生总状；小苞片裂片 4 或 5，卵状披针形；花冠淡黄色，中央紫色。蒴果卵球状椭圆体形。

功能主治：黄蜀葵清热解毒，通淋，利水，消肿。用于痈肿疮毒，汤火烫伤，腮腺炎，淋病，小儿口疮，胸腹痞块，肺热咳嗽。蜀葵子利尿通淋。用于湿热淋证，水肿，湿疹，湿疮。

附注：本品始载于宋·掌禹锡《嘉祐本草》。《四川省中药材标准》2010 年版以黄葵子收载。《四川植物志》第 9 卷 204 页。

四川药用植物原色图谱

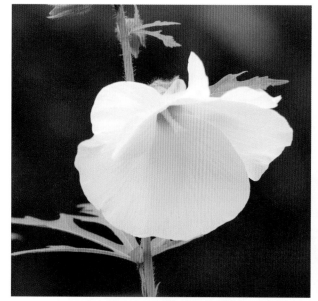

黄蜀葵

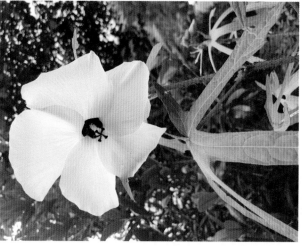

黄蜀葵

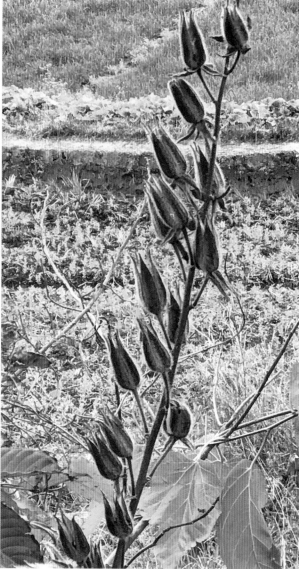

黄蜀葵

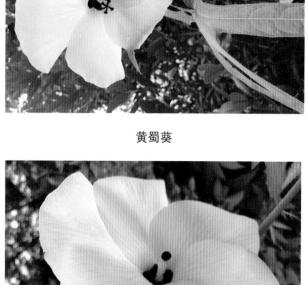

黄蜀葵

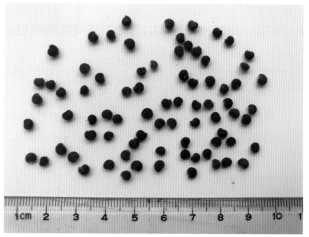

黄葵子

金铃花

来源：锦葵科植物金铃花 *Abutilon pictum* (Gillies ex Hooker) Walp. 的干燥叶和花。

植物形态要点：常绿灌木。叶掌状，3~5 深裂。花单生于叶腋；花橙黄色，具紫红色条纹，直径约 3 cm；雄蕊柱长约 5.5 cm；花药黄色，多数，集生于雄蕊柱的顶端；花柱 10 裂。

功能主治：活血散瘀，止痛。用于跌打肿痛，腹痛。

附注：《中华本草》第 5 册 4338 页以猩猩花记载，拉丁学名为 *Abutilon striatum* Dickson。《中国植物志》第 49 卷 33 页。

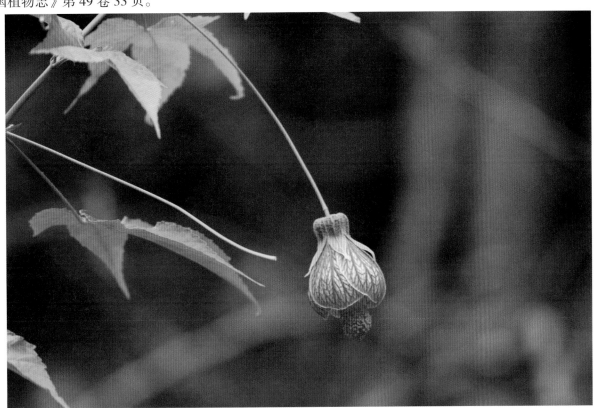

金铃花

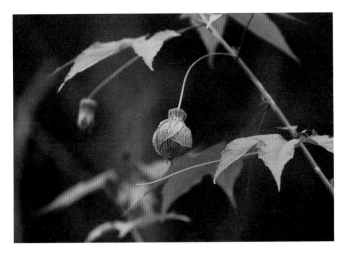

金铃花

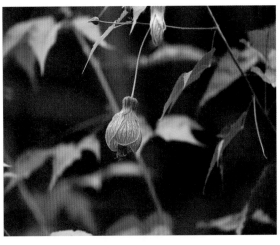

金铃花

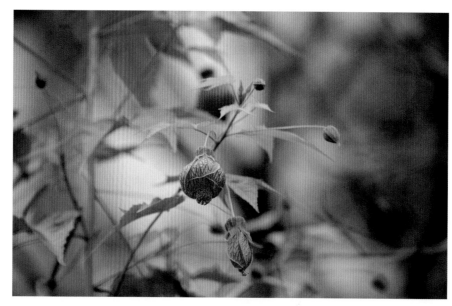

金铃花

地桃花

来源： 锦葵科植物地桃花 *Urena lobata* L. 的干燥根或全草。

植物形态要点： 直立亚灌木状草本。近轴叶轮廓近圆形，下部叶卵形且稍 3 浅裂，下面具绒毛和粗毛。小苞片裂片线形，稍长于花萼，密具黄色绵毛；花冠淡红色，直径约 1.5 cm。果实扁球形，分果爿具星状柔毛和钩状刺。

功能主治： 祛风利湿，活血消肿，清热解毒。用于感冒，风湿痹痛，痢疾，泄泻，淋证，带下，月经不调，跌打肿痛，喉痹，乳痈，疮疖，毒蛇咬伤。

附注：《贵州省中药材民族药材质量标准》2019 年版第一册收载全草。

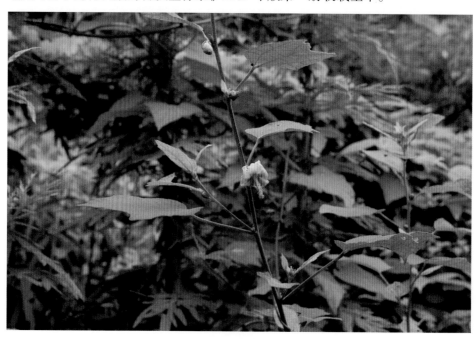

地桃花

木棉科

木　棉

来源：木棉科植物木棉 *Gossampinus malabarica* (DC.) Merr. 的干燥花。

植物形态要点：乔木。树干具板根，幼树常多刺。小叶 5~7，长圆形至长圆状披针形。花单生枝顶叶腋，直径约 10 cm，肉质；花萼杯状，长 2~4.5 cm，内面被黄色短绢毛；花瓣红色或橙红色。蒴果长 1~1.5 cm，密具灰白色长绒毛及星状柔毛。

功能主治：清热利湿，解毒。用于泄泻，痢疾，痔疮出血。

附注：本品出自《生草药性备要》。《中国药典》2020 年版一部以木棉花收载。

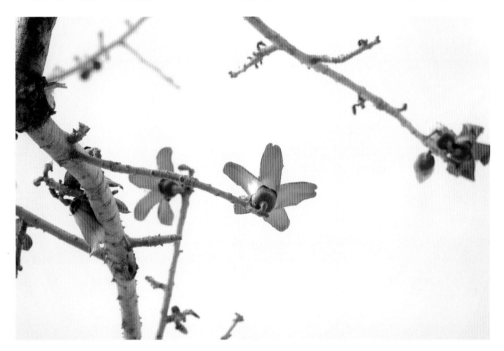

木棉

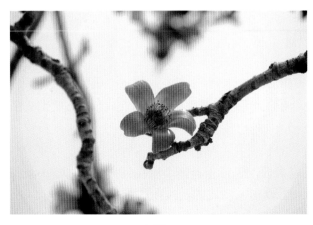

木棉

木棉

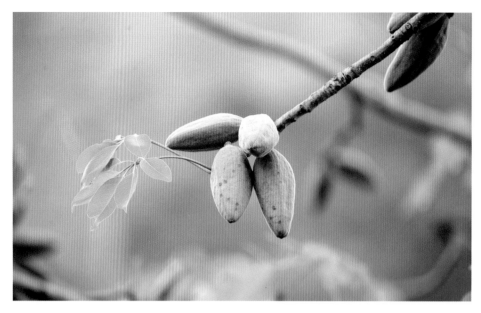

木棉

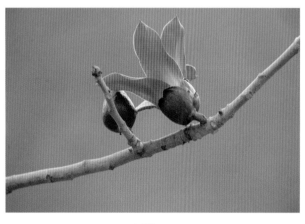

木棉

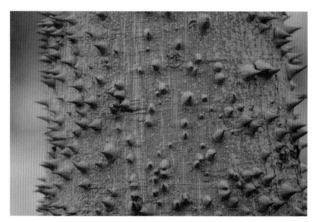

木棉

梧桐科

梧 桐

来源： 梧桐科植物梧桐 *Firmiana simplex* (L.) W. F. Wight 的干燥种子、花、树皮、根或叶。

植物形态要点： 落叶乔木。叶心形，掌状 3~5 裂，两面无毛或稍具柔毛。花单性或杂性；圆锥花序顶生，长 20~50 cm；花萼黄绿色，裂至近基部，裂片条形，向外扭转。蓇葖果有 2~4 粒种子；果皮膜质。

功能主治： 种子清热解毒，顺气和胃，健脾消食，止血。花利湿消肿，清热解毒。用于水肿，小便不利，无名肿毒，创伤红肿，头痛，汤火伤。树皮祛风除湿，活血通经。根祛风除湿，调经止血，解毒疗疮，消肿，降血压。用于风湿关节疼痛，肺结核，咳血，肠风下血，月经不调，跌打损伤。

附注：《中华人民共和国卫生部药品标准·中药材》第一册 1992 年版收载。《中国植物志》将拉丁学名修订为 *Firmiana simplex* (Linnaeus) W. Wight。《四川中药志》1558 页记载梧桐子。

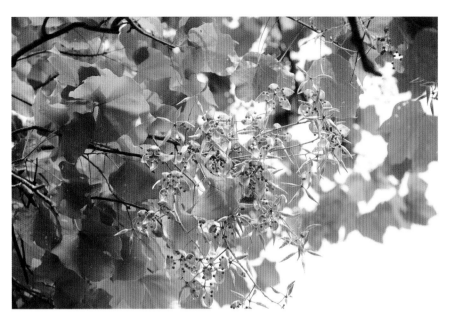

梧桐

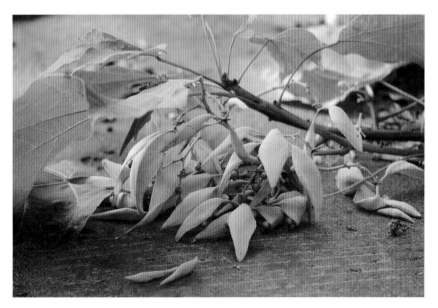

梧桐

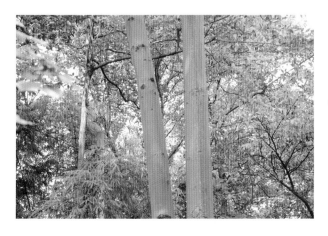

梧桐

梧桐

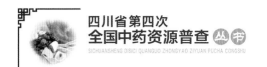
梭罗树

来源：梧桐科植物梭罗树 *Reevesia pubescens* Mast. 的干燥果实、花、叶或树皮。

植物形态要点：乔木。叶薄革质或纸质，下面密具星状绒毛、柔毛或无毛。叶椭圆形。花序伞房状、聚伞状；花瓣 5，白或粉红色；子房球形，5 室，密具毛。蒴果梨形或长圆状梨形，具 5 棱。

功能主治：祛风除湿，消肿止痛。用于风湿痛，跌打损伤。

附注：《四川省中药资源志要》476 页。

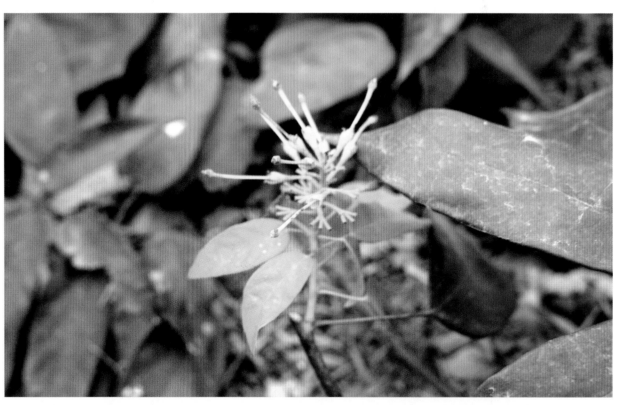

梭罗树

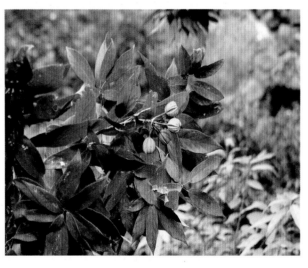

梭罗树

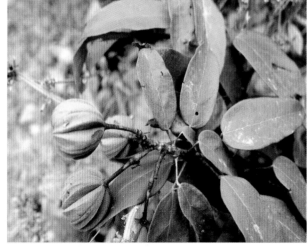

梭罗树

猕猴桃科

中华猕猴桃

来源：猕猴桃科植物中华猕猴桃 *Actinidia chinensis* Planch. 的新鲜或干燥根、根皮、枝叶、藤或果实。

植物形态要点：大型落叶攀援灌木。髓片层状。叶倒阔卵形至倒卵形或阔卵形至近圆形，叶纸质，长 6~17 cm，下面被星状绒毛。花白色或橙黄色；花瓣 3~8。果实近球形至圆柱形至倒卵球形或椭圆体形，长 4~6 cm，被易脱落的绒毛或被长硬毛或刺毛。

功能主治：果调中理气，生津润燥，解热除烦。用于消化不良，食欲不振，呕吐，烧烫伤。根和根皮清热解毒，活血消肿，祛风利湿。用于风湿性关节炎，跌打损伤，丝虫病，肝炎，痢疾，淋巴结结核，痈疖肿毒，癌症。藤和中开胃，清热利湿。用于消化不良，反胃呕吐，黄疸，石淋。

附注：《上海市中药材标准》1994 年版和《北京市中药材标准》1998 年版以藤梨根收载。

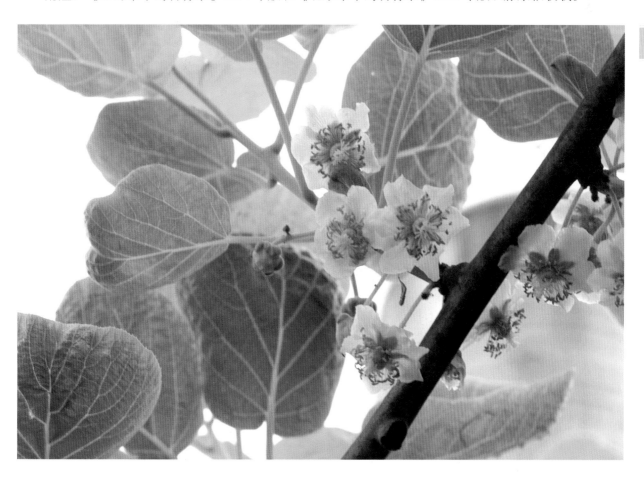

中华猕猴桃

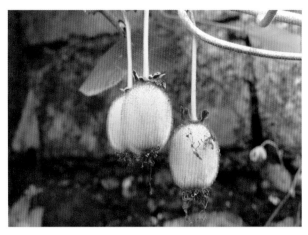

中华猕猴桃

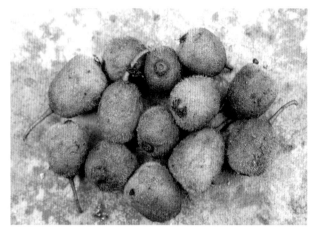

中华猕猴桃鲜果

革叶猕猴桃

来源：猕猴桃科植物革叶猕猴桃 *Actinidia rubricaulis* Dunn var. *coriacea* (Fin. et Gagn.) C.F. Liang 的新鲜果实。

植物形态要点：半常绿攀援灌木。髓实心。叶片长圆状披针形至椭圆形至倒披针形，厚革质，无毛。花序常仅具 1 花；花红色，花瓣 5。果实深绿色，卵形至球形，长 1.5~2 cm，成熟后无毛，皮孔棕色。

功能主治：调中理气，生津润燥，解热除烦。用于消化不良，食欲不振，呕吐，烧烫伤。

附注：本品又称 *Actinidia coriacea* (Fin et Gagnep.) Dunn。《中国植物志》将拉丁学名修订为 *Actinidia rubricaulis* var. *coriacea* (Fin. et Gagn.) C. F. Liang。

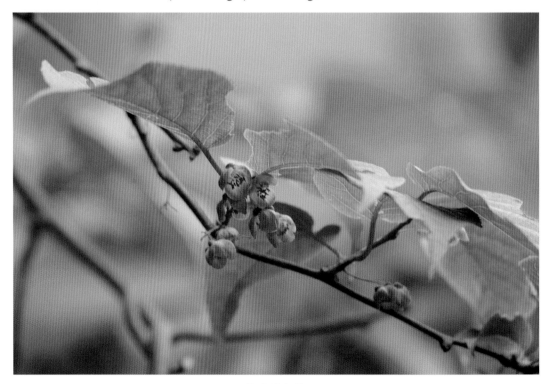

革叶猕猴桃

山茶科

山 茶

来源： 山茶科植物山茶 *Camellia japonica* L. 的干燥叶、花及花蕾。

植物形态要点： 灌木或乔木。叶革质，卵圆至椭圆形，叶缘具锯齿。花腋生或近顶生，单生或成对，近无柄；苞片及萼片约 9；花瓣 6 或 7，栽培品种更多，玫瑰红或白色；子房卵球形，3 室；花柱顶端 3 裂。蒴果球形，直径 3~5 cm。

功能主治： 凉血止血，散瘀消肿。用于吐血，衄血，血崩，肠风血痢，跌打损伤，烫火伤。

附注： 《江苏省中药材标准》1989 年版、2016 年版收载山茶花，《上海市中药材标准》1994 版收载。

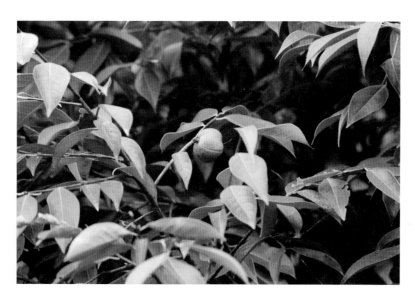

山茶

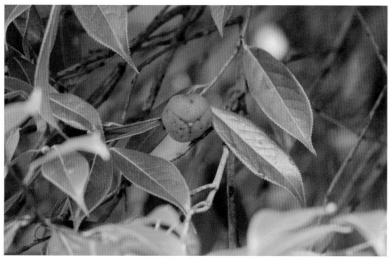

山茶

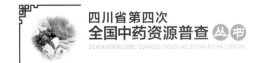

茶

来源：山茶科植物茶 *Camellia sinensis* O. Ktze 的干燥芽或叶。

植物形态要点：灌木或小乔木。叶革质，下面无毛或幼时疏具柔毛，先端钝尖；长圆形，长 4~12 cm，侧脉 5~7 对。花 1~3 朵腋生，白色；小苞片 2；花萼外无毛；子房密生白色毛。蒴果三角状球形。

功能主治：清热解毒，消食，化痰止咳，强心利尿，除烦。用于头昏痛，心烦口渴，食积痰滞，热毒赤白痢，传染性肝炎，小便不利。

附注：本品首载于《尔雅》，入药始载于唐·苏敬等《新修本草》。茶叶一名则首见于清·张秉成《本草便读》（1887 年）。《广西中药材标准》1996 年版收载茶叶。《中国植物志》将拉丁学名修订为 *Camellia sinensis* (L.) O. Ktze。《四川植物志》第 8 卷 175 页。

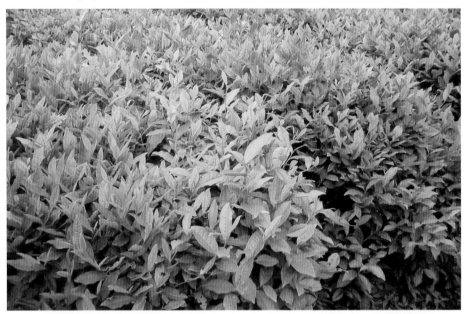

茶

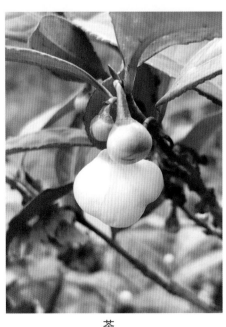

茶

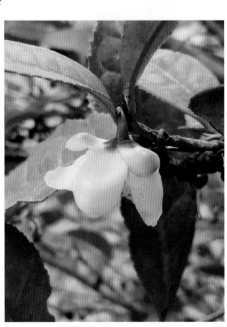

茶

藤黄科

金丝梅

来源：藤黄科植物金丝梅 *Hypericum patulum* Thunb. ex Murray 的干燥根、果实或全草。

植物形态要点：灌木。叶下苍白色。花序具 1~15 花；花萼直立，常红色，宽卵形至宽椭圆形或近圆形至长圆状椭圆形或倒卵状匙形；花瓣金黄色，雄蕊每束具 50~70。蒴果宽卵球形。

功能主治：清热解毒，舒筋活血，催乳，利尿，通淋。用于黄疸型肝炎，感冒，痢疾，淋病，疝气，出血，疮痈，疮痈肿毒，烧伤，风湿疼痛，喉蛾，牙痛，鼻衄，黄水疮等证。

附注：《贵州省中药材民族药材质量标准》2019 年版第一册收载新鲜成熟果实。

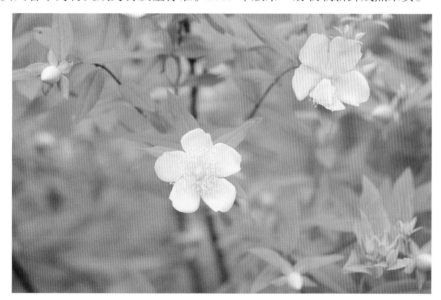

金丝梅

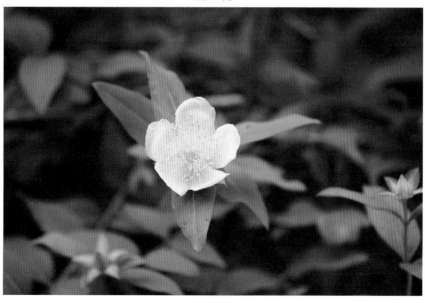

金丝梅

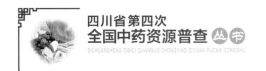

元宝草

来源： 藤黄科植物元宝草 *Hypericum sampsonii* Hance 的干燥全草。

植物形态要点： 草本。叶贯穿对生，厚纸质，侧脉 4 对。花序具 20~40 花，着生于 1~2 节上；花萼离生，直立，长圆形至长圆状匙形或线状长圆形；花瓣亮黄色；雄蕊 30~42，明显 3 束。蒴果宽卵球形至宽或狭卵状金字塔形。

功能主治： 调经，通络，止血。用于月经不调，跌打损伤，风湿腰痛，吐血，咯血，痈肿。

附注：《四川省中药材标准》2010 年版收载。

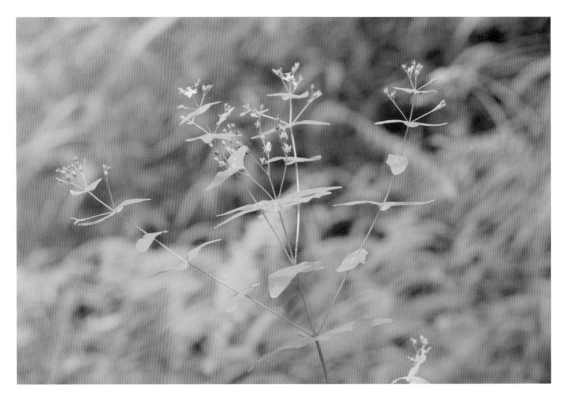

元宝草

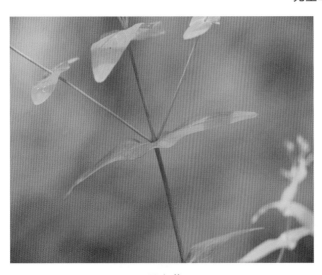

元宝草

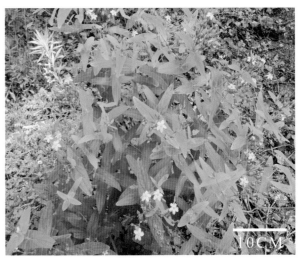

元宝草

湖南连翘

来源：藤黄科植物湖南连翘 *Hypericum ascyron* L. 的干燥全草。

植物形态要点：草本。叶无柄。花序 1~35 朵，生于 1~5 节间；花瓣金黄色；雄蕊多数，5 束，每束有雄蕊约 30 枚；花柱 5。蒴果宽至狭卵球形或卵状金字塔形。

功能主治：清热解毒，凉血止血，活血调经。用于血热所致吐血，咯血，尿血，便血，崩漏，跌打损伤，外伤出血，月经不调，痛经，乳汁不下，风热感冒，疟疾，肝炎，痢疾，腹泻，毒蛇咬伤，烫伤，湿疹，黄水疮。

附注：《上海市中药材标准》1994 年版以红旱莲收载地上部分。《中国植物志》记载本品为黄海棠，又称长柱金丝桃。

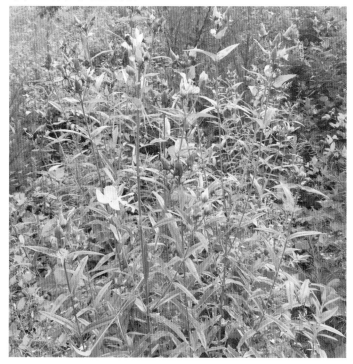

湖南连翘

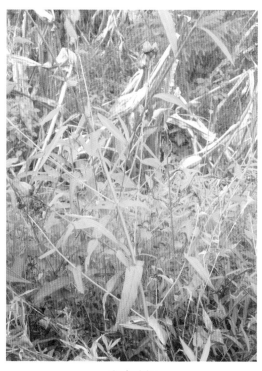

湖南连翘

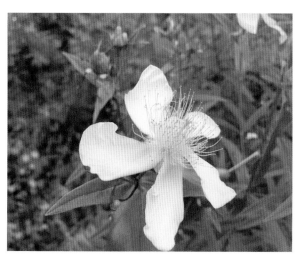

湖南连翘

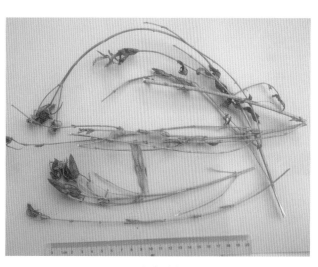

湖南连翘

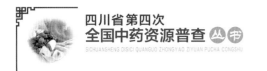

地耳草

来源：藤黄科植物地耳草 *Hypericum japonicum* Thunb. 的干燥全草。

植物形态要点：草本。叶通常卵形或卵状三角形至长圆形或椭圆形。花序具 1~30 花；花萼离生，直立，狭长圆形至椭圆形；花瓣浅至亮黄色或橘黄色；雄蕊 5~30；花柱 3。蒴果圆柱状至球形。

功能主治：清热利湿，消肿解毒。用于传染性肝炎，泻痢，小儿惊风，疳积，喉蛾，肠痈，疖肿，蛇咬伤。

附注：《中华人民共和国卫生部药品标准·中药材》第一册（1992 年）以地耳草（田基黄）收载。《四川省中药材标准》1987 年版增补本收载。《广东省中药材标准》2004 年版以田基黄收载。《中国植物志》将拉丁学名修订为 *Hypericum japonicum* Thunb. ex Murray。

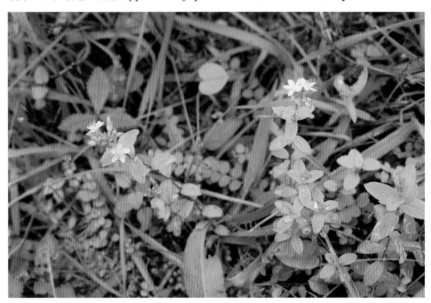

地耳草

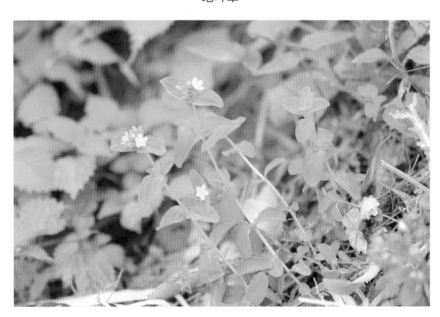

地耳草

堇菜科

紫花地丁

来源： 堇菜科植物紫花地丁 *Viola yedoensis* Makino 的干燥全草。

植物形态要点： 无茎草本。叶多数，基生，丛生；叶通常三角状卵形或狭卵形，两面无毛或被细毛。花淡紫色，喉部色浅，具紫色条纹，中等大小。蒴果椭圆体形。

功能主治： 清热解毒，凉血消肿。用于疔疮肿毒，痈疽发背，丹毒，毒蛇咬伤。

附注： 本品始载于明·李时珍《本草纲目》。《中国药典》2020 年版一部收载。《中国植物志》将拉丁学名修订为 *Viola philippica* Cav.。

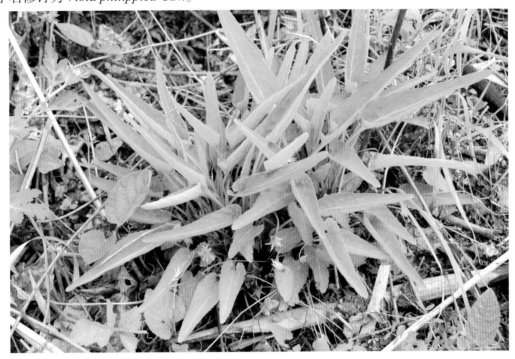

紫花地丁

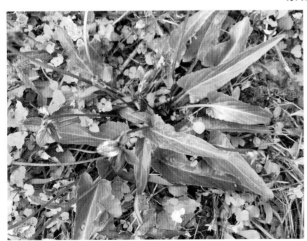

紫花地丁

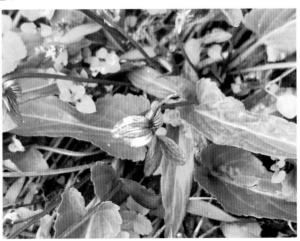

紫花地丁

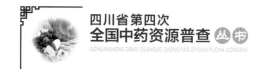
四川药用植物原色图谱

578

长萼堇菜

来源：堇菜科植物长萼堇菜 *Viola inconspicua* Bl. 的干燥全草。

植物形态要点：无茎草本。叶基生，丛生；叶片三角状卵形；叶柄具狭翅，常无毛。花淡紫色，具深色条纹；萼片卵状披针形，附属物长为 3 mm。蒴果矩圆形。

功能主治：同紫花地丁。

附注：《四川省中药材标准》1987 年版收载的短毛堇菜 *Viola confusa* Champ ex Bcnth 为长萼堇菜的异名。《四川省中药材标准》1987 年版以地丁草收载了长萼堇菜、浅圆齿堇菜、戟叶堇菜和短毛堇菜 *Viola confusa* Champ。

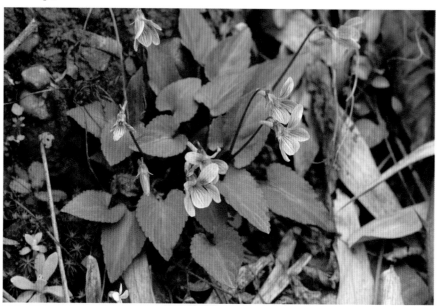

长萼堇菜

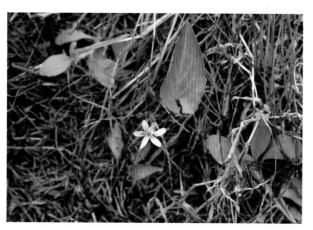

长萼堇菜

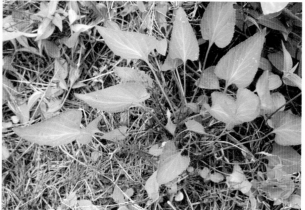

长萼堇菜

深圆齿堇菜

来源：堇菜科植物深圆齿堇菜 *Viola davidii* Franch. 的干燥全草。

植物形态要点：草本。有匍匐茎。叶圆形或肾形，边缘疏生深圆齿，背面常具白粉，两面无毛，边缘每侧具 6~8 个圆齿。花白或淡紫色，花梗超出或近等长于叶。蒴果长圆形。

功能主治：清热解毒，散瘀消肿。用于风火眼肿，跌打损伤，无名肿毒，刀伤，毒蛇咬伤。

附注：本品又名浅圆齿堇菜。《四川省中药资源志要》490 页。

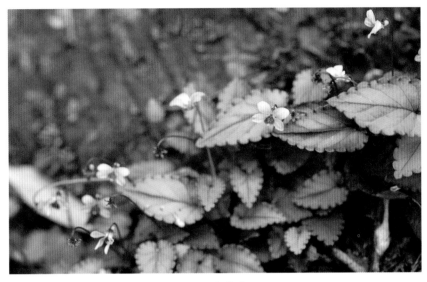

深圆齿堇菜

七星莲

来源：堇菜科植物七星莲 *Viola diffusa* Ging. 的干燥全草。

植物形态要点：草本。有匍匐茎，全株具硬毛或白色柔毛或近无毛。基生叶丛生；托叶基部贴生到叶柄上；叶卵形或卵状长圆形，边缘具钝齿和缘毛。花小，淡紫色；花柱棍棒状。蒴果长圆形。

功能主治：清热解毒，消肿排脓，清肺止咳。用于疮毒疔痈，毒蛇咬伤，小儿久咳，音嘶，风热咳嗽，顿咳，肺痈，目赤，跌打损伤。

附注：《中华本草》第 5 册 4497 页。

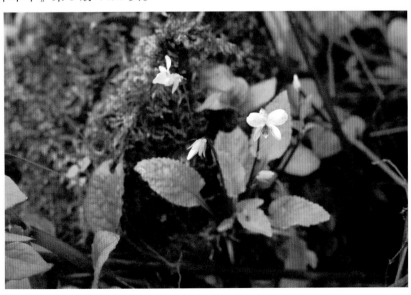

七星莲

579

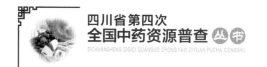

三色堇

来源： 堇菜科植物三色堇 *Viola tricolor* L. 的干燥全草。

植物形态要点： 草本。基生叶圆心脏形，茎生叶卵状长圆形或披针形，托叶大，基部羽状深裂。花梗腋生，具花 1~2 朵，花两性，两侧对称，花大美观，直径 3~5 cm，每花有蓝、白、黄三色；花瓣 5 枚，下面 1 枚较大，具短钝的距。着生于基部或近地面的花夏季开放，无花瓣，闭花受精，能结多数种子。蒴果三瓣裂，呈三角状。

功能主治： 清热解毒，凉血消肿。用于咳嗽，热毒疮痈，乳痈，肠痈，瘰疬，蚊虫咬伤等。

附注： 本品始载于《中国药用植物图鉴》。

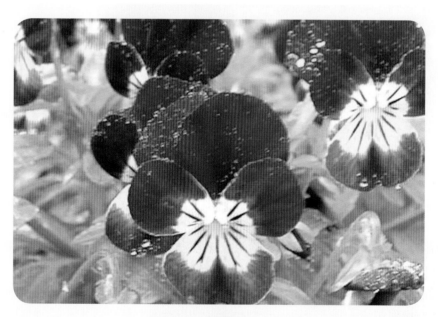

三色堇

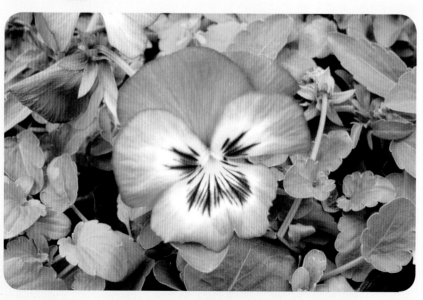

三色堇

大风子科

山桐子

来源： 大风子科植物山桐子 *Idesia polycarpa* Maxim. 的干燥根或树皮。

植物形态要点： 乔木。叶薄革质，卵形、心状卵形或宽心形，基部心形。圆锥花序长 13~30 cm；花黄绿色，芳香；花瓣缺；萼片 3~6。浆果成熟时紫红色，扁圆形；果皮薄，干后脆。

功能主治： 生新解毒。用于骨折，狂犬咬伤，骨结核。

附注：《中药大辞典》《全国中草药汇编》。《中国植物志》记载的毛叶山桐子，其拉丁学名为 *Idesia polycarpa* var. *vestita* Diels。

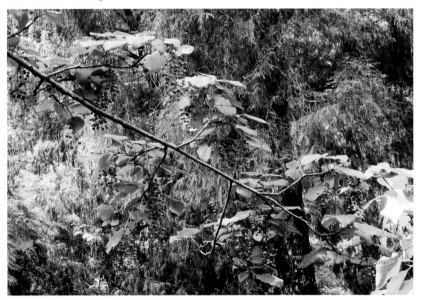

山桐子

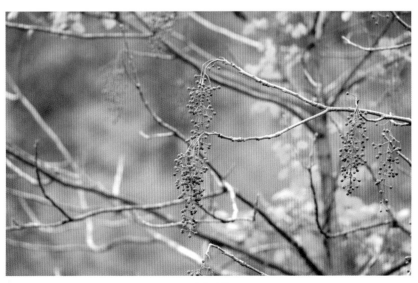

山桐子

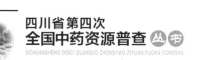

四川药用植物原色图谱

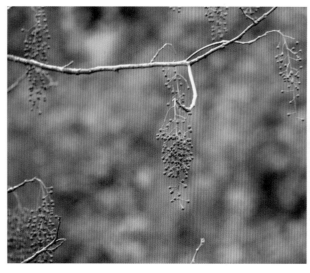

山桐子

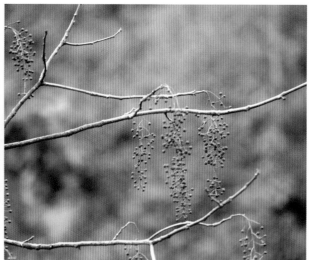

山桐子

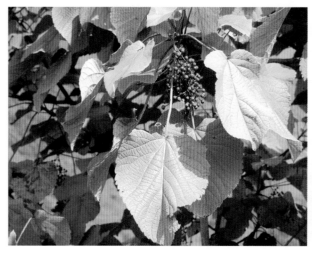

山桐子

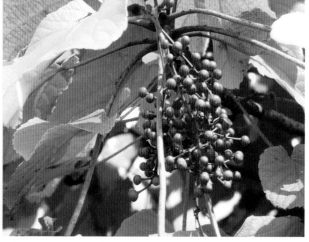

山桐子

西番莲科

西番莲

来源： 西番莲科植物西番莲 *Passiflora coerulea* L. 的干燥根、茎、叶或全草。

植物形态要点： 缠绕木质藤本。茎圆柱形并微有棱角，无毛；叶纸质，基部心形，掌状 5 深裂，中间裂片卵状长圆形，两侧裂片略小，无毛，全缘。聚伞花序退化仅存 1 花，与卷须对生，花大，淡绿色。浆果卵圆球形至近圆球形，熟时橙黄色或黄色；种子多数，倒心形，长约 5 mm。

功能主治： 祛风除湿，活血止痛。用于感冒头痛，鼻塞流涕，风湿关节痛，痛经，神经痛，失明，下痢，骨折。

附注： 本次普查证实本种在四川有栽培。《中华本草》第 5 册 475 页。《全国中草药汇编》卷二 426 页收载。

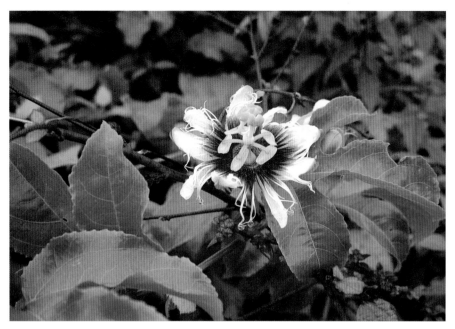

西番莲

583

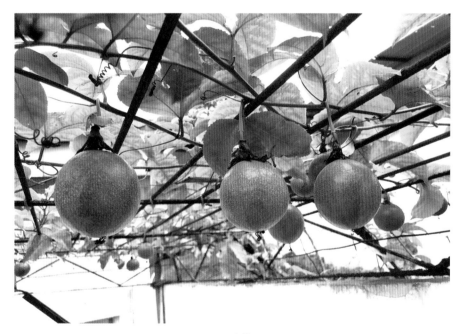

西番莲

杯叶西番莲

来源：西番莲科植物杯叶西番莲 *Passiflora cupiformis* Mast. 的鲜藤茎、干燥根或叶。

植物形态要点：缠绕木质藤本。叶革质，先端截形至 2 深裂。花序近无梗，花乳白色。浆果球形。

功能主治：健胃，理气，除湿。用于腹痛，腹胀，腹泻，跌打损伤，风湿关节痛，肝炎，毒蛇咬伤。

附注：《全国中草药汇编》426 页。

584

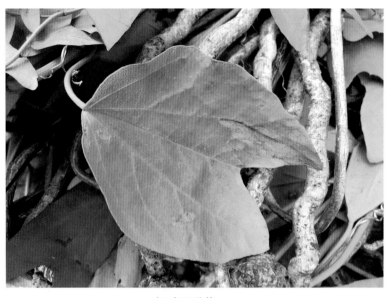

杯叶西番莲

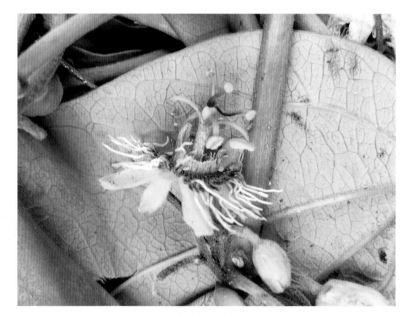

杯叶西番莲

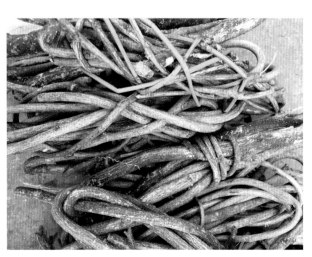

杯叶西番莲鲜藤茎

秋海棠科

秋海棠

来源： 秋海棠科植物秋海棠 *Begonia grandis* Dryand. 的干燥根茎、全草或花。

植物形态要点： 落叶草本。茎粗壮。茎生叶互生，不对称，下面红色或至少脉上红色，卵形至阔卵形，基部不对称，斜心形。顶生花序基部总状，腋生花序伞房状；花白色至粉色；雄花花被片 4；雌花花被片 3；子房 3 室。蒴果具狭三角状翅。

功能主治： 全草清热利水，健脾解酒，活血止咳，消暑益胃，杀虫。用于感冒，消化不良，酒醉，咳嗽，风湿痹痛，跌打损伤，痢疾，癣疾。花活血化痰，止血生肌。用于吐血，咯血，喉痛，淋浊，月经不调，崩漏带下。

附注：《四川省中药资源志要》498 页。

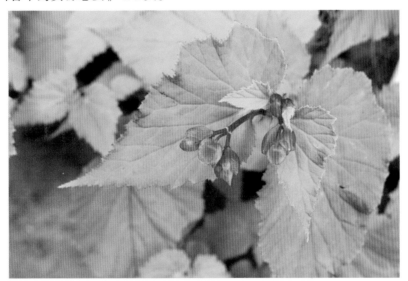

秋海棠

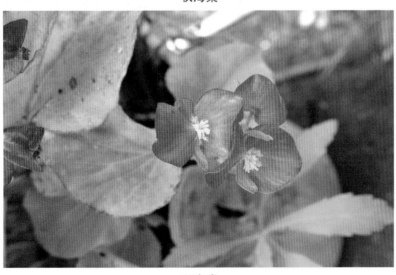

秋海棠

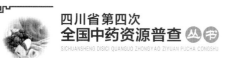

四
川
药
用
植
物
原
色
图
谱

586

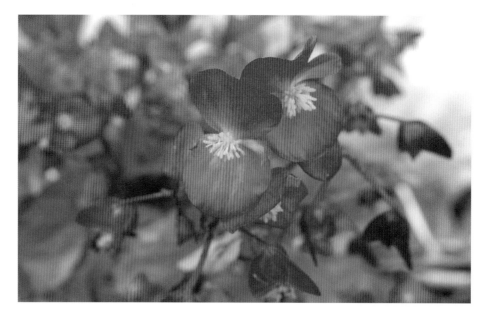

秋海棠

旌节花科

喜马山旌节花

来源：旌节花科植物喜马山旌节花 *Stachyurus himalaicus* Hook. f. et Thoms. 的干燥茎髓。

植物形态要点：落叶灌木或小乔木。叶片坚纸质至薄革质，披针形至长圆状披针形，长8~13 cm，宽 3.5~5.5 cm，边缘具细而密的锐锯齿，齿尖骨质并加粗；叶柄紫红色。穗状花序腋生；花黄色；萼片 4 枚，宽卵形；花瓣 4 枚，倒卵形，长约 5 mm，宽约 3.5 mm；雄蕊 8 枚；花药黄色；子房卵状长圆形，柱头头状。果实近球形，具宿存花柱。

功能主治：清热，利尿，下乳。用于小便不利，淋证，乳汁不下。

附注：本品出自《四川中药志》。《中国药典》2020年版一部以小通草收载喜马山旌节花、中国旌节花或青荚叶。经查《中国植物志》，喜马山旌节花为西域旌节花的别名。《四川植物志》第 3 卷第 268 页。茎髓为苗族、傈僳族习用药，根、嫩茎叶和叶为仫佬族、瑶族习用药。

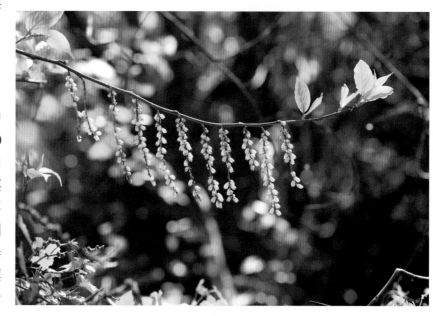

喜马山旌节花

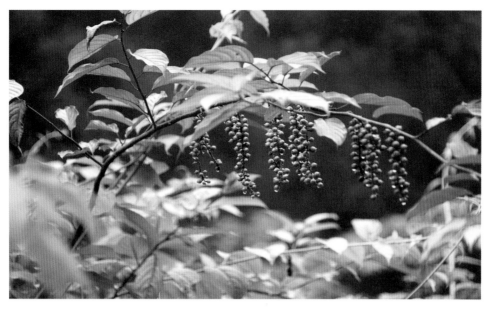

喜马山旌节花

中国旌节花

来源： 旌节花科植物中国旌节花 *Stachyurus chinensis* Franch. 的干燥茎髓。

植物形态要点： 落叶灌木。树皮光滑，紫褐色或深褐色。叶卵形或长圆状卵形至长圆状椭圆形或近圆形，纸质至膜质，下面无毛或沿中脉及侧脉疏具柔毛。穗状花序腋生，花先叶开放。果实球形。

功能主治： 同喜马山旌节花。

附注： 本品出自《四川中药志》。《四川省中药资源志要》495 页。

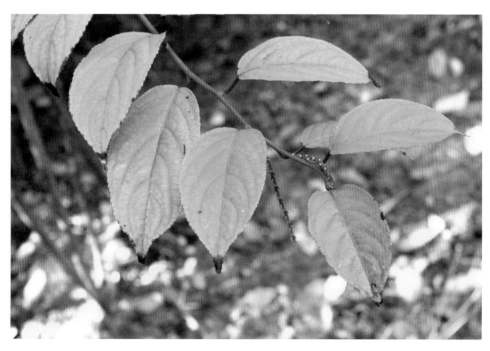

中国旌节花

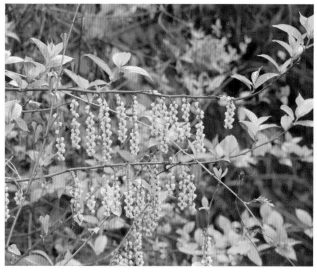

中国旌节花

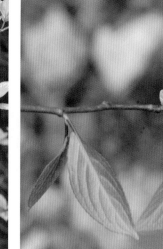

中国旌节花

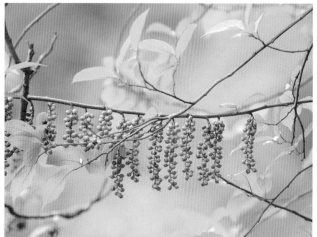

中国旌节花

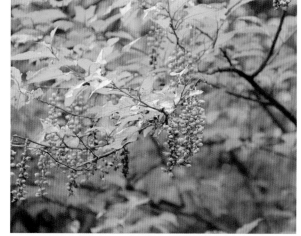

中国旌节花

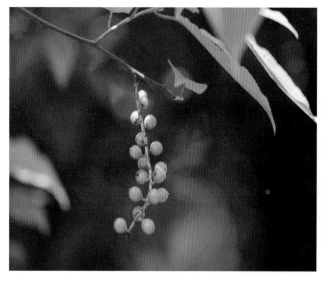

中国旌节花

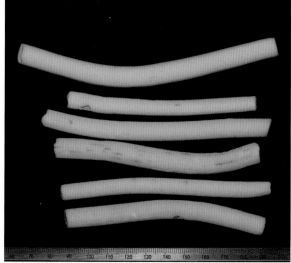

小通草

瑞香科

了哥王

来源：瑞香科植物了哥王 *Wikstroemia indicd* C. A. Mey 的干燥根或根皮。

植物形态要点：灌木。叶对生，纸质或近革质，倒卵形、椭圆状长圆形或披针形。花萼黄绿色；裂片 4。核果红色至深紫色。

功能主治：消炎解毒，散瘀逐水。用于支气管炎，肺炎，腮腺炎，淋巴结炎，风湿痛，血吸虫病腹水，疮疖痈疽。

附注：《中国药典》2020 年版收载。

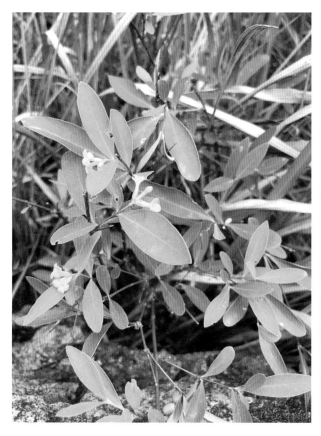

了哥王

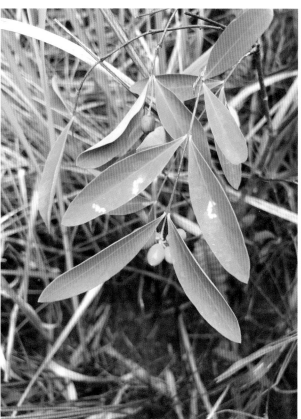

了哥王

倒卵叶瑞香

来源：瑞香科植物倒卵叶瑞香 *Daphne grueningiana* H. Winkl. 的干燥全株。

植物形态要点：常绿小灌木。枝灰白色或淡灰褐色。叶倒卵状披针形或倒卵状椭圆形，长 6~10 cm。花白色或背面淡紫红色，头状花序，具 8~12 花；花萼筒圆柱状，外部无毛；裂片 4。果实幼时卵形。

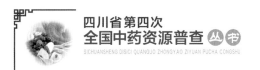
功能主治：活血消肿，利咽。用于跌打损伤，骨痛，关节红肿，咽喉肿痛。

附注：《中国药用植物志》第 6 卷 778 页。

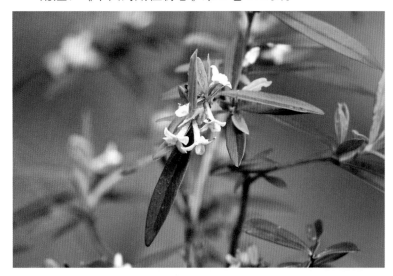

倒卵叶瑞香

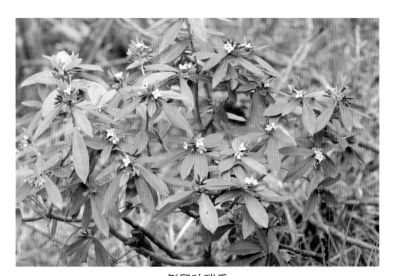

倒卵叶瑞香

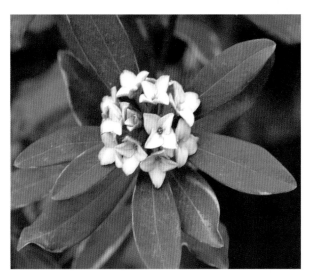

倒卵叶瑞香

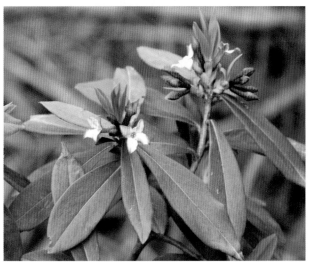

倒卵叶瑞香

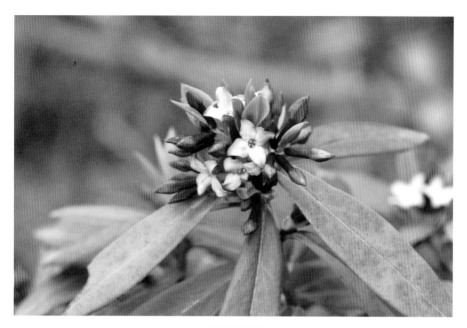

倒卵叶瑞香

狼 毒

来源： 瑞香科植物狼毒 *Stellera chamaejasme* L. 的干燥根。

植物形态要点： 草本。叶下面灰色或浅绿色，披针形或长圆状披针形。花序顶生，头状，球形，具多花，具绿色的叶状苞片形成的总苞；花芳香；花萼白色、黄色或红紫色，花萼裂片 5；雄蕊 10。核果圆锥形。

功能主治： 泻水逐饮，破积杀虫。用于水肿腹胀，痰食虫积，心腹疼痛，癥瘕积聚，结核，疥癣。

附注： 本品出自《神农本草经》。《中华本草》第 5 册 4436 页收载，又称断肠草。《四川中药志》1353 页记载，商品名为红狼毒。《四川植物志》第 9 卷 281 页。

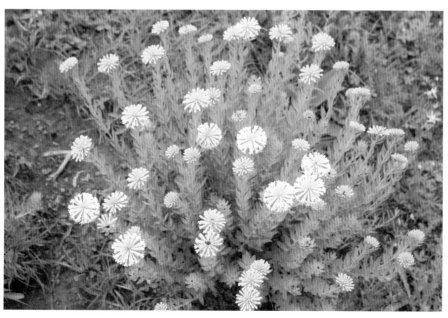

狼毒

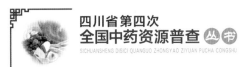

四
川
药
用
植
物
原
色
图
谱

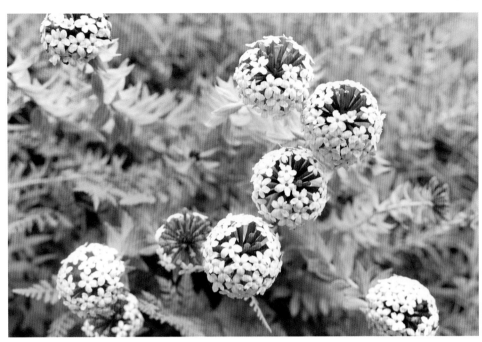

狼毒

结 香

来源：瑞香科植物结香 *Edgeworthia chrysantha* Lindl. 的干燥根、花蕾和花。

植物形态要点：落叶灌木。枝常具绒毛。叶常绿。花先叶开放；花黄色，芳香；花萼内部黄色；萼筒外部密具白色绢毛；裂片 4；子房卵球形，先端具绢毛；花柱无毛；柱头球形。核果椭圆体形。

功能主治：舒筋活络，滋养肝肾。用于风湿痹痛，跌打损伤，夜盲症，遗精。

附注：本品出自《分类草药性》。《四川中药志》第 1 卷 187 页收载。《中药大辞典》以梦花收载。

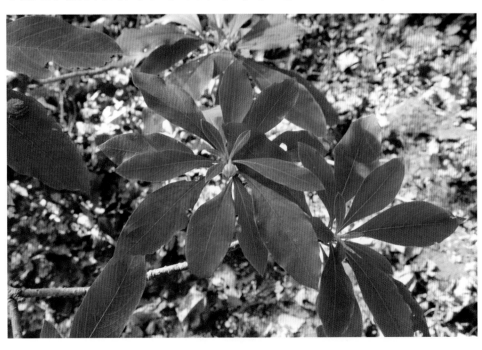

结香

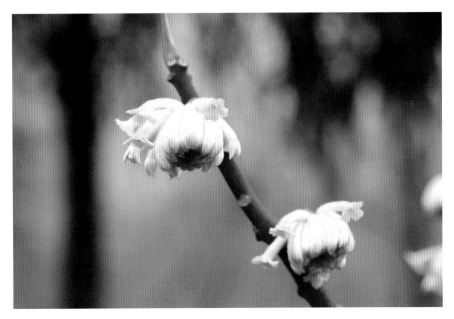

结香

593

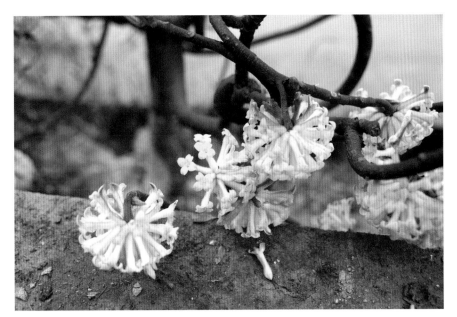

结香

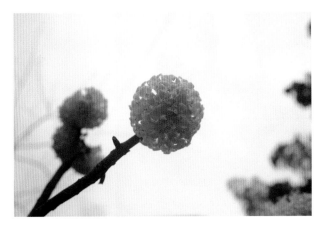

结香

结香

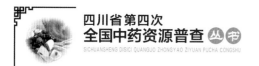
胡颓子科

胡颓子

来源： 胡颓子科植物胡颓子 *Elaeagnus pungens* Thunb. 的干燥果实。

植物形态要点： 常绿乔木，多刺。叶革质，长圆形至狭长圆形，侧脉 7~9 对，背面密被银白色和少数褐色盾状毛。花少，簇生于叶腋；花萼管漏斗形。核果长圆形，具褐色盾状毛。

功能主治： 清热，敛肺，补脾，生津止咳。用于消化不良，气虚喘咳，疝气腹痛，消渴，泻痢，痔疮，腰膝酸软。

附注： 本品始载于陶弘景《本草经集注》。《中国药典》1977 年版一部以胡颓子叶收载。

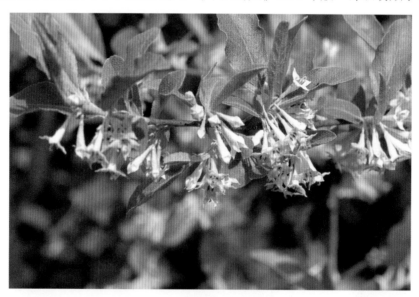

胡颓子

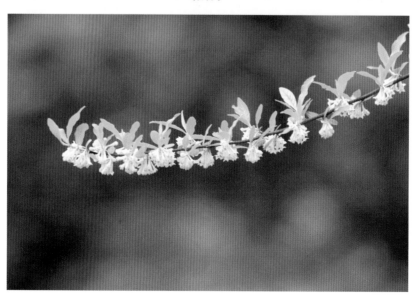

胡颓子

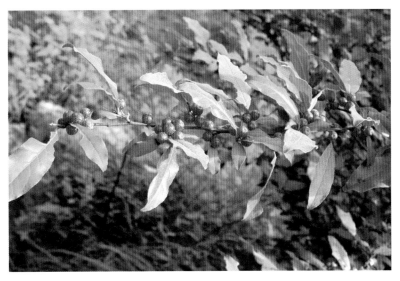

胡颓子

中国沙棘

来源：胡颓子科植物中国沙棘 *Hippophae rhamnoides* L. ssp. *sinensis* Rousi 的干燥成熟果实、成熟果实的水煎膏、成熟果实的鲜汁或叶。

植物形态要点：落叶乔木或灌木，高可达 10 m，具粗壮棘刺。叶互生或近对生，条形至条状披针形，背面密被淡白色鳞片。花先叶开放，雌雄异株；短总状花序腋生于头年枝上，花小，淡黄色，花被二裂；雄花芽四棱状塔形，雄蕊 4；雌花芽十字形。果多橙红色，近于球形，直径 5~10 mm。

功能主治：止咳祛痰，消食化滞，活血散瘀。用于咳嗽痰多，消化不良，食积腹痛，瘀血经闭，跌扑瘀肿。

附注：《中国药典》2020 年版一部以沙棘收载。《青海省药品标准》1992 年版收载。果实为藏族、蒙古族习用药，对金属、珍珠类药物具有解毒功效。《中国植物志》既记载了中国沙棘，又记载了沙棘 *Hippophae rhamnoides* L. 。

595

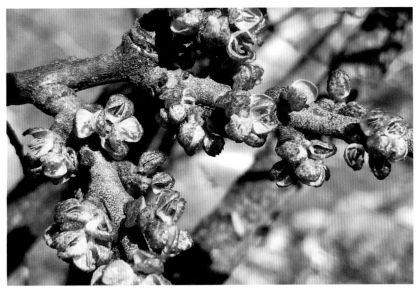

中国沙棘

四川药用植物原色图谱

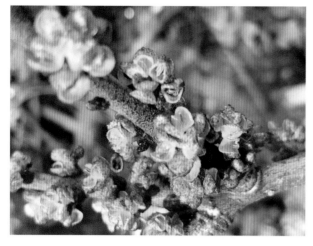

中国沙棘

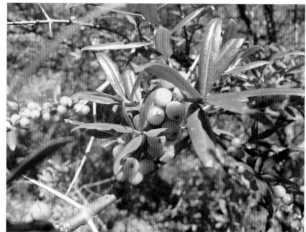

中国沙棘

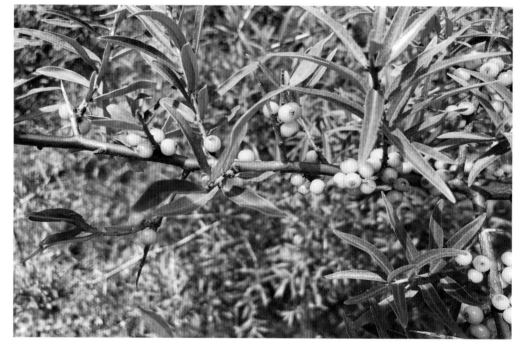

中国沙棘

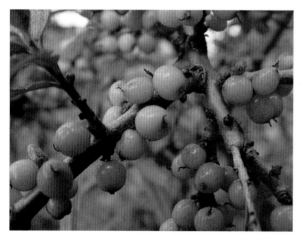

中国沙棘

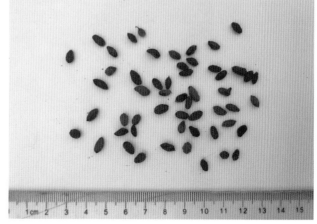

沙棘

卧龙沙棘

来源： 胡颓子科植物卧龙沙棘 *Hippophae rhamnoides* L. subsp. *wolongensis* Lian, K. Sun et X. L. Chen 的干燥成熟果实。

植物形态要点： 小乔木，叶互生，下面密被鳞毛。果实鲜黄色，圆形。

功能主治： 止咳祛痰，消食化滞，活血散瘀。用于咳嗽痰多，消化不良，食积腹痛，瘀血经闭，跌扑瘀肿。

附注：《四川省藏药材标准》2014 年以大沙棘收载卧龙沙棘和江孜沙棘。《中国植物志》将拉丁学名修订为 *Hippophae rhamnoides* subsp. *wolongensis* Y. S. Lian et al.

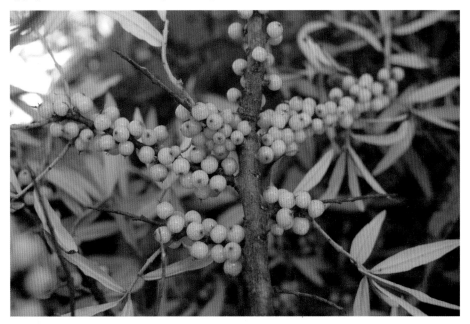

卧龙沙棘

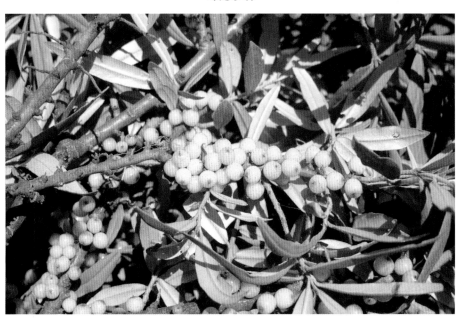

卧龙沙棘

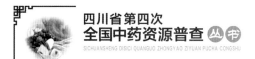
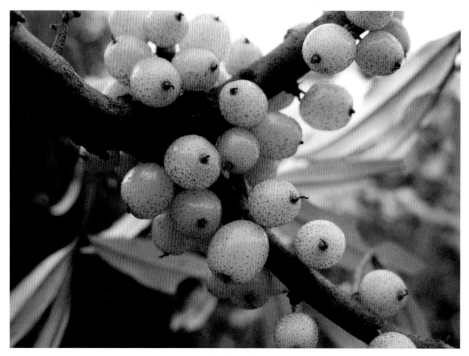

卧龙沙棘

江孜沙棘

来源： 胡颓子科植物江孜沙棘 *Hippophae gyantsensis* (Rousi) Lian 的干燥成熟果实。

植物形态要点： 灌木或乔木，叶互生，下面灰白色，果实椭圆形。

功能主治： 同卧龙沙棘。

附注： 《中国植物志》将拉丁学名修订为 *Hippophae gyantsensis* (Rousi) Y. S. Lian。

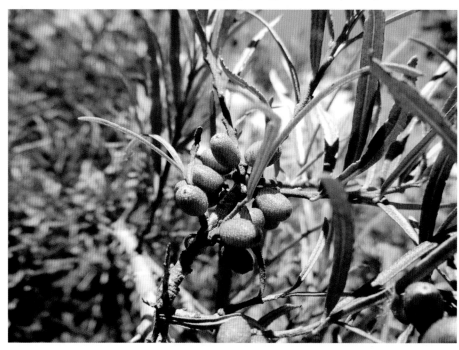

江孜沙棘

西藏沙棘

来源：胡颓子科植物西藏沙棘 *Hippophae tibetana* Schltdl. 的干燥成熟果实。

植物形态要点：矮小灌木。叶轮生或对生，下面灰白色，被细小鳞片。果实较大，顶端具 6 条放射状黑色条纹。

功能主治：止咳祛痰，消食化滞，活血散瘀。用于咳嗽痰多，消化不良，食积腹痛，瘀血经闭，跌扑瘀肿。

附注：《四川省藏药材标准》2014 年以小沙棘收载。

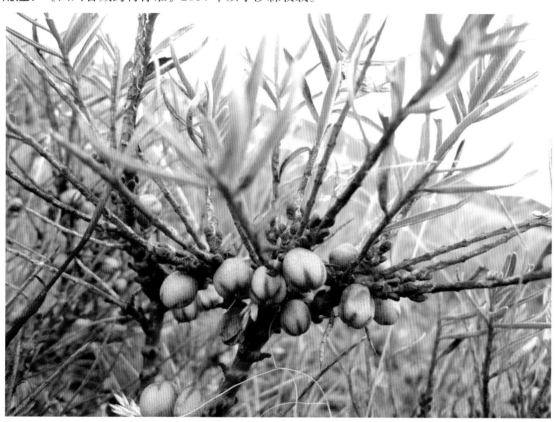

西藏沙棘

云南沙棘

来源：胡颓子科植物云南沙棘 *Hippophae rhamnoides* L. subsp. *yunnanensis* Rousi 的干燥叶。

植物形态要点：乔木或小乔木。叶多互生，叶柄长 1~2 cm，上面中肋凹陷直达顶端，沟较宽而深，叶背有多数锈色鳞片。雄花芽四棱状塔形，雌花芽近十字形或卵形。果实多黄色。果皮与种皮难脱离。种子强烈压扁。

功能主治：健脾消食，止咳祛痰，活血散瘀。用于脾虚食少，食积腹痛，咳嗽痰多，胸痹心痛，瘀血经闭，跌扑瘀肿。

附注：《四川省藏药材标准》2014 年以沙棘叶收载中国沙棘和云南沙棘。《中国植物志》将拉丁学名修订为 *Hippophae rhamnoides* subsp. *yunnanensis* Rousi。

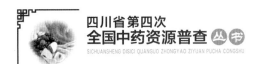

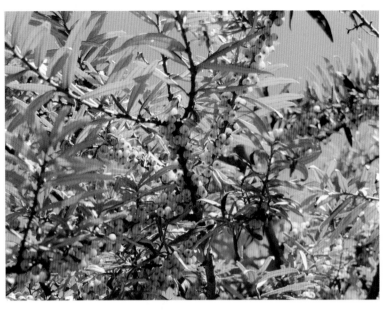

云南沙棘

千屈菜科

千屈菜

来源： 千屈菜科植物千屈菜 *Lythrum salicaria* L. 的干燥全草。

植物形态要点： 草本或亚灌木，粗糙或具灰色柔毛或绒毛。叶对生或三叶轮生，披针形或宽披针形，基部圆形、截形或半抱茎。穗状花序顶生；花1至多朵在叶腋形成聚伞状；花瓣6，紫红色或淡紫色。蒴果扁球形。

功能主治： 清热解毒，破血通经。用于湿热泄泻，痢疾，瘀滞闭经，便血，外伤出血。

附注： 本品始载于《救荒本草》。《湖北省中药材质量标准》2009年版收载。

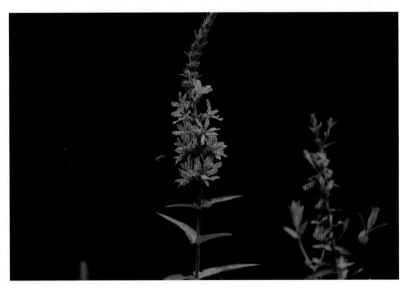

千屈菜

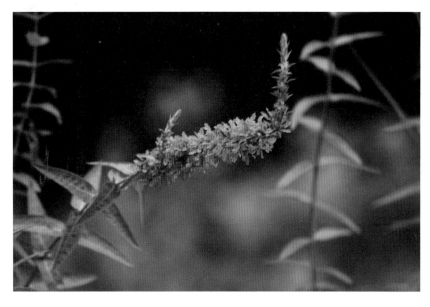

千屈菜

紫 薇

来源：千屈菜科植物紫薇 *Lagerstroemia indica* L. 的干燥树皮。

植物形态要点：灌木或小乔木。叶椭圆形、长圆形、倒卵形或近圆形。圆锥花序近金字塔形，密具花；花冠筒 6 数，壁光滑或具不明显的 6 棱，无毛；萼片上面无毛；花瓣紫色、紫红色、粉色或白色，边缘具皱波纹；子房无毛。蒴果椭圆体形。

功能主治：清热凉血，活血止血，祛风止痒。用于痈肿疮毒，风火牙痛，痢疾，产后下血，恶露不尽，疥癣，皮肤瘙痒等。

附注：本品始载于明·兰茂《滇南本草》。《四川省中药材标准》2010 年版收载紫薇皮。《四川植物志》第 16 卷 127 页。

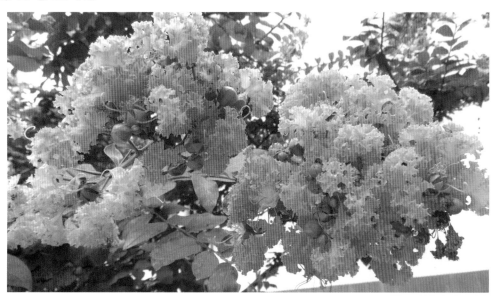

紫薇

四
川
药
用
植
物
原
色
图
谱

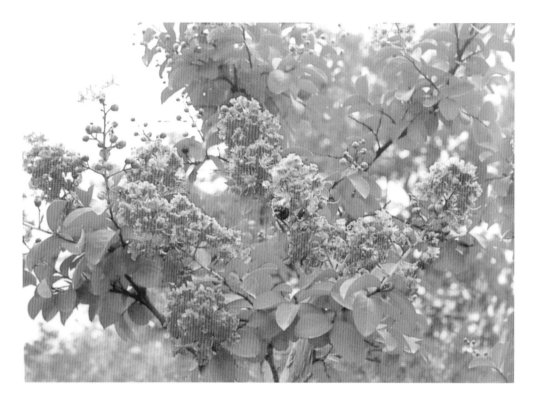

紫薇

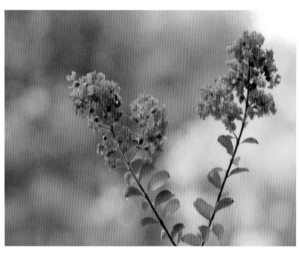

紫薇

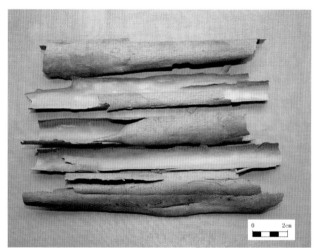

紫薇皮

桃金娘科

蓝 桉

来源：桃金娘科植物蓝桉 *Eucalyptus globulus* Labill. 的新鲜或干燥叶、果实经水蒸气蒸馏提取的挥发油。

植物形态要点：大乔木。树皮灰蓝色，片状剥落。幼态叶对生，卵形，无柄，有白粉；成熟叶革质，披针形，镰状，宽 1~2 cm。花大，宽 4 mm，单生或 2~3 朵聚生于叶腋内；帽状体稍扁平。蒴果半球形，有 4 棱，宽 2~2.5 cm。

功能主治：疏风解热，抑菌消炎，防腐止痒。用于预防流行性感冒，流行性脑脊髓膜炎，上呼吸道感染，咽喉炎，支气管炎，肺炎，急、慢性肾盂肾炎，肠炎，痢疾，丝虫病；烧烫伤，蜂窝织炎，乳腺炎，疖肿，丹毒，水田皮炎，皮肤湿疹，脚癣，皮肤消毒。

附注：《中国药典》2020 年版一部以桉油收载。《上海市中药材标准》1994 版收载桉叶。《四川中药志》1362 页记载，果实称一口钟。

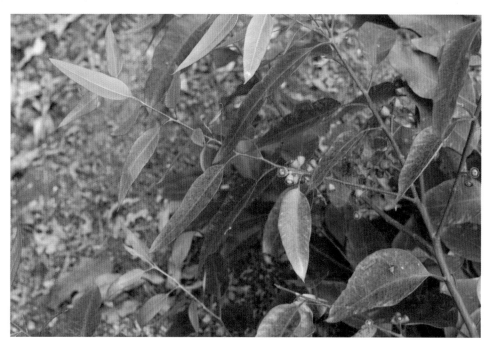

蓝桉

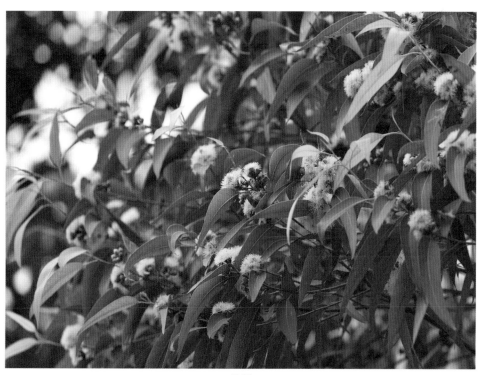

蓝桉

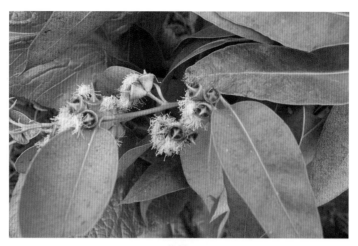

蓝桉

野牡丹科

野牡丹

来源： 野牡丹科植物野牡丹 *Melastoma malabathricum* L. 的干燥全草。

植物形态要点： 直立灌木。叶片披针形、卵状披针形或椭圆形，基出脉 5。萼片宽披针形。花序近头状伞房状，顶生，具 3~7 花，基部具 2 个叶状苞片；花瓣红紫色。果实坛状球形，肉质。

功能主治： 消积利湿，活血止血，清热解毒。用于食积，泄痢，肝炎，跌打肿痛，外伤出血，衄血，咳血，吐血，便血，月经过多，崩漏，产后腹痛，白带，乳汁不下，血栓性脉管炎，肠痈，疮肿，毒蛇咬伤。

附注： 本品与毛茛科的野牡丹是同名异物。《广东省中药材标准》第二册 302 页收载。《四川中药志》第一卷 274 页。

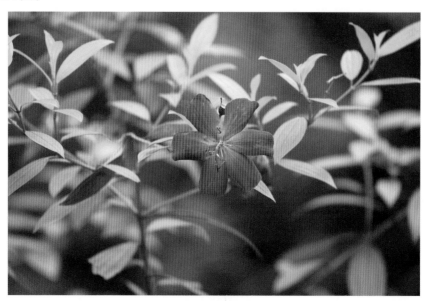

野牡丹

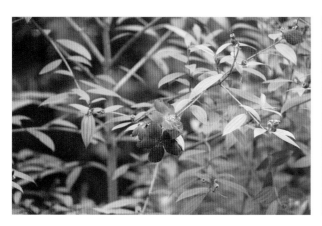

野牡丹

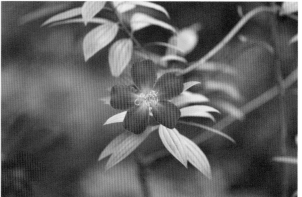

野牡丹

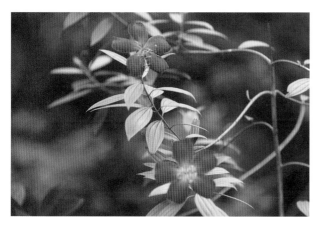

野牡丹

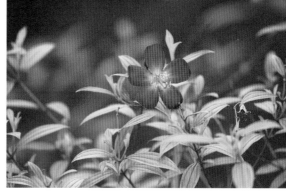

野牡丹

地 稔

来源：野牡丹科植物地稔 *Melastoma dodecandrum* Lour. 的干燥全草。

植物形态要点：小灌木。茎常匍匐；小枝多数，匍匐，幼时具硬毛，后无毛。叶卵形至椭圆形；叶柄长 0.2~1.5 cm。花序顶生，聚伞状，具 1~3 花；花盘具硬毛；花瓣紫罗兰色至紫色。果实坛状球形，肉质，具硬毛。

功能主治：活血止血，消肿祛瘀，清热解毒。用于高热，咽喉肿痛，牙痛，赤白痢疾，黄疸，水肿，痛经，崩漏，带下。

附注：《中国植物志》的植物名为地菍。

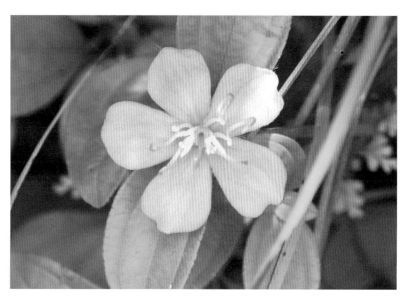

地稔

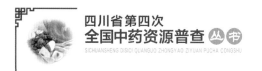
肥肉草

来源： 野牡丹科植物肥肉草 *Fordiophyton fordii* (Oliv.) Krasser 的干燥全草。

植物形态要点： 草本或亚灌木。叶片广披针形至卵形或椭圆形。由聚伞花序组成圆锥花序，顶生；花瓣白色带淡红色或紫红色；长雄蕊基部钝，药隔微膨大成小距。蒴果倒圆锥状。

功能主治： 清热利湿，祛瘀消肿。用于痢疾，泄泻，吐血，痔疮。

附注：《中国药用植物志》第 7 卷 150 页。《中华本草》第 5 册 4800 页。

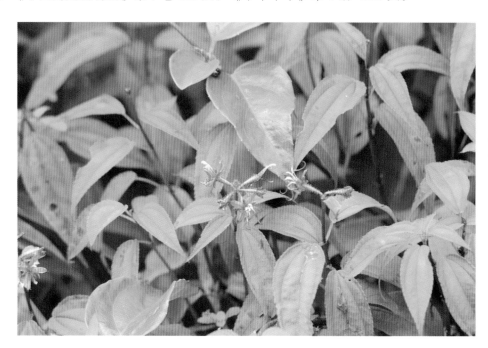

肥肉草

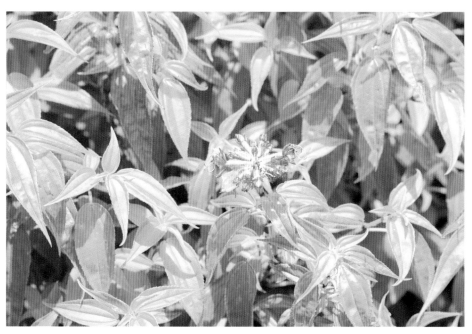

肥肉草

柳叶菜科

柳叶菜

来源：柳叶菜科植物柳叶菜 *Epilobium hirsutum* L. 的干燥全草。

植物形态要点：草本。叶无柄且抱茎；茎生叶披针状椭圆形至狭倒卵形或椭圆形。花序与花直立；花瓣玫瑰色、粉红或紫红色，宽倒心形；柱头 4 深裂。蒴果被卷曲柔毛和短腺毛。

功能主治：活血调经，消肿，解毒，利湿。用于月经不调，经闭腹痛，白带异常，风湿关节疼痛，跌打损伤，疮痛，咳痰，咳血，赤白带下，肺痨咳血。

附注：《全国中草药汇编》第 3 版卷二 722 页。

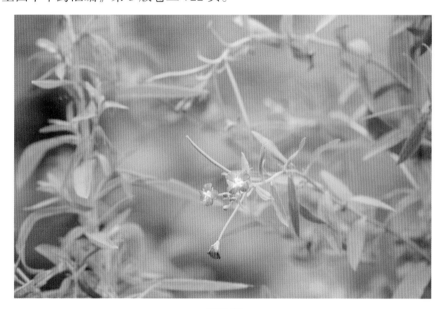

柳叶菜

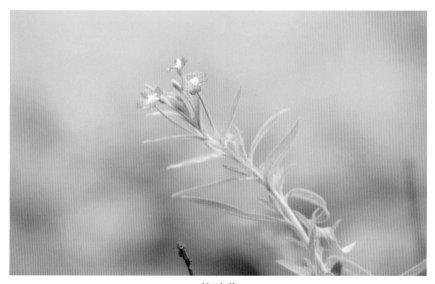

柳叶菜

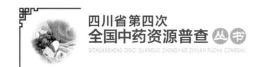
毛脉柳叶菜

来源：柳叶菜科植物毛脉柳叶菜 *Epilobium amurense* Hausskn. 的干燥全草。

植物形态要点：直立草本。茎密具糙毛。叶卵形或长卵圆形，沿脉和边缘被卷曲柔毛和腺毛。花序与花直立或稍下垂；花瓣白色、粉红色或玫瑰紫色；柱头头状或阔头状，全缘。蒴果疏具短硬毛。

功能主治：收敛止血，止痢。用于肠炎痢疾，月经过多，白带。

附注：《全国中草药汇编》第 3 版卷二 267 页。《中华本草》第 5 册 4874 页。

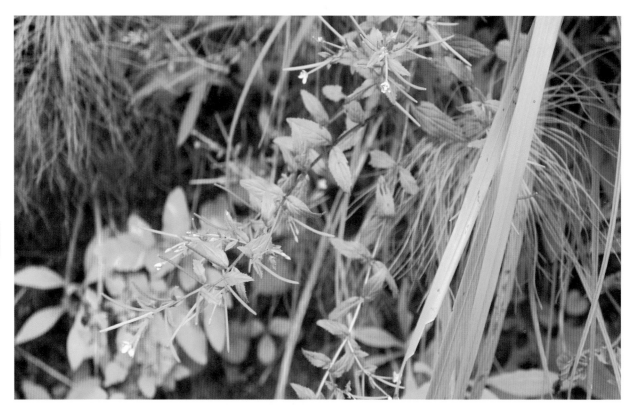

毛脉柳叶菜

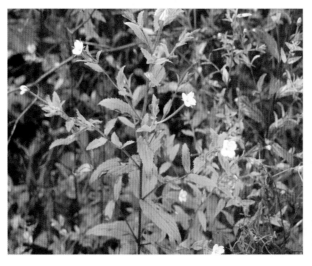

毛脉柳叶菜

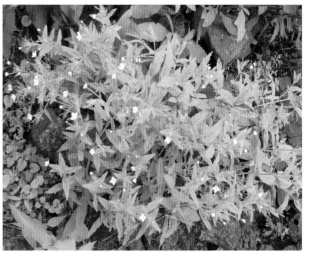

毛脉柳叶菜

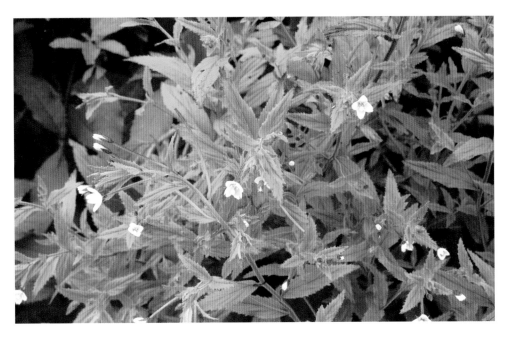

毛脉柳叶菜

月见草

来源： 柳叶菜科植物月见草 *Oenothera biennis* L. 的干燥全草或根。

植物形态要点： 直立两年生草本。茎生叶狭倒披针形至椭圆形。穗状花序；苞片叶状；花瓣黄色，稀淡黄色；子房绿色，圆柱状，4 棱。蒴果绿色，狭披针体形至披针体形，长 2~4 cm，无柄。

功能主治： 祛风湿，强筋骨，活血通络，消肿敛疮。用于筋骨酸软，痛经，风寒湿痹，胸痹心痛，中风偏瘫，虚风内动，小儿多动，腹痛。

附注：《河北省中药材标准》2018 年版收载。

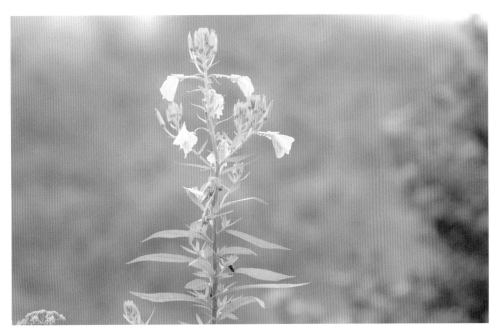

月见草

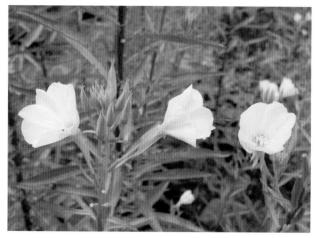
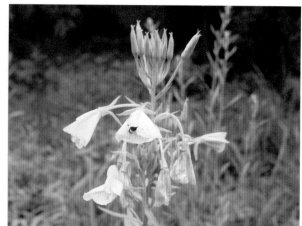

月见草　　　　　　　　　　　　　　月见草

柳　兰

来源：柳叶菜科植物柳兰 *Chamerion angustifolium* (L.) Holub 的根状茎或全草。

植物形态要点：直立草本。茎与叶两面无毛；茎生叶绿色，条形至披针形，近无柄。花蕾期下垂，花期近直立；花瓣浅粉色至紫色；花柱下部具长柔毛。蒴果密具平伏灰白毛。

功能主治：根状茎活血止痛，化瘀消肿。用于骨折，跌打肿痛。全草利水渗湿，理气消脓，活血调经。用于水肿，泄泻，食积胀满，月经不调。

附注：《中华本草》第 5 册 4863 页以红筷子收载。《北京市中药炮制规范》1986 年版 166 页收载地上部分。《四川中药志》第 2 卷 155 页，以根状茎入药。

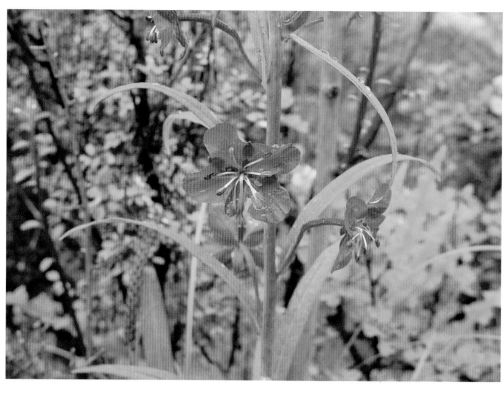

柳　兰

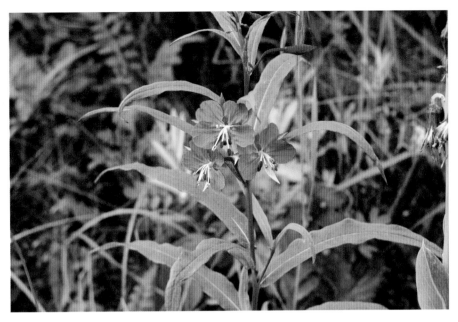

柳兰

倒挂金钟

来源：柳叶菜科植物倒挂金钟 *Fuchsia hybrida* Voss 的干燥全草。

植物形态要点：灌木或小乔木。叶对生，卵形或狭卵形。花单生，下垂，花梗纤细；花管红色，筒状，上部较大；萼片4，红色，开放时反折；花瓣色多变；花丝红色，伸出花管外；柱头棍棒状。果实紫红色，倒卵状长圆形。

功能主治：清热解毒，活血，祛瘀。用于肺热咳嗽，咽喉肿痛，痈肿疮毒，月经过多。

附注：本品又称吊钟海棠。《中国植物志》将拉丁学名修订为 *Fuchsia hybrida* Hort. ex Sieb. et Voss。

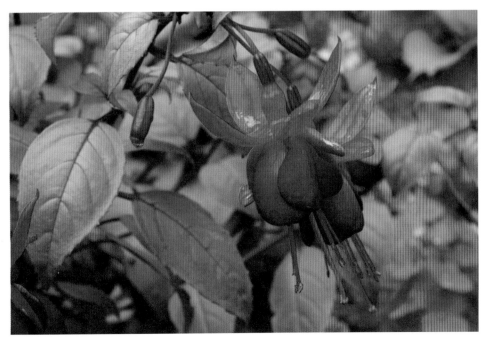

倒挂金钟

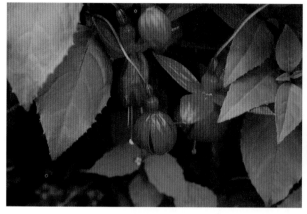

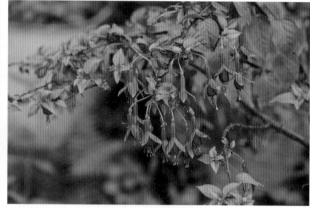

倒挂金钟   倒挂金钟

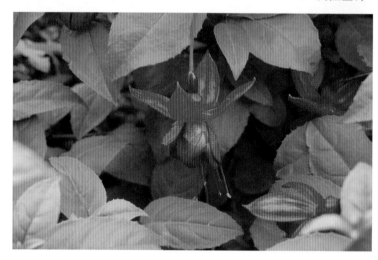

倒挂金钟

露珠草

来源： 柳叶菜科植物露珠草 *Circaea cordata* Royle 的干燥全草。

植物形态要点： 粗壮草本，植株密被柔毛。叶狭至阔卵形。总状花序不分枝或近基部分枝；花瓣反折，白色；蜜腺完全生于花筒内，不明显。果实2室，斜倒卵球形至凸镜状，下面扁平。

功能主治： 清热解毒，止血生肌。用于疮痈肿毒，疥疮，外伤出血。

附注：《中华本草》第5册705页称牛泷草。《全国中草药汇编》第3版卷三131页。

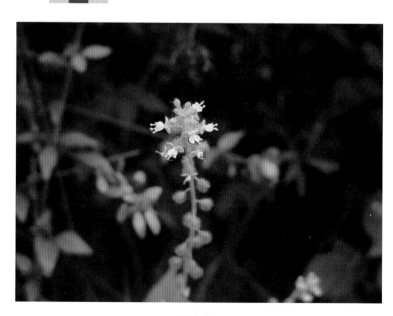

露珠草

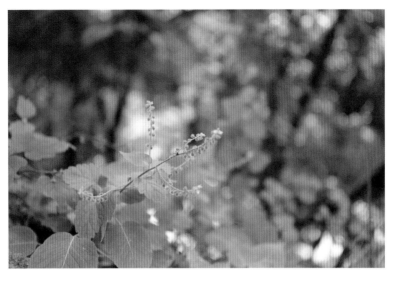

露珠草

石榴科

石　榴

来源：石榴科植物石榴 *Punica granatum* L. 的干燥果皮和根皮。

植物形态要点：灌木或小乔木。叶对生，披针形、椭圆状倒披针形或长圆形，纸质。花大；花瓣5~9，红色、黄色或白色。果实球形，革质浆果，红色至黄绿色或红褐色，不规则开裂。种子倒圆锥体形，具多汁囊状层。

功能主治：涩肠止泻，止血，驱虫。用于久泻，久痢，便血，脱肛，崩漏，带下，虫积腹痛。

附注：本品首载于《名医别录》。《中国药典》2020 年版一部以石榴皮收载。《四川中药志》498 页收载根皮。

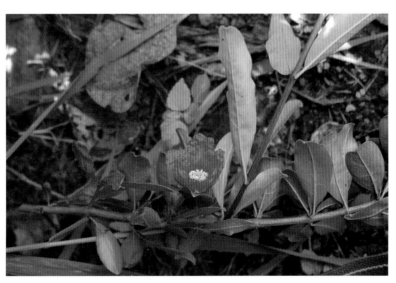

石榴

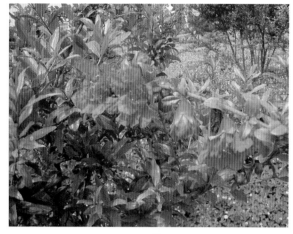

石榴

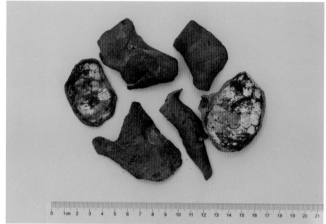

石榴皮

珙桐科

珙 桐

来源：珙桐科植物珙桐 *Davidia involucrata* Baill. 的干燥根、果实或花序。

植物形态要点：乔木。叶纸质，叶背密被柔毛，边缘有三角形锐重锯齿。花序头状，具长的总梗，下面有总苞，总苞片 2~3，膜质，椭圆形或长圆状卵形，幼时淡绿色，成熟时黄褐色。核果狭卵球形。

功能主治：果清热解毒，消痈止痛。用于恶疮，肿毒，疥癣。根收敛止血，止泻。用于出血，泄泻。

附注：本品出自《中国树木分类学》。《中华本草》第 5 册 4914 页以山白果根和山白果收载。又称鸽子树，鸽子花，属国家一级保护植物。《中国高等植物彩色图鉴》中珙桐分列为紫树科，《中国植物志》分列于蓝果树科。

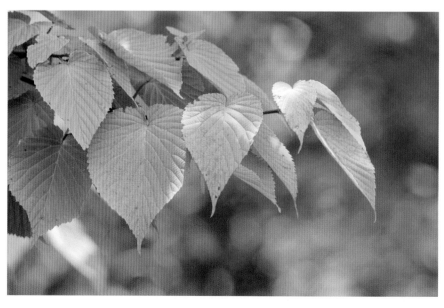

珙桐

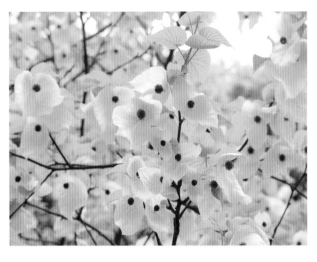

珙桐

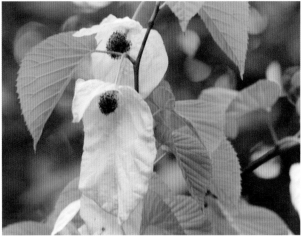

珙桐

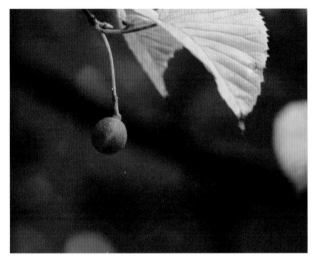

珙桐

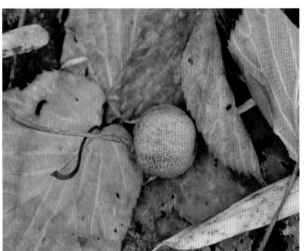

珙桐

615

蓝果树科

喜 树

来源：蓝果树科植物喜树 *Camptotheca acuminata* Decne. 的干燥果实、根和树皮。

植物形态要点：落叶乔木。幼枝紫色。叶长圆状卵形或长圆状椭圆形，纸质，全缘，侧脉 11~15 对。头状花序近球形；花瓣 5，浅绿色；雄蕊 10，外轮 5 枚稍长于花瓣。翅果长圆形。种子 1 粒。

功能主治：喜树果破血化瘀，消肿散结，用于癥瘕积聚，胁下痞块，恶疮等。现代用于胃癌，肠癌，慢性粒细胞白血病，绒毛膜上皮癌，恶性葡萄胎，淋巴肉瘤，血吸虫病引起的肝脾肿大。

附注：《四川省中药材标准》2010 年版以喜树果收载。《四川中药志》第一卷 278 页。《四川植物志》第 1 卷 315 页。《中国高等植物彩色图鉴》中喜树分列为紫树科。

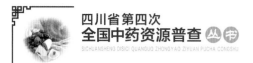

四川药用植物原色图谱

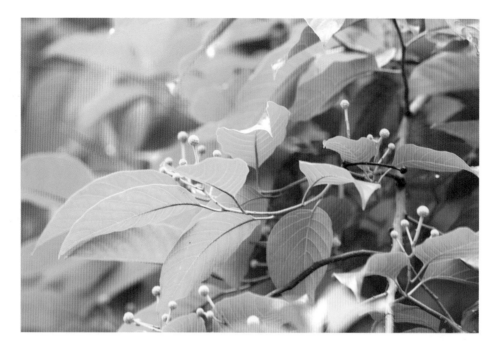

喜树

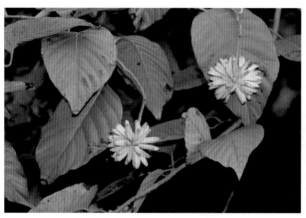

喜树

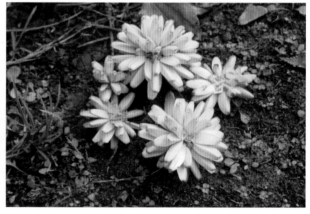

喜树果

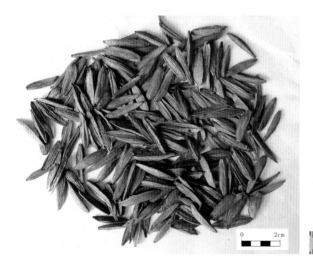

喜树果

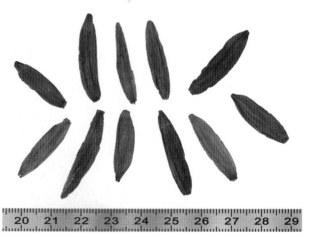

喜树果

八角枫科

八角枫

来源：八角枫科植物八角枫 *Alangium chinense* (Lour.) Harms 的干燥根、叶或花。

植物形态要点：灌木或小乔木。叶近圆形、卵形或椭圆形，基部歪斜，全缘或 3~9 裂。腋生聚伞花序具 3~15 花；花瓣镊合状，6~8 片，披针形，长 1~1.5 cm；雄蕊附属物无毛。核果卵球形。种子 1。

功能主治：祛风除湿，舒筋活络，散瘀止痛。用于风湿关节痛，跌打损伤，精神分裂症。

附注：《湖北省中药材质量标准》2018 年版收载。《全国中草药汇编》卷二 17 页。

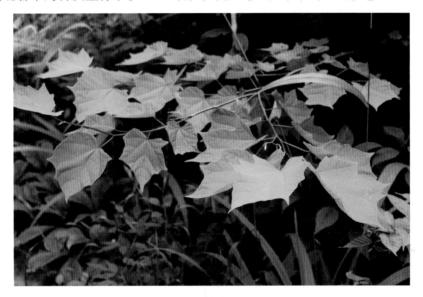

八角枫

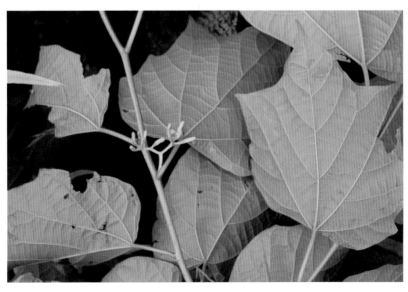

八角枫

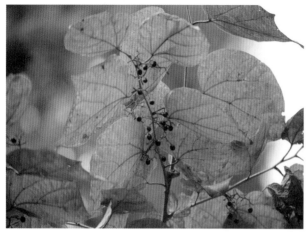 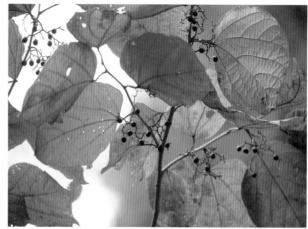

八角枫   八角枫

三裂瓜木

来源： 八角枫科植物三裂瓜木 *Alangium platanifolium* (Siebold et Zucc.) Harms var. *trilobum* (Miq.) Ohwi 的干燥根、叶或花。

植物形态要点： 灌木。叶腹面灰色，背面绿色，心状圆形，薄膜质，腹面明显具短柔毛，背面常稍具短柔毛，3~7浅裂。花序疏散少花；花瓣花期反卷，条形；雄蕊12。核果蓝色，椭圆体形，无毛。

功能主治： 祛风除湿，舒筋活络，散瘀止痛。用于风湿关节痛，跌打损伤，精神分裂症。

附注：《中国植物志》将拉丁学名修订为 *Alangium platanifolium* var. *trilobum* (Miquel) Ohwi。

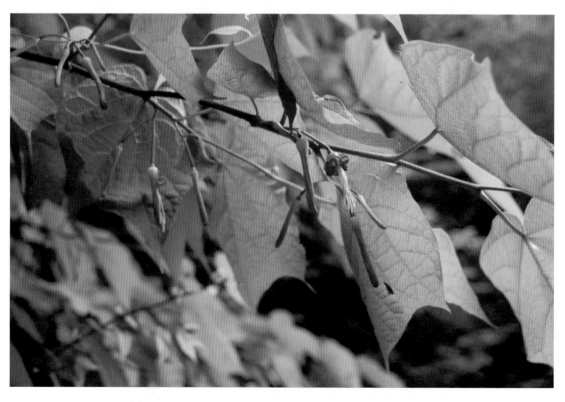

三裂瓜木

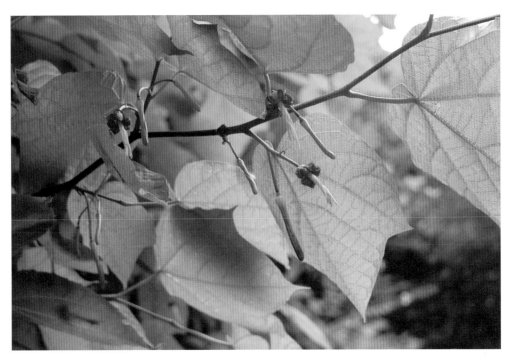

三裂瓜木

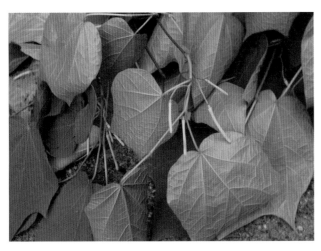

三裂瓜木

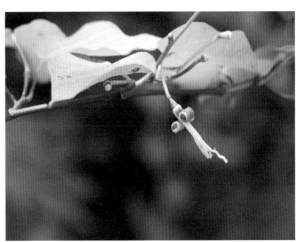

三裂瓜木

使君子科

使君子

来源： 使君子科植物使君子 *Quisqualis indica* L. 的干燥成熟果实。

植物形态要点： 藤本。叶多长圆状椭圆形或椭圆形；叶柄长，无关节。穗状花序疏生，组成伞房式花序；花芳香；花瓣开放时白色，后下面为浅黄色，上面为浅红色。果实幼时红色，成熟后黑绿色或褐色，纺锤形或狭倒卵球形，具锐 5 棱。

功能主治：杀虫消积。用于蛔虫病，蛲虫病，虫积腹痛，小儿疳积。

附注：《中国药典》2020 年版一部收载。《四川植物志》第 1 卷 300 页。

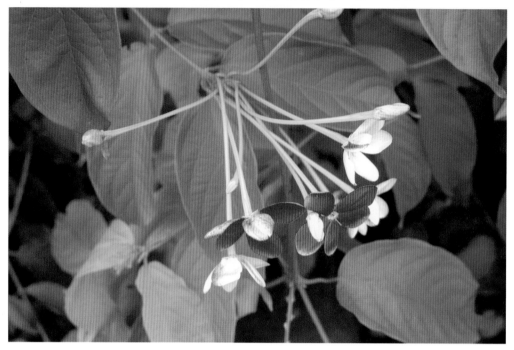

使君子

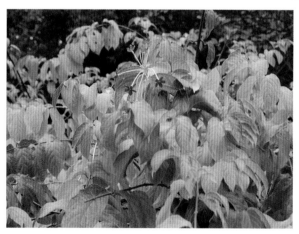

使君子

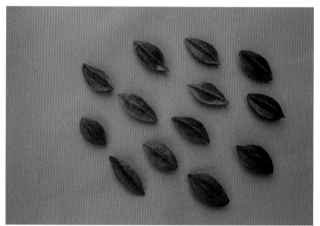

使君子

五加科

细柱五加

来源：五加科植物细柱五加 *Acanthopanax gracilistylus* W. W. Smith 的干燥根皮。

植物形态要点：灌木，节上通常疏生反曲扁刺。掌状复叶，叶有小叶 5，互生，簇生；叶柄常有细刺；小叶片膜质至纸质，倒卵形至倒披针形。伞形花序；花黄绿色；萼边缘近全缘或有 5 小齿；花瓣 5，长圆状卵形；雄蕊 5。果实扁球形，黑色。

功能主治：祛风除湿，补益肝肾，强筋壮骨，利水消肿。用于风湿痹痛，筋骨痿软，小儿行迟，体虚乏力，水肿，脚气。

附注：本品出自《神农本草经》。《中国药典》2020 年版一部以五加皮收载。《中国植物志》将拉丁学名修订为 *Eleutherococcus nodiflorus* (Dunn) S. Y. Hu。

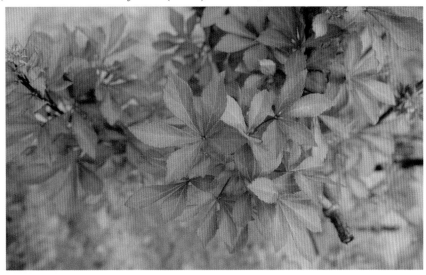

细柱五加

621

刺通草

来源：五加科植物刺通草 *Trevesia palmata* (Roxb. ex Lindl.) Visiani 的干燥叶或髓。

植物形态要点：小乔木。枝幼时密被黄棕色锈色绒毛，疏生短刺。单叶，革质，5~9 掌状深裂，边缘有大锯齿。伞形花序组成圆锥花序，幼时密具带粉星状柔毛，渐无毛；子房 7~12 室。果实近球形至扁球形。

功能主治：化瘀止痛，利尿。用于跌打损伤，创伤，腰痛。

附注：《中华本草》第 5 册 5072 页。《中国植物志》将拉丁学名修订为 *Eleutherococcus nodiflorus* (Dunn) S. Y. Hu。

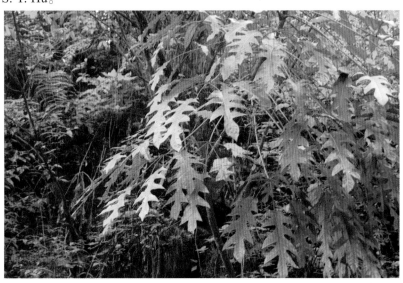

刺通草

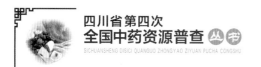

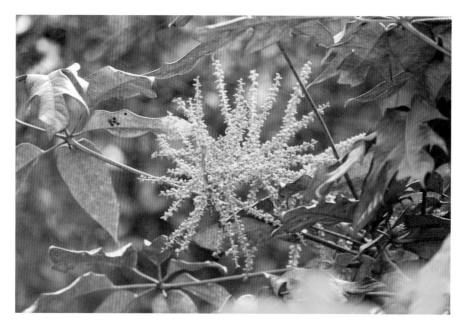

刺通草

通脱木

来源： 五加科植物通脱木 *Tetrapanax papyrifer* (Hook.) K. Koch 的干燥茎髓。

植物形态要点： 灌木或小乔木。单叶，掌状 5~11 裂，常再 2~3 浅裂，腹面密被白色绒毛。花序顶生，小伞形花序多花；花黄白色；花瓣 4（或 5）。果实成熟时深紫色，球形。

功能主治： 清热利尿，通气下乳。用于湿热淋证，水肿尿少，乳汁不下。

附注： 本品出自《本草纲目拾遗》。《中国药典》2020 年版一部以通草收载。《四川植物志》第 16 卷 134 页。

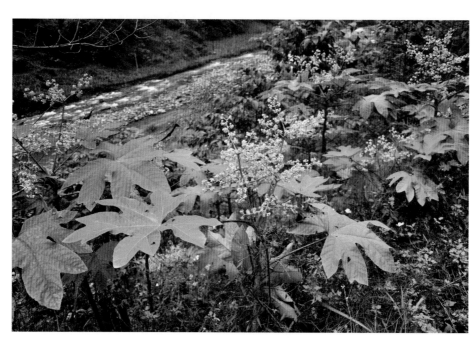

通脱木

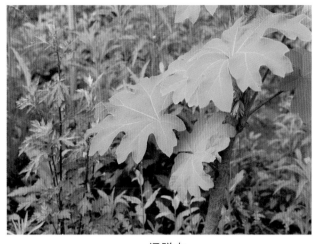

通脱木

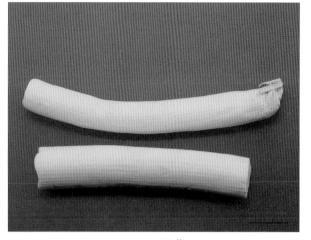

通草

常春藤

来源： 五加科植物常春藤 *Hedera nepalensis* K. Koch var. *sinensis* (Tobl.) Rehd. 的干燥果实或带叶藤茎。

植物形态要点： 常绿藤本，有附生气根，攀援。单叶，二型，全缘或 3 浅裂，脉纹在两面明显。花序为顶生伞形或为一小总状花序；具锈色鳞片；子房 5 室。果实成熟时红色或黄色，球形。

功能主治： 祛风除湿，活血通络，消肿止痛。用于风湿痹痛，瘫痪麻木，吐血，咯血，衄血，湿疹。

附注： 本品始载于唐·陈藏器《本草拾遗》（739 年）。《本草纲目拾遗》以山葡萄收载。《湖北省中药材质量标准》2009 年版、2018 年版收载。《中华本草》第 5 册 5015 页以常春藤收载。《中国植物志》将拉丁学名修订为 *Hedera nepalensis* var. *sinensis* (Tobl.) Rehd.。《四川植物志》第 16 卷 145 页。

623

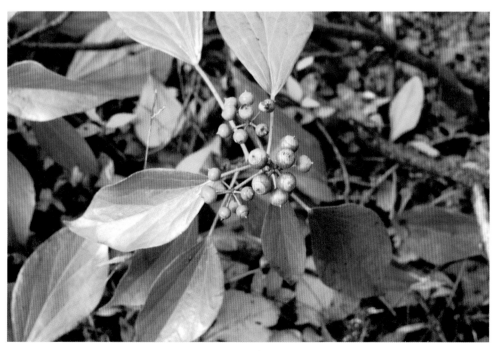

常春藤

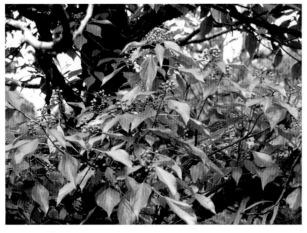

常春藤

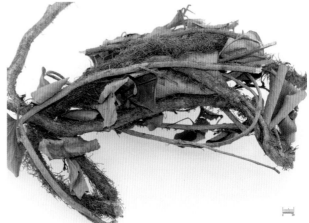

常春藤

楤 木

来源： 五加科植物楤木 *Aralia chinensis* L. 的干燥根或根皮。

植物形态要点： 灌木或小乔木，雄雌同株。小枝具稀疏刺。2 或 3 回羽状复叶；羽片具小叶 5~13，下面无毛或具浅黄色或灰色柔毛。伞形花序组成圆锥状，顶生；子房 5 室；花柱 5，分离或联合至中部；花柱宿存。果实球形。

功能主治： 祛风湿，利小便，散瘀血，消肿毒。用于风湿性关节炎，肾炎水肿，肝硬化腹水，急慢性肝炎，胃痛，淋浊，血崩，跌打损伤，瘰疬，痈肿。

附注： 本品出自《本草拾遗》。《陕西省药材标准》（2015 年版）以飞天蜈蚣七（楤木）收载。《中药大辞典》以楤木根记载。《中国植物志》将拉丁学名修订为 *Aralia elata* (Miq.) Seem.。《四川植物志》第 16 卷 183 页。

624

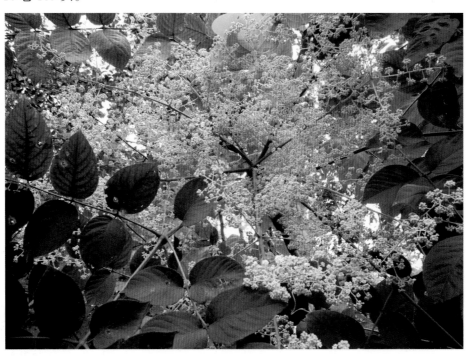

楤木

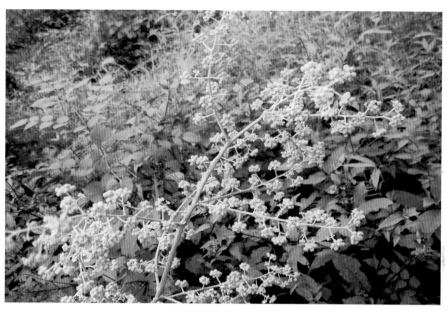

楤木

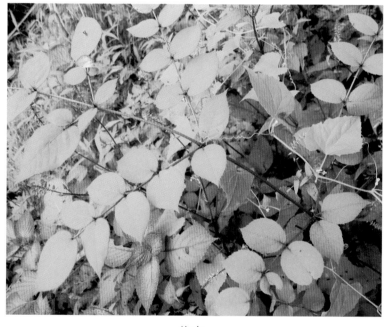

楤木

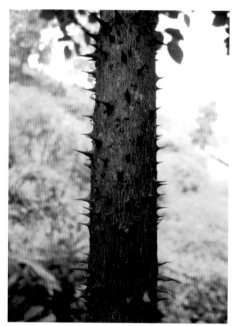

楤木

刺 楸

来源： 五加科植物刺楸 *Kalopanax septemlobus* (Thunb.) Koidz. 的干燥树皮。

植物形态要点： 落叶乔木。小枝劲直，具许多刺。小叶纸质，在长枝上互生，短枝上簇生，5~7裂。花冠白色或黄绿色；花柱 2，下面连合，顶端分枝反折。果实球形，成熟时深蓝色。

功能主治： 祛风湿，通络，止痛。用于风湿性关节炎，腰膝酸痛。外治湿疹。

附注：《四川省中药材标准》2010 年版以川桐皮收载刺楸和毛叶刺楸 *Kalopanax septemlobus* (Thunb.) Koidz. var. *magnificus* (Zabel) Hand.-Mazz.。《四川中药志》903 页收载刺楸树根。《四川植物志》第 16 卷 145 页。

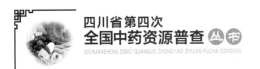
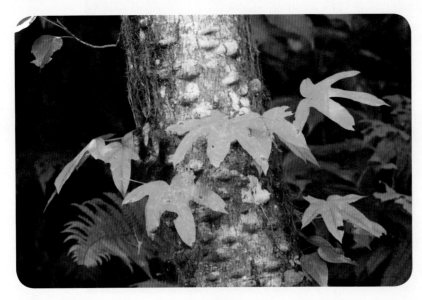

刺楸

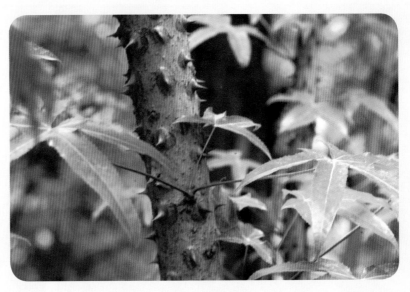

刺楸

红毛五加

来源：五加科植物红毛五加 *Acanthopanax giraldii* Harms 密生刺毛的干燥茎皮。

植物形态要点：灌木。小枝密被开展或反折的鬃毛状刺。掌状复叶，小叶 3~5，倒卵状长圆形，边缘具不规则重锯齿。伞形花序单生于顶部；花冠白色；子房具 5 室；花柱 1/5~1/2 连合。果实成熟时黑色，球形。

功能主治：祛风湿，通关节，强筋骨。用于痿痹，拘挛疼痛，风寒湿痹，腰膝无力，阳痿，阴囊湿疹。

附注：《四川省中药材标准》2010 版以红毛五加皮收载。《中国植物志》描述总花梗与花梗均无毛，与毛梗红毛五加主要区别点为：总花梗密生粗毛或硬毛，花梗密生或疏生长柔毛。《中国植物志》将拉丁学名修订为 *Eleutherococcus giraldii* (Harms) Nakai。《四川中药志》1242 页。

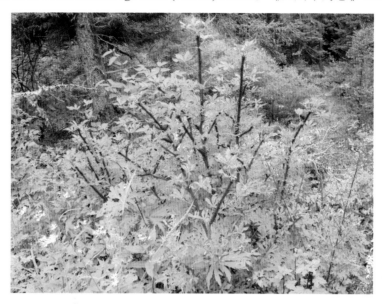

红毛五加

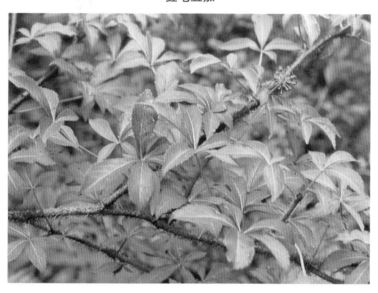

红毛五加

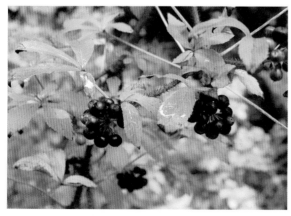

红毛五加

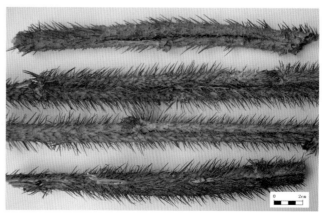

红毛五加皮

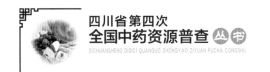
竹节人参

来源：五加科植物竹节人参 *Panax japonicus* C. A. Meyer 的干燥根茎、块根或茎叶。

植物形态要点：草本。根茎横卧呈竹鞭状，节结膨大，节间较短，上面有连接的圆形窝眼，侧面常多数圆锥状肉质根。茎直立，圆柱形。掌状复叶 3~5 枚，轮生于茎端，小叶通常 5 枚，倒卵形，边缘有细锯齿。伞形花序顶生；花小，多数；花瓣 5，淡黄绿色；雄蕊 5。核果浆果状，球形，熟时红色，顶端常为黑色。

功能主治：明七益气补中，生肌长肉。用于跌打损伤，劳伤吐血及胃痛出血。参叶生津止渴。用于暑热伤津，口干舌燥，心烦神倦。

附注：《四川省中药材标准》2010 年版以明七、参叶收载。《中国植物志》将竹节人参更名为大叶三七（变种）。《中国植物志》将植物名和拉丁学名修订为竹节参 *Panax japonicus* (T. Nees) C. A. Meyer。《四川植物志》第 16 卷 200 页。

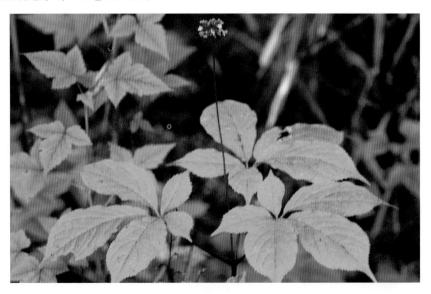

竹节人参

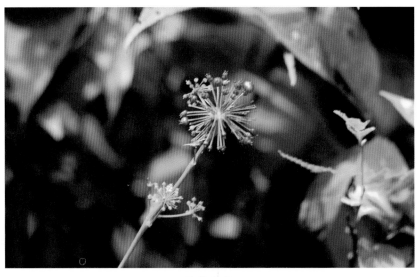

竹节人参

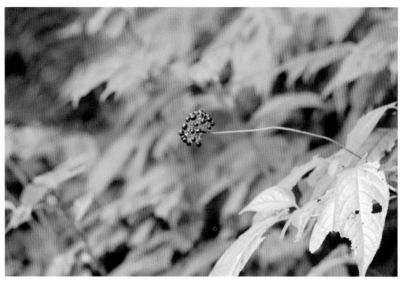

竹节人参

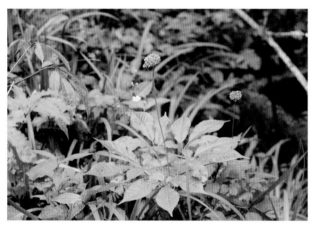

竹节人参

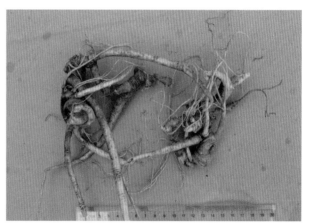

竹节人参鲜根茎及根

629

大叶三七

来源： 五加科植物大叶三七 *Panax pseudoginseng* Wall. var. *japonicus* (C. A. Mey.) Hoo et Tseng 的干燥根茎。

植物形态要点： 草本。根状茎竹鞭状或串珠状，或兼有竹鞭状和串珠状，根通常不膨大，纤维状，稀侧根膨大成圆柱状肉质根。叶为掌状复叶，小叶片 3~4，薄膜质，透明，倒卵状椭圆形至倒卵状长圆形，中央小叶片阔椭圆形、椭圆形、椭圆状卵形至倒卵状椭圆形，稀长圆形或椭圆状长圆形，最宽处常在中部，长为宽的 2~4 倍，先端渐尖或长渐尖，基部楔形、圆形或近心形，边缘有细锯齿、重锯齿或缺刻状锯齿，上面脉上无毛或疏生刚毛，下面无毛或脉上疏生刚毛或密生柔毛；小伞形花序；花黄绿色；萼杯状（雄花的萼为陀螺形），边缘有 5 个三角形的齿；花瓣 5；雄蕊 5。

功能主治： 补肺，养阴，活络，止血。用于气阴两虚，烦热口渴，虚劳咳嗽，跌扑损伤，关节疼痛，咳血，吐血，外伤出血。

附注： 本品始载于《滇南本草》。《中国药典》2020 年版一部以珠子参收载。曾用学名 *Panax japonicus* (T. Nees) C. A. Mey.，《中国植物志》英文版已做修订。根茎为土家族、苗族、景颇族、阿

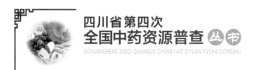

昌族、德昂族、白族习用药，块根为白族习用药。

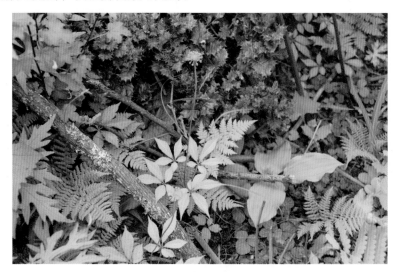

大叶三七

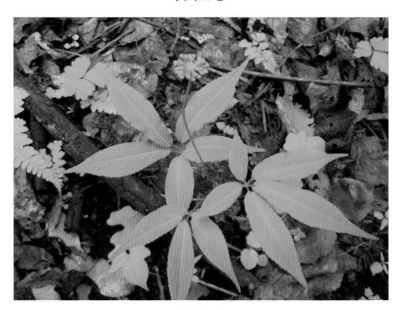

大叶三七

四川药用植物原色图谱

630

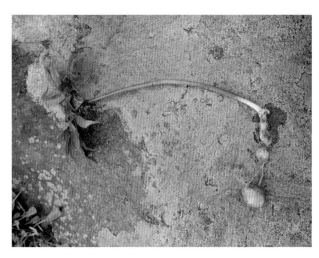

大叶三七带鲜根茎

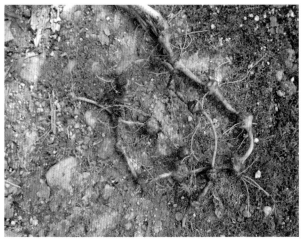

大叶三七鲜根茎

羽叶三七

来源： 五加科植物羽叶三七 *Panax japonicus* C. A. Mey. var. *bipinnatifidus* (Seem.) C. Y. Wu et K. M. Feng 的干燥根茎。

植物形态要点： 草本。根茎串珠疙瘩状，稀竹节状。掌状复叶，小叶柄较长；小叶 5~7，二回羽状深裂或浅裂，上面脉上疏生刚毛；子房下位，2 室；花柱 2，稀 3~4。

功能主治： 补肺养阴，祛痰止痛，止血。用于气阴两虚，烦热口渴，虚劳咳嗽，跌扑损伤，关节痹痛，咯血，吐血，衄血，崩漏，外伤出血。

附注：《中国药典》2020 年版一部以珠子参收载。《中华人民共和国药典·中药材及原植物图鉴》2010 年版 869 页。《道地药和地方标准药原色图谱》215 页记载。《中国植物志》将植物名和拉丁学名修订为疙瘩七 *Panax japonicus* var. *bipinnatifidus* (Seemann) C. Y. Wu et K. M. Feng。

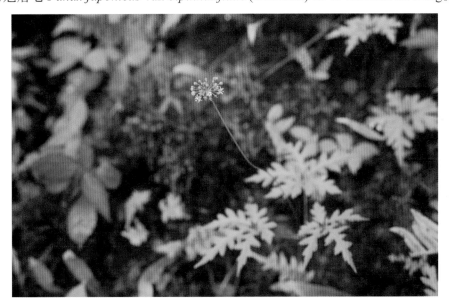

羽叶三七

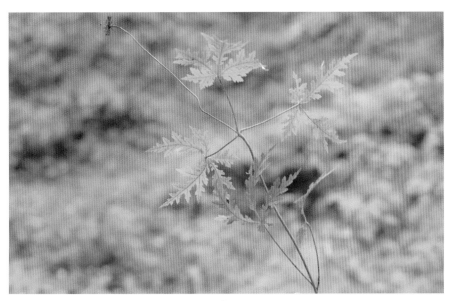

羽叶三七

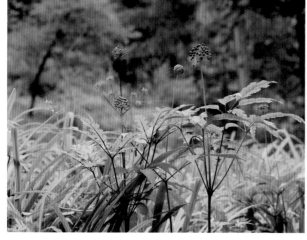

羽叶三七

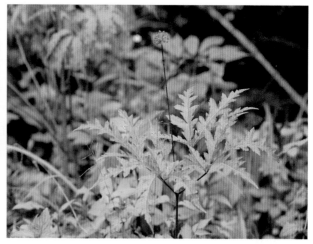

羽叶三七

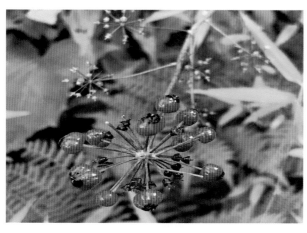

羽叶三七

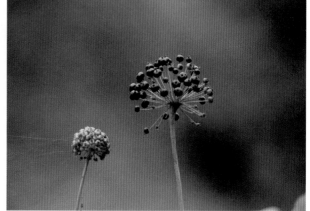

羽叶三七

食用土当归

来源： 五加科植物食用土当归 *Aralia cordata* Thunb. 的干燥根和根茎。

植物形态要点： 草本。根茎长圆柱状。二或三回羽状复叶；每个羽片具小叶 3~5，下面沿脉疏具柔毛。花序为稀疏的顶生或少分枝的腋生伞形花序，排列成圆锥状；柱头宿存。果实球形。

功能主治： 祛风除湿，通痹止痛。用于风寒湿痹，腰膝疼痛，少阴伏风疼痛，风寒挟湿头痛。

附注： 本品始载于明·李时珍《本草纲目》。《四川省中药材标准》2010年版以九眼独活收载食用土当归和柔毛龙眼独活 *Aralia henryi* Harms.。

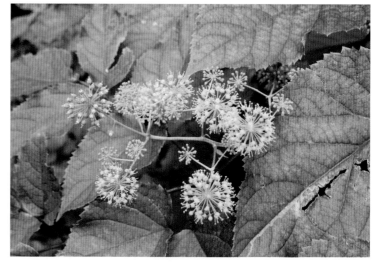

食用土当归

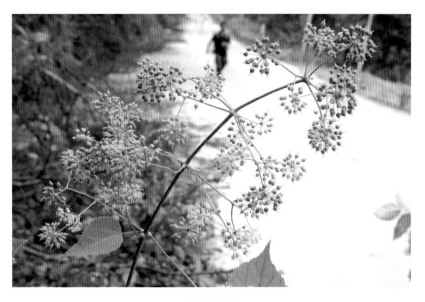

食用土当归

九眼独活

来源： 五加科植物九眼独活 *Aralia fargesii* Franch. 的干燥根和根茎。

植物形态要点： 草本。叶为一至三回羽状复叶；每羽片具 3~5 小叶，膜质，两面粗糙，背面脉上具柔毛。花序为少数分枝的伞房状聚伞花序；聚伞花序总状排列，具 10~20 花；柱头宿存，辐射状。果实近球形。

功能主治： 祛风，胜湿，散寒，止痛。用于风寒湿痹，腰膝酸痛，手脚挛痛，慢性气管炎，头痛，齿痛。

附注： 本品又称龙眼独活。《中华本草》第 5 册 4994 页。

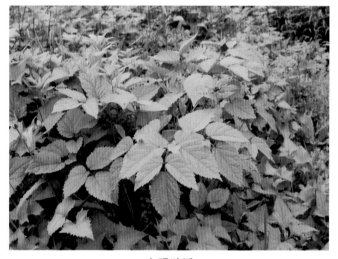

九眼独活

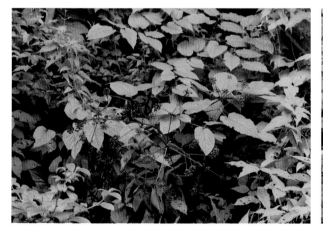

九眼独活

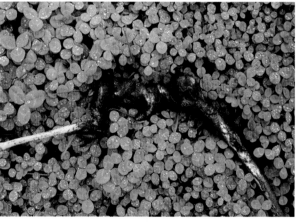

九眼独活鲜根及根茎

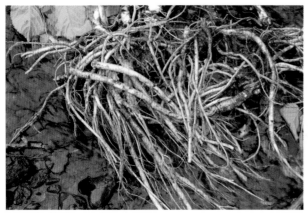

九眼独活鲜根及根茎

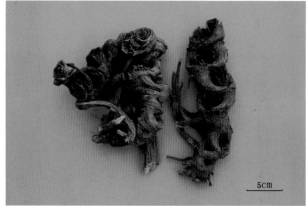

九眼独活

三 七

来源： 五加科植物三七 *Panax notoginseng* (Burk.) F. H. Chen 的干燥根及根茎。

植物形态要点： 草本。主根肉质。掌状复叶 3~6，叶柄基部无托叶或具托叶状附属物。顶生伞形花序，具花 80~100；花序梗长 7~25cm；子房 2 室；花柱 2。果实红色，扁球状肾形。

功能主治： 散瘀止血，消肿定痛。用于咯血，吐血，衄血，便血，崩漏，外伤出血，胸腹刺痛，跌扑肿痛。

附注：《中国药典》2020 年版收载。

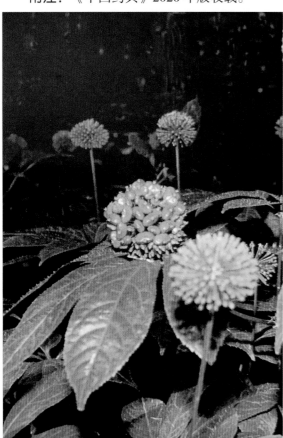

三七

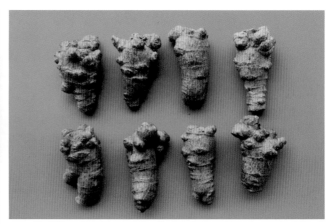

三七

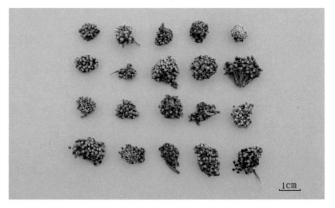

三七花

狭叶竹根七

来源：五加科植物狭叶竹根七 *Panax japonicus* (T. Nees) C. A. Mey. var. *angustifolius*(Burk.) C. Y. Cheng et C. Y. Chu 的干燥根茎。

植物形态要点：草本。根状茎似竹根。掌状复叶，小叶 5。叶狭披针形，长约为宽的 5 倍，顶部具长尾状渐尖。伞形花序，总花梗较长。

功能主治：散瘀止血，活血定痛，解毒消肿。用于咯血，吐血，衄血，尿血，便血，崩漏，产后出血过多，瘀血腹痛，经闭，跌打瘀肿，外伤出血，疮疡肿毒，蛇伤。

附注：本品又称狭叶竹节参或狭叶假人参 *Panax pseudo-ginseng* Wall. var. *angustifolius*(Burk.) Li。《中华本草》第 5 册 5036 页。

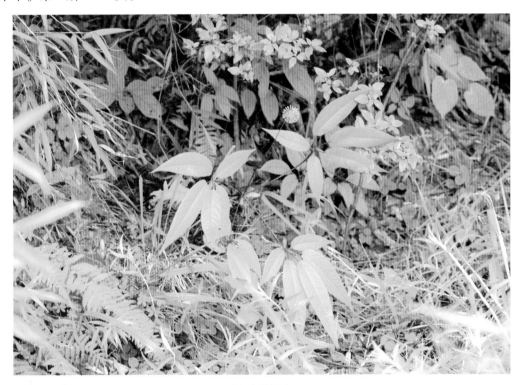

狭叶竹根七

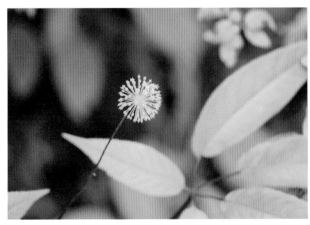

狭叶竹根七

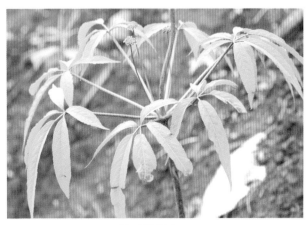

狭叶竹根七

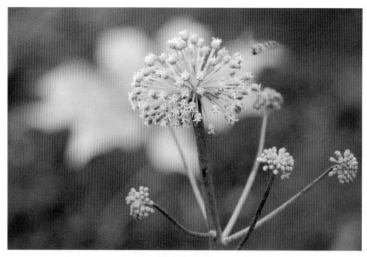

狭叶竹根七

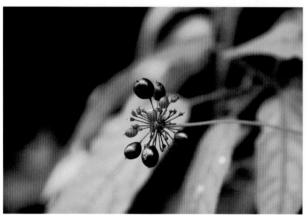

狭叶竹根七

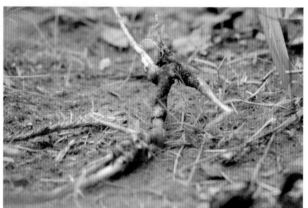

狭叶竹根七鲜根及根茎

八角金盘

来源：五加科植物八角金盘 *Fatsia japonica* (Thunb.) Decne. et Planch. 的干燥树皮、叶、根。

植物形态要点：常绿灌木。叶片大，直径 20~30 cm 或更大，掌状深裂至叶片中部或更多。叶革质，具长柄。叶裂片 7~9。大形圆锥花序，顶生，花序轴被褐色绒毛，伞形花序有花多数；花白色；花瓣 5，卵状三角形。果近球形，黑色。

功能主治：清热解毒，止咳祛痰。用于肺热咳嗽，咳痰不爽，急慢性支气管炎，风湿关节疼痛，麻风。

附注：本品首载于《诗经》。

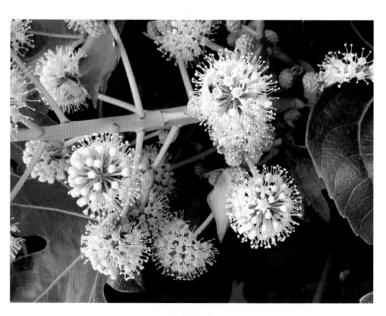

八角金盘

《四川省中药资源志要》527 页。

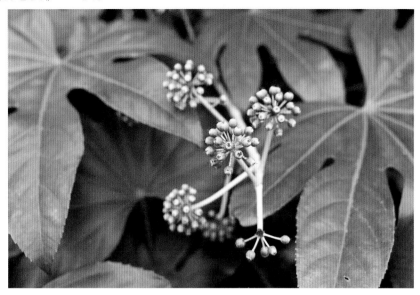

八角金盘

白　簕

来源： 五加科植物白簕 *Acanthopanax trifoliatus* (L.) Merr. 的干燥嫩枝叶。

植物形态要点： 藤状或攀援灌木。叶为 3 小叶，稀 4~5 小叶；萼片具 5 齿，无毛。顶生伞形花序组成总状或 3~10 个伞形花序组成复伞状；子房 2 室；柱头合生至中部；花柱 2 裂。果实球形。

功能主治： 清热解毒，消痈，止咳祛痰。用于肺热咳嗽，口舌生疮，痤疮，痈肿疮毒，皮肤瘙痒，肝胆湿热，小便黄赤，淋证，胃脘不适等。

附注： 本品始载于清·何谏《生草药性备要》（1911 年）。《中国植物志》和《Flora of China》将拉丁学名修订为 *Eleutherococcus trifoliatus* (Linnaeus) S. Y. Hu。

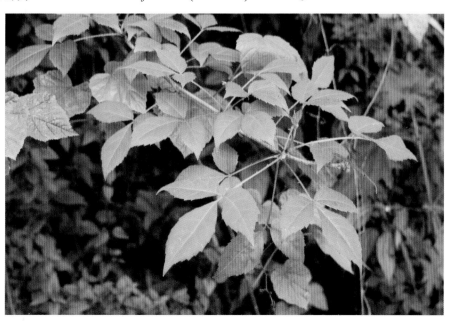

白簕

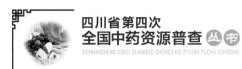

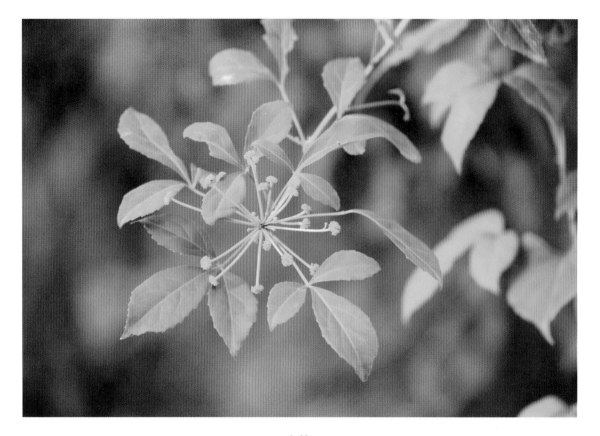

白簕

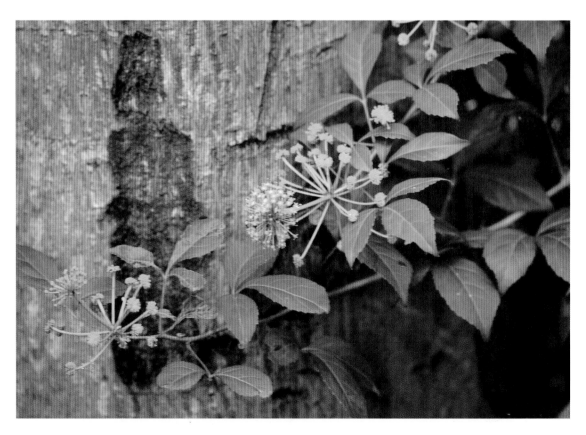

白簕

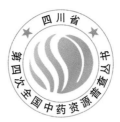

四川药用植物
原色图谱
下 册

sichuan yaoyong zhiwu
yuanse tupu

主编 黎跃成 赵军宁

四川科学技术出版社

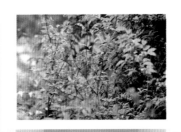

下 编

各论

GE LUN

伞形科

当 归

来源：伞形科植物当归 *Angelica sinensis* (Oliv.) Diels 的干燥根。

植物形态要点：草本。根圆柱状，有浓郁香气。茎绿白色或带紫色。叶三出式二至三回羽状分裂，叶柄基部膨大成管状的薄膜质鞘，紫色或绿色，基生叶及茎下部叶轮廓为卵形，小叶片 3 对。复伞形花序，密被细柔毛；伞辐 9~30；总苞片 2，线形，小总苞片 2~4，线形；花白色，花柄密被细柔毛；萼齿 5，卵形；花瓣长卵形，顶端狭尖，内折；花柱短，花柱基圆锥形。果实椭圆至卵形，背棱线形，隆起，侧棱成宽而薄的翅，翅边缘淡紫色，棱槽内有油管 1，合生面油管 2。

功能主治：补血活血，调经止痛，润肠通便。用于血虚萎黄，眩晕心悸，月经不调，经闭痛经，虚寒腹痛，风湿痹痛，跌扑损伤，痈疽疮疡，肠燥便秘。

附注：本品始载于《神农本草经》。《中国药典》2020 年版一部收载。《四川中药志》601 页。

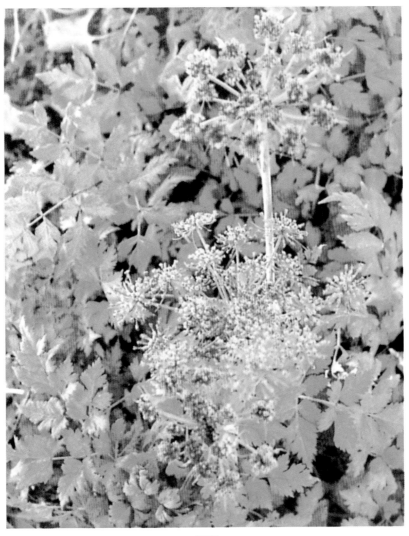

当归

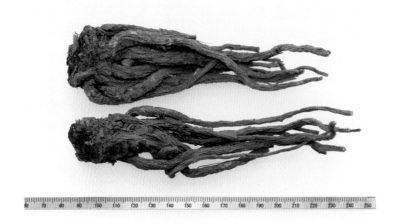

当归

东当归

来源：伞形科植物东当归 *Angelica acutiloba* (Sieb. et Zucc.) Kitagawa 的干燥根。

植物形态要点：草本。根黄褐色，强烈芳香。茎坚实略带紫色，具细棱。叶片三角状卵形，一至二回三出式羽状。小裂片狭披针形。小伞形花序具 30 花；花瓣白色，倒卵形至长圆形。果实狭长圆形，背棱丝状，侧棱具狭翅。

功能主治：活血，调经止痛，润燥滑肠。用于血虚证，月经不调，痛经，经闭，产后腹痛，肠燥便秘。

附注：《吉林省药品标准》1977 年版收载。本品别名为大和当归、日本当归，我国吉林省延边朝鲜族自治州的延吉、珲春、和龙等县栽培使用已有长久的历史。

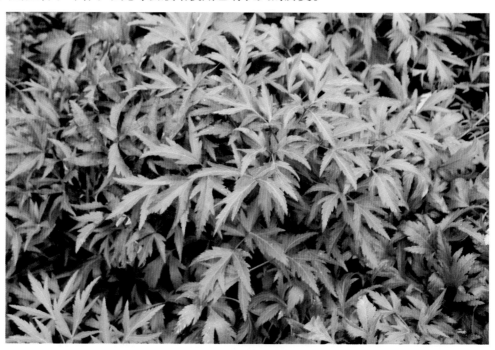

东当归

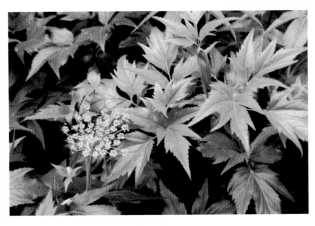

东当归

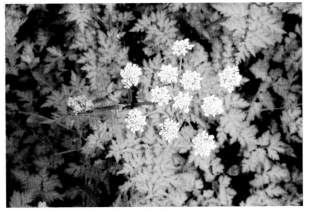

东当归

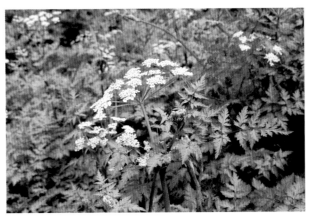

东当归

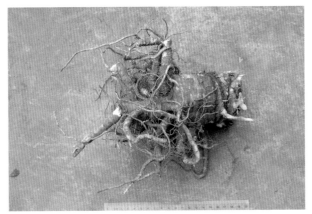

东当归鲜根

川　芎

来源：伞形科植物川芎 *Ligusticum chuanxiong* Hort. 的干燥根茎。

植物形态要点：草本。根茎发达，形成不规则的结节状拳形团块，具浓烈香气。茎直立，圆柱形，下部茎节膨大呈盘状（苓子）。茎下部叶具柄，柄长基部扩大成鞘；叶片轮廓卵状三角形，3~4 回三出式羽状全裂，羽片 4~5 对，卵状披针形，末回裂片线状披针形至长卵形。复伞形花序；总苞片 3~6，线形；伞辐 7~24，不等长，内侧粗糙；小总苞片 4~8，线形，粗糙；萼齿不发育；花瓣白色，倒卵形至心形。幼果两侧压扁，背棱槽内油管 1~5，侧棱槽内油管 2~3，合生面油管 6~8。

功能主治：活血行气，祛风止痛。用于胸痹心痛，胸胁刺痛，跌扑肿痛，月经不调，经闭痛经，癥瘕腹痛，头痛，风湿痹痛。

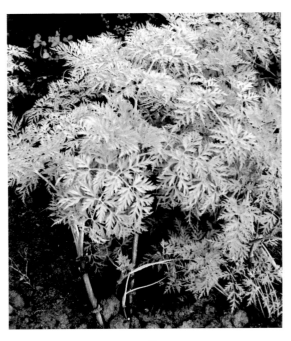

川芎

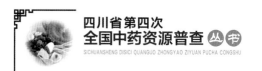

附注：本品入药始载于《神农本草经》。川芎之名则始见于《汤液本草》。《中国药典》2020年版一部收载。《中国植物志》将拉丁学名修订为 *Ligusticum sinense* Chuanxiong。

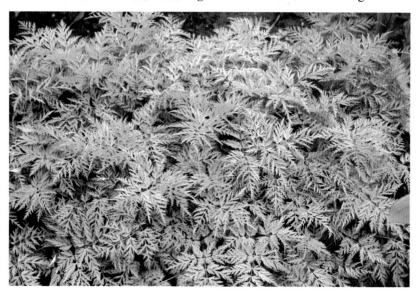

川芎

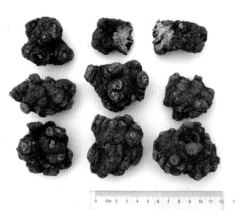

川芎

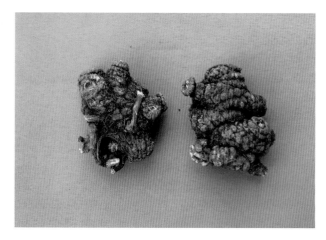

川芎

阿坝当归

来源： 伞形科植物阿坝当归 *Heracleum apaense* (Shan et Yuan) Shan et T. S. Wang 的干燥根及根茎。

植物形态要点： 草本。根紫红色或棕褐色。茎粗壮，紫色，被短柔毛。小叶二回羽状深裂，叶柄基部膨大呈阔兜状叶鞘，抱茎；上部叶三角状卵形，2~3回羽状分裂，具3~4对羽状裂片。复伞形花序顶生，伞幅35~65，带紫色，密被短柔毛；总苞片5~9枚，披针形，背面及边缘有短柔毛；花瓣5，白色或略带紫色，稀紫色。果实椭圆形至广卵圆形，背棱及中棱显著突起，侧棱具宽翅，与果体等宽或稍宽，分果每棱槽间油管1个，合生面无油管或偶见油管。

功能主治： 行气，镇痛。用于胃脘痛，头痛。

附注： 本品始载于《滇南本草》。《四川省中药材标准》2010年版以法落海收载。《中国植物志》将拉丁学名修订为 *Angelica apaensis* R. H. Shan & C. Q. Yuan。

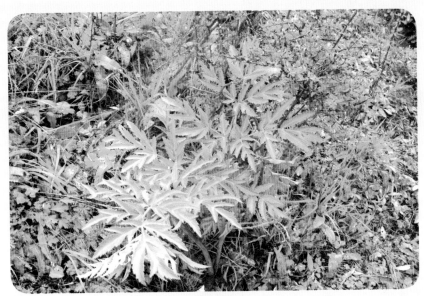

阿坝当归

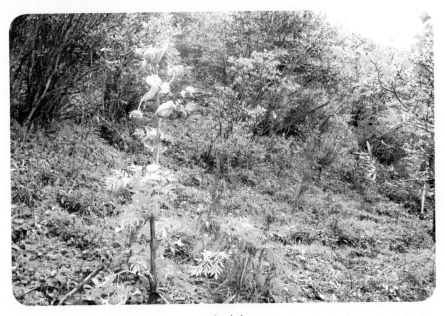

阿坝当归

重齿当归

来源：伞形科植物重齿当归 *Angelica biserrata* (Shan et Yuan) Yuan et Shan 的干燥根。

植物形态要点：草本。茎上部具硬毛。叶鞘膨大，无毛或腹面稍被柔毛；叶二回三出式羽状复叶。伞幅 10~25，密被硬毛；小伞形花序具 17~36 花；花白色。果实椭圆体形；背棱突出，侧棱宽翅状；棱槽中有油管 2~3。

功能主治：祛风除湿，通痹止痛。用于风寒湿痹，腰膝疼痛，少阴伏风头痛。

附注：《中国药典》2020 年版一部独活的来源重齿毛当归 *Angelica pubescens* Maxim. f. *biserrata* Shan et Yuan。《中国高等植物图鉴》收载为毛当归 *Angelica pubescens* Maxim.。

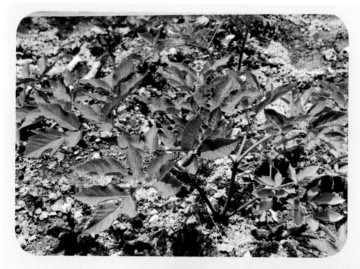

重齿当归

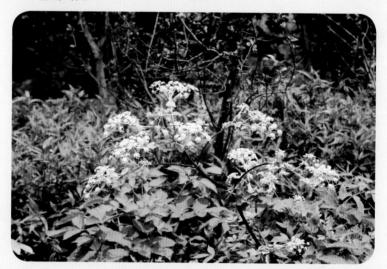

重齿当归

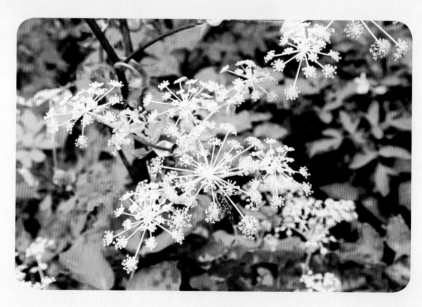

重齿当归

藁 本

来源： 伞形科植物藁本 *Ligusticum sinense* Oliv. 的干燥根茎和根。

植物形态要点： 草本。根茎呈不规则团块，有多数条状根。茎中空，有纵沟。叶互生，三角形，叶柄长 9~20 cm，基部抱茎，扩展成鞘状，二回三出式羽状全裂，最终裂片 3~4 对，卵形，上面叶脉上有乳头状突起，边缘具不整齐羽状深裂。复伞形花序顶生或腋生，伞幅 14~30；花小，白色，雄蕊 5，花柱 2。双悬果广卵形，无毛，分果具 5 条果棱，棱槽中各有 3 个油管，合生面有 5 个油管。

功能主治： 祛风，散寒，除湿，止痛。用于风寒感冒，巅顶疼痛，风湿痹痛。

附注：《中国药典》2020 年版一部收载。《中华人民共和国药典中药材及原植物图鉴》2010 年版下册 1187 页。《道地药和地方标准药原色图谱》218 页。

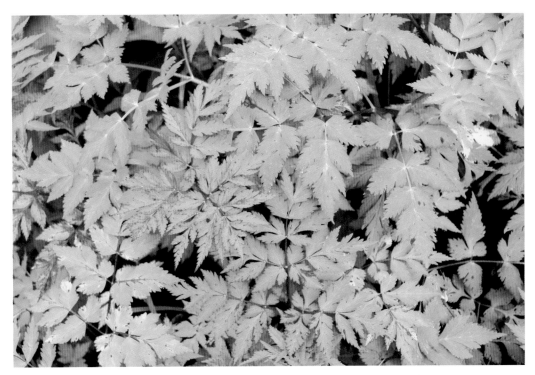

藁本

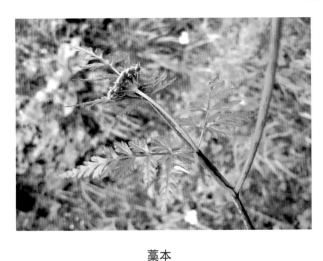

藁本

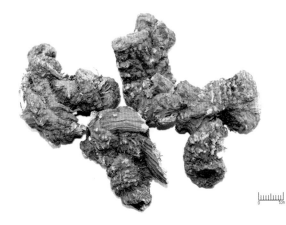

藁本

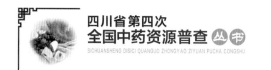
短片藁本

来源：伞形科植物短片藁本 *Ligusticum brachylobum* Franch. 的干燥根。

植物形态要点：草本。根粗壮，长圆锥形。茎基有纤维状的叶柄残余；茎单生，仅顶端近伞幅处密生白色柔毛。基生叶三角形，二至三回三出式羽状全裂，最终裂片条形，边缘有粗锯齿，边缘膜质，基部具鞘。复伞形花序顶生；无总苞；伞幅 25~30，散生白色短柔毛；小总苞片数个，披针形，密生刺毛；花白色。双悬果扁压卵形，侧棱有狭翅。

功能主治：散风清热，降气化痰。用于风热咳嗽痰多，痰热喘满，咯痰黄稠。

附注：《四川省中药材标准》2010 年版以毛前胡收载。《中国高等植物图鉴》第二册 1083 页。

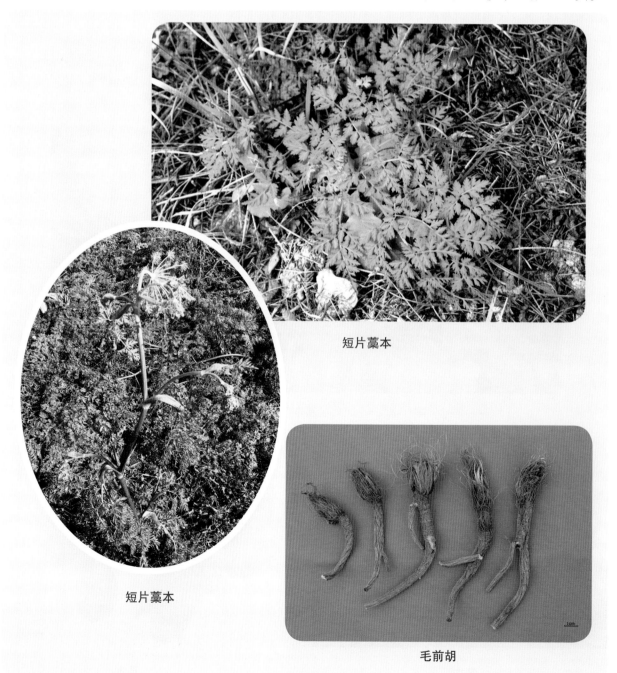

短片藁本

短片藁本

毛前胡

白花前胡

来源： 伞形科植物白花前胡 *Peucedanum praeruptorum* Dunn 的干燥根。

植物形态要点： 草本。根圆锥形，有少数分枝，根头处存留多数棕褐色枯鞘纤维。茎圆柱形，上部分枝多有短柔毛，髓部充实。基生叶具长柄，基部扩大呈鞘状抱茎，叶片宽三角状卵形，三出式二至三回分裂，末回裂片菱状倒卵形，基部楔形，两面中脉上有短柔毛，边缘有粗锯齿。复伞形花序有柔毛，总苞片无或 1 至数片，线形；小总苞片 7~12，卵状披针形，比花柄长，与果柄近等长，有毛；小伞形花序有花 15~20，花瓣白色，卵形。果实卵圆形，背部扁压，长约 4 mm。棱槽内油管 3~5，合生面油管 6~10。

功能主治： 降气化痰，散风清热。用于痰热喘满，咯痰黄稠，风热咳嗽痰多。

附注：《中国药典》2020 版一部以白花前胡收载。《四川中药志》1085 页。《中国植物志》的植物名为前胡。

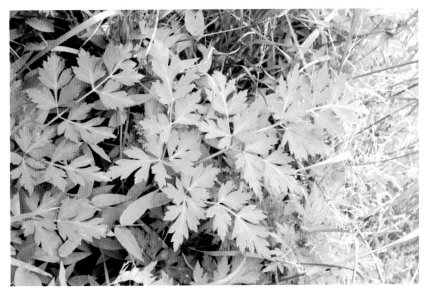

白花前胡

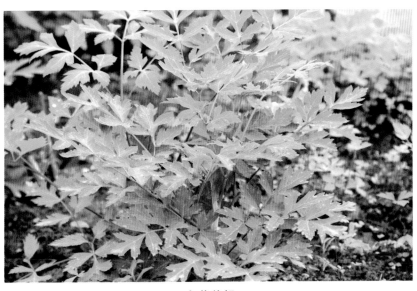

白花前胡

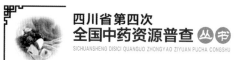
四川药用植物原色图谱

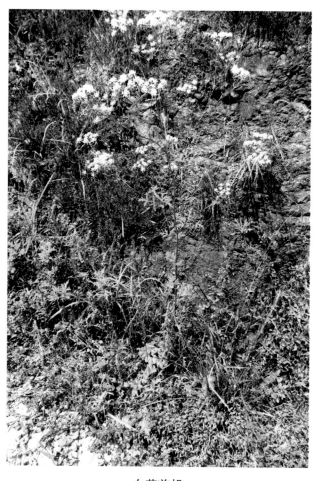

白花前胡

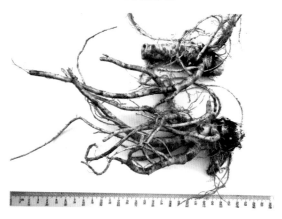

白花前胡

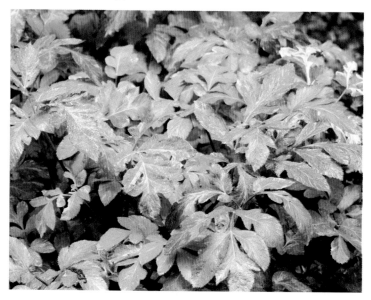

白花前胡鲜根

紫花前胡

来源： 伞形科植物紫花前胡 *Peucedanum decursivum* (Miq.) Maxim. 的干燥根。

植物形态要点： 草本。根圆锥形。茎单生，紫色。基生叶和下部叶一至二回羽状全裂。伞幅 10~22，具柔毛；总苞片 1~2，小苞片 3~8，条形至披针形，绿色或紫色；花瓣暗紫色，倒卵形或椭圆状披针形，先端内折但不具凹口；花药深紫色。果实椭圆体形，扁压。

功能主治： 降气化痰，散风清热。用于痰热喘满，咯痰黄稠，风热咳嗽痰多。

附注：《中国药典》2020 版一部以紫花前胡收载。《中国植物志》将拉丁学名修订为 *Angelica decursiva* (Miquel) Franchet & Savatier。

紫花前胡

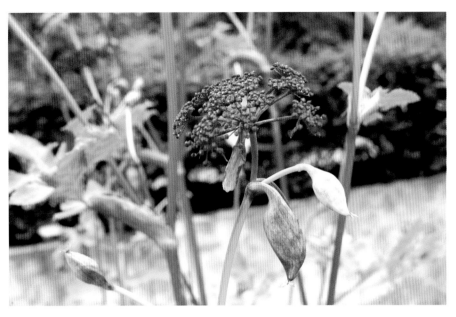

紫花前胡

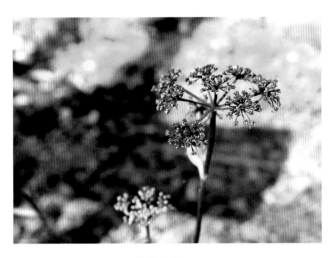

紫花前胡

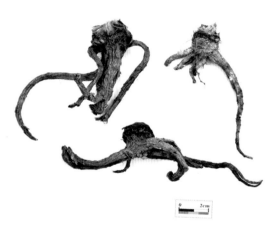

紫花前胡

651

长前胡

来源：伞形科植物长前胡 *Peucedanum turgeniifolium* Wolff. 的干燥全草。

植物形态要点：直立草本。根长圆柱形，下部通常具 2~4 分枝，表皮褐色或灰褐色。根茎粗壮，根头处存留多数棕色枯鞘纤维。茎圆柱形，常带淡紫色，有纵棱槽，自下部开始分枝，分枝呈叉状二歧式，上部粗糙，有短毛，髓部充实。叶片轮廓卵圆形，二回羽状三出式分裂，末回裂片较宽，边缘具粗锯齿。末回裂片线形，倒披针形或倒卵形。复伞形花序顶生和侧生，花序梗顶端多糙毛，无总苞片，伞辐 5~20，有短毛；小总苞片 8~12，线状披针形，密生短柔毛，小伞形花序有毛，花瓣近圆形，白色。果实卵状椭圆形。

功能主治：宣散风热，祛痰止咳，下气。用于感冒风热，咳嗽，痰稠，喘满，头痛及胸闷。

附注：本品又名川西前胡，川西前胡以长前胡收载于《四川省中草药标准》第四批 1984 年版，《四川省中药材标准》1987 年版和《四川省中药材标准》2010 年版将川西前胡改为长前胡，两者拉丁学名相同。

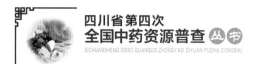

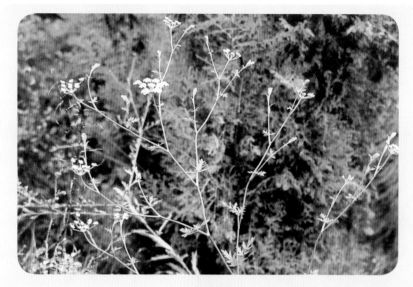

长前胡

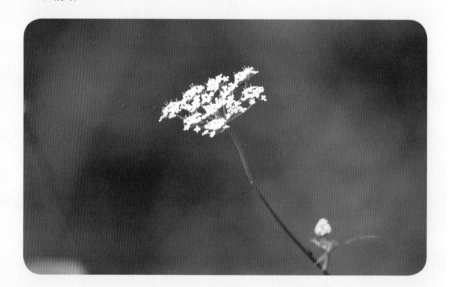

长前胡

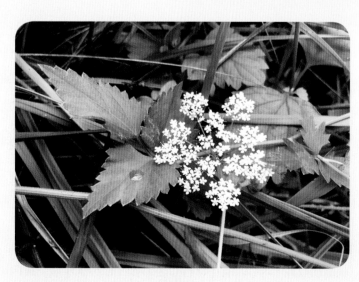

长前胡

杭白芷

来源： 伞形科植物杭白芷 *Angelica dahurica* (Fisch.ex Hoffm) Benth.et Hook.f. ex Franch. et Savat. var. *formosana* (Boiss.) Shan et Yuan 的干燥根。

植物形态要点： 草本。主根上部近方形或类方形，侧根略排成 4 条稍斜纵行，侧根基部的木栓突起粗大而高。有浓烈气味。花黄绿色，双悬果椭圆形，有疏毛。

功能主治：： 解表散寒，祛风止痛，宣通鼻窍，燥湿止带，消肿排脓。用于感冒头痛，眉棱骨痛，鼻塞流涕，鼻衄，鼻渊，牙痛，带下，疮疡肿痛。

附注： 本品始载于《神农本草经》。《中国药典》2020 年版一部以白芷收载白芷和杭白芷。《四川中药志》412 页。经实地调查四川栽种的白芷来源为杭白芷。

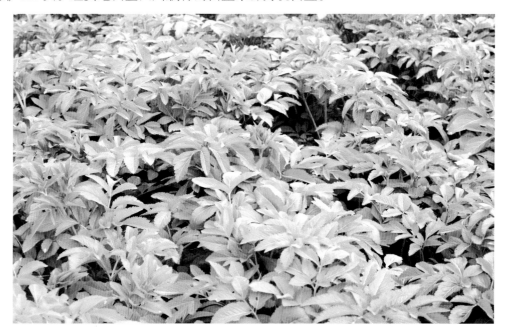

杭白芷

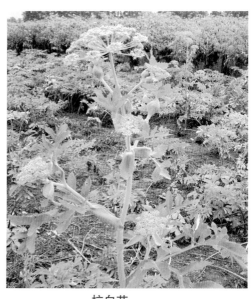

杭白芷

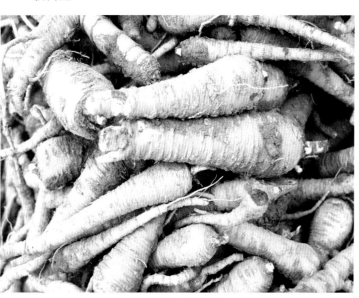

杭白芷鲜根

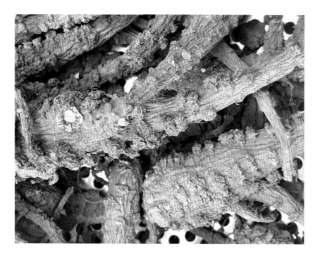

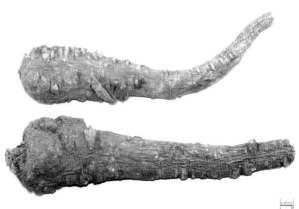

白芷

白芷

白亮独活

来源：伞形科植物白亮独活 *Heracleum candicans* Wall. ex DC 的干燥根。

植物形态要点：草本。全体被灰白色柔毛或绒毛。叶片宽卵形或长卵形，羽状分裂。伞幅 15~35，不等长；小苞片 5~8，条形；小伞形花序具 20~25 花；花瓣白色，外轮伞形花序花辐射状。果实倒卵球形。

功能主治：祛寒，消肿，镇痛，止血，杀虫。用于肿瘤，妇科等疾病。

附注：《四川省藏药材标准》2014 年版收载。

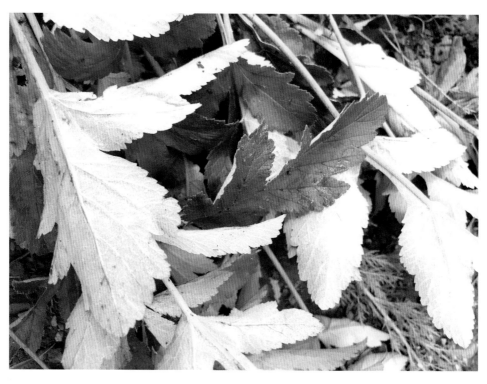

白亮独活

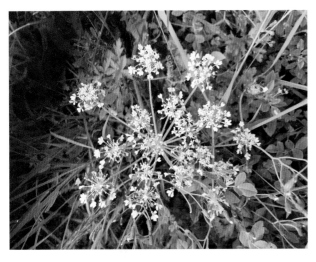

白亮独活

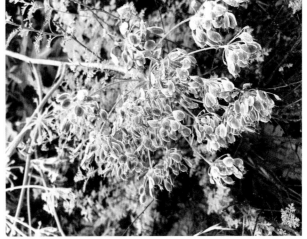

白亮独活

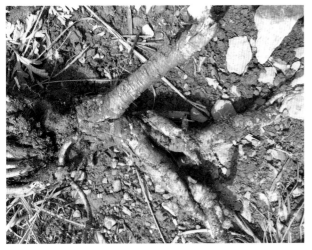

白亮独活鲜根

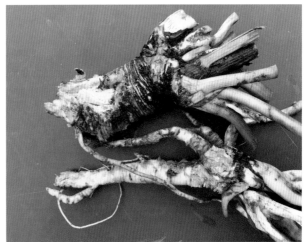

白亮独活鲜根

羌　活

来源：伞形科植物羌活 *Notopterygium incisum* Ting ex H.T.Chang 的干燥根茎和根。

植物形态要点：草本，根茎粗壮，伸长呈竹节状。根颈部有枯萎叶鞘。茎圆柱形，带紫色。基生叶及茎下部叶有柄；叶为三出式三回羽状复叶，末回裂片长圆状卵形至披针形，边缘缺刻状浅裂至羽状深裂；茎上部叶常简化，叶鞘膜质，长而抱茎。复伞形花序；总苞片 3~6，线形，萼齿卵状三角形；花瓣白色，卵形至长圆状卵形，顶端钝，内折；雄蕊的花丝内弯，花药黄色，椭圆形；花柱 2，花柱基平压稍隆起。分生果长圆状，油管明显，每棱槽 3，合生面 6。

功能主治：解表散寒，祛风除湿，止痛。用于风寒感冒，头痛项强，风湿痹痛，肩背酸痛。

附注：本品始载于《神农本草经》。《中国药典》2020 年版一部以羌活收载羌活和宽叶羌活。《四川中药志》1029 页。根及根茎为藏族、蒙古族习用药。

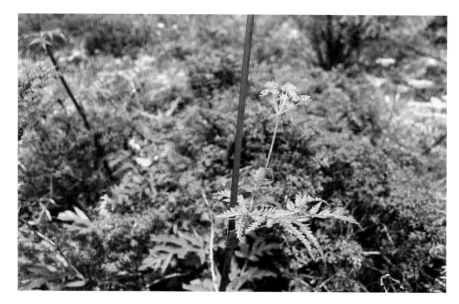

羌活

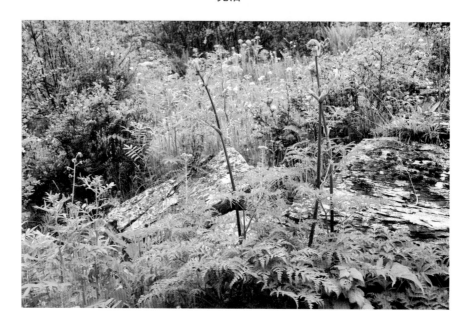

羌活

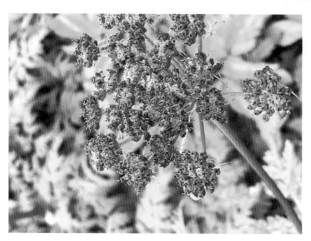

羌活

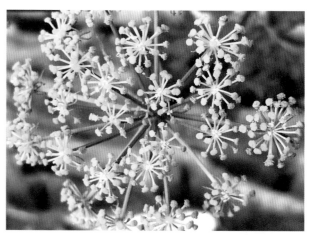

羌活

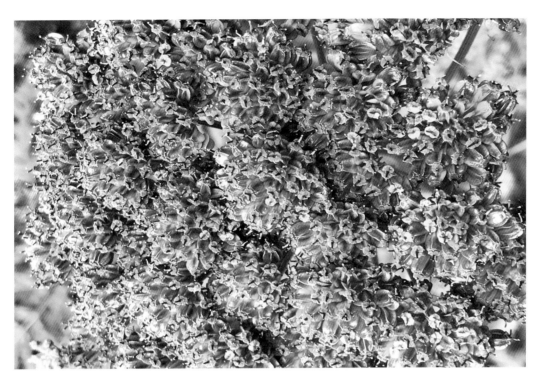

羌活

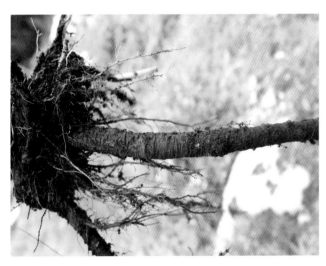

羌活鲜根

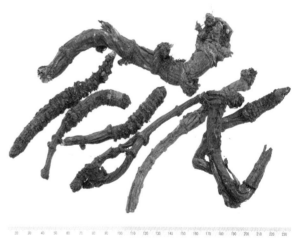

羌活

宽叶羌活

来源：伞形科植物宽叶羌活 *Notopterygium forbesii* Boiss. 的干燥根茎及根。

植物形态要点：草本。有发达的根茎，基部多残留叶鞘。茎带紫色。基生叶及茎下部叶有柄，下部有抱茎的叶鞘；叶大，三出式 2~3 回羽状复叶，一回羽片 2~3 对，有短柄或近无柄，末回裂片无柄或有短柄，长圆状卵形至卵状披针形，基部略带楔形，边缘有粗锯齿，脉上及叶缘有微毛；复伞形花序，萼齿卵状三角形；花瓣淡黄色，倒卵形，顶端渐尖或钝，内折；雄蕊的花丝内弯。分生果近圆形，油管明显，每棱槽 3~4，合生面 4。

功能主治：同羌活。

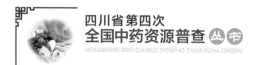
附注：《中国植物志》将拉丁学名修订为 *Notopterygium franchetii* H. de Boissieu。

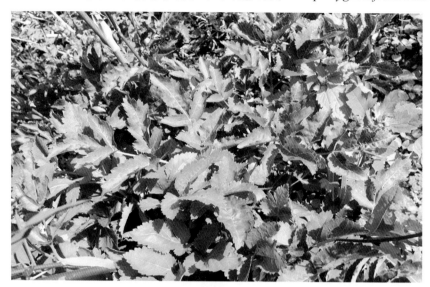

宽叶羌活

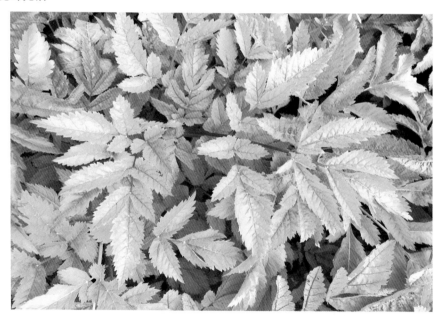

宽叶羌活

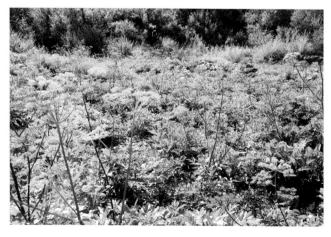

宽叶羌活

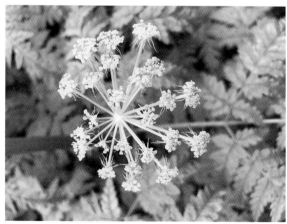

宽叶羌活

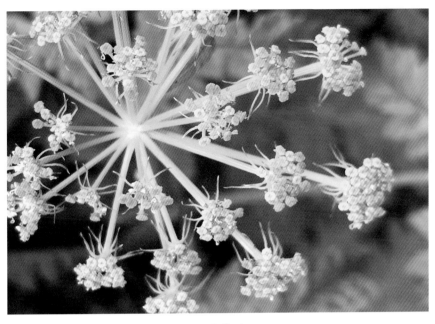

宽叶羌活

茴 香

来源：伞形科植物茴香 *Foeniculum vulgare* Mill. 的干燥成熟果实。

植物形态要点：草本。全株具强烈香气。叶片轮廓宽三角形，末回裂片线形，宽不及 1 mm。伞幅 6~40，不等长；小伞形花序具 14~39 小花；花梗纤细。果实长圆形，圆柱状；肋等长。

功能主治：散寒止痛，理气和胃。用于寒疝腹痛，睾丸偏坠，痛经，少腹冷痛，脘腹胀痛，食少吐泻。

附注：本品入药首载于唐·甄权《药性论》。《中国药典》2020 年版一部以小茴香收载。

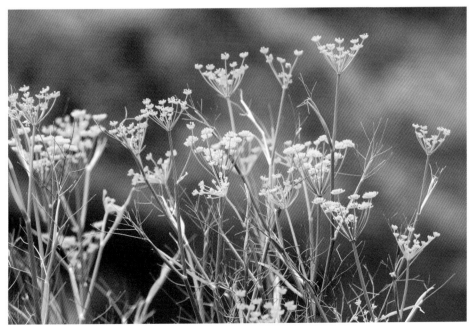

茴香

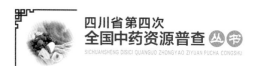

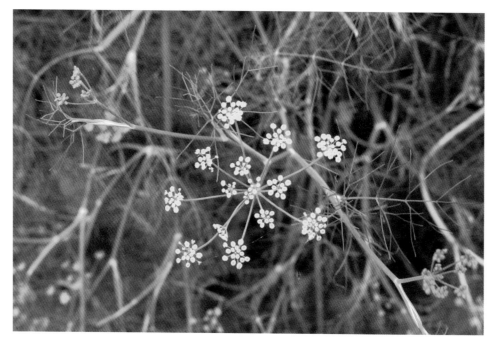

茴香

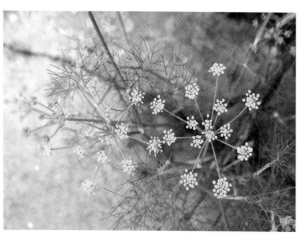

茴香

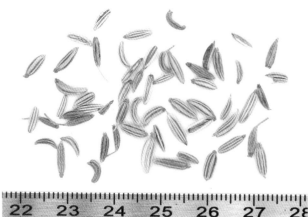

小茴香

柴 胡

来源：伞形科植物柴胡 *Bupleurum chinense* DC. 的干燥根。

植物形态要点：草本。主根粗大，坚硬。茎丛生或单生，实心，上部多分枝，稍成"之"字形弯曲。基生叶倒披针形或狭椭圆形，早枯；中部叶倒披针形或宽条状披针形，有平行脉 7~9 条，下面具粉霜。复伞形花序多数；无总苞片或 2~3，狭披针形；小总苞片 5，披针形；花鲜黄色。双悬果宽椭圆形，棱狭翅状。

功能主治：疏散退热，疏肝解郁，升举阳气。用于感冒发热，寒热往来，胸胁胀痛，月经不调，子宫脱垂，脱肛。

附注：本品始载于《神农本草经》。《中国药典》2020 年版一部收载了柴胡和狭叶柴胡。《中国植物志》将前者植物名称北柴胡，后者为南柴胡。

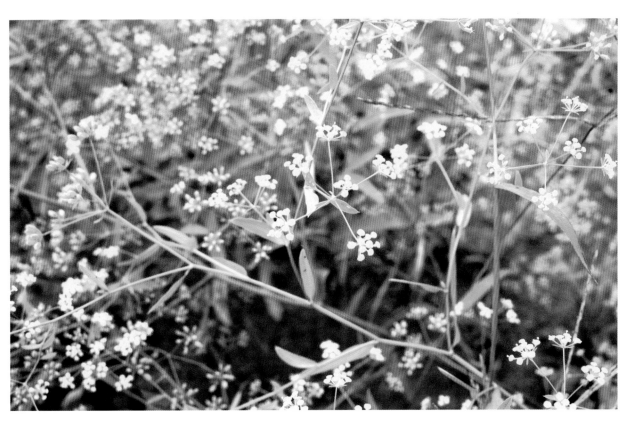

柴胡

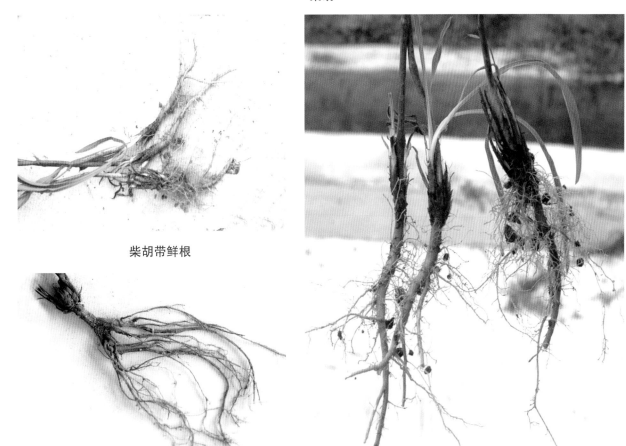

柴胡带鲜根

柴胡带鲜根

柴胡

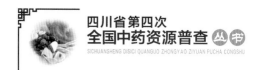

竹叶柴胡

来源：伞形科植物竹叶柴胡 *Bupleurum marginatum* Wall. ex DC. 的干燥全草。

植物形态要点：草本。单叶，长披针形，全缘。叶有白色膜质边缘。复伞形花序，多数，顶生花序常短于侧生花序，伞辐 3~7，不等长；小苞片 5；小伞形花序具 6~12 花；花瓣浅黄色。果实长圆形。

功能主治：疏散退热，疏肝，升阳。用于感冒发热，寒热往来，疟疾，胸胁胀痛，月经不调，子宫脱垂，脱肛。

附注：《四川省中药材标准》2010 年版以竹叶柴胡收载竹叶柴胡、马尔康柴胡和马尾柴胡。《四川中药志》1179 页。

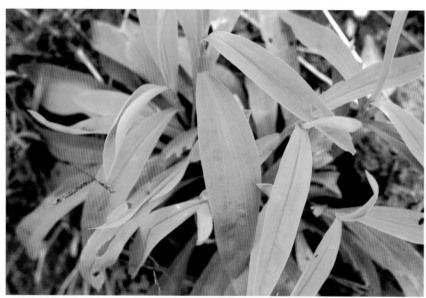

竹叶柴胡

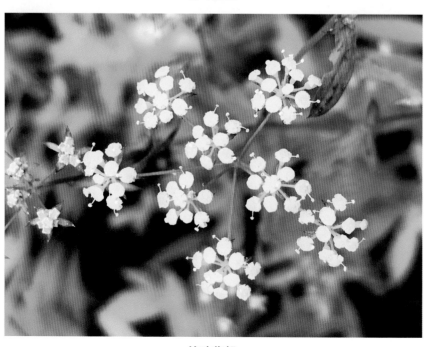

竹叶柴胡

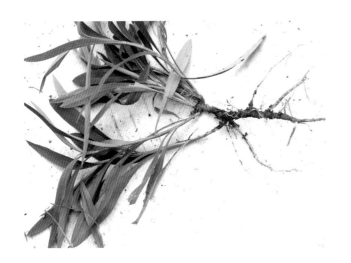

竹叶柴胡

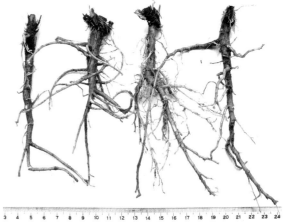

竹叶柴胡鲜根

马尔康柴胡

来源： 伞形科植物马尔康柴胡 *Bupleurum malconense* Shan et Y. Li 的干燥全草。

植物形态要点： 草本。根增粗成锥形，紫褐色。茎直立，较细而硬挺，节间很短，基部紫色，表面有细纵条纹。基生叶多，深绿色，基部微狭或不变，狭窄成鞘，抱茎，5~7脉；茎中、上部叶与基生叶同形而小，3~5脉。复伞形花序多而小；花序梗常带紫色；总苞片很小，2~3片；小伞形花序很小，花7~11；小总苞片5，披针形；花黄色；花瓣的小舌片小，近方形。果实卵状椭圆形，褐色。每棱槽中油管3，合生面4。

功能主治： 同竹叶柴胡。

附注：《中华本草》第5册5100页。

663

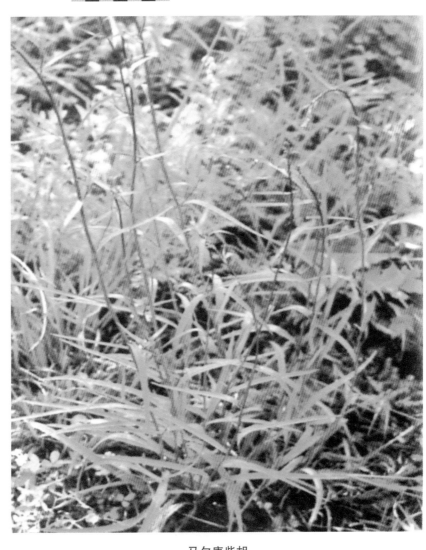

马尔康柴胡

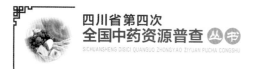
紫花鸭跖柴胡

来源：伞形科植物紫花鸭跖柴胡 *Bupleurum commelynoideum* de Boiss. 的全草。

植物形态要点：草本。茎数个。基生叶无梗，叶片线状披针形，背面微紫色，叶脉5，基部圆形，抱茎。苞片1或2，或无，卵状披针形；小苞片略带紫蓝色，卵形或披针形，大大超过花；小伞形花序具花16~30朵；花瓣正面紫色或微淡黄色，背面紫色。果实长圆形，红棕色，果棱淡褐色，突出或狭翅状。

功能主治：疏风退热，疏肝，升阳。用于感冒发热，寒热往来，疟疾，胸胁胀痛，月经不调，脱肛，阴挺。

附注：《中国中药资源志要》记载。《中国高等植物彩色图鉴》*Bupleurum commelynoideum* de Boiss. (C. B. Clarke) Ridley 与《中国植物志》的记载略有差异。

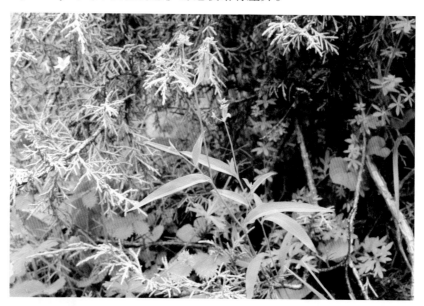

紫花鸭跖柴胡

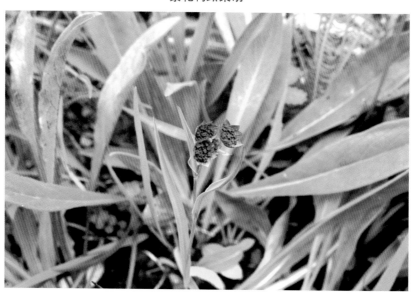

紫花鸭跖柴胡

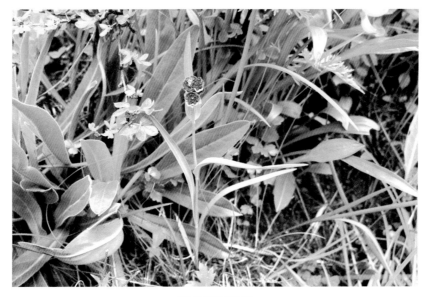

紫花鸭跖柴胡

大苞柴胡

来源： 伞形科植物大苞柴胡 *Bupleurum euphorbioides* Nakai 的干燥根。

植物形态要点： 草本。茎常带紫色。伞形花序数个；伞幅 4~11，极不等长；小苞片 5~7，阔椭圆形或倒卵形，超出花和果；小伞形花序具 16~24 花；花瓣黄色，背面浅紫色。果实广卵球形，紫棕色。

665

功能主治： 解热疏肝，开郁调经。用于胸胁胀痛，月经不调。

附注： 江纪武《药用植物辞典》记载。《长白山植物药志》827 页。

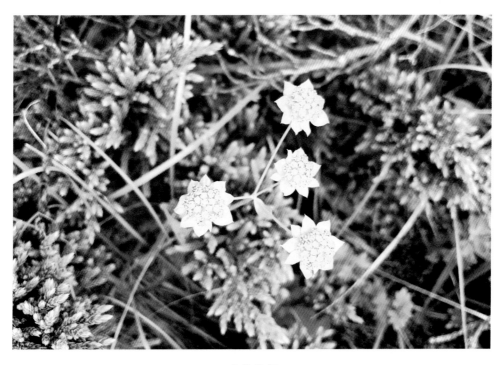

大苞柴胡

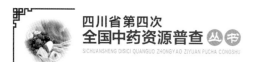
四
川
药
用
植
物
原
色
图
谱

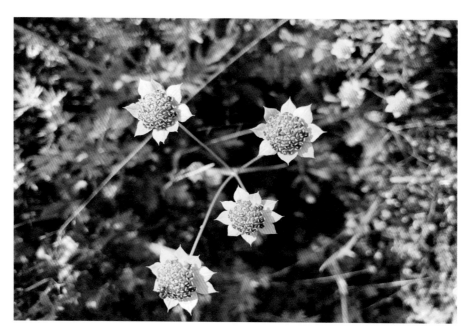

大苞柴胡

竹叶西风芹

666

来源：伞形科植物竹叶西风芹 *Seseli mairei* Wolff. 的干燥根及根茎。

植物形态要点：草本。全体光滑无毛。根茎粗短，有横纹及多数短小枯鞘纤维状残存叶基。茎中心有髓。基生叶 2 至多数，叶片稍革质，1~2 回三出式全裂，椭圆形、披针形或线状披针形，顶端急尖，中部叶与基生叶相似，上部叶为线性，常不分裂。复伞形花序，无总苞片；小伞形花序；分生果卵状长圆形，略带紫色，横切面每棱槽内油管 1~2 个，合生面 4 个。

功能主治：祛风解表，胜湿止痉。用于感冒头痛，风湿痹痛，风疹瘙痒，破伤风。

附注：本品始载于《神农本草经》。《四川省中药材标准》2010 年版以川防风收载竹叶西风芹和松叶西风芹。本品又称云防风。

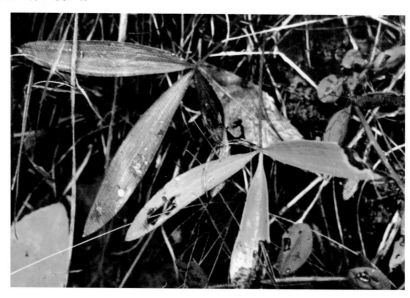

竹叶西风芹

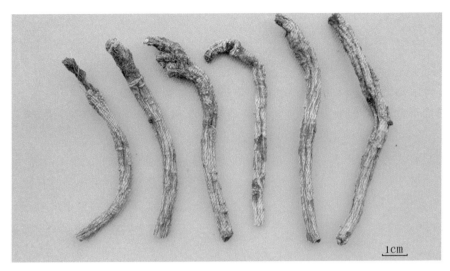

川防风

松叶西风芹

来源： 伞形科植物松叶西风芹 *Seseli yunnanense* Franch. 的干燥根及根茎。

植物形态要点： 草本。根茎短，上端被覆枯鞘纤维；根圆柱形，表皮棕色或棕红色，有不规则的纵向皱纹。茎髓部充实，有细密条纹。基生叶多数，基部有叶鞘，边缘膜质；叶片 2~4 回三出全裂，裂片分裂处呈关节状，第一回羽片有较长的羽片柄，叶片基部有膜质边缘的叶鞘。复伞形花序多分枝，常呈二歧式分枝，稍弯曲；分枝处有序托叶，基部有膜质边缘的叶鞘；伞形花序；花瓣圆形，长圆形或近方形，浅黄色，有 3 条显著的红黄色脉纹，有时边缘 2 条各分叉近似 5 条脉纹；萼齿不显。分生果卵形，果棱不显著，每棱槽内油管 1~2，合生面油管 2~4。

功能主治： 同竹叶西风芹。

附注：《中华本草》第 5 册 5221 页记载拉丁学名为 *Seseli yunnanensis* Franch.。

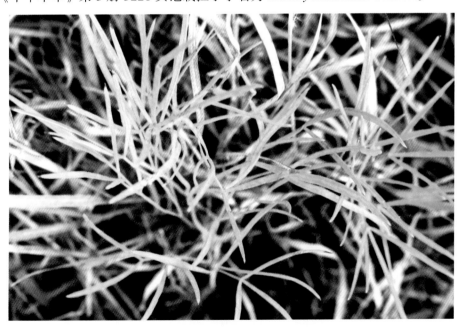

松叶西风芹

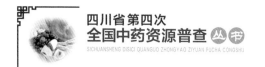

芫荽

来源：伞形科植物芫荽 *Coriandrum sativum* L. 的干燥果实。

植物形态要点：草本。茎圆柱形，通常光滑。茎中部和上部叶二至三回羽状全裂。伞幅 2~8；小苞片 2~5，条形，全缘；小伞形花序具 3~9 花。果实圆球形，外果皮质硬。

功能主治：发表，透疹，开胃。用于感冒鼻塞，痘疹透发不畅，饮食乏味，齿痛。

附注：本品始载于唐·孙思邈《千金翼方》。《中华人民共和国卫生部药品标准·中药材》第一册 1992 年版收载芫荽子。

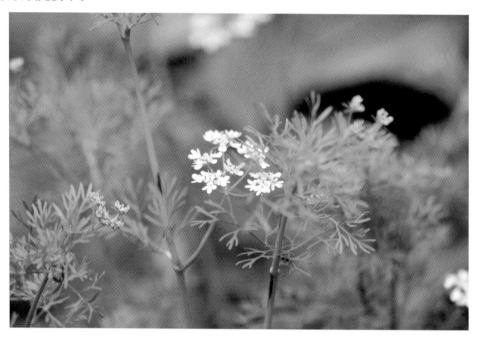

芫荽

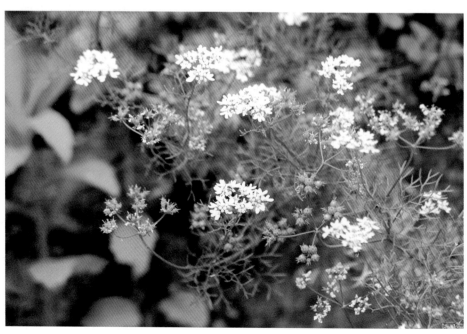

芫荽

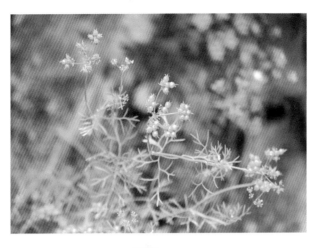

芫荽

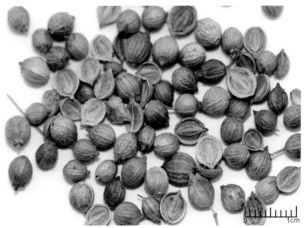

芫荽子

川明参

来源: 伞形科植物川明参 *Chuanminshen violaceum* Sheh et Shan 的干燥根。

植物形态要点: 草本。野生者根细长,根圆柱形,顶部有横环纹,表面平坦,黄白色至黄棕色,断面白色,味甜。茎圆柱形,有纵细条纹,基部带紫红色。基生叶多数,莲座状;叶片轮廓三角状卵形,三出式二至三回羽状分裂,一回羽片 3~4 对;茎上部叶很少,具长柄。复伞形花序;花瓣长椭圆形,暗紫红色、浅紫色或白色。双悬果长卵形,暗褐色,背棱和中棱线形突起,侧棱稍宽并增厚;棱槽内有油管 2~3,合生面 4~6。

功能主治: 滋阴补肺,健脾。用于肺热咳嗽,热病伤阴。

附注:《四川省中药材标准》2010 年版收载。《四川中药志》969 页以明参收载。

669

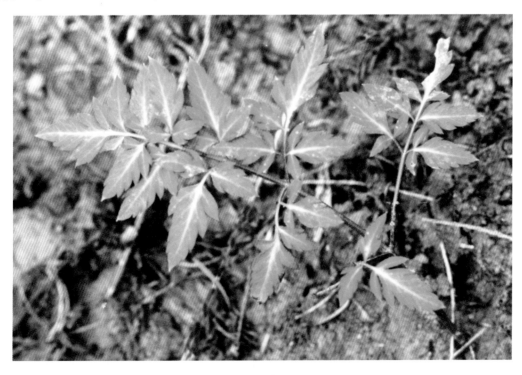

川明参

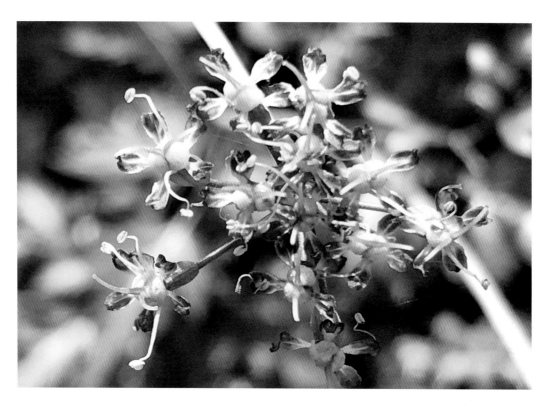

川明参

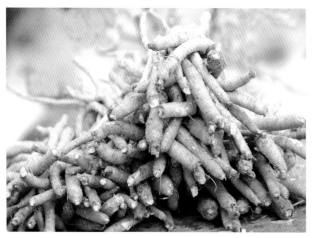

川明参鲜根

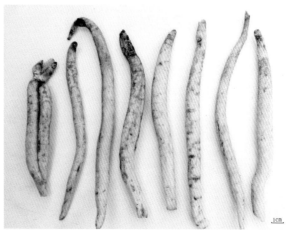

川明参

峨 参

来源： 伞形科植物峨参 *Anthriscus sylvestris* (L.) Hoffm. 的干燥根。

植物形态要点： 草本。二回羽状复叶。伞辐 4~15，不等长；小苞片 5~8，卵形至披针形，渐尖；花梗顶端于果期常具白色刚毛。果实表面光滑或疏生小瘤点；果喙短于果体。

功能主治： 补中益气，去瘀生新。用于脾虚腹胀，四肢无力，老人夜尿，水肿，跌打损伤，腰痛。

附注： 本品始载于《四川中药志》。《四川省中药材标准》2010 年版收载。《四川中药志》1323 页。

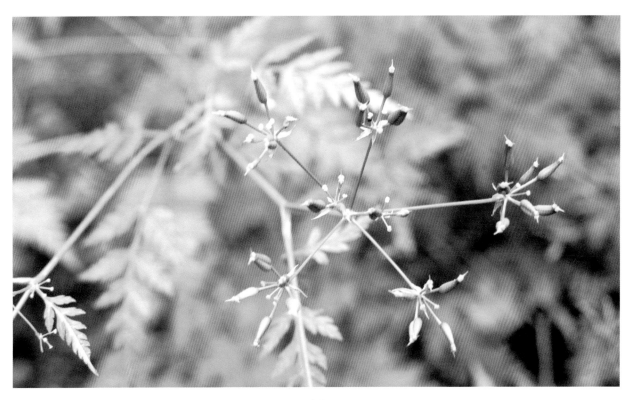

峨参

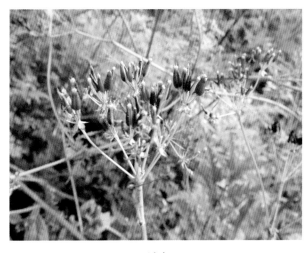

峨参

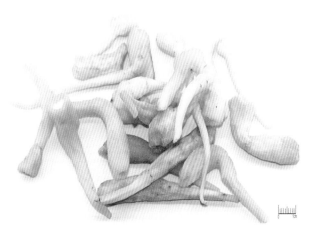

峨参

积雪草

来源： 伞形科植物积雪草 *Centella asiatica* (L.) Urb. 的干燥全草。

植物形态要点： 草本。茎匍匐。叶单生圆形或肾形，掌状脉5~7，两面无毛或叶背脉上疏被柔毛，基部宽心形，具粗齿。伞形花序头状，具3~4花；花瓣白色或带玫瑰红色，覆瓦状；苞片宿存。果实背棱及侧棱明显。

功能主治： 清热利湿，解毒消肿。用于湿热黄疸，中暑腹泻，石淋血淋，痈肿疮毒，跌扑损伤。

附注： 本品首载于《神农本草经》。《中国药典》2020年版一部收载。《四川中药志》第一卷232页。

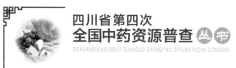
四
川
药
用
植
物
原
色
图
谱

672

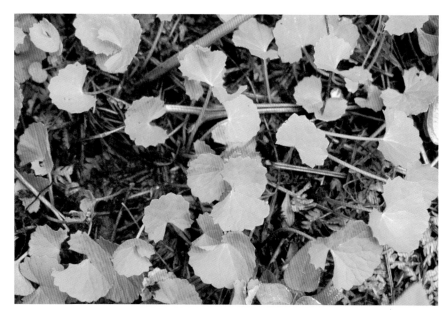

积雪草

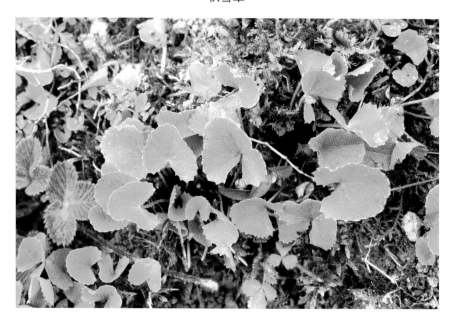

积雪草

野胡萝卜

来源：伞形科植物野胡萝卜 *Daucus carota* L. 的干燥成熟果实。

植物形态要点：草本。根细，常褐色。叶长条形，二至三回羽状全裂。复伞形花序顶生，伞幅不等长；小苞片 5~7，条形；萼片 5，花瓣 5，白色，有时黄色或粉红色。果实卵球形，棱上有白色刺毛。

功能主治：杀虫消积。用于蛔虫病，蛲虫病，绦虫病，虫积腹痛，小儿疳积。

附注：《中国药典》2020 年版一部以南鹤虱收载，以鹤虱收载菊科植物天名精 *Carpesium abrotanoides* L. 的干燥成熟果实。

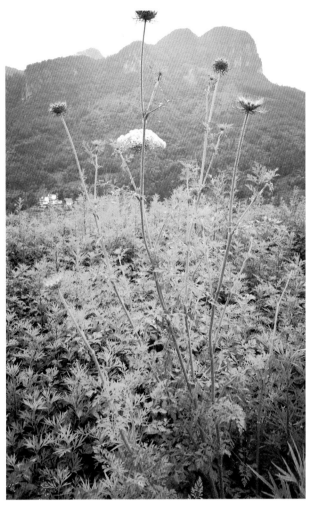

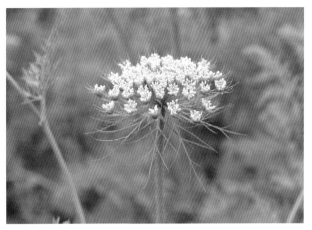

野胡萝卜

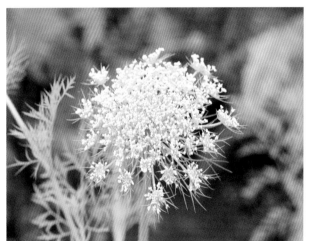

野胡萝卜

野胡萝卜

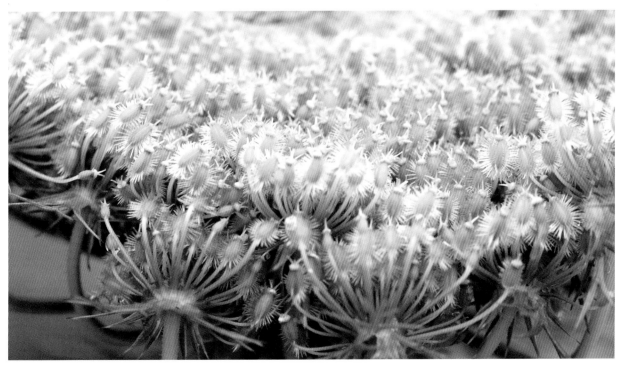

野胡萝卜

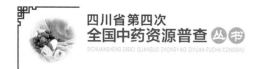

窃 衣

来源： 伞形科植物窃衣 *Torilis scabra* (Thunb.) DC. 的干燥果实。

植物形态要点： 草本。叶片轮廓卵形，羽片披针形至狭卵形。总苞片常无；苞片常无，稀 1；伞幅 2~5；小苞片 2~6；小伞形花序具 2~6 花。果实常深绿色，偶尔浅紫色，长圆形。

功能主治： 清热解毒，杀虫消积。用于蛔虫病，蛲虫病，绦虫病，虫积腹痛，小儿疳积，火泻火痢。

附注： 本品始载于唐·苏敬等《新修本草》。《湖南省中药材标准》1993 年版以华南鹤虱收载。

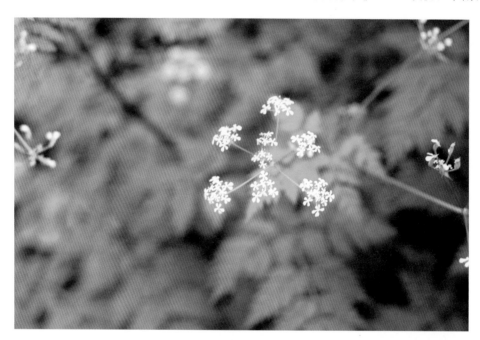

窃衣

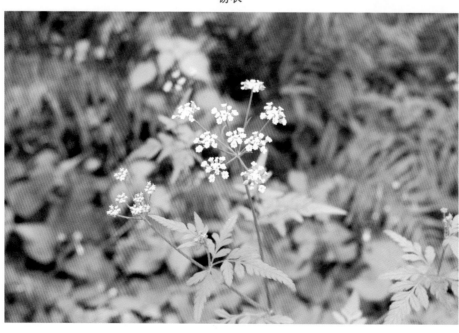

窃衣

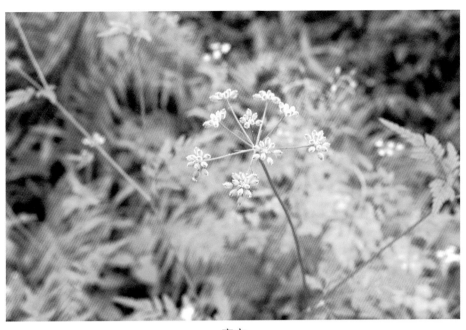

窃衣

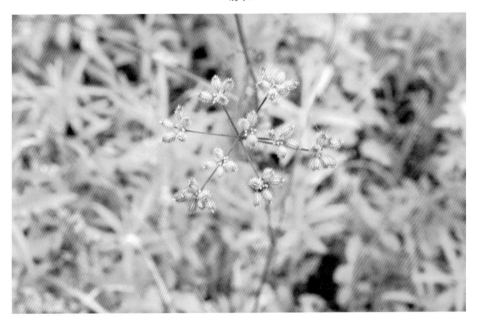

窃衣

天胡荽

来源： 伞形科植物天胡荽 *Hydrocotyle sibthorpioides* Lam. 的干燥全草。

植物形态要点： 草本。茎软，细丝状，匍匐叶肾状圆形，膜质。花序梗短于叶柄，单生，无毛或上部有毛；伞形花序单生于叶腋，具 5~18 花；花瓣绿白色，卵形至卵状披针形，有黄色腺点。果实阔球形。

功能主治： 清热利尿，消肿解毒。用于黄疸，赤白痢疾，目翳，喉肿，痈疽疔疮，跌打瘀伤。

附注：《云南省中药材标准》1996 年版收载。《云南省中药饮片标准》第二册 2005 年版 47 页收载。

676

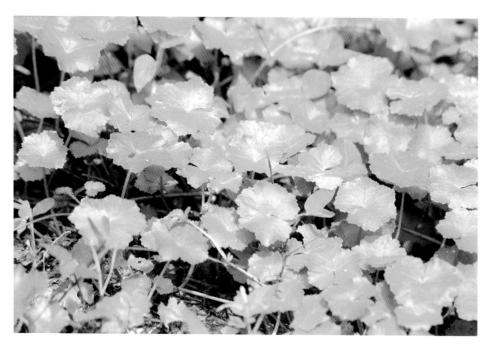

天胡荽

薄片变豆菜

来源：伞形科植物薄片变豆菜 *Sanicula lamelligera* Hance 的干燥全草。

植物形态要点：草本。全株无毛。基生叶多数，圆心形或五角形，下面紫红色，掌状 3 全裂；叶柄紫红色。花序 2 至 4 回二歧分枝或 2~3 叉状；花白色或淡紫红色。双悬果卵形或长卵形，有皮刺。

功能主治：滋阴润燥，养血和胃。用于消渴，腹胀，呕吐，消化不良，两目昏花。

附注：《四川省中草药标准》试行稿第二批 1979 年版以大肺筋草收载。《四川中药志》107 页。

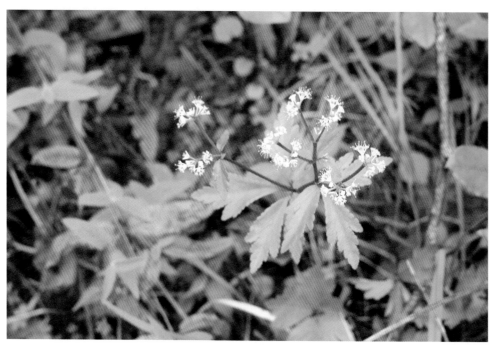

薄片变豆菜

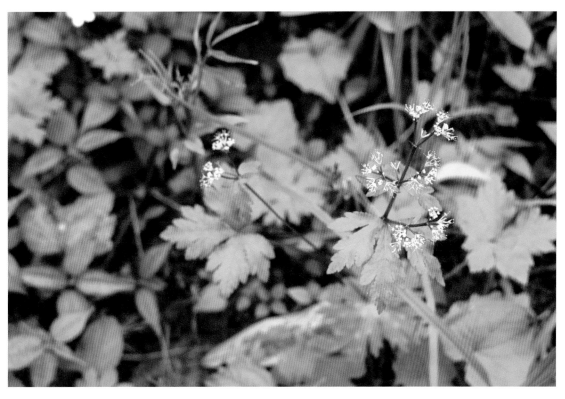

薄片变豆菜

山茱萸科

山茱萸

来源： 山茱萸科植物山茱萸 *Cornus officinalis* Sieb. et Zucc. 的干燥成熟果肉。

植物形态要点： 常绿乔木或灌木。合轴分枝。树皮灰褐色。叶对生，卵形至长椭圆形。叶下面浅绿色，脉腋密生淡褐色丛毛，叶脉6或7条。伞形花序顶生；花梗粗壮，长约2 mm；花瓣反折。果实红色至紫红色，狭椭圆形。

功能主治： 补益肝肾，收涩固脱。用于眩晕耳鸣，腰膝酸痛，阳痿遗精，遗尿尿频，崩漏带下，大汗虚脱，内热消渴。

附注： 本品始载于《神农本草经》。《中国药典》2020年版一部收载。本品又称萸肉、枣皮。《四川植物志》第1卷352页。

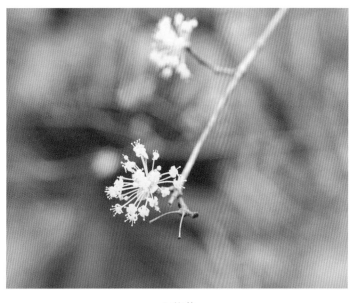

山茱萸

678

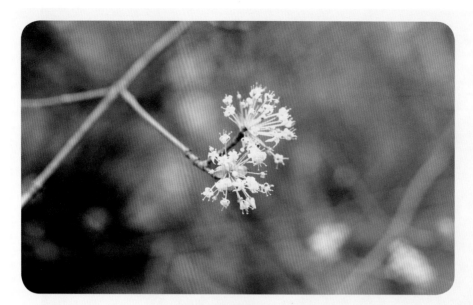

山茱萸

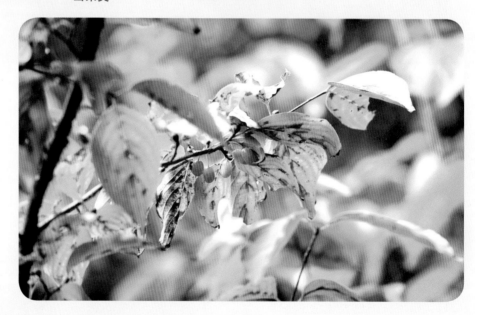

山茱萸

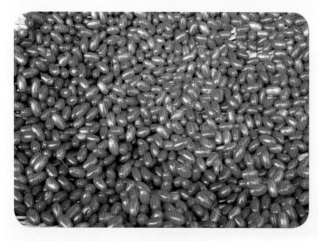

山茱萸鲜果

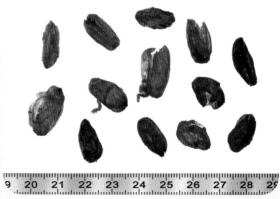

山茱萸

青荚叶

来源： 山茱萸科植物青荚叶 *Helwingia japonica* (Thunb.) Dietr. 的干燥茎髓。

植物形态要点： 落叶灌木。叶卵形或卵圆形，下面浅绿色，纸质，边缘具刺状细齿；托叶条形或线形，分裂。伞形花序着生在叶中脉 1/3 处；雄花序具 3~18 花；雌花序具 1~3 花。果实近球形。种子 3~5 粒。

功能主治： 清热，利尿，下乳。用于小便不利，淋证，乳汁不下。

附注： 《中国药典》2020 年版一部以小通草收载。《四川植物志》第 1 卷 376 页。

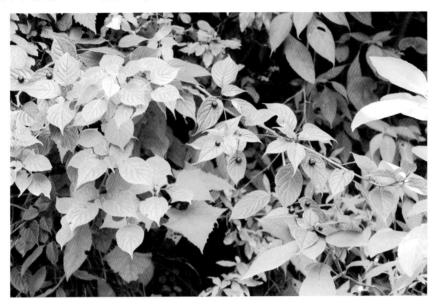

青荚叶

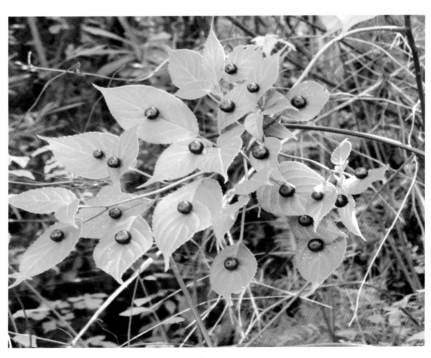

青荚叶

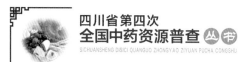
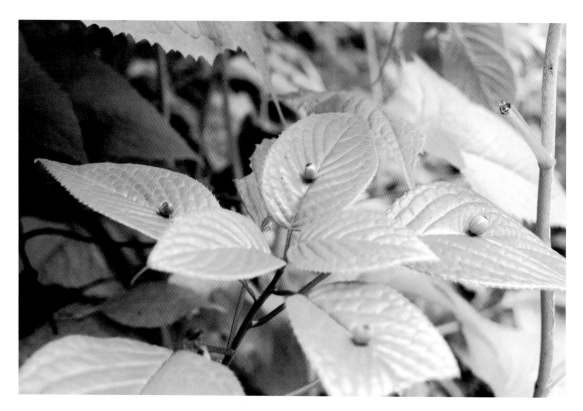

青荚叶

680

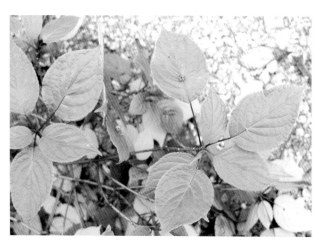

青荚叶

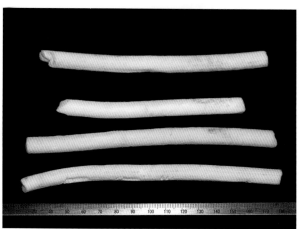

小通草

中华青荚叶

来源: 山茱萸科植物中华青荚叶 *Helwingia chinensis* Batal. 的干燥茎髓。

植物形态要点: 常绿灌木。叶条状披针形或狭披针形,革质,边缘具稀疏腺状锯齿。伞形花序生于叶面中脉近中部或幼枝上端;雄花 4~5 朵成伞形花序,花 3~5;雌花 1~3。果实长圆形。种子 3~5。

功能主治: 活血消肿,通乳。用于乳少,乳汁不畅。

附注: 《中华本草》第 5 册 4943 页收载,称叶上珠。

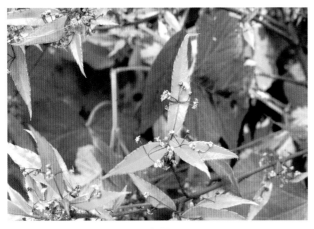

中华青荚叶

中华青荚叶

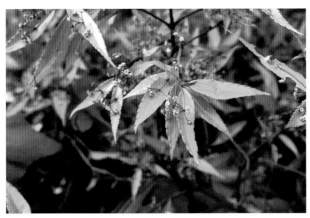

中华青荚叶

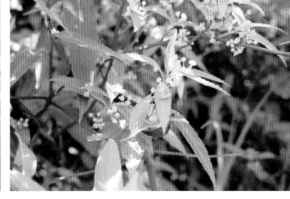

中华青荚叶

西域青荚叶

来源：山茱萸科植物西域青荚叶 *Helwingia himalaica* Hook. f. et Thoms. ex C. B. Clarke 的干燥茎髓。

植物形态要点：常绿灌木。叶厚纸质，长椭圆形或长椭圆披针形，边缘具腺状细齿，叶脉 5~9 条，长 5~18 cm，宽 2.5~5 cm；托叶常 2~3 裂，稀不裂。伞形花序位于叶面中下部 1/3 处。果实近球形至长圆形。种子 3 或 4 粒。

功能主治：活血消肿，通乳。用于乳少，乳汁不畅。

附注：本品又称西藏青荚叶。《中华本草》第 5 册 4944 页。

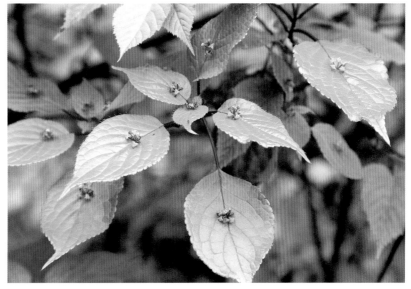

西域青荚叶

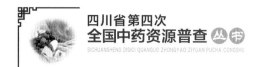

峨眉青荚叶

来源： 山茱萸科植物峨眉青荚叶 *Helwingia omeiensis* (W. P. Fang) H. Hara et S. Kuros. 的干燥全株。

植物形态要点： 常绿乔木或灌木。叶革质，长圆形或倒卵状长圆形，边缘上部2/3具针状腺齿。伞形花序位于叶面中下部1/3处。雄花多朵簇生，常5~30朵，浅紫色；雌花1~6朵，绿色；果实近球形或狭椭圆形。种子3或4~5粒。

功能主治： 活血化瘀，清热解毒。用于小便淋痛，尿痛便血，乳汁不下，水肿，胃痛。

附注：《峨眉山常见药用植物彩色图谱》144页。

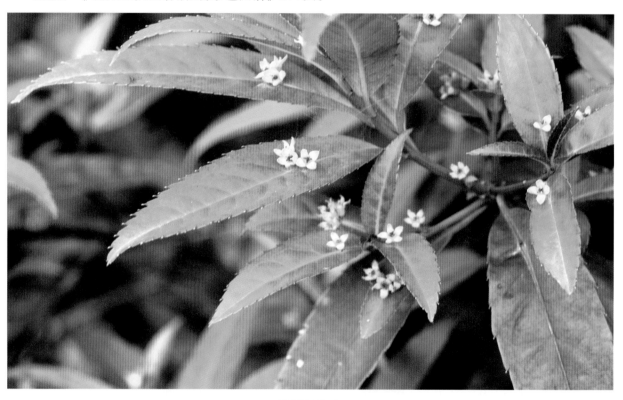

峨眉青荚叶

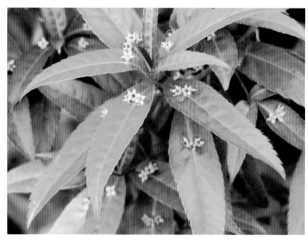

峨眉青荚叶

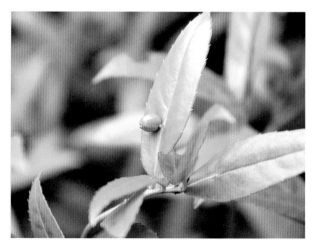

峨眉青荚叶

桃叶珊瑚

来源：山茱萸科植物桃叶珊瑚 *Aucuba chinensis* Benth. 的干燥叶。

植物形态要点：乔木或灌木。叶椭圆形至宽椭圆形，宽 3~8 cm，革质；侧脉 6~10 对。雄花序与雌花序圆锥状，花序分枝密被柔毛，花萼 4 齿裂，花瓣 4，雄蕊 4。果亮红色或深红色，圆柱状或卵球形。

功能主治：清热解毒，消肿止血。用于烧伤，烫伤，痔疮，跌打损伤，外伤出血。

附注：本品出自《质问本草》。《四川省中药材标准》2010 年版收载。《四川植物志》第 1 卷 390 页。

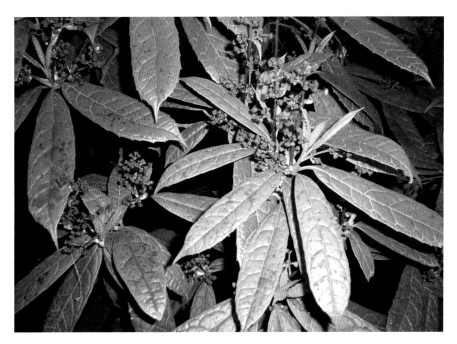

桃叶珊瑚

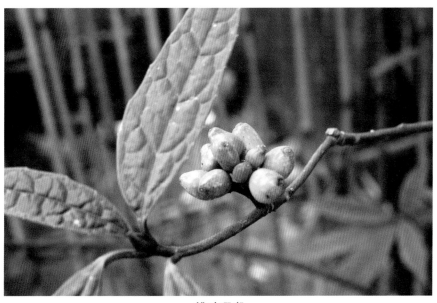

桃叶珊瑚

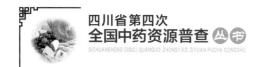
四川药用植物原色图谱

684

长叶珊瑚

来源：山茱萸科植物长叶珊瑚 *Aucuba himalaica* Hook. f. et Thoms. var. *dolichophylla* W. P. Fang et T. P. Soong 的干燥全草或果。

植物形态要点：灌木。叶狭披针形或披针形；无毛或下面中脉上具短的软绒毛。边缘具细锯齿 4~7 对。花紫红色。核呈圆锥状椭圆形或椭圆形，深红色。

功能主治：祛风除湿，通络止痛。用于风湿痹痛，跌打肿痛。

附注：《中华本草》第 5 册 4923 页。

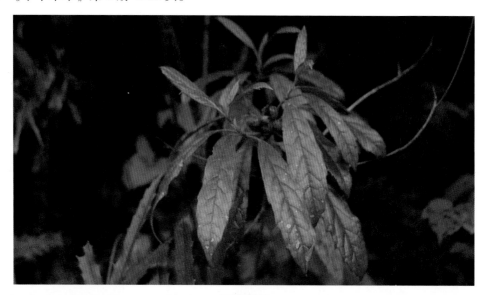

长叶珊瑚

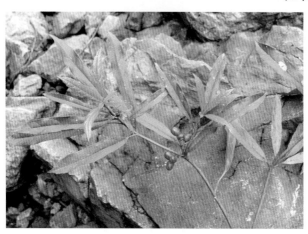

长叶珊瑚

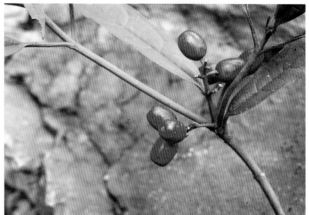

长叶珊瑚

头状四照花

来源：山茱萸科植物头状四照花 *Cornus capitata* Wall. 的干燥树皮或果实。

植物形态要点：常绿小乔木。叶对生，侧脉 3 或 4 对，两面均灰绿色，常被柔毛，混有短的浅灰或白色的绒毛，手感粗糙。头状花序，扁球形；总苞 4，白色；花瓣 4，白色至淡黄色。果序成熟时紫红色。

　　功能主治：补肺，散瘀，止痛止血。用于疲惫乏力，食欲不佳，跌打损伤，红肿疼痛。

　　附注：《中华本草》第 5 册 4934 页

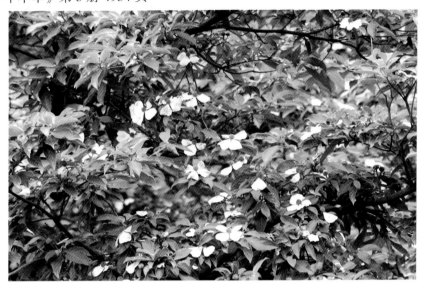

头状四照花

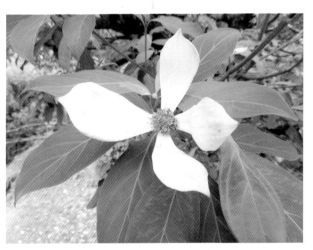

头状四照花

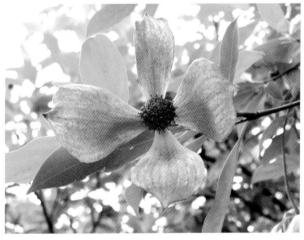

头状四照花

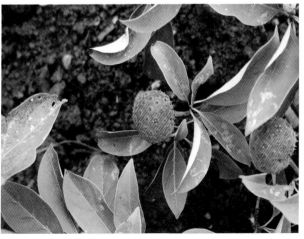

头状四照花

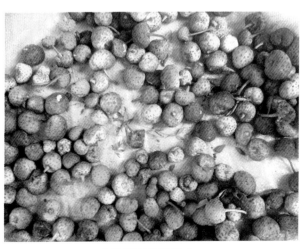

头状四照花鲜果实

岩梅科

岩 匙

来源：岩梅科植物岩匙 *Berneuxia thibetica* Decne. 的干燥全草。

植物形态要点：草本，高 10~25 cm。叶基生，革质，倒卵状匙形或椭圆状匙形，长 3~10 cm。伞形总状花序，具 5~12 花；总花冠钟状，白色或玫瑰红色。蒴果球形，由宿存萼片所包被。

功能主治：祛风散寒，止咳平喘，活血通络。用于风寒感冒，咳嗽，哮喘，跌打损伤。

附注：本品又称岩筋菜。《中华本草》第 6 册 5232 页。

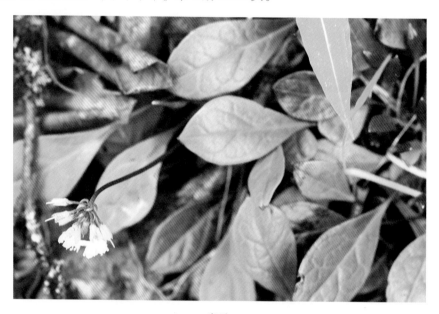

岩匙

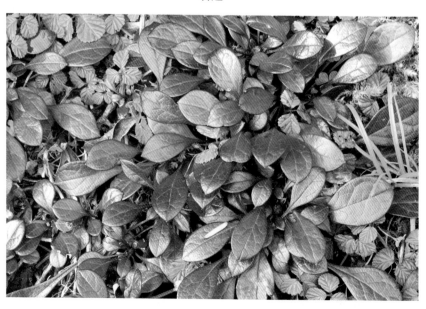

岩匙

鹿蹄草科

鹿蹄草

来源：鹿蹄草科植物鹿蹄草 *Pyrola calliantha* H. Andr. 的干燥全草。

植物形态要点：常绿草本。叶革质，椭圆形或卵圆形，稀近圆形，边缘近全缘，下面淡紫色且常具粉。总状花序具 9~13 花；萼片舌状，全缘，先端急尖；花冠白色，有时淡红色，辐状，直径 1.5~2 cm；花柱稍外露，淡红色。蒴果扁球形。

功能主治：祛风湿，强筋骨，止血，止咳。用于风湿痹痛，肾虚腰痛，腰膝无力，月经过多，久咳劳嗽。

附注：本品出自《滇南本草》。《中国药典》2020 年版一部收载了鹿蹄草和普通鹿蹄草。

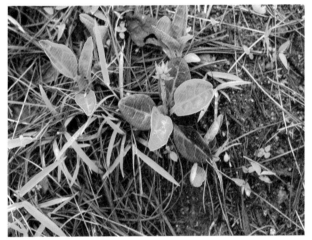

鹿蹄草

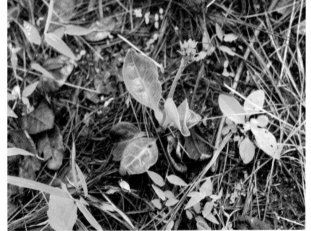

鹿蹄草

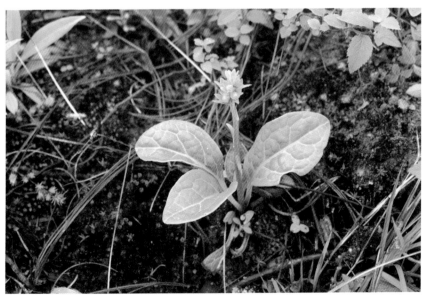

鹿蹄草

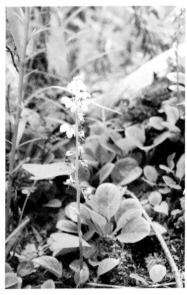

鹿蹄草

普通鹿蹄草

来源：鹿蹄草科植物普通鹿蹄草 *Pyrola decorata* H. Andr. 的干燥全草。

植物形态要点：草本。叶 3~6，近基生，薄革质，长圆形、倒卵状长圆形或匙形，下面浅绿色和淡紫色。总状花序具 4~10 花；花稍下垂；萼片卵状长圆形；花冠碗形，淡绿色、黄绿色或近白色，直径 1~1.5 cm；花柱外露，长 6~10 mm，弯曲，先端膨大呈杯状。蒴果扁球形。

功能主治：同鹿蹄草。

附注：《中华本草》第 6 册 5238 页。

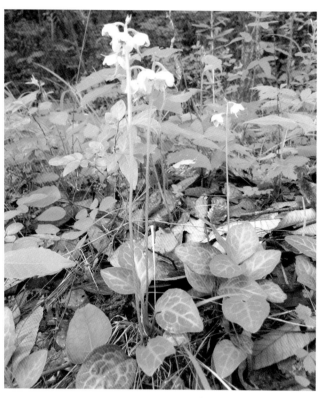

普通鹿蹄草

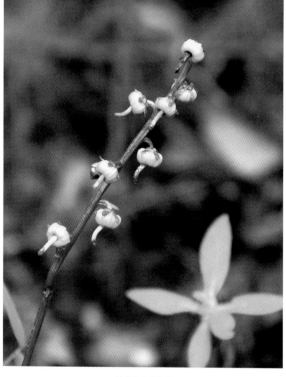

普通鹿蹄草

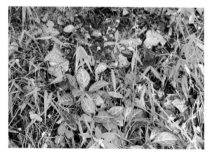

普通鹿蹄草

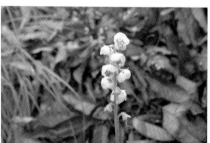

普通鹿蹄草

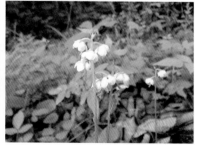

普通鹿蹄草

圆叶鹿蹄草

来源：鹿蹄草科植物圆叶鹿蹄草 *Pyrola rotundifolia* Linn. 的干燥全草。

植物形态要点：常绿草本。叶 4~7，基生，革质，圆形或圆卵形，下面淡绿色。总状花序具 8~15

花；萼片卵状披针形至狭披针形，长 3.5~5.5 mm；花冠白色，内卷；花柱先端膨大呈杯状。蒴果扁球形。

功能主治：同鹿蹄草。

附注：《四川省中药材标准》2010 年版和《贵州省中药材质量标准》1988 年版以鹿衔草收载。

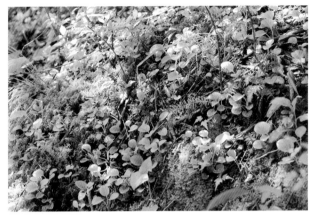

圆叶鹿蹄草

圆叶鹿蹄草

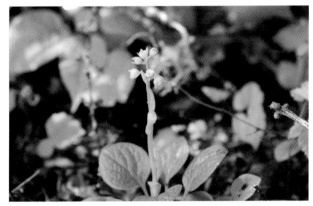

圆叶鹿蹄草

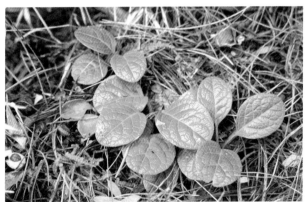

圆叶鹿蹄草

689

紫背鹿蹄草

来源：鹿蹄草科植物紫背鹿蹄草 *Pyrola atropurpurea* Franch. 的干燥全草。

植物形态要点：草本。叶心状宽卵形或肾圆形，上面绿色，下面带红紫色，边缘有疏圆齿；萼片三角状卵形或近三角形，常带紫红色；苞片卵形。

功能主治：补虚，益肾，祛风湿，止血。用于肾虚腰痛，风湿性关节炎，类风湿性关节炎，过敏性皮炎，外伤出血。

附注：《中华藏本草》174 页收载。

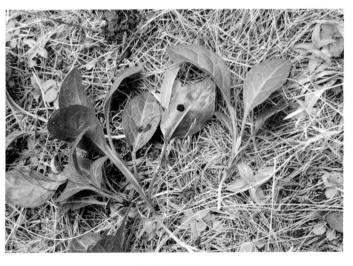

紫背鹿蹄草

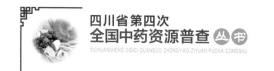

松下兰

来源：鹿蹄草科植物松下兰 *Monotropa hypopitys* L. 的干燥全草或根。

植物形态要点：腐生草本，白色至淡黄褐色。叶卵状长圆形或卵状披针形。总状花序，花下垂；花冠管状钟形；柱头漏斗状，4~5 浅裂。

功能主治：全草解痉镇咳，补虚。用于痉挛性咳嗽，气管炎及虚弱证。根利尿。用于小便不利。

附注：《长白山药用植物彩色图志》329 页。

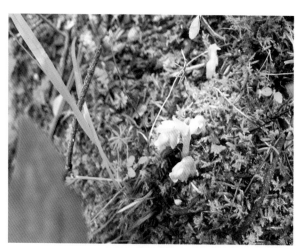

松下兰

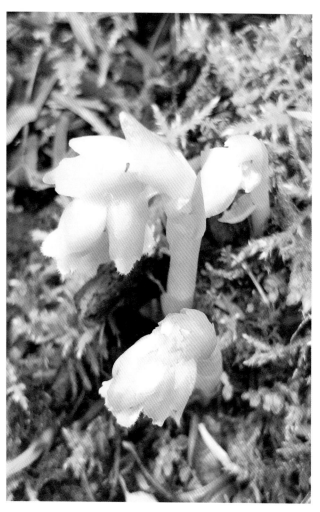

松下兰

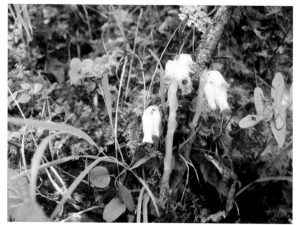

松下兰

水晶兰

来源：鹿蹄草科植物水晶兰 *Monotropa uniflora* L. 的干燥全草。

植物形态要点：腐生草本。叶鳞片状，长圆形、狭长圆形或宽披针形。花葶直立，顶端具单花；花下垂，白色，管状钟形；子房 5 室；花丝被柔毛。蒴果椭圆状球形。

功能主治：补肺止咳。用于肺虚咳嗽，肺炎，支气管炎咳嗽，痔疮出血。

附注：《贵州民间药物》收载。《中华本草》第 6 册 5237 页。

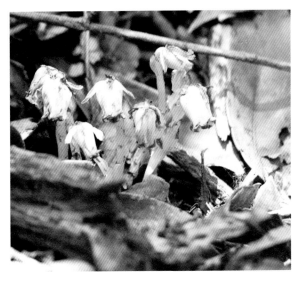

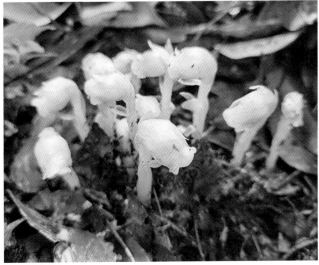

水晶兰　　　　　　　　　　　　　　水晶兰

杜鹃花科

杜 鹃

来源： 杜鹃花科植物杜鹃 *Rhododendron simsii* Planch. 的干燥根、叶或花。

植物形态要点： 落叶灌木，分枝多而纤细，密被亮棕褐色扁平糙伏毛。叶革质，常集生枝端，卵形、椭圆状卵形或倒卵形或倒卵形至倒披针形。花 2~6 朵簇生枝顶；花萼 5 深裂，裂片三角状长卵形；花冠阔漏斗形，玫瑰色、鲜红色或暗红色，裂片 5，倒卵形，上部裂片具深红色斑点；雄蕊 10，花丝线状；子房卵球形，10 室，花柱伸出花冠外，无毛。蒴果卵球形，密被糙伏毛；花萼宿存。

功能主治： 根活血，止痛，祛风，止痛。用于吐血，衄血，月经不调，崩漏，风湿痛，跌打损伤。叶 清热解毒，止血。用于痈肿疔疮，外伤出血，隐疹。花 活血，调经，祛风湿。用于月经不调，经闭，崩漏，跌打损伤，风湿痛，吐血，衄血。

附注： 本品又名映山红，相传古有杜鹃鸟，日夜哀鸣而咯血，染红遍山的花朵，因而得名。《滇药录》收载。

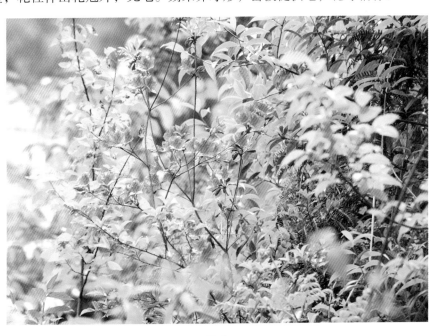

杜鹃

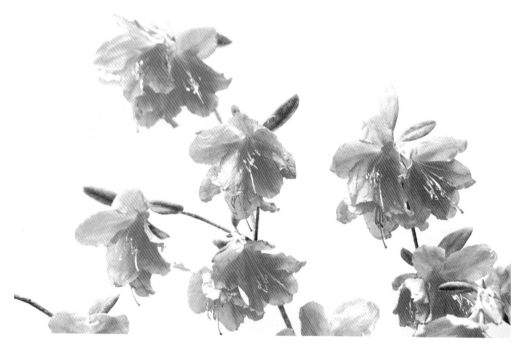

杜鹃

锦绦花

来源： 杜鹃花科植物锦绦花 *Cassiope selaginoides* Hook. f. et Thoms. 的干燥全草。

植物形态要点： 灌木，高 10~20 cm。茎初平卧，后直立。叶交互对生，披针形或披针状长圆形，长 2~3 mm，基部 2 裂，背面龙骨状突起，边缘被细缘毛。花单生于叶腋，下垂；花萼五角星形；花冠纯白色，底部浅红色，宽钟形。蒴果直径 2~3 mm。

功能主治： 行气止痛，安神。用于头昏目眩，神衰体虚，口干烦渴，风湿疼痛，肠胃气滞，肝气不疏，饮食无味。

附注： 本品又称草灵芝。《中国植物志》记载的为岩须。《四川省中药资源志要》565 页。

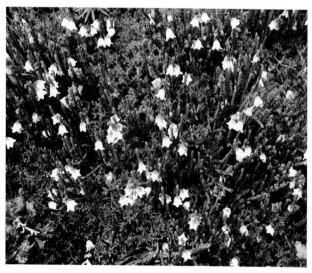

锦绦花

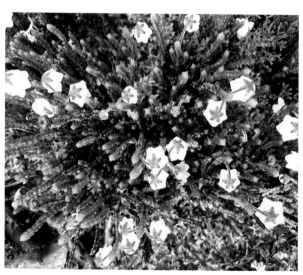

锦绦花

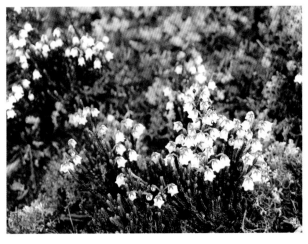

锦绦花

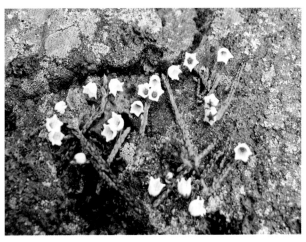

锦绦花

紫金牛科

紫金牛

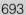

来源： 紫金牛科植物紫金牛 Ardisia japonica (Thunb.) Blume 的干燥全草。

植物形态要点： 小灌木或亚灌木，具匍匐生根的根茎；直立茎。叶对生或近轮生，叶片坚纸质或近革质，椭圆形至椭圆状倒卵形。亚伞形花序；花长 4~5mm，花萼基部连合，萼片卵形，顶端急尖或钝；花瓣粉红色或白色，广卵形，具密腺点；雄蕊较花瓣略短。果球形，鲜红色转黑色，多少具腺点。

功能主治： 化痰止咳，清利湿热，活血化瘀。用于新久咳嗽，喘满痰多，湿热黄疸，经闭瘀阻，风湿痹痛，跌打损伤。

附注： 本品始载于宋·苏颂《本草图经》（1061 年），又称平地木。《中国药典》2020 年版一部以矮地茶收载。《四川植物志》第 8 卷 341 页。

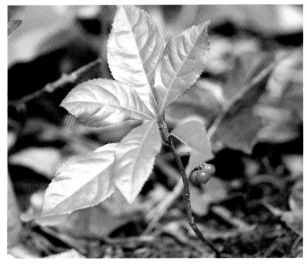

紫金牛

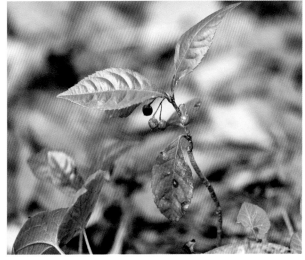

紫金牛

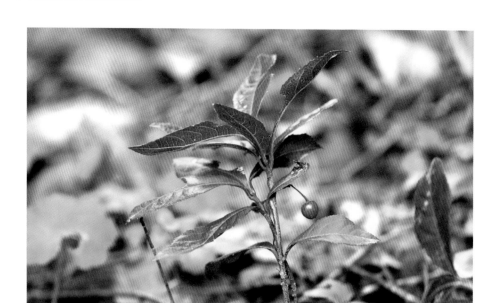

紫金牛

百两金

来源：紫金牛科植物百两金 *Ardisia crispa* (Thunb.) A. DC. 的干燥根或全草。

植物形态要点：灌木，高 0.6~1 m。叶膜质或近坚纸质，椭圆状披针形或狭长圆状披针形，膜质或近纸质，边缘全缘或具浅圆齿。亚伞形花序顶生；花瓣卵形，白色或粉红色。核果淡红色，球形。

功能主治：清热，利咽，祛痰，利湿。用于咽喉肿痛，肺病咳嗽，咯痰不畅，湿热黄疸，肾炎水肿，痢疾，白浊，风湿骨痛，牙痛，睾丸肿痛。

附注：《中华本草》第 6 册 5306 页。《福建中草药》《中草药学》收载。

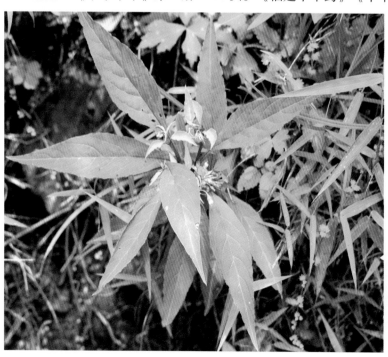

百两金

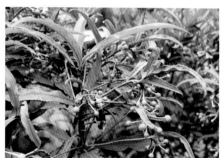

百两金

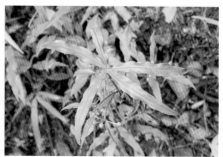

百两金

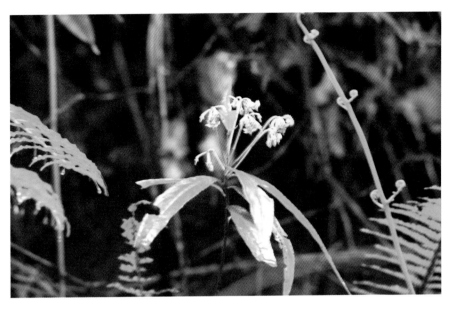

百两金

铁 仔

来源： 紫金牛科植物铁仔 *Myrsine africana* L. 的干燥根及根茎。

植物形态要点： 灌木，高 0.5~1 m。叶革质或坚纸质，椭圆状倒卵形，有时近圆形、倒卵形、长圆形或披针形，叶缘有细齿。花簇生或成伞形花序，花 4 数。果红色或紫黑色，球形。

功能主治： 止咳祛痰，平喘，祛风止痛。用于痰多阻肺，气喘咳嗽，风湿痹痛，牙痛。

附注：《四川省中药材标准》2010 年版收载碎米柴。

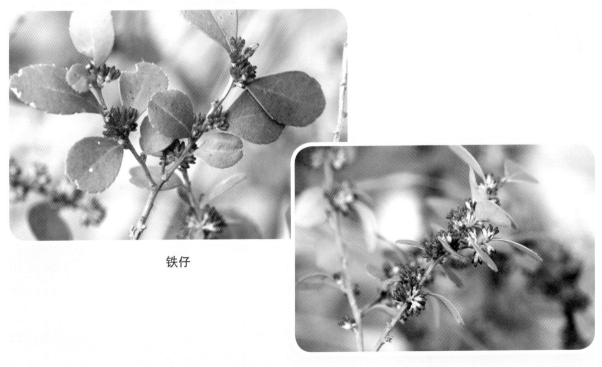

铁仔

铁仔

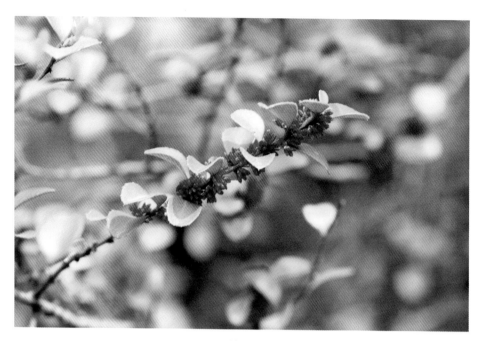

铁仔

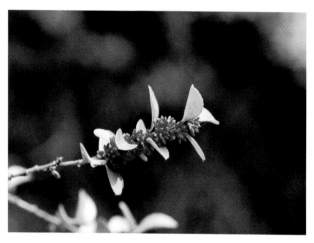

铁仔

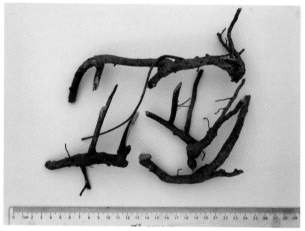

碎米柴

报春花科

过路黄

来源：报春花科植物过路黄 *Lysimachia christinae* Hance 的干燥全草。

植物形态要点：草本。茎平卧，无毛至具锈色柔毛。叶对生，卵形至近圆形或肾形，具透明腺纹。单花腋生；花冠黄色，具黑色长腺条。蒴果近球形，疏具黑色腺纹。

功能主治：利湿退黄，利尿通淋，解毒消肿。用于湿热黄疸，胆胀胁痛，肝胆结石，尿路结石，石淋，热淋，小便涩痛，痈肿疔疮，蛇虫咬伤。

附注：《中国药典》2020 版一部以金钱草收载。《四川植物志》第 13 卷 51 页。

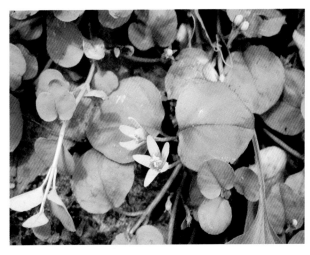

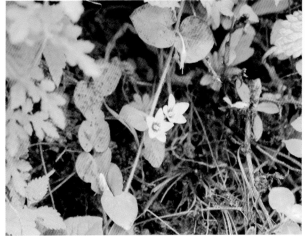

过路黄　　　　　　　　　　　　　　　　　　　过路黄

聚花过路黄

来源：报春花科植物聚花过路黄 *Lysimachia congestiflora* Hemsl. 的干燥全草。

植物形态要点：草本。茎下部匍匐，密被卷曲柔毛。叶对生，叶片卵形、阔卵形以至近圆形，近边缘有暗红色或有时变为黑色的腺点；叶柄比叶片短2~3倍，具草质狭边缘。花2~4朵集生茎端和枝端成近头状的总状花序；花萼裂片披针形；花冠黄色，内面基部紫红色，散生暗红色或变黑色的腺点；花丝下部合生成高约2.5 mm的筒。蒴果球形。

功能主治：祛风散寒，化痰止咳，解毒利湿，消积排石。用于风寒头痛，咳嗽痰多，咽喉肿痛，黄疸，尿路结石，小儿疳积，痈疽疔疮，毒蛇咬伤。

附注：本品始载于清·刘兴《草木便方》，又叫临时救。《四川省中药材标准》2010年版以风寒草收载。

697

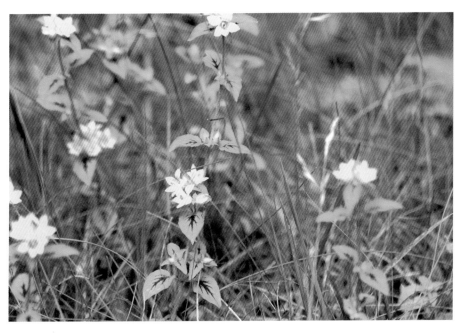

聚花过路黄

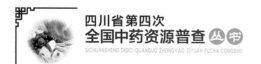

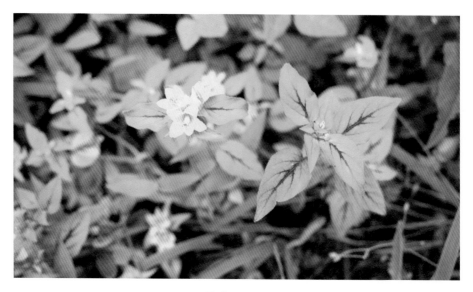

聚花过路黄

钟花报春

来源：报春花科植物钟花报春 *Primula sikkimensis* Hook. 的干燥花。

植物形态要点：草本。叶片椭圆形至矩圆形或倒披针形，先端圆形或有时稍锐尖，基部通常渐狭窄，边缘具锐尖或稍钝的锯齿或牙齿，上面深绿色，下面淡绿色。花葶稍粗壮；伞形花序；苞片和花梗被黄粉，开花时下弯，果时直立；花萼钟状或狭钟状；花冠黄色，稀为乳白色，长 1.5~3 cm。蒴果长圆体状，约与宿存花萼等长。

功能主治：清热消肿，止泻。治诸热病，血病，脉病，小儿热痢，水肿，腹泻。

附注：《中华人民共和国卫生部药品标准·藏药》第一册 1995 年版收载锡金报春即钟花报春。

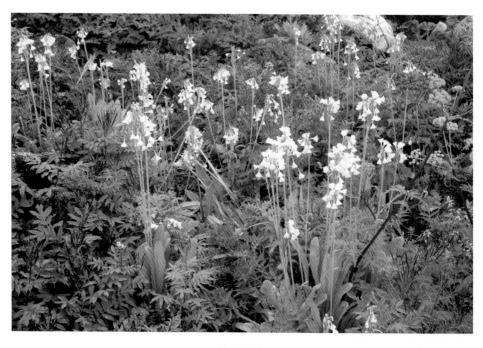

钟花报春

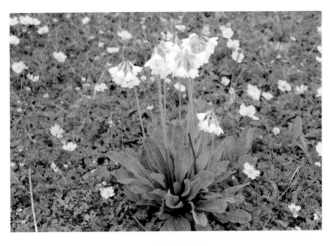

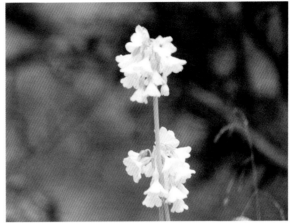

钟花报春

钟花报春

甘青报春

来源：报春花科植物甘青报春 *Primula tangutica* Duthie 的干燥花或全草。

植物形态要点：草本。叶椭圆形、椭圆状倒披针形至倒披针形，边缘具小牙齿。花葶稍粗壮，高 20~60 cm；伞形花序；开花时稍下弯；花萼筒状，长 1~1.3 cm，裂片三角形或披针形，边缘具小缘毛；花冠朱红色，裂片线形，长 7~10 mm，宽约 1 mm。蒴果筒状，长于宿存花萼 3~5 mm。

功能主治：清热解毒，降血压，安神止痛。用于神经痛，关节痛，高血压，烫伤，痈肿，疮疖。

附注：《中华本草》第 6 册 5409 页收载唐古特报春，即甘青报春。

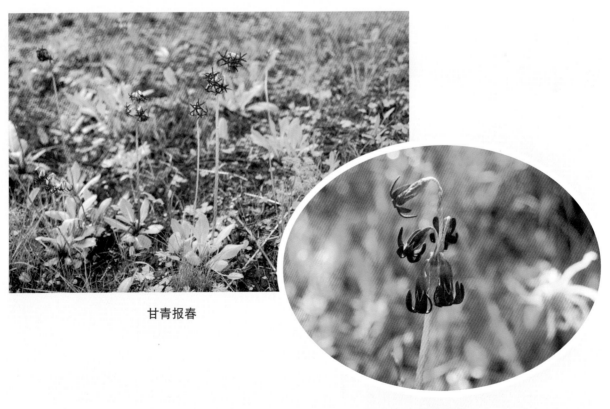

甘青报春

甘青报春

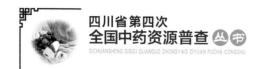
四
川
药
用
植
物
原
色
图
谱

700

散布报春

来源: 报春花科植物散布报春 *Primula conspersa* Balf. f. et Purdom 的干燥花或全草。

植物形态要点: 草本植物。叶椭圆形、狭矩圆形或披针形,边缘具整齐的牙齿。伞形花序,苞片线状披针形,花萼钟状,裂片狭三角形,花冠蓝紫色或淡蓝色,裂片倒卵形,花柱约与花萼等长。蒴果长圆形。

功能主治: 同钟花报春。

附注:《中国植物志》第 59 卷 212 页。

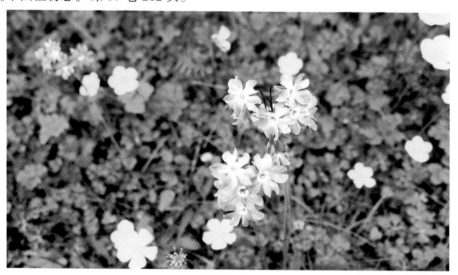

散布报春

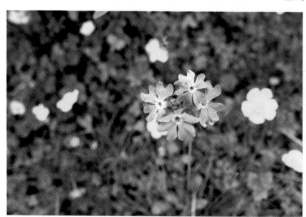

散布报春

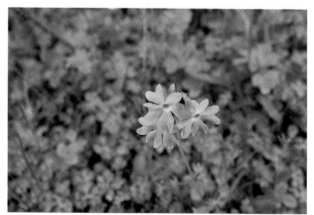

散布报春

束花报春

来源: 报春花科植物束花报春 *Primula fasciculata* Balf. f. et Ward 的干燥花或全草。

植物形态要点: 小草本,常多数聚生成丛。根状茎粗短,叶片矩圆形、椭圆形或近圆形,先端圆形,鲜时稍带肉质。花葶高可达 2.5 cm,花生于花葶端;苞片线形,花萼筒状,裂片狭长圆形或三角形,花冠淡红色或鲜红色,冠筒口周围黄色。蒴果筒状。

功能主治: 止血,消肿,止痛。用于水肿,烫伤。

附注：《四川省中药资源志要》590 页。

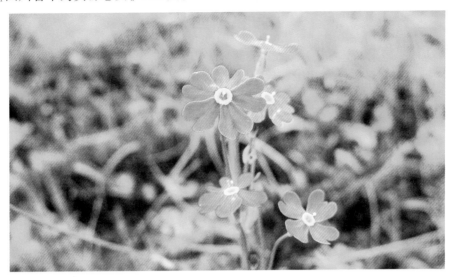

束花报春

偏花报春

来源：报春花科植物偏花报春 *Primula secundiflora* Franch. 的干燥花或全草。

植物形态要点：草本。根状茎粗短；叶片矩圆形、狭椭圆形或倒披针形，先端钝圆，基部渐狭窄，边缘三角形小牙齿，两面均疏被小腺体，叶柄甚短或有时与叶片近等长，花葶高可达 90 cm，伞形花序，有 5~10 朵花，苞片披针形，花萼窄钟状，染紫色，花冠红紫色至深玫瑰红色，裂片倒卵状矩圆形；蒴果稍长于宿存花萼。

功能主治：清热燥湿，泻肝胆火，消肿，止泻，止血。用于小儿高热抽搐，热病，血病，脉病，小儿热痢，水肿，腹泻，痢疾。

附注：《四川省中药资源志要》592 页。《中国中药资源志要》收载。

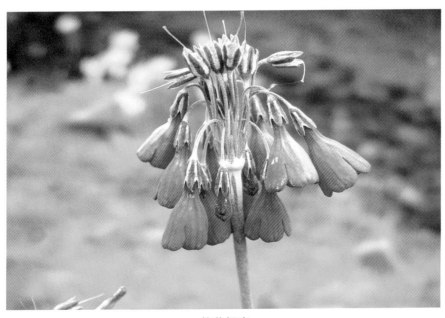

偏花报春

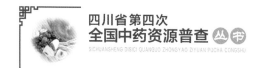
橙红灯台报春

来源：报春花科植物橙红灯台报春 *Primula aurantiaca* W. W. Smith et Forr. 的干燥全草。

植物形态要点：草本。根多条，带肉质。叶片倒卵状矩圆形至倒披针形，先端圆形，基部渐狭窄，下延至叶柄成翅状。边缘具不整齐的啮蚀状小牙齿。花葶常带紫色，伞形花序；苞片线形；花梗带红色；花萼窄钟形，分裂略超过中部，裂片窄披针形，带红色；花冠深橙红色。蒴果近球形。

功能主治：清热解毒，消炎止痛。用于疔疮，肿毒。

附注：《药用植物辞典》。

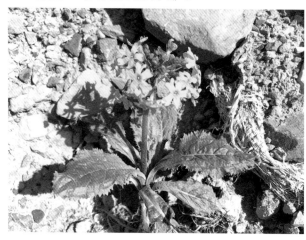

橙红灯台报春

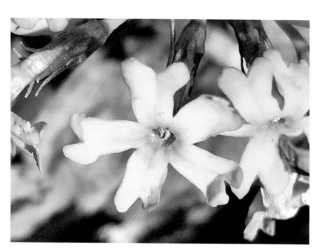

橙红灯台报春

霞红灯台报春

来源：报春花科植物霞红灯台报春 *Primula beesiana* Forr. 的干燥根。

植物形态要点：草本。叶莲座状，叶狭长圆状倒披针形至椭圆状倒披针形。伞形花序 2~8，具 8~16 花；花萼钟形，内部密具乳白色粉；花冠玫红色，喉部黄色，冠筒橘色。蒴果球形。

功能主治：清热解毒，消炎。用于疔疮，肿毒。

附注：《中华本草》第 6 册 5387 页收载。

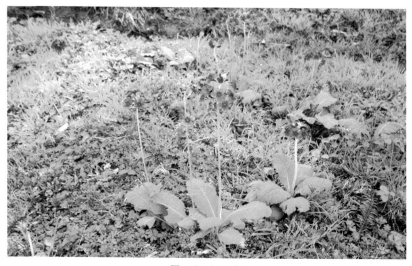

霞红灯台报春

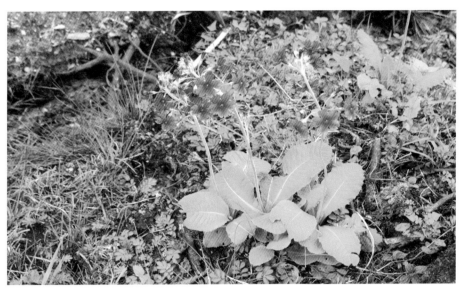

霞红灯台报春

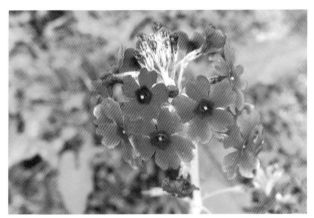

霞红灯台报春

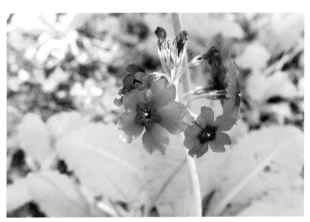

霞红灯台报春

鄂报春

来源：报春花科植物鄂报春 *Primula obconica* Hance 的干燥全草或根。

植物形态要点：草本。叶成莲座状；叶柄具白色或茶色多节毛；叶下无毛或疏被柔毛。伞形花序单生，具 2~13 花；花柱与花冠管等长；花萼杯形至宽钟形；花冠粉红至淡紫玫红色，稀白色。

功能主治：解酒毒，止腹痛。用于嗜酒无度，酒毒伤脾，腹痛便泄。

附注：《中华本草》第 6 册 5399 页收载。

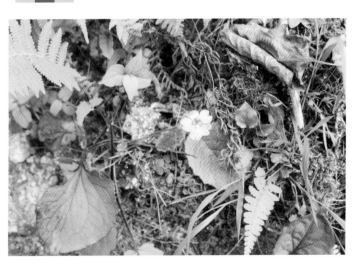

鄂报春

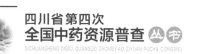

四川药用植物原色图谱

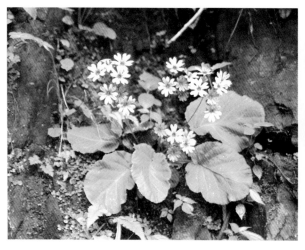

鄂报春

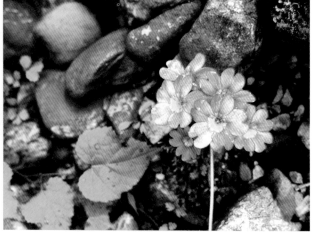

鄂报春

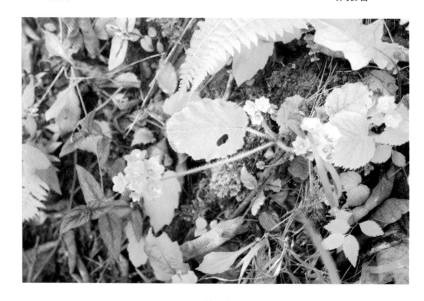

鄂报春

卵叶报春

来源：报春花科植物卵叶报春 *Primula ovalifolia* Franch. 的干燥全草。

植物形态要点：常绿草本，无粉。叶丛莲座状；叶宽椭圆形至长圆状椭圆形或宽倒卵形，坚纸质或近革质，极皱缩。伞形花序具 2~9 花；苞片披针形；花萼钟形；花冠蓝紫色或紫色。蒴果球形。

功能主治：清热解毒，消肿止痛。用于肺热咳嗽，风湿病，食积。

附注：《中国中药资源志要》收载。

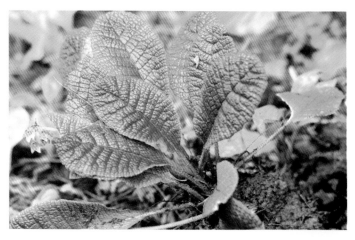

卵叶报春

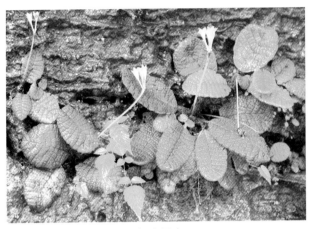

卵叶报春

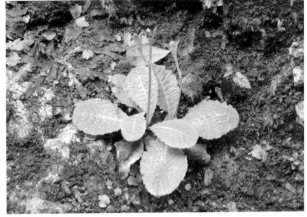

卵叶报春

岩生报春

来源： 报春花科植物岩生报春 *Primula saxatilis* Kom. 的干燥全草。

植物形态要点： 草本。叶宽卵形至长圆状卵形，边缘具缺刻状或羽状浅裂，先端钝，裂片边缘有三角形牙齿，两面均被柔毛。花葶高 10~25 cm；伞形花序 1~2 轮，每轮 3~15 花；苞片线形至长圆状披针形；花萼筒状钟形；花冠淡紫红色。

功能主治： 止痛，消炎，通便，利尿。用于疔疮，肿毒。

附注：《中国植物志》第 59 卷 33 页。

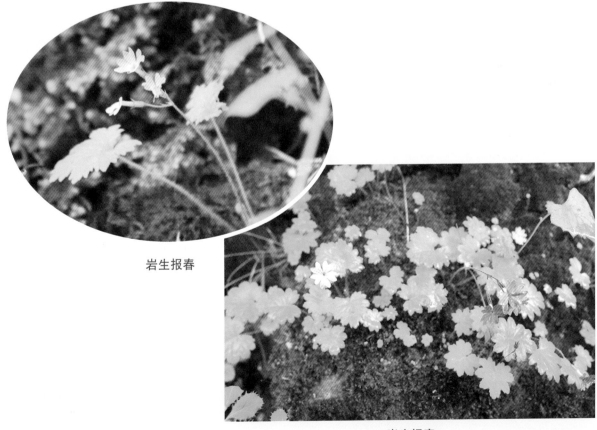

岩生报春

岩生报春

四川药用植物原色图谱

小报春

来源： 报春花科植物小报春 *Primula forbesii* Franch. 的干燥全草。

植物形态要点： 草本。须根多数。叶常多数；叶柄具狭翅。花葶1至多数，顶部具粉；伞形花序1或2，具4~8花；花萼钟形，具橄榄绿色或黄绿色粉；花冠粉红色。蒴果球形。

功能主治： 清热解毒，祛风利湿，活血，消肿止痛。用于肺热咳嗽，小儿高热，咽喉红肿，目赤肿痛，口腔破溃，乳蛾，牙痛，目赤红肿，水肿，小便淋涩，湿热带下，风湿热痹，跌打损伤。

附注：《中国中药资源志要》收载。

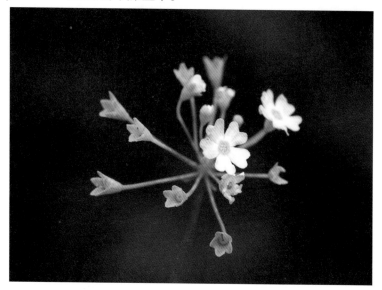

小报春

706

狭叶珍珠菜

来源： 报春花科植物狭叶珍珠菜 *Lysimachia pentapetala* Bunge. 的干燥全草。

植物形态要点： 草本，全体无毛。茎圆柱形，多分枝，密被褐色无柄腺体。叶互生，有褐色腺点；叶柄短。总状花序顶生；花冠白色，雄蕊比花冠短，花丝贴生于花冠裂片的近中部，花药卵圆形，蒴果球形，直径2~3 mm。

功能主治： 活血调经，祛风，消肿，解毒。用于月经不调，白带过多，小儿疳积，乳痛，风湿痹痛，跌打损伤，痈疖，蛇咬伤。

附注：《四川省中药资源志要》587页。

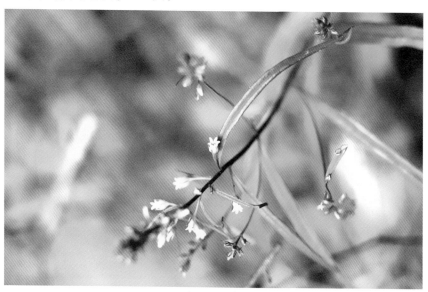

狭叶珍珠菜

泽珍珠菜

来源：报春花科植物泽珍珠菜 *Lysimachia candida* Lindl. 的干燥全草。

植物形态要点：草本。叶疏具黑色或浅红色腺点。总状花序顶生，最初由于花较密呈圆锥形；花萼裂片外部具黑色腺纹，边缘透明；花冠白色，狭钟形，裂至中部；雄蕊稍短于花冠裂片。蒴果近球形。

功能主治：清热解毒，消肿散结，凉血活血。用于无名肿毒，痈疮疖肿，稻田皮炎，跌打伤痛。

附注：本品又名泽星宿菜，《中国中药资源志要》记载。《全国中草药汇编》卷二 682 页。

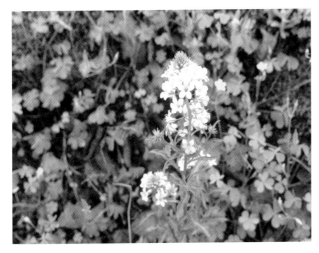

泽珍珠菜

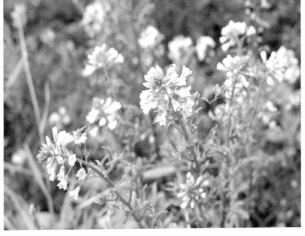

泽珍珠菜

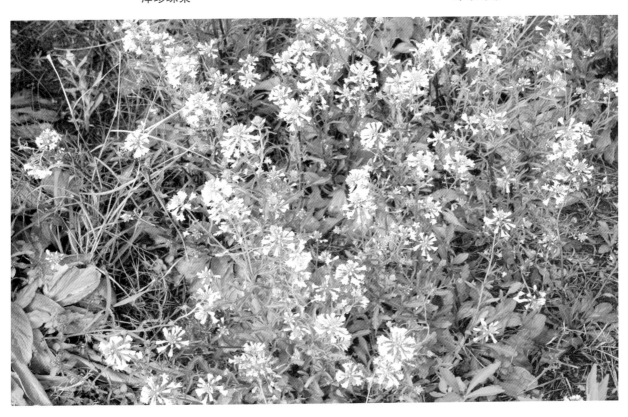

泽珍珠菜

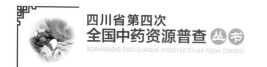
白花丹科

白花丹

来源： 白花丹科植物白花丹 *Plumbago zeylanica* L. 的干燥全草或不带叶的茎枝。

植物形态要点： 常绿半灌木。叶通常卵形，叶柄基部有时具耳。穗状花序具 3~70 花；花萼遍布腺体；花冠高脚碟状，白色或带蓝色；花药蓝色；子房椭圆形，具 5 棱。蒴果浅黄褐色，长圆形。种子红褐色。

功能主治： 茎枝祛风，散瘀，解毒，杀虫。用于风湿关节疼痛，血瘀经闭，跌打损伤，肿毒恶疮，疥癣。全草祛风，散瘀，解毒，杀虫。用于风湿关节疼痛，慢性肝炎，肝区疼痛，血瘀经闭，跌打损伤，肿毒恶疮，疥癣，肛周脓肿，急性淋巴腺炎，乳腺炎，蜂窝组织炎，瘰疬未溃。

附注：《中华人民共和国卫生部药品标准》维吾尔药分册收载茎枝。《广西中药材标准》1996 年版收载全草。

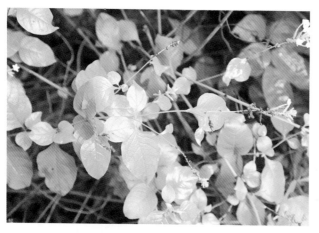

白花丹

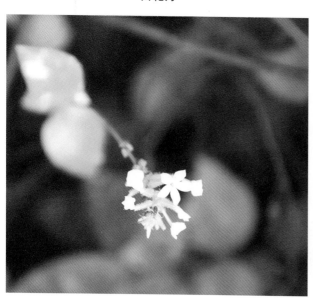

白花丹

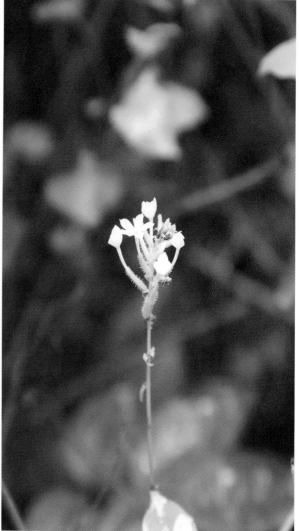

白花丹

四川药用植物原色图谱

708

柿树科

柿

来源： 柿树科植物柿 *Diospyros kaki* Thunb. 的干燥宿萼。

植物形态要点： 落叶乔木，高 10~27 m。叶纸质，卵状椭圆形、倒卵形或近圆形。雌雄异株或同株；雄花成聚伞花序，具 3~5 花，花冠钟状，黄白色；雌花单生叶腋，花冠壶形或钟形，黄白色或黄白色带紫红色。浆果球形、扁球形或卵球形，直径 3.5~8.5 cm。

功能主治： 降逆止呃。用于呃逆。

附注： 本品首载于唐·陈藏器《本草拾遗》。《中国药典》2020 年版一部以柿蒂收载。《四川植物志》第 3 卷 277 页。

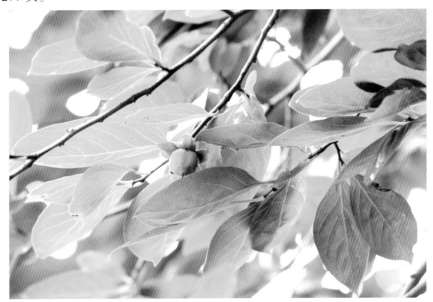

柿

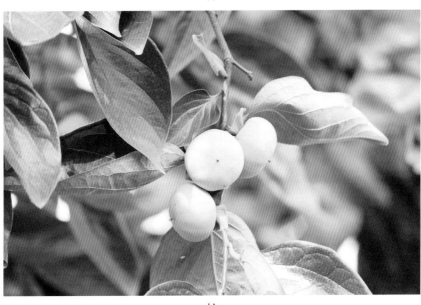

柿

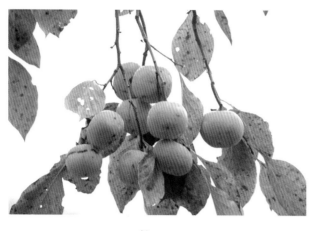

柿

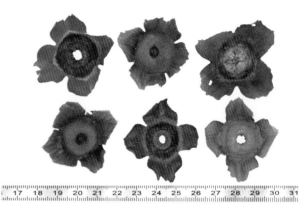

柿蒂

山 柿

来源： 柿树科植物山柿 *Diospyros japonica* Sieb. et Zucc. 的干燥果实。

植物形态要点： 落叶乔木，高达 17 m。叶革质，宽椭圆形、卵形或卵状披针形。花雌雄异株；雄花集成聚伞花序，具 3 花，花冠壶形。雌花单生或 2~3 朵丛生，花冠壶形，带黄色。果球形或扁球形，直径 1.5~3 cm。

功能主治： 润肺生津，涩肠止血，活血消炎。用于甲状腺肿大，胃肠消化不良，食欲不振。

附注：《中国植物志》第 60 卷 93 页。

710

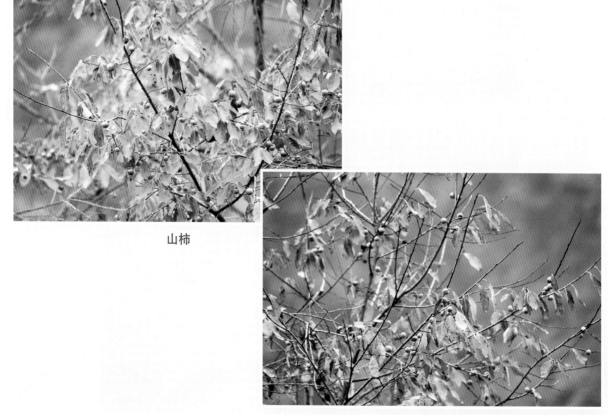

山柿

山柿

乌　柿

来源： 柿树科植物乌柿 *Diospyros cathayensis* Steward 的干燥根、宿萼。

植物形态要点： 常绿或半常绿乔木。叶薄革质，长圆状披针形。雄花呈聚伞花序，花冠瓮状，浅黄色；花冠白色。浆果球形至卵球形，直径 1.5~3 cm，疏具毛，果梗长 2.4~6 cm。

功能主治： 根清热降湿，凉血，解毒。用于痔疮，肠风下血，风火牙痛，肺热咳嗽。宿萼功效同柿。

附注：《中华本草》第 6 册 5420 页记载拉丁学名为 *Diospyros cathayensis* A. N. Steward。

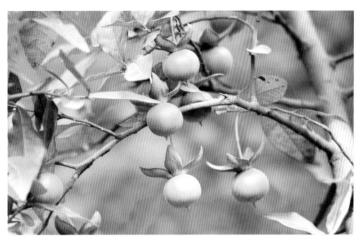

乌柿

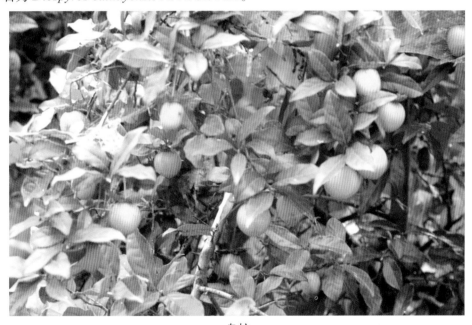

乌柿

711

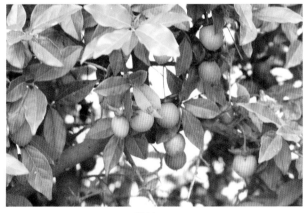

乌柿

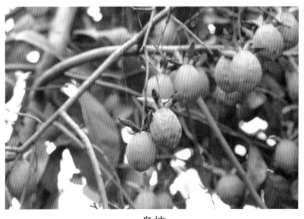

乌柿

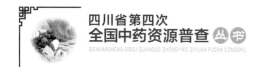

君迁子

来源：柿树科植物君迁子 *Diospyros lotus* L. 的干燥果实。

植物形态要点：落叶乔木，高达 30 m。叶片近膜质，椭圆形至长圆形。雄花 1~3 腋生；花冠壶形，带红色或淡黄色；雌花单生；花冠壶形，淡绿色或带红色。果近球形或椭圆体形，直径 1~2 cm。

功能主治：止消渴，去烦热，除痰，清热解毒，健胃。用于消渴，黄疸，咳嗽，关节炎，急性扁桃体炎，鹅口疮。

附注：《四川省中药资源志要》596 页。

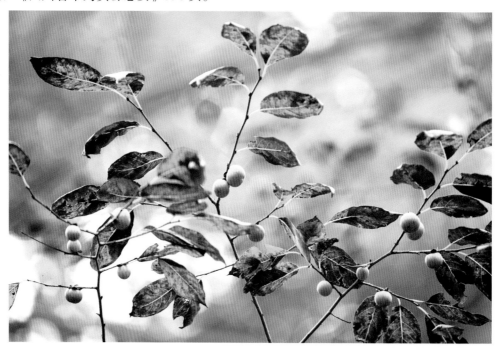

君迁子

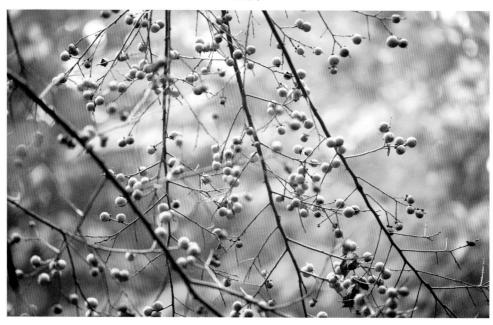

君迁子

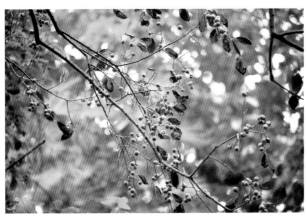

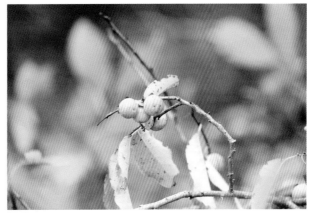

君迁子　　　　　　　　　　　　　　　　　　君迁子

山矾科

山　矾

来源：山矾科植物山矾 *Symplocos sumuntia* Buch.-Ham. ex D. Don 的干燥根、花或叶。

植物形态要点：常绿乔木。嫩枝褐色。叶薄革质，两面无毛，边缘具锯齿。总状花序多毛；苞片和小苞片早落，密被柔毛；花冠白色或黄色；雄蕊 23~40；花盘无毛，环状。核果安瓿形，顶部具宿存直立花萼。

功能主治：清热利湿，理气化痰。用于黄疸，咳嗽，关节炎，急性扁桃体炎，鹅口疮。

附注：《中华本草》第 6 册 5455 页。

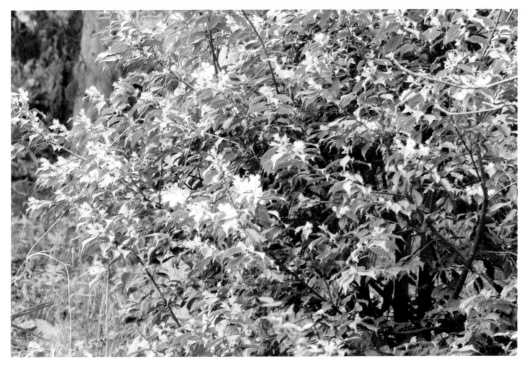

山矾

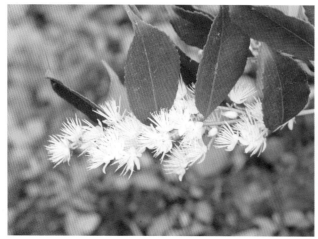

山矾

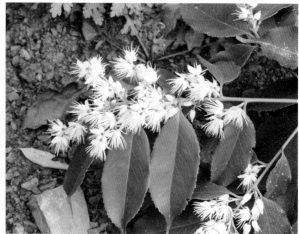

山矾

安息香科

木瓜红

714

来源：安息香科植物木瓜红 *Rehderodendron macrocarpum* Hu 的干燥花序。

植物形态要点：乔木。叶纸质至薄革质，长圆状卵形、椭圆形或长圆状椭圆形，下面无毛。仅叶腋稍具柔毛。总状花序具 6~8 花；花冠白色。果红褐色，圆柱状至圆柱状卵球形，稍弯曲，具 8~10 棱。

功能主治：清热解毒，杀虫。用于肺热咳嗽，疮疡肿毒。

附注：《四川省中药资源志要》597 页。《中国中药资源志要》。本品为国家二级保护植物。

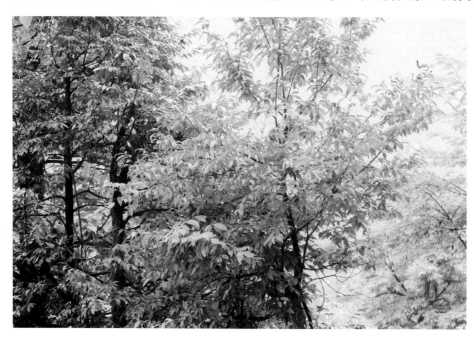

木瓜红

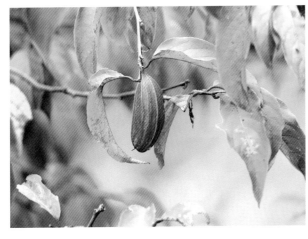

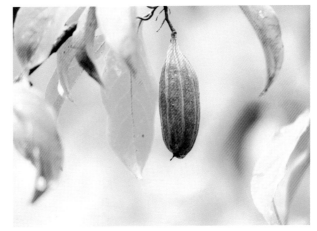

木瓜红　　　　　　　　　　　　　　　　木瓜红

木犀科

木 犀

来源：木犀科植物木犀 *Osmanthus fragrans* (Thunb.) Lour. 的干燥花和成熟果实。

植物形态要点：常绿乔木或灌木。小枝黄褐色，无毛。叶革质，椭圆形、长椭圆形或椭圆状披针形，边缘全缘或常上半部有细锯齿。聚伞花序腋生，多花；花冠白色、淡黄色、黄色或橘红色。核果紫黑色，椭圆体形。

功能主治：芳香化湿，醒脾化浊，化痰，散瘀。用于痰饮喘咳，肠风下痢，疝瘕，牙痛，口臭，视物不明。

附注：本品又称桂花，始载于明·李时珍《本草纲目》。《四川中药志》1367 页。

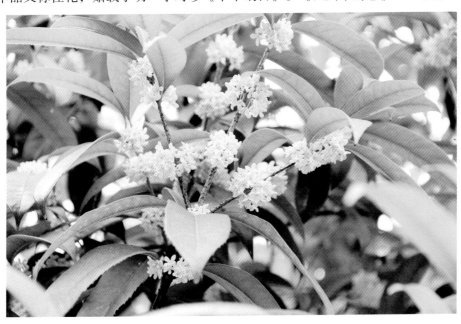

木犀

四
川
药
用
植
物
原
色
图
谱

716

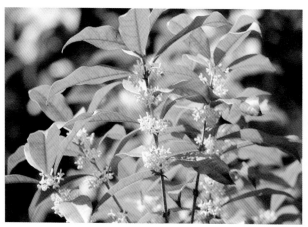

木犀

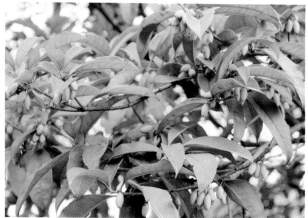

木犀

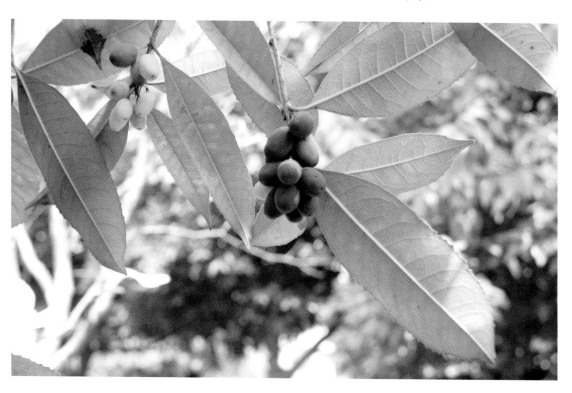

木犀

女 贞

来源：木犀科植物女贞 *Ligustrum lucidum* Ait. 的干燥成熟果实或分泌的蜡，经精制而成。

植物形态要点：灌木或乔木，高达 25 m，常绿或落叶，无毛。叶革质或纸质，卵形、长卵形或椭圆形至宽椭圆形。圆锥花序顶生，花冠白色。核果深蓝黑色，成熟后黑红色，肾形或近肾形。

功能主治：滋补肝肾，明目乌发。用于肝肾阴虚，眩晕耳鸣，腰膝酸软，须发早白，目暗不明，内热消渴，骨蒸潮热。

附注：本品首载于《神农本草经》。《中国药典》2020 年版收载女贞子、虫白蜡。《四川中药志》237 页。

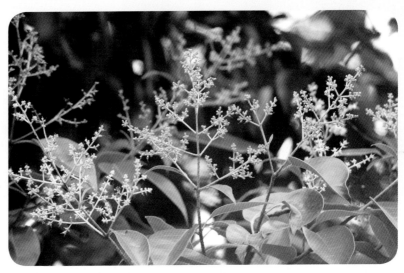

女贞

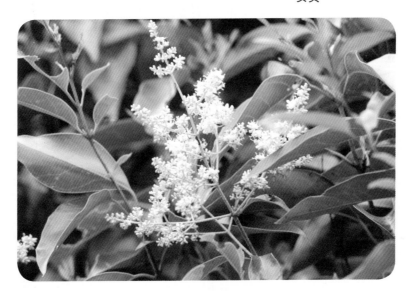

女贞

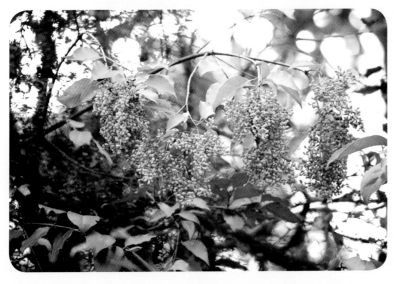

女贞

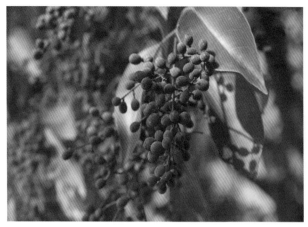

女贞

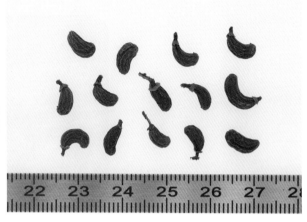

女贞子

白蜡树

来源： 木犀科植物白蜡树 *Fraxinus chinensis* Roxb. 的干燥枝皮干皮称秦皮。或介壳虫科昆虫白蜡虫 *Ericerus pela* (Chavannes) Guerin 的雄虫群栖于木犀科白蜡树植物枝干上分泌的蜡，经精制而成称虫白蜡。

植物形态要点： 落叶乔木。羽状复叶，小叶 3~9，硬纸质，卵形、倒卵状长圆形至披针形，除叶下中脉基部外均具绒毛，边缘明显具细锯齿。圆锥花序顶生或腋生；雄花钟形，长约 1 mm；雌花花筒状，长 2~3 mm；无花冠。翅果匙形至狭匙形。

功能主治： 秦皮清热燥湿，收涩止痢，止带，明目。用于湿热泻痢，赤白带下，目赤肿痛，目生翳膜。虫白蜡止血生肌，敛疮。用于疮疡，出血。

附注：《中国药典》2020 年版以秦皮收载白蜡树、苦枥白蜡树 *Fraxinus rhynchophylla* Hance、尖叶白蜡树 *Fraxinus szaboana* Lingelsh. 或宿柱白蜡树 *Fraxinus stylosa* Lingelsh.。《四川中药志》461 页。

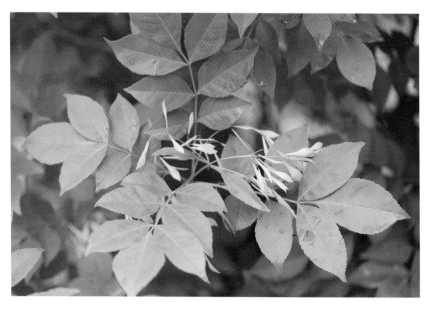

白蜡树

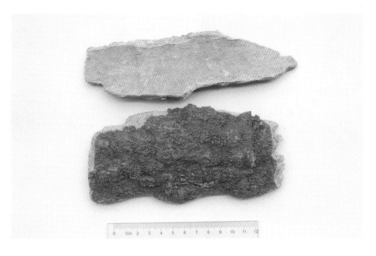

秦皮

连 翘

来源：木犀科植物连翘 *Forsythia suspensa* (Thunb.) Vahl 的干燥果实或叶。

植物形态要点：落叶灌木。枝节间中空。单叶，有时 3 深裂至具 3 小叶；叶卵形、宽卵形、椭圆状卵形至椭圆形。花单生或 2 至数朵生于叶腋；花萼与花冠管近等长，裂片长 5~7 mm；花冠黄色。果梗长 0.7~1.5 cm；果卵球形、卵状椭圆体形，或长椭圆体形。

功能主治：果实清热解毒，消肿散结，疏散风热。用于痈疽，瘰疬，乳痈，丹毒，风热感冒，温病初起，温热入营，高热烦渴，神昏发斑，热淋尿闭。叶清心明目，利心肺，保肝。用于清心肺实热。

附注：《中国药典》2020 年版一部收载。《四川省中药材标准》2010 年版收载连翘叶。

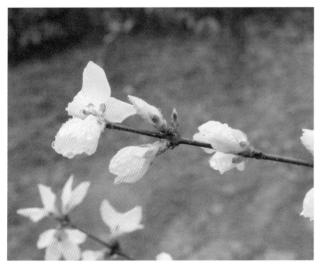

连翘

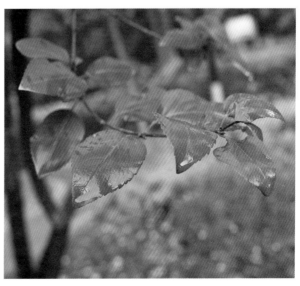

连翘

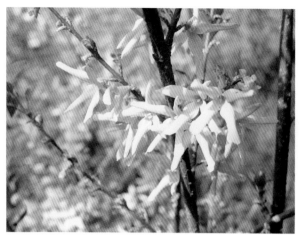

连翘

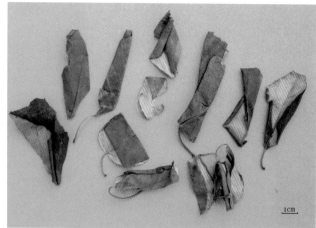

连翘叶

金钟花

来源：木犀科植物金钟花 *Forsythia viridissima* Lindl. 的干燥根、叶或果壳。

植物形态要点：落叶灌木。枝节间具片状髓。单叶；叶长椭圆形至披针形，或倒卵状长椭圆形。花 1~4 朵生于叶腋；花萼明显短于花冠管，裂片长 2~4 mm；花冠外部深黄色，内部带橘黄色的条纹。果卵球形或阔卵球形。

功能主治：清热解毒，祛湿泻火。用于流行性感冒，目赤肿痛，疥疮，筋骨酸痛，颈淋巴结核。

附注：《中华本草》第 6 册 5461 页。《新华本草纲要》收载。

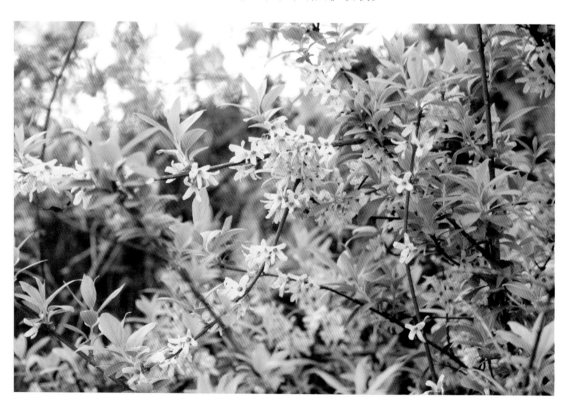

金钟花

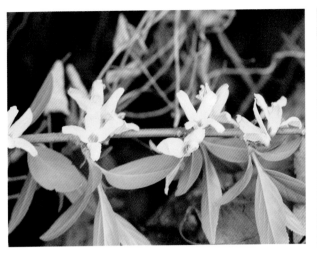

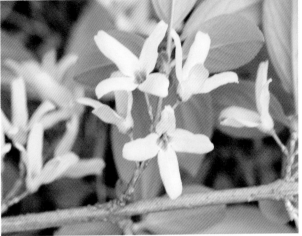

金钟花

金钟花

迎春花

来源： 木犀科植物迎春花 *Jasminum nudiflorum* Lindl. 的干燥叶或花。

植物形态要点： 落叶灌木，高 0.3~5 m。三出复叶，小枝基部常具单叶。花单生去年生小枝叶腋；花萼绿色；裂片 5 或 6，狭披针形，稍叶状；花冠黄色；裂片 5 或 6。浆果卵球形或椭圆体形。

功能主治： 叶活血解毒，消肿止痛。用于肿毒恶疮，跌打损伤，创伤出血。花发汗，解热利尿。用于发热头痛，小便涩痛。

附注：《中华本草》第 6 册 5481 页。

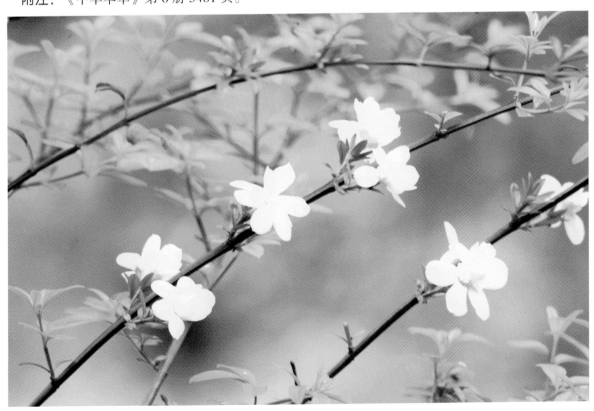

迎春花

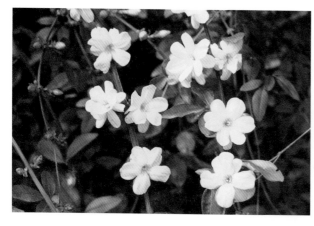

迎春花

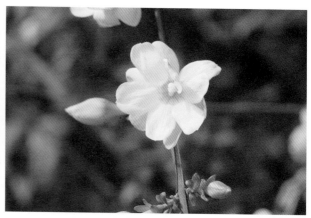

迎春花

茉莉花

来源： 木犀科植物茉莉花 *Jasminum sambac* (L.) Ait. 的干燥花。

植物形态要点： 直立或攀援灌木，高达 3 m。单叶纸质，圆形、椭圆形、卵状椭圆形或倒卵形。聚伞花序顶生，具 1~5 花；花极芳香；花裂片 8~9，条形；花冠白色。浆果紫黑色，球形。

功能主治： 理气止痛，辟秽开郁。用于湿邪中阻，胸膈不疏，泻痢腹痛，头晕头痛，目赤，疮毒。

附注： 本品出自《本草纲目》。《中华本草》第 6 册 5486 页。《四川中药志》1215 页。

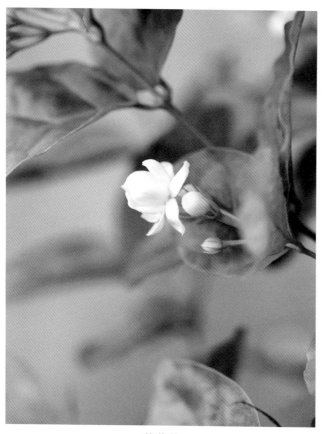

茉莉花

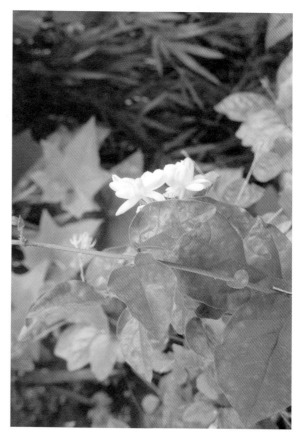

茉莉花

马钱科

密蒙花

来源： 马钱科植物密蒙花 *Buddleja officinalis* Maxim. 的干燥花及花序。

植物形态要点： 灌木。小枝、叶背、叶柄和花序密生星状绒毛。叶纸质，狭椭圆形、卵状披针形或长圆状披针形。聚伞圆锥花序顶生；花冠紫堇色，后变白色或淡黄白色。蒴果椭圆体形。

功能主治： 清热泻火，养肝明目，退翳。用于目赤肿痛，多泪羞明，目生翳膜，肝虚目暗，视物昏花。

附注： 《中国药典》2020 年版一部收载。

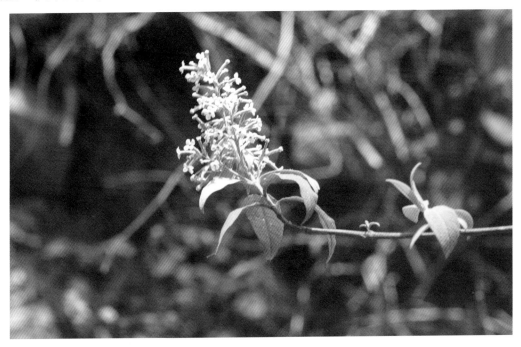

密蒙花

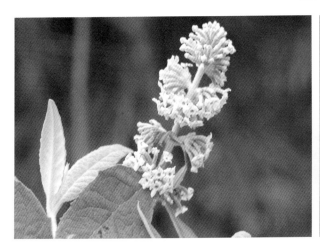

密蒙花

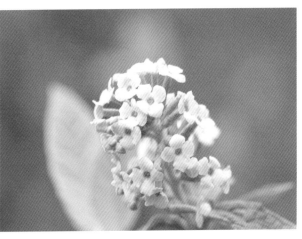

密蒙花

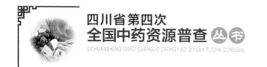

大叶醉鱼草

来源：马钱科植物大叶醉鱼草 *Buddleja davidii* Franch. 的干燥花。

植物形态要点：灌木。小枝、叶背、叶柄和花序具白色绒毛或星状柔毛。叶狭卵形、狭椭圆形或极狭卵形，长 4~20 cm。总状或聚伞圆锥状伞形花序顶生；花冠紫色至深紫色，有时白色，喉部深黄色。种子椭圆形，两端具长翅。

功能主治：祛风散寒，活血止痛。用于咳嗽，风湿关节疼痛，跌打损伤，骨折，脚癣。

附注：《全国中草药汇编》卷二 72 页。本品又分为醉鱼草科。

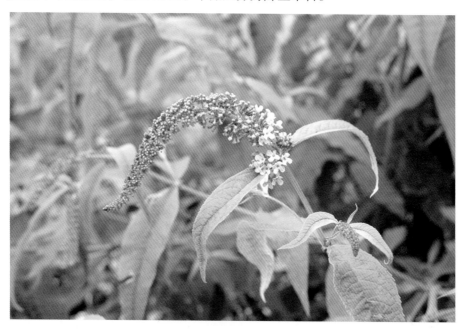

大叶醉鱼草

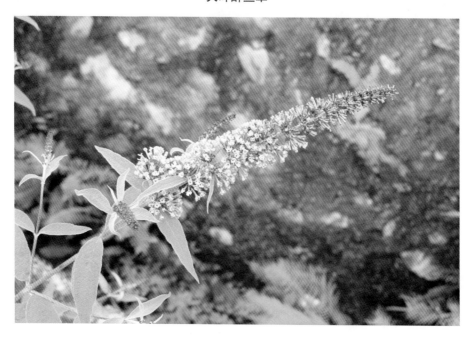

大叶醉鱼草

龙胆科

头花龙胆

来源： 龙胆科植物头花龙胆 *Gentiana cephalantha* Franch. 的干燥全草或根。

植物形态要点： 草本。主茎粗壮，平卧呈匍匐状，分枝多。花枝多数，丛生，紫色或黄绿色，叶对生，宽披针形或倒披针形，营养枝的叶莲座状。花多数，簇生枝端呈头状，其基部被茎上部的数片叶所包围；花萼漏斗状，5 裂，2 大 3 小；花冠淡蓝色或蓝紫色，冠檐具多数深蓝色斑点，漏斗形或筒状钟形，裂片卵形，褶不对称三角形；雄蕊 5。蒴果椭圆形。种子黄褐色，近圆形，表面蜂窝状。

功能主治： 清热燥湿，泻肝胆火。用于湿热黄疸，阴肿阴痒，带下，湿疹瘙痒，目赤，耳聋，胁痛，口苦，惊风抽搐。

附注：《四川省中药材标准》2010 版以龙胆草收载。《四川植物志》第 15 卷 38 页。《中国植物志》62 卷将菱叶龙胆 *Gentiana cephalantha* Franch.var. *violacea* (H. Sm.) T. Lv. He 归并为头花龙胆。

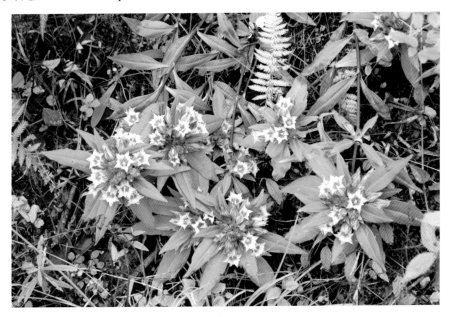

头花龙胆

725

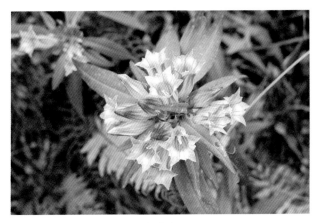

头花龙胆

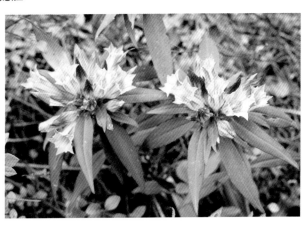

头花龙胆

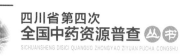
四
川
药
用
植
物
原
色
图
谱

726

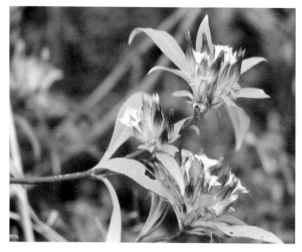

头花龙胆

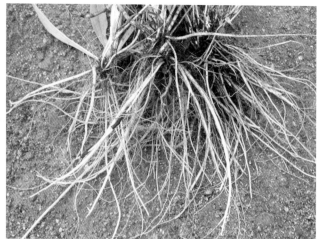

头花龙胆鲜根

红花龙胆

来源：龙胆科植物红花龙胆 *Gentiana rhodantha* Franch. 的干燥全草。

植物形态要点：草本。茎生叶卵状三角形、阔卵形或心形。单花顶生；萼筒带紫色，具狭翅，裂片条状披针形；花冠淡紫色，具浅黑色条纹，管状至漏斗形，长 2.5~4.5 cm。蒴果椭圆体形。

功能主治：清热除湿，解毒，止咳。用于湿热黄疸，小便不利，肺热咳嗽。

附注：《中国药典》2020 年版一部收载。《四川植物志》第 15 卷 59 页。

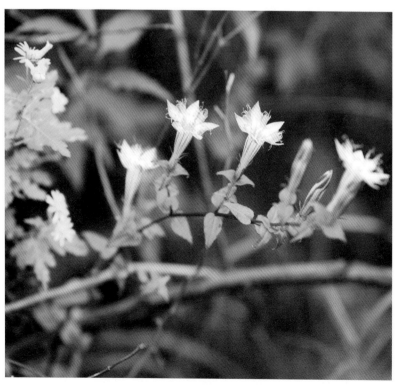

红花龙胆

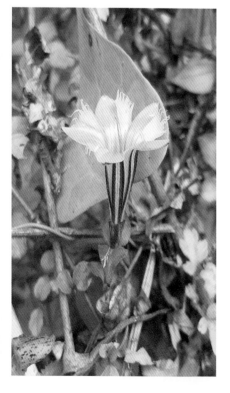

红花龙胆

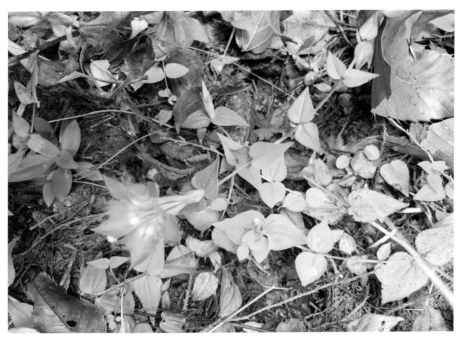

红花龙胆

圆萼龙胆

来源：龙胆科植物圆萼龙胆 *Gentiana suborbisepala* Marq. 的干燥全草。

植物形态要点：草本，高 6~15 cm。茎紫色，密具乳突，多分枝。叶疏离，匙形或倒卵形。花序腋生或顶生成簇，具 1~3 花；萼裂片近圆形，等大；花冠淡黄白色或淡蓝色，常具淡黑色条纹和斑点；雄蕊着生于冠筒中部，不整齐；花柱线形，长 3.5~5.5 mm。

功能主治：清热解毒，止咳。用于感冒发烧，肺热咳嗽，肺结核，头晕耳鸣，湿热黄疸。

附注：《中国植物志》第 62 卷 141 页。

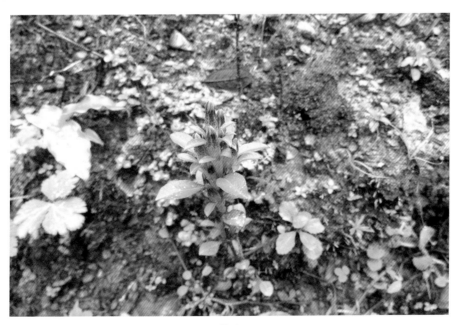

圆萼龙胆

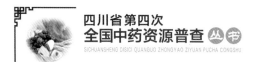

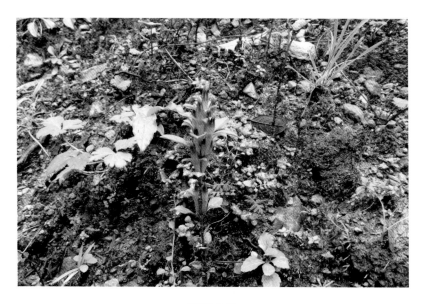

圆萼龙胆

蓝玉簪龙胆

来源：龙胆科植物蓝玉簪龙胆 *Gentiana veitchiorum* Hemsl. 的干燥全草。

植物形态要点：草本。须根多数，肉质，淡黄色。茎丛生。莲座丛叶发达，线状披针形；茎生叶下部叶卵形，中部叶狭椭圆形或椭圆披针形，上部叶宽线形。花单生茎顶；萼筒常紫红色，筒形，裂片 5；花冠上部深蓝色，下部黄绿色，具深蓝色斑点和条纹，漏斗形，裂片卵状三角形，褶整齐，宽卵形；雄蕊整齐，花丝基部合成短筒。蒴果椭圆形。种子多数，黄褐色，表面具海绵状网隙。

功能主治：清热燥湿，泻肝胆实火。用于湿热黄疸，湿热带下，阴肿阴痒，湿疹湿疮，头痛目赤，胁痛口苦，惊风抽搐。

附注：《四川省藏药材标准》2014 年版收载。

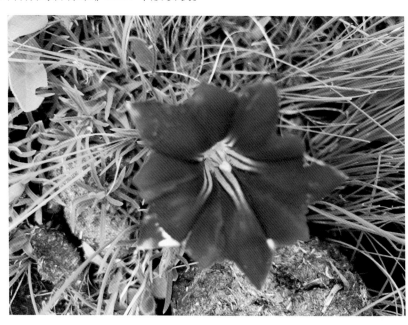

蓝玉簪龙胆

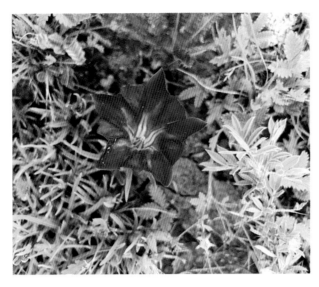

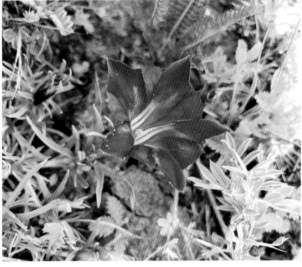

蓝玉簪龙胆   蓝玉簪龙胆

喜湿龙胆

来源： 龙胆科植物喜湿龙胆 *Gentiana helophila* Baif. f. et Forrest ex Marq. 的干燥全草或花。

植物形态要点： 草本。茎叶向上渐变大增多簇生，最上部叶围绕花萼；下部茎叶卵状披针形，长 5~7 mm；中部至上部茎叶条形至条状披针形，长 2.5~4 cm。单花顶生，无柄；萼裂片绿色，条形至条状披针形；花冠蓝紫色，下部浅黄白色，具蓝色条纹和不明显斑点，狭倒圆锥形，长 7~7.5 cm。

功能主治： 清热利胆，明目。用于感冒发烧，肺热咳嗽，肺结核，头晕耳鸣，湿热黄疸。

附注： 《中国中药资源志要》《中国植物志》收载。

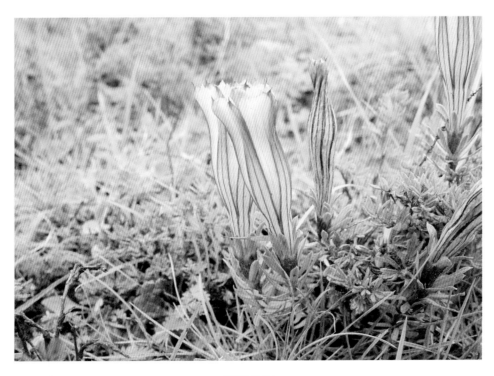

喜湿龙胆

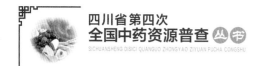
喉毛花

来源：龙胆科植物喉毛花 *Comastoma pulmonarium* (Turcz.) Toyok. 的干燥全草。

植物形态要点：草本。基部叶少数，长圆形至长圆状匙形。花顶生及腋生，聚伞状或单生；花萼开展，稍不等大，裂片狭椭圆形、披针形或卵状三角形，边缘粗糙且具缘毛；花冠浅蓝色，具深蓝色脉纹，管状至阔管状，鳞片 1。

功能主治：利胆退黄，清热健胃，疗伤。用于黄疸，肝热，胆热，胃热，金伤。

附注：《青海野生药用植物》385 页。

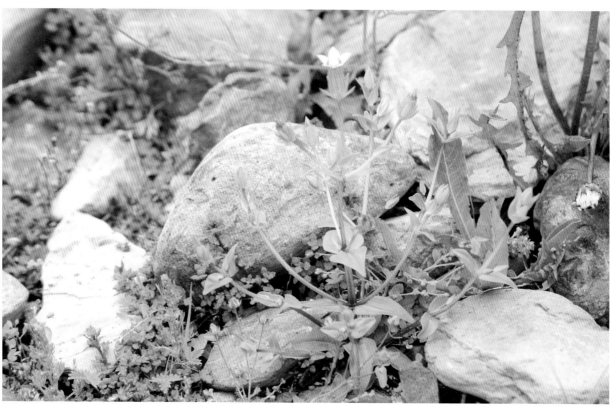

喉毛花

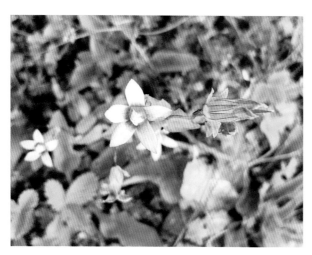

喉毛花

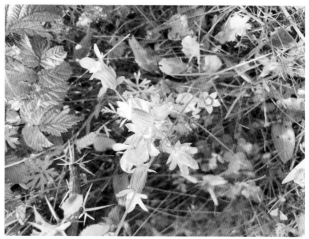

喉毛花

獐牙菜

来源：龙胆科植物獐牙菜 *Swertia bimaculata* (Sieb. et Zucc.) Hook. f. et Thoms. ex C.B. Clarke 的干燥全草。

植物形态要点：草本。茎生叶阔椭圆形至卵状披针形。聚伞圆锥花序，疏松，分枝开展，具多花，长达 50 cm；花梗长 0.6~4 cm；花萼裂片狭倒披针形至狭椭圆形；花冠黄色或白色，具紫斑，直径达 2.5 cm；每花冠裂片具 2 腺窝，黄绿色，圆形。

功能主治：清热，健胃，利湿。用于消化不良，胃炎，黄疸，火眼，牙痛，口疮。

附注：《贵州省中药材质量标准》1988 年版收载。《峨眉山常见药用植物彩色图谱》158 页。

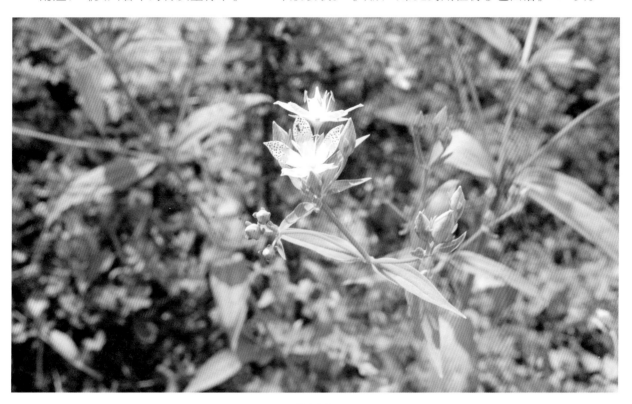

獐牙菜

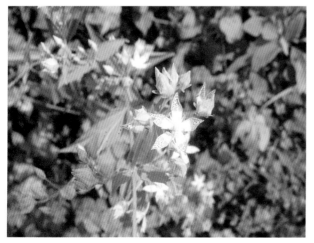

獐牙菜

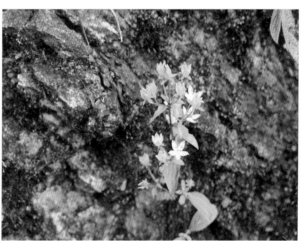

獐牙菜

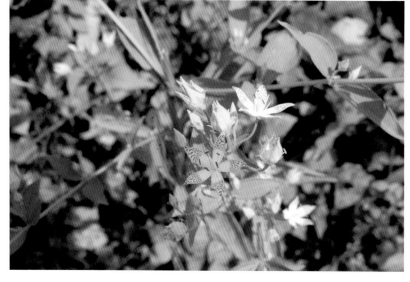
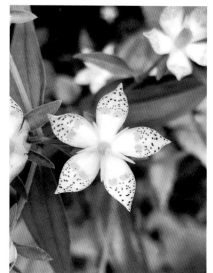

獐牙菜　　　　　　　　　　　　　　　　獐牙菜

川西獐牙菜

来源： 龙胆科植物川西獐牙菜 *Swertia mussotii* Franch. 的干燥全草。

植物形态要点： 草本。根黄色，粗壮。茎从基部起作塔形分枝。叶无柄，基部呈心形，半抱茎。花4数，直径8~13 mm；花冠暗紫色；每个花冠裂片具2个腺窝，辐状伸长，具狭鳞，凸起的边缘具长流苏；花柱不明显。

功能主治： 清肝利胆，退黄，退诸热。用于黄疸型肝炎，病毒性肝炎，血病，胆囊炎，水肿。

附注：《中华人民共和国卫生部药品标准·藏药》第一册1995年版收载。《青海野生药用植物》407页。

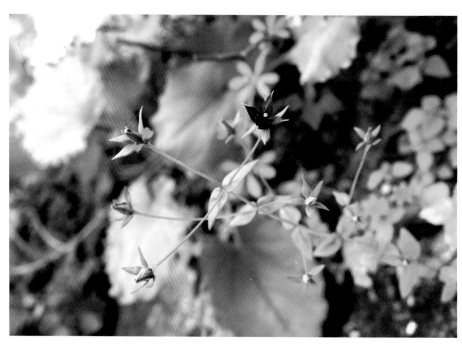

川西獐牙菜

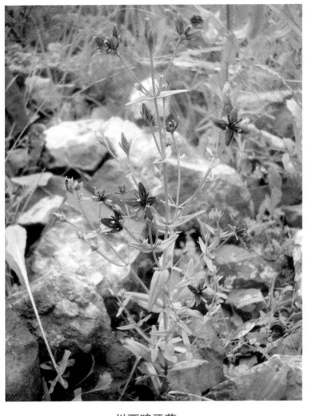

川西獐牙菜

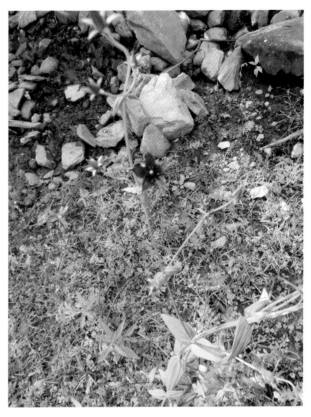

川西獐牙菜

二叶獐牙菜

来源：龙胆科植物二叶獐牙菜 *Swertia bifolia* Batal. 的干燥全草。

植物形态要点：叶片椭圆形或卵状矩圆形，长 1.5~6 cm，宽 0.7~3 cm，先端钝或钝圆，基部楔形，渐狭成柄，叶脉 3~7条，下面明显突起，有时 3~5 条在顶端略连接。

功能主治：平抑肝阳，养心安神，养血调经。用于头晕，神经衰弱，高血压病，贫血，月经不调。

附注：本品又称乌金草。《青海野生药用植物》403 页。

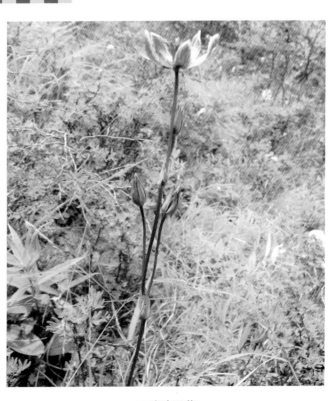

二叶獐牙菜

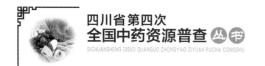

四数獐牙菜

来源： 龙胆科植物四数獐牙菜 *Swertia tetraptera* Maxim. 的干燥全草。

植物形态要点： 草本。主根粗。茎四棱形，叶片矩圆形或椭圆形。花萼绿色；花冠黄绿色，有时带蓝紫色，花药黄色。蒴果卵状矩圆形。种子矩圆形。

功能主治： 清热解毒，舒肝利胆，退黄，凉血止血。用于黄疸，吐血，咯血，衄血，出血症，急慢性肝炎，慢性胆囊炎。

附注：《青海野生药用植物》409 页。

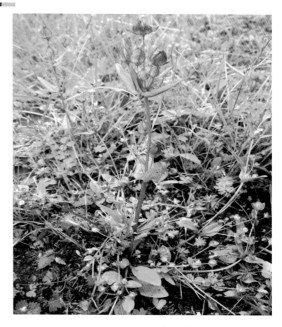

四数獐牙菜

华北獐牙菜

来源： 龙胆科植物华北獐牙菜 *Swertia wolfangiana* Grun. 的干燥全草。

植物形态要点： 草本。基生叶 1~2 对，长圆形至椭圆形；茎生叶 1~2 对，无柄，苞叶状。花 5 数；花冠淡黄绿色，背面中央蓝色，先端钝至圆形，啮蚀状；每个花冠裂片具 2 个蜜腺，杯状，柔毛状流苏长 3~4 mm。种子具纵皱褶。

功能主治： 清热解毒，消肿，凉血止痛。用于黄疸，吐血，咯血，衄血，出血症，黄疸型肝炎。

附注：《青海野生药用植物》410 页。

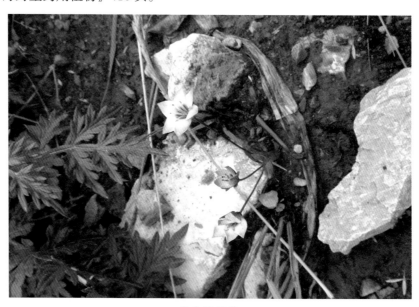

华北獐牙菜

肋柱花

来源： 龙胆科植物肋柱花 *Lomatogonium carinthiacum* (Wulf.) Rchb. 的干燥全草。

植物形态要点： 草本。茎自基部分枝，无毛。基部叶具短柄，茎上叶披针形、椭圆形或卵状椭圆形。聚伞花序疏松，顶生及腋生；花萼裂片椭圆形至卵形；花冠蓝色，裂片椭圆形至卵状椭圆形。蒴果圆柱形。

功能主治： 清热解毒，利湿。用于黄疸型肝炎，胆囊炎，头痛发热，药物中毒，骨热。

附注：《四川省中药资源志要》619 页。

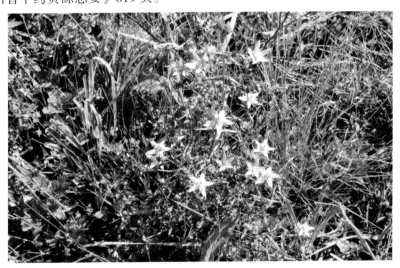

肋柱花

黄秦艽

来 源： 龙 胆 科 植 物 黄 秦 艽 *Veratrilla baillonii* Franch. 的干燥根。

植物形态要点： 草本。茎生叶卵状椭圆形。花冠黄绿色，具紫色脉纹，裂片长圆状匙形；雄株花序为大型簇生圆锥状；雌株花序为疏松少花总状；花冠裂片钝，具紫色腺斑，常纵向分为 2 个分离的斑块。蒴果卵球形。

功能主治： 清热解毒，杀虫，活络止痛。用于肺热咳嗽，扁桃体炎，胃炎，痢疾，慢性胆囊炎，肾炎，乳腺炎，蛔虫病，烧伤，跌打损伤，痈疮肿毒。

附注：《云南省药品标准》1996 年版收载。根为苗族、纳西族、白族、彝族、傈僳族、藏族习用药，解草乌中毒、食物中毒、药物中毒。

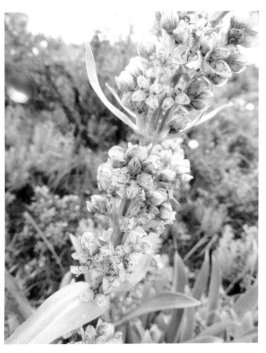

黄秦艽

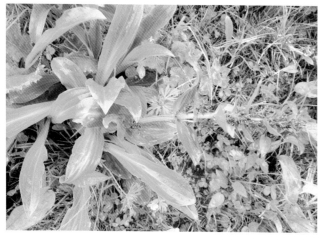

黄秦艽

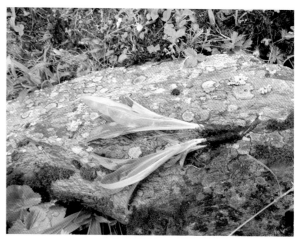

黄秦艽

粗茎秦艽

来源：龙胆科植物粗茎秦艽 *Gentiana crassicaulis* Duthie ex Burk. 的干燥根。

植物形态要点：草本。茎粗壮。茎生叶向顶端明显变大，无柄，宽 3~7 cm。花序簇生，多花顶端簇生；花冠蓝紫色，基部浅黄色或有时白色或深绿色，坛形，长 2~2.2 cm。蒴果卵球状椭圆体形。

功能主治：祛风湿，清湿热，止痹痛，退虚热。用于风湿痹痛，中风半身不遂，筋脉拘挛，骨节酸痛，湿热黄疸，骨蒸潮热，小儿疳积发热。

附注：本品出自《神农本草经》。《中国药典》2020 年版一部以秦艽收载了粗茎秦艽、秦艽、麻花秦艽和小秦艽。《四川植物志》第 15 卷 19 页。

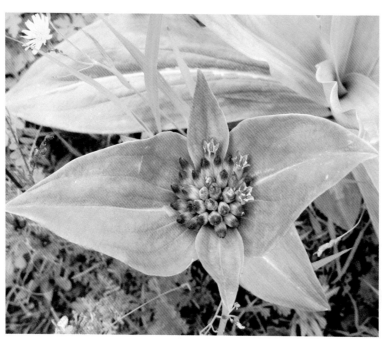

粗茎秦艽

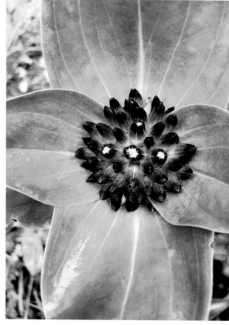

粗茎秦艽

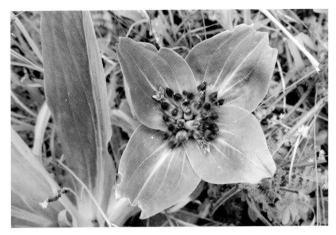

粗茎秦艽

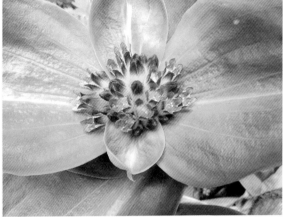

粗茎秦艽

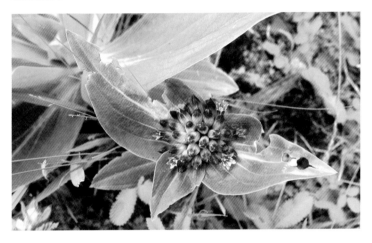

粗茎秦艽

麻花艽

来源： 龙胆科植物麻花艽 *Gentiana straminea* Maxim. 的干燥根。

植物形态要点： 草本。基生叶宽披针形或卵状椭圆形，长 6~20 cm，叶柄膜质，长 2~4 cm；茎生叶小，茎上部叶柄缩短。筒近基部一侧开裂呈佛焰苞状，齿钻形；花冠绿白色至淡黄绿色，有时带淡蓝色，喉部具绿色斑点。

功能主治： 同粗茎秦艽。

附注： 本品又称麻花秦艽。《中华本草》第 6 册 5547 页。

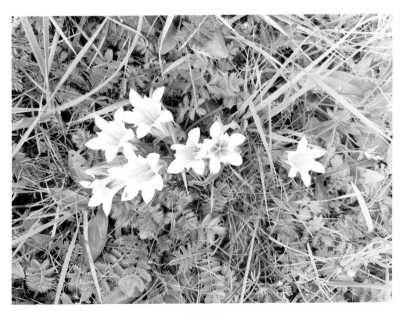

麻花艽

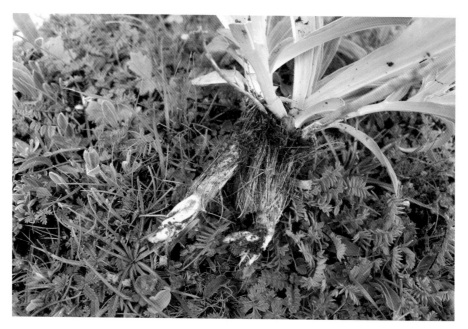

麻花艽

峨眉双蝴蝶

来源：龙胆科植物峨眉双蝴蝶 *Tripterospermum cordatum* (Marq.) H. Smith 的干燥全草。

植物形态要点：缠绕草本。叶卵状披针形、卵形或心形，革质。花序具单花或为聚伞状；苞片 1~4 对，叶状，披针形；花钟形，冠筒具翅；花冠紫色，钟形，浆果深紫色，狭椭圆体形。

功能主治：疏风清热，健脾利湿，杀虫。用于风热咳嗽，黄疸，风湿痹痛，蛔虫病。

附注：出自《贵州民间药物》。《中华本草》第 6 册 5582 页以青鱼胆草收载。

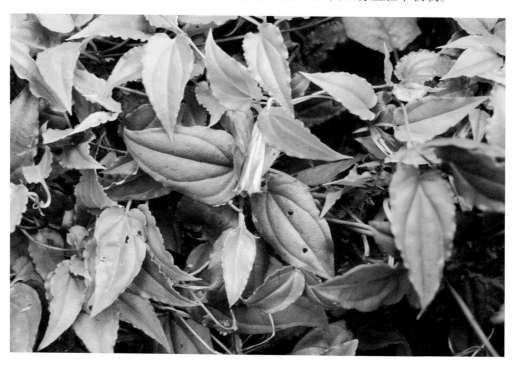

峨眉双蝴蝶

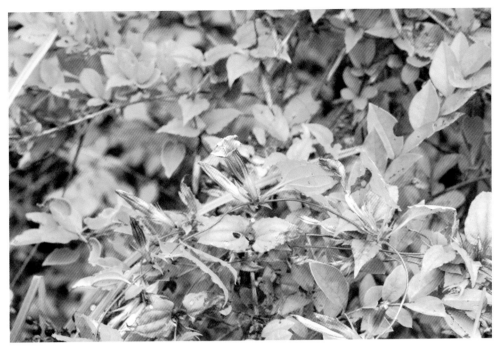

峨眉双蝴蝶

深红龙胆

来源： 龙胆科植物深红龙胆 *Gentiana rubicunda* Franch. 的干燥全草。

植物形态要点： 草本。茎直立，紫红色或草黄色。叶先端钝或钝圆，基部钝，具乳突，花数朵，单生于小枝顶端；花梗紫红色或草黄色；花萼倒锥形，萼筒外面常具细乳突，裂片丝状或钻形，蒴果矩圆形，先端钝圆，具宽翅，两侧边缘具狭翅，基部钝，柄粗；种子椭圆形，表面具细网纹。

功能主治： 活血止痛，健脾消食。用于跌打损伤，消化不良。

附注：《中华本草》第 6 册 5551 页。

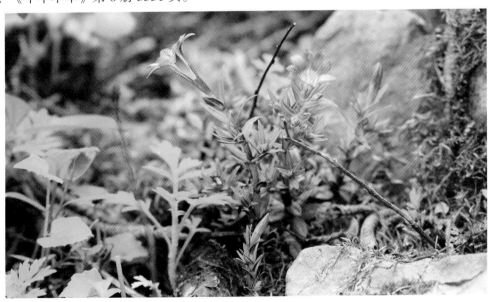

深红龙胆

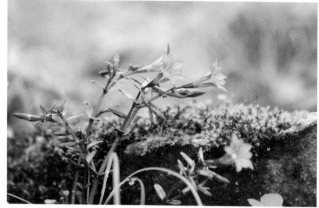

深红龙胆

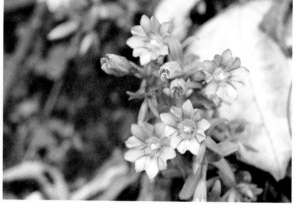

深红龙胆

椭圆叶花锚

来源： 龙胆科植物椭圆叶花锚 *Halenia elliptica* D. Don 的干燥地上部分。

植物形态要点： 草本。叶椭圆形、长椭圆形、卵形或卵状披针形，先端钝圆或急尖，基部圆形或宽楔形，全缘，聚伞花序腋生和顶生；花萼裂片椭圆形或卵形，常具小尖头，花冠蓝色或紫色，裂片卵圆形或椭圆形，雄蕊内藏，花药卵圆形，子房卵形，花柱极短；蒴果宽卵形；种子椭圆形或近圆形。

功能主治： 清热利湿，平肝利胆，消炎接骨。用于急性黄疸型肝炎，胆囊炎，胃炎，头晕头痛，牙痛，跌打损伤。

附注：《中华人民共和国卫生部药品标准·藏药》第一册 1995 年版收载。《青海野生药用植物》402 页。

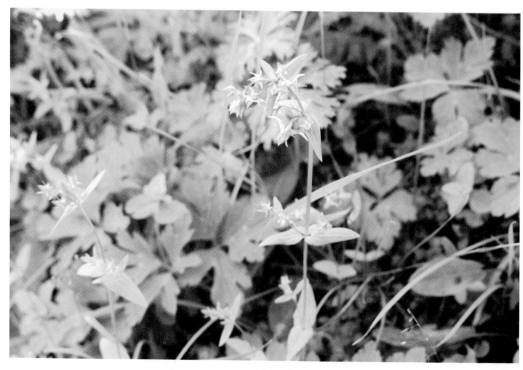

椭圆叶花锚

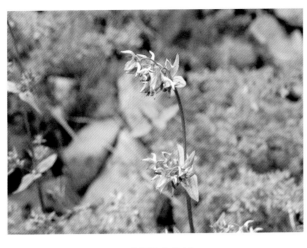

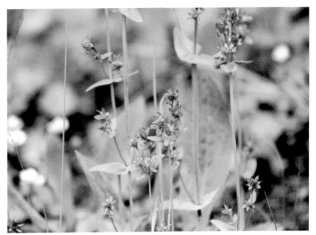

椭圆叶花锚　　　　　　　　　　　　　椭圆叶花锚

湿生萹蕾

来源：龙胆科植物湿生萹蕾 *Gentianopsis paludosa* (Munro ex Hook. f.) Ma 的干燥全草。

植物形态要点：草本。茎生叶无柄，披针形至长圆形，边缘粗糙。花萼裂片不等大，中脉粗且膝曲；花冠蓝色或黄白至黄色，有时下部浅黄色，扩管状，边缘具细条裂齿。蒴果狭椭圆体形。

功能主治：清瘟热，利胆，止泻。用于黄疸型肝炎，肝胆病引起的发热，感冒，小儿腹泻。

附注：《中华人民共和国卫生部药品标准·藏药》第一册1995年版收载。

741

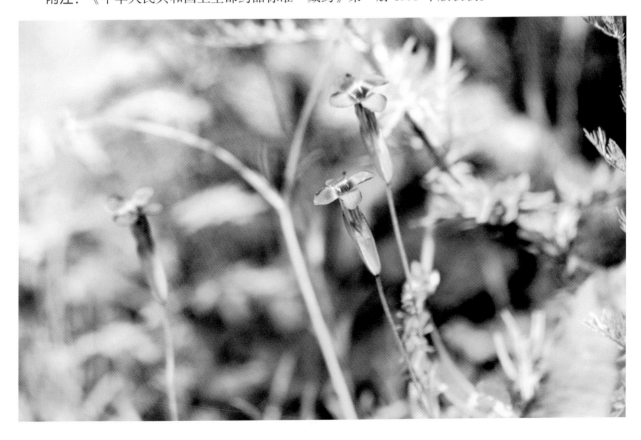

湿生萹蕾

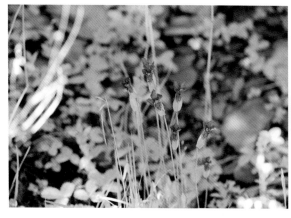

湿生篇蕾

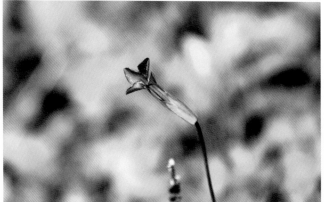

湿生篇蕾

夹竹桃科

夹竹桃

来源：夹竹桃科植物夹竹桃 *Nerium oleander* L. 的新鲜或干燥叶或树皮。

植物形态要点：常绿灌木或小乔木，高达 6 m。叶 3 片轮生，窄椭圆形或披针形，革质。花序伞房状，顶生；花鲜艳，芳香；花冠漏斗状，紫红色、粉红色、白色、橙红色或黄色，裂片 5，或更多呈重瓣。蓇葖果长圆柱形。

功能主治：强心利尿，祛痰定喘，镇痛，祛瘀。用于心脏病，心力衰竭，喘息咳嗽，癫痫，跌打损伤，肿痛，经闭。

附注：《中药大辞典》867 页。

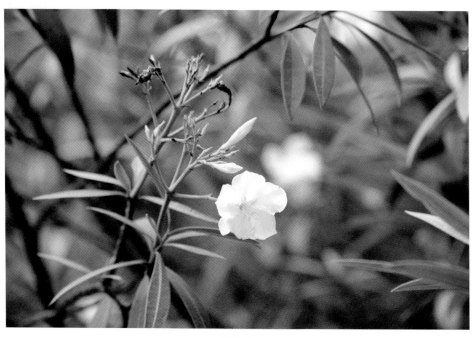

夹竹桃

742

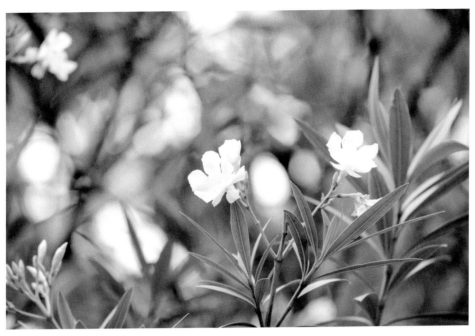

夹竹桃

长春花

来源： 夹竹桃科植物长春花 *Catharanthus roseus* (L.) G. Don 的干燥全草。

植物形态要点： 半灌木或草本。叶倒卵形或椭圆形，草质，侧脉 7~11 对。花冠高脚碟状，红色、粉红色、白色，或黄色，裂片宽倒卵形。蓇葖果圆柱状，直立。

功能主治： 清热解毒，平肝，凉血降压，镇静安神。用于高血压，火烫伤，恶性淋巴瘤，绒毛膜上皮癌，单核细胞性白血病。

附注： 《四川省中药资源志要》625 页。

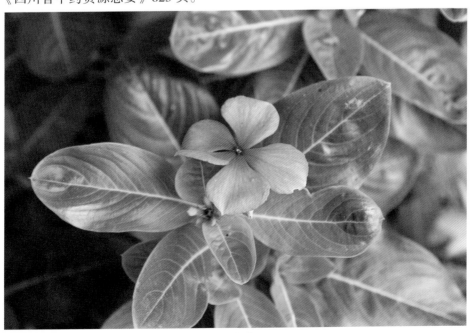

长春花

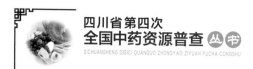

蔓长春花

来源： 夹竹桃科植物蔓长春花 *Vinca major* L. 的干燥地上部分。

植物形态要点： 蔓性半灌木，茎偃卧，花茎直立。叶椭圆形，长 2~6 cm，宽 1.5~4 cm，先端急尖，基部下延；侧脉约 4 对；叶柄长 1 cm。花单朵腋生；花梗长 4~5 cm；花冠蓝色，花冠筒漏斗状。蓇葖果长约 5 cm。

功能主治： 凉血降压，镇静安神。用于高血压，火烫伤，肿瘤。

附注： 《四川省中药资源志要》627 页。

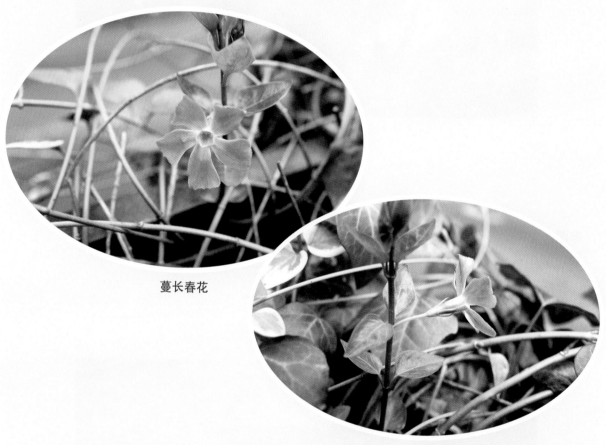

蔓长春花

蔓长春花

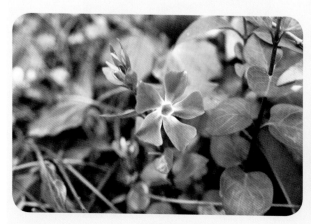

蔓长春花

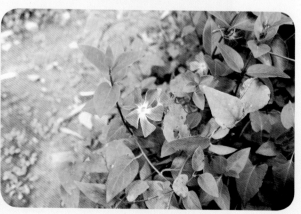

蔓长春花

萝芙木

来源： 夹竹桃科植物萝芙木 *Rauvolfia verticillata* (Lour.) Baill. 的干燥根。

植物形态要点： 灌木，无毛。下部叶对生，上部叶 3~4 片轮生，卵形或长圆形。聚伞花序较疏松，花序梗长 2~15 cm；花冠白色，冠筒圆柱形，裂片宽椭圆形至卵形；雄蕊着生在花冠筒中部。核果椭圆体形或卵球形，果核分离。

功能主治： 清风热，降肝火，消肿毒。用于感冒发热，咽喉肿痛，高血压，头痛眩晕，瘰疬，腹痛吐泻，风痒疥疮，肝炎，肾炎，腹水，跌打内伤，蛇伤。

附注： 《广西中药材标准》1996 年版收载。

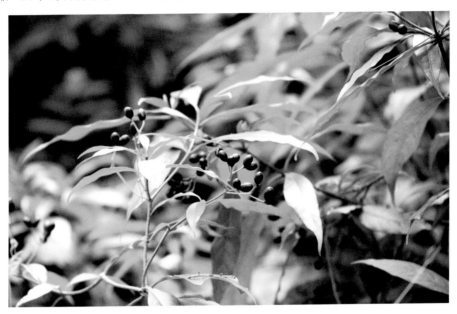

萝芙木

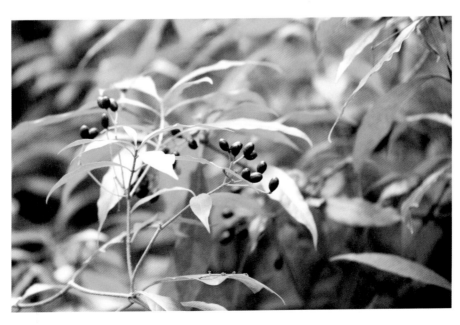

萝芙木

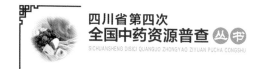

络 石

来源：夹竹桃科植物络石 *Trachelospermum jasminoides* (Lindl.) Lem. 的干燥带叶藤茎。

植物形态要点：木质藤本，长达 10 m。小枝细长，被短柔毛。叶对生，卵形至窄椭圆形，革质。聚伞花序圆锥状，顶生或腋生，花序梗长 2~6 cm；萼片窄长圆形，开展或反折；花冠白色，裂片倒卵形。蓇葖果条形。

功能主治：祛风通络，凉血消肿。用于风湿热痹，筋脉拘挛，腰膝酸痛，喉痹，痈肿，跌扑损伤。

附注：本品出自《本草纲目拾遗》。《中国药典》2020 年版一部收载络石藤。

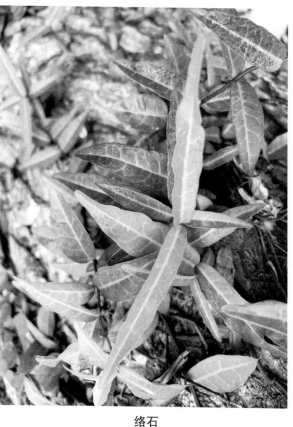

络石

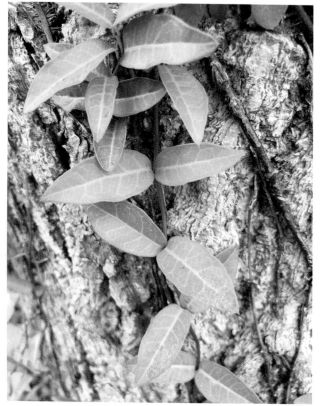

络石

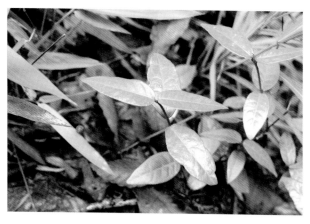

络石

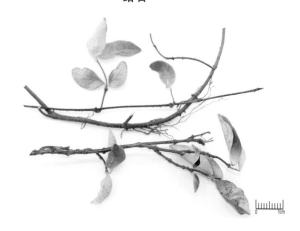

络石藤

萝藦科

白　薇

来源： 萝藦科植物白薇 *Cynanchum atratum* Bge. 的干燥根及根茎。

植物形态要点： 直立草本，高达 50 cm。叶卵形或卵状长圆形。花序伞形状，无花序梗，具 8~10 花；萼片披针形；花冠深紫色，辐状，裂片卵状三角形；副花冠 5 深裂。蓇葖果纺锤状至披针形。

功能主治： 清热凉血，利尿通淋，解毒疗疮。用于温邪伤营发热，阴虚发热，骨蒸劳热，产后血虚发热，热淋，血淋，痈疽肿毒。

附注：《中国药典》2020 年版一部以白薇收载白薇和蔓生白薇。

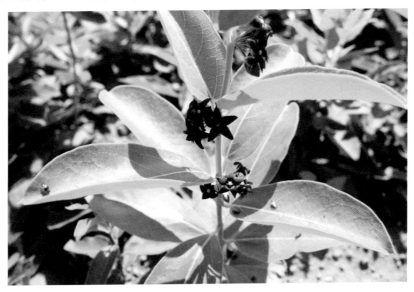

白薇

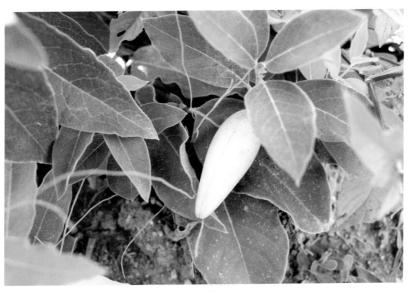

白薇

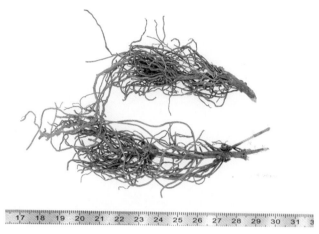

白薇

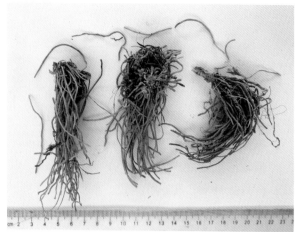

白薇

杠 柳

来源： 萝藦科植物杠柳 *Periploca sepium* Bge. 的干燥根皮。

植物形态要点： 落叶蔓性灌木。叶卵状长圆形，膜质，侧脉 20~25 对。聚伞花序腋生，具少数花；萼片三角状卵形；花冠紫色，裂片长圆状披针形，反折，腹面具疏柔毛，并具一伸长的附属物。蓇葖果 2；长圆柱状，顶端靠合。

功能主治： 利水消肿，祛风湿，强筋骨。用于下肢浮肿，心悸气短，风寒湿痹，腰膝酸软。

附注：《中国药典》2020 年版一部以香加皮收载。《四川中药志》收载。

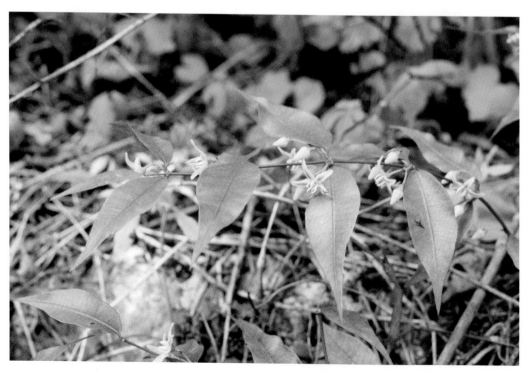

杠柳

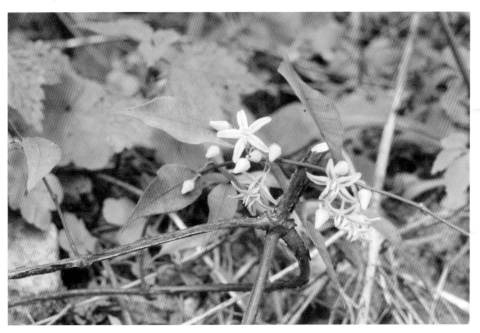

杠柳

大理白前

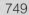

来源： 萝藦科植物大理白前 *Cynanchum forrestii* Schltr. 的干燥根及根茎。

植物形态要点： 直立草本，单茎，密被柔毛。叶对生，薄纸质，宽卵形。伞形状聚伞花序腋生或近顶生；花萼裂片披针形；花冠黄色、辐状，裂片卵状长圆形，有缘毛，其基部有柔毛；副花冠肉质，裂片三角形，与合蕊柱等长。蓇葖果多数；种子扁平；种毛长 2 cm。

功能主治： 清热凉血，利尿通淋。用于阴虚发热，产后发热，肺热咳嗽，水肿，淋证。

附注：《中华本草》第 6 册 5659 页。

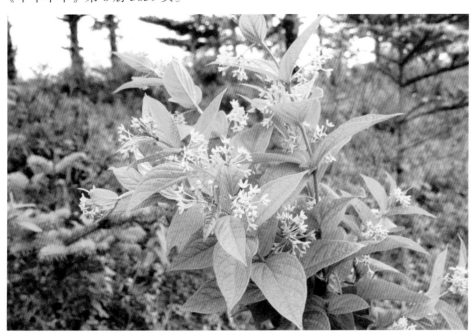

大理白前

四川药用植物原色图谱

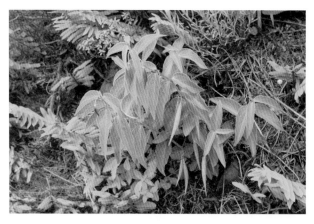

大理白前

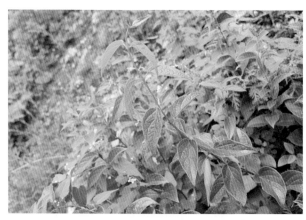

大理白前

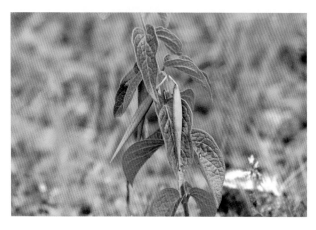

大理白前

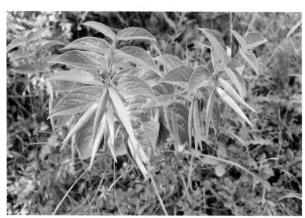

大理白前

牛皮消

来源：萝藦科植物牛皮消 *Cynanchum auriculatum* Royle ex Wight 的干燥根。

植物形态要点：缠绕藤本。叶卵形。花序总状或伞房状，花冠白色、淡黄色、粉红色或紫色，辐状，裂片披针形至披针状长圆形；副花冠5深裂，白色。蓇葖果长圆状披针形。

功能主治：消食，健胃散毒。用于噎食，胸腹饱满，宿食不消。

附注：《四川省中药材标准》2010 年版以隔山撬收载。本品又称耳叶牛皮消。《贵州省中药材质量标准》1988 年版以隔山消收载耳叶牛皮消。

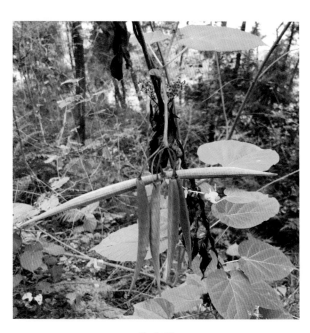

牛皮消

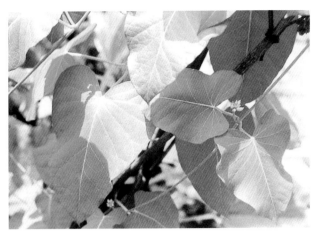

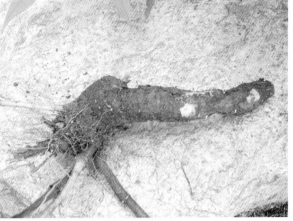

牛皮消　　　　　　　　　　　　　　　　　　　牛皮消鲜根

苦　绳

来源：萝藦科植物苦绳 *Dregea sinensis* Hemsl. 的干燥全株。

植物形态要点：攀援木质藤本，茎具皮孔，幼枝具褐色绒毛。叶纸质，卵状心形或近圆形，基部心形，叶面被短柔毛，叶背被绒毛；叶柄长 1.5~4 cm，被绒毛，顶端具丛生小腺体。伞状聚伞花序腋生，着花多达 20 朵；萼片卵圆形至卵状长圆形，内面基部有腺体；花冠辐状，直径达 1.6 cm，外面白色，内面紫红色，冠片卵圆形，顶端钝而有微凹，有缘毛。

功能主治：祛风除湿，止咳平喘，通乳，消肿止痛。用于四肢风湿痛，瘀血疼痛，咳嗽，哮喘，乳汁不通，外伤骨折疼痛，月经不调，红崩白带。

附注：《中华本草》第 6 册 5677 页。

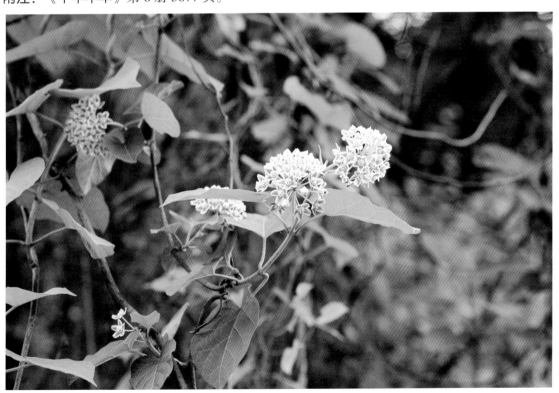

苦绳

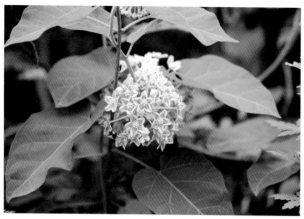

苦绳

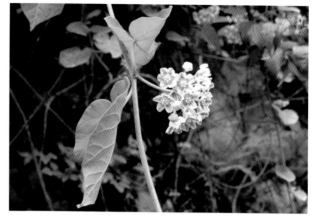

苦绳

长叶吊灯花

来源： 萝藦科植物长叶吊灯花 *Ceropegia dolichophylla* Schltr. 的干燥根、叶或全草。

植物形态要点： 草质藤本；茎柔细，缠绕。根肉质，细长，丛生。叶对生，膜质，条状披针形。花萼5裂，裂片条状披针形，内面基部具腺体；花冠褐红色，筒状，花冠裂片5枚，顶端黏合；副花冠2排，外面一排具10个齿，内面一排具5枚舌状片，比外面一排副花冠长1倍；花粉块每室1个，直立。菁葖果狭披针形；种子顶端具白绢质种毛。

功能主治： 祛风除湿，补虚。用于脚气病，劳伤虚弱。

附注：《全国中草药汇编》收载。

752

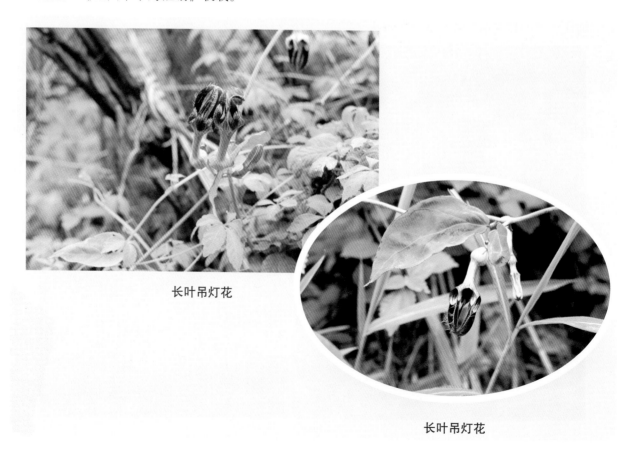

长叶吊灯花

长叶吊灯花

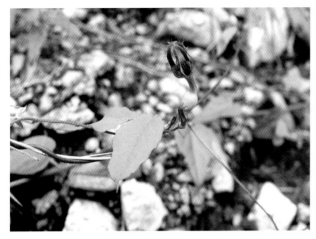

长叶吊灯花

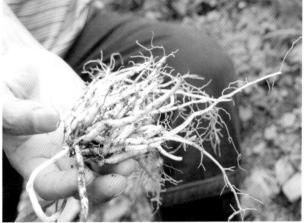

长叶吊灯花鲜根

旋花科

裂叶牵牛

来源：为旋花科植物裂叶牵牛 *Pharbitis nil* (L.) Choisy 的干燥成熟种子。

植物形态要点：缠绕草本。叶宽卵形，长 3~8 cm，宽 3~7 cm，常 3 深裂，裂片先端急尖，中央裂片基部具深弯缺，基部心形，两面疏生柔毛。花序腋生，具 1~3 花；萼片卵形至卵圆形，先端尾尖，宿存；花冠漏斗形，长 3~4.5 cm，直径约 3 cm，白色、粉红色至蓝紫色。

功能主治：泻水通便，消痰涤饮，杀虫攻积。用于水肿胀满，二便不通，痰饮积聚，气逆喘咳，虫积腹痛。

附注：《中国药典》2020 年版一部以牵牛子收载裂叶牵牛或圆叶牵牛。经查《中国植物志》裂叶牵牛为牵牛。《四川植物志》第 4 卷 409 页。原产北美洲和南美洲，广泛引种或归化。

753

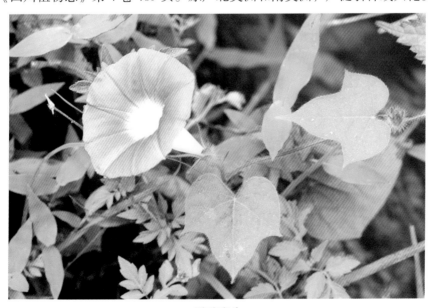

裂叶牵牛

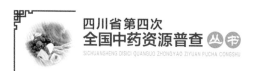

四川药用植物原色图谱

754

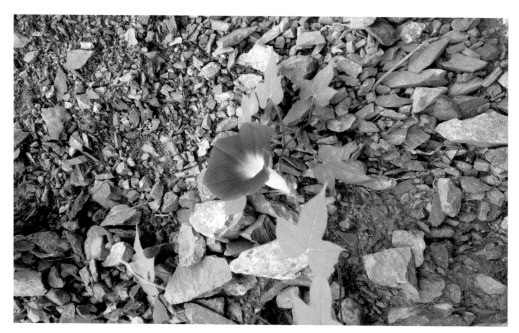

裂叶牵牛

圆叶牵牛

来源： 旋花科植物圆叶牵牛 *Pharbitis purpurea* (L.) Voigt 的干燥成熟种子。

植物形态要点： 缠绕草本。茎上被短微柔毛和长倒向硬毛。叶圆心形或宽卵状心形，全缘或3裂。萼片近等大，2枚内萼片外面被开展硬毛；花冠紫红色或蓝紫色或白色，具白色的中心，漏斗形。蒴果近球形。

功能主治： 同裂叶牵牛。

附注：《中华本草》第 6 册 5887 页。

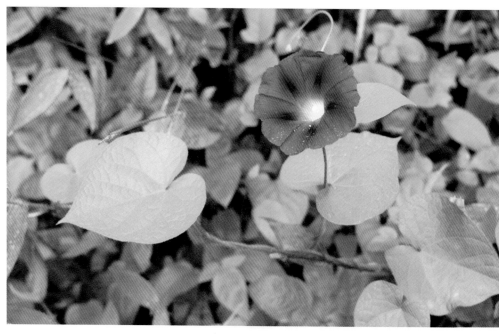

圆叶牵牛

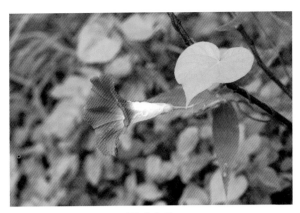

圆叶牵牛

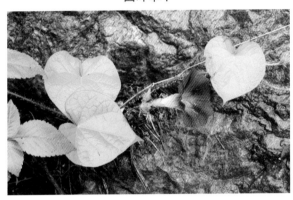

圆叶牵牛

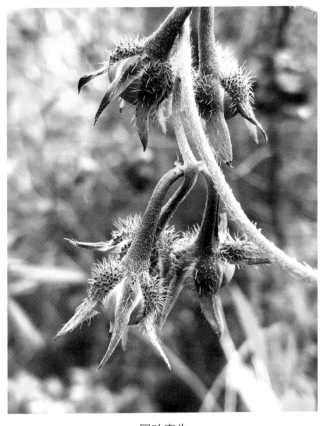

圆叶牵牛

茑 萝

来源： 旋花科植物茑萝 *Ipomoea quamoclit* L. 的干燥全草。

植物形态要点： 柔弱缠绕草本。叶卵形至椭圆形，羽状深裂至中脉；叶柄基部具假托叶。花序腋生，聚伞花序具少花；花冠高脚碟状，血红色。蒴果卵球形。

功能主治： 清热凉血，除湿解毒，消肿。用于肺热咳血，肺结核咯血，尿血，小儿惊风，耳疔，痔瘘。

附注：《世界药用植物速查辞典》492 页。《中药大辞典》2859 页以金凤毛记载，拉丁学名为 *Quamoclit pennata* (Lam.) Boj.。《中国植物志》第 64 卷 110 页。

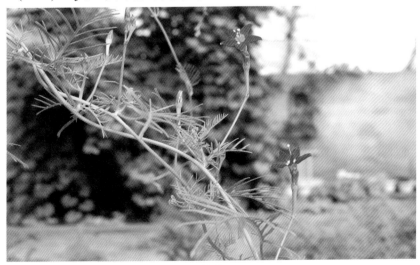

茑萝

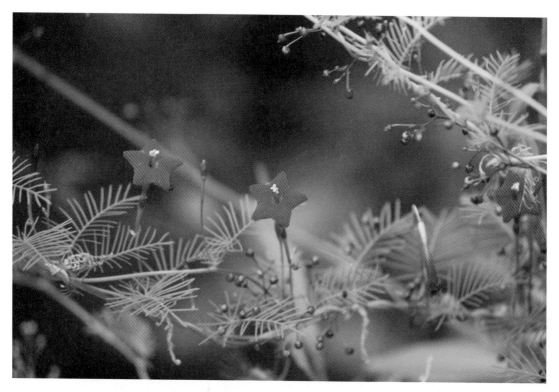

莴萝

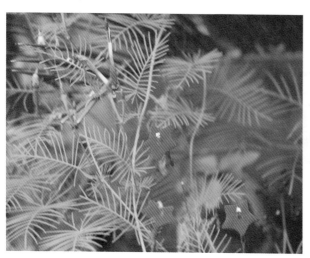

莴萝

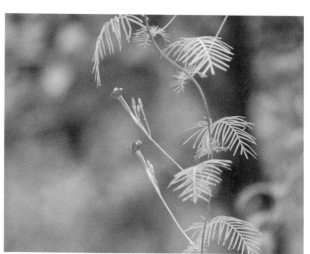

莴萝

欧旋花

来源：旋花科植物欧旋花 *Calystegia sepium* (L.) R. Br. subsp. *spectabilis* Brummitt 的干燥全草、花或根。

植物形态要点：缠绕草本。叶三角状卵形，无毛至疏具柔毛，基部戟形或心形，侧裂片全缘或2~3裂。苞片宽卵形，先端急尖；花冠通常白色或淡红色、紫色，漏斗状。

功能主治：活血调经，祛风止痒，止痛。用于月经不调，痛经，牙痛，风湿痹痛，风湿性关节炎，神经性皮炎。

附注：《全国中草药汇编》。

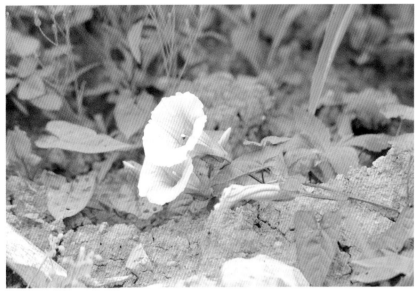

欧旋花

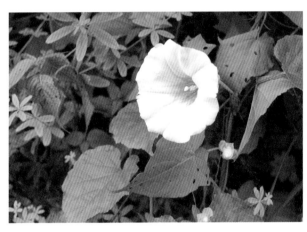

欧旋花

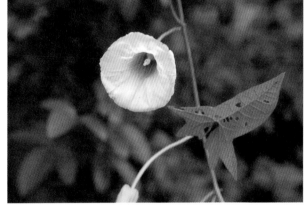

欧旋花

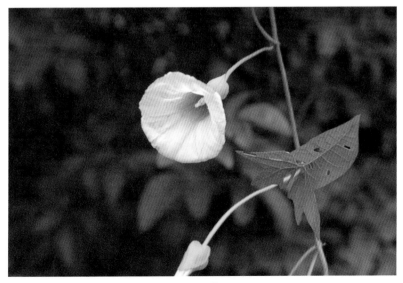

欧旋花

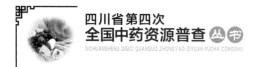

菟丝子

来源： 旋花科植物菟丝子 *Cuscuta chinensis* Lam. 的干燥成熟种子。

植物形态要点： 寄生草本。茎缠绕，黄色，纤细，无叶。花序侧生，少花或多花簇生成小伞形或小团伞花序；苞片及小苞片小，鳞片状；花梗稍粗壮；花萼杯状，中部以下连合，裂片三角状；花冠白色，壶形；雄蕊着生花冠裂片弯缺微下处；鳞片长圆形；子房近球形，花柱 2。蒴果球形，几乎全为宿存的花冠所包围。种子 2~49，淡褐色，卵形，长约 1 mm，表面粗糙。

功能主治： 补益肝肾，固精缩尿，安胎，明目，止泻，消风祛斑。用于肝肾不足，腰膝酸软，阳痿遗精，遗尿尿频，肾虚胎漏，胎动不安，目昏耳鸣，脾肾虚泻，白癜风。

附注： 《中国药典》2020 年版一部收载。

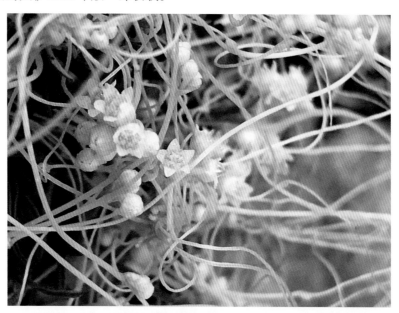

菟丝子

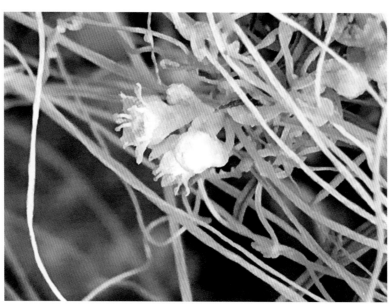

菟丝子

日本菟丝子

来源： 旋花科植物日本菟丝子 *Cuscuta japonica* Choisy 的干燥全草或种子。

植物形态要点： 寄生草本。茎较粗壮，黄色，常带紫红色瘤状斑点，多分枝，无叶。花序穗状，基部常多分枝；苞片及小苞片鳞片状，卵圆形，顶端尖；花萼碗状，5 裂，裂片卵圆形，相等或不等，顶端尖，常有紫红色瘤状突起；花冠钟状，绿白色，长 3~5 mm，顶端 5 浅裂，裂片卵状三角形；雄蕊 5，花药卵圆形、矩圆形，边缘流苏状；子房二室，花柱长，柱头 2 裂。蒴果卵圆形，近基部盖裂；种子 1~2 个，光滑，褐色。

功能主治： 补肾益精，养肝明目，固胎止泄。用于腰膝酸痛，遗精，阳痿，早泄，不育，消渴病，淋浊，遗尿，目昏耳鸣，胎动不安，流产，泄泻。

附注：《四川省中药材标准》2010 年版以大菟丝子收载金灯藤即日本菟丝子。《四川植物志》第 4 卷 419 页。

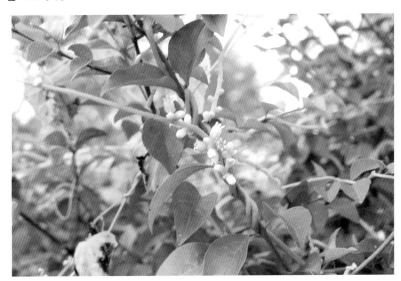

日本菟丝子

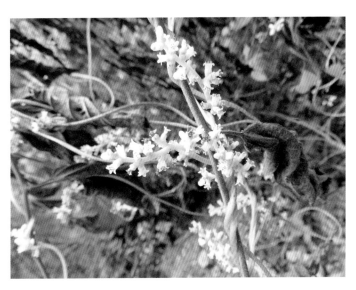

日本菟丝子

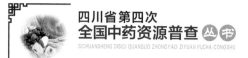
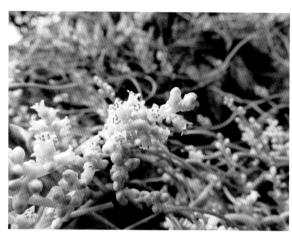

日本菟丝子

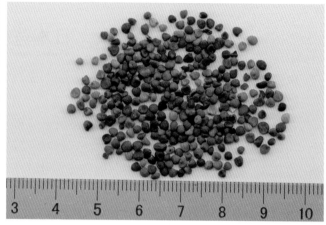

大菟丝子

欧洲菟丝子

来源： 旋花科植物欧洲菟丝子 *Cuscuta europaea* L. 的干燥全草或种子。

植物形态要点： 寄生植物。茎浅黄色或浅红色，线形，直径不超过 1 mm。花序侧生，紧缩团伞状；花萼杯形，萼片 4 或 5，三角状卵形；花冠粉色，坛状；裂片 4 或有时 5；花柱 2，柱头棒状。蒴果近球形，周裂。

功能主治： 滋补肝肾，固精缩尿，安胎，明目，止泻。用于肾虚腰痛，阳痿遗精，尿频，宫冷不孕，目暗便溏。

附注：《四川省中药资源志要》639 页。

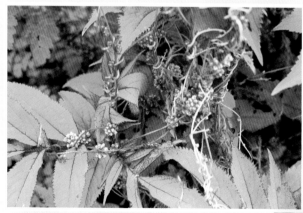

欧洲菟丝子

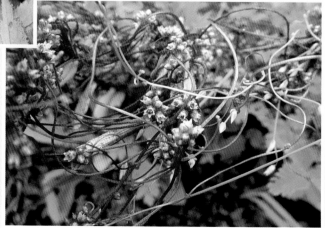

欧洲菟丝子

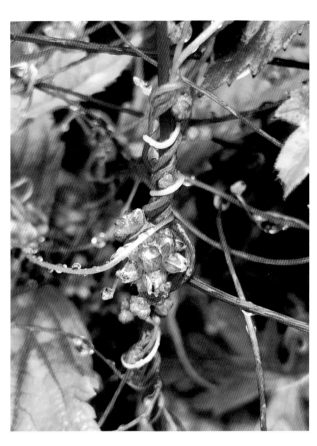

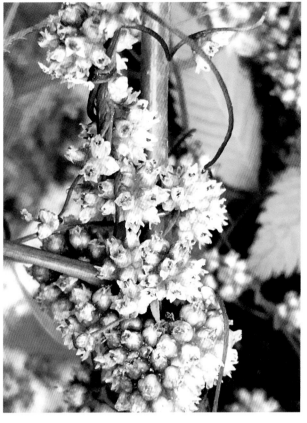

欧洲菟丝子　　　　　　　　　　欧洲菟丝子

番　薯

来源：旋花科植物番薯 *Ipomoea batatas* (L.) Lam. 的新鲜或干燥块根。

植物形态要点：缠绕草本，具椭圆体形、纺锤形或伸长的块根。茎和叶疏被柔毛或无毛。叶宽卵形至圆形，全缘至掌状分裂。聚伞花序腋生；花冠粉红色、白色至紫色，中部色深，钟形至漏斗形，长 3~4 cm。蒴果卵球形或扁圆形。

功能主治：补中和血，益气生津，宽肠胃，通便。用于脾虚食少，肺热烦渴，产妇便秘，消化不良，便血，湿热下注，黄疸，带下，疮毒痈肿。

附注：本品始载于《农政全书》，入药首见于清·赵学敏《本草纲目拾遗》。本品又称红苕。《四川中药志》收载。《四川植物志》第 4 卷第 406 页。

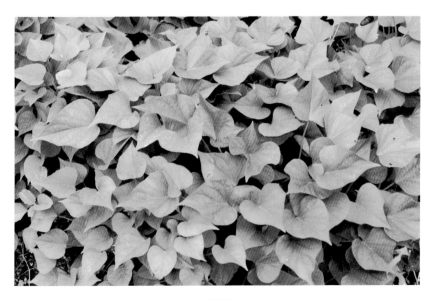

番薯

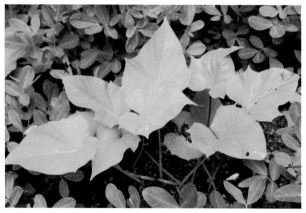

番薯

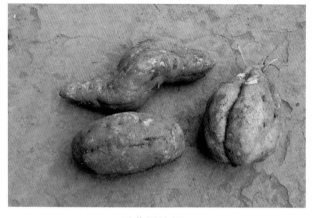

番薯鲜块根

蕹 菜

来源：旋花科植物蕹菜 *Ipomoea aquatica* Forssk. 的新鲜全草或种子。

植物形态要点：水生或沼泽湿生草本。茎圆柱形，质厚，中空，节上生根。叶形多变，先端急尖，具小短尖，边缘全缘或波状。花冠白色、粉红或紫罗兰色，中央色深，漏斗形。蒴果卵球形至球形。

功能主治：清热解毒，利尿消肿，凉血止血。用于淋浊，便秘，便血，痔疮出血，痈肿疮毒，食物中毒，消渴病。

附注：本品首载于唐·陈藏器《本草拾遗》。《四川植物志》第4卷406页。

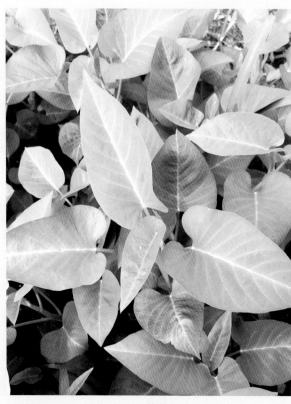

蕹菜

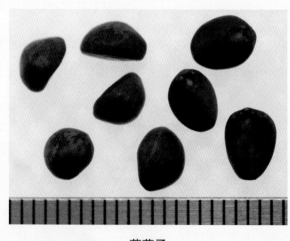

蕹菜子

花葱科

花　葱

来源：花葱科植物花葱 *Polemonium caeruleum* L. 的干燥全草。

植物形态要点：草本，茎直立。叶为羽状复叶，由下向上逐渐减少；小叶 11~27，卵形至披针形。花冠紫色至蓝紫色，宽钟形，长 1~2 cm，裂片倒卵形，边缘无毛至疏具缘毛。蒴果长 5~7 mm。

功能主治：祛痰，止血，镇静。用于急、慢性支气管炎，胃溃疡出血，咳血，衄血，子宫出血，癫痫失眠，月经过多。

附注：《全国中草药名鉴》837 页。

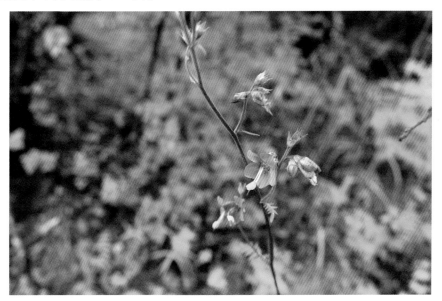

花葱

紫草科

川西滇紫草

来源：紫草科植物川西滇紫草 *Onosma mertensioides* Johnst. 的干燥根部栓皮。

植物形态要点：草本，植株被毛。茎单一。基生叶披针形，先端渐尖，基部楔形，上面被具基盘的硬毛，下面密生伏毛；茎生叶长圆状披针形，长 3~6 cm，宽 4~7 mm。花序生茎顶，呈总状，长 10~12 cm；苞片披针形；花萼长 7~8 mm，被开展的黄色细硬毛，裂片线状披针形；花冠蓝紫色，后变红色，筒状钟形，长 1.2~1.6 cm，上被反曲的短伏毛，裂片三角形，边缘反卷。小坚果灰色。

功能主治：清热凉血，化斑解毒。用于发斑发疹，痈肿疮疮，湿疹，烧烫伤。

附注：《四川省中药材标准》1987 年版以紫草皮为名收载露蕊滇紫草 *Onosma exsertum* Hemsl.、

滇紫草 *Onosma paniculatum* Bur. et Franch. 或密花滇紫草 *Onosma confertum* W. W. Smith.。

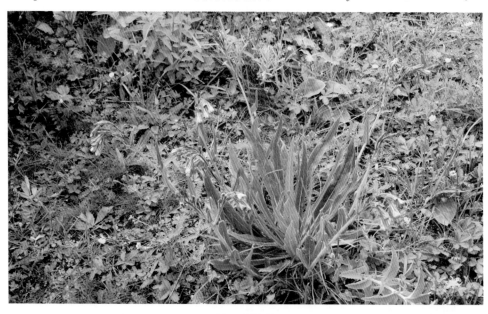

川西滇紫草

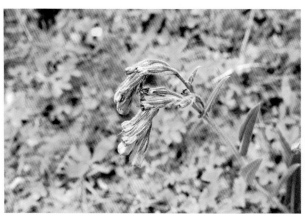

川西滇紫草

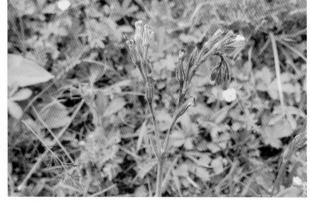

川西滇紫草

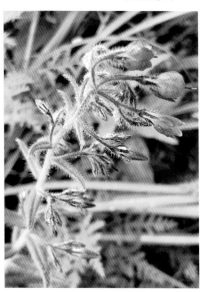

川西滇紫草

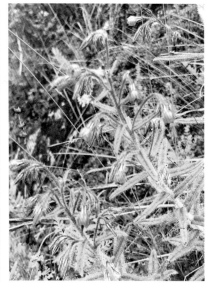

川西滇紫草

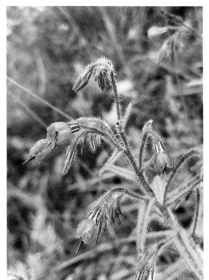

川西滇紫草

聚合草

来源：紫草科植物聚合草 *Symphytum offcinale* L. 的干燥全草或根茎。

植物形态要点：丛生型草本，被弧曲硬毛和短糙毛。主根粗壮，紫褐色。基生叶具长柄，舌状披针形至卵形。花序多花；花冠浅紫色、紫红色或黄白色，喉部附属物不伸出冠檐；子房常不育，偶在少数花中有一小坚果成熟。

功能主治：全草活血凉血，清热解毒，化瘀透疹。用于肠炎，创伤化脓，伤口久不愈合。

附注：《四川省中药资源志要》646 页。

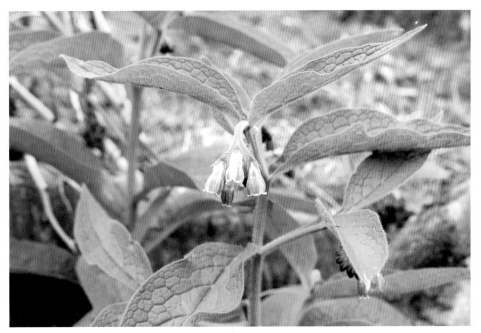

聚合草

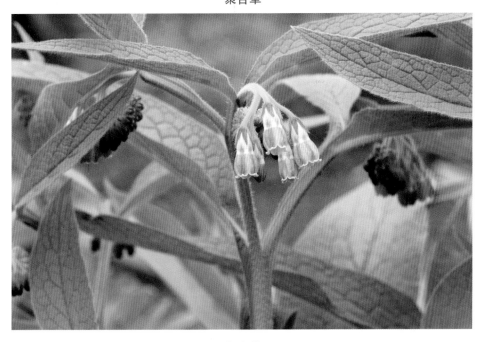

聚合草

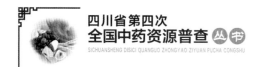
微孔草

来源：紫草科植物微孔草 *Microula sikkimensis* (Clarke) Hemsl. 的干燥全草。

植物形态要点：草本。茎直立或斜升，不成簇，具刚毛。基部下茎下部叶具长柄，阔披针形至卵形或狭卵形。花序顶生，密集；基部苞片叶状；花冠蓝色或蓝紫色，喉部附属物低梯形或半月形。小坚果有小瘤突和短毛，背孔边缘具齿。

功能主治：明目，降脂，解毒。用于高脂血症，动脉粥样硬化，眼疾，痘疹。

附注：《四川省中药资源志要》645 页。

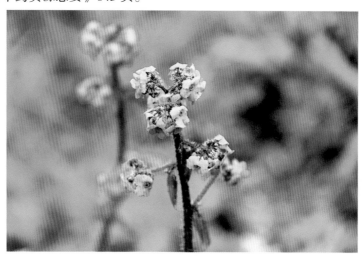

微孔草

勿忘草

来源：紫草科植物勿忘草 *Myosotis alpestris* F. W. Schmidt 的干燥全草。

植物形态要点：草本。花序长达 15 cm，无苞片；花冠蓝色，喉部黄色，有 5 附属物。小坚果深棕色，卵球形，光滑，基部无附属物。

功能主治：清热解毒，清心明目。用于便秘，大便干结，皮肤粉刺，心烦不眠，眼疾。

附注：《世界药用植物速查辞典》621 页。《中国植物志》第 64 卷 75 页。

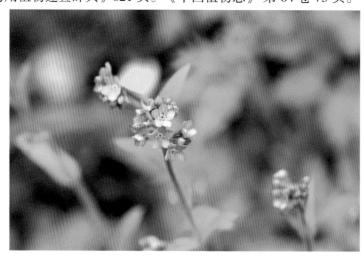

勿忘草

马鞭草科

马鞭草

来源： 马鞭草科植物马鞭草 *Verbena officinalis* L. 的干燥地上部分。

植物形态要点： 草本。茎四方形。叶纸质，卵圆形至长圆状披针形，长 2~8 cm，边缘具粗锯齿或有时深羽状半裂或浅裂。穗状花序长，纤细；苞片与花等长；花具柔毛，具腺点；花冠蓝色至淡紫色，长 4~8 mm，裂片 5。小坚果 4，长圆形。

功能主治： 活血散瘀，解毒，利水，退黄，截疟。用于癥瘕积聚，痛经经闭，喉痹，痈肿，水肿，黄疸，疟疾。

附注： 本品出自《名医别录》。《中国药典》2020 年版一部收载。

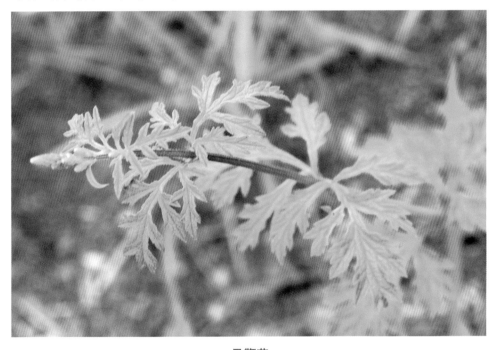

马鞭草

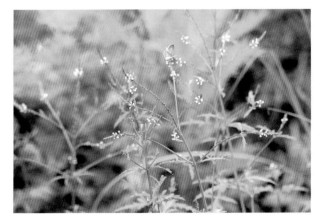

马鞭草

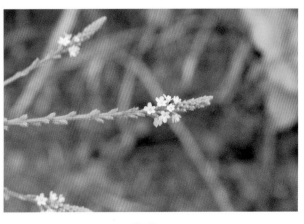

马鞭草

四川药用植物原色图谱

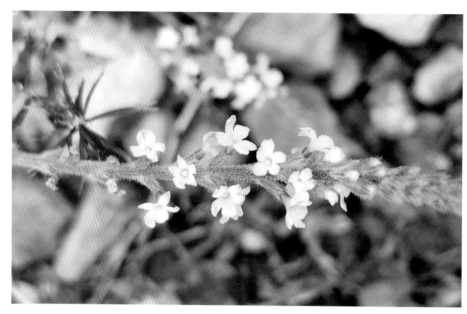

马鞭草

赪 桐

来源：马鞭草科植物赪桐 *Clerodendrum japonicum* (Thunb.) Sweet 的干燥根或叶。

植物形态要点：灌木。叶宽卵形或心形，长 8~35 cm，先端急尖或渐尖，基部心形，边缘有细锯齿，背面密被黄色盾形腺体。聚伞圆锥花序红色；苞片与小苞片常浅红色；花萼红色，5 深裂。果萼远长于果实，后反折；核果蓝黑色，近球形。

功能主治：根祛风利湿，散瘀消肿。用于风湿骨痛，腰肌劳损，跌打损伤，肺结核咳嗽，咯血。叶解毒排脓。用于疔疮疖肿。

附注：《全国中草药汇编》收载。

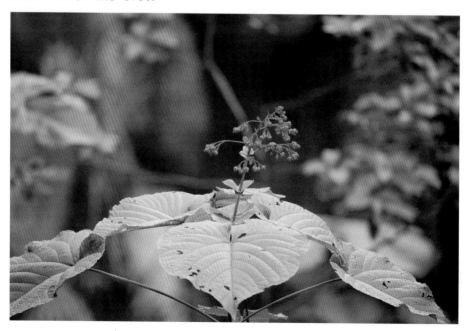

赪桐

三花莸

来源：马鞭草科植物三花莸 *Caryopteris terniflora* Maxim. 的干燥全草。

植物形态要点：亚灌木。分枝具 4 棱，被下弯的短柔毛。叶卵形至狭卵形，长 1.5~4 cm，先端急尖，基部宽楔形至圆形，边缘具锯齿。花序为腋生聚伞状，具 1~5 花；花冠粉红色至紫色。小坚果卵球形，密被硬毛，具明显网状脉。

功能主治：祛风寒，解表，通宣理肺，止咳。用于风寒感冒，咳嗽，慢性支气管炎，小儿百日咳，淋巴结核。

附注：《四川省中药资源志要》651 页。

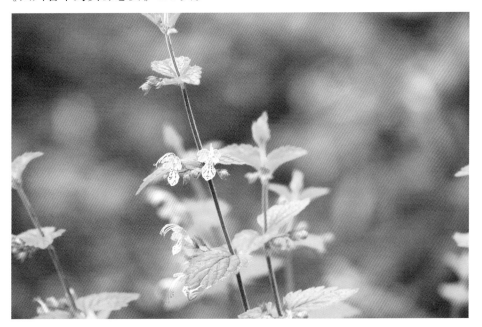

三花莸

769

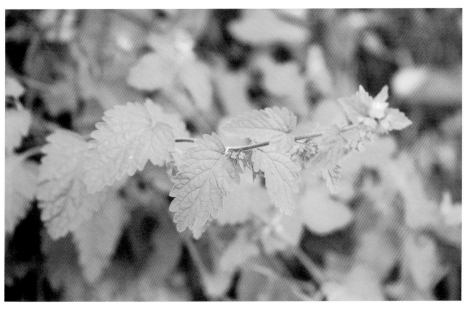

三花莸

毛球莸

来源：马鞭草科植物毛球莸 *Caryopteris trichosphaera* W.W.Sm. 的干燥全草。

植物形态要点：灌木。小枝幼时具柔毛和腺毛。叶卵状长圆形至宽卵形，长 1~3 cm，先端钝，基部圆至截形，边缘具粗齿，被绒毛和腺点。聚伞花序近头状；花冠浅蓝至淡紫色，下唇中裂片流苏状。果实长圆形至卵球形，小坚果具翅。

功能主治：祛风止痛。用于头痛，风湿痹痛。

附注：《青海野生药用植物》427 页。

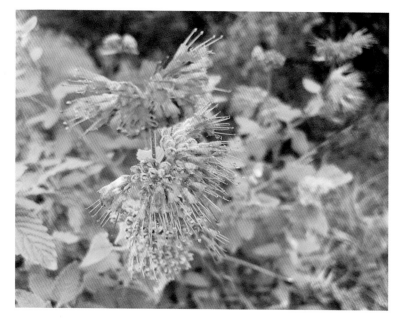

毛球莸

770

红紫珠

来源：马鞭草科植物红紫珠 *Callicarpa rubella* Lindl. 的干燥叶。

植物形态要点：灌木。叶片倒卵形或倒卵状椭圆形，顶端尾尖或渐尖，基部心形，边缘具细锯齿或不整齐的粗齿。聚伞花序。花萼被星状毛或腺毛，具黄色腺点，萼齿钝三角形或不明显；花冠紫红色、黄绿色或白色，长约 3 mm，外被细毛和黄色腺点；雄蕊长为花冠的 2 倍，药室纵裂；子房有毛。果实紫红色，径约 2 mm。

功能主治：清热，止血，消肿，止痛。用于肝炎，痢疾，外伤出血，跌打损伤。

附注：《四川省中药资源志要》650 页。

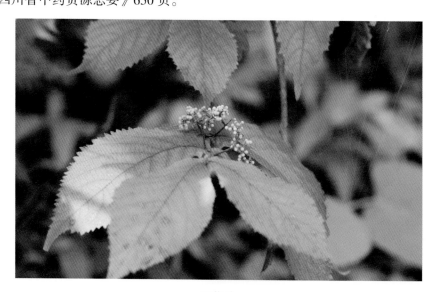

红紫珠

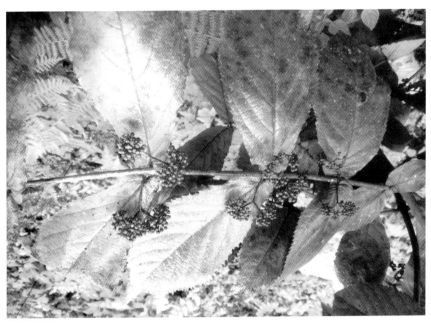

红紫珠

臭牡丹

来源：马鞭草科植物臭牡丹 *Clerodendrum bungei* Setud. 的干燥茎叶。

植物形态要点：灌木，具臭味。叶卵形至宽卵形，长 8~20 cm，先端急尖至渐尖，基部宽楔形至心形，边缘具不规则锯齿，下面近基部具数个盾状腺点。伞房状聚伞花序密集头状；花冠红色、粉红色或紫色。核果蓝黑色，近球形。

功能主治：活血散瘀，清热利湿，消肿解毒。用于痈疽，疔疮肿毒，乳腺炎，关节炎，湿疹，脱肛，风火牙痛。

附注：本品始载于清·赵学敏《本草纲目拾遗》。《四川中药志》1466 页。

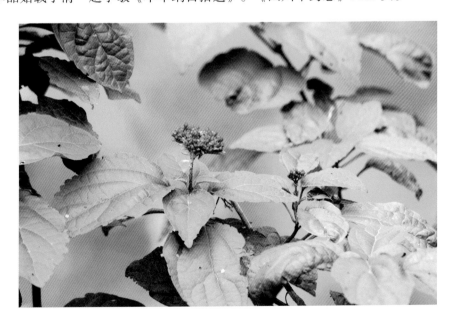

臭牡丹

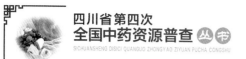
四川药用植物原色图谱

772

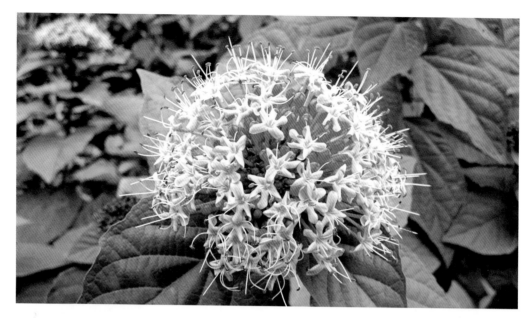

臭牡丹

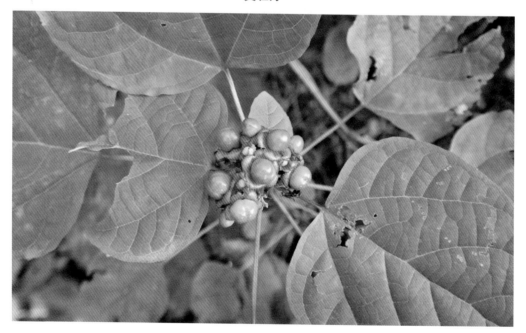

臭牡丹

海州常山

来源：马鞭草科植物海州常山 *Clerodendrum trichotomum* Thunb. 的干燥根、嫩枝、叶、有宿萼的花和幼果。

植物形态要点：灌木或小乔木。叶宽卵形至卵状椭圆形，长 5~16 cm，先端渐尖，基部宽楔形至截形，边缘全缘或具浅波状锯齿。伞房状聚伞花序疏松；花萼浅绿色，后为紫色；花冠白色或粉红色。核果蓝紫色，近球形。

功能主治：叶祛风湿，止痛，降血压。用于风湿痹痛，高血压。根祛风除湿，降血压，活血散瘀，调经止带。用于疟疾，风湿痹痛，高血压，食积饱胀，小儿疳积，月经不调。花健脾利湿，调气消积。用于食积饱胀。果祛风湿，平喘。用于风湿痹痛，咳嗽。

附注：本品又称矮桐子。《中国药典》1977 年版收载臭梧桐叶。《山东省中药材标准》1995 年版和《上海市中药材标准》1994 年版收载。

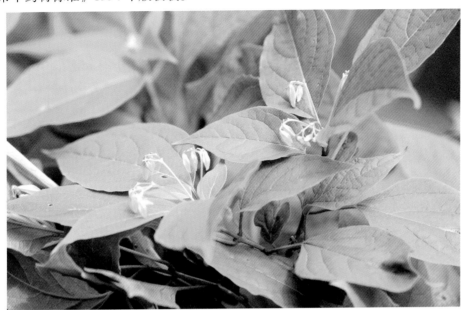

海州常山

773

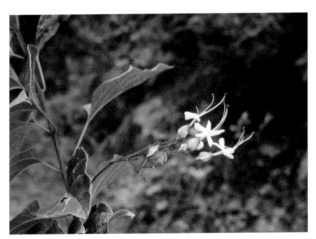

海州常山

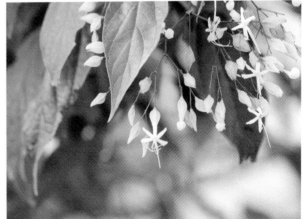

海州常山

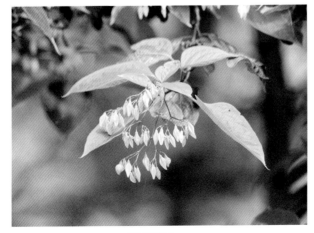

海州常山

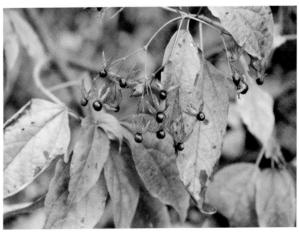

海州常山

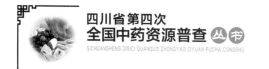

黄 荆

来源：马鞭草科植物黄荆 *Vitex negundo* L. 的果实或新鲜叶经水蒸气蒸馏得到的挥发油。

植物形态要点：灌木或小乔木。叶具 3~5 小叶；小叶狭椭圆形至披针形，中间小叶长 4~13 cm，边缘全缘或具疏锯齿，下面密被灰白色绒毛。圆锥花序长 10~27 cm；花梗密被灰白色绒毛；花钟形，具 5 齿，被灰色绒毛；花冠淡紫色。果近球形。

功能主治：黄荆油祛痰，镇咳，平喘。用于慢性支气管炎。黄荆子养肝除风，行气止痛。用于伤寒呃逆，咳喘，食滞，小肠疝气及痔漏。

附注：本品首载于清·赵学敏《本草纲目拾遗》。《中华人民共和国卫生部药品标准·中药材》第一册以黄荆油收载。《四川省中药材标准》2010 年版以黄荆子收载。《四川中药志》1751 页。

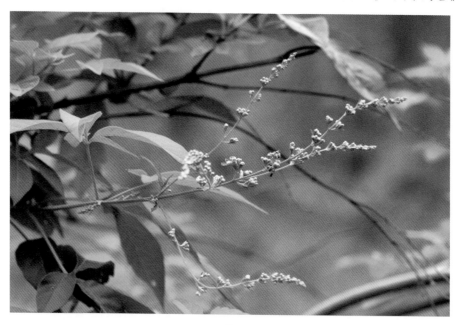

黄 荆

唇形科

藿 香

来源：唇形科植物藿香 *Agastache rugosa* (Fisch. et. C. A. Mey.) Kuntze 的干燥全草。

植物形态要点：直立草本。叶向上渐变小，上面近无毛，下面具柔毛和腺点，边缘具锯齿。穗状花序紧密，圆柱状；花冠蓝紫色，管状倒圆锥形，具腺状柔毛，黄色腺点。小坚果卵球状长圆形，腹面具棱。

功能主治：芳香化浊，和中止呕，发表解暑。用于湿浊中阻，脘痞呕吐，暑湿表证，湿温初起，发热倦怠，胸闷不舒，寒湿闭暑，腹痛吐泻，鼻渊头痛。

附注：本品始载于梁·陶弘景《名医别录》。《中国药典》1977 年版和《四川省中药材标准》

1987年版收载。《四川植物志》第10卷227页。《药材标准品种大全》记载藿香拉丁名 *Agastache rugosus* (Fisch. et Mey.) O. Ktzè。

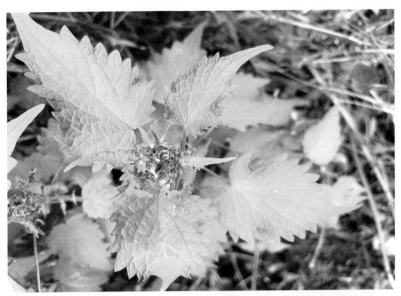

藿香

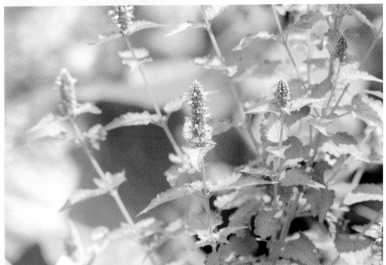

藿香

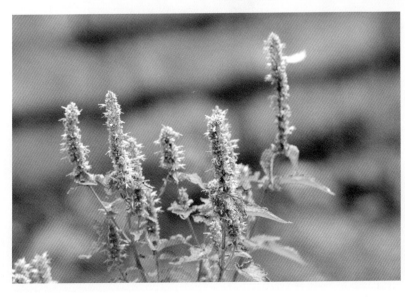

藿香

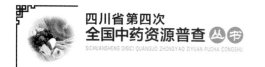

薄 荷

来源：唇形科植物薄荷 *Mentha haplocalyx* Briq. 的干燥地上部分。

植物形态要点：草本。茎具柔毛，多分枝。叶卵状披针形至长圆形，具柔毛。轮伞花序腋生，球形；花萼管状钟形，具柔毛及腺点；花冠淡紫色或白色，具柔毛，上部裂片最大，2裂，其他裂片近等大。

功能主治：疏散风热，清利头目，利咽，透疹，疏肝行气。用于风热感冒，风温初起，头痛，目赤，喉痹，口疮，风疹，麻疹，胸胁胀闷。

附注：《中国药典》2020年版一部收载。

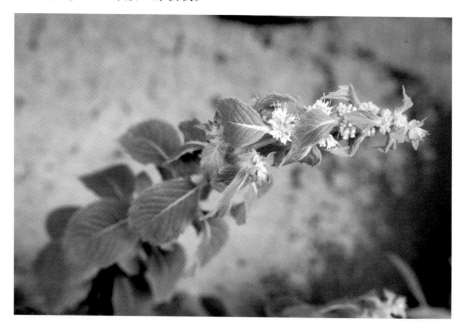

薄荷

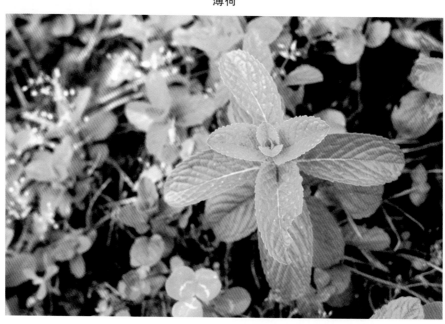

薄荷

留兰香

来源：唇形科植物留兰香 *Mentha spicata* Linn. 的新鲜或干燥叶、嫩枝、地上部分或全草。

植物形态要点：草本。茎钝四棱形。叶卵状长圆形或长圆状披针形，边缘具尖锐而不规则的锯齿，草质。轮伞花序。花萼钟形，萼齿5，三角状披针形。花冠淡紫色，冠筒长2 mm，冠檐具4裂片，上裂片微凹。雄蕊4，伸出，近等长，花丝丝状，花药卵圆形，2室。花柱伸出花冠很多，先端相等2浅裂，裂片钻形。花盘平顶。子房褐色。

功能主治：祛风散寒，止咳，消肿解毒。用于感冒发热，咳嗽，虚劳咳嗽，伤风，头痛，咽痛，神经性头痛，胃痛，胃肠胀气，跌打瘀痛，目赤辣痛，鼻衄，全身麻木，小儿疮疖。

附注：《中华本草》第7册6104页记载拉丁学名为 *Mentha spicata* L.。

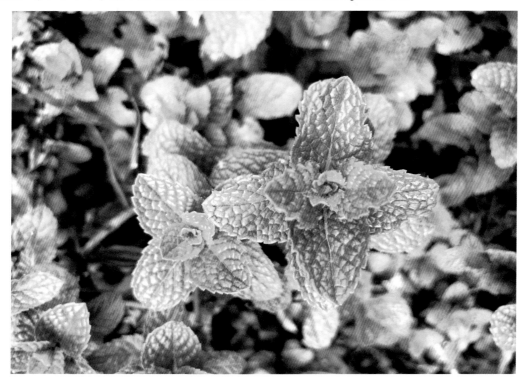

留兰香

牛　至

来源：唇形科植物牛至 *Origanum vulgare* L. 的干燥全草。

植物形态要点：芳香草本。茎直立或近基部匍匐，淡紫色。叶卵形至长圆状卵形，具腺点，上面亮绿色，带紫色。穗状花序长圆形，果期稍伸长；苞叶多无柄，浅紫色；苞片绿色或紫色；花冠紫红色至白色，管状钟形。小坚果棕色。

功能主治：清暑解表，利水消肿。用于中暑，感冒，头痛身重，腹痛，呕吐，胸膈胀满，气阻食滞，腹泻，水肿。

附注：本品始载于《植物名实图考》。《四川中药材标准》1987年版以川香薷收载。《四川植物志》第10卷392页。

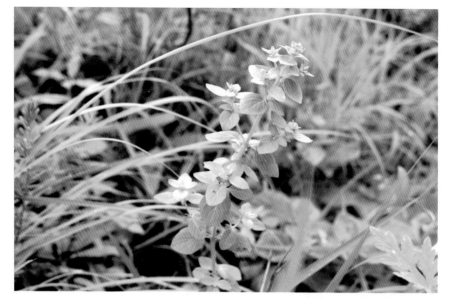

牛至

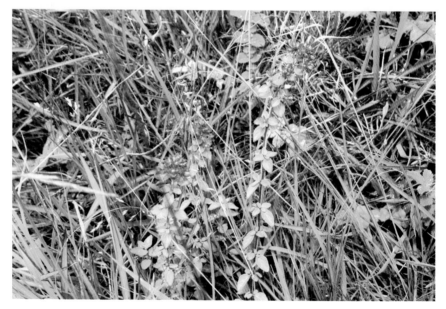

牛至

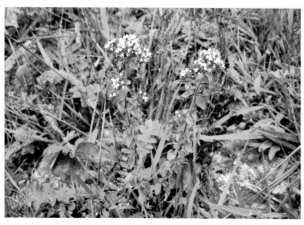

牛至

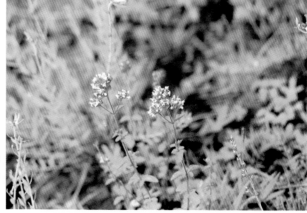

牛至

紫 苏

来源：唇形科植物紫苏 *Perilla frutescens* (L.) Britt. 的干燥果实、叶或茎。

植物形态要点：直立草本。茎密被长柔毛。叶宽卵形至圆形，两面紫色或上表面绿色，下表面紫色，上面有柔毛，背面有贴伏长柔毛。果期时花长达 1.1 cm，基部有长柔毛，具腺体。

功能主治：紫苏子降气化痰，止咳平喘，润肠通便。用于痰壅气逆，咳嗽气喘，肠燥便秘。紫苏叶解表散寒，行气和胃。用于风寒感冒，咳嗽呕恶，妊娠呕吐，鱼蟹中毒。紫苏梗理气宽中，止痛，安胎。用于胸膈痞闷，胃脘疼痛，嗳气呕吐，胎动不安。

附注：本品首载于《神农本草经》。《名医别录》收载。《中国药典》2020 年版一部以紫苏子、紫苏叶、紫苏梗收载。《四川植物志》第 10 卷 402 页。

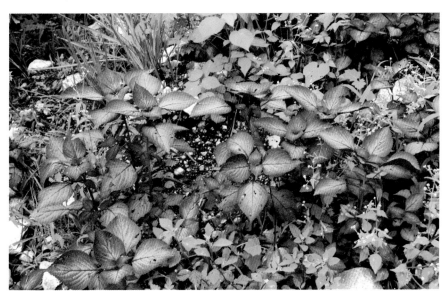

紫苏

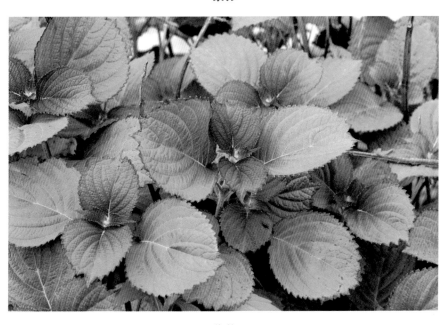

紫苏

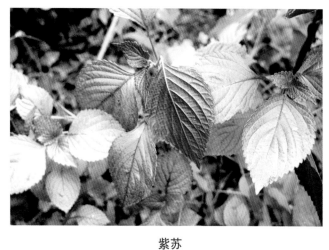

紫苏

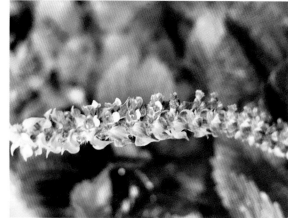

紫苏

紫苏

紫苏子

糙 苏

来源：唇形科植物糙苏 *Phlomis umbrosa* Turcz. 的干燥根及全草。

植物形态要点：草本。茎多
分枝，四棱形，常带紫红色。叶
近圆形、圆卵形至卵状长圆形，
长 5.2~12 cm，宽 2.5~12 cm，轮
伞花序通常 4~8 花，花萼管状，
外面被星状微柔毛，花冠通常粉
红色，下唇较深色，常具红色斑
点，雄蕊内藏，花丝无毛，无附
属器。小坚果无毛。

功能主治：祛风活络，强筋
壮骨，消肿生肌。用于感冒，慢
性支气管炎，风湿关节痛，腰
痛，跌打损伤，疮疖肿毒。

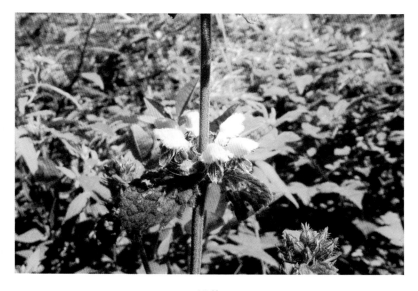

糙苏

附注:《湖北省中药材质量标准》2018年版第265页收载。《全国中草药汇编》卷二1141页。

夏枯草

来源: 唇形科植物夏枯草 *Prunella vulgaris* L. 的干燥果穗或全草。

植物形态要点: 草本。茎斜升,基部多分枝,紫红色。叶卵状长圆形至卵形,边缘不明显波状至近全缘。花序顶生筒状,由轮伞花序组成。花钟形,疏具硬毛;花冠淡紫色或白色,稍外伸。小坚果微具1沟纹。

功能主治: 果穗清肝泻火,明目,散结消肿。用于目赤肿痛,目珠夜痛,头痛眩晕,瘰疬,瘿瘤,乳痈,乳癖,乳房胀痛。全草清火,明目,散结,消肿。用于目赤肿痛,目珠夜痛,头痛眩晕,瘰疬,瘿瘤,乳痈肿痛,甲状腺肿大,淋巴结核,乳腺增生,高血压。

附注:《中国药典》2020年版一部收载。《四川中药材标准》2010年版以夏枯全草收载。《四川植物志》第10卷261页。

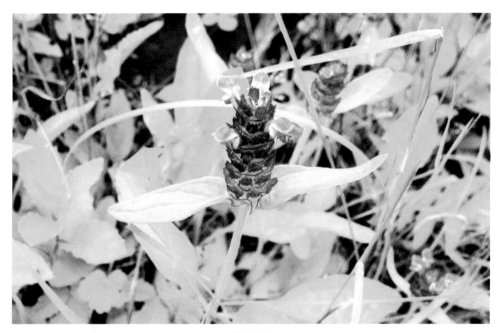

夏枯草

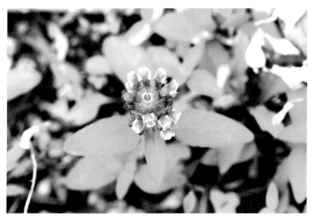

夏枯草

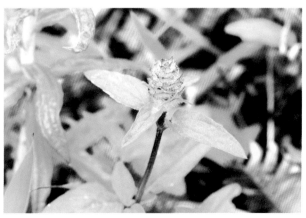

夏枯草

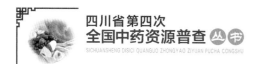

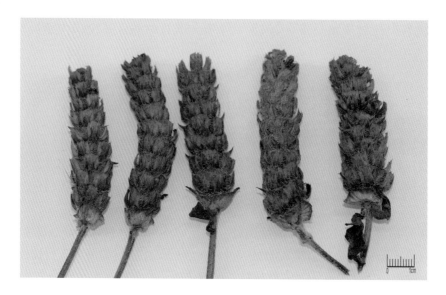

夏枯草

丹 参

来源：唇形科植物丹参 *Salvia miltiorrhiza* Bge. 的干燥根和根茎。

植物形态要点：草本。叶单生至具奇数状复叶，小叶 3~7。花序密具绒毛或腺毛；轮伞花序 6 至多花；花钟形，浅紫色，花后稍膨大；花冠蓝紫色或白色。

功能主治：活血祛瘀，调经止痛，清心除烦，凉血消痈。用于胸痹心痛，脘腹胁痛，癥瘕积聚，热痹疼痛，心烦不眠，月经不调，痛经经闭，疮疡肿痛。

附注：《中国药典》2020 版一部收载。《四川中药志》389 页。

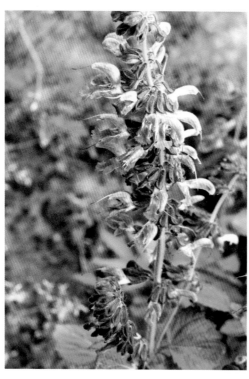

丹参

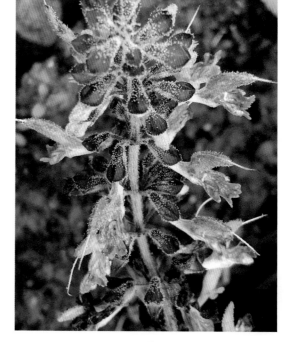

丹参

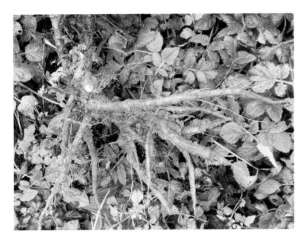

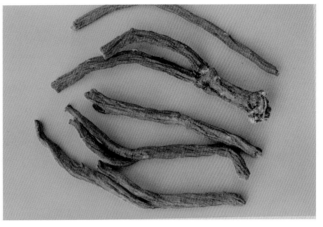

丹参鲜根和根茎

丹参

甘西鼠尾草

来源：唇形科植物甘西鼠尾草 *Salvia przewalskii* Maxim. 的干燥根及根茎。

植物形态要点：草本。叶具长柄，三角状戟形，下面灰白色，密具灰色绒毛，基部心形至戟形，边缘具圆锯齿。花序不分枝和分枝，总状和圆锥状；花冠紫红或红褐色。小坚果灰褐色，倒卵球形。

功能主治：活血祛瘀，止痛消肿，养血安神。用于月经不调，产后瘀阻疼痛，痈疮肿毒，心烦失眠，心悸，肝脾肿大，关节疼痛。

附注：《甘肃省中药材质量标准》1995 年版以甘肃丹参收载。《青海野生药用植物》450 页。本品又称紫丹参或红秦艽。《四川植物志》第 10 卷 342 页。

783

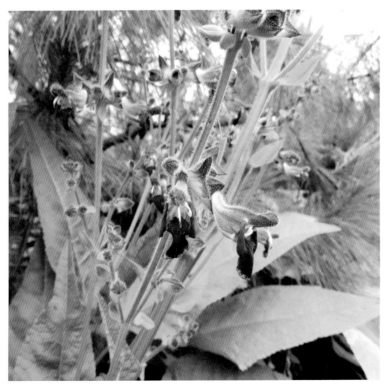

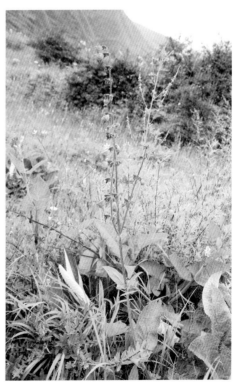

甘西鼠尾草

甘西鼠尾草

密花香薷

来源： 唇形科植物密花香薷 *Elsholtzia densa* Benth. 的干燥全草。

植物形态要点： 草本。茎及枝均四棱形，具槽，被短柔毛。叶长圆状披针形至椭圆形。穗状花序长圆形或近圆形，长 2~6 cm，宽 1 cm，密被长柔毛，由密集的轮伞花序组成。花萼钟状，密被长柔毛，萼齿 5 个，后 3 齿稍长，近三角形。花冠小，淡紫色，密被长柔毛，冠筒向上渐宽大，冠檐二唇形，上唇直立，先端微缺，下唇稍开展，3 裂，中裂片较侧裂片短。雄蕊 4，花药近圆形。花柱微伸出。小坚果卵珠形。

功能主治： 发汗解暑，利水消肿。用于伤暑感冒，头痛身重，无汗恶寒，腹痛吐泻，水肿，疮疡肿毒，脓疮，皮肤病，蛲虫病，阴道滴虫。

附注：《青海野生药用植物》432 页。

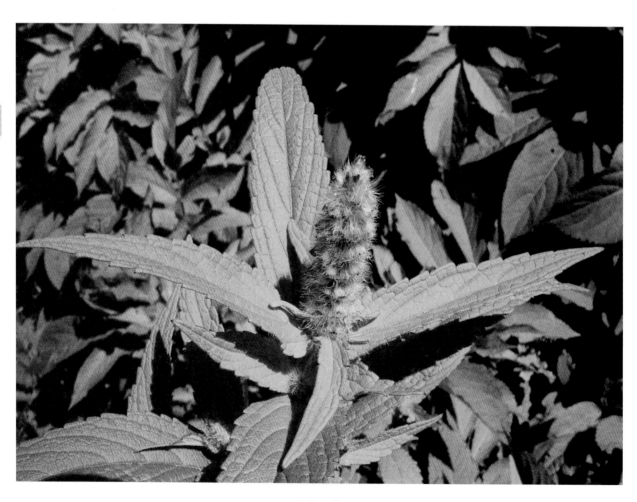

密花香薷

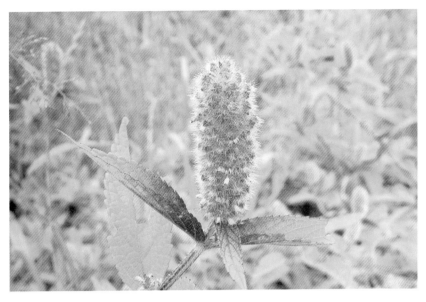

密花香薷

荔枝草

来源： 唇形科植物荔枝草 *Salvia plebeia* R. Br. 的干燥地上部分。

植物形态要点： 草本。叶椭圆状卵形至椭圆状披针形。叶的表面明显皱缩不平。轮伞花序具6花，多数，形成总状或圆锥状；花冠淡红色、淡紫色或紫色、蓝紫色至蓝色，稀白色。

功能主治： 清热解毒，凉血止血，利水消肿。用于痈肿疮毒，咽喉肿痛，湿疹，咯血，吐血，尿血等血热出血证，水肿，淋浊，泄泻。

附注： 本品出自《本草纲目拾遗》。《四川省中药材标准》2010年版收载。本品又称癞蛤蟆草，民间作为止咳用。《四川植物志》第10卷374页。

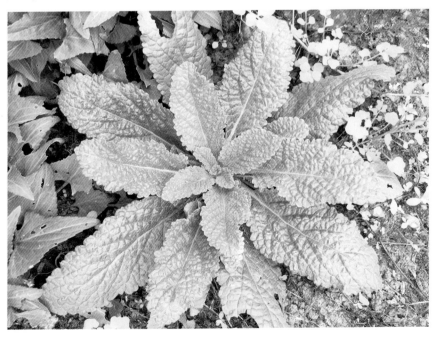

荔枝草

786

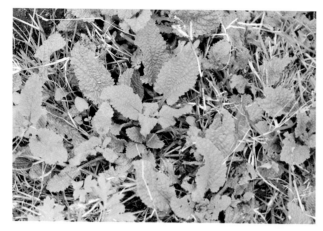

荔枝草

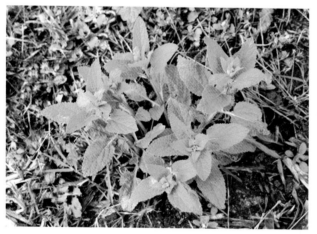

荔枝草

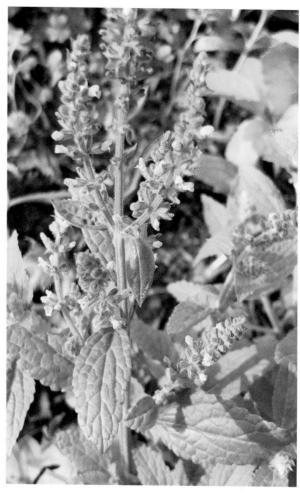

荔枝草

绵 参

来源：唇形科植物绵参
Eriophyton wallichii Benth.
的干燥全草。

植物形态要点：草本，
具直立茎。茎不分枝，具绵
毛。基部叶鳞片状，无色，
无毛；上部叶菱形至圆形，
顶部变小，密具绵毛，边缘
具圆齿至圆锯齿；花冠淡紫
至粉红色，筒略弯，外密被
绵毛。

功能主治：清热解毒，
止咳。用于流行性感冒，肺

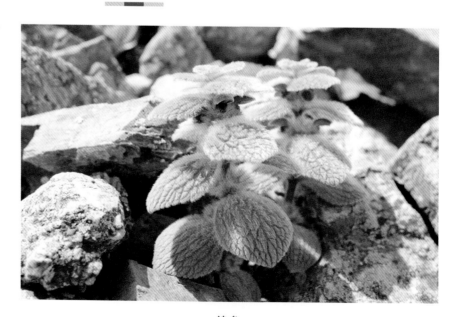

绵参

炎，肺脓肿，肺结核，肝炎，痢疾。

附注：《中华人民共和国卫生部药品标准·藏药》第一册 1995 年收载。《新华本草纲要》记载本品可供食用，具滋补，调气血，催乳，提升中气作用。全草为藏族习用药。

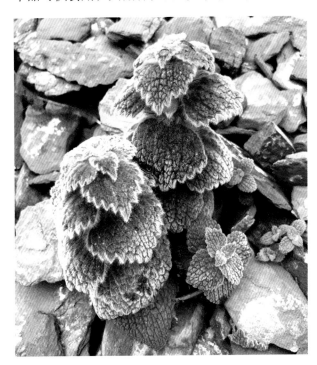

绵参

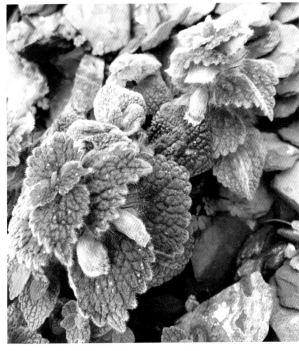

绵参

韩信草

来 源： 唇形科植物韩信草 *Scutellaria indica* L. 的干燥全草。

植物形态要点： 草本。叶片心状卵圆形或椭圆形。花对生，排成顶生总状花序；花冠蓝紫色，外部疏具微柔毛，唇内具柔毛，下唇中裂片具深紫色斑点，中部稍收缩，先端凹缺。

功能主治： 清热解毒，活血止痛，止血消肿。用于痈肿疔毒，肺痈，肠痈，瘰疬，毒蛇咬伤，肺热咳喘，牙痛，喉痹，咽痛，筋骨疼痛，吐血，咯血，便血，跌打损伤，创伤出血，皮肤瘙痒。

附注： 本品出自《生草药性备要》。《中华本草》第 7 册 6212 页。《四川植物志》第 10 卷 203 页。

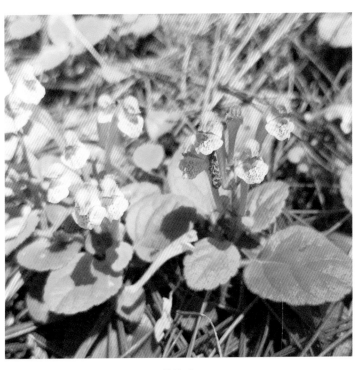

韩信草

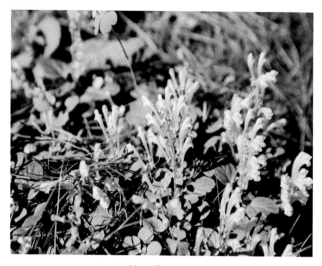

韩信草

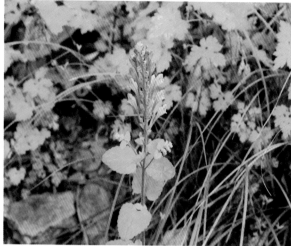

韩信草

金疮小草

来源：唇形科植物金疮小草 *Ajuga decumbens* Thunb. 的干燥全草。

植物形态要点：草本。茎直立。叶倒披针形至近长圆形，边缘具不规则锯齿。轮伞花序多花，基部较宽，顶生簇生排成间断长 7~12 cm 的穗状花序；顶部苞叶叶状；花冠白色或浅绿色。

功能主治：清热解毒，凉血平肝。用于上呼吸道感染，扁桃体炎，咽炎，支气管炎，肺炎，肺脓疡，胃肠炎，肝炎，阑尾炎，乳腺炎，急性结膜炎，高血压；外用治跌打损伤，外伤出血，痈疖疮疡，烧烫伤，毒蛇咬伤。

附注：全草为彝族、畲族、壮族、苗族、侗族习用药，叶为瑶族习用药。《中华本草》第 7 册 6004 页

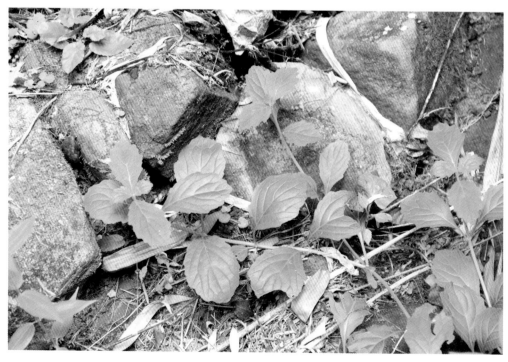

金疮小草

白苞筋骨草

来源： 唇形科植物白苞筋骨草 *Ajuga lupulina* Maxim. 的干燥全草。

植物形态要点： 草本，高 8~25 cm。叶披针状长圆形至披针形。苞叶浅黄色、白色或紫绿色，上部渐小，基部抱茎；花钟形至近漏斗形；花冠白色、白绿色或黄白色具紫色条纹，狭漏斗形。

功能主治： 清热解毒，凉血消肿。用于痨伤咳嗽，吐血气痛，跌损瘀凝，面神经麻痹，梅毒炭疽，疔疮，癫痫，虫病。

附注：《中华人民共和国卫生部药品标准·藏药》第一册收载。《四川省藏药材标准》2014 年版收载。《青海野生药用植物》428 页。

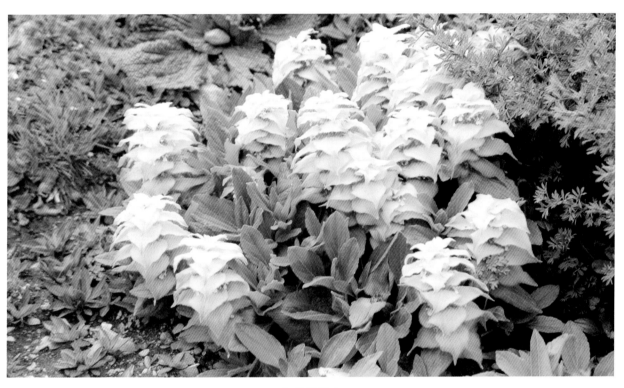

白苞筋骨草

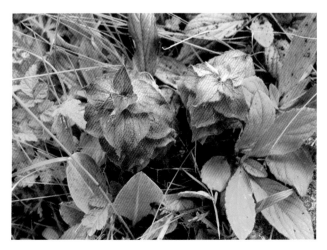

白苞筋骨草

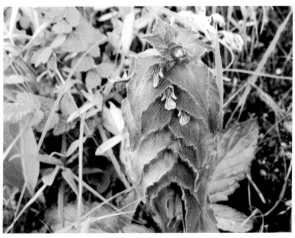

白苞筋骨草

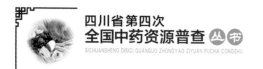
美花筋骨草

来源：唇形科植物美花筋骨草 *Ajuga ovalifolia* Bureau. et Franch. var. *calantha* (Diels) C. Y. Wu et C. Chen 的干燥全草。

植物形态要点：草本。植株具短茎，茎直立。通常有叶 2 对。叶柄具狭翅；叶片纸质，叶宽卵形或近菱形，基部下延，边缘中部以上具波状或不整齐的圆齿，具缘毛，满布具节糙伏毛。穗状聚伞花序顶生，由 3~4 轮伞花序组成；苞叶大，叶状，卵形或椭圆形，下部者呈紫绿色、紫红色至紫蓝色，被缘毛，上面被糙伏毛。花萼管状钟形，萼齿 5，长三角形或线状披针形。花冠红紫色至蓝色，筒状，花冠二唇形。雄蕊 4，二强，内藏。

功能主治：活血止痛。用于干黄水。

附注：本品载于《藏药志》，又称美花圆叶筋骨草。

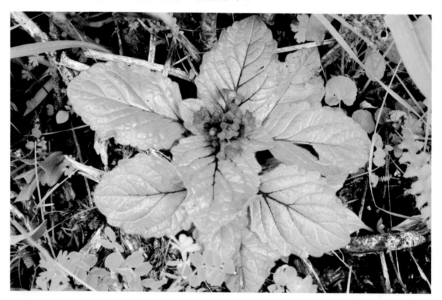

美花筋骨草

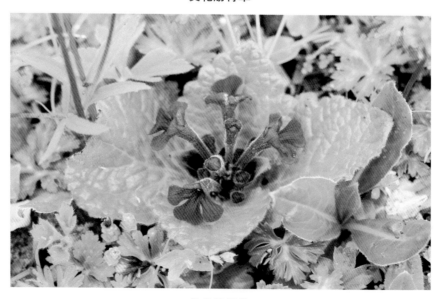

美花筋骨草

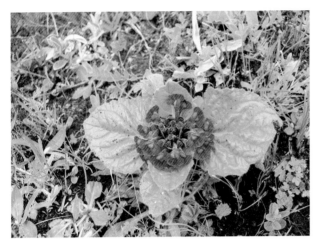

美花筋骨草

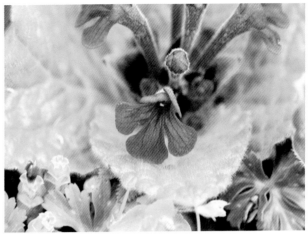

美花筋骨草

甘青青兰

来源：唇形科植物甘青青兰 *Dracocephalum tanguticum* Maxim. 的干燥地上部分。

植物形态要点：草本，具恶臭。叶片羽状全裂，椭圆状卵形至椭圆形，叶基宽楔形。轮伞花序 4~6 花；花淡紫色，上唇齿宽披针形，下唇齿披针形；花冠蓝紫色至深紫色，下唇较上唇长。

功能主治：清热利湿，化痰止咳。用于黄疸型肝炎，胃炎，胃溃疡，气管炎。

附注：《中国药典》1977 年版一部及《中华人民共和国卫生部药品标准·藏药》第一册 1995 年版收载。《中华本草》第 7 册 6033 页。《中药大辞典》以唐古特青兰收载。全草、花或地上部分为藏族习用药。

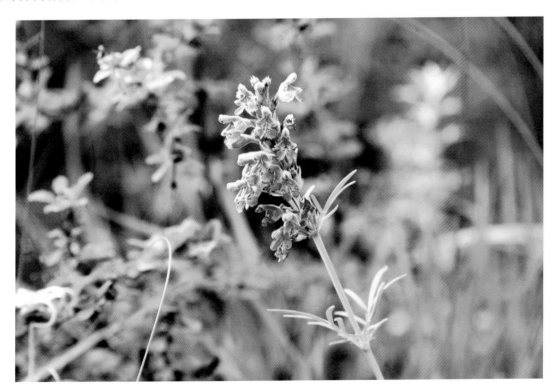

甘青青兰

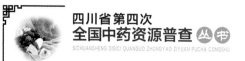

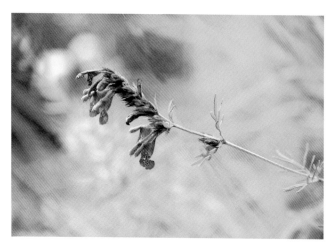

甘青青兰

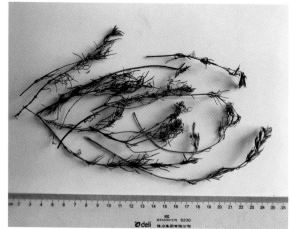

甘青青兰

益母草

来源：唇形科植物益母草 *Leonurus japonicus* Houtt. 的干燥全草或果实。

植物形态要点：草本。叶掌状深裂。轮伞花序，具 8~15 花；苞叶近无柄，条形或条状披针形，全缘或具圆齿；小苞片刺状；花无柄；花管状钟形，具平伏柔毛；花冠白色或淡红色至紫红色，被柔毛。

功能主治：益母草活血调经，利尿消肿，清热解毒。用于月经不调，痛经经闭，恶露不尽，水肿尿少，疮疡肿毒。茺蔚子活血调经，清肝明目。用于月经不调，经闭痛经，目赤翳障，头晕胀痛。

附注：本品首载于宋·苏颂《本草图经》。《中国药典》2020 年版一部分别以益母草、茺蔚子收载。《四川植物志》第 10 卷 298 页。

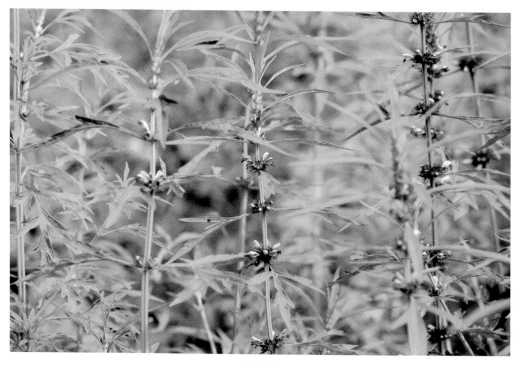

益母草

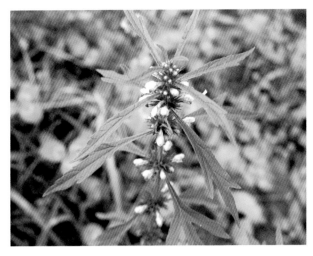

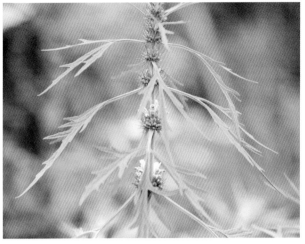

益母草　　　　　　　　　　　　　　　　　　益母草

半枝莲

来源：唇形科植物半枝莲 *Scutellaria barbata* D.Don 的干燥全草。

植物形态要点：草本。茎直立，上面无毛或疏具平伏柔毛。叶三角状卵形至卵状披针形，边缘疏生钝浅圆齿。花腋生；花冠蓝紫色，花冠管在基部前方囊状，在喉部渐膨大变宽。小坚果扁球形。

功能主治：清热解毒，化瘀利尿。用于疔疮肿毒，咽喉肿痛，跌扑伤痛，水肿，黄疸，蛇虫咬伤。

附注：本品首载于《广西药用植物志》。《中国药典》2020 年版一部收载。《四川植物志》第 10 卷 223 页。

793

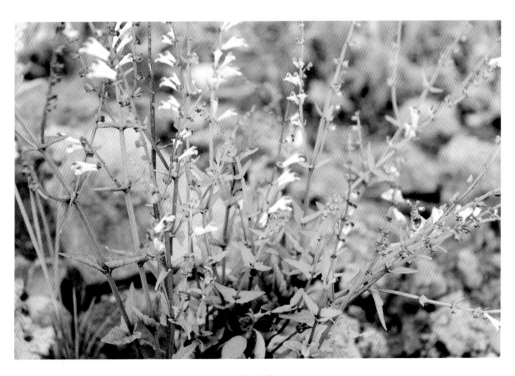

半枝莲

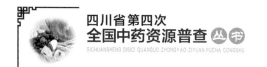

一串红

来源： 唇形科植物一串红 *Salvia splendens* ker-Gawl. 的干燥全草。

植物形态要点： 亚灌木状草本。茎钝四棱形。叶卵圆形或三角状卵圆形，两面无毛，下面具腺点。轮伞花序 2~6 花，组成顶生总状花序；苞片卵圆形，红色，大，密被染红的具腺柔毛。花萼钟形，红色，外面沿脉上被染红的具腺柔毛，二唇形，花冠红色，长 4~4.2 cm，冠筒筒状，上唇直伸，先端微缺，能育雄蕊 2，退化雄蕊短小。小坚果椭圆形。

功能主治： 清热解毒，凉血，消肿止痛。用于肺热咳嗽，跌打损伤，痈肿疮毒，蛇虫咬伤。

附注：《四川省中药资源志要》687 页。《四川植物志》第 10 卷 373 页。

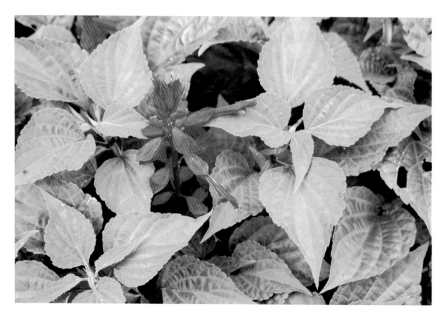

一串红

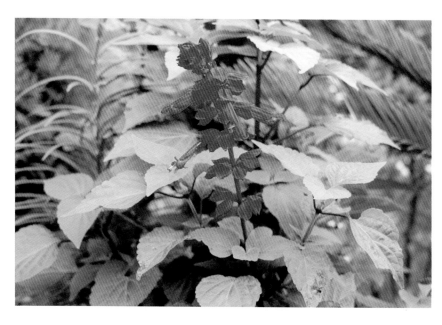

一串红

活血丹

来源：唇形科植物活血丹 *Glechoma longituba* (Nakai) Kupr. 的干燥地上部分。

植物形态要点：草本。茎四棱形，基部带紫色，全株被细毛。叶对生，叶柄较长；叶片肾状心形至圆状心形，边缘具圆齿，下面有透明腺点。花腋生；花萼筒状，具 5 齿，花萼长 9 mm 以上，萼齿较长，卵状三角形，长为花萼全长的 1/3 或 2/5；花冠淡紫色或淡紫红色，筒状漏斗形。雄蕊 4，2 强；子房 4 裂；小坚果，长圆形。

功能主治：利湿通淋，清热解毒，散瘀消肿。用于热淋，石淋，湿热黄疸，疮痈肿痛，跌打损伤。

附注：本品首载于明·王磐《救荒野谱》。《中国药典》2020 年版一部以连钱草收载。《四川植物志》第 10 卷 234 页。

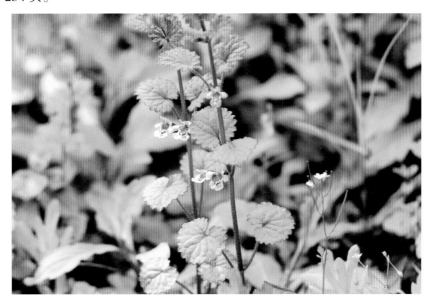

活血丹

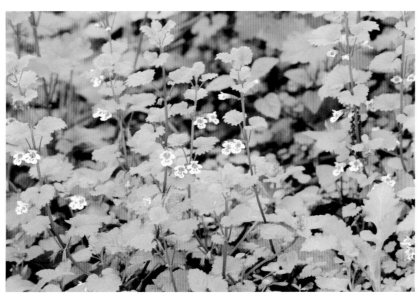

活血丹

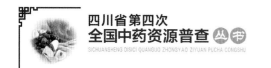
独一味

来源：唇形科植物独一味 *Lamiophlomis rotata* (Benth.) Kud. 的干燥地上部分或根及根茎。

植物形态要点：无茎矮草本。叶 4~6，交互对生，叶菱状圆形至菱形、扇形或肾形，上面泡状，密具白色柔毛，下面沿脉疏具柔毛，边缘具圆齿。花干后紫褐色；花冠淡紫色、紫红色或红褐色。

功能主治：地上部分活血止血，祛风止痛。用于跌打损伤，外伤出血，风湿痹痛，黄水病。根活血，行瘀，止痛，消肿。用于跌打损伤，骨折，腰部扭伤。

附注：《中国药典》2020 年版一部收载，使用地上部分。《四川省中药材标准》2010 版收载独一味根。《四川植物志》第 10 卷第 290 页。

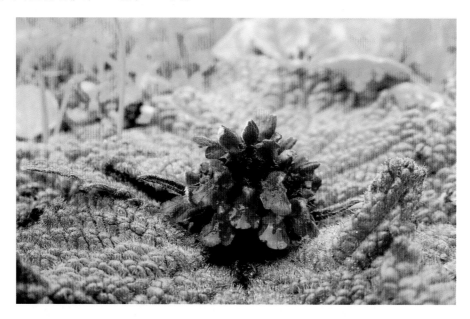

独一味

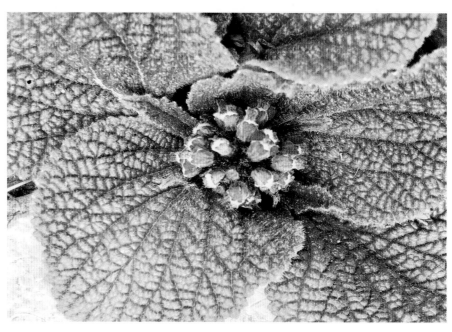

独一味

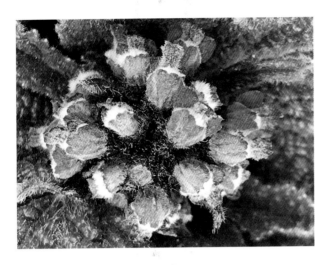

独一味

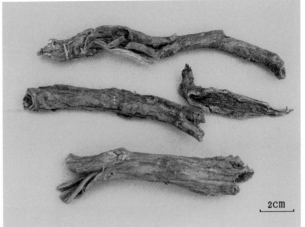

独一味

宝盖草

来源：唇形科植物宝盖草 *Lamium amplexicaule* L. 的干燥全草。

植物形态要点：草本。上部叶无柄，圆形或肾形，半抱茎，边缘具深圆齿至几掌分裂。轮伞花序具 6~10 花，花萼管状钟形，花冠紫红色或浅红色，花药被硬毛。

功能主治：清热利湿，活血祛风，消肿解毒。用于黄疸型肝炎，淋巴结核，高血压，面神经麻痹，半身不遂，跌打伤痛，骨折，黄水疮。

附注：《全国中草药汇编》《中药大辞典》。《中华本草》第 7 册 6075 页。

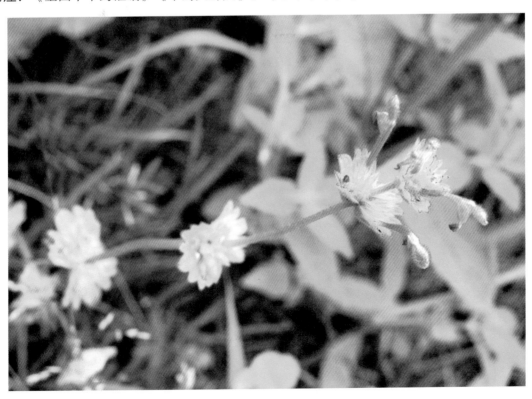

宝盖草

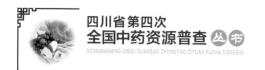
康藏荆芥

来源：唇形科植物康藏荆芥 *Nepeta prattii* Lévl. 的干燥地上部分。

植物形态要点：草本。茎具浅黄色腺点。轮伞花序生上部第 3~9 个节上，下部远离，上部 3~6 个紧缩成穗状；花具白色腺点，喉部极倾斜；花冠紫色或蓝色，冠筒稍弯曲。小坚果褐色。

功能主治：清热利湿，息风止痉，消肿止痛。用于感冒头痛，咽痛，便血，崩漏，癫痫抽搐，创伤肿痛。

附注：《青海野生药用植物》448 页。

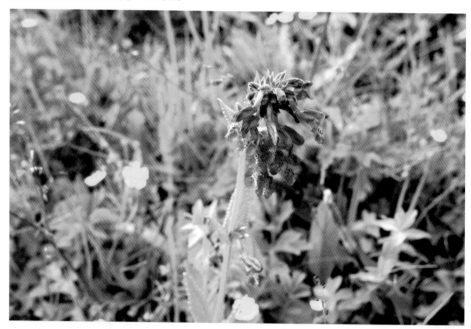

康藏荆芥

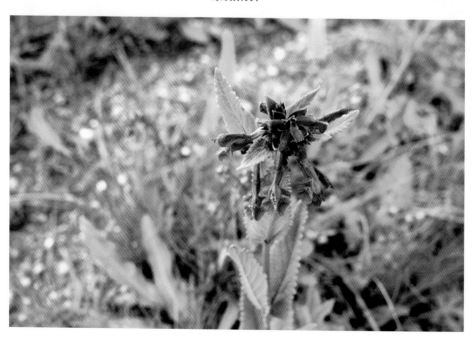

康藏荆芥

四川药用植物原色图谱

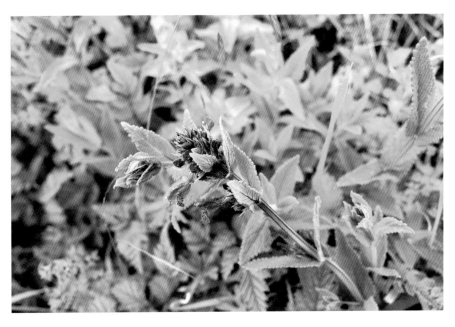

康藏荆芥

鼬瓣花

来源：唇形科植物鼬瓣花 *Galeopsis bifida* Boenn. 的干燥全草、花、种子或根。

植物形态要点：草本。茎生叶卵状披针形或披针形，上面具平伏刚毛，下面疏具柔毛和腺点，边缘具圆齿状锯齿。轮状聚伞花序单生，密集。小坚果褐色，倒卵球状三棱形。

功能主治：全草清热解毒，明目退翳。用于疮痈，翳障。根补虚，止咳，调经。用于体虚羸弱，肺虚久咳，月经不调。种子补脾，养心，润肺。用于体虚瘦弱，肺虚久咳。

附注：《青海野生药用植物》436 页。《中华本草》第 7 册 6054 页。

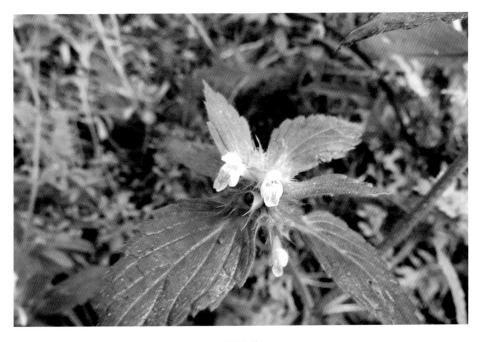

鼬瓣花

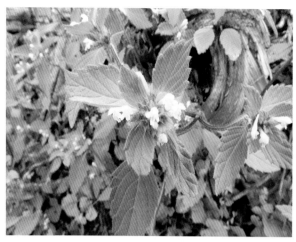

鼬瓣花

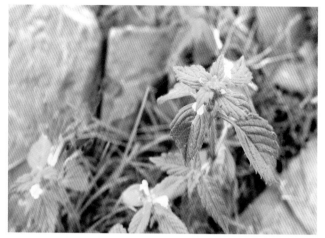

鼬瓣花

黄 芩

来源：唇形科植物黄芩 *Scutellaria baicalensis* Georgi 的干燥根。

植物形态要点：草本。叶坚纸质，披针形至线状披针形，总状花序在茎及枝上顶生，花冠紫、紫红至蓝色，花丝扁平，花柱细长，花盘环状，子房褐色。小坚果卵球形。

功能主治：清热燥湿，泻火解毒，止血，安胎。用于湿温、暑温，胸闷呕恶，湿热痞满，泻痢，黄疸，肺热咳嗽，高热烦渴，血热吐衄，痈肿疮毒，胎动不安。

附注：《中国药典》2020 年版一部收载。

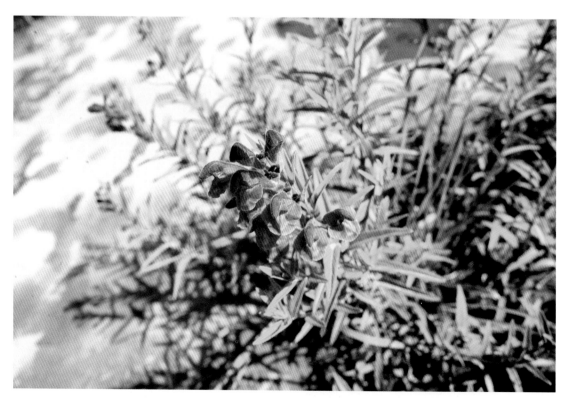

黄芩

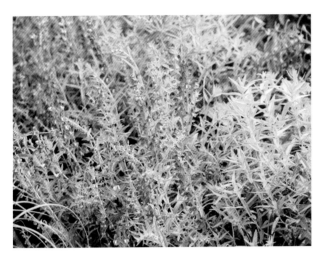

黄芩

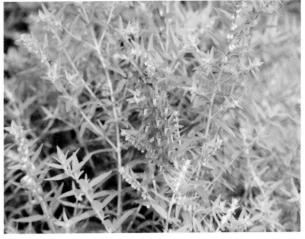

黄芩

连翘叶黄芩

来源：唇形科植物连翘叶黄芩 *Scutellaria hypericifolia* Lévl. 的干燥根。

植物形态要点：草本。茎淡紫色，近直立。叶卵圆形，有时长圆形，叶基圆形至楔形，叶缘全缘或波状。总状花序顶生，长 6~15 cm，苞片卵圆形；花萼淡紫色；花冠白色，绿白色至紫色或蓝紫色。小坚果黑色，卵球形。

功能主治：清热燥湿，泻火解毒，止血，安胎。用于湿温、暑温，胸闷呕恶，湿热痞满，泻痢，黄疸，肺热咳嗽，高热烦渴，血热吐衄，痈肿疮毒，胎动不安。

附注：《四川省中药材标准》2010 年版以川黄芩收载。

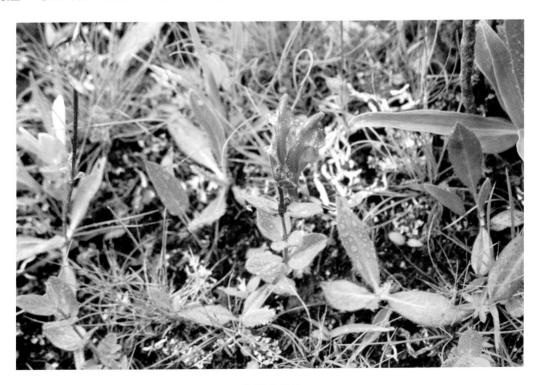

连翘叶黄芩

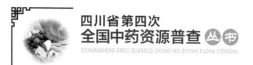
四川药用植物原色图谱

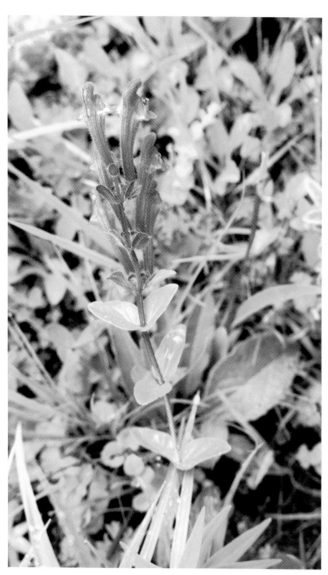

连翘叶黄芩

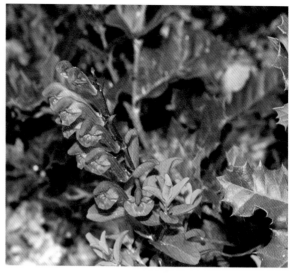

连翘叶黄芩

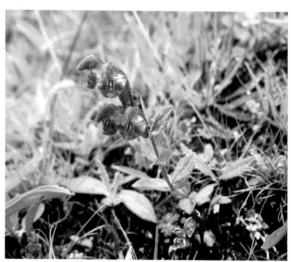

连翘叶黄芩

野拔子

来源： 唇形科植物野拔子 *Elsholtzia rugulosa* Hemsl. 的干燥带嫩枝的叶。

植物形态要点： 半灌木。叶对生，叶片卵形、椭圆形至菱状卵形，长 2~7.5 cm，宽 1~3.5 cm，边缘具钝锯齿，坚纸质，网脉凹陷，将叶片分为小格；下面灰白色，密被灰白色柔毛。花序着生于枝端，常偏向一侧开花，呈假穗状；花萼钟状，萼齿 5，相等或后 2 齿稍长；花冠 5 裂，白色，亦有紫色或淡黄色。4 小坚果长圆形，稍压扁。

功能主治： 疏风解表，利湿，消食化积。用于伤风感冒，腹胀腹痛，消化不良；外用止血。

附注：《四川省中药材标准》2010 年版以野巴子收载。

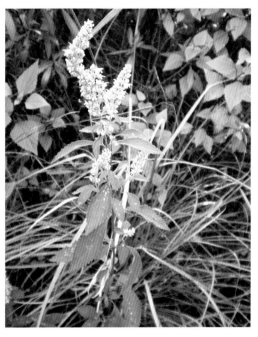

野拔子

茄 科

茄

来源：茄科植物茄 *Solanum melongena* L. 的干燥根、茎或果实。

植物形态要点：草本或灌木，无刺或疏具刺，具柔毛及星状毛。叶卵形至长圆状卵形，边缘浅波状至波状。花序多为单生花；花雌雄同株；花下面常具长约 3 mm 的刺；花冠淡紫色或紫罗兰色。浆果形状和大小多变，具一个厚的海绵状的白色中果皮和隔膜区。

功能主治：果清热活血，消肿止痛。用于血淋，血痢，妇女阴蚀。根止血消肿，追风搜湿。用于尿血，便血，痈毒，麻风，冻疮。

附注：《江苏省中药材标准》1989 年版收载白茄根。《上海市中药材标准》1994 年版收载白茄根及残茎。《四川植物志》第 8 卷 454 页。

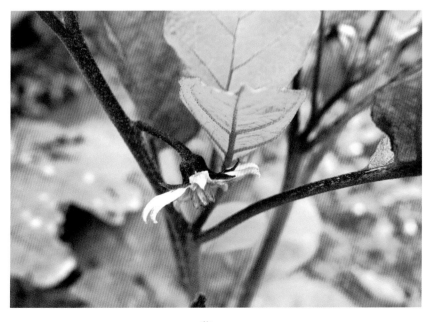

茄

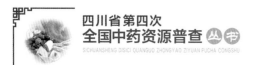
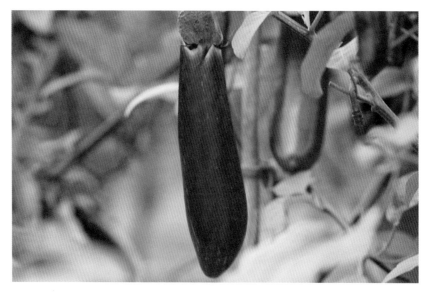

茄

枸 杞

来源：茄科植物枸杞 *Lycium chinense* Mill. 的干燥根皮、果实或叶。

植物形态要点：直立或匍匐灌木。枝条浅灰色，具刺。叶卵形至狭椭圆形。花钟形，3~5 齿裂至中部；花冠浅紫色，漏斗形，裂片长于筒部，具缘毛。浆果红色，卵球形或长圆形。种子多数。

功能主治：地骨皮凉血除蒸，清肺降火。用于阴虚潮热，骨蒸盗汗，肺热咳嗽，咯血，衄血，内热消渴。川枸杞滋补肝肾，益精明目。用于虚劳精亏，腰膝酸痛，眩晕耳鸣，阳痿遗精，内热消渴，血虚萎黄，目昏不明。

附注：本品出自《本草图经》。《中国药典》2020 年版一部收载地骨皮，《四川省中草药标准》（1979 年）收载川枸杞，《上海市中药材标准》1994 年版收载枸杞叶。《四川植物志》第 8 卷 401 页。

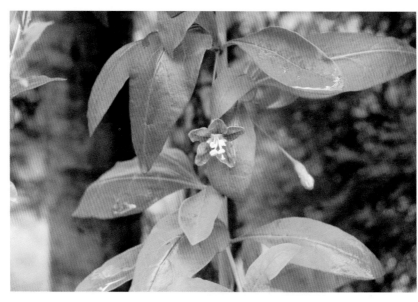

枸 杞

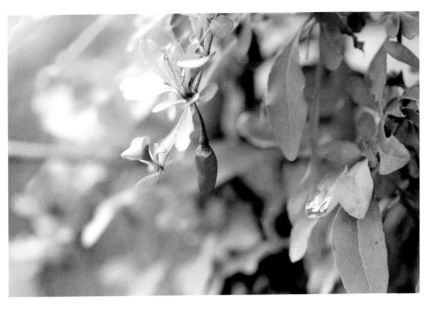

枸杞

白 英

来源：茄科植物白英 *Solanum lyratum* Thunb. 的干燥地上部分或果实。

植物形态要点：草质藤本，多分枝，无刺。茎、叶密被长柔毛。叶椭圆形或提琴形，下侧常 2~4 浅裂，基部心形或戟形。花序腋生、腋外生或近顶生，少花至多花组成圆锥状；花冠蓝紫色或白色。浆果红色或红黑色，球形，直径约 8 mm。

功能主治：清肝明目。用于视物昏花，迎风流泪，白雾遮瞳，风热上攻，目赤肿痛，牙龈肿痛等。

附注：本品始载于《尔雅》，入药始载于梁·陶弘景《名医别录》。《四川省中药材标准》2010 年版收载。《四川植物志》第 8 卷 447 页。

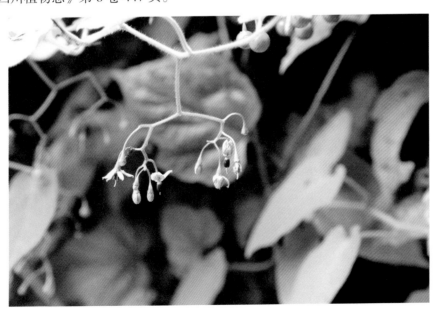

白英

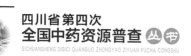
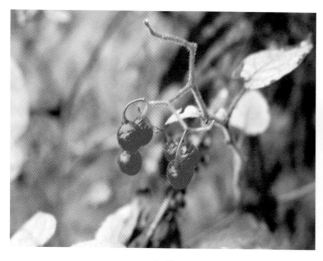

白英

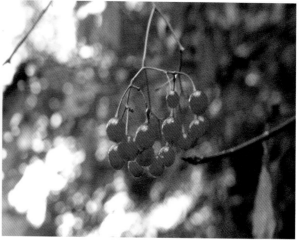

白英

龙 葵

来源： 茄科植物龙葵 *Solanum nigrum* L. 的干燥全草。

植物形态要点： 直立草本，具短柔毛，无刺。叶卵形至卵状长圆形，基部楔形，下延，边缘全缘或具粗牙齿。蝎尾状聚伞总状，具 4~10 花，腋外生；花冠白色。果贴于浆果；浆果暗黑色，球形，直径 7~8 mm。

功能主治： 清热解毒，活血消瘀，利水消肿，止咳祛痰。用于疔疮，痈肿，跌打扭伤，慢性气管炎，急性肾炎，小便不利，肿痛。

附注： 本品首载于唐·苏敬《新修本草》。《四川省中药材标准》2010 年版收载。《四川植物志》第 8 卷 439 页。

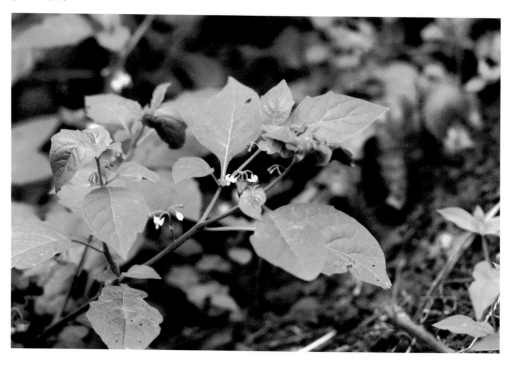

龙葵

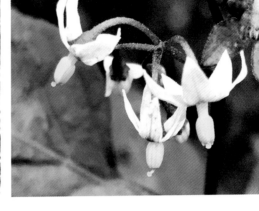

龙葵

龙葵

牛茄子

来源：茄科植物牛茄子 *Solanum capsicoides* Allioni 干燥根及老茎。

植物形态要点：草本至亚灌木，直立或蔓生，具淡黄色针状刺和长 33~5 mm 的单毛。叶宽卵形，基部心形，边缘 2~3 浅裂或半裂，上面被单毛。总状聚伞花序腋外生，具 1~4 花；萼杯状；花冠白色。浆果近球形，直径 3.5~6 cm，橙红色。

功能主治：活血散瘀，消肿止痛。用于跌打损伤，腰肌劳损，胃痛，牙痛，风湿痛，疮毒。

附注：《广西中药材标准》1990 年版以丁茄根收载。

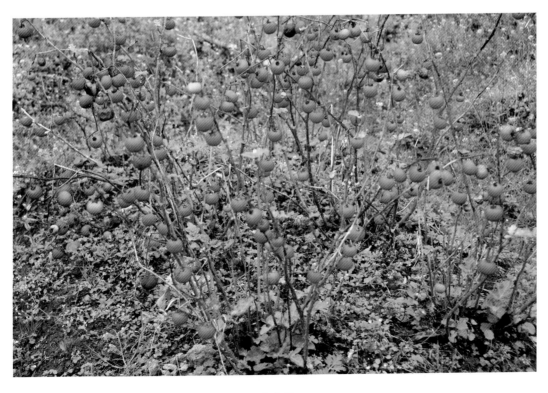

牛茄子

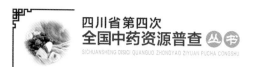
808

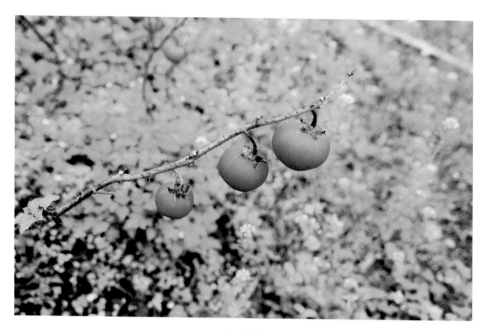

牛茄子

辣　椒

来源：茄科植物辣椒 *Capsicum annuum* L. 或其栽培变种的新鲜或干燥成熟果实。

植物形态要点：灌木或草本。叶长圆状卵形、卵形或卵状披针形。花杯形，具不明显 5 浅裂；花冠辐状，白色，长约 1 cm；花药分生，纵裂。浆果红色、橙色、绿色、黄色或紫色，球形、指状、圆锥状或圆柱状。

功能主治：温中散寒，开胃消食。用于寒滞腹痛，呕吐，泻痢，冻疮。

附注：本品出自《植物名实图考》，又称海椒，国外称红皮药。《中国药典》2015 年版一部收载。有数十个品种，常见的变种有：指天椒；簇生椒；灯笼椒 *Capsicum annuum* L. var. *grossum* (L.) Bailey，植物体粗壮，果梗直立或下垂，浆果矩圆状或扁圆状，顶端圆或截形，基部常稍凹入。

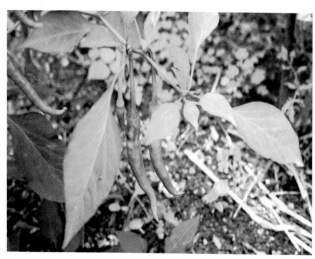

辣椒

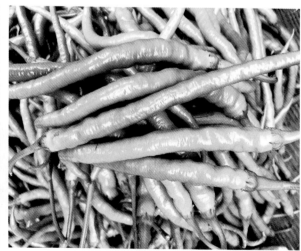

辣椒

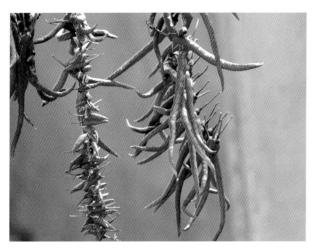

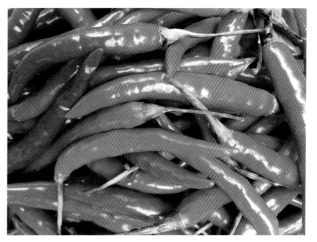

辣椒

辣椒

朝天椒

来源：茄科植物朝天椒 *Capsicum annuum* L. var. *conoides* Irish 的新鲜或干燥成熟果实。

植物形态要点：草本。单叶互生；叶卵形，全缘。萼片钟状，先端5齿；花冠白色或带紫色，5裂；雄蕊5，雌蕊1，子房2。果梗直立，浆果圆锥形，味极辣。

功能主治：同辣椒。

附注：本品又称指天椒。《中华本草》第7册6254页。

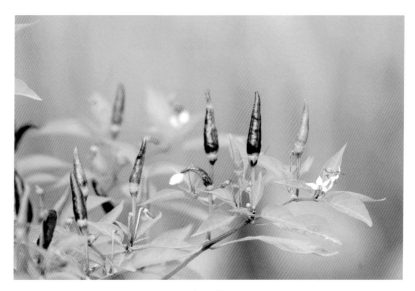

朝天椒

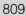

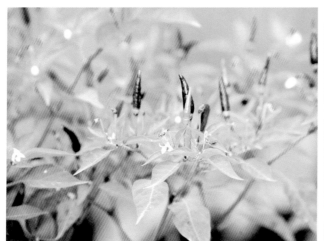

朝天椒

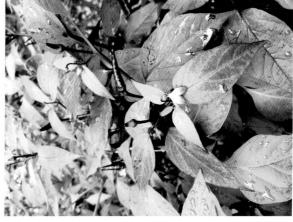

朝天椒

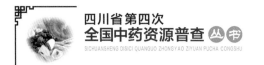
簇生椒

来源： 茄科植物簇生椒 *Capsicum annuum* L.var. *fasciculatum* (Start.) Bailey 的新鲜或干燥叶和浆果。

植物形态要点： 草本。叶和果实成束地簇生于枝端，果梗直立。浆果长指状，顶端渐尖。

功能主治： 同辣椒。

附注：《中国高等植物图鉴》第 3 册 717 页。

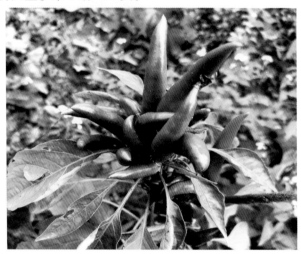

簇生椒

白花曼陀罗

来源： 茄科植物白花曼陀罗 *Datura metel* L. 的干燥花。

植物形态要点： 草本。叶宽卵形，边缘具不规则波状齿或浅裂，渐无毛。花直立；花筒部具 5 棱；花冠白色或淡紫色，基部浅绿色，有时上部紫色，漏斗状，长 6~10 cm，裂片具短尖头。蒴果具多数针刺，或稀平滑，熟后 4 瓣裂。

功能主治： 平喘止咳，解痉定痛。用于哮喘咳嗽，脘腹冷痛，风湿痹痛，小儿慢惊。可作麻醉用。

附注：《中国药典》2020 年版一部以洋金花收载。

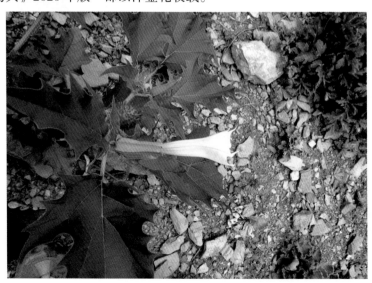

白花曼陀罗

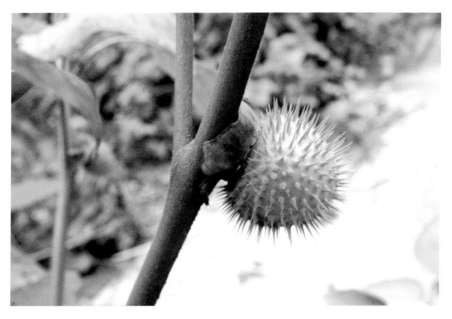

白花曼陀罗

毛曼陀罗

来源：茄科植物毛曼陀罗 *Datura inoxia* Mill. 的干燥花、叶、种子或果实。

植物形态要点：草本，密被短柔毛和腺毛。叶宽卵形，边缘全缘至具不规则波状牙齿。花直立；花筒部圆筒状；花冠下半部淡绿色，上部白色，长 15~18 cm。蒴果俯垂，球形或卵球形，密具细且近等长的刺，顶端不规则开裂。

功能主治：解痉定喘，镇静，镇痛消肿，麻醉止痛。用于哮喘，慢性气支管炎，胃痛，牙痛，惊癫，风湿痹痛，脚气，疮疡。

附注：《中国药典》1963 年版以洋金花收载。《山东省中药材标准》1995 年版收载曼陀罗子。《江西省中药材标准》1996 年版收载醉仙桃。

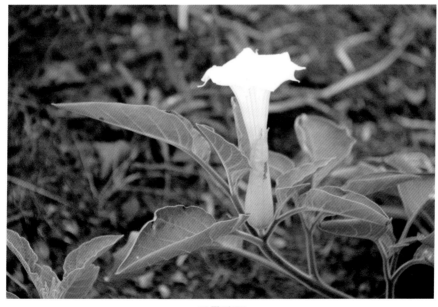

毛曼陀罗

木本曼陀罗

来源：茄科植物木本曼陀罗 *Brugmansia arborea* (L.) Steud 的干燥花或果实。

植物形态要点：小乔木。茎粗壮。叶卵状披针形、矩圆形或卵形。花单生，俯垂。花萼筒状，长8~12 cm，直径 2~2.5 cm，裂片长三角形；花冠白色，脉纹绿色，长漏斗状，筒中部以下较细而向上渐扩大成喇叭状，长达 23 cm，檐部裂片有长渐尖头，直径 8~10 cm；雄蕊不伸出花冠筒，花药长达3 cm；花柱伸出花冠筒，柱头稍膨大。浆果状蒴果，表面平滑，广卵状，长达 6 cm。

功能主治：曼陀罗花祛风，定喘，麻醉镇痛。用于哮喘，惊癫，风湿痹痛，跌打损伤，寒湿脚气疼痛，小儿惊风，疮疡疼痛。醉仙桃子止咳平喘，祛风除湿，止痛。用于咳喘，风寒湿痹，关节疼痛，惊癫，泻痢，跌打损伤。

附注：杨华亭《药物图考》（1935 年）。醉仙桃子为本品果实。《四川省中药资源志要》696 页。

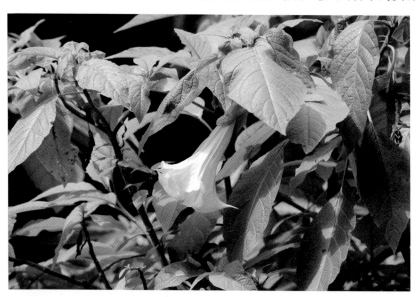

木本曼陀罗

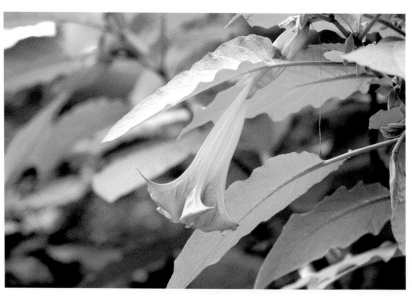

木本曼陀罗

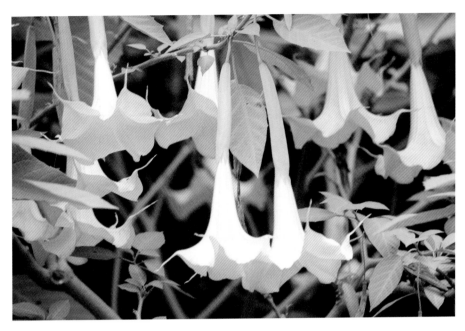

木本曼陀罗

天仙子

来源：茄科植物天仙子 *Hyoscyamus niger* L. 的干燥成熟种子。

植物形态要点：草本。叶无柄，茎生叶卵形或三角状卵形，先端钝至渐尖，边缘浅波状至羽状深裂。花管状钟形，具 10 纵棱，裂片不相等；花冠浅黄色带紫褐色条纹。果坛形，蒴果卵球形。

功能主治：解痉止痛，平喘，安神。用于胃脘挛痛，喘咳，癫狂。

附注：本品出自《神农本草经》。《中国药典》2020 年版一部收载。本品又称莨菪、牙痛子、牙痛草。

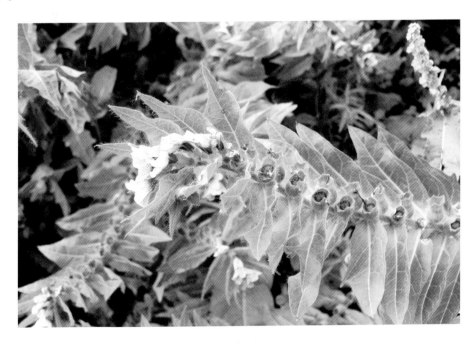

天仙子

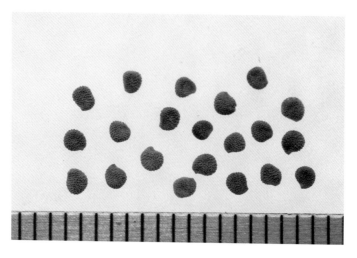

天仙子

马尿泡

来源：茄科植物马尿泡 *Przewalskia tangutica* Maxim. 的干燥根。

植物形态要点：草本。全体被腺毛；根粗壮，肉质；茎高可达 30 cm，叶长椭圆状卵形至长椭圆状倒卵形，顶端圆钝，基部渐狭，边缘全缘或微波状。总花梗腋生；花萼筒状钟形，萼齿圆钝，生腺质缘毛；花冠檐部黄色，筒部紫色，筒状漏斗形，裂片卵形；花柱显著伸出于花冠，柱头膨大，紫色。蒴果球状，果萼椭圆状或卵状，近革质，网纹凸起，种子黑褐色。

功能主治：镇痛，解痉，消肿，解毒，杀虫。用于胃肠痉挛疼痛，白喉，炭疽，无名肿毒，疮疡，皮肤瘙痒。

附注：《中国药典》1977 年版一部收载。

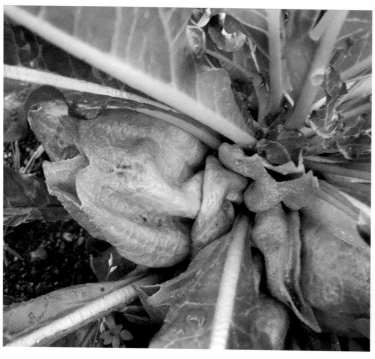

马尿泡

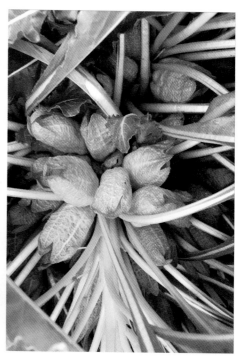

马尿泡

山莨菪

来源： 茄科植物山莨菪 *Anisodus tanguticus* (Maxim.) Pascher 的干燥根。

植物形态要点： 草本。根粗壮。叶长圆形至狭长圆状卵形，先端急尖或渐尖，边缘具啮蚀状细齿。花萼钟形至近漏斗形，裂片宽三角形，其中 1 或 2 枚较长；花下垂或直立；花冠钟形或漏斗状钟形，紫色或暗紫色。蒴果直立。

功能主治： 杀虫，镇惊，解毒。用于虫病，疔疮，皮肤炭疽病，癫狂。

附注：《四川省藏药材标准》2014 年版以山莨菪收载山莨菪和铃铛子。《青海野生药用植物》457 页。

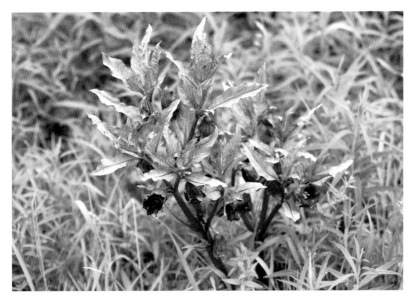
山莨菪

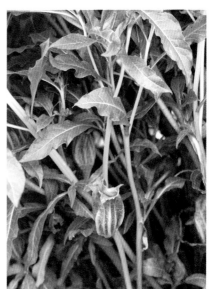
山莨菪

铃铛子

来源： 茄科植物铃铛子 *Anisodus luridus* Link et Otto 的干燥根。

植物形态要点： 草本。全株密被绒毛和星状毛。叶卵形至椭圆形，先端急尖或渐尖，基部楔形或微下延，常全缘或微波状；叶柄上面具槽。花萼外面密被柔毛，脉显著隆起成扇折状，弯曲；花冠淡黄绿色或有时裂片带淡紫色，基部无紫斑。

功能主治： 同山莨菪。

附注：《藏药标准》1979 年版收载。

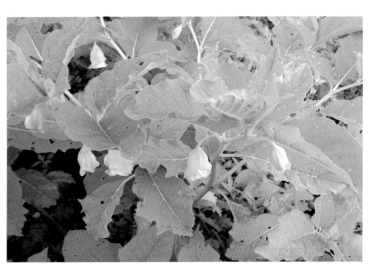
铃铛子

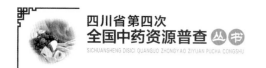

赛莨菪

来源： 茄科植物赛莨菪 *Scopolia carniolicoides* C. Y. Wu et C. Chen 的干燥根。

植物形态要点： 草本。根黄色。茎有时带浅紫色。叶片纸质，椭圆形或卵状椭圆形，长 6~20 cm，宽 3~12 cm，顶端急尖至渐尖，基部楔形或微下延，全缘或微波状。花俯垂。花萼近革质，长约 2 cm；花冠浅黄绿色，长约 45 cm，檐部具 5 短尖头，背面具极浅紫色条纹，里面在花丝基部两侧具暗紫色斑；雄蕊近等长；花盘浅黄色；子房圆锥状或近球状。果近球状，果萼厚革质，果梗增粗，长约 4 cm。

功能主治： 解痉止痛，杀虫，镇惊，解毒。用于胃、十二指肠溃疡，胆绞痛，肾绞痛，肠痉挛，震颤麻痹，风湿痹痛。

附注： 《中国药典》1977 年版一部以三分三收载。《藏药标准》1979 年版以山莨菪收载。

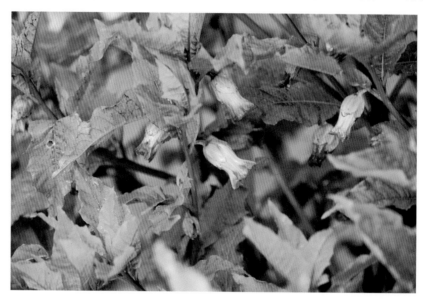

赛莨菪

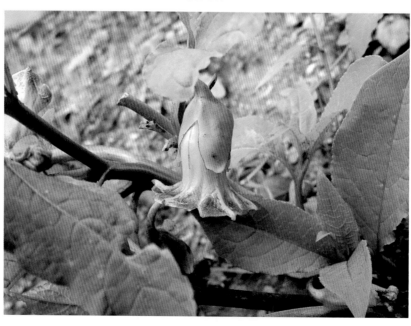

赛莨菪

烟　草

来源： 茄科植物烟草 *Nicotiana tabacum* L. 的干燥叶。

植物形态要点： 草本。茎有腺毛。叶卵形至椭圆形或披针形，近半抱茎。花序多花，多分枝的圆锥状；花萼管状或管状钟形；花冠基部浅黄色，上部浅黄色、浅绿色、红色或粉色，漏斗形，长3.5~5 cm。蒴果椭圆体形或卵球形。

功能主治： 消肿，解毒，杀虫。用于疗疮肿毒，头癣，白癣，秃疮，毒蛇咬伤，项疽，背痈，风痰，鹤膝，骨结核，慢性化脓性膝关节炎。

附注： 《中华本草》第 7 册 6270 页。

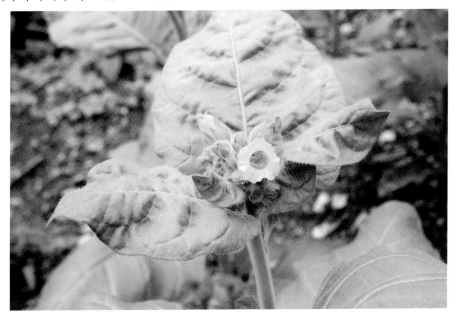

烟草

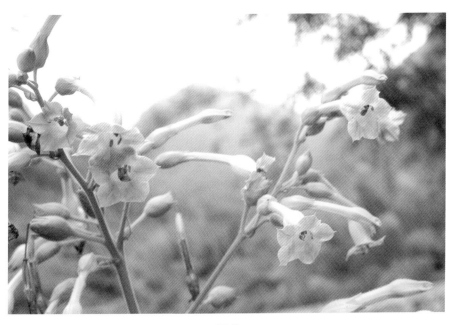

烟草

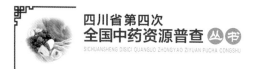

夜香树

来源： 茄科植物夜香树 *Cestrum nocturnum* L. 的鲜叶或干燥叶、花及果。

植物形态要点： 常绿平展或攀援灌木，无毛。叶长圆状卵形或长圆状披针形。伞房状聚伞花序腋生，下垂，多花；花萼钟形，裂片三角形；花冠淡白黄色或淡绿色，长管状，夜间芳香。浆果白色，多汁，长圆形或球形。

功能主治： 花、叶、果清热消肿，清肝，明目，去翳，拔毒生肌。用于乳痈，疮疡，急慢性结合膜炎，角膜炎，角膜翳；麻疹引起的结膜炎。鲜叶清热解毒，消肿。用于已溃疮疖脓肿，脚臁外伤糜烂。

附注： 《四川省中药资源志要》697 页。《中国高等植物彩色图鉴》6 卷 518 页。

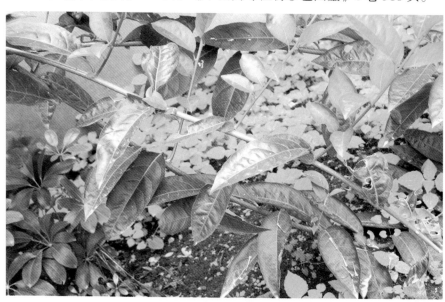

夜香树

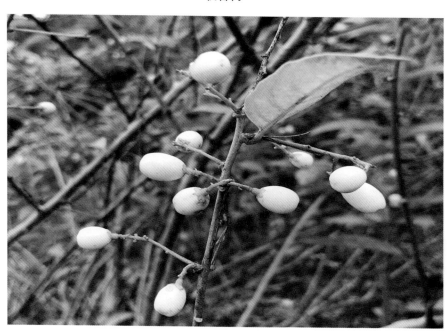

夜香树

喀西茄

来源： 茄科植物喀西茄 *Solanum aculeatissimum* Jacq. 的干燥果实。

植物形态要点： 草本至亚灌木，具黄色宽扁的直刺。叶宽卵形，基部戟形，每侧 2~3 浅裂至中裂。蝎尾状聚伞花序总状腋外生，具 1~4 花；花冠白色。浆果淡黄色，球形，直径 2~2.5 cm。

功能主治： 祛风止痛，清热解毒。用于风湿痹痛，头痛，牙痛，乳痈，疖腮，跌打疼痛。

附注： 《中华本草》第 7 册 6310 页。

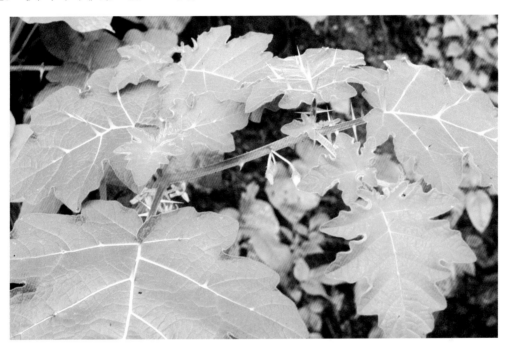

喀西茄

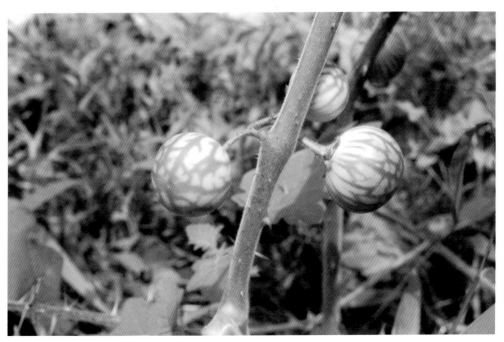

喀西茄

洋 芋

来源： 茄科植物洋芋 *Solanum tuberosum* L. 的新鲜或干燥块茎。

植物形态要点： 草本。地下茎块状，扁圆形或长圆形，外皮白色、淡红色或紫色。叶为奇数不相等的羽状复叶，小叶常大小相间；叶柄长 2.5~5 cm；小叶 6~8 对，卵形至长圆形全缘，两面均被白色疏柔毛；伞房花序顶生，后侧生，花白色或蓝紫色；萼钟形；花冠辐状，花冠筒隐于萼内；雄蕊长约 6 mm，花药长为花丝长度的 5 倍。浆果圆球状。

功能主治： 补气，健脾，消炎，收敛。用于脾虚泄泻，腮腺炎，疮痛，烫火伤。

附注： 本品首载于清·吴其濬《植物名实图考》。块茎又称土豆、马铃薯。《四川植物志》 第 8 卷 432 页。《中国药典》1953 年版、1963 年版收载土豆淀粉。

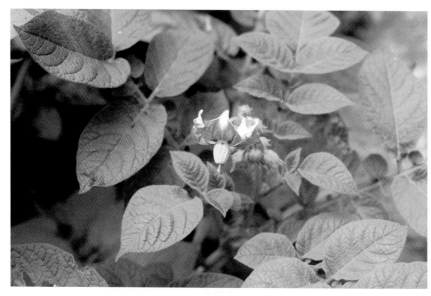

洋芋

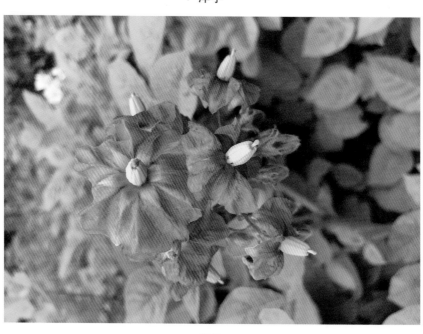

洋芋

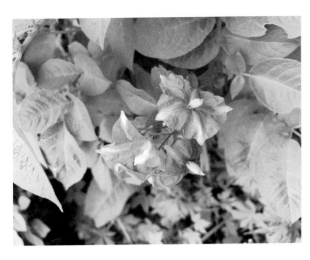

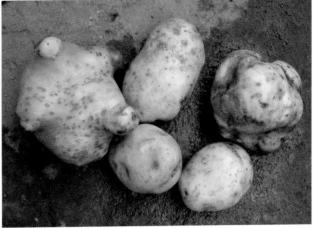

洋芋 　　　　　　　　　　　　　　　　洋芋鲜块茎

假酸浆

来源：茄科植物假酸浆 *Nicandra physalodes* (Linn.) Gaertn. 的干燥全草。

植物形态要点：草本。茎直立，具棱，渐无毛或疏具柔毛。叶卵形或椭圆形，纸质。花裂片基部心形；花冠宽钟形，浅蓝色至淡紫色，中部白色，檐部有褶，5 浅裂。浆果球形，褐色或黄色。

功能主治：清热解毒，止咳，祛痰。用于肺热咳嗽，咳嗽痰多，风湿关节痛，小便淋涩。

附注：《四川省中药资源志要》699 页。《四川植物志》第 8 卷 398 页。

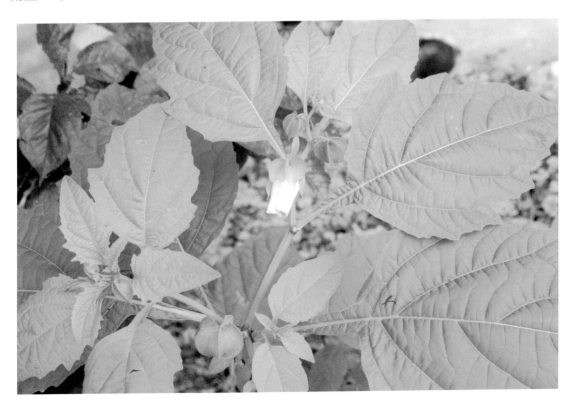

假酸浆

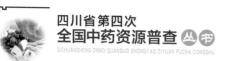

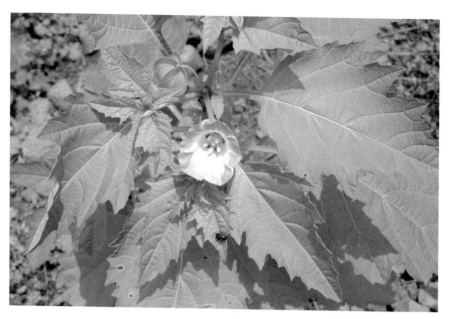

假酸浆

挂金灯

来源：茄科植物挂金灯 *Physalis alkekengi* L. var. *franchetii* (Mast.) Makino 的干燥全草。

植物形态要点：草本。叶狭卵形至宽卵形，渐无毛，有时具缘毛。花萼筒疏被短柔毛；花冠辐状，白色，基部具明显绿色斑点。果梗变无毛；果萼橙色或红色，具 10 棱，光亮，渐无毛，宽多数超过 3 cm。

功能主治：清热解毒，利咽化痰，利尿。用于风热咳嗽，咽喉肿痛，音哑，小便不利，天疱疮，湿疹，目疾。

附注：本品又称锦灯笼、红姑娘。《江苏省中药材标准》1989 年版收载。

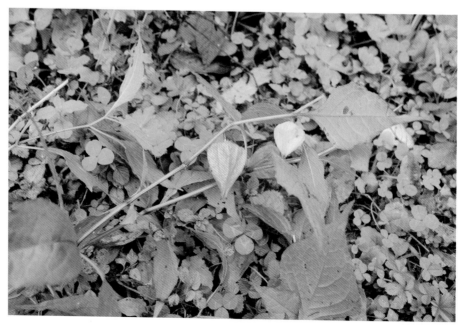

挂金灯

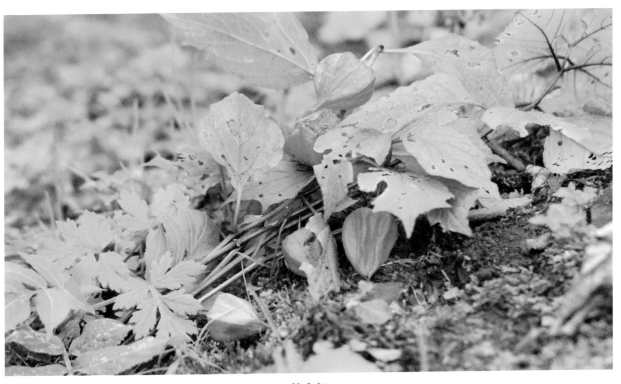

挂金灯

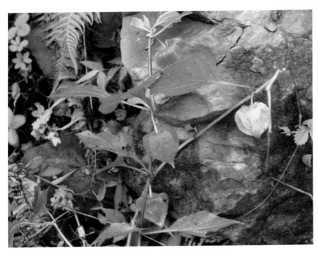

挂金灯

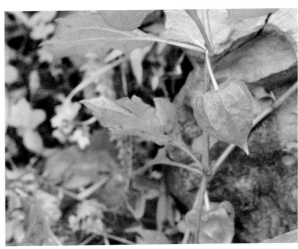

挂金灯

番 茄

来源：茄科植物番茄 *Lycopersicon esculentum* Mill. 的新鲜果实。

植物形态要点：草本，拱垂，具黏性腺状柔毛，有强烈的气味。叶为羽状复叶或羽状深裂，小叶大小不等，卵形或长圆形，边缘有不规则锯齿或裂片。聚伞花序圆锥状，花辐状钟形，裂片披针形，宿存。花冠辐状，黄色；花药先端长渐尖。浆果红色或橙黄色，扁球状至球状。

功能主治：生津止渴，健胃消食。用于舌燥，口渴，食欲不振。

附注：本品入药始载于《陆川本草》。《四川省中药资源志要》699 页。《四川植物志》第 8 卷 460 页。

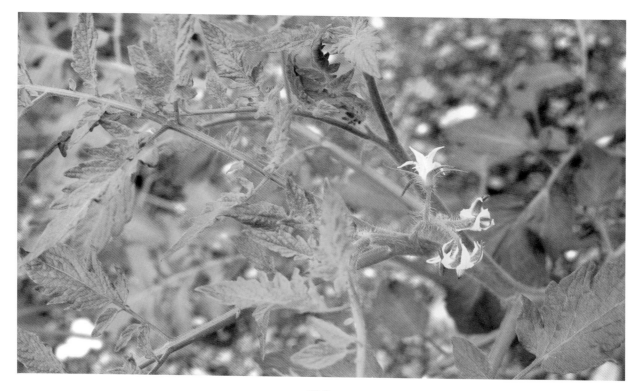

番茄

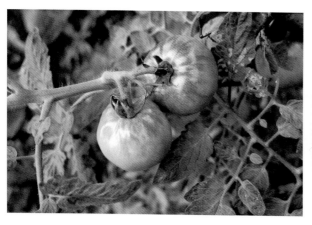

番茄

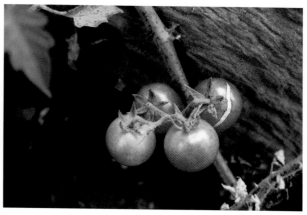

番茄

玄参科

玄 参

来源：玄参科植物玄参 *Scrophularia ningpoensis* Hemsl. 的干燥根。

植物形态要点：草本，高达 1.5 m。侧根少，纺锤形至圆锥形。茎四方。叶对生。聚伞圆锥花序长达 50 cm，大且疏松；聚伞花序顶生及腋生，常具 2~4 花；花冠褐紫色。蒴果卵球形。

功能主治：清热凉血，滋阴降火，解毒散结。用于热入营血，温毒发斑，热病伤阴，舌绛烦渴，津伤便秘，骨蒸劳嗽，目赤，咽痛，白喉，瘰疬，痈肿疮毒。

附注：本品始载于《神农本草经》。《中国药典》2020 年版一部收载。《四川中药志》558 页。

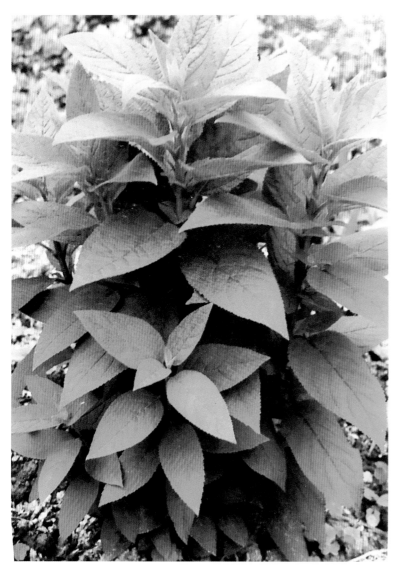

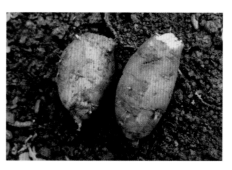

玄参鲜根

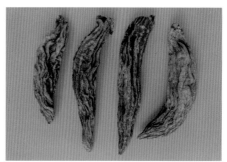

玄参

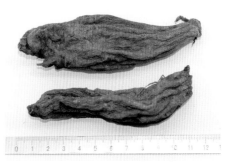

玄参

玄参

玄参

地 黄

来源：玄参科植物地黄 *Rehmannia glutinosa* (Gaetn.) Libosch. ex Fisch. et Mey. 的新鲜或干燥块根。

植物形态要点：草本，密具绒毛和腺毛或无腺毛。根茎肉质，粗达 5.5 cm。茎紫红色。叶卵形至狭椭圆形。花冠管狭；裂片外部紫红色，内部黄紫色。蒴果卵球形至狭卵球形。

功能主治：鲜地黄清热生津，凉血，止血。用于热病伤阴，舌绛烦渴，温毒发斑，吐血，衄血，咽喉肿痛。生地黄清热凉血，养阴生津。用于热入营血，温毒发斑，吐血衄血，热病伤阴，舌绛烦渴，津伤便秘，阴虚发热，骨蒸劳热，内热消渴。

附注：本品始载于《神农本草经》。《中国药典》2020 年版一部收载。《四川中药志》1522 页。

四川药用植物原色图谱

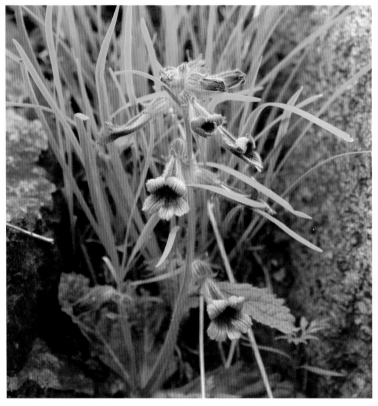

地黄

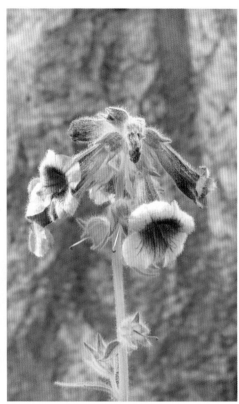

地黄

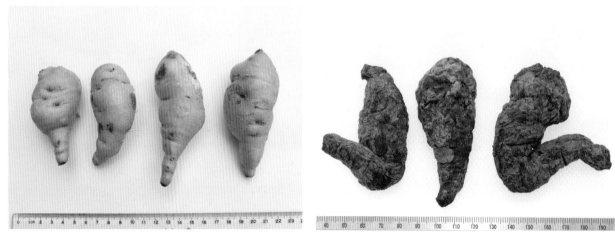

地黄鲜块根

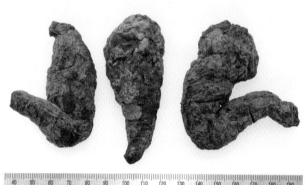

地黄

毛蕊花

来源：玄参科植物毛蕊花 *Verbascum thapsus* L. 的干燥全草。

　　植物形态要点：草本，高达 1.5 cm。全株被密而厚的浅灰黄色星状毛。叶倒披针状长圆形，长达 15 cm，宽约 6 cm，先端渐尖，基部渐狭成柄状，边缘具浅圆齿。穗状花序圆柱状，长达 25 cm，花密集；花萼 5 裂几达基部，裂片狭披针形；花冠黄色，直径 1~2 cm，辐状，裂片 5 枚，内面光滑，外面被星状毛；雄蕊 5，后方 3 枚的花丝有毛，前方 2 枚光滑，其花药略下延成"个"字形。蒴果卵形，先端钝尖。

功能主治：清热解毒，止血散瘀。用于肺炎，慢性阑尾炎，疮毒，跌打损伤，创伤出血。

附注：《全国中草药汇编》记载。《四川省中药资源志要》724页。

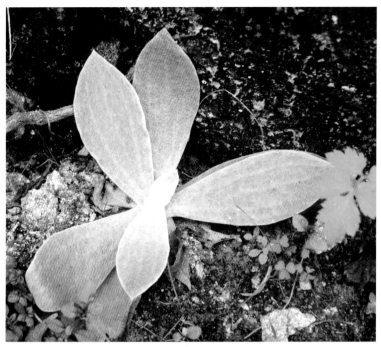
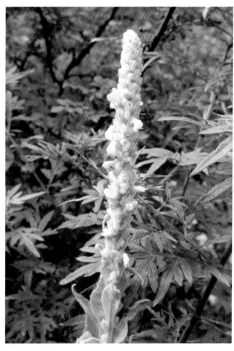

毛蕊花　　　　　　　　　　　　　　　　　　毛蕊花

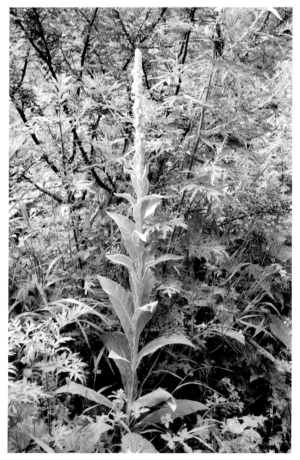
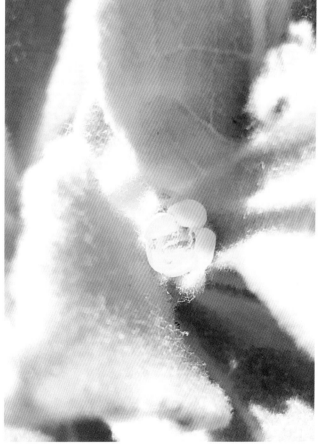

毛蕊花　　　　　　　　　　　　　　　　　　毛蕊花

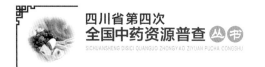

毛地黄

来源： 玄参科植物毛地黄 *Digitalis purpurea* L. 的干燥叶。

植物形态要点： 草本，除花冠外全体被灰白色短柔毛和腺毛，有时茎几无毛。叶互生。花冠上唇甚短于下唇，紫色或白色，内面具斑点；2强雄蕊。蒴果长约 1.5 cm。种子棍棒状，具柔毛。

功能主治： 强心，利尿消肿。用于心力衰竭，心源性水肿，浮肿。

附注： 《中华本草》第 7 册 6327 页。

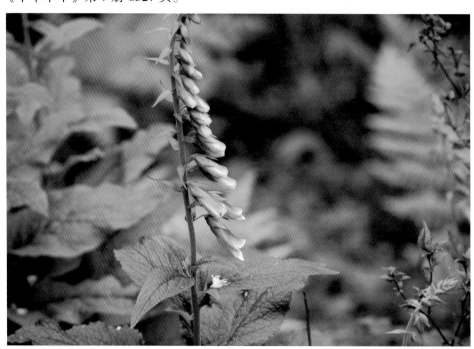

毛地黄

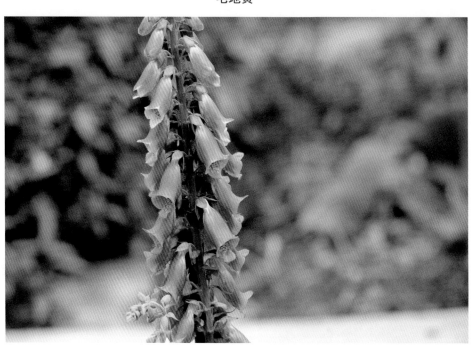

毛地黄

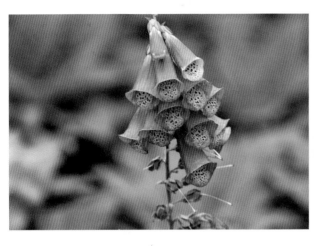

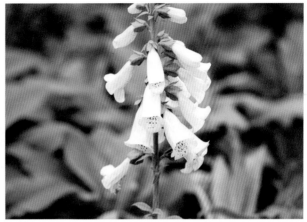

毛地黄　　　　　　　　　　　　　　　　毛地黄

肉果草

来源： 玄参科植物肉果草 *Lancea tibetica* Hook.f.et Thoms. 的干燥全草或果实。

植物形态要点： 矮小草本。根状茎细长。叶莲座状，倒卵形至倒卵状矩圆形或匙形，近革质，顶端钝，常有小凸尖。花 3~5 朵簇生或伸长成总状花序；花萼钟状，革质，萼齿钻状三角形；花冠深蓝色或紫色，喉部稍带黄色或紫色斑点，花冠筒长 8~13 mm，上唇直立，2 深裂，下唇开展，中裂片全缘；雄蕊着生近花冠筒中部，花丝无毛；柱头扇状。果实卵状球形，红色至深紫色，包被于宿存的花萼内；种子多数，矩圆形，棕黄色。

功能主治： 全草清肺化痰。用于肺炎，痢疾，心胸烦热，流感热症。果行气活血，调经止痛。用于月经不调，腹痛，便秘。

附注：《中华人民共和国卫生部药品标准·藏药》收载。《青海野生药用植物》477 页。

829

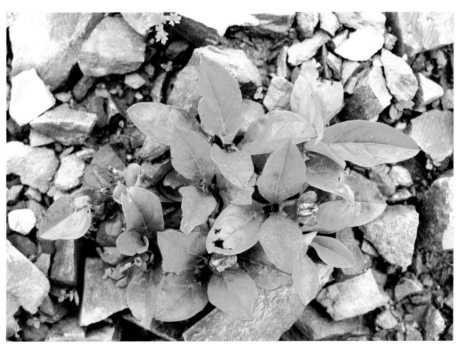

肉果草

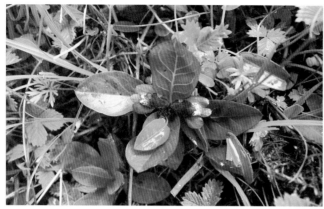

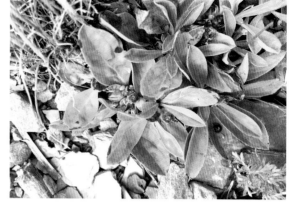

肉果草

肉果草

腹水草

来源： 玄参科植物腹水草 *Veronicastrum stenostachyum* (Hemsl.) T. Yamaz. 的干燥全草。

植物形态要点： 草本。根状茎短，横生；茎长于 1 m，多于顶端拱曲并生根。叶狭卵形至披针形。花序腋生，有时顶生于侧枝上；花冠白色、紫色或紫红色。蒴果卵球形。

功能主治： 清热解毒，逐水消肿。用于肺热咳嗽，水肿，腹水，疮疡肿痛，烫火伤。

附注： 本品又称细穗腹水草。《上海市中药材标准》1994 年版收载。《四川省中草药标准》1980 年以钓鱼竿收载。

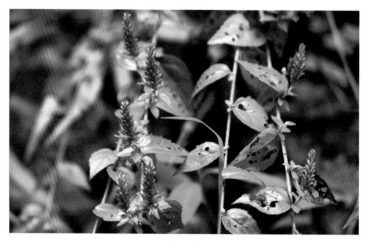

腹水草

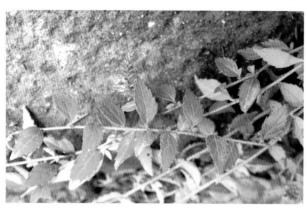

腹水草

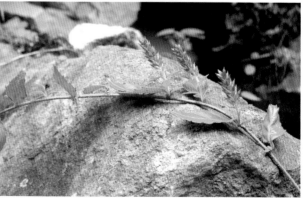

腹水草

宽叶腹水草

来源： 玄参科植物宽叶腹水草 *Veronicastrum latifolium* (Hemsl.) T. Yamaz. 的干燥全草。

植物形态要点： 草本。茎常长于1 m，顶部拱形且生根，常具黄色短曲毛叶互生，卵状圆形至圆形，常疏具硬毛。花序腋生，稀顶生；花冠浅紫色或白色。蒴果卵球形。

功能主治： 清热解毒，利水消肿，散瘀止痛。用于肺热咳嗽，烧烫伤，毒蛇咬伤，肝炎，水肿，跌打肿痛。

附注： 本品又称钓鱼竿，《全国中草药汇编》收载。

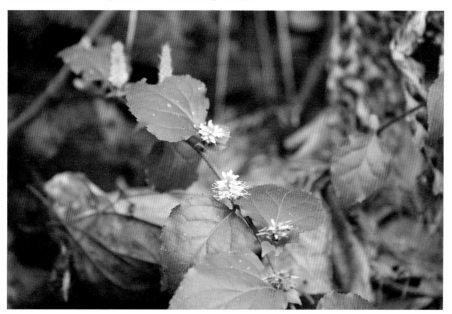

宽叶腹水草

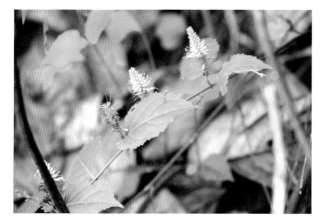

宽叶腹水草

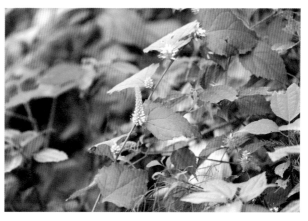

宽叶腹水草

鞭打绣球

来源： 玄参科植物鞭打绣球 *Hemiphragma heterophyllum* Wall. 的干燥全草。

植物形态要点： 铺散匍匐草本，全体被短柔毛。叶二型，主茎上为圆形、心形或肾形，枝上为簇

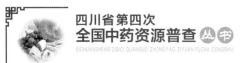
生，针状。花单生叶腋，花冠白色至玫瑰色。果实卵球形，红色，浆果状，肉质。

功能主治：活血调经，舒筋活络，祛风除湿。用于经闭，月经不调，肺结核，扁桃体炎，跌打损伤，风湿腰痛，湿疹，疮疡，口腔炎。

附注：《全国中草药汇编》《中药大辞典》。《中华本草》第 7 册 6330 页。

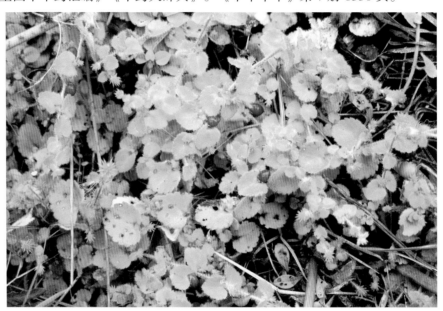

鞭打绣球

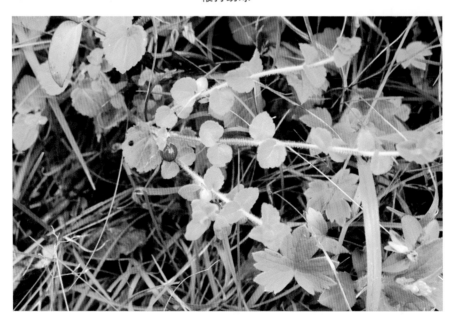

鞭打绣球

短筒兔耳草

来源：玄参科植物短筒兔耳草 *Lagotis brevituba* Maxim. 的干燥全草。

植物形态要点：草本。叶表面沿网脉皱缩。花萼与苞片等长或稍短，后方开裂 1/4~1/3；花冠筒部较唇部稍短或近等长；苞片近圆形或倒卵形；叶面皱缩，网脉常下陷细沟状。

功能主治：清热，解毒，利湿，平肝，行血，调经。用于发热烦躁，肺热咳嗽，头痛眩晕，湿热黄疸，月经不调，药食中毒。

附注：本品又称短管兔耳草。《中国药典》2020年版一部以洪连收载。

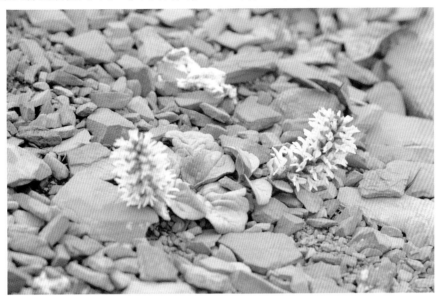

短筒兔耳草

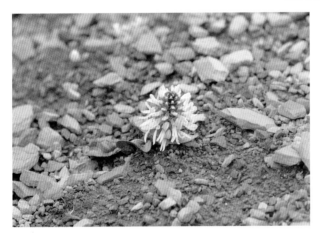

短筒兔耳草

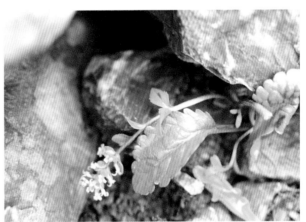

短筒兔耳草

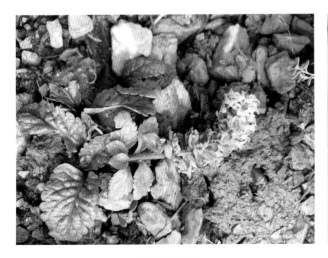

短筒兔耳草

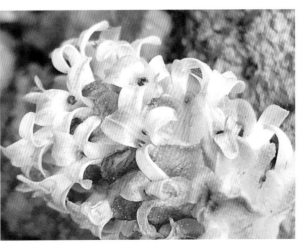

短筒兔耳草

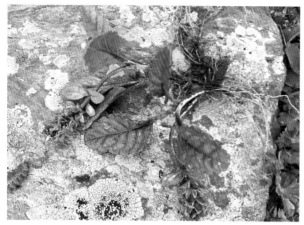

短筒兔耳草

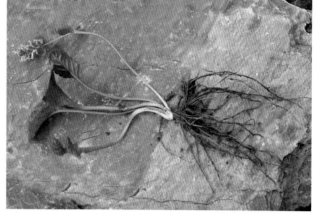

短筒兔耳草

圆穗兔耳草

来源： 玄参科植物圆穗兔耳草 *Lagotis ramalana* Batal. 的干燥全草。

植物形态要点： 草本。叶片卵形。花序头状，花萼开裂成 2 裂片，雄蕊花丝长，约与唇部近等长。

功能主治： 清血热，赤巴烦热，五脏热，降血压，续筋络，行血调经。用于脏腑热病，热痫，血热毒，赤巴病，疮疖肿毒，肠绞痛，炭疽。

附注：《中国藏药》。《中华藏本草》214 页收载。

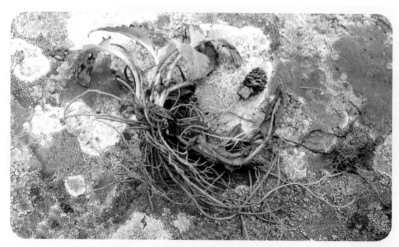

圆穗兔耳草

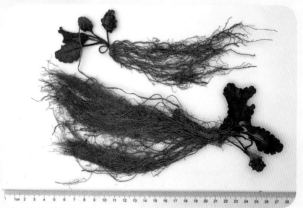

圆穗兔耳草

全缘兔耳草

来源：玄参科植物全缘兔耳草 *Lagotis integra* W. W. Smith. 的干燥全草。

植物形态要点：草本。细根多数。叶片边缘具疏细齿或全缘，卵状披针形，顶端渐尖；花冠筒部明显较唇部长；苞片倒卵状披针形至卵形。

功能主治：同短筒兔耳草。

附注：《中华人民共和国卫生部药品标准·藏药》收载兔耳草。《云南省中药材标准》1996 年版收载洪连。

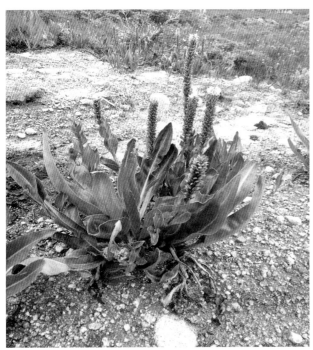

全缘兔耳草

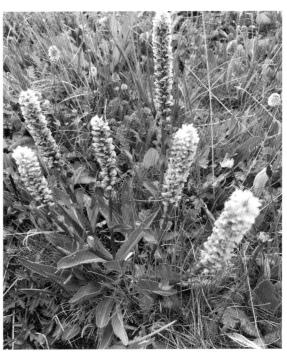

全缘兔耳草

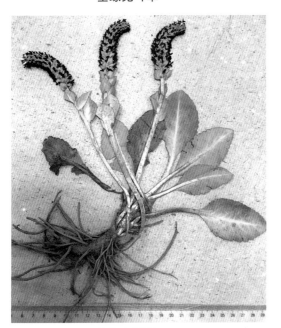

全缘兔耳草

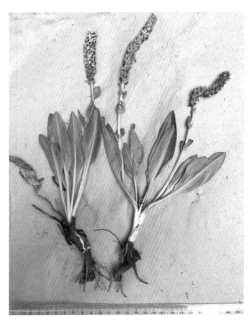

全缘兔耳草

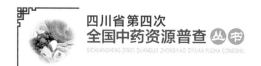

厚叶兔耳草

来源： 玄参科植物厚叶兔耳草 *Lagotis crassifolia* Prain 的干燥全草。

植物形态要点： 草本。根状茎粗壮，根多数，条形。基生叶厚肉质，略皱。叶卵形至卵状椭圆形，长 2~6 cm。穗状花序，花萼佛焰苞状，膜质。花冠蓝紫色。果实椭圆形。

功能主治： 凉血解毒，行血调经。用于五脏有热，血分热毒，急慢性肝炎，月经不调。

附注：《西藏植物名录》1980 年版 314 页。《四川省中药资源志要》708 页。

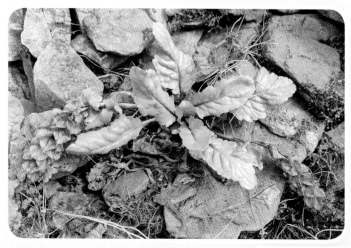

厚叶兔耳草

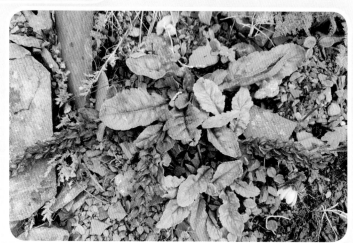

厚叶兔耳草

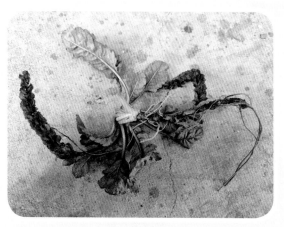

厚叶兔耳草

毛果婆婆纳

来源： 玄参科植物毛果婆婆纳 *Veronica eriogyne* H. Winkl. 的干燥全草。

植物形态要点： 直立草本。茎有两列柔毛，高 20~50 cm。叶无柄；叶片披针形至条状披针形，长 2~5 cm，边缘有锯齿。花序总状，长 3~7 cm，2~4 支侧生于茎顶叶腋，除花冠外，各部分皆被多细胞长柔毛；苞片宽条形；花萼 5 深裂，裂片宽条形，比花冠略短，后方 1 枚远比其他 4 枚小；花冠紫色或蓝色，裂片 4 枚，后方 3 枚卵形，前面 1 枚矩圆形；花丝大部贴生；子房和蒴果密被多细胞腺柔毛。蒴果长卵形，长约 6 mm，顶端渐狭而钝。

功能主治： 止血，愈疮，生肌，清疮热。用于疮疡，湿疹，皮肤溃烂，出血。

附注： 《四川省藏药材标准》2014 年版。《中国藏药材大全》449 页。

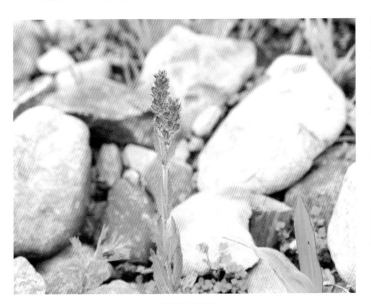

毛果婆婆纳

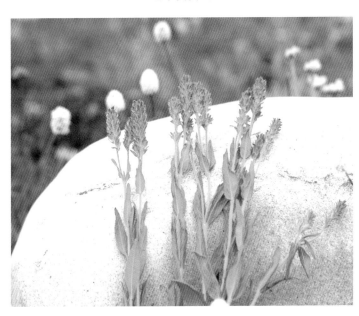

毛果婆婆纳

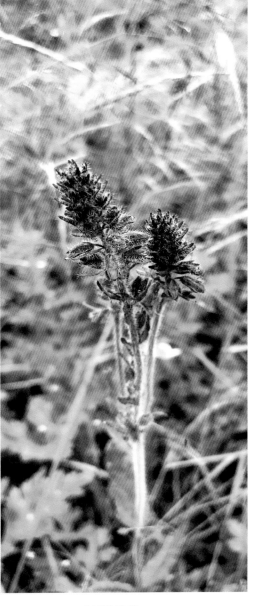

毛果婆婆纳

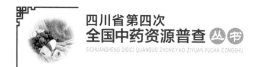
阿拉伯婆婆纳

来源： 玄参科植物阿拉伯婆婆纳 *Veronica persica* Poir. 的干燥全草。

植物形态要点： 草本。茎铺散，密具多室柔毛。叶卵状披针形至近圆形。总状花序疏松，很长；花萼 4 裂；花冠通常蓝色，喉部具疏毛。蒴果倒心形，强烈压扁。

功能主治： 祛风除湿。用于肾虚，风湿关节炎。

附注：《四川省中药资源志要》726 页。

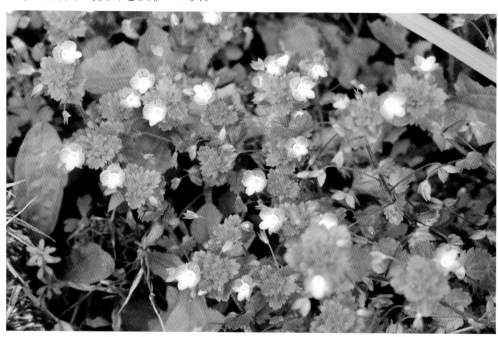

阿拉伯婆婆纳

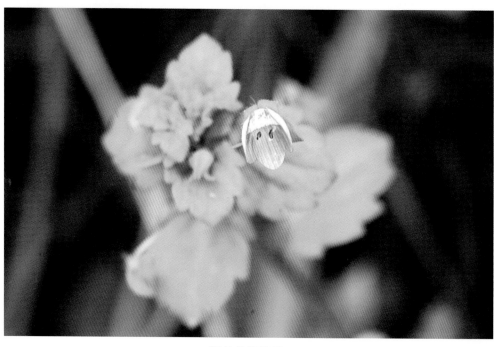

阿拉伯婆婆纳

细裂叶松蒿

来源：玄参科植物细裂叶松蒿 *Phtheirospermum tenuisectum* Bureau et Franch. 的干燥全草。

植物形态要点：草本。茎多数，丛生。叶三角状卵形，2~3 回羽状全裂，小裂片条形，具多室腺柔毛。花单生；花冠黄色至橘黄色，外面具腺毛或无腺绒毛，喉部具毛，下裂片倒卵形。

功能主治：清热利湿，解毒。用于黄疸，水肿，风热感冒，口疮，鼻炎，疮疖肿毒。

附注：《四川省中药资源志要》721 页。

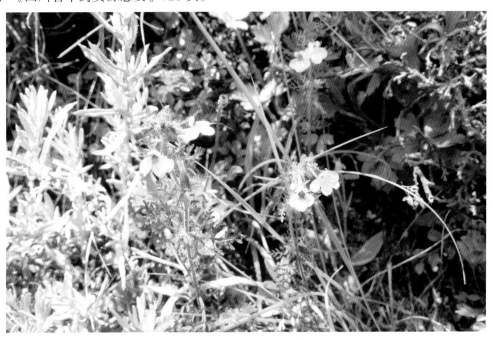

细裂叶松蒿

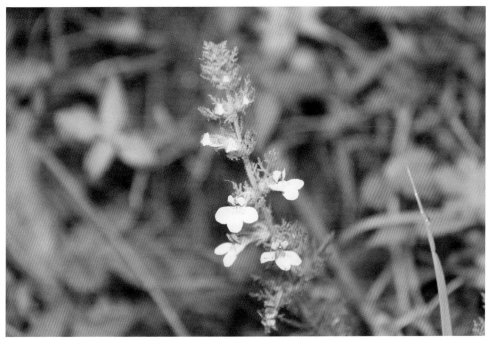

细裂叶松蒿

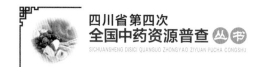
白花泡桐

来源：玄参科植物白花泡桐 *Paulownia fortunei* (Seem.) Hemsl. 的干燥花或根皮。

植物形态要点：乔木，高达 30 m。树冠圆锥形。幼枝、花序和果被黄褐色星状绒毛。叶狭卵状心形，下面具星状毛或腺点。花冠白色、紫色或淡紫色，管状漏斗形，长 8~12 cm。蒴果长圆形至长圆状椭圆体形。

功能主治：祛风除湿，活络止痛。用于风湿痹痛，跌打损伤。

附注：白花泡桐是《本草纲目》名。《峨眉山药用植物志》以泡桐皮收载。泡桐经查《中国植物志》为白花泡桐。

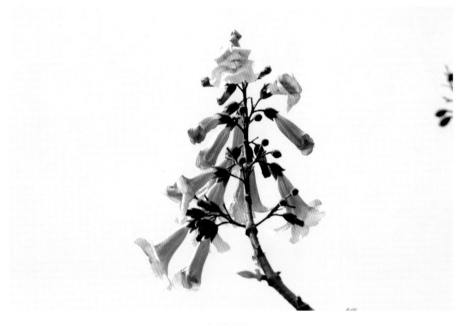

白花泡桐

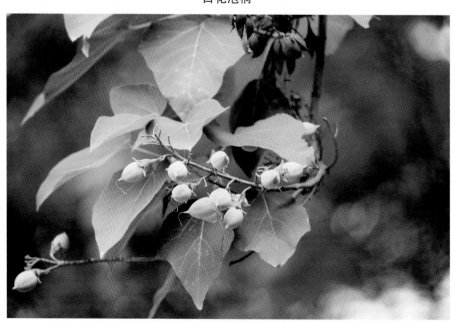

白花泡桐

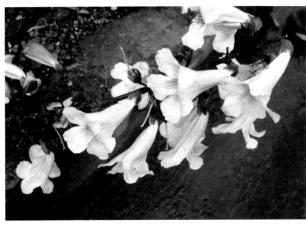

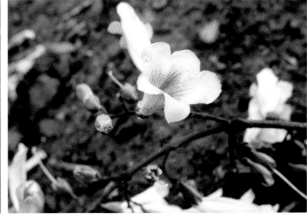

白花泡桐　　　　　　　　　　　　　　　　　白花泡桐

岩白翠

来源： 玄参科植物岩白翠 *Mazus omeiensis* H. L. Li 的干燥全草。

植物形态要点： 草本。根状茎无毛或疏，叶基生，莲座状，革质，花葶常单生，花萼钟状，萼齿卵状三角形；花冠紫色或蓝色。蒴果卵圆形。

功能主治： 解表散寒，清热解毒。用于咽喉肿痛，感冒头痛，疯狗咬伤，疔疮。

附注：《四川省中药资源志要》711 页。

841

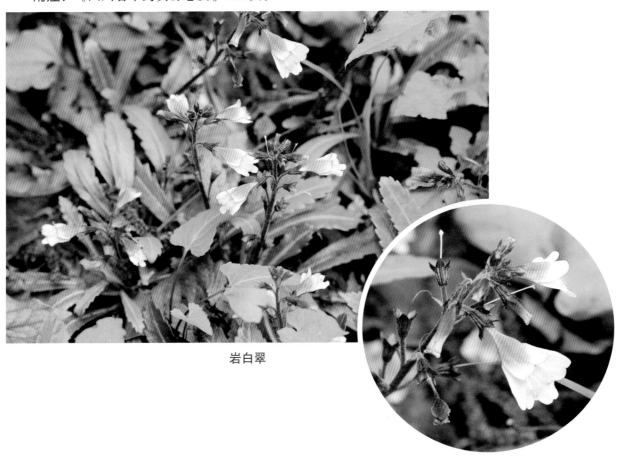

岩白翠

岩白翠

大王马先蒿

来源：玄参科植物大王马先蒿 *Pedicularis rex* C. B. Clarke ex Maxim. 的干燥全草。

植物形态要点：草本，主根粗壮。茎直立，有棱角和条纹。叶片羽状全裂或深裂，裂片线状长圆形至长圆形，边缘有锯齿。 花序总状，其花轮尤其在下部者远距，苞片基部均膨大而结合为 4；花无梗；萼长 1~1.2 cm，齿退化成 2 枚，宽而圆钝；花冠黄色，长约 3 cm，直立，管长 2~2.5 cm，宽2.5~4 mm，盔背部有毛，先端下缘有细齿 1 对，下唇以锐角开展，中裂小；雄蕊花丝两对均被毛；花柱伸出于盔端。蒴果卵圆形，先端有短喙；种子具浅蜂窝状孔纹。

功能主治：祛风活络，散寒止咳，利小便，补气益血，健脾利湿。用于阴虚潮热，虚劳咳嗽，产后乳汁少，慢性肝炎，肝硬化腹水，小儿疳积，小便不利，尿路结石，风湿关节疼痛，关节冷痛，妇女白带，疥疮，急性胃肠炎，食物中毒。

附注：《全国中草药汇编》《青藏药鉴》收载。《四川省中药资源志要》718 页。

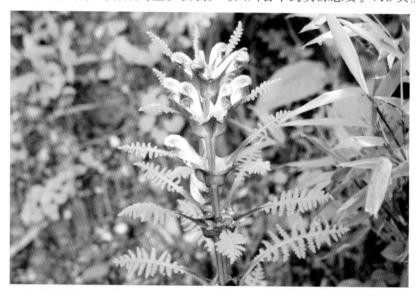

大王马先蒿

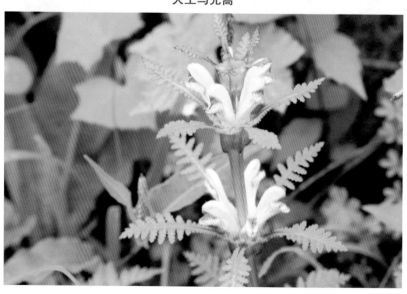

大王马先蒿

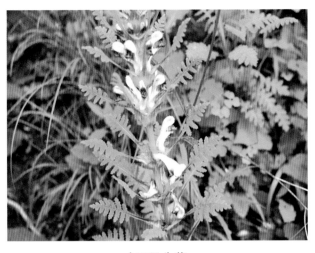

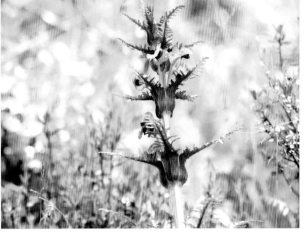

大王马先蒿　　　　　　　　　　　　　　　大王马先蒿

红毛马先蒿

来源：玄参科植物红毛马先蒿 *Pedicularis rhodotricha* Maxim. 的干燥全草。

植物形态要点：草本。叶线状披针形，边缘羽状深裂至全裂，裂片长圆形至卵形。花序头状至总状，花多密生。花紫红色；萼钟形，带紫红色，齿三角状卵形。花冠之管略与萼等长，下唇极宽阔，宽达 23 mm，两侧裂片略似褶扇形，内侧有大耳，已互相接触，而重迭于圆卵形的中裂之上，盔直立部分很短，渐渐斜上作半月形弓曲而后渐狭为指向下前方的喙，除喙与直立部分前半外，均厚被长而淡红色的毛。

功能主治：同大王马先蒿。

附注：《中国植物志》第 68 卷 56 页。

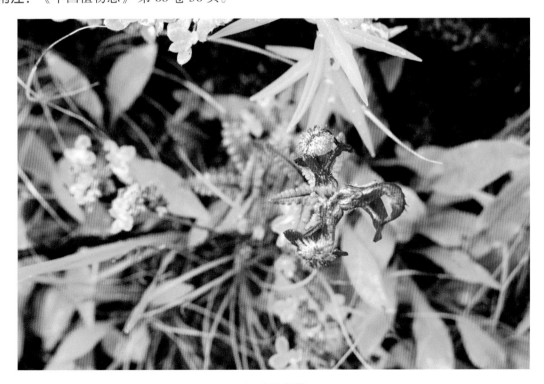

红毛马先蒿

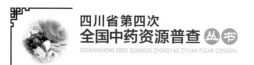
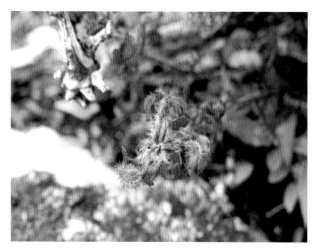

红毛马先蒿

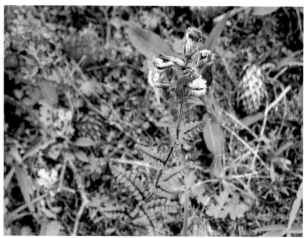

红毛马先蒿

844

凸额马先蒿

来源：玄参科植物凸额马先蒿 *Pedicularis cranolopha* Maxim. 的干燥全草。

植物形态要点：草本。根常分枝。茎常丛生。叶有长柄，柄长达 3 cm，有明显的翅，叶片长圆状披针形至披针状线形，羽状深裂，裂片卵形至披针状长圆形，羽状浅裂至具重锯齿，每边达 15 枚。花序总状顶生；萼膜质，很大，长 12~20 mm；花冠长 4~5 cm，外面有毛，盔直立部分略前俯，上端即镰状弓曲向前上方成为含有雄蕊的部分，其前端急细为略作半环状弓曲而端指向喉部的喙，在额部与喙的基部相接处有相当高凸而常为三角形的鸡冠状凸起，下唇宽过于长，有密缘毛，侧裂多少褶扇形，端圆而不凹。

功能主治：清热解毒，活血，固齿。用于发热，尿路感染，肺炎，肝炎，外伤肿痛，牙齿松动。

附注：《中国中药资源志要》1143 页。

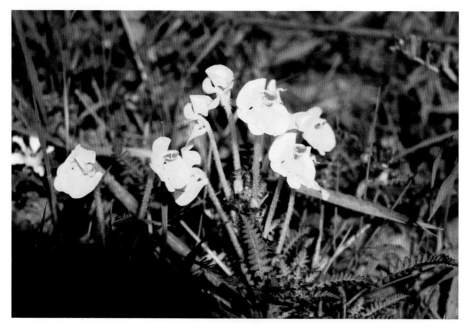

凸额马先蒿

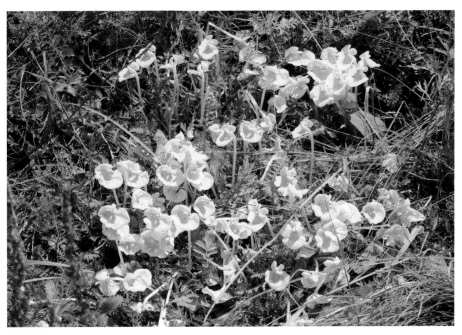

凸额马先蒿

尖果马先蒿

来源：玄参科植物尖果马先蒿 *Pedicularis oxycarpa* Franch. ex Maxim. 的干燥根或全草。

植物形态要点：草本。根肉质。叶互生；叶片厚膜质，线状长圆形或披针状长圆形，下面常满布白色肤屑状物，羽状全裂，裂片每边 7~15 枚。总状花序。萼膜质，长卵圆形；萼齿 3 枚；花冠白色，有紫色的喙，花管伸直，或在顶端稍前俯，约为萼长的 2 倍，外疏被短毛，盔的直立部分稍宽于管，前缘端以近似直角的角度转折向前方而多少稍偏上方，前方为渐细而作镰状弓曲的细长之喙。其近基的 2/3 有鸡冠状凸起，因此喙虽仍为镰状弓曲，但看来则颇似膝状屈曲，顶端微缺，下唇大多以钝角开展；雄蕊着生于花管的上部，2 对花丝均被毛；子房披针状长卵圆形。蒴果，种子肥大。

功能主治：根补虚弱，补气血，活络。用于头昏耳鸣，心慌心跳，筋骨疼痛，虚热不退。全草补气血，祛风胜湿，通筋络，止咳平喘。用于风湿关节疼痛，小便不利，尿路结石，妇女白带，疥疮，咳嗽气喘。

附注：《药用植物辞典》收载。

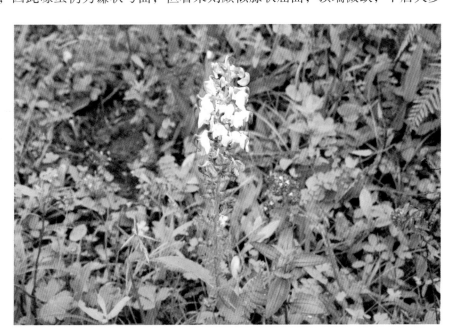

尖果马先蒿

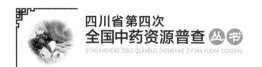

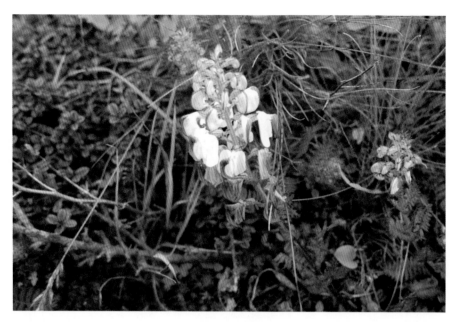

尖果马先蒿

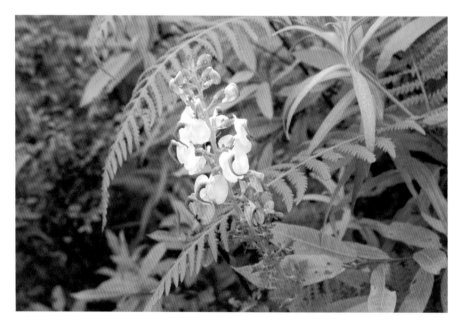

尖果马先蒿

大管马先蒿

来源：玄参科植物大管马先蒿 *Pedicularis macrosiphon* Franch. 的干燥根或全草。

植物形态要点：草本，常成密丛。叶卵状披针形至线状长圆形，羽状全裂，裂片卵形至长圆形，基部斜，一边楔形，一边常略作耳形而较宽，下面有白色肤屑状物。花腋生，浅紫色至玫瑰色，有长达 10 mm 的梗；萼圆筒形，前方不开裂，膜质，长约 10 mm；花冠长 4.5~8 cm，管长 4~5 cm，径达 1 mm，先以镰状弓曲转向前上方而后再转向前下方，喙端二裂；下唇长于盔；雄蕊着生于管喉，两对花丝均无毛；柱头略伸出于喙端。蒴果长圆形至倒卵形，端有凸尖，偏斜。

功能主治：安胎，明目。用于胎动不安，翳雾遮眼。

附注：《世界药用植物速查辞典》674 页。

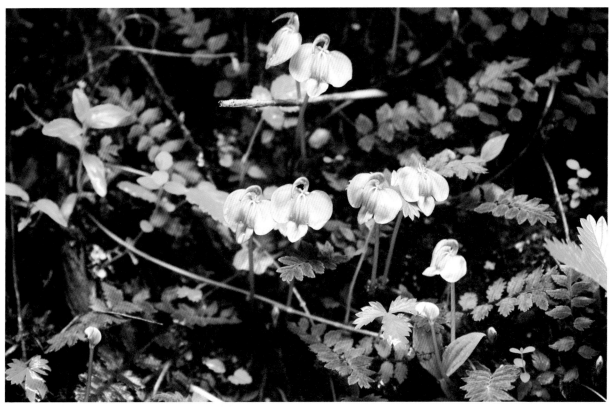

大管马先蒿

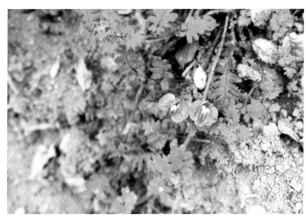

大管马先蒿

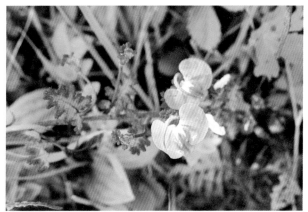

大管马先蒿

847

列当科

列 当

来源：列当科植物列当 *Orobanche caerulenscens* Stephan 的干燥根茎或全草。

植物形态要点：草本。根状茎横走，圆柱状，茎直径 1.5~2 cm，基部增粗。叶三角形或宽卵状

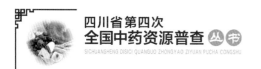

三角形。穗状花序，圆柱形，长 7~22 cm，直径 1.5~2.5 cm；花萼杯状，先端不整齐的 3~5 齿裂；花冠宽钟状，暗紫色或暗紫红色，筒膨大成囊状，上唇直立，近盔状，下唇极短，3 裂，裂片三角形或三角状披针形；雄蕊 4，稍伸出于花冠之外，花药卵形，药隔较宽；心皮 2；子房近球形，柱头 2 浅裂。蒴果近球形，2 瓣开裂。种子小，椭圆形。

功能主治：补肾壮阳，强筋骨。用于肾虚腰膝冷痛，阳痿，遗精。

附注：《甘肃省中药材质量标准》1995 年版和《吉林药品标准》1977 年版收载。

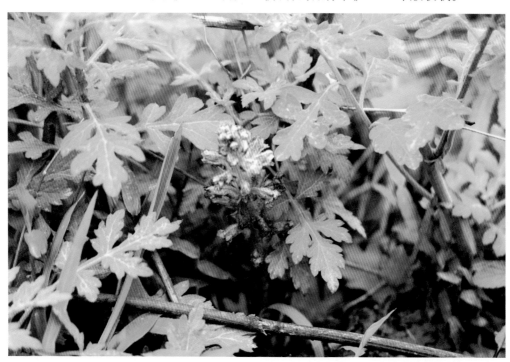

列当

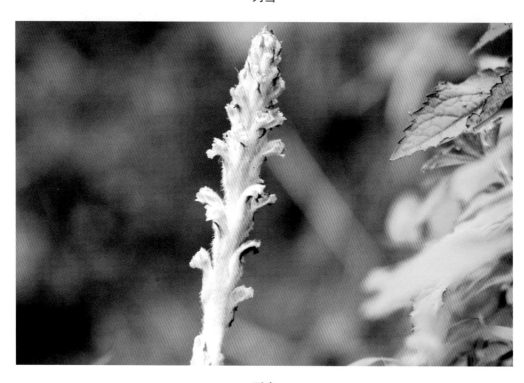

列当

黄花列当

来源：列当科植物黄花列当 *Orobanche pycnostachya* Hance 的干燥全草。

植物形态要点：寄生草本，密具腺毛。茎不分枝，直立。叶卵状披针形或披针形。花序穗状，多花；花冠黄色；花冠管稍弯曲，上部膨大；上唇 2 裂；下唇稍长。蒴果长圆形。

功能主治：补肾壮阳，强筋骨，止泻。用于肾虚腰膝冷痛，阳痿，遗精，肠炎，腹泻。

附注：《中华本草》第 7 册 6553 页。

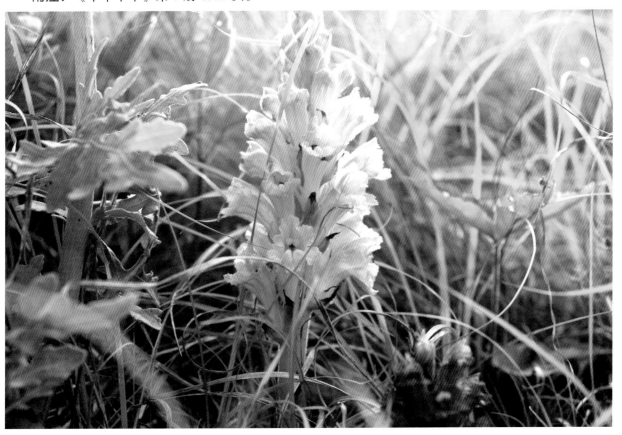

黄花列当

苦苣苔科

降龙草

来源：苦苣苔科植物降龙草 *Hemiboea subcapitata* Clarke 的干燥根茎或全草。

植物形态要点：草本。茎疏具紫褐色或紫色斑点。叶片稍肉质，干时草质，蠕虫状石细胞散生于叶肉中，聚伞花序具 1~10 或更多花；花冠外部白色，内部具紫色斑点，还具一圈毛。

功能主治：清热利湿，解毒。用于湿热黄疸，咽喉肿痛，毒蛇咬伤，烧烫伤。

附注：本品又称半蒴苣苔。《中华本草》第 7 册 6529 页。《全国中草药汇编》《中国植物志》

收载。

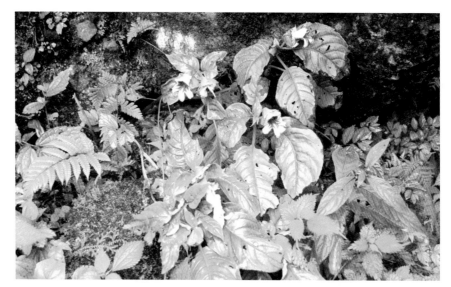

降龙草

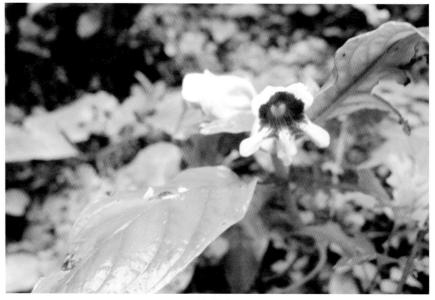

降龙草

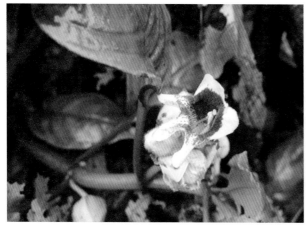

降龙草

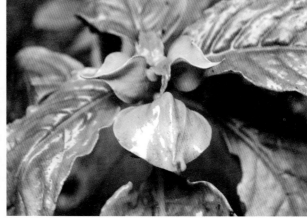

降龙草

吊石苣苔

来源： 苦苣苔科植物吊石苣苔 *Lysionotus pauciflorus* Maxim. 的干燥根茎、地上部分或全草。

植物形态要点： 亚灌木。叶对生或 3~4 枚轮生，叶片革质，形状多变化。聚伞花序具 1~12 花；花冠白色至浅紫色或粉红色，内部具紫色线且有时喉部黄色。

功能主治： 软坚散结，止咳化痰。用于淋巴结核，慢性支气管炎。

附注：《中国药典》1977 年版一部收载。《贵州省中药材质量标准》1988 年版以石吊兰收载。

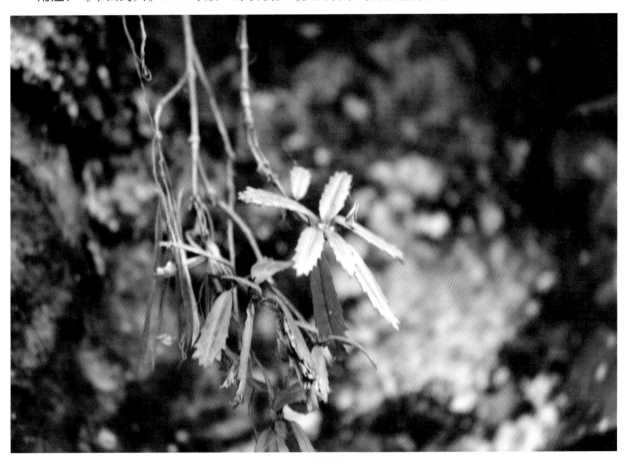

吊石苣苔

齿叶吊石苣苔

来源： 苦苣苔科植物齿叶吊石苣苔 *Lysionotus serratus* D. Don 的干燥全草。

植物形态要点： 附生亚灌木。茎不弯曲，无翅；叶草质，边缘具锯齿至细齿或小圆齿。聚伞花序具 3~15 花；花冠淡紫色或白色，有疏柔毛和短腺毛；花盘环状，近全缘。

功能主治： 活血通经，凉血止血，化痰止咳，祛风利湿。用于咳血，风湿疼痛，痛经，跌打肿痛。

附注：《中华本草》第 7 册 6534 页。

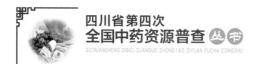

852

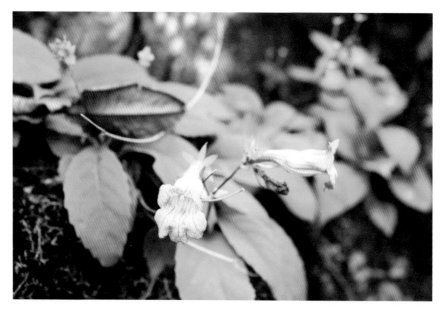

齿叶吊石苣苔

狭冠长蒴苣苔

来源： 苦苣苔科植物狭冠长蒴苣苔 *Didymocarpus stenanthos* Clarke 的干燥全草。

植物形态要点： 草本。密被短柔毛，叶片卵形、椭圆形或狭倒卵形，两侧稍不对称，边缘有钝或尖的小重牙齿或小牙齿，表面和下面脉上密被短柔毛，两面常有橙黄色小腺点；苞片对生，紫色，宽卵形；小苞片基部合生。花萼紫色，钟状，檐部近二唇形，上唇 3 裂至或稍超过中部，下唇 2 深裂，裂片三角形，微钝。花冠紫色，长 2~2.4 cm；筒近筒状。蒴果长 3~4 cm，宽 1.5 mm。种子褐色，纺锤形。

功能主治： 清热，利湿，解毒，祛风活血。用于湿热黄疸，咽喉肿痛，毒蛇咬伤，烧烫伤。

附注：《四川省中药资源志要》739 页。

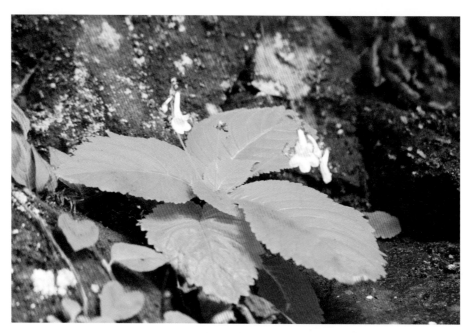

狭冠长蒴苣苔

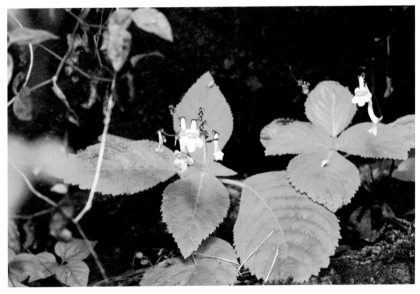

狭冠长蒴苣苔

石 花

来源：苦苣苔科植物石花 *Corallodiscus flabellatus* (Craib.) Burtt. 的干燥全草。

植物形态要点：草本。叶基生，莲座状；叶片革质，宽倒卵形、扇形，长 1~2.5 cm，宽 1~2 cm，顶端圆形，基部楔形，边缘具细圆齿，上面密被白色稀淡褐色长柔毛，下面密被灰白色或淡褐色绵毛。聚伞花序；花序梗长 8~17 cm。花萼钟状，5 裂至近基部，裂片长圆形至长圆状披针形。花冠筒状，蓝色、紫蓝色，长 6.5~11 mm，内面下唇一侧具髯毛和斑纹；上唇 2 裂，下唇 3 裂。雄蕊 4，花丝呈弧状，花药长圆形；子房长圆形，柱头头状。蒴果长圆形。

功能主治：平肝，凉血。用于肝病，肝硬化，高血压，痛风，赤白带，黑斑，肝斑。

附注：本品又称扁叶珊瑚盘。《中华人民共和国卫生部药品标准·藏药》第一册 1995 年版以石莲花收载。《中国植物志》已修订为西藏珊瑚苣苔 *Corallodiscus lanuginosus* (Wall. ex R. Br.) B. L. Burlt。

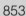

853

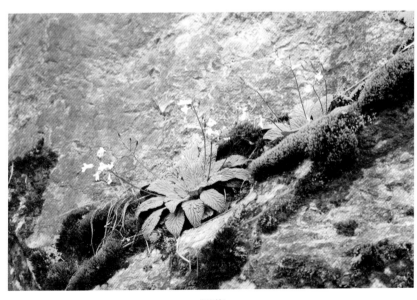

石花

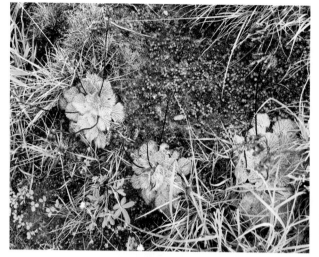

石花

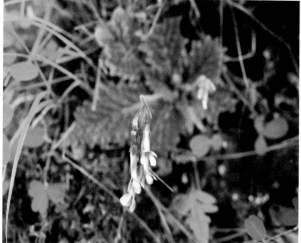

石花

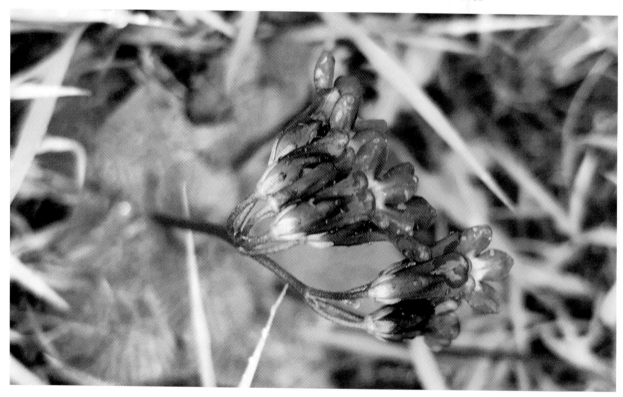

石花

牛耳朵

来源：苦苣苔科植物牛耳朵 *Chirita eburnea* Hance 的干燥根茎或全草。

植物形态要点：无茎草本。叶基生，对生，卵形至椭圆形或倒卵形，纸质，具平伏柔毛至短柔毛。聚伞花序 1~17 花；花冠紫色至白色或黄色；花冠管近管状。蒴果直立。

功能主治：根茎清肺，止血，解毒。用于肺结核。全草清肺止咳，补虚止血。用于肺结核，咳喘，吐血，红崩白带。

附注：《中国中药资源志要》1180 页。《四川省中药资源志要》738 页。

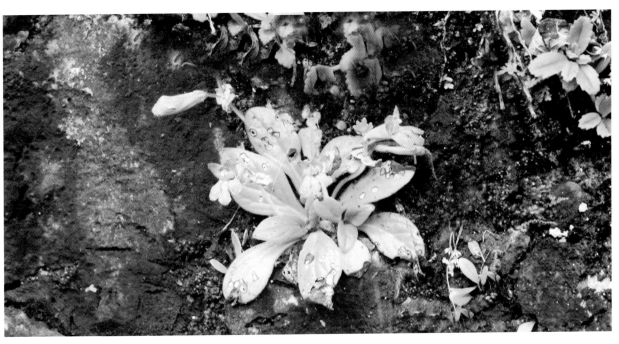

牛耳朵

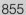

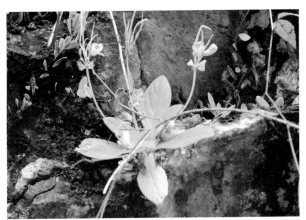

牛耳朵

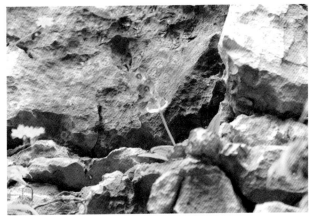

牛耳朵

爵床科

爵 床

来源：爵床科植物爵床 *Justicia procumbens* L. 的干燥全草。

植物形态要点：匍匐草本。茎4棱，具沟槽，具柔毛。叶近无毛至疏具硬毛，钟乳体多数。穗状花序圆柱状，密被柔毛；花萼裂片4，条形，边缘黄白色，具缘毛；花冠粉红色或白色，下唇具红色斑点。

功能主治：清热解毒，消疳积。用于感冒发热，咽喉肿痛，小儿疳积，痈疮疖肿。

附注：《中国药典》1977 年版一部收载。

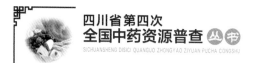
四
川
药
用
植
物
原
色
图
谱

856

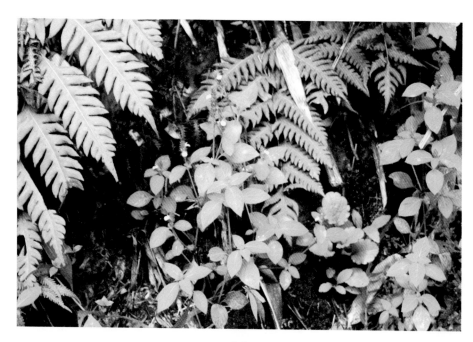

爵床

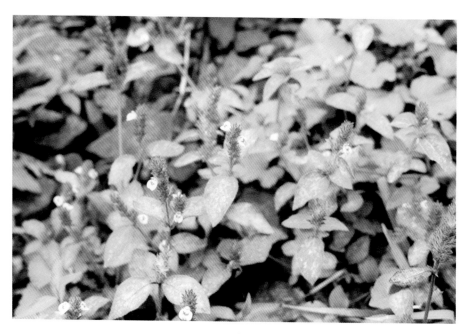

爵床

九头狮子草

来源：爵床科植物九头狮子草 *Peristrophe japonica* (Thunb.) Bremek. 的干燥全草。

植物形态要点：草本。茎 4 棱。叶两面疏被柔毛。花序由 1~4(或更多) 具梗，由总苞的顶生或腋生的聚伞花序组成；总苞内具 1~3 花；花冠白色至浅粉色至亮紫色，冠檐具粉色小点或黑色线条。蒴果具柔毛。种子具瘤。

功能主治：发汗解表，清热解毒。用于感冒，咽喉肿痛，小儿高烧；外治痈疖肿毒，毒蛇咬伤。

附注：本品又称化痰青。《中国药典》1977 年版一部收载。

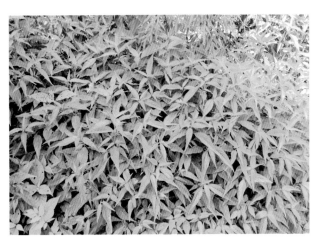

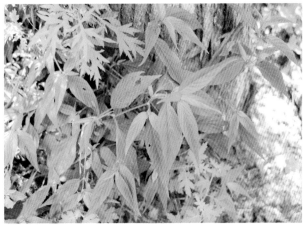

九头狮子草

九头狮子草

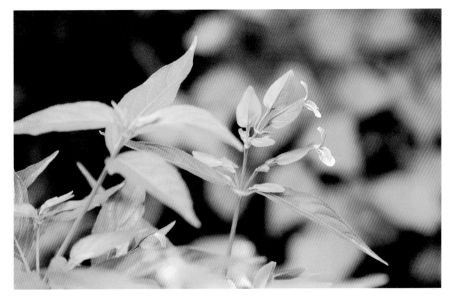

九头狮子草

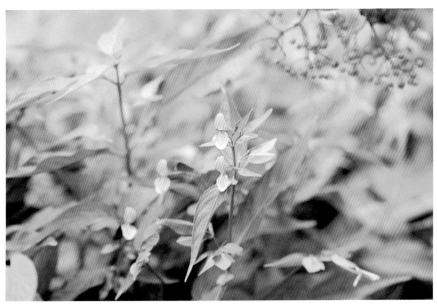

九头狮子草

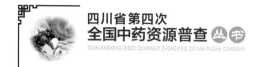

白接骨

来源： 爵床科植物白接骨 *Asystasia neesiana* (Wall.) Nees 的根茎或全草。

植物形态要点： 草本。茎 4 棱，具槽。花序顶生，穗状或总状，不分枝或具 1 至数个基生分枝形成圆锥状；花冠粉红色或蓝紫色，外面具腺头状柔毛；冠筒基部圆柱形且狭，伸长，至少为喉部及冠檐合并的 2 倍长。

功能主治： 化瘀止血，续筋接骨，利尿消肿，清热解毒。用于吐血，便血，外伤出血，跌打瘀肿，扭伤骨折，风湿肢肿，腹水，疮疡溃烂，疖肿，咽喉肿痛。

附注：《全国中草药汇编》卷二 386 页。《四川省中药资源志要》732 页。

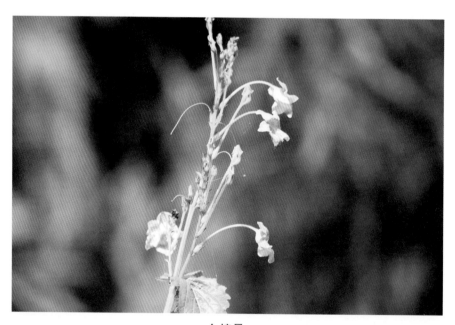

白接骨

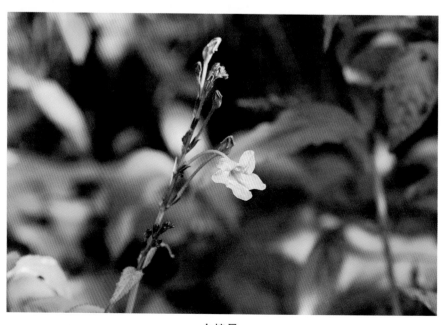

白接骨

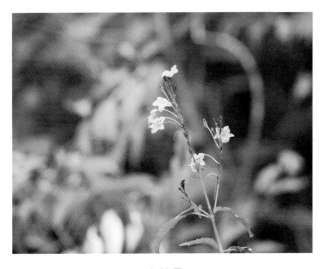

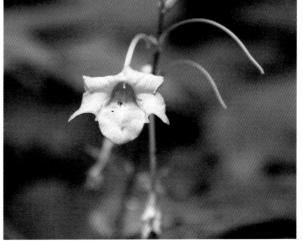

白接骨

白接骨

马 蓝

来源: 爵床科植物马蓝 *Baphicacanthus cusia* (Nees.) Bremek. 的干燥根、叶。

植物形态要点: 草本。茎基部稍木质化,通常成对分枝,幼嫩部分和花序均被锈色鳞片状毛。叶对生,椭圆状披针形或倒卵形,两面无毛,干时黑色。穗状花序;花萼裂片 5,裂片披针形;花冠淡紫色,圆筒形,顶端内弯,喉部扩大呈窄钟形,冠檐 5 裂,裂片等大,倒心形,旋转状排列;雄蕊 4枚。蒴果棒状。种子卵形。

859

功能主治: 清热解毒,凉血消肿。用于温病发斑发疹,急性热病,咽喉肿痛,痄腮,流行性感冒,乙型脑炎,喉痹,黄疸内热,丹毒,疮疡痈肿。

附注:《四川省中药材标准》2010 年版以南大青叶收载。《四川中药志》99 页。部标中药和《云南省药品标准》1974 年版以板蓝根收载。拉丁学名板蓝 *Strobilanthes cusia* (Nees) Kuntze,实为马蓝。

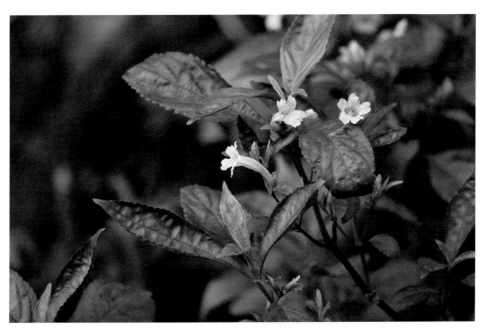

马蓝

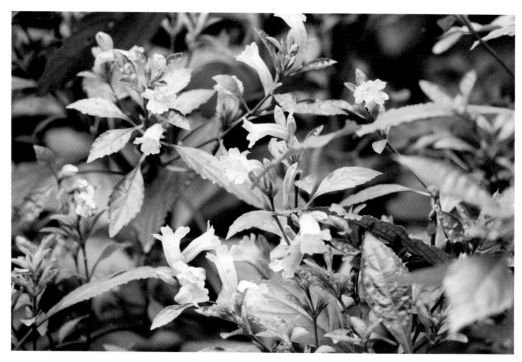

马蓝

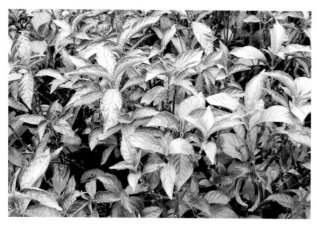

马蓝

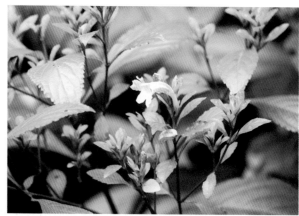

马蓝

紫葳科

多小叶鸡肉参

来源：紫葳科植物多小叶鸡肉参 *Incarvillea mairei* (H. Lévl.) 的干燥根或叶。

植物形态要点：草本。叶长 15~20 cm，侧生小叶 4~8 对，卵状披针形，长 1~5 cm，宽 5~30 mm；顶生的一枚小叶较大，卵圆形至阔卵圆形，两端钝至近圆形。总状花序，花葶长达 22 cm；花萼钟状，萼齿三角形，花冠紫红色或粉红色，花冠筒长 5~6 cm，下部带黄色，花冠裂片圆形。雄蕊 4，2 强，每对雄蕊的花药靠合并抱着花柱。子房 2 室，柱头扇形，薄膜质，2 片裂。蒴果圆锥状。种子多数，阔倒卵形，边缘具薄膜质的翅。

功能主治：补气益血。用于病后气血不足，头晕神疲，产后乳少。

附注：《中华本草》第 7 册 6436 页。

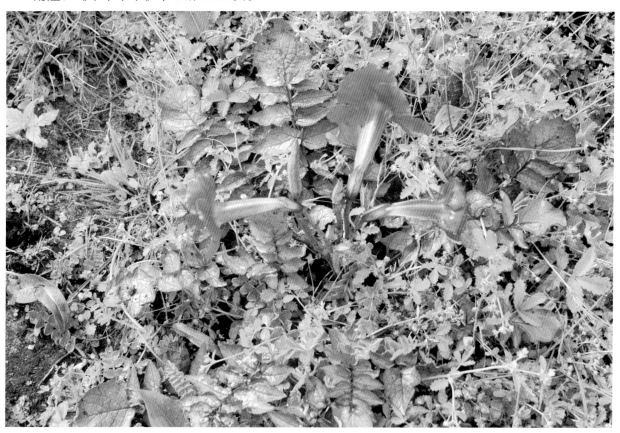

多小叶鸡肉参

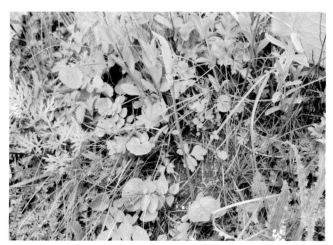

多小叶鸡肉参

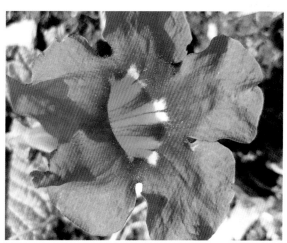

多小叶鸡肉参

大花鸡肉参

来源：紫葳科植物大花鸡肉参 *Incarvillea mairei* (Lévl.) Grierson var. *grandiflora* (Wehrhahn) Grier. 的干燥根或叶。

植物形态要点：叶基生，羽状复叶；侧生小叶 2~3 对，卵形，顶生小叶大，阔卵圆形。总状花

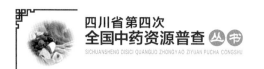

序；花葶长达 22 cm。花萼钟状，萼齿三角形。花冠紫红色或粉红色，长 7~10 cm，直径 5~7 cm，花冠筒长 5~6 cm，下部带黄色，花冠裂片圆形。雄蕊 4，2 强，每对雄蕊的花药靠合并抱着花柱。子房 2 室，柱头扇形，薄膜质，2 片裂。蒴果圆锥状。种子阔卵圆形。

功能主治：补血，调经，凉血生津。用于产后乳少，久病虚弱，头晕，贫血。

附注：《四川省中药资源志要》730 页。

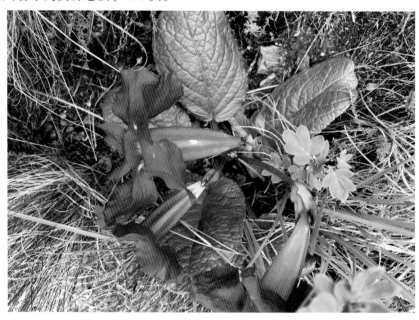

大花鸡肉参

黄波罗花

来源：紫葳科植物黄波罗花 Incarvillea lutea Bureau et Franch. 的干燥根。

植物形态要点：草本。叶一回羽状分裂。花序总状，具 5~12 花；花萼钟形，绿色，具紫色斑点，脉深紫色；花冠黄色，基部具紫色斑点和条纹。蒴果浅棕色，披针形。

功能主治：调经活血，祛风湿，消炎，引流黄水。用于月经不调，风湿疼痛，气滞，耳疮，泄泻，腹胀，高血压。

附注：《中国中药资源志要》收载。

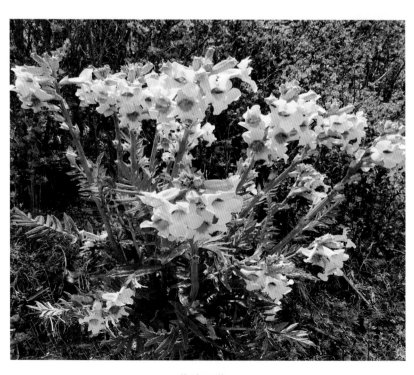

黄波罗花

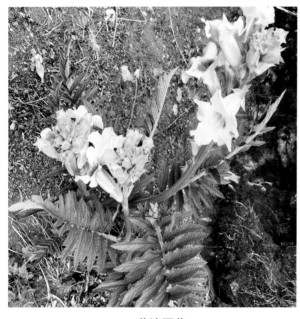

黄波罗花

黄波罗花

863

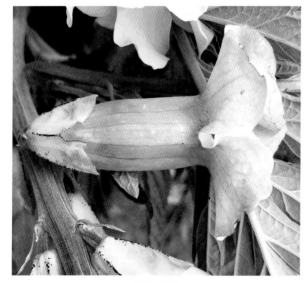

黄波罗花

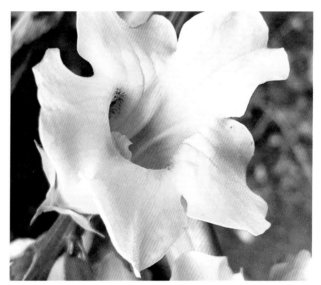

黄波罗花

角 蒿

来源：紫葳科植物角蒿 *Incarvillea sinensis* Lam. 的干燥地上部分。

植物形态要点：草本。叶二至三回羽状分裂。花序疏总状；小苞片绿色，条形；花萼绿色，带紫红色，钟形，萼齿近钻形，基部膨大成腺点；花冠钟状漏斗形，基部收缩成管状。蒴果浅绿色，狭圆筒形。

功能主治：祛风湿，解毒，杀虫。用于风湿痹痛，跌打损伤，口疮，齿龈溃烂，耳疮，湿疹，疥癣，阴道滴虫病。

附注：《内蒙古蒙药材标准》1986 年版收载。《中华本草》第 7 册 437 页。

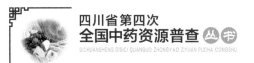
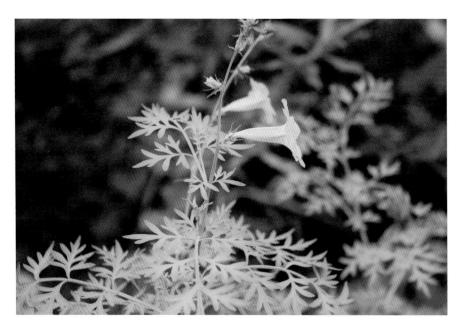

角蒿

两头毛

来源： 紫葳科植物两头毛 *Incarvillea arguta* (Royle) Royle 的干燥全草或根茎。

植物形态要点： 草本。一回羽状复叶；小叶 5~11 个，卵状披针形，边缘具细齿。花序总状，苞片钻形；花冠浅红色或紫红色，钟状漏斗形。种子多数，长椭圆形，两端被丝状短种毛。

功能主治： 全草清热解毒，利湿通淋，舒筋活血。用于跌打损伤，风湿痹痛，月经不调，痈肿，骨折，胸胁疼痛，胃脘疼痛。根茎用于口糜，牙龈肿痛，咽喉肿痛，胆石症，腹泻，痢疾，消化不良，慢性胃炎，感冒头痛，小儿高热惊厥，产后乳少，久病虚弱，头晕。

附注：《云南省中药材标准》2005 年版第四册·彝族药收载。

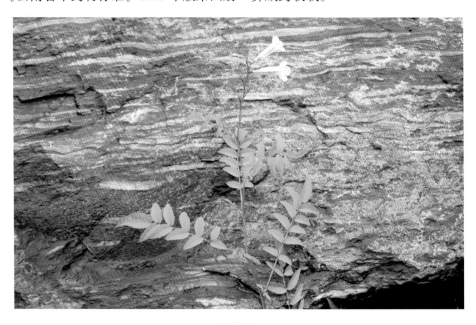

两头毛

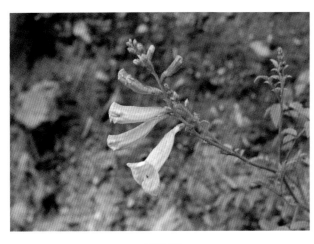

两头毛

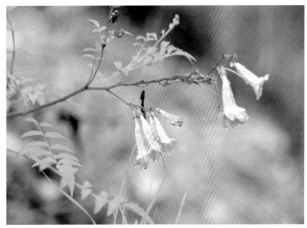

两头毛

炮仗花

来源：紫葳科植物炮仗花 *Pyrostegia venusta* (Ker-Gawl.) Miers 的干燥茎、叶或花。

植物形态要点：常绿攀援木质藤本。叶对生，小叶 2~3 枚，卵形，顶生小叶常变 3 叉的丝状卷须；小叶卵形或长圆状披针形。聚伞圆锥花序生于侧枝的顶端。花萼钟状；花冠筒状，弯曲，橙色。蒴果线形，室间开裂，隔膜与果瓣平行。种子横长圆形，有膜质透明的翅。

功能主治：花润肺止咳。茎、叶清热，利咽喉。用于肺结核，咳嗽，咽喉肿痛，肝炎，支气管炎。

附注：《全国中草药汇编》收载。《中华本草》第 7 册 6442 页。

865

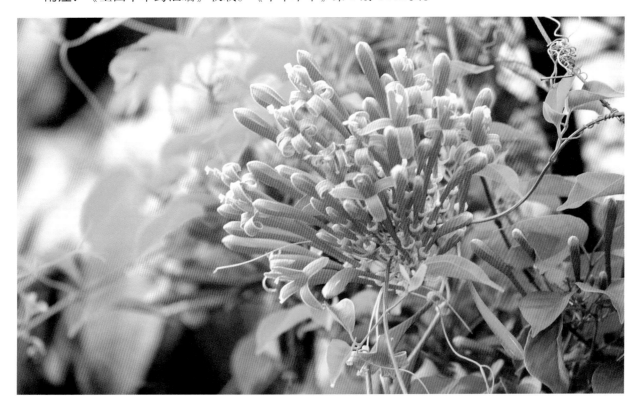

炮仗花

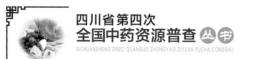

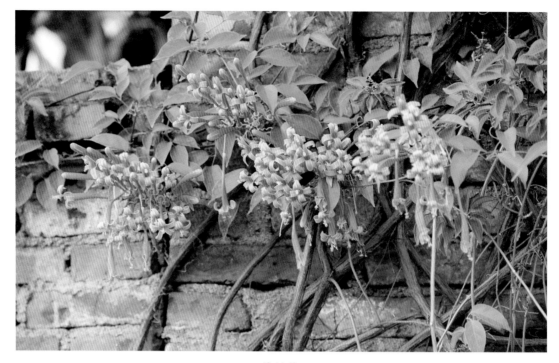

炮仗花

车前科

车　前

来源： 车前科植物车前 *Plantago asiatica* L. 的干燥全草或种子。

植物形态要点： 草本，具须根。叶宽卵形至宽椭圆形，具 5~7 脉。花具梗；龙骨突不延至萼片先端；花冠白色；雄蕊着生于冠筒近基部；盖果近基部周裂，具 5~12 粒种子。种子长 1.2~2 mm，具角，褐黑色。

功能主治： 车前草清热利尿通淋，祛痰，凉血，解毒。用于热淋涩痛，水肿尿少，暑湿泄泻，痰热咳嗽，吐血衄血，痈肿疮毒。车前子清热利尿通淋，渗湿止泻，明目，祛痰。用于热淋涩痛，水肿胀满，暑湿泄泻，目赤肿痛，痰热咳嗽。

附注： 本品首载于《神农本草经》。《中国药典》2020 年版一部以车前草、车前子收载车前和平车前。《四川中药志》838 页。

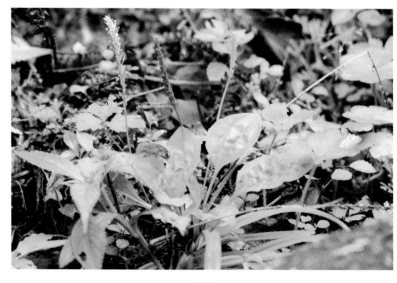

车前

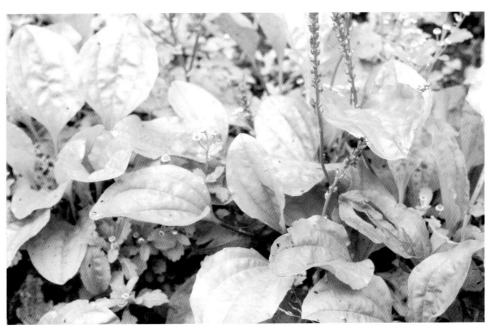

车前

平车前

来源：车前科植物平车前 *Plantago depressa* Willd. 的干燥全草或种子。

植物形态要点：草本，具直根。叶椭圆形至卵状披针形，具 5 或 7 脉。花冠白色，雄蕊着生于冠筒近顶端。盖果圆锥状卵球形，近基部周裂，具 4 粒种子。种子长 1.2~1.8 mm，腹面隆起至稍扁平，黄褐色至黑色。

功能主治：同车前。

附注：《中华本草》第 7 册 6557 页。

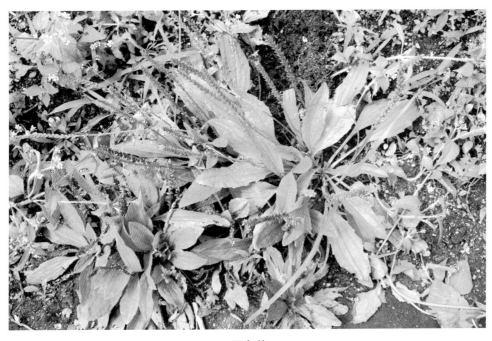

平车前

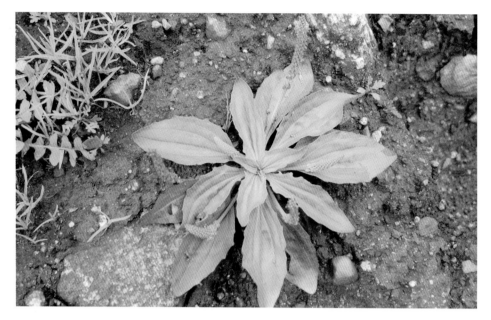

平车前

大车前

来源：车前科植物大车前 *Plantago major* L. 的干燥全草或种子。

植物形态要点：草本，具须根。叶宽卵形至宽椭圆形，具 3~7 脉。花无梗，花冠白色，雄蕊着生于冠筒近基部。盖果于中部或稍下周裂，具 8~34 粒种子。种子长 0.8~1.2 mm，具角，黄褐色。

功能主治：止泻，愈伤，清热利水，通淋，祛风。用于腹泻，肾炎，水肿，小便不利。

附注：《四川省藏药材标准》2014 年版收载。《四川中药志》838 页。《四川省中药资源志要》944 页。

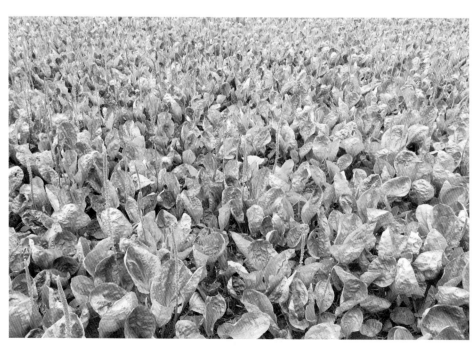

大车前

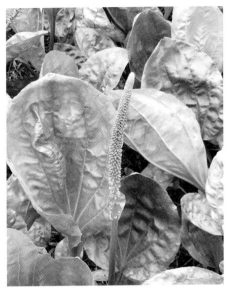
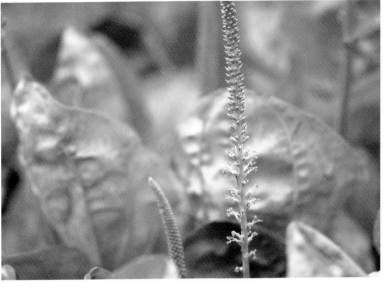

大车前

大车前

茜草科

茜 草

来源：茜草科植物茜草 *Rubia cordifolia* L. 的干燥根和根茎。

植物形态要点：草质攀援藤本。茎四方形，棱具倒向钩刺。叶 4 枚轮生，纸质，披针形至长圆状披针形。聚伞花序腋生或顶生，多分枝；花 5 数；花冠淡黄色，辐状。核果浆果状，球形。

功能主治：凉血，祛瘀，止血，通经。用于吐血，衄血，崩漏，外伤出血，瘀阻经闭，关节痹痛，跌扑肿痛。

附注：《中国药典》2020 年版一部收载。

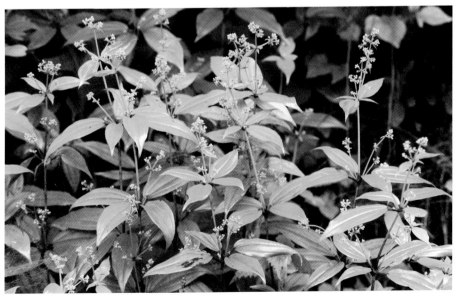

茜草

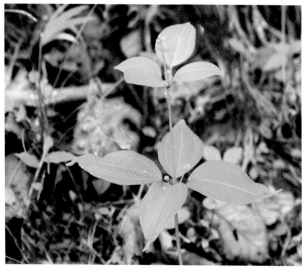

茜草　　　　　　　　　　　　　　茜草

茜草

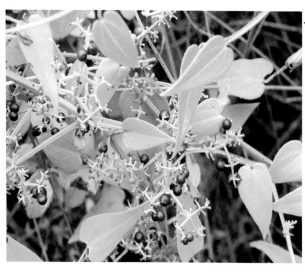

茜草　　　　　　　　　　　　　　茜草

大叶茜草

来源：茜草科植物大叶茜草 *Rubia schumanniana* E. Pritz 的干燥根茎。

植物形态要点：近直立草本，高约 1 m。茎和分枝 4 棱，具纵槽。叶 4 片轮生，厚纸质至革质，粗糙，披针形至卵形，基出脉 3。聚伞花序圆锥状，顶生或腋生；花小，5 数；花冠白色或绿黄色。核果浆果状，小，球形，熟时黑色。

功能主治：凉血，止血，祛瘀，通经。用于吐血，衄血，崩漏出血，外伤出血，瘀阻经闭，关节痹痛，跌扑肿痛。

附注：本品始载于《神农本草经》。《四川省中药材标准》2010 年版收载。

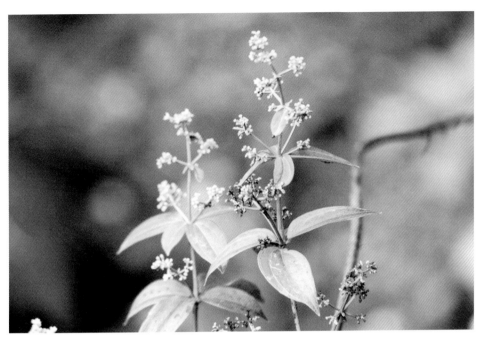

大叶茜草

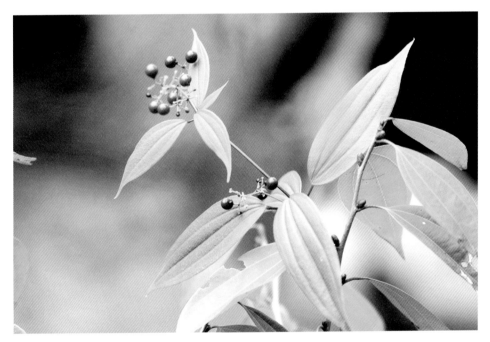

大叶茜草

卵叶茜草

来源： 茜草科植物卵叶茜草 *Rubia ovatifolia* Z. Ying Zhang ex Q. Lin 的干燥根及根状茎。

植物形态要点： 草质缠绕藤本。叶 4 片轮生，干薄纸质，卵状心形至近圆心形，长宽比指数 1.5~2；主脉 5 条，掌状。花序聚伞圆锥状；花冠白色或灰黄色，近钟形。浆果成熟时黑色。

功能主治： 清热解毒，利尿，消肿，退黄，止血。用于黄疸，水肿，外伤出血，跌扑肿痛。

附注： 《甘肃省中药材质量标准》1996 年版以甘肃茜草收载。

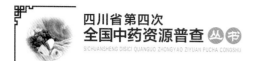
四川药用植物原色图谱

872

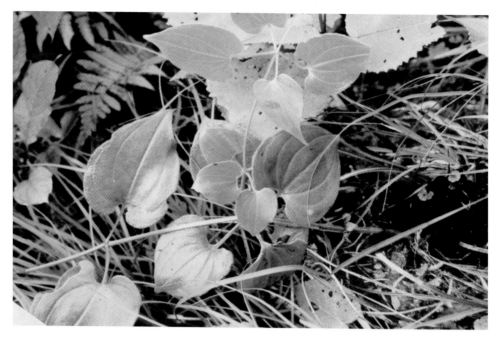

卵叶茜草

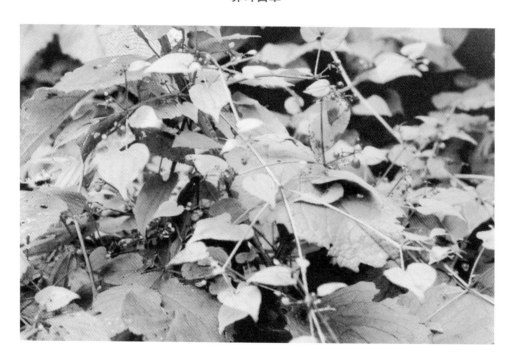

卵叶茜草

金剑草

来源： 茜草科植物金剑草 *Rubia alata* Wall. 的干燥根及根状茎。

植物形态要点： 草质缠绕藤本。叶 4 片轮生，薄革质，线状披针形至狭披针形，两面疏被短糙毛。花冠钟状，白色或淡黄色。

功能主治： 清热解毒，消积杀虫，利湿退黄。用于黄疸，水肿，跌扑肿痛，虫积腹痛。

附注：《中华本草》第 6 册 5831 页。

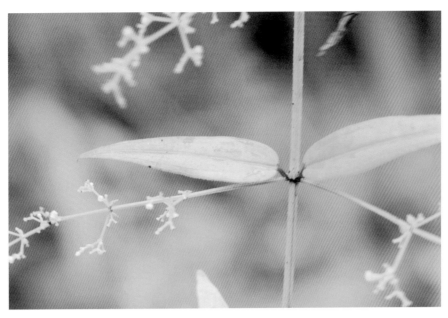

金剑草

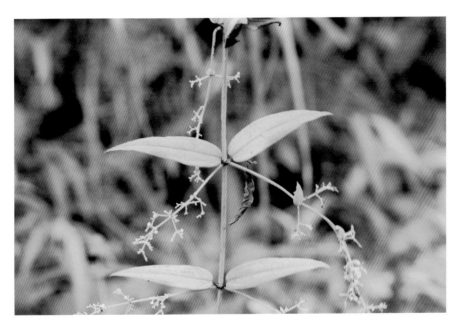

金剑草

日本蛇根草

来源：茜草科植物日本蛇根草 *Ophiorrhiza japonica* Blume 的干燥全草。

植物形态要点：草本。茎上部直立，下部匍地生根。叶纸质，卵形至披针形，侧脉 6~8 对，叶柄压扁，托叶早落。聚伞花序顶生，多花；花二型，花柱较长；花冠近漏斗状，白色或粉红色。蒴果近僧帽状。

功能主治：止咳祛痰，活血调经。用于肺痨咯血，劳伤吐血，咳嗽痰喘，大便下血，月经不调，扭挫伤。

附注：《中国中药资源志要》收载。

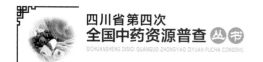

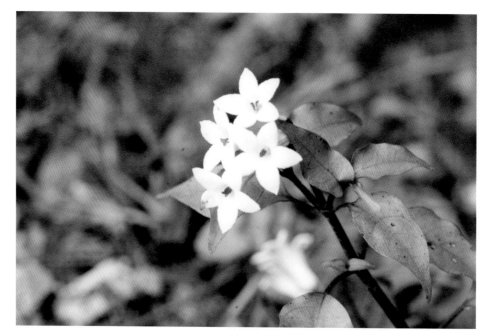

日本蛇根草

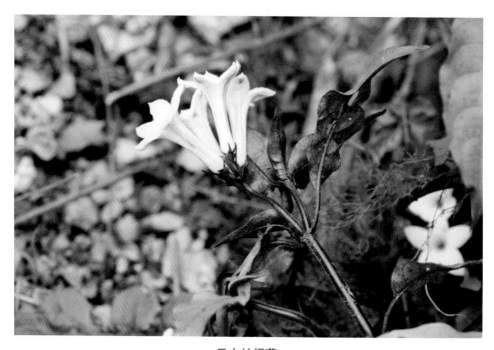

日本蛇根草

野丁香

来源： 茜草科植物野丁香 *Leptodermis potaninii* Batal. 的干燥花蕾、种子。

植物形态要点： 灌木，被长柔毛。叶薄，被白色短柔毛，卵形至披针形，下面苍白，侧脉 3~4 对。聚伞花序顶生，无梗，具 3 花；花 5~6 数；花萼裂片窄三角形；花冠漏斗状。蒴果成熟时 5 瓣裂。

功能主治： 花蕾温胃止呕。用于胃寒呕逆，呕吐。种子强心。用于心脏病。

附注：《四川省中药资源志要》751 页。

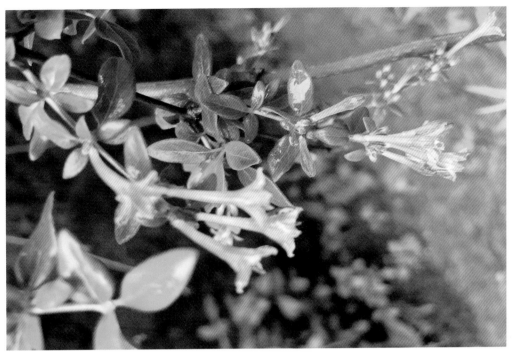

野丁香

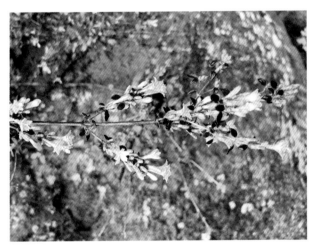

野丁香

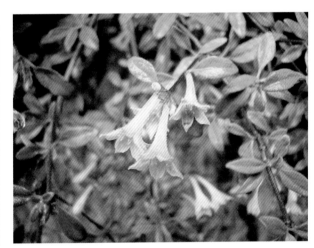

野丁香

钩 藤

来源： 茜草科植物钩藤 *Uncaria rhynchophylla* (Miq.) Miq. ex Havil. 的干燥带钩茎枝。

植物形态要点： 藤本。幼茎无毛，有时灰色。叶常红褐色或深红色，椭圆形、披针形或椭圆状长圆形，两面无毛。花序腋生或顶生、单生或常 7~11 个顶生成簇；花冠高脚碟状。果实有柄或近无柄，倒卵球形至纺锤形。

功能主治： 息风定惊，清热平肝。用于肝风内动，惊痫抽搐，高热惊厥，感冒夹惊，小儿惊啼，妊娠子痫，头痛眩晕。

附注： 本品出自《名医别录》。《中国药典》2020 年版一部以钩藤收载了钩藤、华钩藤、毛钩藤、大叶钩藤 *Uncaria macrophylla* Wall. 和无柄果钩藤 *Uncaria sessilifructus* Roxb.。

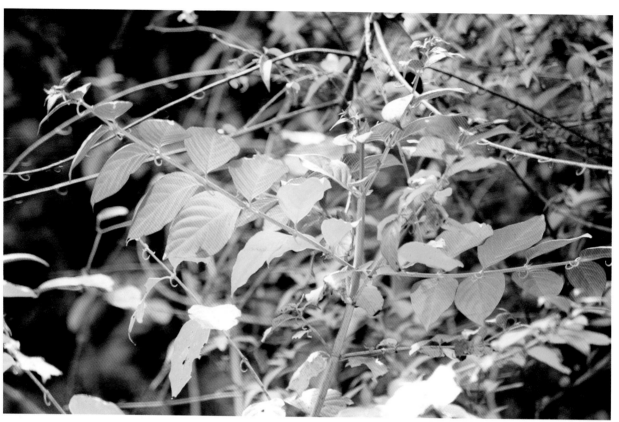

钩藤

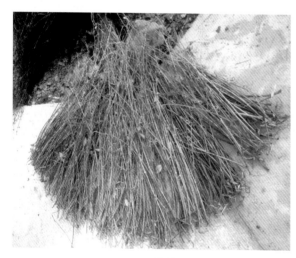

钩藤

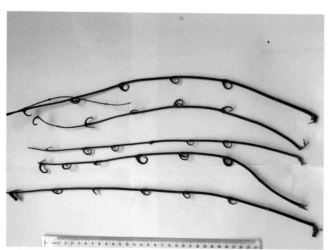

钩藤

华钩藤

来源： 茜草科植物华钩藤 *Uncaria sinensis* (Oliv.) Havil. 的干燥带钩茎枝。

植物形态要点： 藤本。幼茎细弱，四方形，无毛。叶干薄纸质，椭圆形至卵形。花序腋生，单生头状或有时顶生 3~5 组花序，无毛；花冠高脚碟状。头状果序椭圆形，具糙伏毛至硬毛。

功能主治： 同钩藤。

附注： 本品出自《本草原始》。《四川省中药资源志要》758 页。

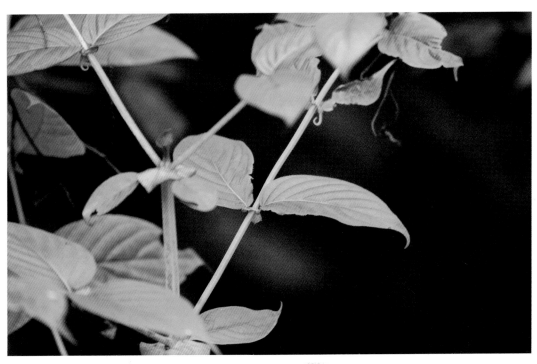

华钩藤

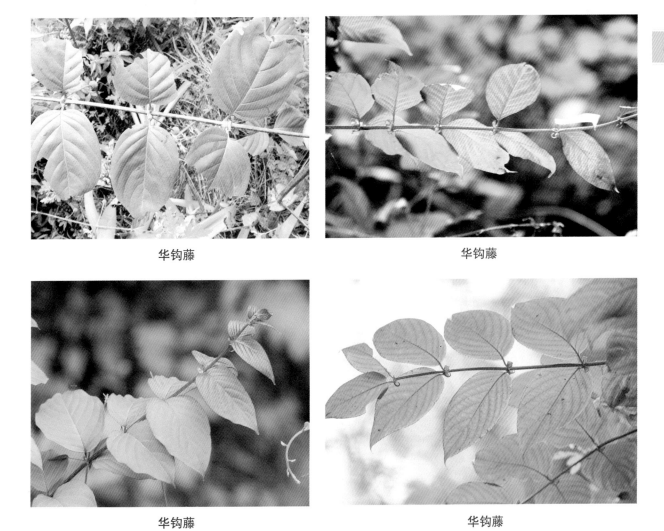

华钩藤

华钩藤

华钩藤

华钩藤

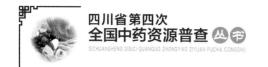
毛钩藤

来源：茜草科植物毛钩藤 *Uncaria hirsuta* Havil. 的干燥带钩茎枝。

植物形态要点：藤本。幼茎细弱、具毛。叶卵形、披针状长圆形或椭圆形。花序腋生或常成对和顶生于茎顶，头状花序直径 18~25 mm；花近无柄；花冠浅黄色或浅红色，高脚碟状。果实近无柄、倒卵球形。

功能主治：同钩藤。

附注：《四川省中药资源志要》757 页。

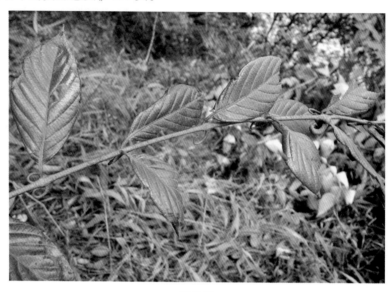

毛钩藤

鸡矢藤

来源：茜草科植物鸡矢藤 *Paederia scandens* (Lour.) Merr. 的干燥全草。

植物形态要点：藤本，长 3~5 m。叶纸质，形状多变，卵形、卵状长圆形至披针形，侧脉 4~6 对，托叶三角形。圆锥状聚伞花序腋生或顶生；花 5 数；花冠筒状，浅紫色，内面被绒毛。核果球形。

功能主治：除湿，消食，止痛，解毒。用于消化不良，胆绞痛，脘腹疼痛；外治湿疹，疮疡肿痛。

附注：《四川省中药材标准》2010 年版收载鸡矢藤和毛鸡矢藤。《四川中药志》819 页。

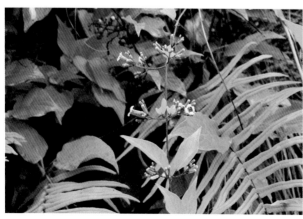

鸡矢藤

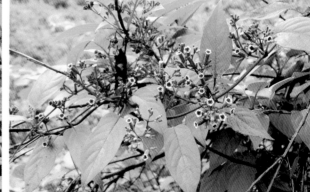

鸡矢藤

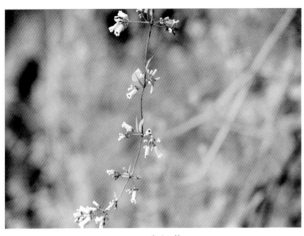

鸡矢藤

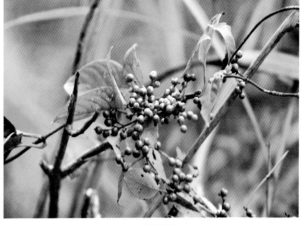

鸡矢藤

毛鸡矢藤

来源：茜草科植物毛鸡矢藤 *Paederia scandens* (Lour.) Merr. var. *tomentosa* (Bl.) Hand.-Mazz. 的干燥全草。

植物形态要点：藤本，小枝被柔毛或绒毛。叶对生，纸质或近革质，卵形、卵状长圆形至披针形，叶上面被柔毛或无毛，下面被小绒毛或近无毛。圆锥花序式的聚伞花序腋生和顶生，扩展，花序常被小柔毛。末次分枝上着生的花常呈蝎尾状排列；萼管陀螺形，萼檐裂片 5，裂片三角形；花冠外面常有海绵状白毛，外面被粉末状柔毛，里面被绒毛，顶部 5 裂。果球形，成熟时近黄色，有光泽，顶冠以宿存的萼檐裂片和花盘；小坚果无翅，浅黑色。

功能主治：同鸡矢藤。

附注：《中华本草》第 6 册 5820 页。

879

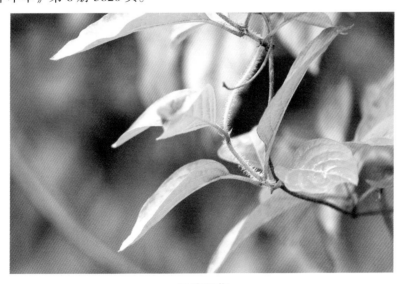

毛鸡矢藤

云南鸡矢藤

来源：茜草科植物云南鸡矢藤 *Paederia yunnanensis* (Lévl.) Rehd. 的干燥根或全草。

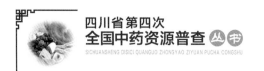

植物形态要点：木质藤本，长 3~7 m，被绒毛或短粗毛。叶近膜质，卵状心形，侧脉 6~8 对。圆锥花序腋生或顶生，狭窄，伸长；花 5 数；花冠狭筒状，紫色，裂片宽三角形。核果卵球形，压扁。

功能主治：消炎，止痛，接骨。用于肝炎，急性结膜炎，骨折。

附注：《全国中草药汇编》卷三 103 页。

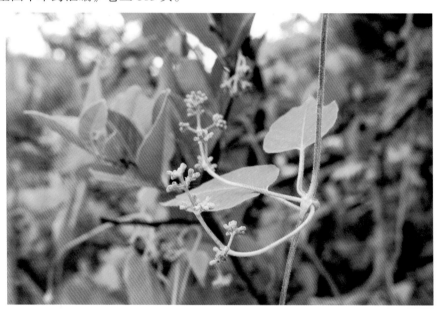

云南鸡矢藤

六叶葎

来源：茜草科植物六叶葎 *Galium asperuloides* Edgew. var. *hoffmeisteri* (Hook. f.) Hand.-Mazz. 的干燥全草。

植物形态要点：草本，高 10~60 cm。茎具 4 棱。叶片纸质，常 6 片轮生，狭椭圆状长圆形至阔披针形。聚伞花序；花冠白色或黄绿色，辐状，无毛。果近球形，密被钩毛。

功能主治：清热解毒，止痛，止血。用于感冒，肠痈，小儿口疮，痈疖肿毒，跌打损伤。

附注：本品出自《中国高等植物图鉴》。《四川省藏药材标准》2014 年版以猪殃殃收载。《中国中药资源志要》记载。

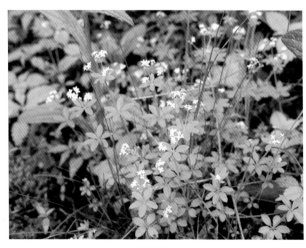

六叶葎

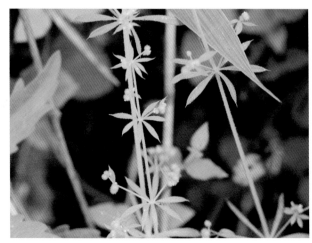

六叶葎

六月雪

来源： 茜草科植物六月雪 *Serissa japonica* (Thunb.) Thunb. 的干燥全株。

植物形态要点： 常绿小灌木，高 60~90 cm，有臭味。叶对生并簇生于短枝上，革质，卵形至倒披针形。花单生或数朵簇生，顶生或腋生，4~6 数；花冠漏斗状，淡红色或白色，裂片开展。核果球形。

功能主治： 疏风解表，清热利湿，舒筋活络。用于感冒，咳嗽，牙痛，急性扁桃体炎，咽喉炎，急、慢性肝炎，肠炎，痢疾，小儿疳积，高血压头痛，偏头痛，风湿性关节痛，白带，眼翳。

附注： 《全国中草药汇编》收载。

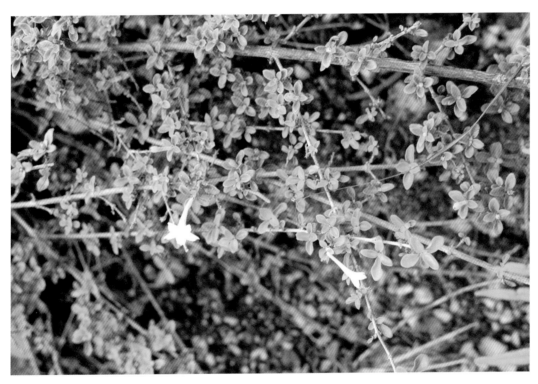

六月雪

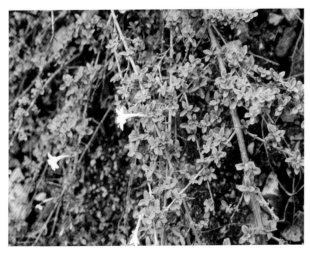

六月雪

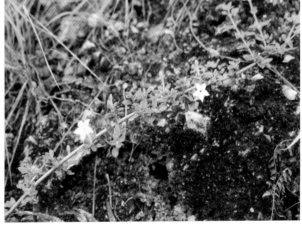

六月雪

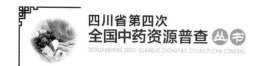

栀 子

来源：茜草科植物栀子 *Gardenia jasminoides* Ellis 的干燥成熟果实和花。

植物形态要点：灌木，高 0.3~3 m，无毛。叶革质，长圆状披针形至倒卵形。花芳香，单朵顶生，管具棱，裂片披针形；花冠白色，高脚碟状。蒴果卵球形，具翅状纵棱。

功能主治：泻火除烦，清热利湿，凉血解毒，消肿止痛。用于热病心烦，湿热黄疸，淋证涩痛，血热吐衄，目赤肿痛，火毒疮疡，扭挫伤痛。

附注：本品首载于《神农本草经》。《中国药典》2020 年版一部收载。

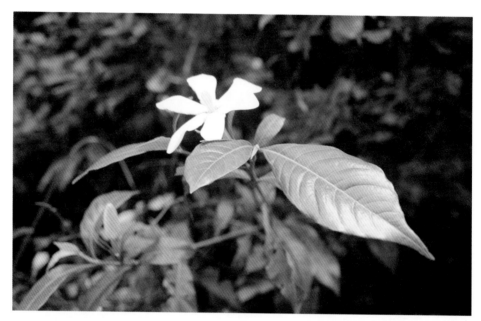

栀子

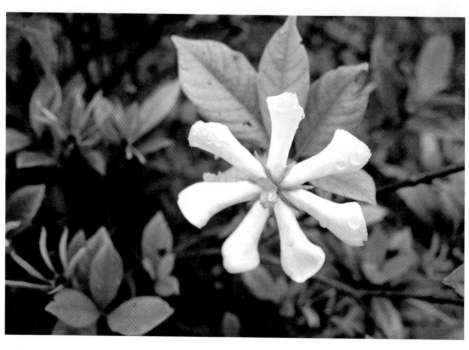

栀子

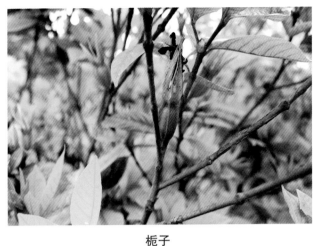

栀子

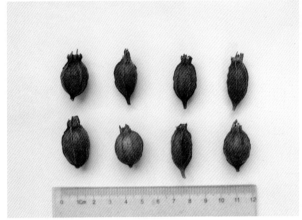

栀子

玉叶金花

来源：茜草科植物玉叶金花 *Mussaenda pubescens* Ait. f. 的干燥茎叶。

植物形态要点：攀援灌木，被柔毛。叶对生或轮生，膜质或薄纸质，卵状长圆形或卵状披针形。聚伞花序顶生，密花；花叶宽椭圆形，5~7 脉；花裂片条形；花冠黄色。浆果近球形。

功能主治：清热解毒，利湿，活血，止痛。用于风热感冒，中暑，发热，咳喘，咽喉肿痛，腮腺炎，暑湿泄泻，痢疾，疮疡肿毒，跌打损伤。

附注：本品始载于《闽南民间草药》。《广西中药材标准》1990 年版收载。

883

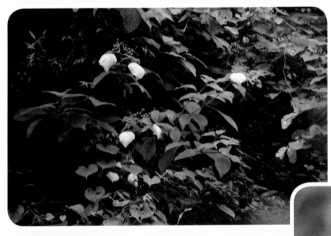

玉叶金花

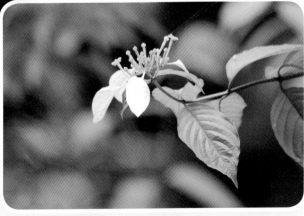

玉叶金花

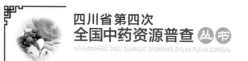

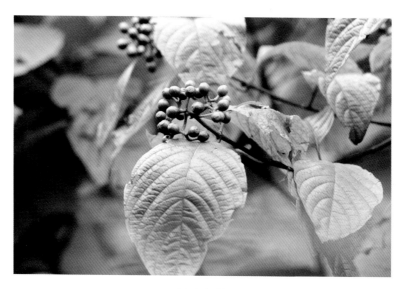

玉叶金花

白花蛇舌草

来源：茜草科植物白花蛇舌草 *Hedyotis diffusa* Willd. 的干燥全草。

植物形态要点：铺散草本，无毛，长 20~50 cm。叶无柄，膜质，条形，侧脉不明显。花腋生，单生或双生，近无梗，4 数；花冠白色，管状。蒴果膜质，扁球形。

功能主治：清热解毒，利湿消痈，活血止痛。用于肠痈，咽喉肿痛，湿热黄疸，小便不利，疮疡肿毒，毒蛇咬伤。

附注：《四川省中药材标准》2010 年版收载。

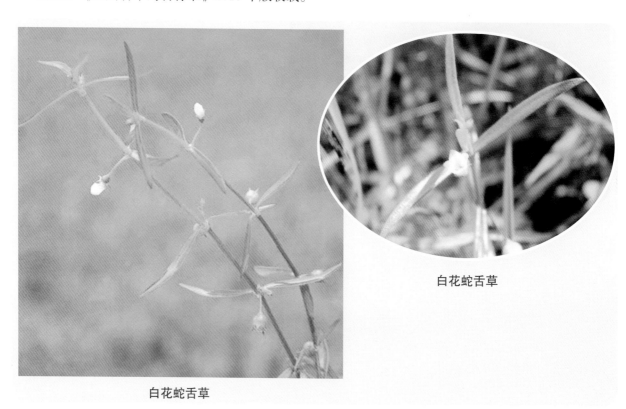

白花蛇舌草

白花蛇舌草

伞房花耳草

来源：茜草科植物伞房花耳草 *Hedyotis corymbosa* (L.) Lam. 的干燥全草。

植物形态要点：柔弱草本，高可达 40 cm。茎 4 棱。叶膜质，线形至狭披针形。聚伞花序腋生；花 4 数；花冠白色或粉红色，管形。蒴果近球形，膜质。

功能主治：清热解毒。用于疟疾，肠痈，肿毒，烫伤。

附注：《广东省中药材标准》2004 版第一册收载。《上海市中药材标准》1994 年版以水线草收载。

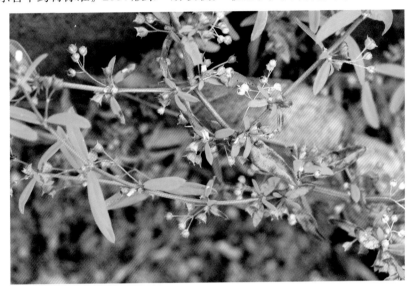

伞房花耳草

纤花耳草

来源：茜草科植物纤花耳草 *Hedyotis tenelliflora* Bl. 的干燥全草。

植物形态要点：柔弱披散多分枝草本，全株无毛。茎基部圆柱形，上部四棱形。叶对生，无柄，薄革质，线形或线状披针形，上面变黑色，密被圆形、透明的小鳞片，中脉在下面明显凸起，侧脉不明显；花无梗，1~3 朵簇生于叶腋内；萼管倒卵状，萼檐裂片 4，线状披针形，具缘毛；花冠白色，漏斗形，裂片长圆形；雄蕊着生于冠管喉部。蒴果卵形或近球形，有宿存萼裂片，成熟时仅顶部开裂。种子每室多数，微小。

功能主治：清热解毒。用于癌症，阑尾炎，痢疾，跌打损伤，蛇咬伤。

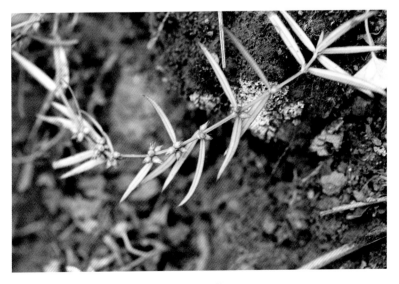

纤花耳草

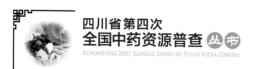

附注：本品出自《四川中药志》。《中药大辞典》以虾子草收载。

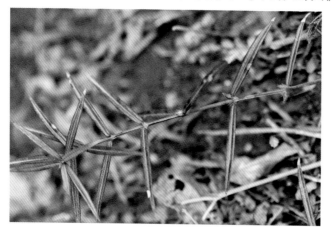

纤花耳草

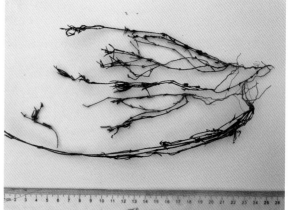

纤花耳草

忍冬科

忍　冬

来源：忍冬科植物忍冬 *Lonicera japonica* Thunb. 的干燥花蕾或带初开的花或茎叶。

植物形态要点：半常绿木质藤本，被黄褐色糙毛、腺毛和短柔毛。叶卵形至长圆状卵形，具糙缘毛。花序腋生，具双花；苞片大，叶状，卵形至椭圆形；相邻两筒分离，齿三角形；花冠长 3~4 cm，白色后变黄色，二唇形。子房无毛。浆果球形，熟时蓝黑色，有光泽。

功能主治：金银花清热解毒，疏散风热。用于痈肿疔疮，喉痹，丹毒，热毒血痢，风热感冒，温病发热。忍冬藤清热解毒，通络。用于温病发热，热毒血痢，传染性肝炎，痈肿疮毒，筋骨疼痛。

附注：本品始载于《名医别录》。《中国药典》2020 年版一部以金银花和忍冬藤收载。《四川植物志》第 11 卷 149 页。

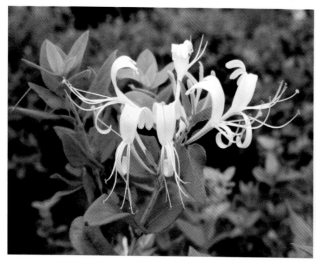

忍冬

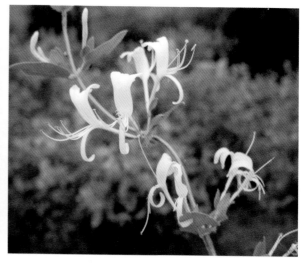

忍冬

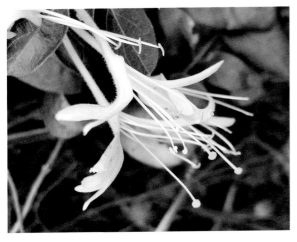

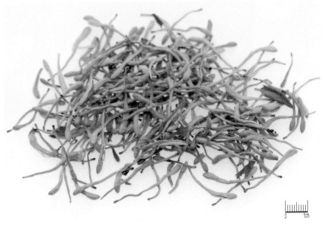

忍冬   金银花

灰毡毛忍冬

来源：忍冬科植物灰毡毛忍冬 *Lonicera macranthoides* Hand.-Mazz. 的干燥花蕾或初开花。

植物形态要点：藤本。幼枝或其顶梢及总花梗有薄绒状短糙伏毛。叶革质，卵形、卵状披针形、矩圆形至宽披针形，下面被由短糙毛组成的灰白色或有时带灰黄色毡毛，并散生暗桔黄色微腺毛，网脉凸起而呈明显蜂窝状；花常密集于小枝梢成圆锥状花序；苞片披针形或条状披针形；小苞片圆卵形或倒卵形；萼筒常有蓝白色粉；花冠长 3.5~6 cm，白色，后变黄色，外被倒短糙伏毛及橘黄色腺毛，内面密生短柔毛，基部具耳；雄蕊生于花冠筒顶端。果实黑色，常有蓝白色粉。

功能主治：清热解毒，疏散风热。用于痈肿疔疮，喉痹，丹毒，热毒血痢，风热感冒，温病发热。

附注：本品始载于《名医别录》。《中国药典》2020 年版一部以山银花收载。本品又称拟大花忍冬。《四川植物志》第 11 卷 150 页。

887

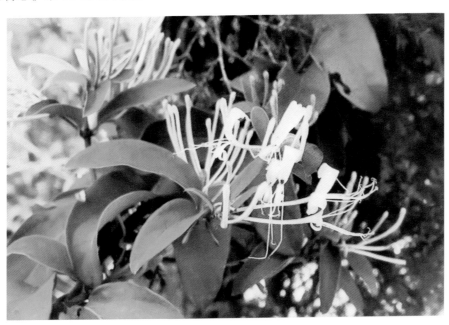

灰毡毛忍冬

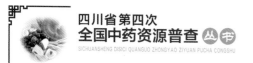

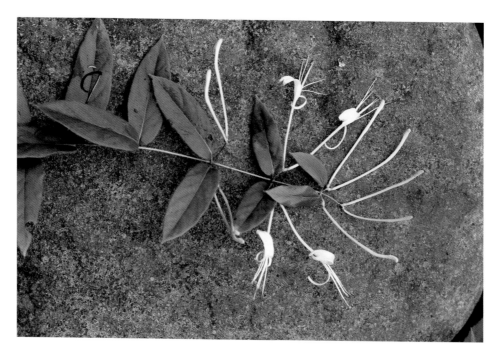

灰毡毛忍冬

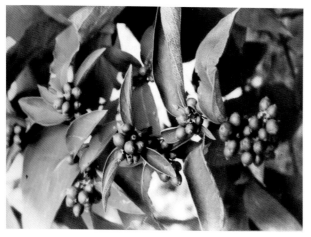

灰毡毛忍冬

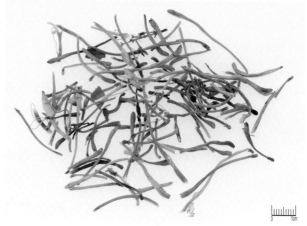

山银花

细毡毛忍冬

来源： 忍冬科植物细毡毛忍冬 *Lonicera similis* Hemsl. 的干燥花蕾或带初开的花。

植物形态要点： 落叶木质藤本。叶对生，纸质，卵形、长圆形至披针形，顶端尖，基部圆形或截形，下面被由细短柔毛组成的灰白色或灰黄色细毡毛。圆锥状花序，总花梗长可达 4 cm；苞片披针形，小苞片极小，卵形至圆形；筒椭圆形至长圆形；花冠 4~6 cm，白色后变淡黄色，二唇形。浆果蓝黑色，卵球形。

功能主治： 清热解毒，疏散风热。用于痈肿疔疮，喉痹，丹毒，热毒血痢，风热感冒，温病发热。

附注：《四川中药材标准》2010 年版以川银花收载细毡毛忍冬和淡红忍冬。《四川植物志》第11 卷 150 页。

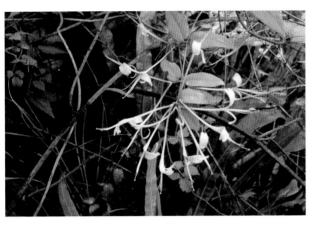

细毡毛忍冬

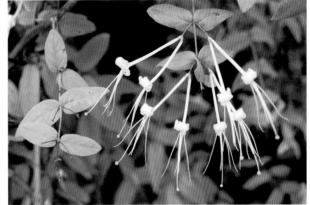

细毡毛忍冬

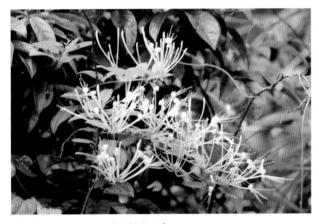

细毡毛忍冬

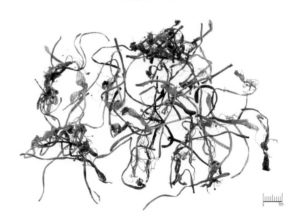

川银花

889

淡红忍冬

来源：忍冬科植物淡红忍冬 *Lonicera acuminate* Wall. 的干燥花蕾。

植物形态要点：半常绿藤本。小枝常变为中空。叶对生，薄革质至革质，长圆形至披针形，两面至少于中脉具棕黄色柔毛，后变无毛。双花腋生于小枝顶部，有时呈圆锥状；相邻胚珠离生；花冠长 1.3~2.5 cm，淡红色。浆果蓝黑色，被白粉，卵形。

功能主治：同细毡毛忍冬。

附注：《四川植物志》第 11 卷 151 页。

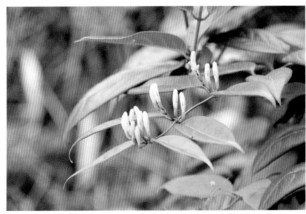

淡红忍冬

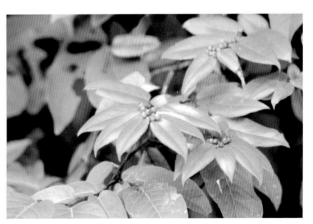

淡红忍冬

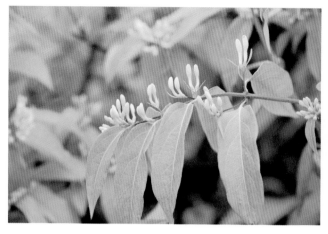

淡红忍冬

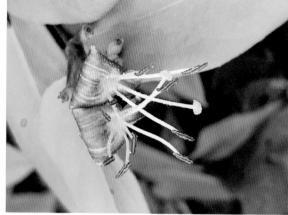

淡红忍冬

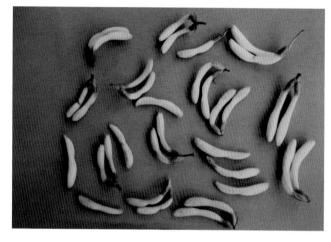

淡红忍冬鲜花蕾

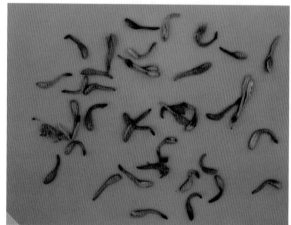

川银花

金银忍冬

来源：忍冬科植物金银忍冬 *Lonicera maackii* (Rupr.) Maxim. 的干燥果实。

植物形态要点：落叶灌木，被短柔毛和微腺毛。叶卵形、椭圆形至披针形。花芳香，生幼枝叶腋，总花梗短于叶柄；苞片条形，小苞片合生成对；相邻两筒分离，齿三角形，不相等；花冠长 1.5~2 cm，先白色，后变黄色，二唇形。浆果球形，暗红色。

功能主治：清热解毒。用于热毒疮痈，温病热扰心神之心烦失眠。

附注：《四川中药材标准》2010 年版以忍冬果收载。《四川植

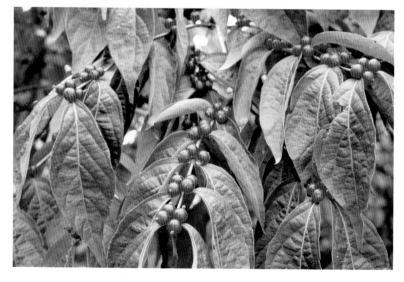

金银忍冬

《物志》第 11 卷 143 页。

刚毛忍冬

来源：忍冬科植物刚毛忍冬 *Lonicera hispida* Pall. ex Roem. et Schult. 的嫩枝、叶、花或果实。

植物形态要点：落叶灌木，被刚毛或微糙毛和腺毛。叶形态变化大，椭圆形、矩圆形或条状矩圆形，两面多少有短糙毛，边缘有刚睫毛。花冠漏斗状，白色或淡黄色。果实卵圆形至长圆筒形，熟后红色。

功能主治：清热解毒，通经活络，清肝明目，止咳平喘。用于痈肿疮毒，丹毒，痢疾，温病，发热，瘰疬。

附注：《四川省中药资源志要》761 页。

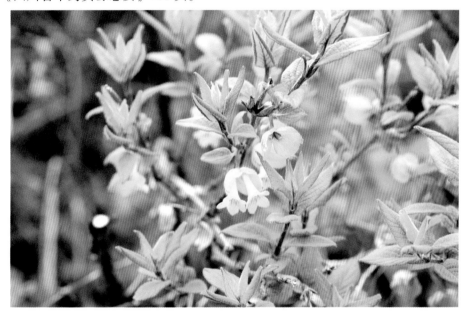

刚毛忍冬

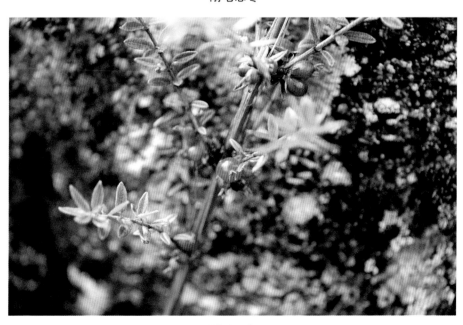

刚毛忍冬

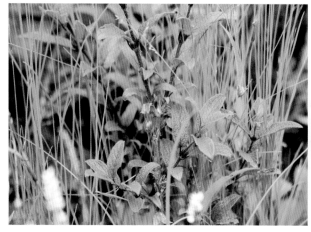

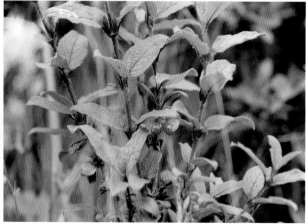

刚毛忍冬　　　　　　　　　　　　　　刚毛忍冬

狭萼鬼吹箫

来源：忍冬科植物狭萼鬼吹箫 *Leycesteria formosa* Wall. var. *stenosepala* Rehd. 的干燥全株。

植物形态要点：半灌木至灌木。茎干是空心，风吹如洞箫鸣奏发声。叶纸质，对生，卵形、卵状矩圆形或卵状披针形。穗状花序，下垂。萼片较狭长，披针形、条状披针形至条形；花冠漏斗状，长 1.3~1.5 cm，白色至粉红色，花冠裂片 5；雄蕊 5。浆果卵球形，紫红色，后变紫黑色；种子小。

功能主治：清热解毒，消炎，破血，祛风，平喘。用于风热感冒，尿血，哮喘，风湿关节炎，月经不调，黄疸型肝炎，水肿，跌打损伤，膀胱炎。

附注：《四川省中药资源志要》760 页。《中国植物志》。《川西高原野生花卉图谱》218 页。

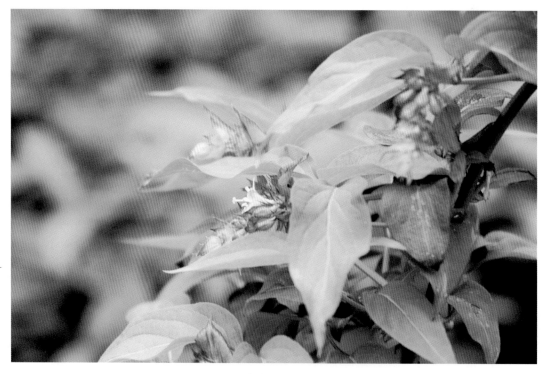

狭叶鬼吹箫

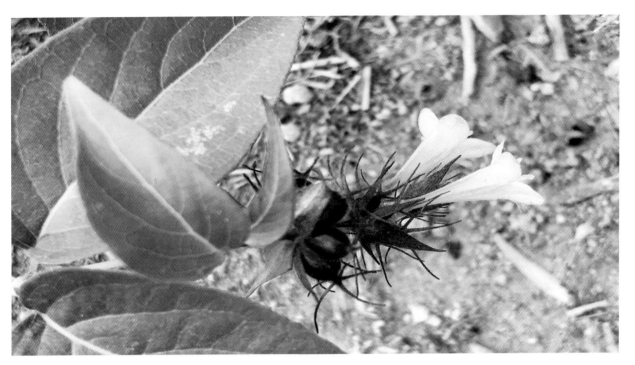

狭萼鬼吹箫

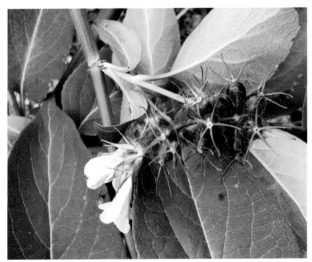

狭萼鬼吹箫

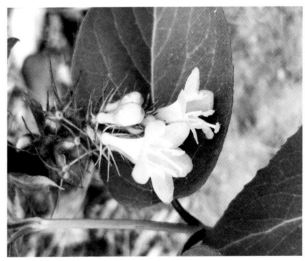

狭萼鬼吹箫

岩生忍冬

来源： 忍冬科植物岩生忍冬 *Lonicera rupicola* Hook. f. et Thoms. 的干燥果实。

植物形态要点： 落叶灌木。小枝纤细，常呈针刺状。叶3枚轮生，纸质，条形、披针形至长圆形，基部两侧不等。花生于幼枝基部叶腋，芳香；苞片叶状，小苞片合生成杯状；相邻两筒分离；花冠淡紫色或紫红色，筒状钟形，长 0.8~1.5 cm，花柱无毛。浆果红色，椭圆形。

功能主治： 祛痰止咳，明目。用于培根病，肺病，眼病。

附注：《四川省藏药材标准》2014 年版收载岩生忍冬果。

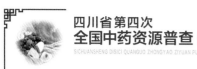
四川药用植物原色图谱

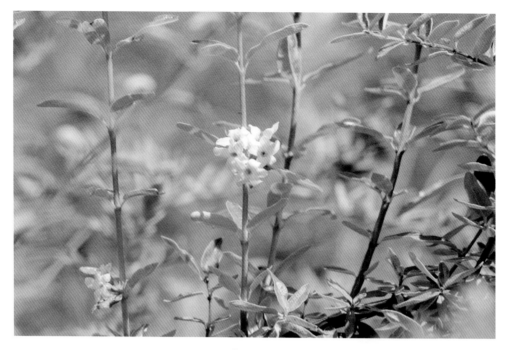

岩生忍冬

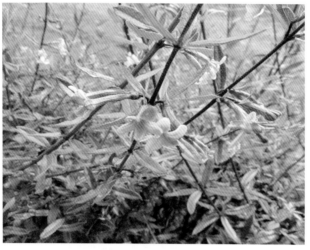

岩生忍冬

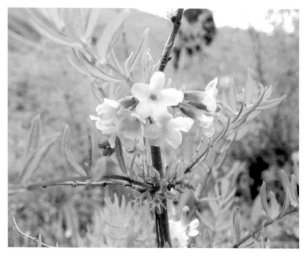

岩生忍冬

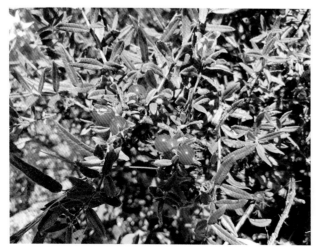

岩生忍冬

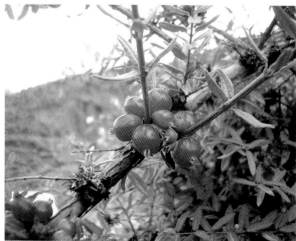

岩生忍冬

盘叶忍冬

来源：忍冬科植物盘叶忍冬 *Lonicera tragophylla* Hemsl. ex Forb. et Hemsl. 的干燥花蕾。

植物形态要点：落叶藤本。叶椭圆形至披针形或卵形，具短硬毛，基部楔形，下延至叶柄。花序生小枝顶端，6朵轮生；每轮2~4朵簇生成头状；花冠黄色至橘黄色；花冠管基部不具囊肿。浆果黄色，成熟时渐变黄红色，近球形。

功能主治：清热解毒，活血止痛，通络。用于湿热痢疾，疮疡肿毒，外感风热，咽喉肿痛。

附注：《四川省中药资源志要》765页。《四川植物志》以大金银花收载。

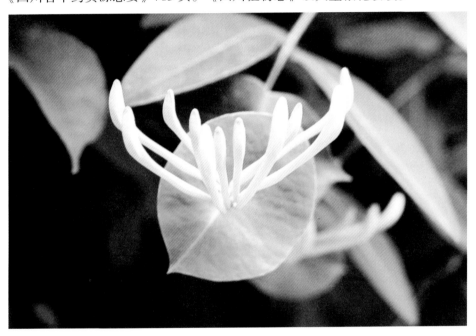

盘叶忍冬

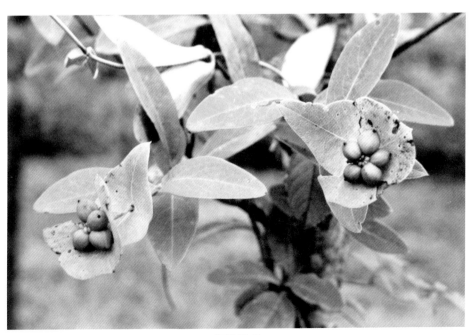

盘叶忍冬

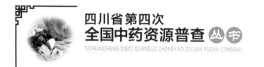
毛花忍冬

来源：忍冬科植物毛花忍冬 *Lonicera trichosantha* Bur. et Franch. 的干燥花蕾。

植物形态要点：落叶灌木。叶常倒卵形、卵形、长圆形或椭圆形，先端钝且具凸尖。花序为成对腋生的花；花冠二唇形，黄色，外面具糙毛和腺毛；冠筒内部密具柔毛。浆果由橘黄色变为橙红色和红色，球形。

功能主治：清热解毒，活血止痛。用于痈肿疮毒，瘰疬。

附注：《中国中药资源志要》收载。《四川省中药资源志要》764 页。

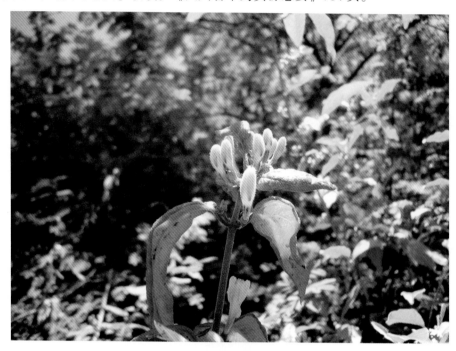

毛花忍冬

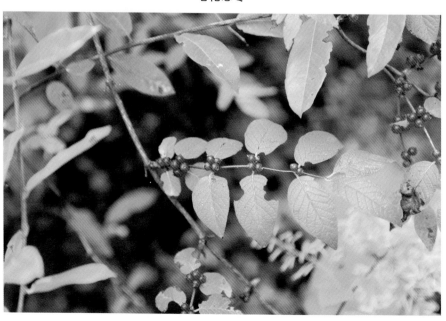

毛花忍冬

苦糖果

来源： 忍冬科植物苦糖果 *Lonicera fragrantissima* var.*lancifolia* (Rehder) Q. E. Yang 的干燥嫩枝叶。

植物形态要点： 落叶灌木。小枝和叶柄有时具短糙毛。叶卵状矩圆形或卵状披针形，两面被刚伏毛。花柱下部疏生糙毛。

功能主治： 祛风除湿，清热止痛。用于风湿关节痛，劳伤，疔疮。

附注：《全国中草药汇编》。《四川省中药资源志要》761 页。《中国高等植物彩色图鉴》记载拉丁学名 *Lonicera fragrantissima* Lindl. et Paxt. subsp. *standishii* (Carr.) Hsu et H.J. Wang；《中国植物志》已更名。

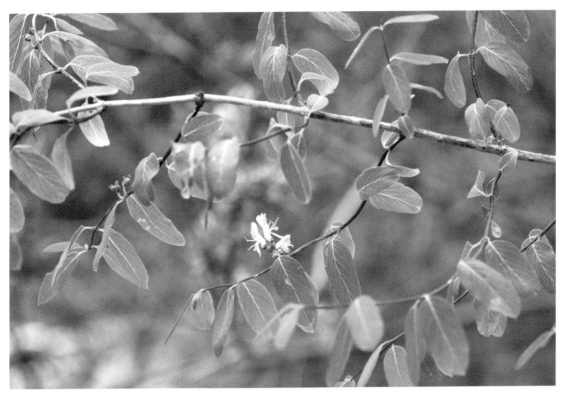

苦糖果

二翅六道木

来源： 忍冬科植物二翅六道木 *Abelia macrotera* (Graebn. et Buchw.) Rehd. 的根、枝、叶、花或果。

植物形态要点： 落叶灌木。叶长渐尖，具不对称顶端。单花腋生，有时稍圆锥状；花冠白色至紫的粉红色，2 唇形，上唇 2 裂，下唇 3 裂；花萼具锐尖；雄蕊 2 强。瘦果具柔毛，由 2 枚宿存萼片包被。

功能主治： 根、枝、叶、花、果祛风除湿，解毒消肿。用于风湿关节痛，跌打损伤。

附注：《中国中药资源志要》1199 页，《四川省中药资源志要》759 页。《中国高等植物彩色图鉴》记载的二翅糯米条，拉丁学名相同；《中国植物志》已更名。

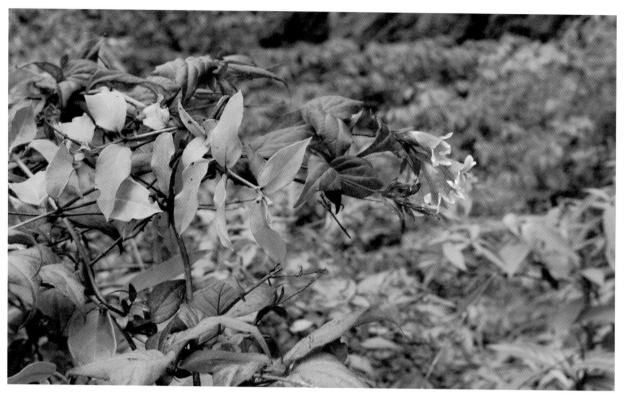

二翅六道木

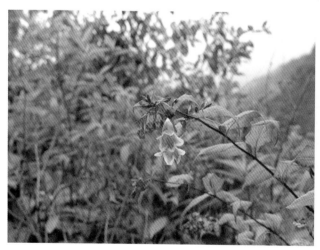

二翅六道木

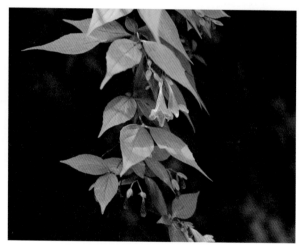

二翅六道木

穿心莛子藨

来源： 忍冬科植物穿心莛子藨 *Triosteum himalayanum* Wall. 的干燥带根全草。

植物形态要点： 草本，高 30~50 cm，全体被粗毛。根粗壮，圆锥形，分叉，暗褐色。茎直立，单生。叶对生，无柄，基部愈合为一体，而茎贯穿中心；叶倒卵形，长 10~20 cm，宽 6~13 cm，先端钝或急尖，全缘或呈波状。穗状花序顶生；花淡紫色；萼管卵形，裂片 5，宿存；花冠狭漏斗状，裂片 5，不等；雄蕊 5，花药内藏；子房下位。浆果卵形，具种子 3 粒。

功能主治： 利尿消肿，活血调经。用于水肿，小便不利，月经不调，劳伤疼痛，跌打损伤。

附注：《四川省中药资源志要》766 页。

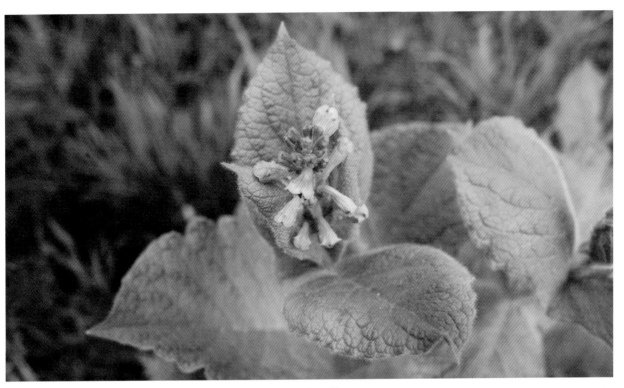

穿心莛子藨

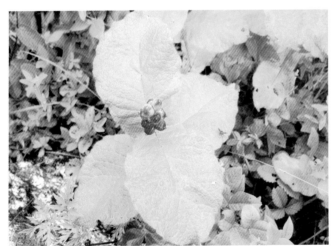

穿心莛子藨

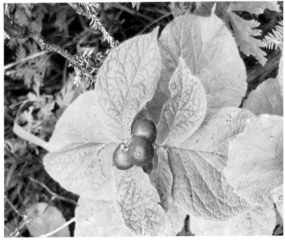

穿心莛子藨

莛子藨

来源：忍冬科植物莛子藨 *Triosteum pinnatifidum* Maxim. 的干燥根、果实或叶。

植物形态要点：草本，被白色刚毛和腺毛。叶羽状深裂，裂片 1~3 对，近全缘。聚伞花序对生，具 3 花，近无梗，排成顶生短穗状花序；花冠黄绿色，狭钟状，筒基部弯曲，一侧膨大成浅囊，内面具紫色斑点。核果白色，卵球形。

功能主治：祛风活血，健脾胃，调经止痛。用于风湿腰腿痛，跌打损伤，消化不良，月经不调，白带。

附注：《全国中草药汇编》收载。《四川省中药资源志要》766 页。

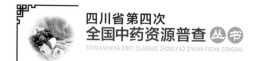

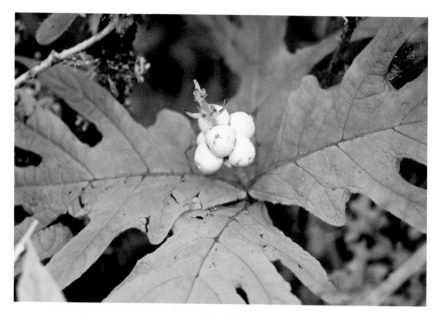

莛子藨

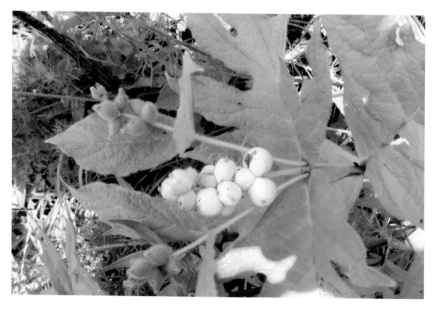

莛子藨

血满草

来源：忍冬科植物血满草 *Sambucus adnata* Wall. 的干燥全草。

植物形态要点：草本。根和根茎红色，具红色汁液。奇数羽状复叶对生，小叶 3~5 对，长椭圆形、长卵形或披针形，边缘具锯齿，小叶托叶退化成瓶状凸起的腺体。伞状聚伞花序顶生，大型，花小，具恶臭；花冠白色。浆果红色，球形。

功能主治：祛风除湿，活络定痛，散瘀消肿，利水通淋。用于风湿痹痛，跌打损伤，骨折，风疹瘙痒，慢性肾盂肾炎水肿。

附注：本品出自《植物名实图考》。《中华本草》第 7 册 6573 页。《峨眉山药用植物资源》1982 年版以接骨木收载。《四川植物志》第 11 卷 26 页。

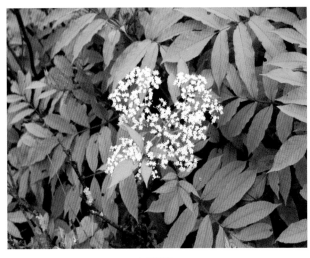

血满草

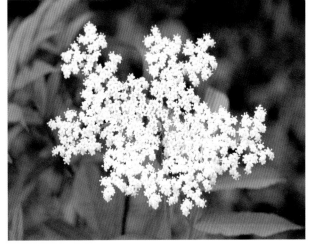

血满草

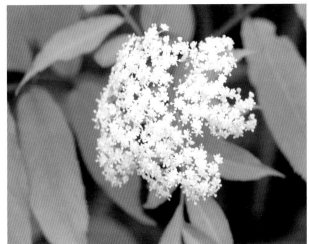

血满草

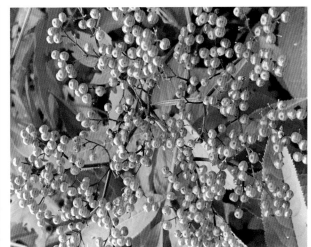

血满草

901

陆　英

来源： 忍冬科植物陆英 *Sambucus chinensis* Lindl. 的干燥全草或地上部分。

植物形态要点： 高大草本或半灌木。茎有棱条，髓部白色。羽状复叶的托叶叶状或有时退化成蓝色的腺体；小叶狭卵形，近基部或中部以下边缘常有 1 或数枚腺齿；顶生小叶卵形或倒卵形，基部楔形。复伞形花序顶生，大而疏散，总花梗基部托以叶状总苞片，被黄色疏柔毛；杯形不孕性花不脱落，可孕性花小；萼筒杯状，萼齿三角形；花冠白色，花药黄色或紫色；子房 3 室，柱头 3 裂。果实红色，近圆形。

功能主治： 祛风除湿，行水，消肿。用于骨间诸痹，四肢拘挛酸痛，阳痿，脚肿；脚气上冲，心烦闷绝，皮肤瘙痒。

附注： 本品始载于《神农本草经》。《中华人民共和国卫生部药品标准·中药材》第一册以陆英收载。《四川植物志》第 11 卷 26 页。

以前认为接骨木是木本，陆英又名苛草，是草本。经查《中国植物志》，陆英与接骨木 *Sambucus javanica* Reinw 为同一植物。

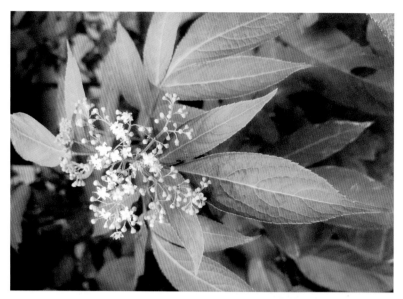

陆英

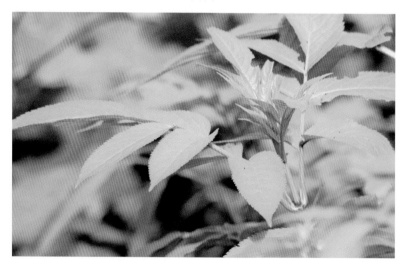

陆英

败酱科

匙叶甘松

来源：败酱科植物匙叶甘松 *Nardostachys jatamansi* DC. 的干燥根和根茎。

植物形态要点：草本。根状茎木质，粗短，主根粗长，密被叶鞘纤维，有烈香。叶丛生，长匙形或线状倒披针形；花茎旁出，叶椭圆形至倒卵形，倒披针形至披针形。花序为聚伞性头状，花后主轴及侧轴常不明显伸长。花萼 5 齿裂，果时常增大。花冠紫红色、钟形，基部略偏突，裂片 5，宽卵形至长圆形，花冠筒外面多少被毛，里面有白毛；雄蕊 4。瘦果倒卵形。

功能主治：理气止痛，醒脾健胃。用于脘腹胀痛，不思饮食，牙痛，脚气。

附注：本品出自《本草纲目》。《中国药典》2020 年版以甘松收载。

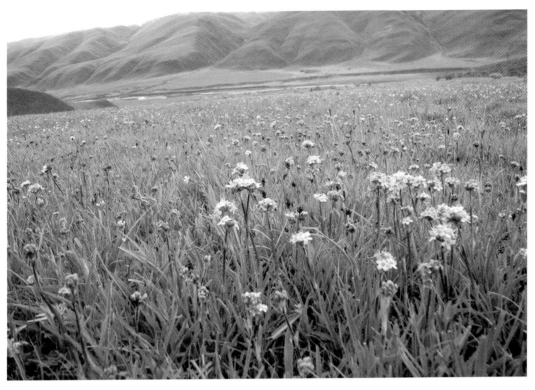

匙叶甘松

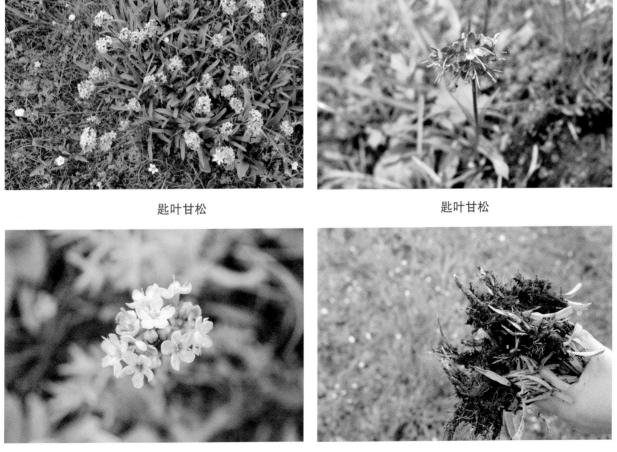

匙叶甘松

匙叶甘松

匙叶甘松

匙叶甘松鲜根

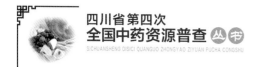
蜘蛛香

来源：败酱科植物蜘蛛香 *Valeriana jatamansi* Jones 的干燥根茎和根。

植物形态要点：草木，植株高 20~70 cm。根状茎短而粗壮，节间紧簇。茎生叶 2 或 3 对，单叶或具 3 小叶。花序伞房状；苞片近钻形；花冠白色或淡粉色，钟形。瘦果狭卵球形。

功能主治：理气止痛，消食止泻，祛风除湿，镇惊安神。用于脘腹胀痛，食积不化，腹泻痢疾，风湿痹痛，腰膝酸软，失眠。

附注：本品出自《滇南本草》。《中国药典》2020 年版一部收载。

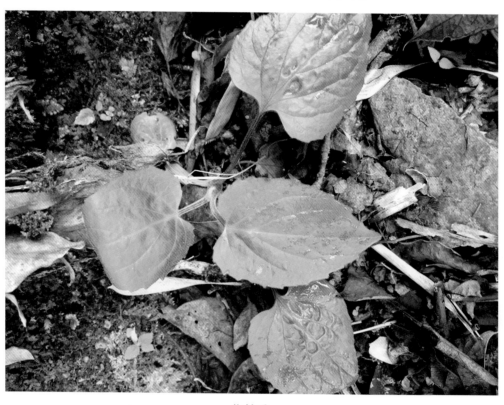

蜘蛛香

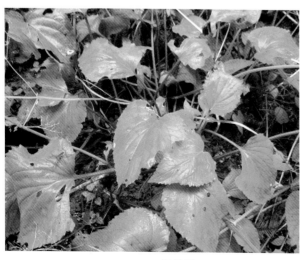

蜘蛛香

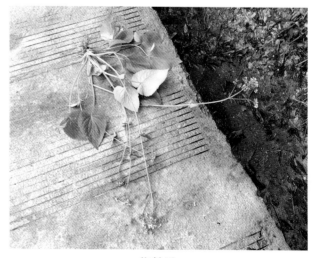

蜘蛛香

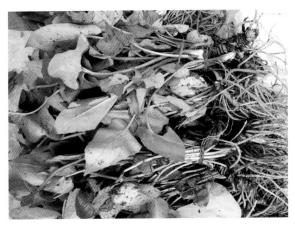

蜘蛛香新鲜全草

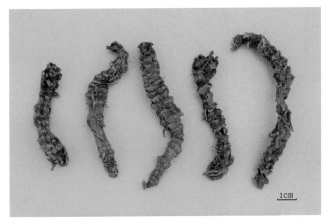

蜘蛛香

缬　草

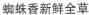

来源：败酱科植物缬草 *Valeriana officinalis* L. 的干燥根。

植物形态要点：高大草本。根状茎粗短呈头状，须根簇生。茎中空，有纵棱，被粗毛。叶卵形，羽状深裂，裂片披针形或条形，全缘或有疏锯齿。伞房状三出聚伞圆锥花序顶生；小苞片中央纸质，两侧膜质；花冠淡紫红色或白色。瘦果长卵形。

功能主治：清热解毒，消肿敛脓。用于陈旧热，毒热，四肢脓水，脾病，瘟疫，急性腹痛，白喉。

附注：本品出自《科学的民间药草》。《四川省藏药标准》2014 年版收载。《中华本草》第 7 册 6628 页。

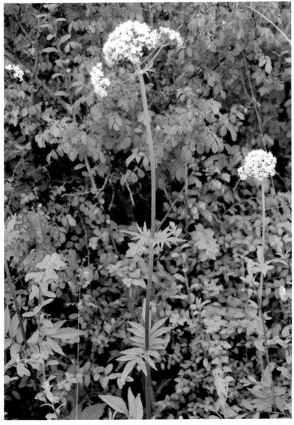

缬草

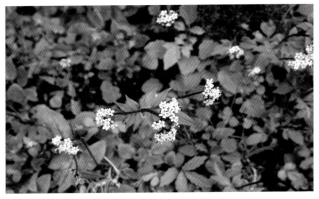

缬草

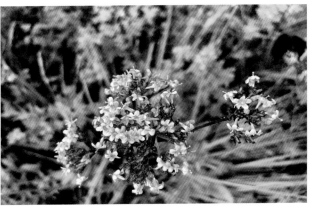

缬草

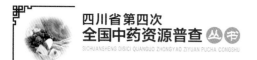

四川药用植物原色图谱

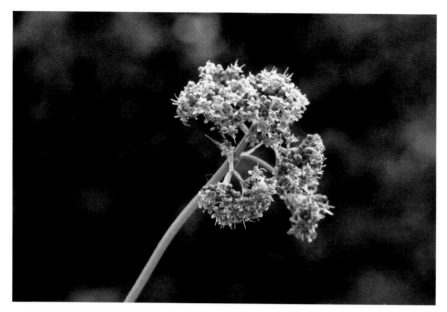

缬草

攀倒甑

来源：败酱科植物攀倒甑 *Patrinia villosa* Juss 的干燥全草。

植物形态要点：草本。地下根状茎长而横走。基生叶丛生，叶片卵形、宽卵形或卵状披针形至长圆状披针形；茎生叶对生，与基生叶同形，或菱状卵形，常不分裂。由聚伞花序组成顶生圆锥花序或伞房花序，花序梗密被长粗糙毛或仅二纵列粗糙毛；花萼小，萼齿5，浅波状或浅钝裂状，花冠钟形，白色，5深裂；雄蕊4。瘦果倒卵形。

功能主治：清热解毒，祛瘀排脓。用于肠痈腹痛，肺痈吐脓痰，痈肿疮毒，产后瘀血腹痛等。

附注：《四川省中药材标准》2010年版以白花败酱收载。《中国植物志》攀倒甑与白花败酱为同一植物。《四川中药志》1638页。

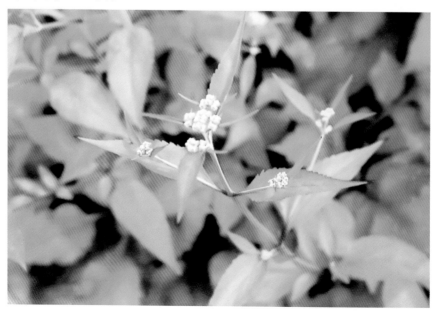

攀倒甑

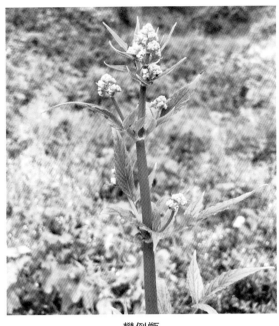

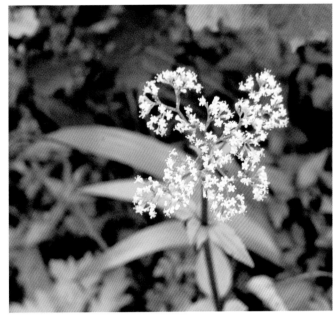

攀倒甑　　　　　　　　　　　　　　　　　　攀倒甑

黄花败酱

来源：败酱科植物黄花败酱 *Patrinia scabiosaefolia* Fisch. 的干燥全草。

植物形态要点：草本。根茎和须根有特殊臭气。叶对生，叶片披针形或窄卵形，长 5~15 cm，2~3 对羽状深裂，中央裂片最大，椭圆形或卵形，两侧裂片窄椭圆形或条形，两面疏被粗毛或近无毛。伞房状聚伞圆锥花序顶生或腋生；总花梗四棱形；花直径 2~4 mm；花萼不明显；花冠 5 裂，筒部短；雄蕊 4；子房下位。瘦果长方椭圆形。

功能主治：清热解毒，祛瘀排脓。用于肠痈腹痛，肺痈吐脓痰，痈肿疮毒，产后瘀血腹痛。

附注：《四川省中药材标准》2010 年版以败酱草收载。

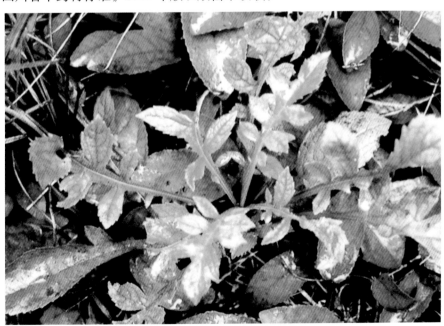

黄花败酱

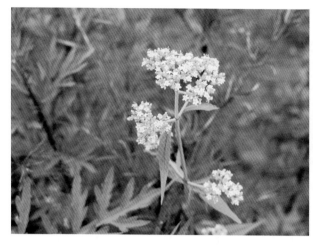

黄花败酱

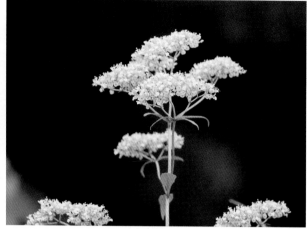

黄花败酱

川续断科

川续断

908

来源：川续断科植物川续断 *Dipsacus asperoides* C. Y. Cheng et T. M. Ai 的干燥根。

植物形态要点：草本。主根圆柱形，黄褐色，稍肉质。茎具纵棱和皮刺。叶被刺毛，琴状羽裂、羽状深裂或不裂，边缘具疏粗锯齿。头状花序球形，具长总梗；总苞片叶状；花冠淡黄色或白色，管状，裂片 4，不相等。瘦果长倒卵柱状。

功能主治：补肝肾，强筋骨，续折伤，止崩漏。用于肝肾不足，腰膝酸软，风湿痹痛，跌扑损伤，筋伤骨折，崩漏，胎漏。

附注：本品始载于《神农本草经》。《中国药典》2020 年版一部以续断收载。

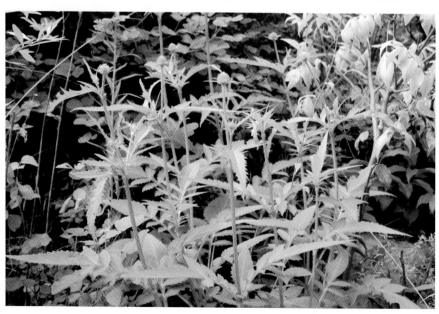

川续断

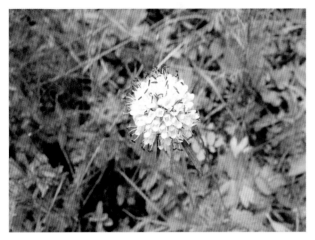

川续断

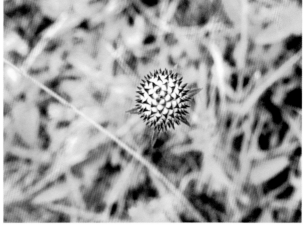

川续断

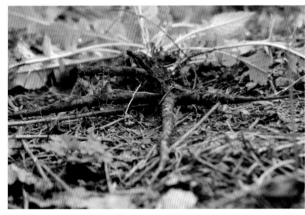

川续断

续断

大头续断

来源：川续断科植物大头续断 *Dipsacus chinensis* Bat. 的干燥根。

植物形态要点：草本。主根粗壮，红褐色。茎具纵棱和皮刺。茎生叶宽披针形，被黄白色粗毛，3~8 深裂，顶端裂片大。头状花序圆球形，顶生；总花梗粗壮，长达 23 cm；总苞片条形；花冠紫色，管状，裂片 4。瘦果窄椭圆体形，被白色柔毛。

功能主治：接骨续断，抗炎，止血，镇痛，补肝肾。用于腰膝酸痛，足膝无力，胎漏带下，遗精，跌打损伤，金疮，痔漏，痈疽疮肿。

附注：《四川省中药资源志要》774 页。《中国高等植物图鉴》。

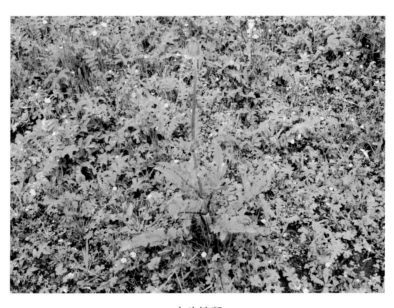

大头续断

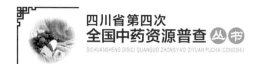

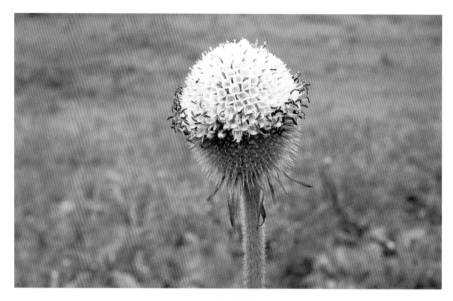

大头续断

匙叶翼首花

来源： 川续断科植物匙叶翼首花 Pterocephalus hookeri (C. B. Clarke) Diels 的干燥根或全草。

植物形态要点： 无茎草本，被白色柔毛。叶基生，莲座状，倒披针形，全缘或羽状深裂。花葶高 10~40 cm，无叶；头状花序单个顶生，直径 3~4 cm，球形；花裂片约 20，羽毛状；花冠筒状漏斗形，5 裂，黄白色至淡紫色。瘦果倒卵形。

功能主治： 解毒除瘟，清热止痢，祛风通痹。用于瘟毒，新旧热病，垢甲病，痹症，痢疾，关节炎。

附注： 本品出自《西藏常用中草药》。《中国药典》2020 年版一部以翼首草收载，拉丁学名为 *Pterocephalus hookeri*（C. B. Clarke）Höeck。

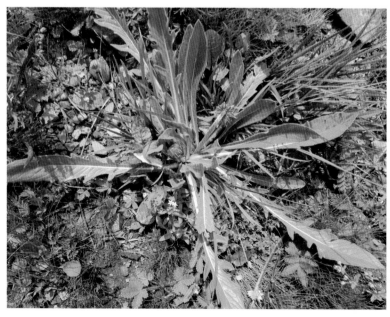

匙叶翼首花

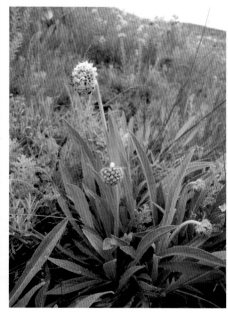

匙叶翼首花

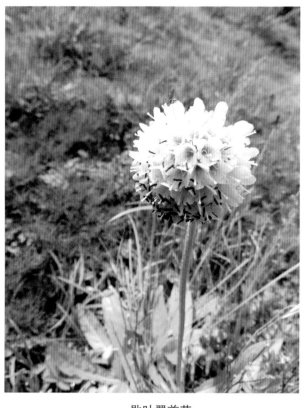

匙叶翼首花

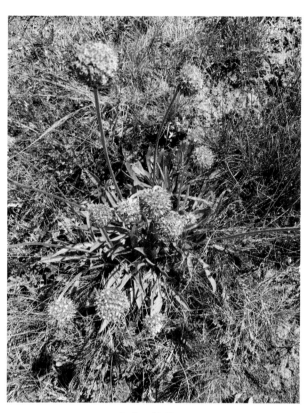

匙叶翼首花

大花刺参

来源：川续断科植物大花刺参 *Acanthocalyx nepalensis* (D. Don) M. J. Canno subsp. *delavayi* (Franch.) D. Y. Hong 的干燥根。

植物形态要点：草本。叶线状披针形。假头状花序；花冠红色或紫色，花冠裂片长椭圆形，长 5~6 mm，先端微凹，花冠管较宽，宽 4~5 mm，花冠裂片 5；雄蕊 4，2 强。瘦果柱状花大，直径 1.2~1.5 cm。

功能主治：补气血，接筋骨。用于神经官能症，贫血，肺虚咳嗽，消化不良，白带过多，子宫脱垂，跌打损伤。

附注：《全国中草药汇编》。《中国高等植物彩色图鉴》第 7 卷 283 页。《四川省中药资源志要》775 页。

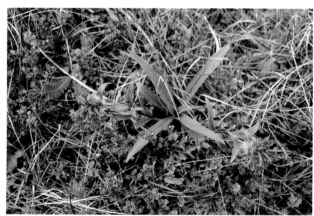

大花刺参

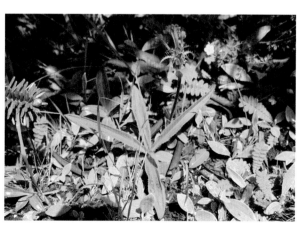

大花刺参

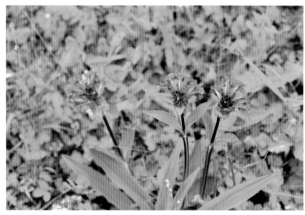

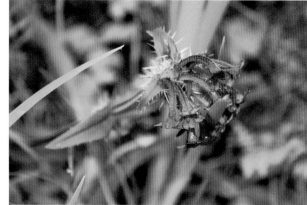

大花刺参

大花刺参

圆萼刺参

来源：川续断科植物圆萼刺参 *Morina chinensis* (Batal.) Diels 的干燥地上部分、全草或种子。

植物形态要点：草本。茎通常带紫色，被白色绒毛，在基部常留有褐色纤维状残叶。基生叶 6~8，簇生，线状披针形，边缘有 3~9 枚硬刺，花茎从叶丛中生出；轮伞花序顶生，6~9 节，紧密穗状，花冠二唇形，短于花萼，淡绿色，上唇 2 裂，下唇 3 裂；雄蕊 4。瘦果长圆形。

功能主治：祛风湿，补肝肾，消痈肿。用于风湿痹痛，腰膝酸痛，眩晕，小便频数，疮痈肿痛。

附注：《中华人民共和国卫生部药品标准·藏药》第一册 1995 年版收载。《中华本草》第 7 册 6631 页。

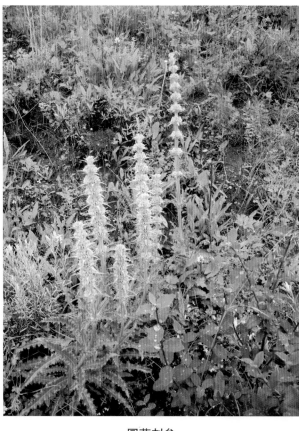

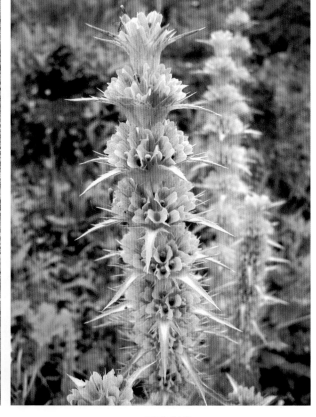

圆萼刺参

圆萼刺参

白花刺续断

来源： 川续断科植物白花刺续断 *Acanthocalyx alba* (Hand.-Mazz.) M. J. Connon 的干燥根、地上部分或全草。

植物形态要点： 草本。叶对生或轮生；狭长形，边缘常有刺状锯齿。花轮生，排成穗状花序；苞片阔，叶状，有刺状齿缺，小苞片刺状；萼二唇形，唇全缘或 2 裂；花冠管稍弯，5 裂，二唇形；雄蕊 4，全发育或其中 2 枚退化；瘦果藏于总苞内，彼此分离，背面极压扁；外果皮常增厚，粗糙，顶端斜形。

功能主治： 补肝益肾，填精续骨，健胃，催吐，消肿。用于胃痛，不消化症，培根病，关节痛，小便失禁，腰痛，眩晕，口眼歪斜，疮疖肿痛，化脓性创伤，肿瘤。

附注： 本品又称白花刺参。《中华人民共和国卫生部药品标准·藏药》第一册 1995 年版收载。

913

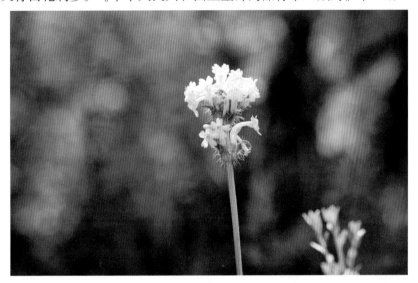

白花刺续断

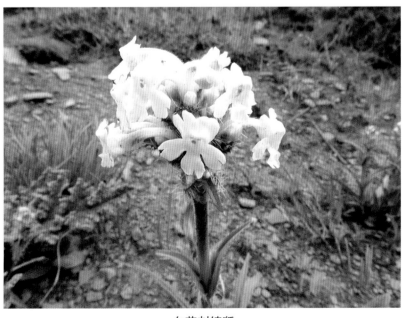

白花刺续断

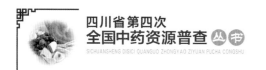

葫芦科

栝 楼

来源：葫芦科植物栝楼 *Trichosanthes kirilowii* Maxim. 的干燥根、果实、种子或果皮。

植物形态要点：攀援藤本。块根肥厚，圆柱形。叶近圆形，纸质，常 3~7 裂至中部。雄总状花序单生或在腋处成对生，顶端具 5~8 花；雌花单生。果实黄褐色或橘黄色，长圆形或球形。

功能主治：天花粉清热泻火，生津止渴，消肿排脓。用于热病烦渴，肺热燥咳，内热消渴，疮疡肿毒。瓜蒌清热涤痰，宽胸散结，润燥滑肠。用于肺热咳嗽，痰浊黄稠，胸痹心痛，结胸痞满，乳痈，肺痈，肠痈，大便秘结。瓜蒌子润肺化痰，滑肠通便。用干燥咳痰黏，肠燥便秘。瓜蒌皮清热化痰，利气宽胸。用于痰热咳嗽，胸闷胁痛。

附注：本品始载于南北朝刘宋时代·雷敩《雷公炮炙论》。《中国药典》2020 年版一部分别以天花粉、瓜蒌、瓜蒌子、瓜蒌皮收载了栝楼和双边栝楼。《四川植物志》第 10 卷 135 页。

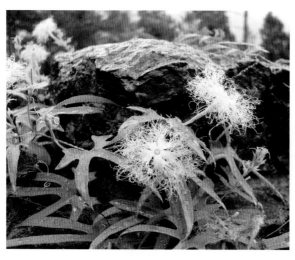

栝楼

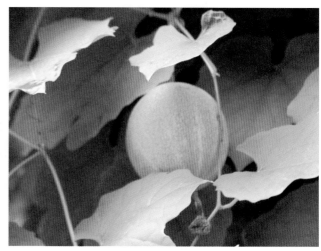

栝楼

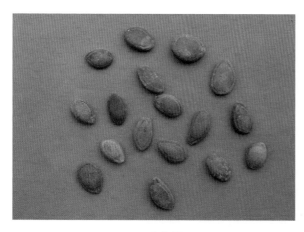

瓜蒌子

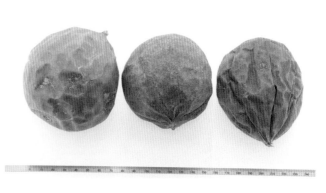

瓜蒌

四川药用植物原色图谱

中华栝楼

来源：葫芦科植物中华栝楼 *Trichosanthes rosthornii* Harms 的干燥根、果实、种子或果皮。

植物形态要点：攀援藤本。块根条状，肥厚，淡灰黄色，具横瘤状突起。茎具纵棱及槽。叶片纸质，轮廓阔卵形至近圆形，3~7 深裂，通常 5 深裂，裂片线状披针形、披针形至倒披针形。花雌雄异株。小苞片菱状倒卵形；花萼筒狭喇叭形，裂片线形；花冠白色，裂片倒卵形，被短柔毛，顶端具丝状长流苏。果实球形或椭圆形，成熟时果皮及果瓤均橙黄色。种子卵状椭圆形，扁平，距边缘稍远处具一圈明显的棱线。

功能主治：同栝楼。

附注：《中国植物志》收载。《中国药典》2020 年版以双边栝楼收载。

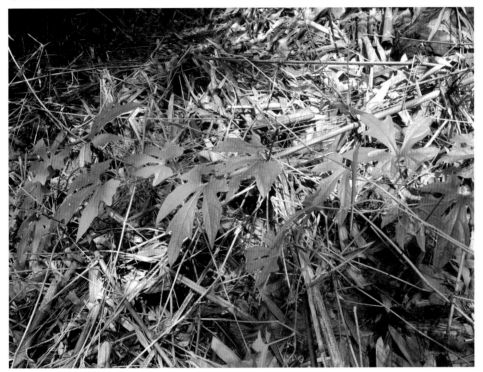

中华栝楼

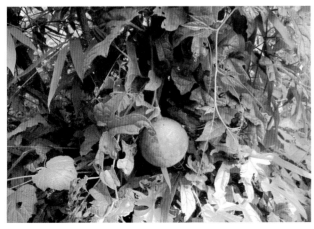

中华栝楼

瓜蒌子

王 瓜

来源： 葫芦科植物王瓜 Trichosanthes cucumeroides (Ser.) Maxim. 的干燥成熟果实。

植物形态要点： 攀援藤本。块根纺锤形，肥大。茎被短柔毛。叶片纸质，轮廓阔卵形或圆形。花雌雄异株。雄花组成总状花序，小苞片线状披针形；花萼筒喇叭形，裂片线状披针形，全缘；花冠白色，裂片长圆状卵形，具极长的丝状流苏；药隔有毛；退化雌蕊刚毛状。雌花单生。果实卵圆形、卵状椭圆形或球形，成熟时橙红色，平滑，两端圆钝，具喙；种子横长圆形，深褐色，两侧室大，近圆形，表面具瘤状突起。

功能主治： 清热，生津，止咳，消瘀，通乳。用于消渴，湿热黄疸，咳嗽痰多，经闭，胸痛，乳痛，乳汁不通，痈肿疮毒，咽喉肿痛。

附注： 本品始载于《神农本草经》。《贵州省中药材质量标准》1988 年版收载。《四川植物志》第 10 卷 137 页。

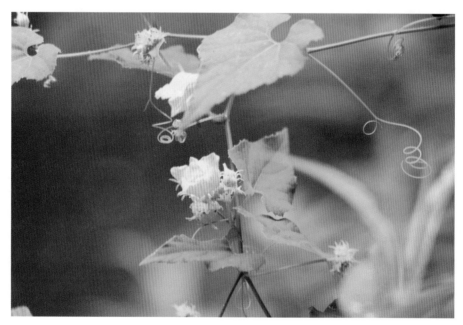

王瓜

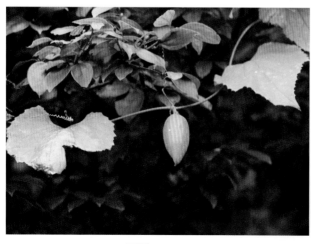

王瓜

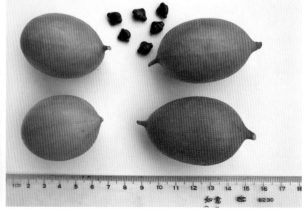

王瓜

雪 胆

来源：葫芦科植物雪胆 *Hemsleya chinensis* Cogn. ex Forbes et Hemsl. 的干燥块根。

植物形态要点：攀援草本。卷须与叶对生，先端常 2 歧。鸟足状复叶具 5~9 小叶。花雌雄异株；花冠橙红色；雌蕊 5；子房筒状；花柱 3。果长圆状椭圆体形，单生，长 3~7 cm，具有 9~10 条纵棱；种子褐色，近圆形。

功能主治：清热解毒，消肿，止痛。用于咽喉肿痛，牙痛，目赤肿痛，肠痈，腹痛，胁肋胀痛，淋证，痈肿疮毒。

附注：本品始载于《修订增补天宝本草》。《云南省药品标准》1996 年版收载。《四川植物志》第 10 卷 70 页。

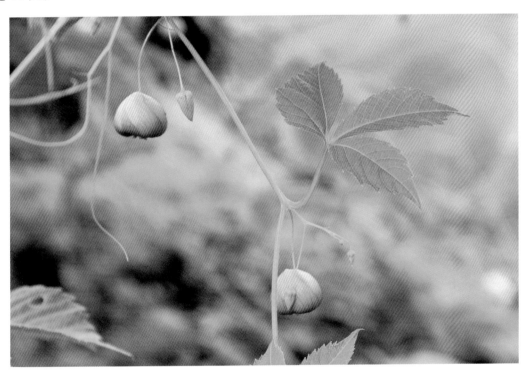

雪胆

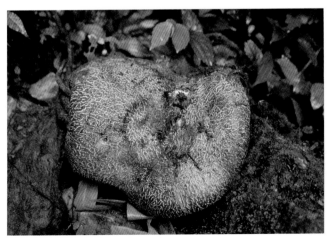

雪胆鲜块茎

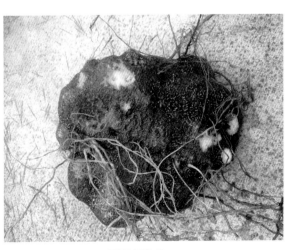

雪胆鲜块茎

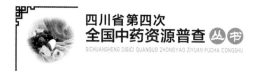

长果雪胆

来源： 葫芦科植物长果雪胆 *Hemsleya dolichocarpa* W. J. Chang. 的干燥块根。

植物形态要点： 攀援草本。根具膨大块茎，外皮黄棕色，内面黄色，极苦。茎草质纤细，疏被短柔毛。卷须先端2歧，趾状复叶5~7小叶；小叶片倒卵状披针形或椭圆状披针形，两面沿中肋和侧脉密被细刺毛。花雌雄异株，蝎尾状聚伞花序至圆锥花序。雄花：花萼裂片5，披针形；花冠扁球形，浅棕红色，裂片宽卵圆形，向后反折；雄蕊5，花丝极短。雌花：子房圆柱状，花柱3，柱头2裂。果实圆筒状椭圆形，长5~8 cm，径2~3.5 cm，基部渐狭，具10条纵棱。种子宽卵形至近圆形，周生1~2 mm宽的厚木栓质翅，密布皱褶；种子本身肿胀，边缘密生细瘤突，中间疏布小瘤突。

功能主治： 清热解毒，消炎止痛。用于菌痢，肠炎，支气管炎，急性扁桃体炎，虚火牙痛，胃痛。

附注： 《四川中药材标准》2010年版以雪胆为名收载长果雪胆、峨眉雪胆和巨花雪胆。《四川植物志》第10卷77页。

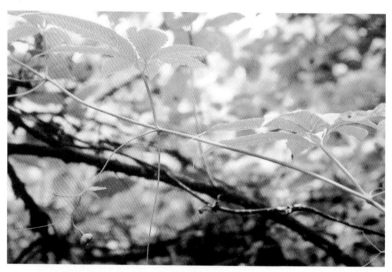

长果雪胆

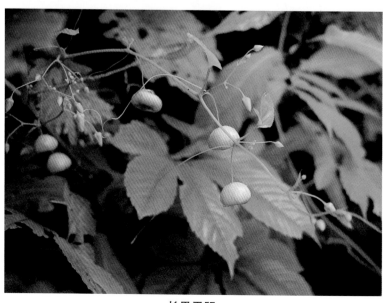

长果雪胆

峨眉雪胆

来源： 葫芦科植物峨眉雪胆 *Hemsleya omeiensis* L. T. Shen et W. J. Chang 的干燥块根。

植物形态要点： 攀援草本。块根不苦或微苦。鸟足状复叶具 7~9 小叶。花雌雄异株；聚伞总状花序，长 3~8 cm；花冠扁球形，黄绿色；雄蕊 5；花柱 3；柱头 2 裂。果近球形，顶端平截。

功能主治： 同长果雪胆。

附注：《四川省中药资源志要》792 页。

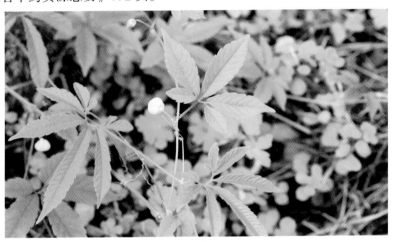

峨眉雪胆

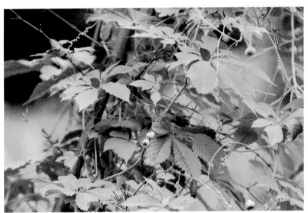

峨眉雪胆

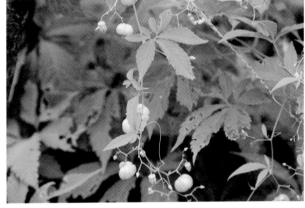

峨眉雪胆

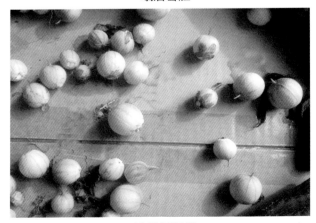

峨眉雪胆果

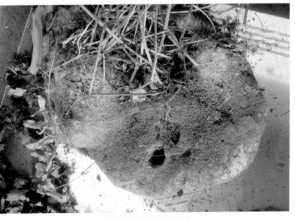

峨眉雪胆鲜块茎

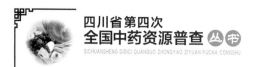
巨花雪胆

来源： 葫芦科植物巨花雪胆 *Hemsleya gigantha* W. J. Chang 的干燥块根。

植物形态要点： 草质藤本。根具膨大的块茎，外皮黄棕色，内面黄色，极苦。茎疏被短柔毛。卷须先端 2 歧。趾状复叶由 7~9 小叶组成；小叶片宽椭圆状披针形或卵状披针形，边缘重圆锯齿状，两面沿叶脉疏生小刺毛。花雌雄异株，聚伞圆锥花序。雄花：花萼裂片披针形，被疏柔毛，反折；花冠橙红色，径 1.5~2.5 cm，裂片阔卵圆形，花开放时向后反卷，使花冠成松散的圆球状；雄蕊 5，花丝极短。雌花：花冠裂片向后反卷，不紧包住子房，成松散圆球状，子房椭圆形，花柱 3，柱头 2 裂。果实近圆球状或卵球状，顶端平截，径 2~3.5 cm，果皮厚革质，具 10 条明显的纵棱，种子宽卵圆形，黑褐色。

功能主治： 同长果雪胆。

附注：《世界药用植物速查辞典》455 页。《四川植物志》第 10 卷 71 页。

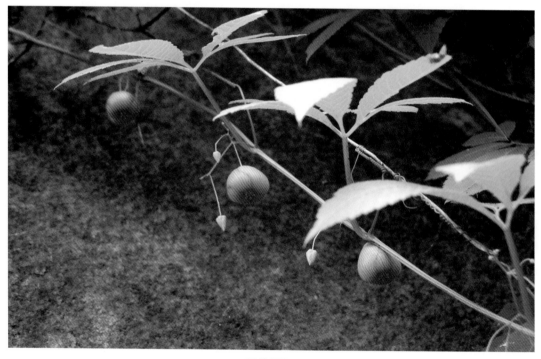

巨花雪胆

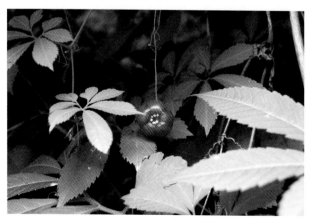

巨花雪胆

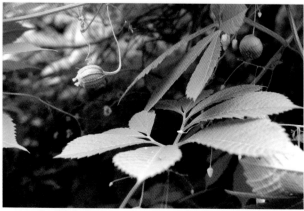

巨花雪胆

肉花雪胆

来源： 葫芦科植物肉花雪胆 *Hemsleya carnosiflora* C. Y. Wu et C. L. Chen 的干燥块根。

植物形态要点： 多年生草本。茎草质，攀援，密被短柔毛。卷须条形，长 7~16 cm，顶端 2 歧。小叶 7~9，膜质，倒卵形或菱形。花雌雄异株；花冠浅黄绿色，碗形。果实椭圆体形至卵球形。

功能主治： 同长果雪胆。

附注：《世界药用植物速查辞典》455 页。

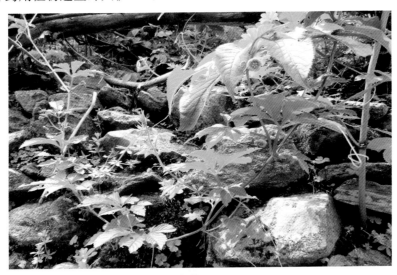

肉花雪胆

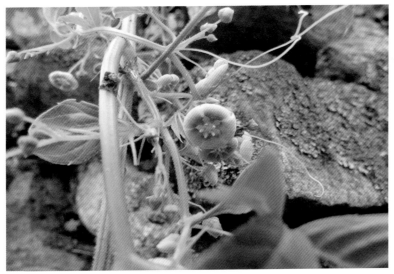

肉花雪胆

苦　瓜

来源： 葫芦科植物苦瓜 *Momordica charantia* L. 的新鲜或干燥果实、根、叶、花及种子。

植物形态要点： 纤细攀援草本，雌雄同株。叶卵状肾形或近圆形，膜质，5~7 深裂。雄花单生叶腋；花黄色；雌花单生。果实成熟后橘黄色，纺锤形或圆柱形，外面多瘤皱，自顶端 3 瓣裂。

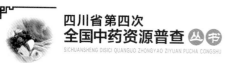

功能主治：清热解毒，明目。用于热病烦渴，中暑，目赤肿痛，痈肿丹毒，痢疾。

附注：本品首载于明·兰茂《滇南本草》。《贵州省中药材标准》1988 年版收载。《四川植物志》第 10 卷 111 页。

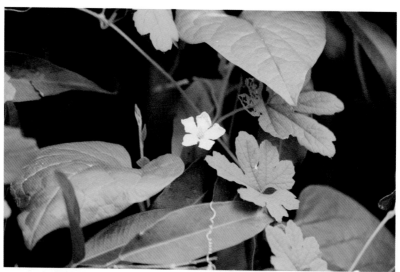

苦瓜

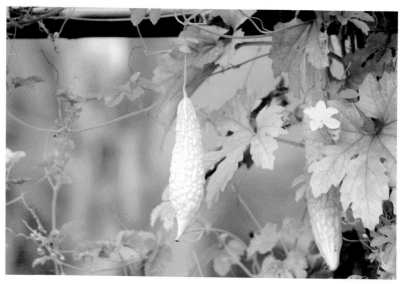

苦瓜

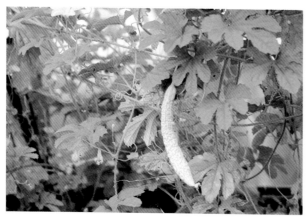

苦瓜

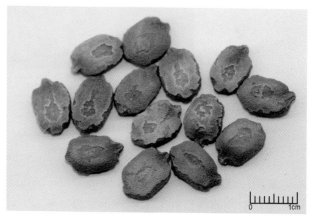

苦瓜子

四川药用植物原色图谱

丝　瓜

来源：葫芦科植物丝瓜 *Luffa cylindrica* (L.) Roem. 的干燥成熟果实的维管束、种子。

植物形态要点：攀援草本，雌雄同株。卷须极强壮，常 2~4 分叉。叶三角形或近圆形，常掌状5~7 裂。花冠黄色，直径 5~9 cm；雄花有花 15~20 朵，总状花序；雌花单生。果实圆柱形，光滑，成熟后内部纤维状。

功能主治：丝瓜络祛风，通络，活血，下乳。用于痹痛拘挛，胸胁胀痛，乳汁不通，乳痈肿痛。种子利水除热。用于肢体浮肿，痔漏。

附注：本品始载于明·兰茂《滇南本草》。《中国药典》2020 年版一部以丝瓜络收载。《山西省中药饮片标准》第一册 2017 版、《上海市中药饮片炮制规范》2018 版和《湖南省中药饮片炮制规范》2010版收载。《中国植物志》将拉丁学名修订为 *Luffa aegyptiaca* Miller。《四川植物志》第 10 卷 115 页。

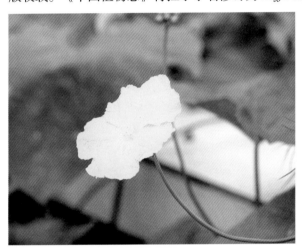

丝瓜

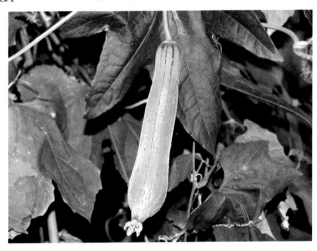

丝瓜

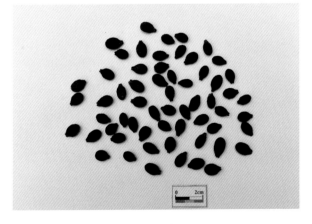

丝瓜子

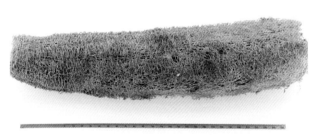

丝瓜络

黄　瓜

来源：葫芦科植物黄瓜 *Cucumis sativus* L. 的果实和干燥成熟种子或根。

植物形态要点：蔓生或攀援草本，雌雄同株。茎、枝被白色的糙硬毛。卷须软。叶片宽卵状心

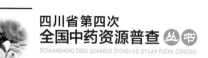
形。雄花：常数朵在叶腋簇生；花筒狭钟状或近圆筒状，密被白色的长柔毛；花冠黄白色，花冠裂片长圆状披针形。雌花：单生或稀簇生；子房有小刺状凸起。果实表面粗糙，有具刺尖的瘤状凸起。

功能主治：清热，生津，止渴，利水。用于热病烦渴，消渴，咽喉肿痛，目赤肿痛，烫火伤，痤疮。

附注：本品始载于唐·陈藏器《本草拾遗》。《中华人民共和国卫生部药品标准·维药》第一册收载黄瓜子。《四川植物志》第 10 卷 124 页。

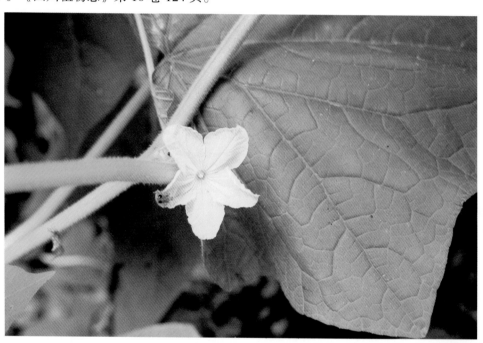

黄瓜

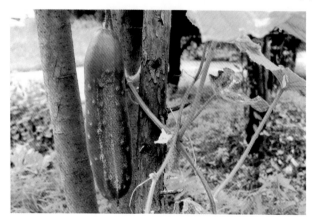

黄瓜

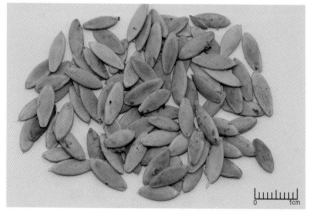

黄瓜子

冬 瓜

来源：葫芦科植物冬瓜 *Benincasa hispida* (Thunb.) Cogn. 的干燥外层果皮或种子。

植物形态要点：匍匐或攀援草本，雌雄同株。卷须 2~3 歧。叶肾状圆形，具 5~7 浅裂，下面密具柔毛。花单生；花冠黄色；子房卵球形或圆柱形，密具硬毛。种子白色或浅黄色。

功能主治：利尿消肿。用于水肿胀满，小便不利，暑热口渴，小便短赤。

附注：本品出自《本草经集注》。《中国药典》2020 年版一部以冬瓜皮收载。《四川省中药材标准》2010 年版收载冬瓜子。《四川植物志》第 10 卷 117 页。

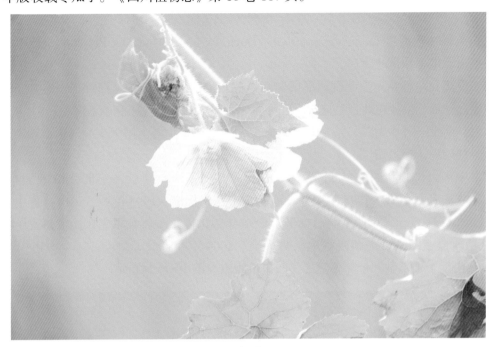

冬瓜

925

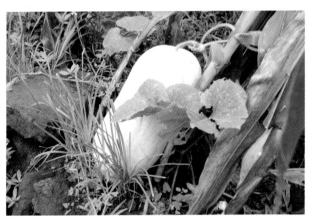

冬瓜

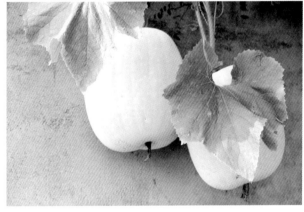

冬瓜

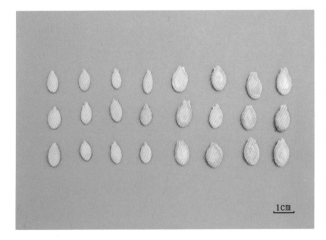

冬瓜子

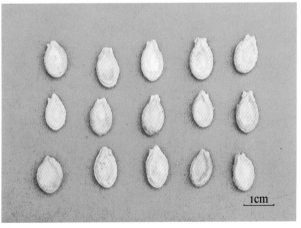

冬瓜子

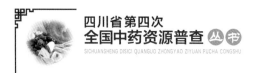

南 瓜

来源： 葫芦科植物南瓜 *Cucurbita moschata* (Duch. ex Lam.) Duch. ex Poiret 的干燥成熟种子、果实、果皮、果肉、瓜蒂和带叶藤茎。

植物形态要点： 蔓性草本。叶阔卵形或卵圆形，5角形或5裂。雄花筒钟形，裂片条形，先端膨大或叶状；花冠钟形。果梗粗壮，具棱槽，先端膨大。果实形状、大小和颜色多变。

功能主治： 南瓜子补中益气，消炎止痛，解毒杀虫，降糖止渴。用于久病气虚，脾胃虚弱，气短倦怠，便溏，糖尿病，蛔虫病。

附注：《中华人民共和国卫生部药品标准·维吾尔药》1999年版、《北京市中药材标准》1998年版、《山东省中药材标准》1995年版、《河南省中药材标准》1993年版、《山西省中药材标准》1987年版以南瓜子收载；《广西中药材标准》1996年版以南瓜干收载果实；《贵州省中药材质量标准》1988年版收载了果皮；《湖南省中药材标准》2009年版收载了果肉；《上海市中药材标准》1994年版收载南瓜子、瓜蒂和带叶藤茎。《四川植物志》第10卷141页。

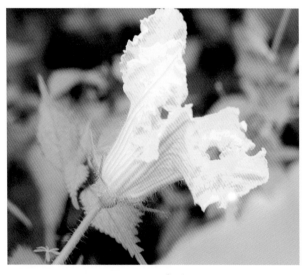
南瓜

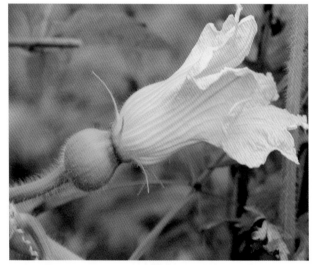
南瓜

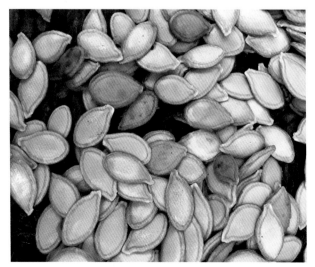
南瓜子

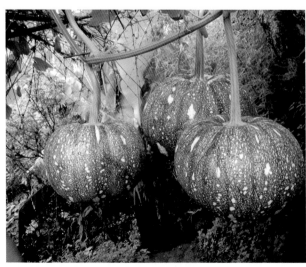
南瓜

绞股蓝

来源：葫芦科植物绞股蓝 *Gynostemma pentaphyllum* (Thunb.) Makino 的干燥全草或地上部分。

植物形态要点：攀援植物。茎细弱，分枝。卷须侧生于叶柄基部，分 2 叉或不分叉。叶为鸟足状 3~9 小叶，常具 5~7 小叶，膜质或纸质。花雌雄异株；花冠浅绿色或白色；雄蕊 5；花柱 3。果肉质，不开裂，球形，成熟后黑色。

功能主治：清热解毒，止咳祛痰，益气养阴，延缓衰老。用于胸膈痞闷，痰阻血瘀，心悸气短，眩晕头痛，健忘耳鸣，自汗乏力，高血脂，单纯性肥胖，老年咳嗽。

附注：《江西省中药材标准》1996 年版、《广西中药材标准》1996 年版、《山东省中药材标准》1995 年版和《湖南省中药材标准》1993 年版收载。

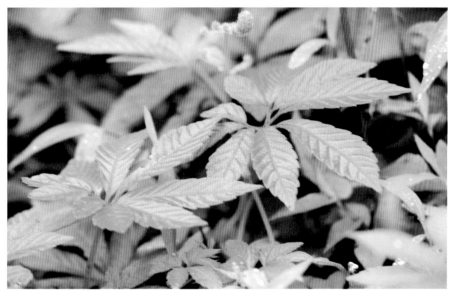

绞股蓝

927

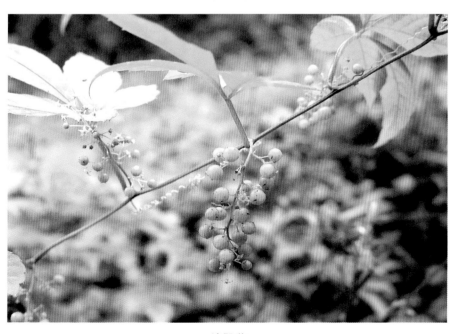

绞股蓝

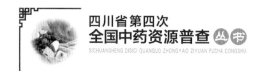
西 瓜

来源：葫芦科植物西瓜 *Citrullus lanatus* (Thunb.) Matsum. et Nakai 的成熟新鲜果实与皮。

植物形态要点：草本，雌雄同株。茎匍匐。卷须较粗壮，2 歧。叶白绿色，三角状卵形，3 深裂。花单生叶腋；花冠浅黄色。果大型，球形或长圆形，光滑。种子多数，颜色多变，卵形。

功能主治：清热泻火，消肿止痛。用于咽喉肿痛，喉痹，口疮。

附注：本品出自《日用本草》。《中国药典》2020 年版一部以制作西瓜霜的原料收载。《四川植物志》第 10 卷 120 页。

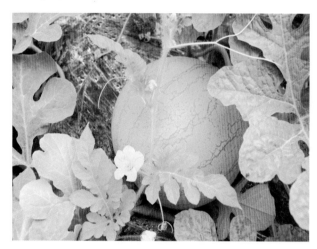

西瓜

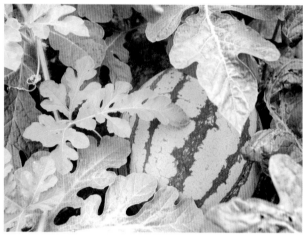

西瓜

佛手瓜

来源：葫芦科植物佛手瓜 *Sechium edule* (Jacg.) Swartz. 的干燥果实。

植物形态要点：草质藤本，雌雄同株。叶近圆形，膜质。雄花 10~30 朵成总状花序；花冠辐射状；雄蕊 3；花丝合生；雌花单生。果实淡绿色，倒卵形，有疏短硬毛，长 8~12 cm，直径 6~8 cm。

功能主治：清热消肿，健脾开胃，行气止痛。用于口舌生疮，咽喉肿痛，胃脘胀满，胃痛，食积，消化不良。

附注：《四川省中药资源志要》794 页。《四川植物志》第 10 卷 148 页。

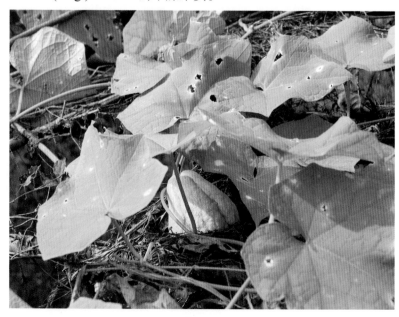

佛手瓜

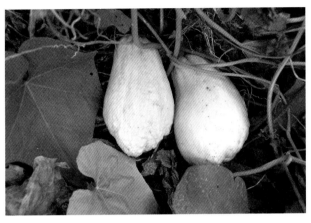

佛手瓜

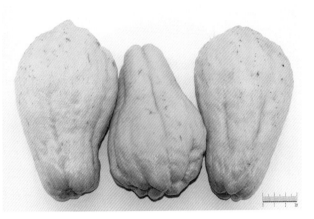

佛手瓜鲜果

木鳖子

来源：葫芦科植物木鳖子 *Momordica cochinchinensis* (Lour.) Spreng. 的干燥成熟种子。

植物形态要点：粗壮大藤本。叶柄在基部或中部具 2~4 个腺体。叶心形或卵状圆形，3~5 浅裂。雌雄异株；雄花单生或成短总状；花冠黄色，基部具黄色腺点；雌花单生。果实红色，卵球形，肉质，密具刺，先端具喙。

功能主治：散结消肿，攻毒疗疮。用于疮疡肿毒，乳痈，瘰疬，痔漏，干癣，秃疮。

附注：《中国药典》2020 年版一部收载。

929

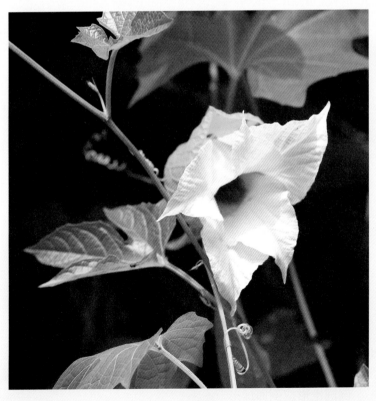

木鳖

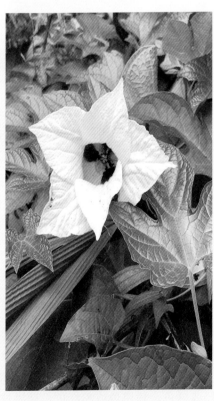

木鳖

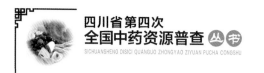

波棱瓜

来源: 葫芦科植物波棱瓜 *Herpetospermum pedunculosum* (Ser.) Baill. 的干燥花或种子。

植物形态要点: 攀援草质藤本。茎纤细,有棱。叶心状尖卵形、卵形,长 6~12 cm,宽 4~9 cm;卷须分 2 叉。雌雄异株;雄花序总状,具 5~10 朵花,或稀单生并和总状花序生于同一叶腋;花萼漏斗状,先端椭圆形,裂片 5,花冠黄色,宽钟形,深裂 5,裂片椭圆形,急尖;雄蕊 3,花药合生,药室纵向 3 回曲折,退化雌蕊线状近钻形。雌花单生,花被与雌花相同;子房长圆形,花柱丝状,柱头 3。果实宽长圆形,三棱状,被长毛,三瓣裂到基部,长 7~8 cm,宽 3~4 cm。种子淡灰色,长圆状。基部截形,具小尖头,顶端不明显 3 裂。

功能主治: 清热解毒,凉血降热,利胆,助消化。用于六腑热症,"赤巴"热,"赤巴"外散所致眼黄、肤黄、小便黄。现代用于黄疸型传染性肝炎、胆囊炎。

附注:《中华人民共和国卫生部药品标准·藏药》第一册 1995 年版以波棱瓜子收载种子。《四川省藏药材标准》2014 年版收载波棱瓜花。《中国药典》1977 年版一部收载拉丁学名为 *Herpetospermum caudigerum* Wall。

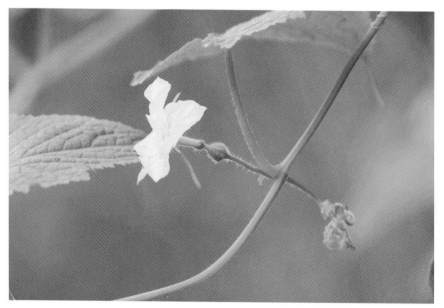

波棱瓜

桔梗科

桔 梗

来源: 桔梗科植物桔梗 *Platycodon grandiflorum* (Jacq.) A. DC. 的干燥根。

植物形态要点: 草本,常无毛。根萝卜形,黄褐色。叶上面绿色,卵形、椭圆形或披针形。花冠蓝色或紫色,稀白色或粉红色。蒴果球形、倒圆锥形或倒卵球形。

功能主治: 宣肺,利咽,祛痰,排脓。用于咳嗽痰多,胸闷不畅,咽痛音哑,肺痈吐脓。

附注：本品出自《神农本草经》。《中国药典》2020 年版一部收载。《四川植物志》第 10 卷 552 页。

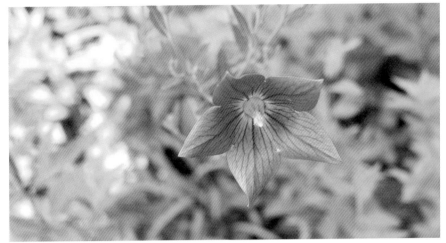

桔梗

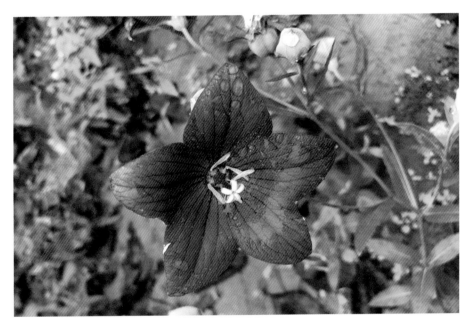

桔梗

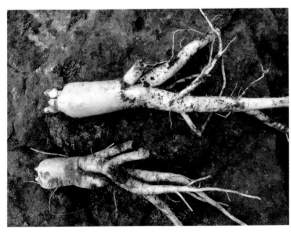

桔梗鲜根

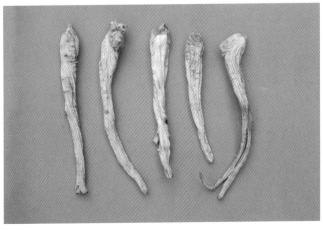

桔梗

党 参

来源：桔梗科植物党参 *Codonopsis pilosula* (Franch.) Nannf. 的干燥根。

植物形态要点：缠绕草本。草本。根常肉质，萝卜形或纺锤状圆柱形。茎缠绕，无毛，具分枝。花单生于枝顶，具柄；花冠黄绿色，里面具紫色斑点，宽钟形，浅裂；裂片三角形，先端锐。蒴果基部半球形，顶端圆锥形。

功能主治：健脾益肺，养血生津。用于脾肺气虚，食少倦怠，咳嗽虚喘，气血不足，面色萎黄，心悸气短，津伤口渴，内热消渴。

附注：本品始载于《增订本草备要》。《中国药典》2020年版一部以党参收载党参、素花党参和川党参。《四川植物志》第10卷532页。

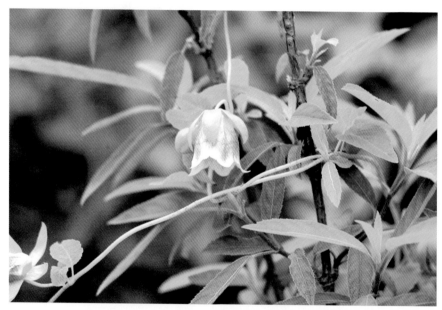

党参

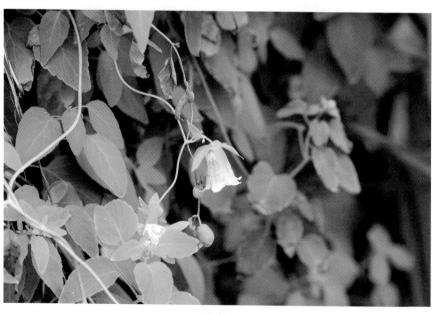

党参

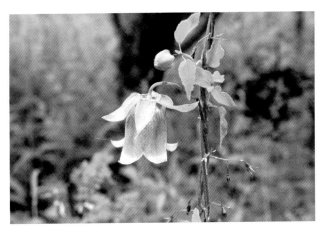

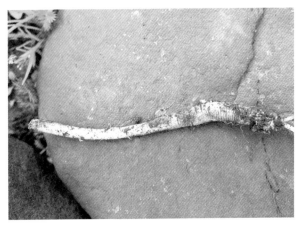

党参　　　　　　　　　　　　　　　党参鲜根

素花党参

来源： 桔梗科植物素花党参 *Codonopsis pilosula* Nannf. var. *modesta* (Nannf.) L. T. Shen 的干燥根。

植物形态要点： 缠绕草本。茎基具多数瘤状茎痕，根常肥大呈纺锤状或纺锤状圆柱形，上端5~10 cm部分有细密环纹，肉质。茎缠绕。叶互生或近于对生，叶片卵形或狭卵形，花单生于枝端。花萼贴生至子房中部，筒部半球状，裂片宽披针形或狭矩圆形；花冠上位，阔钟状，黄绿色，内面有明显紫斑，浅裂，裂片正三角形，端尖，全缘；柱头有白色刺毛。蒴果下部半球状，上部短圆锥状。种子多数，卵形。

功能主治： 同党参。

附注： 本品又称纹党和刀党。《中华本草》第 7 册 6650 页。

933

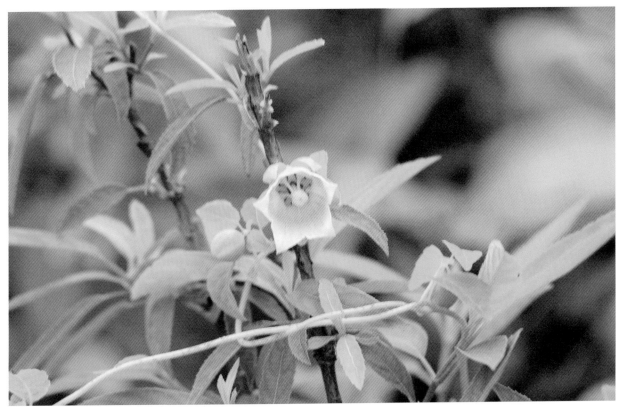

素花党参

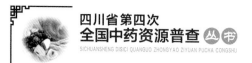
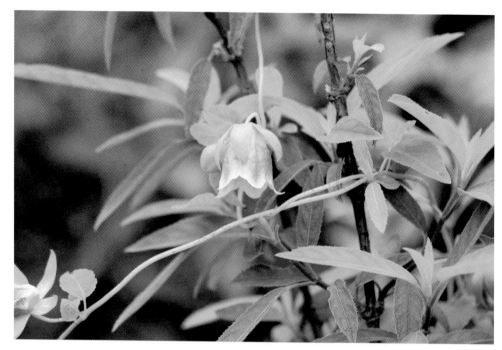

素花党参

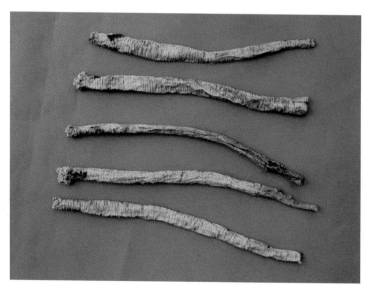

党参

川党参

来源： 桔梗科植物川党参 *Codonopsis tangshen* Oliv. 的干燥根。

植物形态要点： 缠绕草本。植株叶片两面密被微柔毛。茎基微膨大，具多数瘤状茎痕，根常肥大呈纺锤状或纺锤状圆柱形，上端 1~2 cm 部分有环纹，肉质。茎缠绕。叶互生，近于对生，叶片卵形、狭卵形或披针形。花单生于枝端；花萼几乎完全不贴生于子房上，几乎全裂，裂片矩圆状披针形；花冠上位，钟状，淡黄绿色而内有紫斑。蒴果下部近于球状，上部短圆锥状。种子多数，椭圆状，棕黄色。

功能主治： 同党参。

附注：《四川省中药资源志要》785 页。《四川植物志》第 10 卷 536 页。

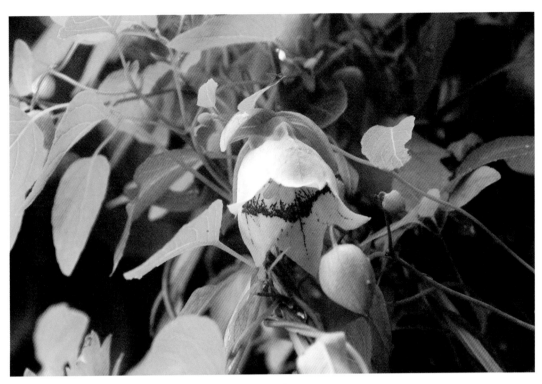

川党参

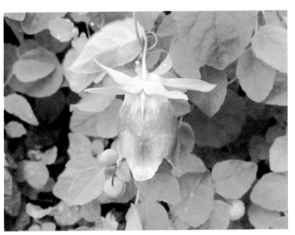

川党参

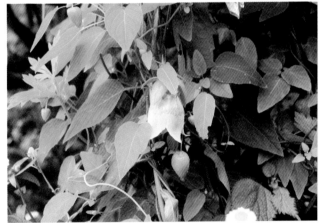

川党参

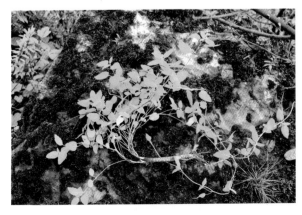

川党参

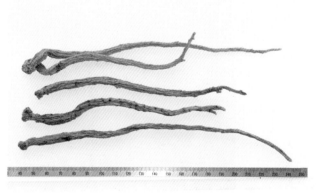

党参

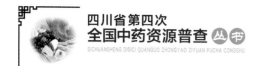

管花党参

来源：桔梗科植物管花党参 *Codonopsis tubulosa* Kom. 的干燥根。

植物形态要点：草本。根不分枝或中部以下略有分枝，表面灰黄色。茎蔓生，主茎明显，有分枝，侧枝及小枝具叶，不育或顶端着花，淡绿色或黄绿色。叶对生或在茎顶部趋于互生。花顶生；花萼贴生至子房中部，筒部半球状；花冠管状，黄绿色，全部近于光滑无毛。蒴果下部半球状，上部圆锥状。种子卵状。

功能主治：补中益气，健脾益肺。用于脾肺气弱，气短心悸，食少便溏，虚喘咳嗽，内热消渴。

附注：本品始载于《增订本草备要》。《四川中药材标准》1987 年版收载。《四川植物志》第 10 卷 539 页。

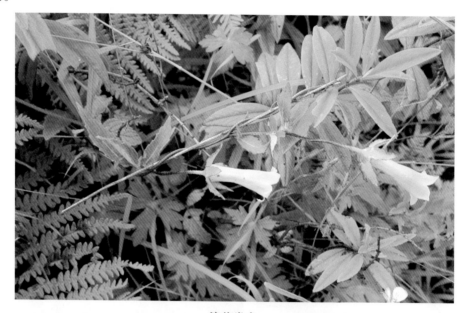

管花党参

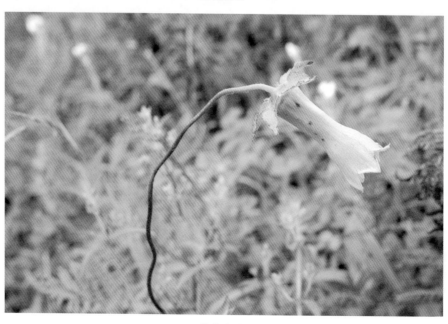

管花党参

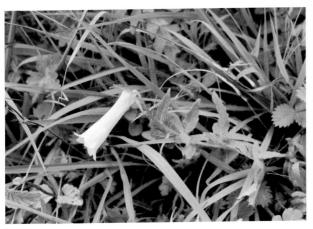

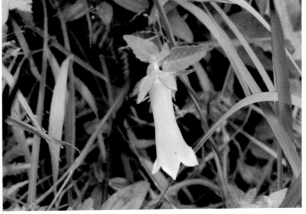

管花党参　　　　　　　　　　　　　管花党参

管钟党参

来源：桔梗科植物管钟党参 *Codonopsis bulleyana* Forr. ex Diels 的干燥根。

植物形态要点：攀援草本。根肉质，萝卜形。叶片互生或近对生，心形、宽卵形或卵形，边缘波状、有小齿或近全缘。花冠浅蓝色，花冠管淡紫色，管状钟形，浅裂；花单一，顶生，微下垂。蒴果基部半球形，先端具喙，圆锥形。种子多数，黄褐色，椭圆体形。

功能主治：补中益气，和胃生津，祛痰止咳。用于脾虚食少便溏，四肢无力，咳嗽痰多，心悸，气短，口干，自汗，脱肛，阴挺。

附注：《中国中药资源志要》。《四川省中药资源志要》782页。

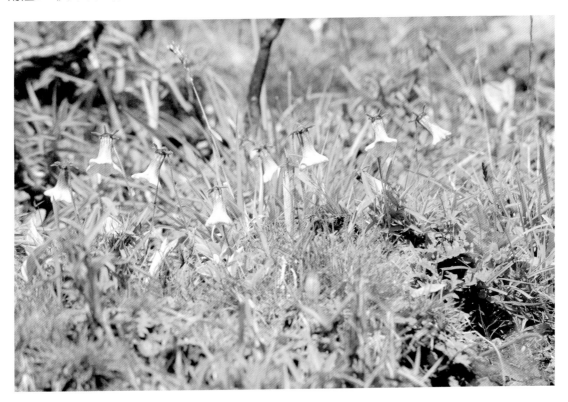

管钟党参

四
川
药
用
植
物
原
色
图
谱

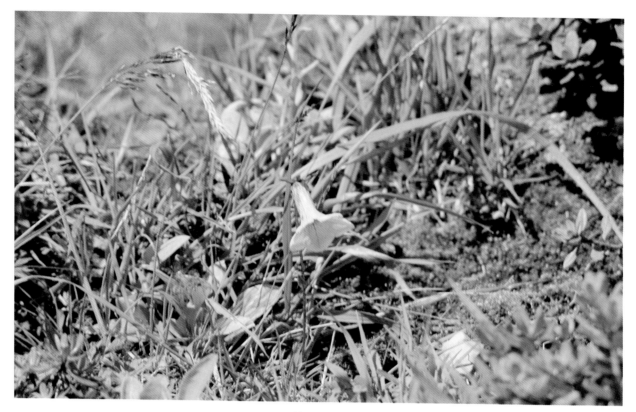

管钟党参

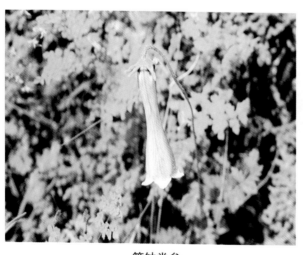

管钟党参

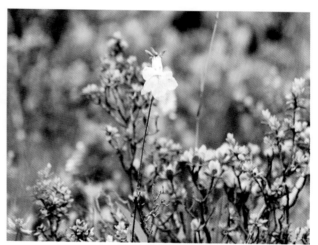

管钟党参

球花党参

来源： 桔梗科植物球花党参 *Codonopsis subglobosa* W. W. Sm. 的干燥根。

植物形态要点： 攀援草本。根肥大。茎缠绕，有多数分枝。花顶生或与叶对生；花冠浅黄绿色，裂片或有时在基部具深紫红色斑点，球状钟形。蒴果下面半球形，上部圆锥形，具喙。

功能主治： 补中益气，健脾益肺。用于脾肺气弱，气短心悸，食少便溏，虚喘咳嗽，内热消渴。

附注： 本品始载于《增订本草备要》。《四川中药材标准》1987 年版收载为柴党。《四川植物志》第 10 卷 534 页。

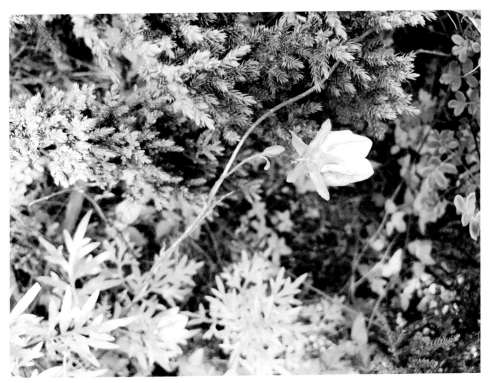

球花党参

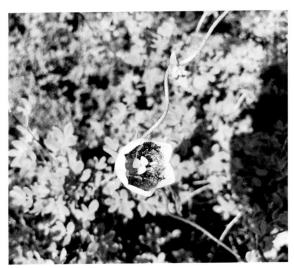

球花党参

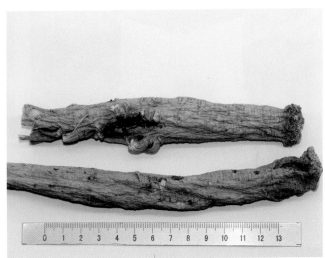

球花党参

灰毛党参

来源： 桔梗科植物灰毛党参 *Codonopsis canescens* Nannf. 的干燥根。

植物形态要点： 攀援草本。根萝卜形。主茎密具白色柔毛。花冠淡蓝色或蓝白色，里面基部具蓝色脉纹，宽钟形。蒴果基部半球形，先端圆锥形。种子多数，黄褐色，椭圆体形或长圆形。

功能主治： 健脾补肺，益气生津。用于脾胃虚弱，食少便溏，四肢乏力，肺虚喘咳，气短自汗，气血两亏诸证。

附注： 为藏族习用药，当柴党参使用。《四川省中药资源志要》782 页。

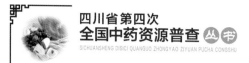

四川药用植物原色图谱

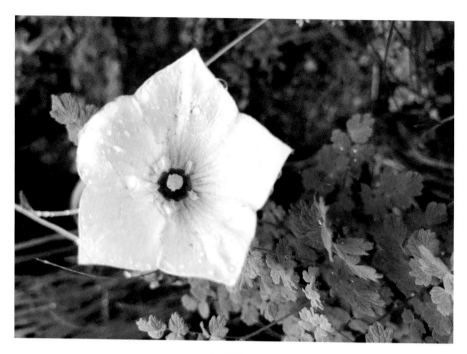

灰毛党参

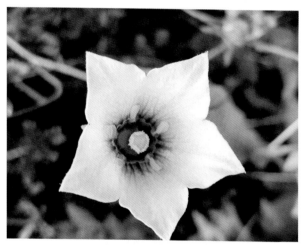

灰毛党参

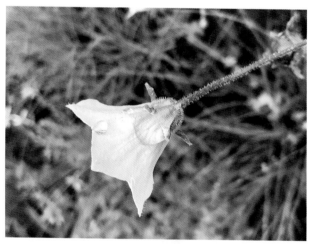

灰毛党参

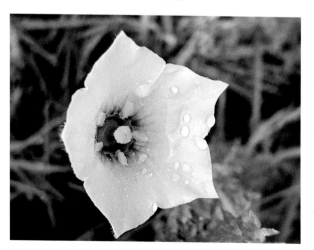

灰毛党参

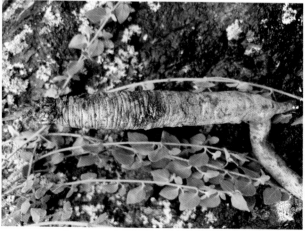

灰毛党参鲜根

脉花党参

来源：桔梗科植物脉花党参 *Codonopsis foetens* Hook. f. et Thoms subsp. *nervosa* (Chipp) Hong 的干燥根或全草。

植物形态要点：草本。主茎上叶互生，侧枝上叶近对生；叶片宽心形、心形或卵形。花单生，顶生于主茎和侧枝上，稍下垂；花冠淡蓝色，里面基部通常具紫红色斑点，近球状钟形，具浅裂。

功能主治：补中益气，健脾生津。用于脾胃虚弱，气血两亏，体倦无力，心悸，自汗，食少便泻，口渴，泄泻，子宫脱垂，脱肛。

附注：本品习称柴党。全草为藏族习用药。《四川省中药资源志要》784 页。

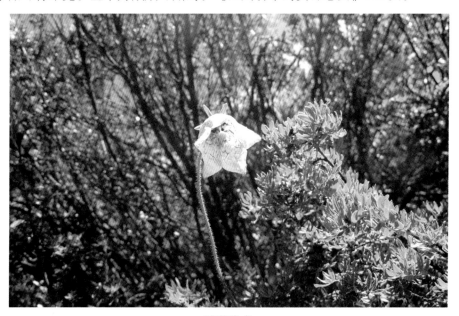

脉花党参

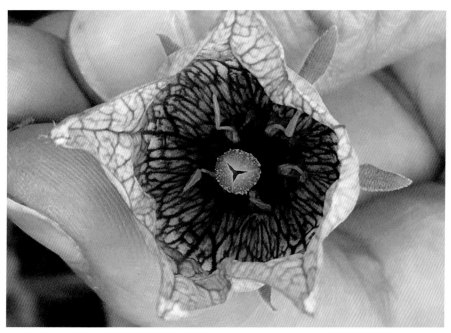

脉花党参

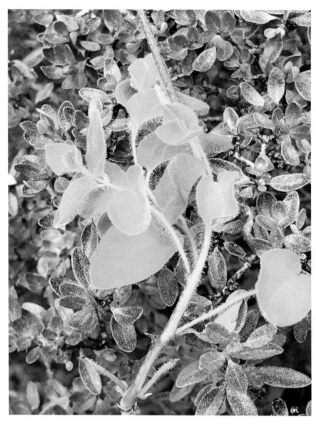

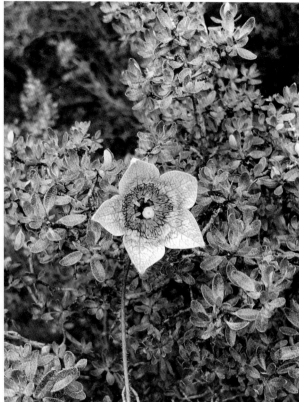

脉花党参

脉花党参

羊 乳

来源：桔梗科植物羊乳 *Codonopsis lanceolata* (Sieb. et Zucc.) Trautv. 的干燥根。

植物形态要点：

草本。根纺锤形肥厚。茎缠绕。叶常2~4枚簇生于侧枝顶端。花单生或对生；花冠宽钟形，浅裂；裂片黄绿色或乳白色，具紫色斑点，三角形，反卷。蒴果基部半球形，顶端具喙。

功能主治：养阴润肺，排脓解毒。用于久病体虚，产后缺乳，肺脓肿，疮疖肿痛，毒蛇咬伤。

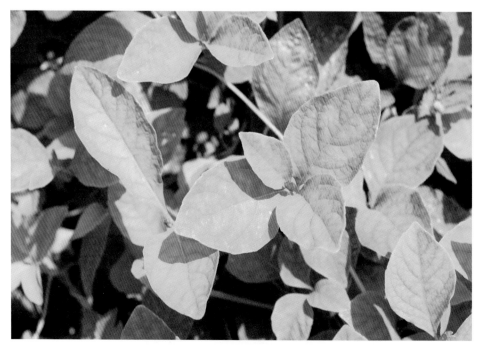

羊乳

附注：《上海市中药材标准》1994 年版、《广西中药材标准》1990 年版和《北京市中药材标准》1998 年版收载。

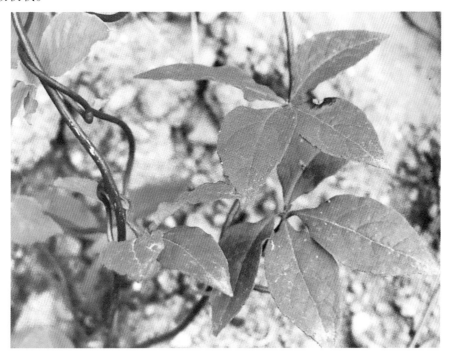

羊乳

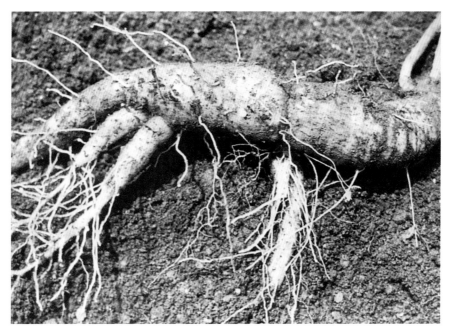

羊乳鲜根

金钱豹

来源： 桔梗科植物金钱豹 *Campanumoea javanica* Bl. 的干燥根。

植物形态要点： 缠绕草本。叶对生，具长柄；叶心形或心状卵形，有时 3 裂。花单生叶腋；花冠钟形，白色或黄绿色，里面紫色或淡红色，开裂至中部。浆果紫色或浅绿色，表面着有红色，球形。

功能主治：健脾益气，补肺止咳，下乳。用于虚劳内伤，气虚乏力，心悸，多汗，脾虚泄泻，白带，乳稀少，小儿疳积，遗尿，肺虚咳嗽。

附注：《中华本草》第 7 册 6644 页以土党参收载。

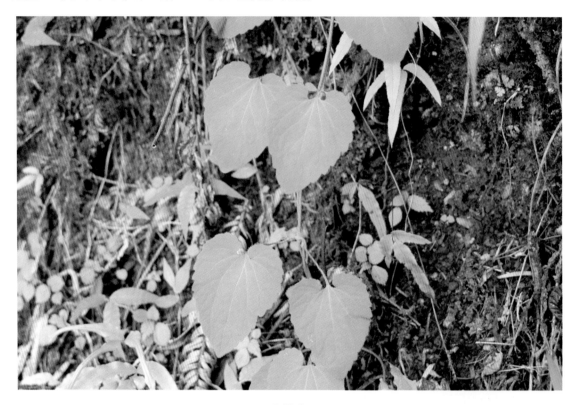

金钱豹

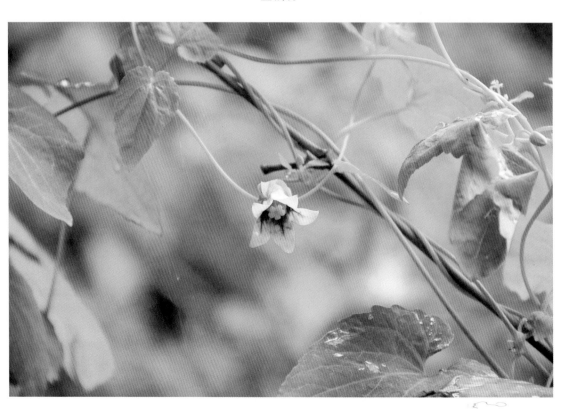

金钱豹

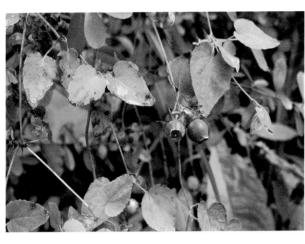

金钱豹

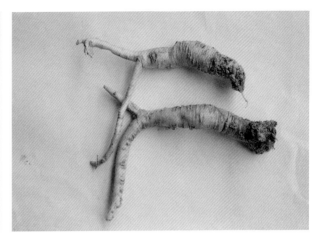

金钱豹鲜根

轮钟花

来源： 桔梗科植物轮钟花 *Cyclocodon lancifolius* (Roxburgh) Kurz 的干燥根。

植物形态要点： 草本，直立或斜升，常全株无毛。叶对生，具短柄。花常单个顶生，或顶生及腋生，有时 3 朵形成聚伞状；花萼贴生于子房下部；花冠白色或淡红色。浆果成熟时紫黑色，球形。

功能主治： 清心火，活血通络。用于口舌生疮，风湿痹痛，跌打损伤。

附注：《中国植物志》。《中国高等植物彩色图鉴》第 7 卷 318 页。

945

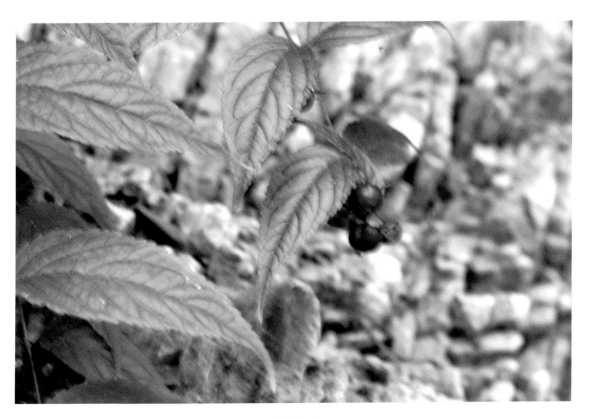

轮钟花

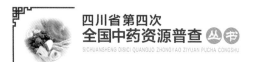

四川药用植物原色图谱

946

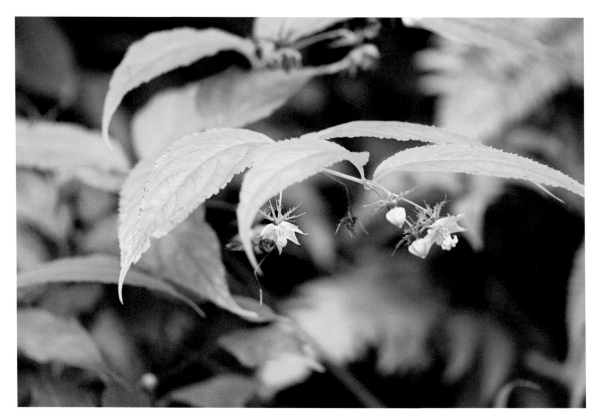

轮钟花

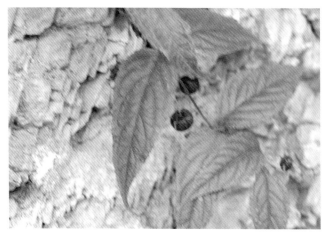

轮钟花

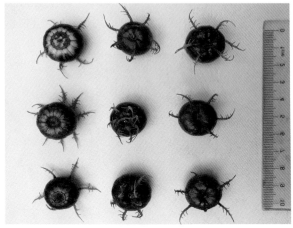

轮钟花

大萼蓝钟花

来源: 桔梗科植物大萼蓝钟花 *Cyananthus macrocalyx* Franch. 的干燥全草。

植物形态要点: 草本。叶片卵形至近圆形,边缘全缘。单花顶生,有 4 或 5 片聚集成轮状的叶所托;花萼黄绿色或淡紫色,具棕色柔毛,长 7~13 mm,果期基部近球形;花冠黄色,有时紫色或具红色脉,管状钟形,外部无毛,内部喉部密具毛。蒴果在花萼上部伸出。

功能主治: 健脾除湿,缓泻湿热。用于小儿泄泻,风湿关节炎,跌打损伤。

附注:《药物学广论》《藏医百科全书》。

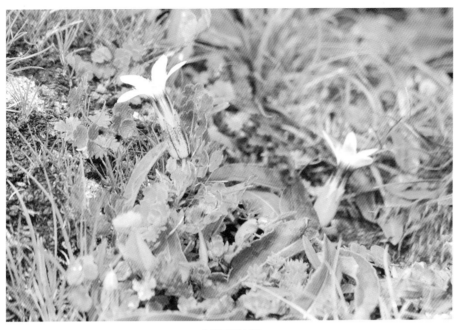

大萼蓝钟花

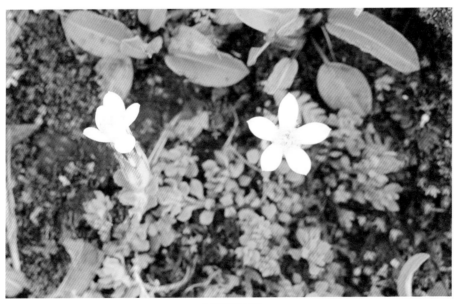

大萼蓝钟花

灰毛蓝钟花

来源：桔梗科植物灰毛蓝钟花 *Cyananthus incanus* Hook. et Thoms 的干燥全草。

植物形态要点：草本。茎基粗壮，顶部具有宿存的卵状披针形鳞片。茎被灰白色短柔毛。叶互生，花下叶轮生状；叶片卵状椭圆形，两面均被短柔毛，边缘反卷，有波状浅齿或近全缘。花单生主茎和分枝的顶端，花梗生柔毛；花萼短筒状，裂片三角形；花冠蓝紫色或深蓝色，为花萼长的 2.5~3 倍，内面喉部密生柔毛。裂片倒卵状长矩圆形，约占花冠长的 2/5。蒴果超出花萼。

功能主治：健脾益气。用于脾肺气虚，气短乏力，食少，便溏，小儿泄泻，劳伤身痛。

附注：《中华本草》第 7 册 6653 页。《中国植物志》记载。

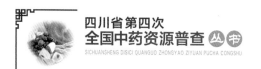

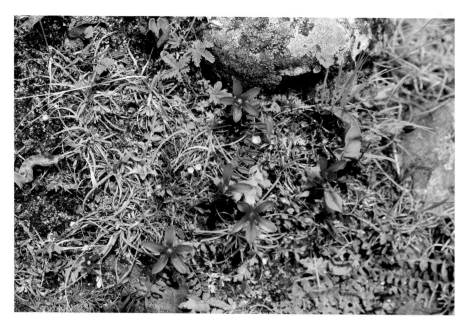

灰毛蓝钟花

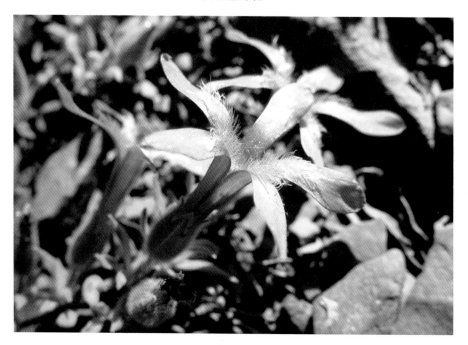

灰毛蓝钟花

丽江蓝钟花

来源：桔梗科植物丽江蓝钟花 *Cyananthus lichiangensis* W.W.Sm. 的干燥全草。

植物形态要点：草本。茎丛生，直立。叶两面均具硬毛，边缘反卷。花单生，顶生于主茎和侧枝的顶部，由 4 或 5 片排成轮状的叶所托；花冠淡黄色或绿黄色，圆柱状钟形，外面无毛，内面喉部密被长柔毛。蒴果成熟时超出花萼。

功能主治：健脾消食，解毒。用于消化不良，肉食中毒。

附注：本品又称丽江黄钟花。谢宗万等《全国中草药名鉴》上册。《迪庆藏药》。《四川省中药资源志要》787 页。

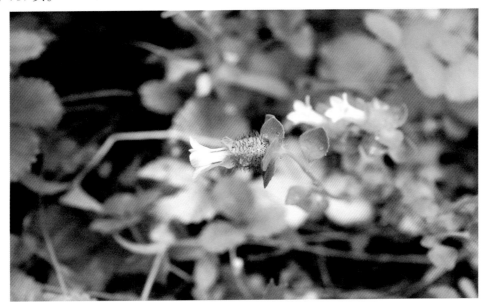

丽江蓝钟花

鸡蛋参

来源：桔梗科植物鸡蛋参 *Codonopsis convolvulacea* Kurz 干燥块茎。

植物形态要点：草本。根块状，近于卵球状或卵状。茎缠绕或近于直立，叶互生或有时对生。叶披针形至条状披针形，纸质。花单生于主茎及侧枝顶端；花冠淡蓝色或蓝紫色，5 中裂至近基部。蒴果上位部分短圆锥状，种子极多，长圆状。

功能主治：补养气血，健脾，润肺生津，清热。用于感冒，阴虚咳嗽，扁桃体炎，胸痛，贫血，自汗，食欲不振，营养不良，神经衰弱。

附注：《中华人民共和国卫生部药品标准·藏药》第一册 1995 年版收载。《全国中草药汇编》。

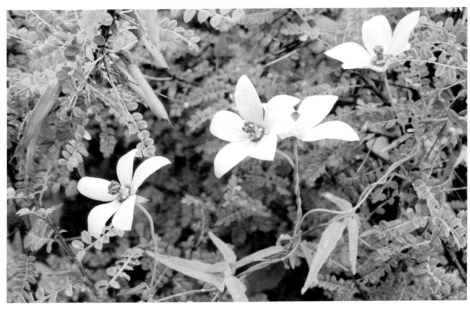

鸡蛋参

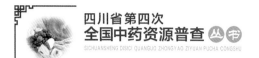
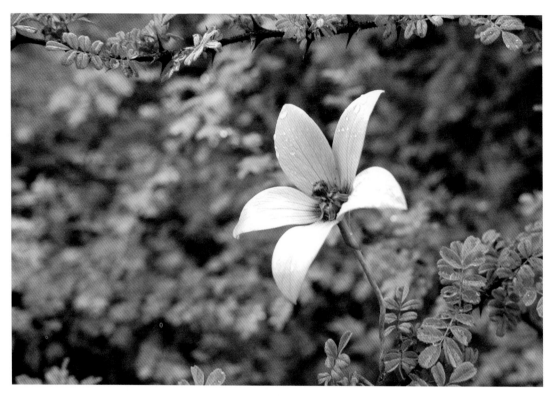

鸡蛋参

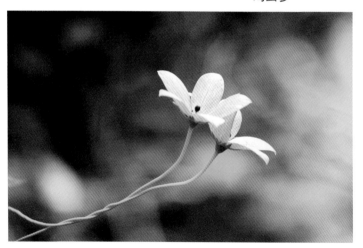

鸡蛋参

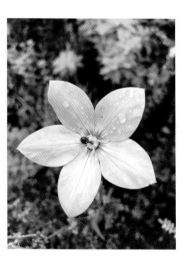

鸡蛋参

细萼沙参

来源：桔梗科植物细萼沙参 *Adenophora capillaris* Hemsl. subsp. *leptosepala* (Diels) Hong 的干燥根。

植物形态要点：草本。茎单生。叶常为卵形、卵状披针形，顶端渐尖，全缘或有锯齿。花序具长分枝，常组成大而疏散的圆锥花序。花萼筒部球状，裂片毛发状，多数有小齿，伸展开或反折；花冠浅蓝色，狭钟形。花盘细筒状。蒴果球状或卵球状。

功能主治：补气，提神，润肺止咳，益气补血。用于神经衰弱，病后体虚，肺虚咳嗽，肺热咳，小儿羸瘦。

附注：《全国中草药名鉴》827 页收载。哈尼族以根入药。《四川省中药资源志要》777 页。

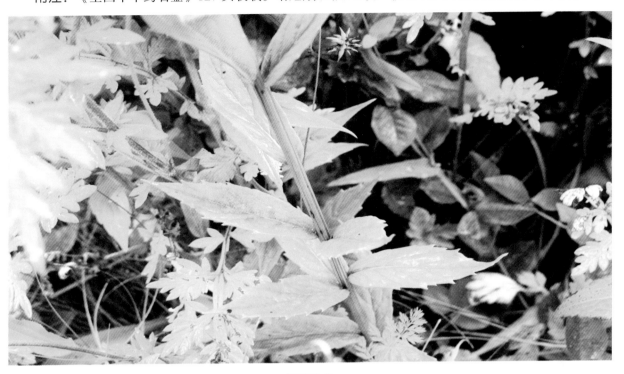

细萼沙参

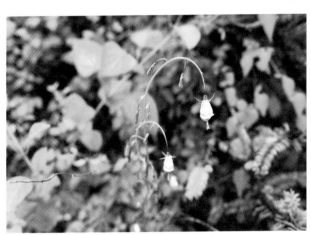

细萼沙参

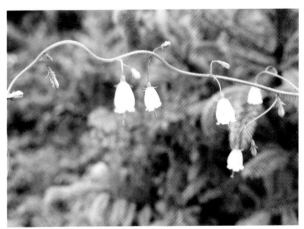

细萼沙参

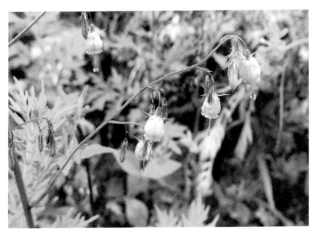

细萼沙参

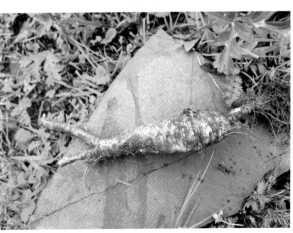

细萼沙参鲜根

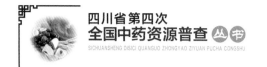

半边莲

来源：桔梗科植物半边莲 *Lobelia chinensis* Lour. 的干燥全草。

植物形态要点：草本。茎匍匐，细弱，下部节间生根。叶互生，椭圆形或披针形，通常全缘。花常单生于枝上部叶腋；花冠玫瑰色、白色或淡蓝色，后部深裂至基部，喉部以下具白色长柔毛；裂片全部平展于前方。蒴果倒圆锥形。种子宽椭圆体形，压扁。

功能主治：清热解毒，利尿消肿。用于痈肿疔疮，蛇虫咬伤，腹胀水肿，湿热黄疸，湿疹湿疮。

附注：本品始载于明·李时珍《本草纲目》。《中国药典》2020 年版一部收载。《四川植物志》第 10 卷 581 页。

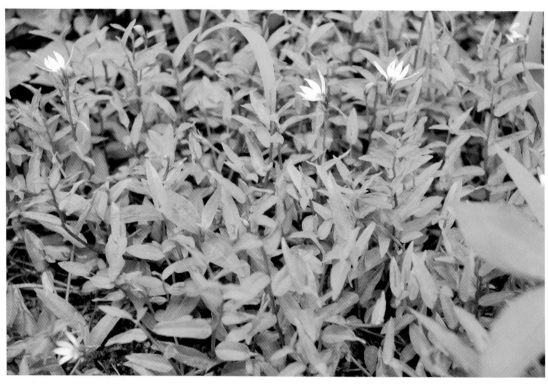

半边莲

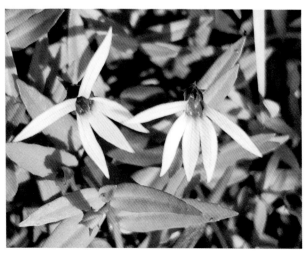

半边莲

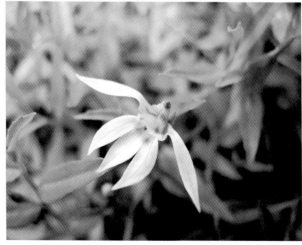

半边莲

四川药用植物原色图谱

线萼山梗菜

来源：桔梗科植物线萼山梗菜 *Lobelia melliana* F. E. Wimm. 的新鲜和干燥根、叶或带花全草。

植物形态要点：草本。叶互生，稍镰状卵形至镰状披针形，薄纸质。总状花序顶生，花稀疏；花萼裂片线形，果期开展；花冠淡红色或白色，冠檐二唇形。蒴果直立，近球形。

功能主治：宣肺化痰，清热解毒，利尿消肿。用于支气管炎，肝硬化腹水，水肿，毒蛇咬伤，蜂螫，痈肿疔疮。

附注：《中华本草》第 7 册 6658 页。

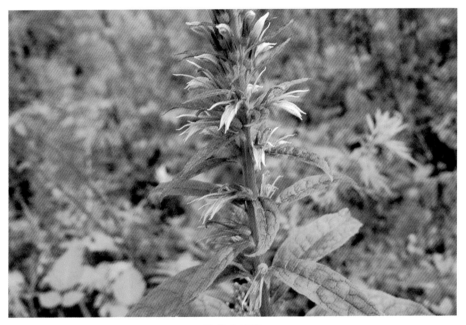

线萼山梗菜

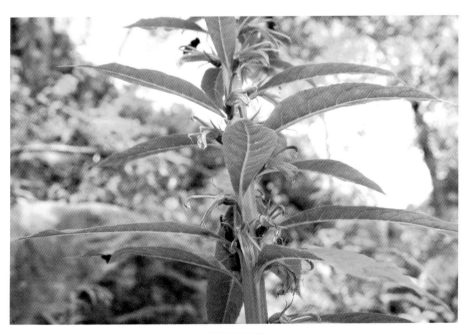

线萼山梗菜

铜锤玉带草

来源：桔梗科植物铜锤玉带草 *Lobelia nummularia* Lam. 的干燥全草。

植物形态要点：草本。茎平卧，细长。叶互生，具柄；叶圆形、肾形或卵形。单花腋生；花冠紫红色、浅紫色、粉红色、绿色或浅黄色，冠檐二唇形。浆果紫红色，椭圆形或球形。

功能主治：活血解毒，祛风除湿。用于风湿痹痛，妇人月经不调，目赤肿痛，乳痈，无名肿毒，跌打损伤。

附注：本品始载于清·吴其濬《植物名实图考》。《四川省中药资源志要》6667 页。《四川植物志》第 10 卷 586 页。

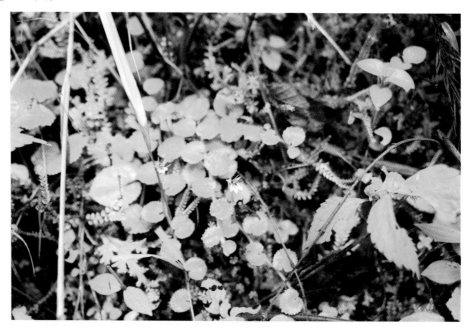

铜锤玉带草

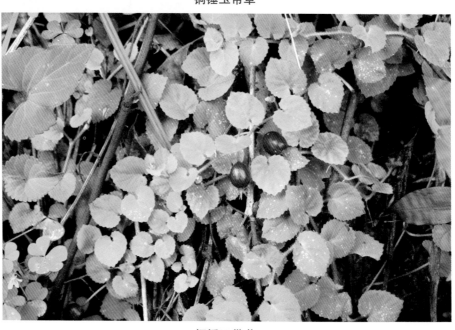

铜锤玉带草

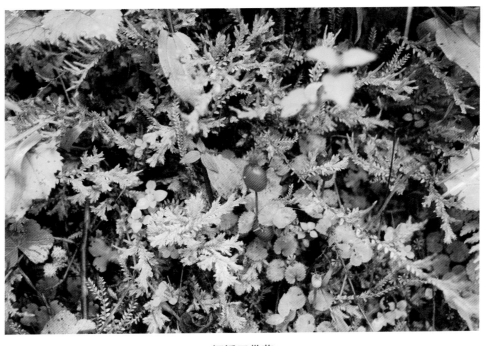

铜锤玉带草

菊 科

菊 花

来源：菊科植物菊花 *Chrysanthemum morifolium* Ramat. 的干燥头状花序。

植物形态要点：草本，被柔毛。叶具短柄，卵形至披针形，羽状浅裂或半裂。头状花序径 2.5~20 cm，总苞被柔毛，舌状花颜色形状多变，管状花黄色。

功能主治：散风清热，平肝明目，清热解毒。用于风热感冒，头痛眩晕，目赤肿痛，眼目昏花，疮痈肿毒。

附注：《中国药典》2020 版一部收载。

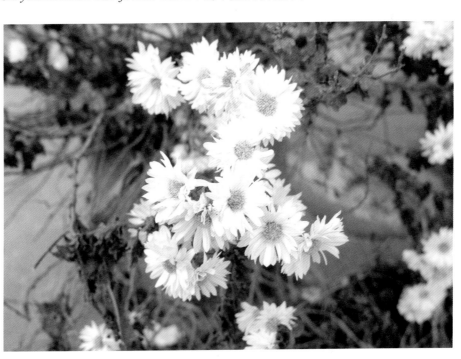

菊花

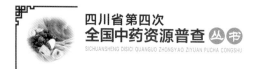
野 菊

来源：菊科植物野菊 *Chrysanthemum indicum* L. 的干燥头状花序。

植物形态要点：草本，被疏毛。根状茎横走。叶卵形或椭圆状卵形，羽状分裂，基部截形至楔形。头状花序多数，直径 1.5~2.5 cm，排成伞房圆锥花序或伞房花序；总苞片卵形至长圆形；舌状花黄色。瘦果小。

功能主治：清热解毒，泻火平肝。用于疔疮痈肿，目赤肿痛，头痛眩晕。

附注：《中国药典》2020 年版一部以野菊花收载。《四川中药志》1643 页。

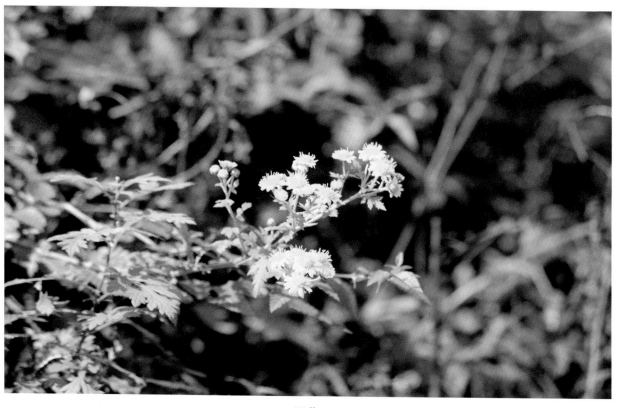

野菊

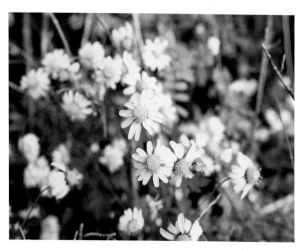

野菊花

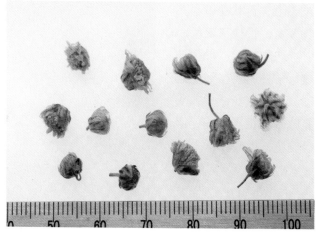

野菊花

百日菊

来源： 菊科植物百日菊 *Zinnia elegans* Jacq. 的干燥全草。

植物形态要点： 草本，被糙毛。叶对生，宽卵圆形或长圆状椭圆形，基部稍心形抱茎，基出三脉。头状花序大舌状花单生枝端；深红色、玫瑰色、紫堇色或白色。瘦果倒卵球形或倒卵状楔形。

功能主治： 清热利湿，解毒。用于湿热痢疾，淋证，乳痈，疖肿。

附注：《中华本草》第 7 册 7091 页。

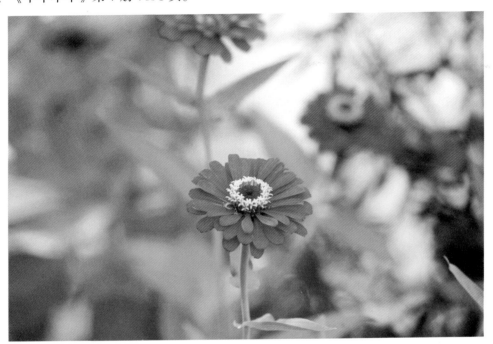

百日菊

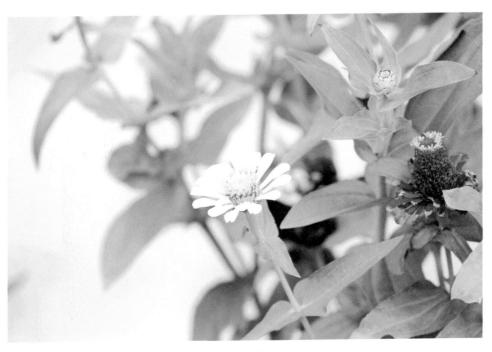

百日菊

艾

来源： 菊科植物艾 *Artemisia argyi* Levl. et Vant. 的干燥叶。

植物形态要点： 草本或亚灌木，具浓烈香气和灰色蛛丝状柔毛。叶卵形、三角状卵形或近菱形，一至二回羽状深裂或全裂；上部叶和叶苞羽状半裂。头状花序作狭圆锥花序状排列，椭圆形；雌花6~10朵；两性花8~12朵。瘦果卵球状长圆形或长圆形。

功能主治： 温经止血，散寒止痛，祛湿止痒。用于吐血，衄血，崩漏，月经过多，胎漏下血，少腹冷痛，经寒不调，宫冷不孕，皮肤瘙痒。

附注：《中国药典》2020年版一部收载艾叶。

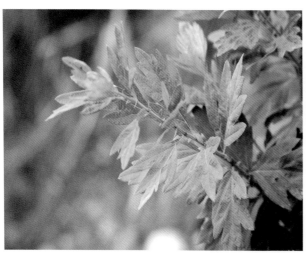
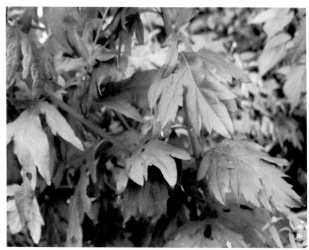

艾　　　艾

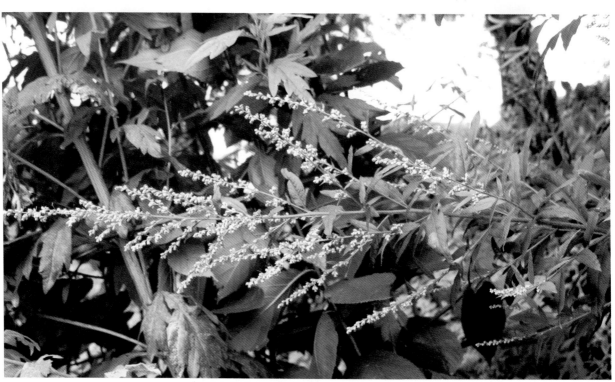

艾

白　术

来源：菊科植物白术 *Atractylodes macrocephala* Koidz. 的干燥根茎。

植物形态要点：草本。叶片三至五回羽状全裂，薄纸质，绿色，无毛，边缘具针刺状缘毛或细刺齿，叶柄长 3~6 cm，稀无柄。头状花序 6~10 个，单生茎枝顶端；总苞宽钟状，直径 3~4 cm；总苞片 9~10 层；花冠紫红色。瘦果倒卵球形，冠毛污白色。

功能主治：健脾益气，燥湿利水，止汗，安胎。用于脾虚食少，腹胀泄泻，痰饮眩悸，水肿，自汗，胎动不安。

附注：《中国药典》2020 版一部收载。《四川中药志》418 页。

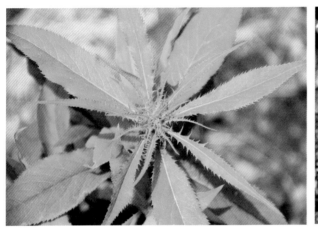

白术

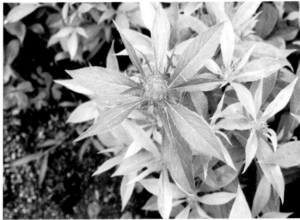

白术

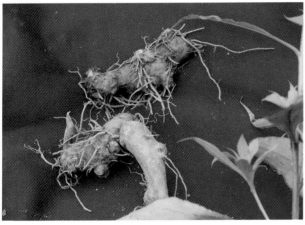

白术鲜根茎

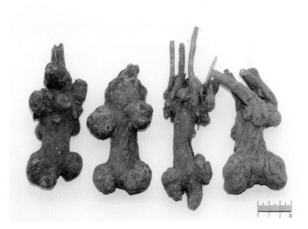

白术

红　花

来源：菊科植物红花 *Carthamus tinctorius* L. 的干燥花。

植物形态要点：草本，无毛。茎白色。叶披针形或长圆形，硬革质，有光泽，无柄，半抱茎，边缘具针刺。头状花序顶生；苞叶椭圆形或卵状披针形，边缘有针刺；总苞卵形，直径约 2.5 cm；总苞片坚硬；小花管状，红色、橘红色或黄色。瘦果倒卵球形，乳白色；无冠毛。

功能主治：活血通经，散瘀止痛。用于经闭，痛经，恶露不行，癥瘕痞块，胸痹心痛，瘀滞腹痛，胸胁刺痛，跌扑损伤，疮疡肿痛。

附注：《中国药典》2020 版一部收载。《四川中药志》1239 页。

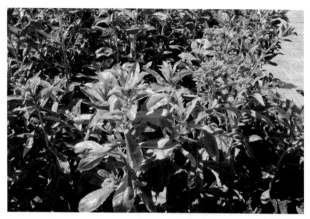

红花

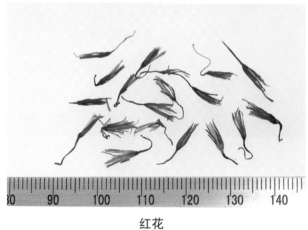

红花

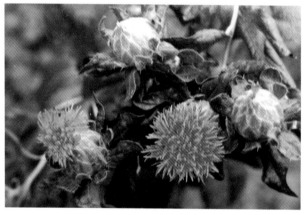

红花

红花

牛 蒡

来源：菊科植物牛蒡 *Arctium lappa* L. 的干燥成熟果实。

植物形态要点：粗壮草本。肉质直根粗大。叶宽卵形，长达 30 cm，边缘波状，基部心形，具长叶柄。总苞卵球形，绿色，无毛；总苞片多层，三角形至条形，顶端具倒钩刺；花冠紫红色。瘦果倒长卵形，冠毛浅褐色。

功能主治：疏散风热，宣肺透疹，解毒利咽。用于风热感冒，咳嗽痰多，麻疹，风疹，咽喉肿痛，痄腮，丹毒，痈肿疮毒。

附注：本品首载于宋·苏颂《图草图

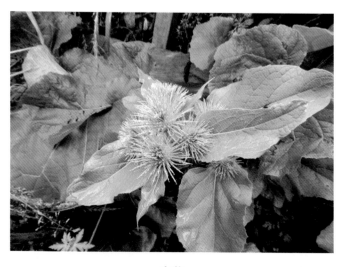

牛蒡

经》。《中国药典》2020 年版一部以牛蒡子收载。《四川中药志》83 页。

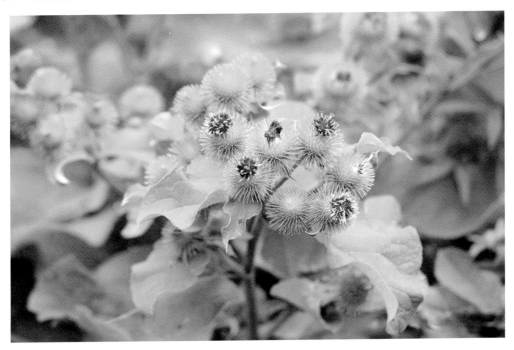

牛蒡

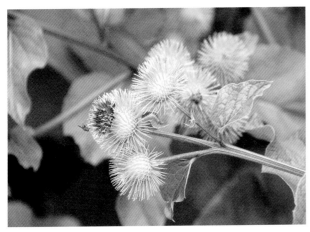

牛蒡

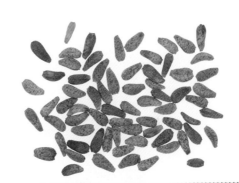

牛蒡子

刺儿菜

来源：菊科植物刺儿菜 *Cirsium setosum* (Willd.) MB. 的干燥地上部分。

植物形态要点：草本。基生叶和中部茎叶不分裂或羽状半裂，常无柄，叶缘具细密的针刺，叶两面同色，两面无毛。头状花序单生或少数作伞房花序式排列；苞片 6 层，具短针刺；花冠紫红色。瘦果椭圆体形，冠毛白色。

功能主治：凉血止血，散瘀解毒，消痈。用于衄血，吐血，尿血，血淋，便血，崩漏，外伤出血，痈肿疮毒。

附注：本品首载于梁·陶弘景《本草经集注》。《中国药典》2020 年版一部以小蓟收载。《四川中药志》83 页。

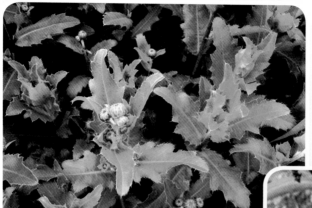

刺儿菜

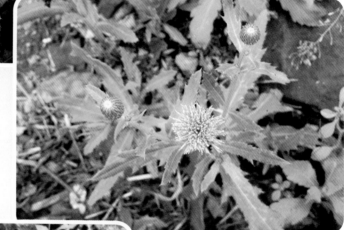

刺儿菜

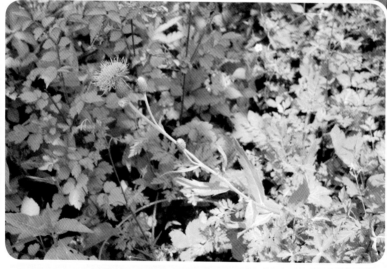

刺儿菜

飞　廉

来源：菊科植物飞廉 *Carduus crispus* L. 的干燥地上部分。

植物形态要点：草本，高 30~100 cm。茎直立，多分枝，有大小不等的三角形刺齿裂翼。中下部茎叶长卵圆形或披针形，向上叶与下部叶相似，但渐小。头状花序下垂或下倾，单生茎顶或长分枝的顶端，总苞钟状或宽钟状，总苞片多层；花冠紫色，裂片狭线形；冠毛白色，多层，不等长。

功能主治：催吐。用于消化不良，培根病，疮疖，痈疽。

附注：《中华人民共和国卫生部药品标准·藏药》第一册 1995 年版收载。

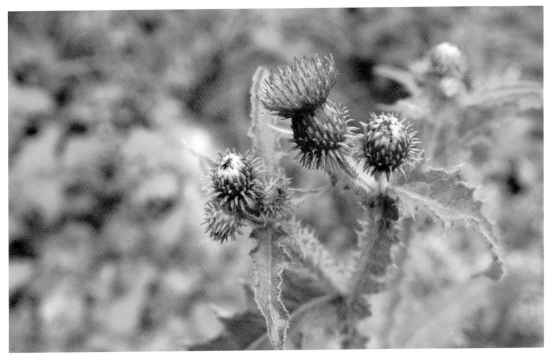

飞廉

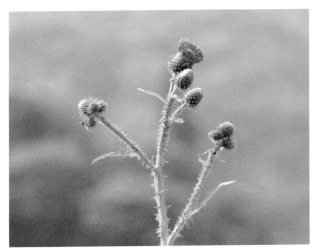

飞廉

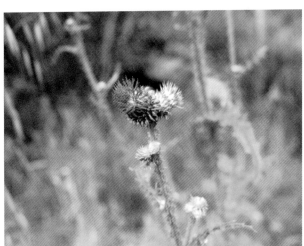

飞廉

千里光

来源： 菊科植物千里光 *Senecio scandens* Buch.-Ham. 的干燥地上部分。

植物形态要点： 攀援草本。根状茎木质。叶具柄，披针形至狭三角形，边缘具牙齿，羽状脉。头状花序多数，排成顶生大型复聚伞圆锥花序；总苞圆柱状钟形；总苞片条状披针形，具3脉；舌状花8~10，黄色，长圆形，花冠黄色。瘦果圆柱形，被柔毛；冠毛白色。

功能主治： 清热解毒，明目，利湿。用于痈肿疮毒，感冒发热，目赤肿痛，泄泻痢疾，皮肤湿疹。

附注： 本品始载于唐·陈藏器《本草拾遗》（739年）。《中国药典》2020年版一部收载。《四川中药志》83页。

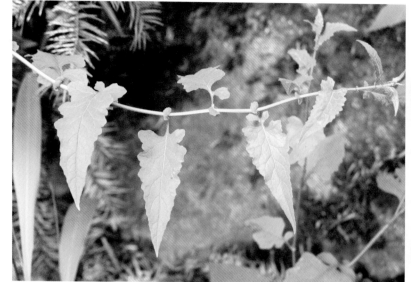

千里光

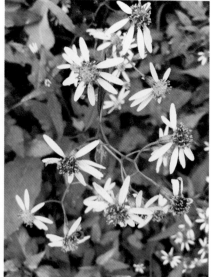

千里光

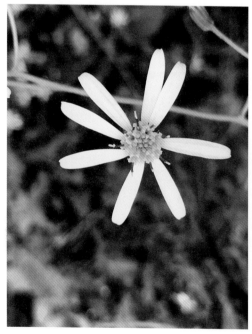

千里光

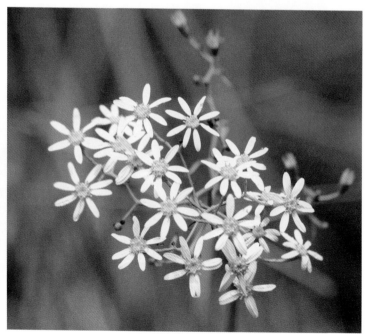

千里光

蒜叶婆罗门参

来源： 菊科植物蒜叶婆罗门参 *Tragopogon porrifolius* L. 栽培种的干燥根。

植物形态要点： 草本。主根圆柱形或圆锥形，下部有分枝或无分枝。茎生叶互生。茎和叶片折断时均有乳汁流出。头状花序顶生，花全为舌状花，雄蕊 5，聚药。瘦果微弯，外层瘦果有粗棱 4~5 个。种子银白色，纺锤形。

功能主治： 滋补强壮，安神益智，生津止渴，祛痰止咳，增进食欲。用于身体虚弱，四肢无力，失眠多梦，精神萎靡，食欲不振，胸闷气紧，喘促咳嗽。

附注：《四川省中药材标准》2010 年版以菊参收载。

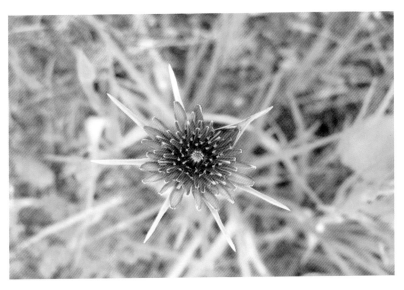

蒜叶婆罗门参

多舌飞蓬

来源：菊科植物多舌飞蓬 *Erigeron multiradiatus* (Lindl.) Benth. 的干燥全草。

植物形态要点：草本。根状茎木质，基部常紫色，上部被较密的白毛。基部叶莲座状，长圆状倒披针形或倒披针形，长 5~13 cm，宽 0.8~1.3 mm。头状花序；总苞半球形，长 8~12 mm，宽 16~20 mm，总苞片 3 层，明显超出花盘，线状披针形，长 7~12 mm，宽约 1 mm，上端或全部紫色，外层较短，背面被疏长节毛和密的头状具柄腺毛。外围的雌花舌状，3 层，长约为总苞的二倍，舌片开展，紫色；中央的两性花管状，黄色，檐部窄漏斗状，裂片三角形，尖端无毛；花药伸出花冠；瘦果长圆形，被疏短毛；冠毛 2 层，污白色或淡褐色，刚毛状。

功能主治：清热解毒，助消化。用于消化不良，肠炎腹泻，肝炎，淋巴结炎，血尿。

附注：《四川省中药材标准》2010 年版收载。

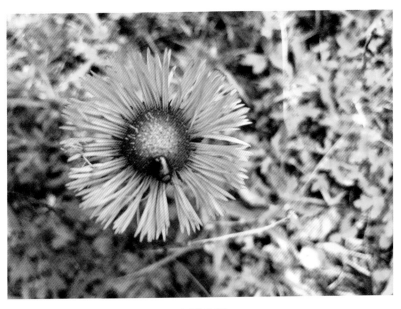

多舌飞蓬

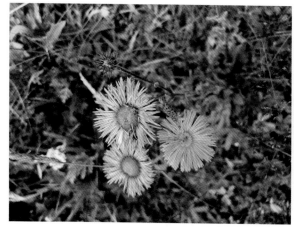

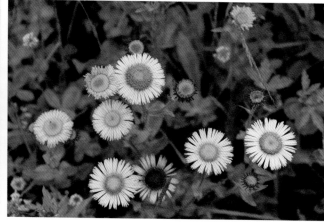

多舌飞蓬

多舌飞蓬

鳢 肠

来源： 菊科植物鳢肠 *Eclipta prostrata* L. 的干燥地上部分。

植物形态要点： 草本。叶对生，披针形，两面密被硬糙毛。头状花序小，成对单生叶腋，具细长花序梗；总苞球状钟形；总苞片绿色，草质，长圆形，被白色短伏毛；外围雌花舌状，白色；中央两性花多数，管状，白色。瘦果暗褐色，无冠毛。

功能主治： 滋补肝肾，凉血止血。用于肝肾阴虚，牙齿松动，须发早白，眩晕耳鸣，腰膝酸软，阴虚血热吐血，衄血，尿血，血痢，崩漏下血，外伤出血。

附注：《中国药典》2020 年版一部以墨旱莲收载。《四川中药志》859 页。

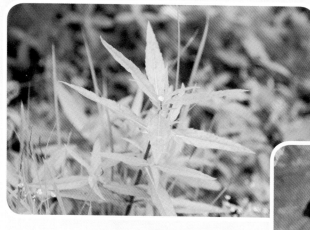

鳢肠

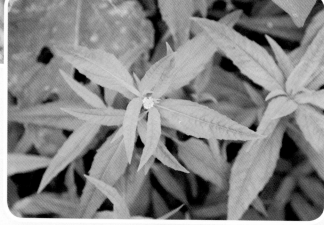

鳢肠

青 蒿

来源： 菊科植物青蒿 *Artemisia carvifolia* Buch.-Ham. ex Roxb. 的干燥地上部分。

植物形态要点： 草本，具香气。茎单生，无毛。叶绿色，无毛，栉齿状羽状分裂，基部具假托叶。头状花序半球形，直径 3.5~4.5 mm；总苞片无毛；花冠淡黄色。瘦果长圆形至椭圆体形。

功能主治： 解暑，清热。用于伤暑，疟疾，低热。

附注： 《中国药典》2020 年版一部以青蒿收载黄花蒿 *Artemisia annua* L.。《四川中药志》1074 页。

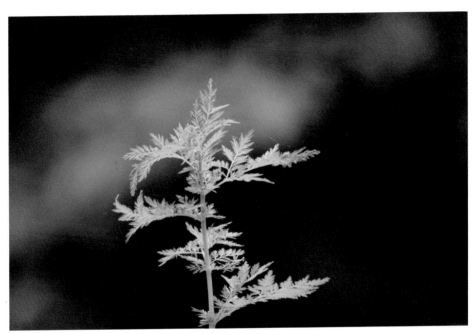

青蒿

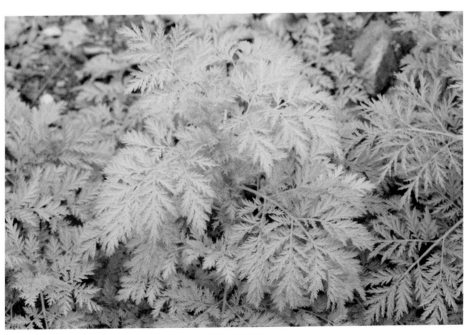

青蒿

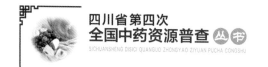

奇 蒿

来源：菊科植物奇蒿 *Artemisia anomala* S. Moore 的干燥地上部分。

植物形态要点：草本。叶卵形、卵状椭圆形或卵状披针形，厚纸质，具锯齿；上部叶与苞叶具锯齿。头状花序作圆锥花序式排列，长圆形或卵形；雌花 4~6 朵；两性花 6~8 朵。瘦果倒卵球形或倒卵球状长圆形。

功能主治：清暑利湿，活血行瘀，通经止痛。用于中暑，头痛，肠炎，痢疾，经闭腹痛，风湿疼痛，跌打损伤，创伤出血，乳腺炎。

附注：《江苏省中药材标准》1989 年版、《江西省中药材标准》1996 年版、《广西中药材标准》1990 年版以刘寄奴收载。

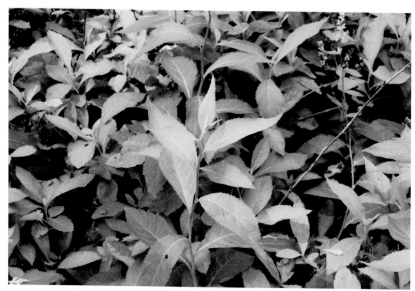

奇蒿

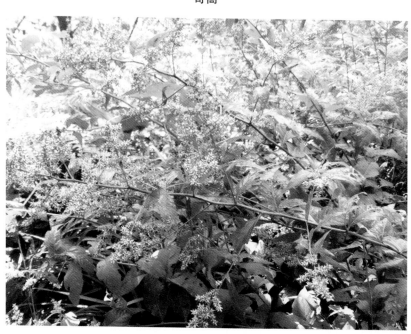

奇蒿

蒌 蒿

来源：菊科植物蒌蒿 *Artemisia selengensis* Turcz. ex Bess. 的干燥地上部分。

植物形态要点：草本。茎常带紫红色。叶互生，羽状深裂，长 10~18 cm，宽约为长的 1/2，侧裂片 2 对或 1 对，条状披针形或条形，顶端渐尖，有疏锯齿；下面被白色绒毛，基部渐狭成楔形；上部 3 裂或不裂，或条形，全缘。头状花序多数密集成狭长的复总状花序，有条形苞片；总苞片近钟状，长 2.5~3 mm，约 4 层，外层卵形，黄褐色，被短绵毛，内层边缘宽膜质。花黄色，全为管状花，外层雌性，内层两性。瘦果小。

功能主治：破血行瘀，下气通络，止血。用于产后瘀血停积，小腹胀痛，跌打损伤，瘀血肿痛，因伤而致的大小便下血，吐血，崩漏。

附注：《四川省中药材标准》2010 年版以刘寄奴收载。

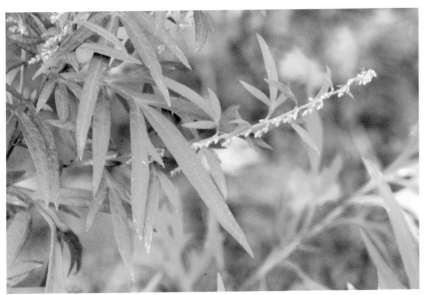

蒌蒿

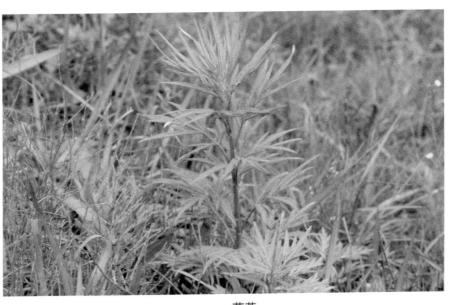

蒌蒿

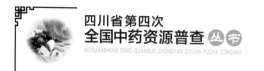
牛膝菊

来源： 菊科植物牛膝菊 *Galinsoga parviflora* Cav. 的干燥全草。

植物形态要点： 草本。叶对生，卵形或披针形，边缘具锯齿，基出三脉。头状花序半球形；总苞半球形或宽钟状；总苞片卵形，白色，膜质；舌状花白色，顶端 3 齿裂；管状花多数，黄色。瘦果小，黑色；冠毛白色。

功能主治： 清热解毒，止咳平喘，止血。用于扁桃体炎，咽喉炎，黄疸型肝炎，咳喘，肺结核，创伤出血。

附注：《中华本草》第 7 册 6880 页。

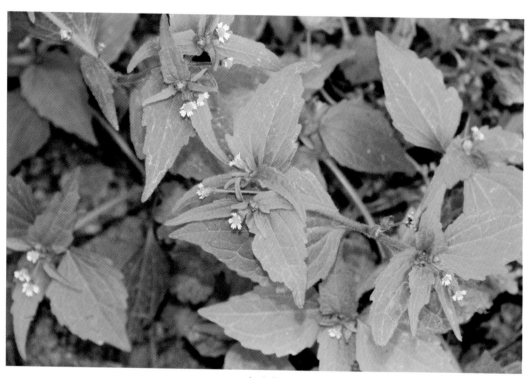

牛膝菊

水母雪兔子

来源： 菊科植物水母雪兔子 *Saussurea medusa* Maxim. 的干燥全草。

植物形态要点： 草本，覆盖有白色长棉毛。茎直立。叶多数，密集，莲座状，叶形多变，边缘具 8~12 个粗齿，叶柄紫色。头状花序多数，密集成半球形总花序；苞叶条状披针形；总苞狭圆柱状；外层总苞片长椭圆形，紫色；小花蓝紫色。瘦果纺锤形，冠毛白色。

功能主治： 温肾壮阳，调经止血。用于阳痿，腰膝酸软，妇人带下，风湿痹症，风湿性关节炎，高山不适症，月经不调，外伤出血。

附注： 本品又称水母雪莲花。始载于《晶珠本草》。《四川省中药材标准》1987 年版以雪莲花收载。尚有绵头雪莲花。《青海野生药用植物》505 页。全草为纳西族、普米族、裕固族习用药，全草或地上部分为藏族习用药。

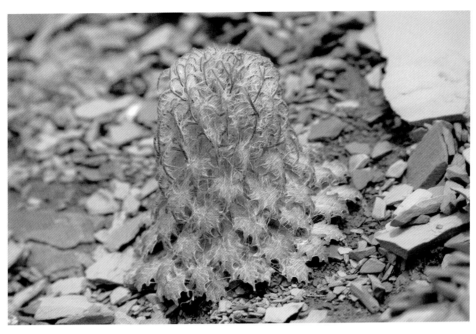

水母雪兔子

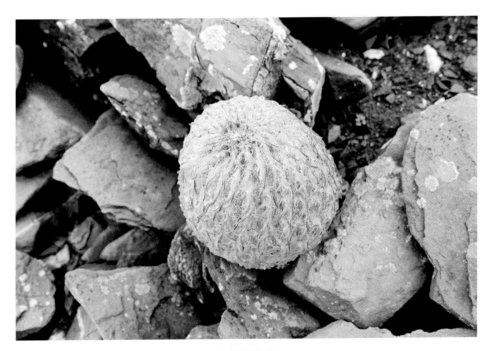

水母雪兔子

绵头雪莲花

来源： 菊科植物绵头雪莲花 *Saussurea laniceps* Hand.-Mazz. 的干燥全草。

植物形态要点： 草本，上部覆盖有稠密绵毛。叶极密集，倒披针形，狭匙形或长椭圆形。头状花序多数。苞叶条状披针形。小花白色。瘦果圆柱状，冠毛灰色。

功能主治： 同水母雪兔子。

附注： 本品又称绵头雪兔子。《中华本草》第 7 册 6998 页。

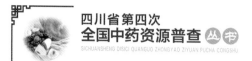
四川药用植物原色图谱

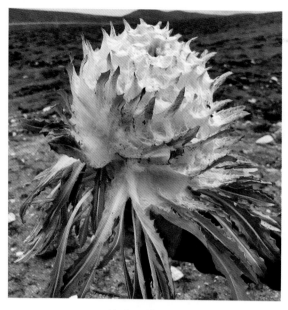

绵头雪莲花

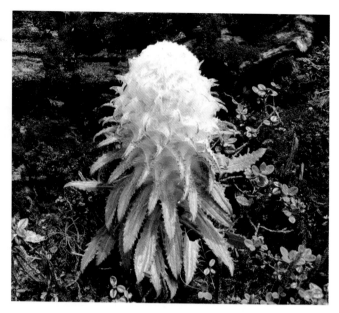

绵头雪莲花

星状雪兔子

来源：菊科植物星状雪兔子 *Saussurea stella* Maxim. 的干燥全草。

植物形态要点：无茎草本，全株光滑无毛。叶莲座状，星状排列，条状披针形，紫红色，先端长渐尖，基部无柄，扩大，全缘。头状花序多数，密集成半球形总花序；总苞圆柱形；总苞片长圆形至条形；小花紫色。瘦果圆柱状，冠毛白色。

功能主治：解毒疗疮，除湿通络。用于疗疮肿毒，发热，红肿疼痛，风湿痹症，筋骨疼痛，四肢麻木。

附注：本品又称星状风毛菊。《青海野生药用植物》607 页。

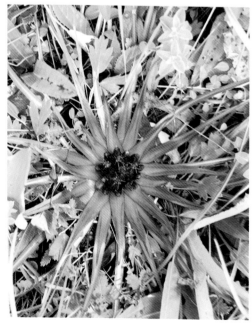

星状雪兔子

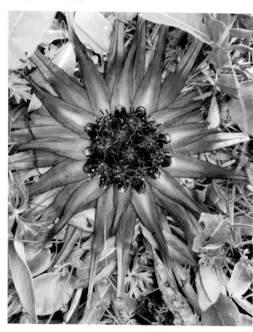

星状雪兔子

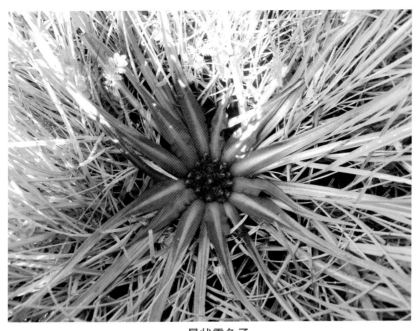

星状雪兔子

金沙绢毛菊

来源：菊科植物金沙绢毛菊 *Soroseris gillii* (S. Moore) Stebbins 的干燥全草。

植物形态要点：莲座状草本。主根粗，肉质。叶呈倒披针形或长椭圆形，羽状深裂，裂片边缘全缘或少锯齿。头状花序多数，团伞状，直径 7~12 cm，总苞片 2 层，狭圆柱状，外层 2 枚，线形，长达 1.5 cm，内层总苞片 4 枚，长椭圆形或披针状长椭圆形，长 1.2 cm；舌状小花 4 枚，舌片黄色而基部带黑色。瘦果圆柱状，冠毛黄色或灰色。

功能主治：清热解毒，干黄水。用于肺热咳嗽，肺痈，头伤，胸腔和四肢黄水病。

附注：《青海野生药用植物》615 页。《中国植物志》已修订为皱叶绢毛菊 *Soroseris hookeriana* (C. B. Clarke) Stebbins。

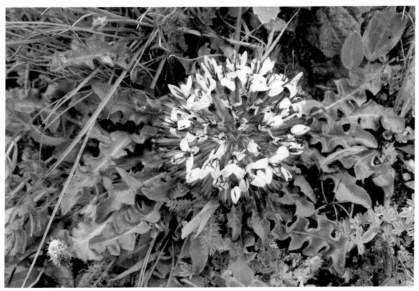

金沙绢毛菊

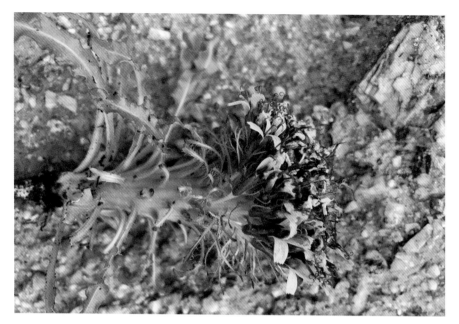

金沙绢毛菊

狮牙草状风毛菊

来源： 菊科植物狮牙草状风毛菊 *Saussurea leontodontoides* (DC.) Sch.-Bip. 的干燥花序。

植物形态要点： 草本。根状茎有分枝。叶莲座状，叶片线状长椭圆形，羽状全裂，侧裂片 8~12 对，椭圆形、半圆形或几三角形，上面绿色，下面灰白色，被稠密的绒毛。头状花序。总苞宽钟状，总苞片 5 层，小花紫红色，长 1.8~2.2 cm，细管部长 1 cm，檐部长 0.8~1.2 cm。瘦果圆柱形，有横皱纹，冠毛淡褐色。

功能主治： 清热解毒，镇静止痛。用于风湿痹痛，疮疡肿毒。

附注： 江纪武《世界药用植物速查辞典》2015 年版 838 页。

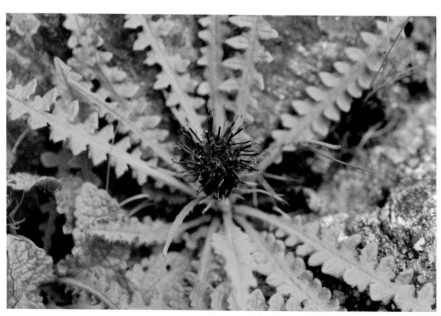

狮牙草状风毛菊

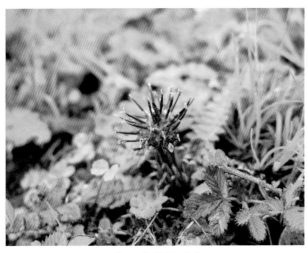

狮牙草状风毛菊

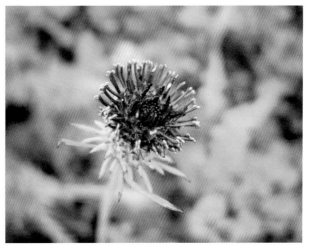

狮牙草状风毛菊

长毛风毛菊

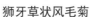

来源： 菊科植物长毛风毛菊 *Saussurea hieracioides* Hook. f. 的干燥全草。

植物形态要点： 草本。基生叶有柄，叶片椭圆形或长椭圆状倒披针形；茎生叶少，狭卵形或线形，无柄。头状花序单生茎顶；总苞宽钟状，直径 2~3.5 cm；总苞片黑紫色，密被长柔毛。瘦果圆柱状，冠毛淡褐色。

功能主治： 泻水逐饮。用于水肿，腹水，胸腔积液。

附注： 《中华本草》第 7 册 6995 页。

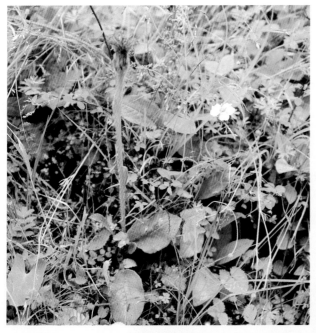

长毛风毛菊

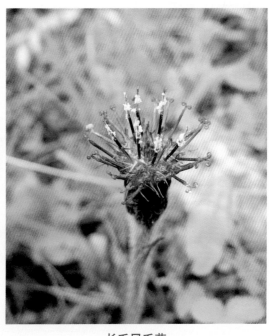

长毛风毛菊

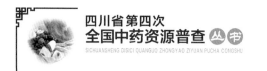
重齿风毛菊

来源：菊科植物重齿风毛菊 *Saussurea katochaete* Maxim. 的干燥全草。

植物形态要点：无茎草本。叶基生，莲座状，具宽叶柄，边缘具细密尖锯齿或重锯齿，下面密被白色绒毛。头状花序单生于莲座状叶丛中；总苞宽钟状，直径达 4 cm；总苞片无毛，边缘紫色或黑色，狭膜质；小花紫色。瘦果褐色，冠毛浅褐色。

功能主治：清热解毒，祛风透疹，活血调经，镇静。用于风湿痹痛，疮疡肿毒，湿疹，月经不调，白带过多。

附注：《中国中药资源志要》1330 页收载为大通风毛菊。

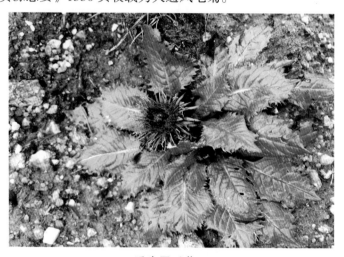

重齿风毛菊

葵花大蓟

来源：菊科植物葵花大蓟 *Cirsium souliei* (Franch.) Mattf. 的干燥全草。

植物形态要点：无茎草本。叶莲座状，羽状分裂，具柄，被多细胞长节毛，边缘具长针刺或刺齿。头状花序簇生，近无梗；总苞宽钟状，无毛；总苞片披针形，顶端和边缘具长针刺；小花紫红色。瘦果长圆状倒圆锥形，冠毛白色或浅褐色。

功能主治：凉血止血，散瘀消肿。用于吐血，衄血，尿血，子宫出血，崩漏，痈肿疮毒，黄疸。

附注：《中华本草》第 7 册 6815 页。

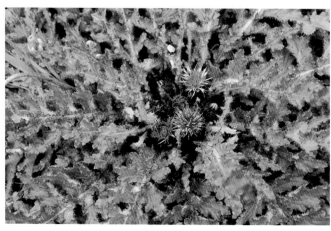

葵花大蓟

木　香

来源： 菊科植物木香 *Aucklandia lappa* Decne. 的干燥根。

植物形态要点： 高大草本。主根粗大，圆柱形，直径可达 5 cm，表面褐色，有稀疏侧根。茎不分枝，上被稀疏短柔毛。基生叶极大，三角形，有具翅羽裂的长叶柄；茎生叶卵形或卵状、三角状卵形，基部楔状下延成具翅的柄或无柄，头状花序单生在茎顶端和叶腋，总苞半球形，总苞片 7 层，近革质，卵状披针形或狭披针形；托片刚毛状；花筒状，花冠暗紫色；花药尾部流苏状。瘦果矩圆状，具肋；冠毛淡褐色 2 层，羽毛状。

功能主治： 行气止痛，健脾消食。用于胸胁、脘腹胀痛，泻痢后重，食积不消，不思饮食。

附注： 本品始载于《神农本草经》。《中国药典》2020 年版一部收载。《四川中药志》283 页。

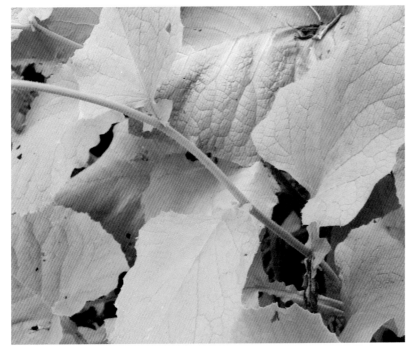

木香

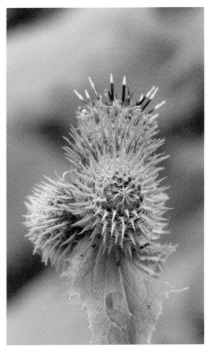

木香

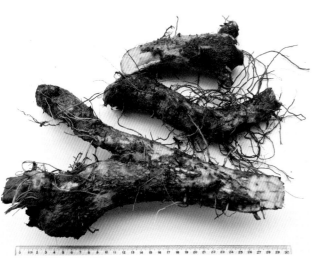

木香鲜根

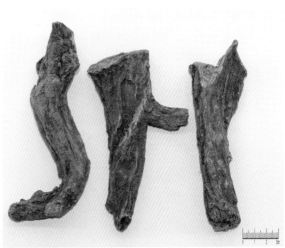

木香

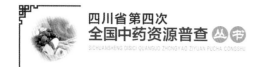
四川药用植物原色图谱

川木香

来源：菊科植物川木香 *Vladimiria souliei*（Franch.）Ling 的干燥根。

植物形态要点：草本。叶基生，莲座状，质厚，具宽扁叶柄，椭圆形或披针形，羽状半裂，疏被糙伏毛和黄色小腺点。头状花序 6~8 个集生；总苞宽钟状；总苞片卵形、椭圆形至披针形，坚硬，先端尾状渐尖成针刺状；小花红色。瘦果圆柱状，稍扁；冠毛黄褐色。

功能主治：行气止痛，和胃消胀，止泻。用于腹胀肠鸣，食欲不振，腹痛，痢疾，里急后重。

附注：《中国药典》2020 年版一部收载川木香和灰毛川木香。

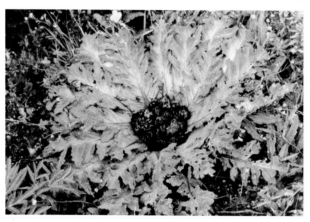

川木香

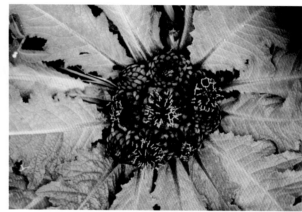

川木香

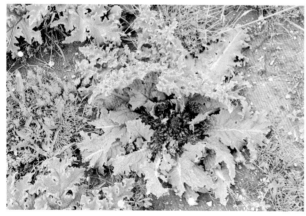

川木香

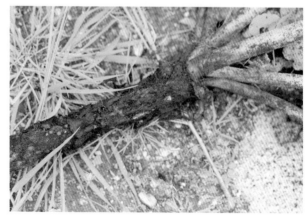

川木香带鲜根

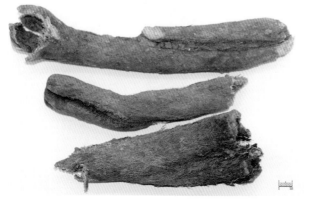

川木香

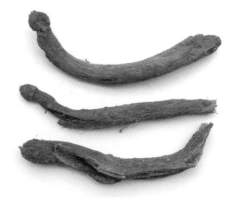

川木香

灰毛川木香

来源： 菊科植物灰毛川木香 *Vladimiria souliei*（Franch.）Ling var. *cinerea* Ling 的干燥根。

植物形态要点： 草本。叶下面灰白色，被薄蛛丝状毛或棉毛。

功能主治： 同川木香。

附注： 《中国药典》2020 年版收载木香和灰毛川木香。《中华本草》第 7 册 6855 页记载植物名和拉丁学名为灰毛川木香 *Dolomiaea souliei* (Franch.) Shih var. *mirabilis* (Anth.) Shih。

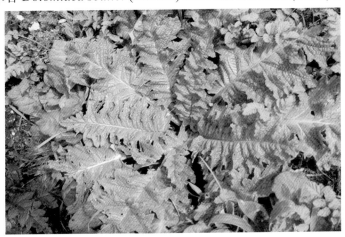

灰毛川木香

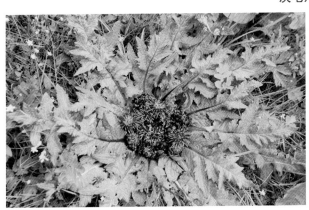

灰毛川木香

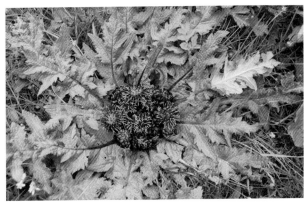

灰毛川木香

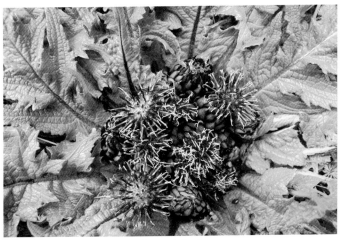

灰毛川木香

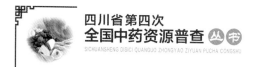
土木香

来源：菊科植物土木香 *Inula helenium* L. 的干燥根。

植物形态要点：高大草本。根状茎块状。下部叶大型，椭圆状披针形，长达 60 cm，宽达 25 cm，基部翅柄长 20 cm。头状花序少数，直径 6~8 cm，排成伞房状花序；总苞片宽大，草质，被茸毛；舌状花条形；冠毛污白色。

功能主治：健脾和胃，行气止痛，安胎。用于胸胁、脘腹胀痛，呕吐泻痢，胸胁挫伤，岔气作痛，胎动不安。

附注：《中国药典》2020 年版一部收载。

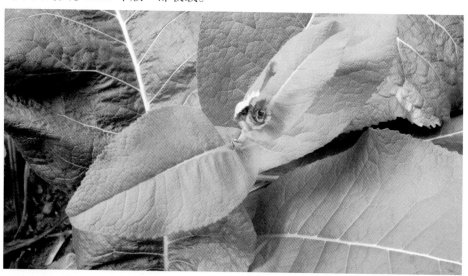

土木香

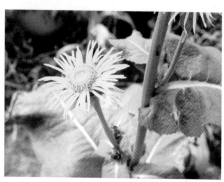

土木香

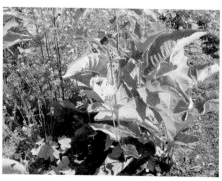

土木香

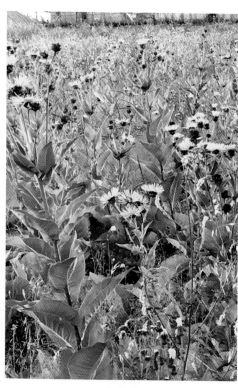

土木香

总状土木香

来源：菊科植物总状土木香 *Inula racemosa* Hook. f. 的干燥根。

植物形态要点：草本。叶革质，莲座状叶椭圆状披针形，渐狭成叶柄。头状花序直径 4~8 cm，呈总状排列；苞片 5 或 6 层。瘦果无毛，冠毛白色。

功能主治：健脾和胃，调气解郁，止痛安胎。用于胸胁、脘腹作痛，呕吐泻痢，胸胁挫伤，岔气作痛，胎动不安。

附注：《中国药典》2015 年版收载。根为藏族、蒙古族、哈萨克族、维吾尔族习用药。

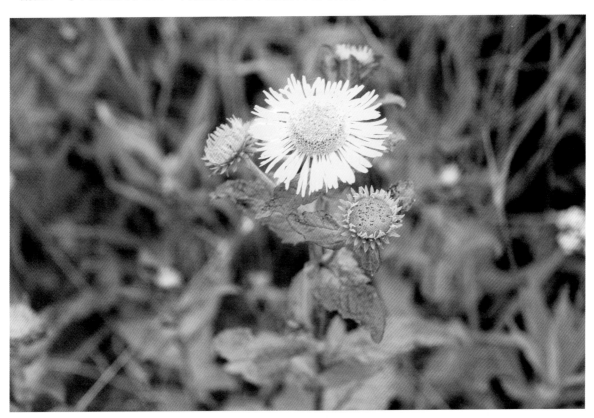

总状土木香

狭苞橐吾

来源：菊科植物狭苞橐吾 *Ligularia intermedia* Nakai 的干燥根及根茎。

植物形态要点：草本，被白色蛛丝状柔毛。丛生叶和茎下部叶光滑，肾形或心形，先端钝，边缘具三角状齿或小齿，掌状脉。头状花序多数，排成总状花序；总苞钟形；总苞片长圆形，先端三角状。瘦果圆柱形；冠毛紫褐色，短于管状花管部。

功能主治：祛痰止咳，温肺下气。用于气逆咳嗽，痰吐不利，肺虚久咳，痰中带血。

附注：本品始载于《神农本草经》。《四川省中药材标准》2010 年版以川紫菀收载狭苞橐吾、鹿蹄橐吾和川鄂橐吾 *Ligulania wilsoniana* (Hemsl) Greenm.。未除去须根者习称毛紫菀，除去须根者习称光紫菀。

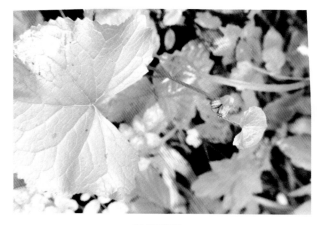

狭苞橐吾

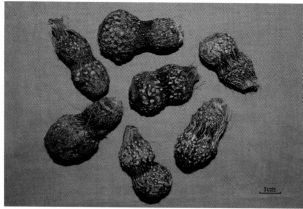

川紫苑

鹿蹄橐吾

来源：菊科植物鹿蹄橐吾 *Ligularia hodgsonii* Hook. 的干燥根及根茎。

植物形态要点：草本，被柔毛。丛生叶和茎下部叶肾形或心状肾形，边缘具三角状齿或圆齿，掌状脉。头状花序单生至多数，排成伞房状花序；总苞宽钟形；总苞片长圆形，紫红色，背部隆起；舌状花黄色，长圆形。瘦果圆柱形；冠毛红褐色，与管状花花冠等长。

功能主治：同狭苞橐吾。

附注：《中华本草》第 7 册 6962 页。

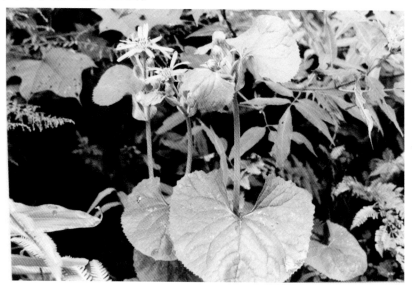

鹿蹄橐吾

大黄橐吾

来源：菊科植物大黄橐吾 *Ligularia duciformis* (C. Windl.) Hand.-Mazz. 的干燥根。

植物形态要点：草本，高达 1.7 m。基生叶与中部茎叶肾形或心形，具柄，基部具极为膨大的鞘；最上部叶仅有叶鞘。头状花序组成复伞房状聚伞花序，分枝开展；苞片与小苞片极小；总苞片 5，2 层；小花管状，黄色。

功能主治：清热解毒，止痛，镇咳，祛痰。用于头晕，头痛，肺痿，咳嗽，劳伤吐衄，支气管炎。

附注：《中国中药资源志要》。《四川省中药资源志要》844 页。

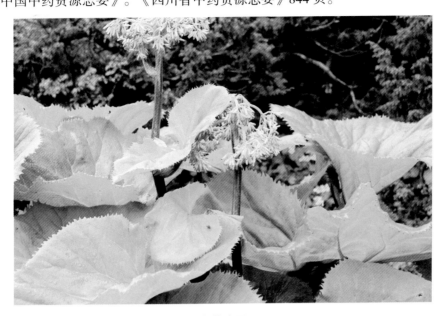

大黄橐吾

黄帚橐吾

来源：菊科植物黄帚橐吾 *Ligularia vigaurea* (Maxim.) Macff. 的干燥全草。

植物形态要点：草本，灰绿色。丛生叶和茎基部叶光滑，卵形、椭圆形或长圆状披针形，叶脉羽状，叶柄具翅，几步鞘状，紫红色；茎生叶小，无柄。头状花序排成总状花序，总苞陀螺形或杯状，总苞片长圆形或狭披针形。瘦果长圆形，冠毛白色，与管状花花冠等长。

功能主治：清宿热，解毒愈疮，干黄水，催吐。用于消化不良，"培根"和"赤巴"合并症，胃"龙"病，陈旧疫疬，黄水病，疮疡，中毒症。

附注：《中华人民共和国卫生部药品标准·藏药》分册 1995 年版收载。

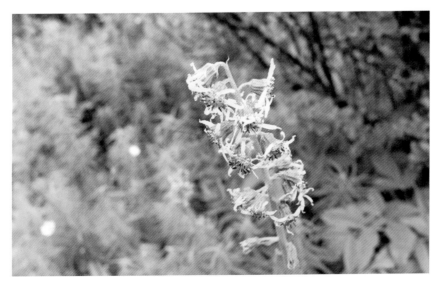

黄帚橐吾

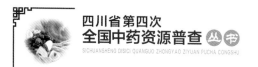
四川药用植物原色图谱

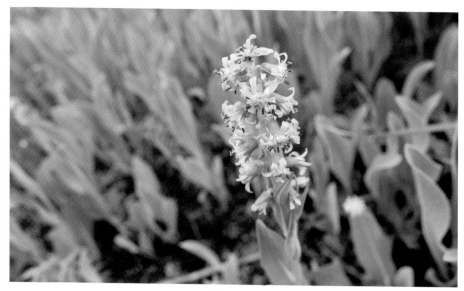

黄帚橐吾

马　兰

来源： 菊科植物马兰 *Kalimeris indica* (L.) Schulz-Bip. 的干燥带根全草。

植物形态要点： 草本。根状茎有匍枝。叶质薄，倒披针形或倒卵状矩圆形，基部渐狭成具翅的长柄，边缘具锯齿或羽状裂片。头状花序排成疏伞房状；总苞半球形；总苞片倒披针形；舌状花 15~20 朵，浅紫色；冠毛短，易脱落。

功能主治： 清热凉血，利湿解毒。用于吐血，衄血，血痢，创伤出血，黄疸，水肿，淋浊，咽痛，痔疮，痈肿，丹毒。

附注： 本品首载于唐·陈藏器《本草拾遗》。《四川省中药材标准》2010 年版以马兰草收载。

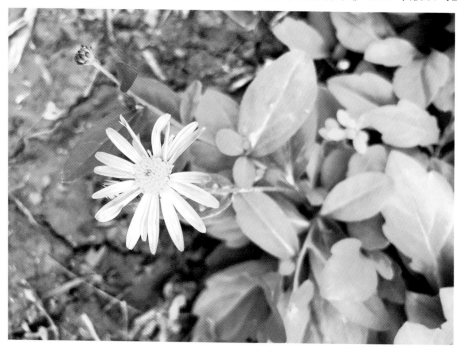

马兰

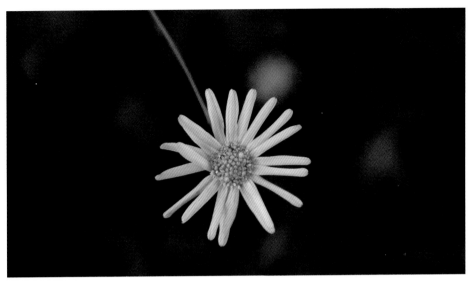

马兰

天名精

来源： 菊科植物天名精 *Carpesium abrotanoides* L. 的干燥成熟果实或全草。

植物形态要点： 草本。叶椭圆形或披针形，被短柔毛。头状花序多数，顶生或腋生，近无梗，排成穗状花序；苞叶无或 2~4 枚，椭圆形或披针形；总苞卵球形或扁球形，直径 6~8 mm；苞片被短柔毛；小花筒状；花冠黄色。瘦果狭圆柱形，有棱；无冠毛。

功能主治： 果实杀虫消积。用于蛔虫病，蛲虫病。全草清热化痰，解毒杀虫，破瘀止血。用于乳蛾，喉痹，急慢惊风，牙痛，疔疮肿毒，痔瘘，皮肤痒疹，毒蛇咬伤，虫积，血瘕，吐血，衄血，血淋，创伤出血。

附注： 始见于《神农本草经》。《中国药典》2020 年版一部收载鹤虱。全草为彝族、白族、傈僳族习用药，根或全草为苗族习用药。

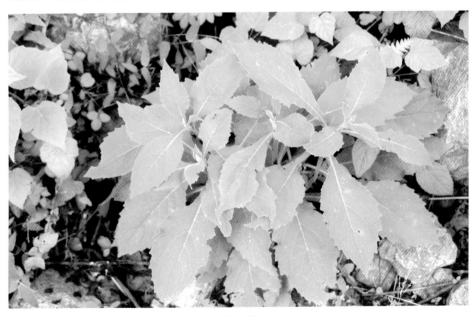

天名精

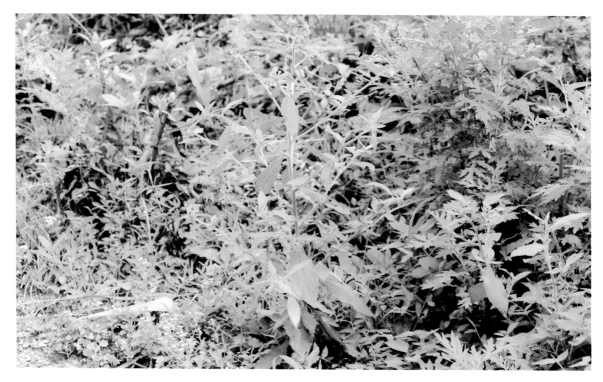

天名精

986

牛尾蒿

来源：菊科蒿属植物牛尾蒿 *Artemisia subdigitata* Mattf. 的干燥地上部分。

植物形态要点：草本。茎直立，基部木质，丛生，有纵棱，绿褐色或紫褐色，着绢毛或无毛。茎中部叶指状或羽状深裂，长 5~10 cm，宽 3~5 cm。头状花序多数，在茎顶和侧枝上密集成扩展的圆锥状；总苞卵形或球形，直径约 2 mm。

功能主治：清热，凉血，解毒，杀虫。用于肺热咳嗽，咽喉肿痛，咽喉疾病，肺部疾病，气管炎。

附注：《中华人民共和国卫生部药品标准·藏药》第一册 1995 年版收载。《全国中草药汇编》有记载。

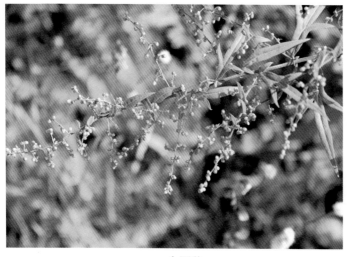

牛尾蒿

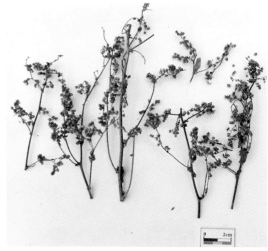

牛尾蒿

大丽花

来源： 菊科植物大丽花 *Dahlia pinnata* Cav. 的干燥块根。

植物形态要点： 草本。块根巨大，棒状；茎粗壮，分枝。叶对生，羽状全裂，裂片卵形，无毛。头状花序大，具长花序梗；外层总苞片叶质，卵状椭圆形，内层膜质，椭圆状披针形；小花多数，形状颜色多变。瘦果长圆形，黑色，扁平。

功能主治： 清热解毒，祛风除痹，消肿散结。用于风火牙痛，腮腺炎，痈肿疮毒，目赤肿瘤，牙龈痛，跌打损伤。

附注： 《四川省中药资源志要》829 页。

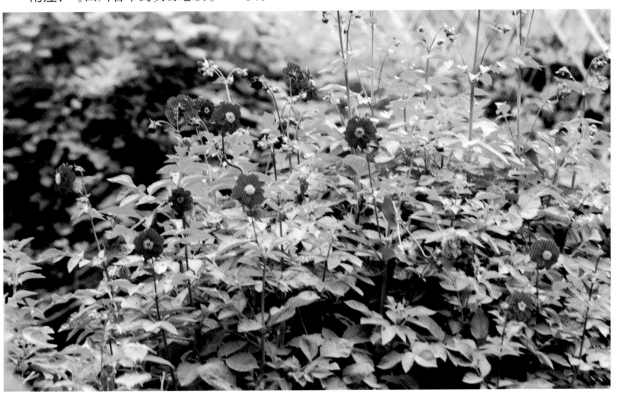

大丽花

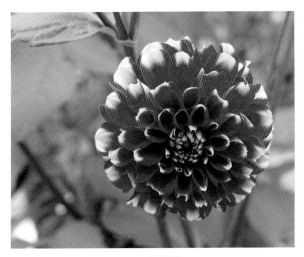

大丽花

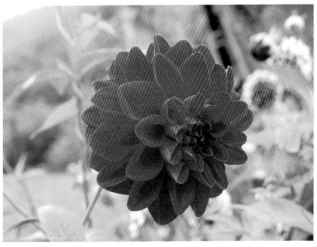

大丽花

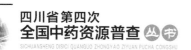
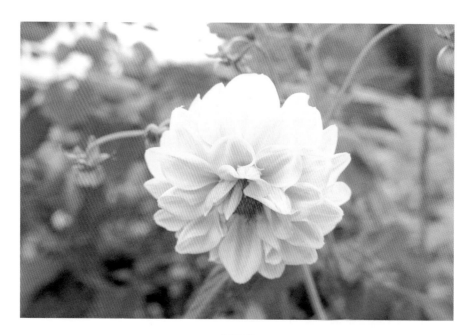

大丽花

茼 蒿

来源： 菊科植物茼蒿 *Glebionis coronaria* (L.) Cass. ex Spach 的新鲜或干燥全草。

植物形态要点： 草本，光滑无毛。叶无柄，长圆形或长圆状倒卵形，二回羽状分裂，侧裂片 4~10 对，小裂片卵形或条形。头状花序单生茎顶，花梗长 15~20 cm；总苞直径 1.5~3 cm；总苞片 4 层，顶端膜质；舌状花黄色或白色；管状花黄色。瘦果具棱。

功能主治： 健脾和胃，消痰止咳，通便。用于胃脘胀满，目赤肿痛，便秘，小便不利，咳嗽痰多。

附注： 本品始载于唐·孙思邈《千金要方》卷 26。《中国高等植物彩色图鉴》第 7 卷 586 页。

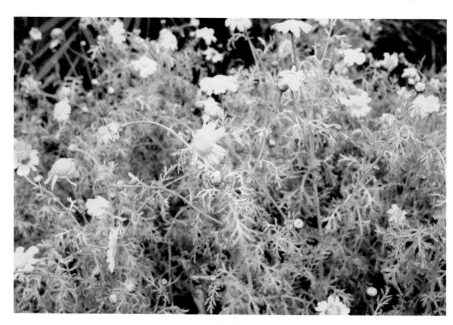

茼蒿

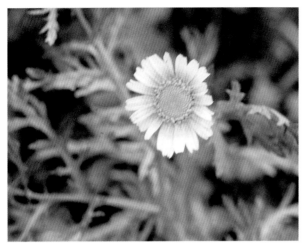

茼蒿

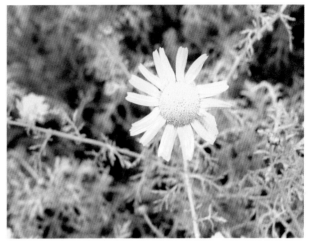

茼蒿

菊三七

来源： 菊科植物菊三七 *Gynura japonica* (Thunb.) Juel 的干燥根茎和叶。

植物形态要点： 高大草本。叶椭圆形或长圆状椭圆形，羽状深裂，下面常紫色，基部有具圆锯齿或羽状裂的叶耳。头状花序多数，排成伞房状圆锥花序；总苞钟状，基部具 9~11 条形小苞片；小花全部为管状花，花冠黄色或橙黄色。瘦果圆柱形，棕褐色；冠毛白色。

功能主治： 根破血散瘀，凉血止血，消肿止痛。用于跌打损伤，外伤出血，产后血气病。叶清热净血，解毒，消肿。用于跌打损伤，衄血，咯血，吐血，乳痈，无名肿痛，毒虫咬伤。

附注： 本品药材名为见肿消，首载于明·兰茂《滇南本草》。清·吴其濬《植物名实图考》有详细记载。《中华人民共和国卫生部药品标准·中药材》第一册 1992 年版收载，拉丁学名为 *Gynura segetum* (Lour.) Merr.。

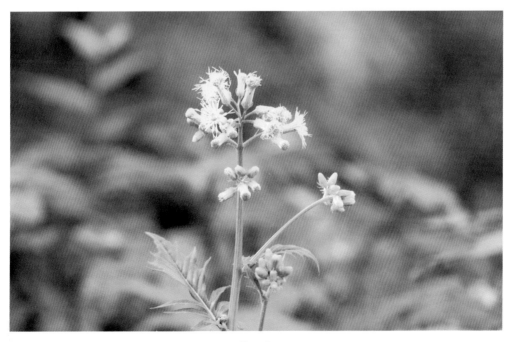

菊三七

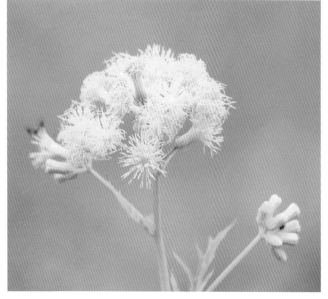

菊三七

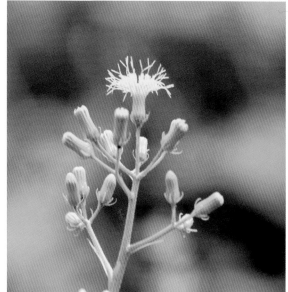

菊三七

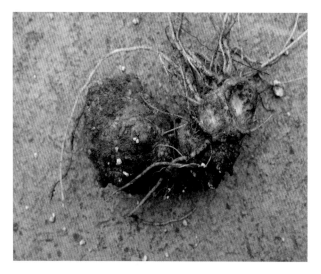

菊三七鲜根茎

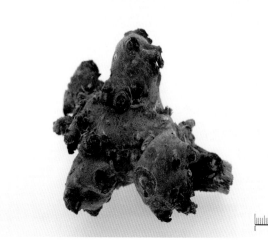

菊三七

菊 薯

来源：菊科植物菊薯 *Smallanthus sonchifolius* (Poepp. et Endl.) H. Rob. 的干燥块根。

植物形态要点：草本，高 1~3 m。茎圆柱形，中空；地下部分分枝，有块茎。下部叶宽卵形，基部截形，叶柄有翅，基部有耳；上部叶卵状披针形，通常无裂片。花序顶生，1~5；总苞片 5，1 层，卵圆形；花冠黄色。

功能主治：清热解毒，生津止渴，壮阳，补血，减肥，降血脂。用于阳痿，月经不调，崩漏，带下，消渴，高血压，便秘。

附注：本品又称雪莲果，《四川省中药资源志要》861 页。

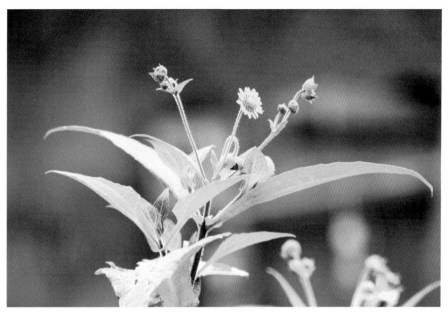

菊薯

鬼针草

来源：菊科植物鬼针草 *Bidens Pilosa* L. 的干燥全草。

植物形态要点：草本。茎钝四棱形。茎中部叶具柄，三出复叶，小叶椭圆形或长圆形，先端锐尖，基部偏斜，边缘有锯齿，下部和上部叶较小，3 裂或不分裂。头状花序直径 8~9 mm；总苞基部被短柔毛；总苞片条状匙形；无舌状花。瘦果条形，黑色，顶端具 3~4 枚芒刺。

功能主治：清热解毒，散瘀。用于外感发热，咽喉肿痛，肠炎，痢疾，湿热黄疸，跌打损伤，肠痈，淋浊，疥癞。

附注：本品始载于萧步丹《岭南采药录》（1932 年）。《四川中药志》收载。《四川省中药资源志要》817 页。

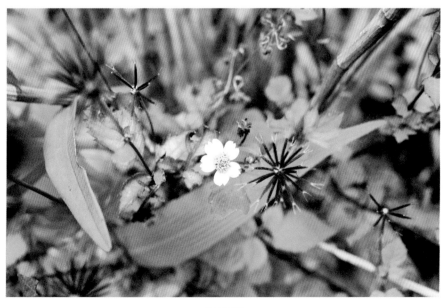

鬼针草

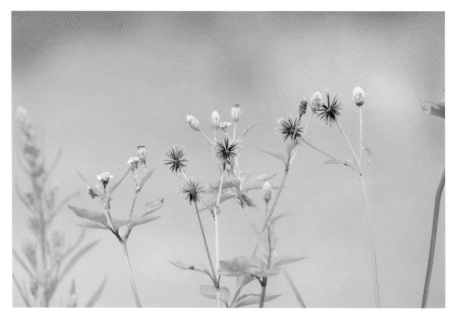

鬼针草

菊 芋

来源： 菊科植物菊芋 *Helianthus tuberosus* L. 的新鲜或干燥块根。

植物形态要点： 草本。地下茎块状。叶通常对生，上部叶互生；叶片卵圆形、椭圆形至披针形，边缘有粗锯齿，具离基三出脉。头状花序直径 2~5 cm，单生枝端；苞叶 1~2 个，条状披针形；总苞片披针形；舌状花 12~20 朵，黄色；管状花多数，黄色。瘦果小，楔形。

功能主治： 清热利水，生津止渴，益气补肾。用于热病烦渴，内热消渴，肺热咳嗽，肺肾两虚，血痢肿毒。

附注： 本品首载于《峨眉山药用植物资源》。《四川省中药资源志要》837 页。

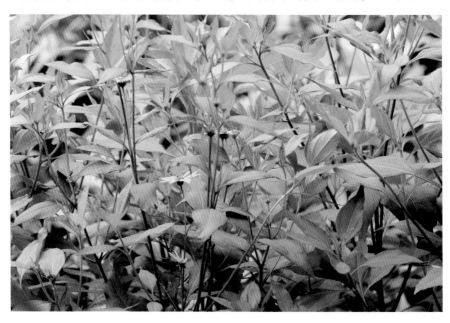

菊芋

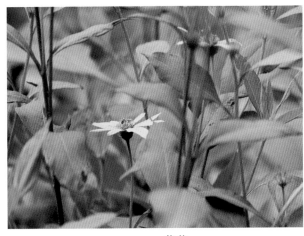

菊芋

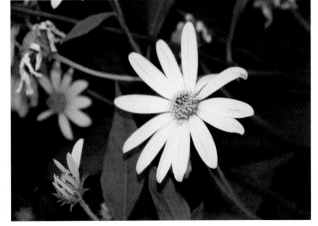

菊芋

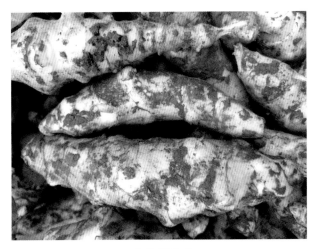

菊芋鲜块茎

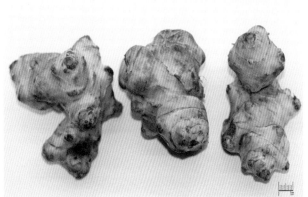

菊芋新鲜块根

993

秋 英

来源：菊科植物秋英 *Cosmos bipinnatus* Cav. 的干燥茎叶。

植物形态要点：草本。叶对生，二回羽状深裂。头状花序单生，径 3~6 cm；花序梗长 6~18 cm；外层总苞片披针形，淡绿色，具深紫色条纹；舌状花红色、紫红色、粉红色或白色，顶端有 3~5 钝齿；管状花黄色。瘦果黑紫色，无毛，顶端具 2~3 尖刺。

功能主治：清热解毒，明目，消肿化湿。用于急慢性痢疾，风热感冒，目赤肿痛，痈疮肿毒。

附注：本品出自《贵州植物志》。《四川省中药资源志要》826页。《中国民族药志要》收载。苗族习用药。

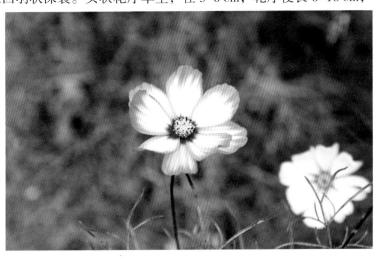

秋英

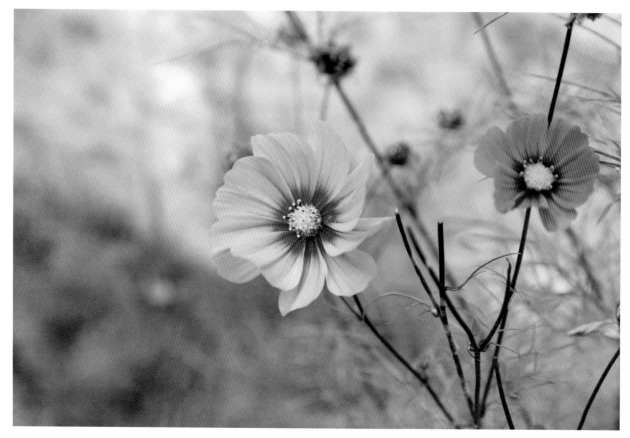

秋英

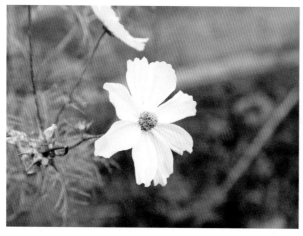

秋英

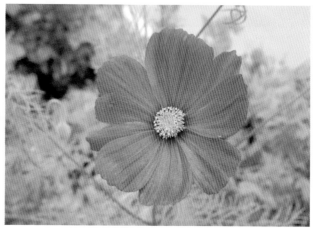

秋英

黄秋英

来源：菊科植物黄秋英 *Cosmos sulfureus* Cav. 的干燥茎叶或全草。

植物形态要点：草本。叶对生，二至三回羽状深裂，裂片较宽，披针形至椭圆形。头状花序单生，具长花序梗；舌状花金黄色或橘黄色。瘦果有粗毛，长 18~25 mm。

功能主治：同秋英。

附注：《中国中药资源志要》。

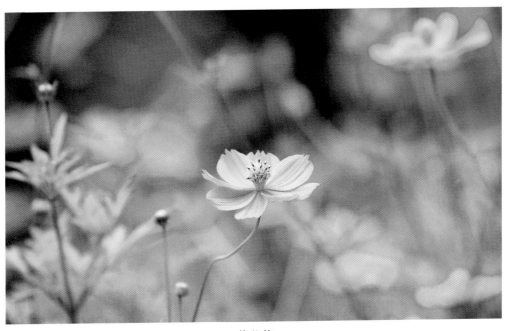

黄秋英

中华苦荬菜

来源： 菊科植物中华苦荬菜 *Ixeris chinensis* (Thunb.) Kitag. 的干燥全草。

植物形态要点： 草本，无毛。基生叶密集，长椭圆形、倒披针形、条形或舌形；茎生叶 2~4 枚，披针形。头状花序排成伞房花序，花序梗纤细；总苞圆柱状；总苞片宽卵形至长椭圆状倒披针形。

功能主治： 清热解毒，消肿排脓，凉血化瘀，消食和胃，清肺止咳，益肝利胆。用于肺热咳嗽，肺结核，吐血，咯血，无名肿毒，乳痈，疮疖，跌打损伤。

附注： 本品首载于明·李时珍《本草纲目》。《四川省中药资源志要》840 页。

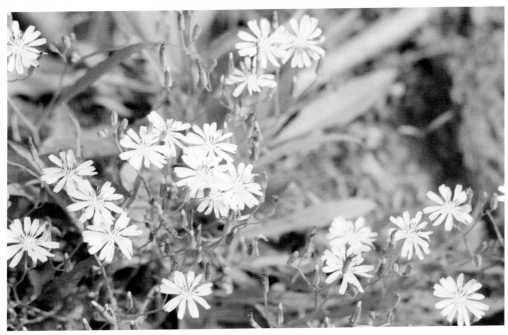

中华苦荬菜

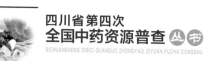
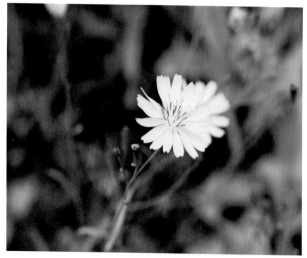

中华苦荬菜

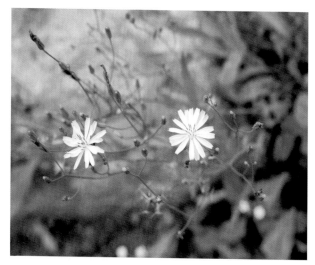

中华苦荬菜

996

蒲公英

来源：菊科植物蒲公英 *Taraxacum mongolicum* Hand.-Mazz. 的干燥全草。

植物形态要点：草本。叶披针形，边缘具波状齿或羽状深裂。花葶1至数个，上部紫红色，密被蛛丝状白色长柔毛；总苞钟状，淡绿色；总苞片披针形，先端增厚或具角状凸起；舌状花黄色。瘦果上部具小刺，下部具小瘤；冠毛白色。

功能主治：清热解毒，消肿散结，利尿通淋。用于疔疮肿毒，乳痈，瘰疬，目赤，咽痛，肺痈，肠痈，湿热黄疸，热淋涩痛。

附注：《中国药典》2020年版一部收载蒲公英、碱地蒲公英 *Taraxacum borealisinense* Kitam. 或同属数种植物。

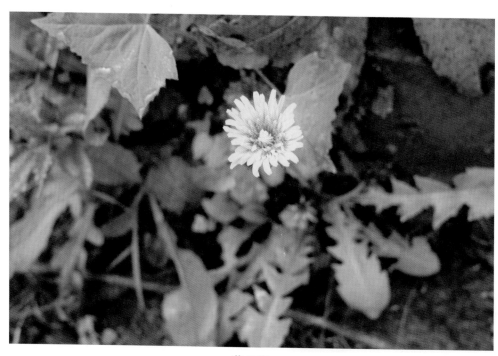

蒲公英

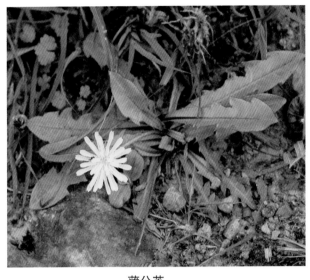

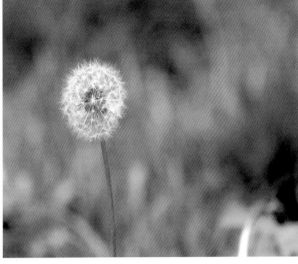

蒲公英

蒲公英

藏蒲公英

来源： 菊科植物藏蒲公英 *Taraxacum tibetanum* Hand.-Mazz. 的干燥全草。

植物形态要点： 草本。叶倒披针形，长 4~8 cm，宽 5~10 mm，常羽状深裂，少为浅裂，具 4~7 对侧裂片。头状花序直径 2.8~3.2 cm；总苞钟形，总苞片干后变墨绿色至黑色；外层总苞片宽卵形至卵状披针形，无膜质边缘或为极窄的不明显的膜质边缘；舌状花黄色，边缘花舌片背面有紫色条纹，柱头和花柱干后黑色。瘦果倒卵状长圆形至长圆形，淡褐色，具小刺，顶端常缢缩成喙基；冠毛白色。

功能主治： 清热解毒。用于疖腮，咽痛，喉痹，乳痈。

附注： 《四川省藏药材标准》2014 年版收载。

997

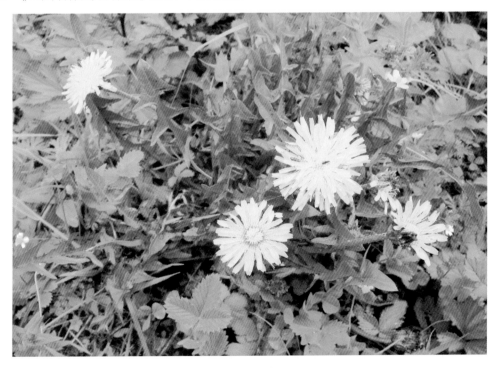

藏蒲公英

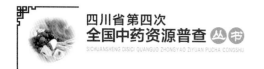

白花蒲公英

来源： 菊科植物白花蒲公英 *Taraxacum leucanthum* (Ledeb.) Ledeb. 的干燥全草。

植物形态要点： 矮小草本。叶条状披针形，近全缘至浅裂，具很小的小齿，无毛；花葶 1 至数个，长 2~6 cm。头状花序直径 2.5~3 cm；总苞片卵状披针形；舌状花白色。瘦果倒卵球状长圆形，上部具小刺；冠毛淡红色。

功能主治： 清热解毒，消痈散结。用于乳痈，肺痈，肠痈，痄腮，疔毒疮肿，目赤肿痛，感冒发热，咳嗽，咽喉肿痛，胃火，肠炎，痢疾，肝炎，胆囊炎，尿路感染，蛇虫咬伤。

附注：《四川省中药资源志要》864 页。

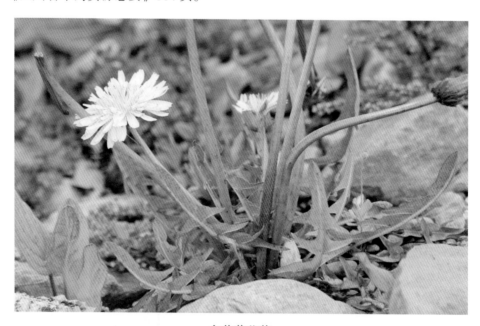

白花蒲公英

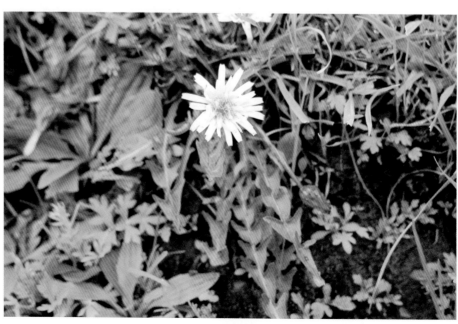

白花蒲公英

苞叶雪莲

来源：菊科植物苞叶雪莲 *Saussurea obvallata* (DC.) Edgew. 的干燥地上部分。

植物形态要点：草本，具腺毛。叶具柄，长圆形或卵形，边缘具细齿；苞叶大，膜质，黄色，长圆形。头状花序 6~15 个，密集成球形总花序；总苞半球形；总苞片边缘黑紫色；小花蓝紫色。瘦果长圆形，冠毛淡褐色。

功能主治：清热解毒，祛风除湿，通经活血。用于疮痈，丹毒，咽喉肿痛，风湿性关节痛，高山不适应症，崩漏，月经不调，闭经。

附注：又称苞叶风毛菊。《中华人民共和国卫生部药品标准·藏药》第一册 1995 年版收载。《青海野生药用植物》606 页。《中国中药资源志要》将带花序全草以大苞雪莲收载。地上部分为傈僳族习用药，地上部分或全草为藏族习用药。

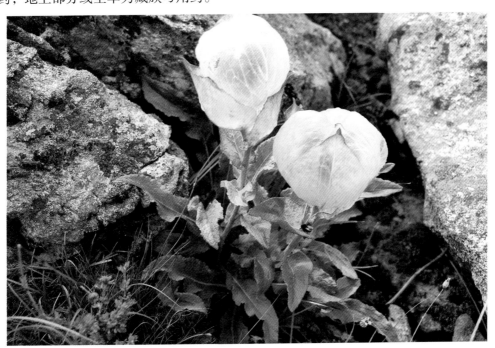

苞叶雪莲

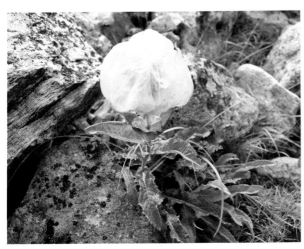

苞叶雪莲

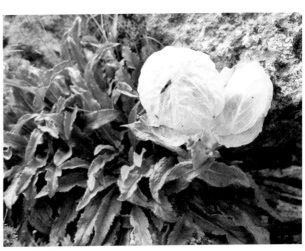

苞叶雪莲

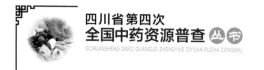
苍 耳

来源：菊科植物苍耳 *Xanthium sibiricum* Patr. 的干燥成熟带总苞的果实。

植物形态要点：草本，被糙毛。叶具长柄，三角状卵形或心形，具三基出脉。雄性头状花序球形；雌性头状花序椭圆形，结合成囊状，宽卵球形或椭圆体形，成熟时坚硬，上端有 1~2 个坚硬的喙，外面具钩状直刺。瘦果 2，倒卵形；无冠毛。

功能主治：散风寒，通鼻窍，祛风湿。用于风寒头痛，鼻塞流涕，鼻出血，鼻渊，风疹瘙痒，湿痹拘挛。

附注：《中国药典》2020 年版一部收载苍耳子。

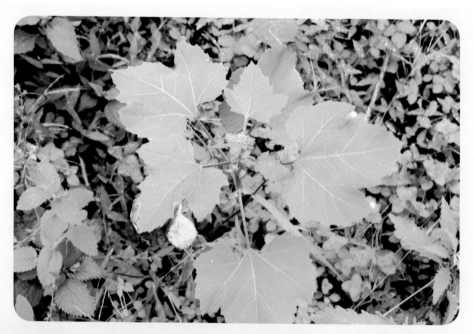

苍耳

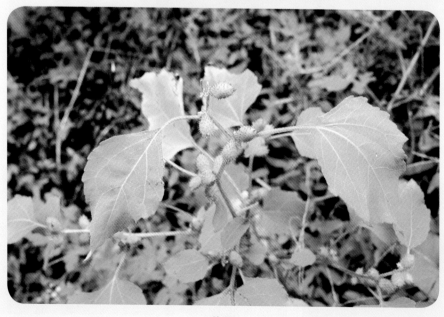

苍耳

蒙古苍耳

来源：菊科植物蒙古苍耳 *Xanthium mongolicum* Kitaga. 的干燥成熟带总苞的果实。

植物形态要点：草本。根粗壮。茎坚硬，圆柱形，被短糙伏毛。叶互生，密被糙伏毛。具瘦果的总苞成熟时变坚硬，椭圆形，绿色，或黄褐色，连喙长 18~20 mm，两端稍缩小成宽楔形，顶端具1 或 2 个锥状的喙，喙直而粗，锐尖，外面具较疏的总苞刺，直立，向上部渐狭，基部增粗，径约1 mm，顶端具细倒钩，中部以下被柔毛，上端无毛。瘦果 2 个，倒卵形。

功能主治：祛风，除湿，通窍，止痛。用于风寒头痛，鼻渊流涕，风疹瘙痒，湿痹拘挛。

附注：《浙江省中药材标准》2000 年版、《湖南省中药材标准》2009 年版收载。《中国植物志》第 75 卷 324 页。

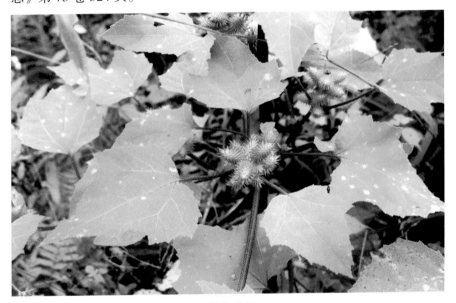

蒙古苍耳

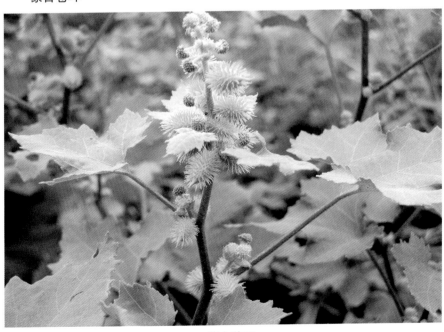

蒙古苍耳

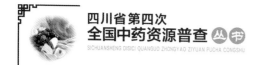

坚杆火绒草

来源：菊科植物坚杆火绒草 *Leontopodium franchetii* Beauv. 的干燥全草。

植物形态要点：草本，密被黄色腺毛。茎簇生，不分枝，挺直。叶密集，直立，条形，边缘极反卷，中脉显著，下面密被白色绵毛；苞叶多数，条形，密被白色茸毛。头状花序径 3~5 mm，多数；总苞被疏绵毛；总苞片顶端尖，无毛；花冠浅黄色；冠毛白色。

功能主治：解毒，消肿止痛，润肺止咳，通经活络，驱虫止泻。用于感冒咳嗽，哮喘，蛔虫，小儿腹泻，创伤出血。

附注：《中国中药资源志要》收载。《四川省中药资源志要》843 页。

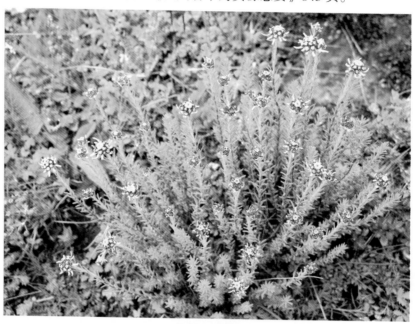

坚杆火绒草

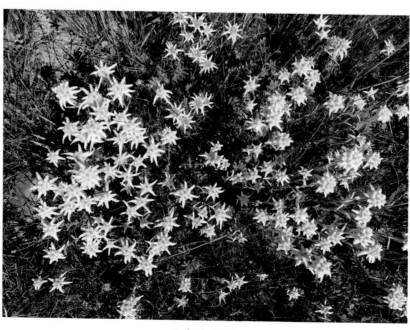

坚杆火绒草

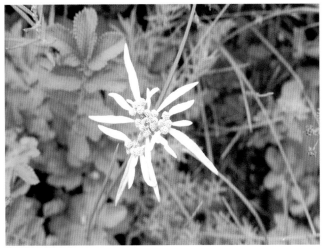

坚杆火绒草

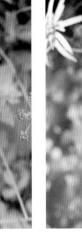

坚杆火绒草

银叶火绒草

来源：菊科植物银叶火绒草 *Leontopodium souliei* Beauv. 的干燥全草。

植物形态要点：草本。莲座状叶丛，茎纤细，草质，被白色蛛丝状长柔毛。叶狭线形或舌状线形。头状花序有长柔毛状密茸毛；雄花或雌花较少，或雌雄异株。花冠长 3~4 mm，雄花花冠狭漏斗状，有卵圆形裂片；雌花花冠丝状。冠毛白色，较花冠稍长，下部有细齿；雄花冠毛上部呈棒状，有锯齿，雌花冠毛细。瘦果被短粗毛或无毛。

功能主治：消肿止痛，润肺止咳，通经活络，疏风清热。用于外感发热，肺热咳嗽，支气管炎。

附注：《中国植物志》第 75 卷 126 页 。

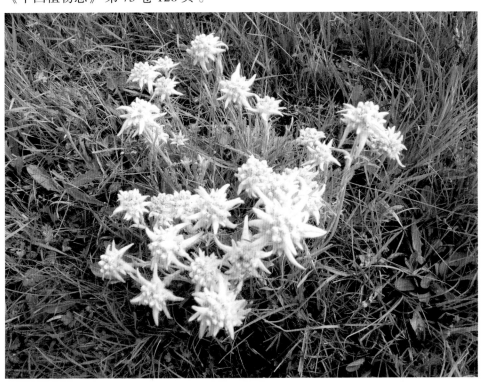

银叶火绒草

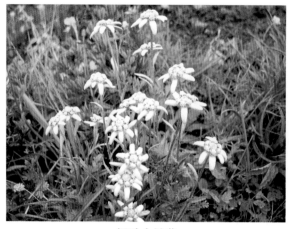

银叶火绒草

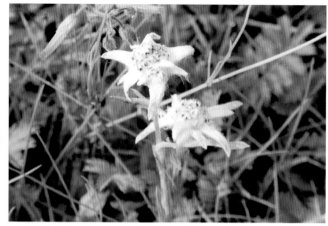

银叶火绒草

香芸火绒草

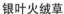

来源： 菊科植物香芸火绒草 *Leontopodium haplophylloides* Hand.-Mazz. 的干燥全草。

植物形态要点： 草本。茎多数，簇生。叶草质，黑绿色，披针形，两面被短茸毛，下面杂有黑色长腺毛；苞叶多数，披针形。头状花序直径约 5 mm，5~7 个密集着生；总苞被白色柔毛状茸毛；总苞片顶端无毛，宽，尖，褐色；花冠白色；冠毛白色。

功能主治： 疏风清热，止咳化痰，凉血，消痈。用于外感发热，肺热咳嗽，支气管炎，痢疾，腹痛，血淋，乳腺炎。

附注： 《四川省中药资源志要》843 页。

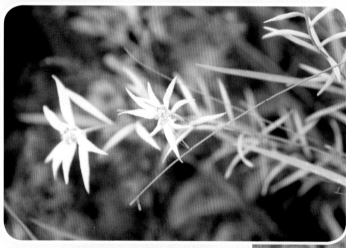

香芸火绒草

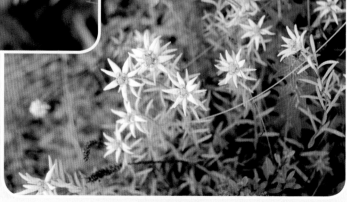

香芸火绒草

长叶火绒草

来源：菊科植物长叶火绒草 *Leontopodium longifolium* Ling. 的干燥全草。

植物形态要点：草本，被柔毛或密茸毛。根状茎短。莲座状叶丛存在；莲座叶或茎基部叶狭匙形，基部宽大成紫红色无柄的长鞘部；中部叶条形；苞叶多数，披针形，被长柔毛状茸毛；冠毛白色。

功能主治：疏风清热，止咳化痰。用于外感发热，肺热咳嗽，支气管炎。

附注：《中华本草》第 7 册 6957 页以兔耳子草收载。

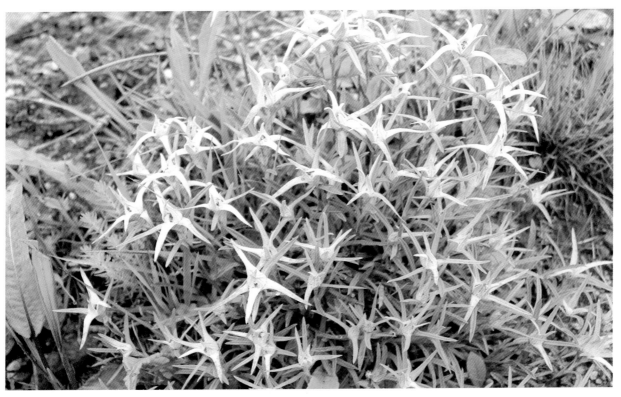

长叶火绒草

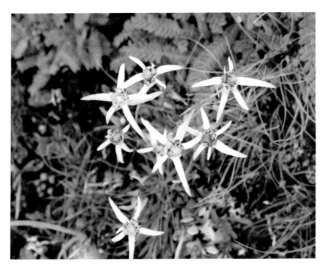

长叶火绒草

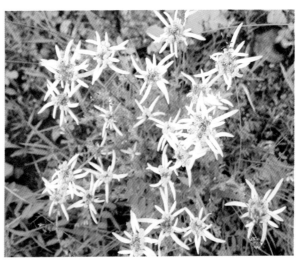

长叶火绒草

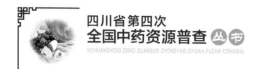

美头火绒草

来源： 菊科植物美头火绒草 *Leontopodium calocephalum* Beauv. 的干燥全草。

植物形态要点： 草本。茎不分枝，高 10~50 cm。基生叶披针形或线状披针形，基部成为疏松抱茎的鞘。头状花序 5~20，聚生；苞叶 10~18，线形，形成直径 5~8 cm 的星状苞叶群，苞叶两面密被白色或黄色厚绒毛，基部较宽，先端渐尖。

功能主治： 凉血，利尿，祛风，利湿。用于小便不利，湿气，风湿病。

附注：《全国中药资源志要》收载。《四川省中药资源志要》843 页。

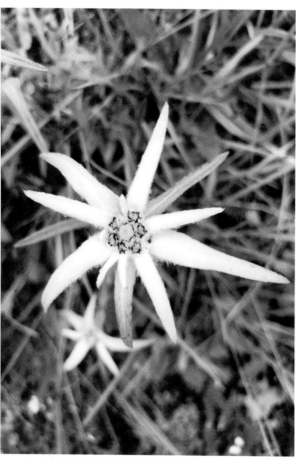

美头火绒草

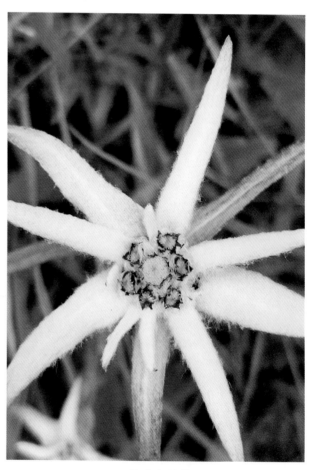

美头火绒草

尼泊尔香青

来源： 菊科植物尼泊尔香青 *Anaphalis nepalensis* (Spreng) Hand.-Mazz. 的干燥全草。

植物形态要点： 草本，被白色密绵毛。匍匐枝长达 20 cm。叶匙形、倒披针形或长圆状披针形，基部稍抱茎，不下延。头状花序 1 或少数；总苞呈球状，直径 15~20 mm；总苞片 8~9 层，深褐色至白色。

功能主治： 清热解毒，止咳定喘。用于感冒咳嗽，急、慢性气管炎，风湿性腿痛，高血压。

附注：《全国中草药汇编》以打火草收载。

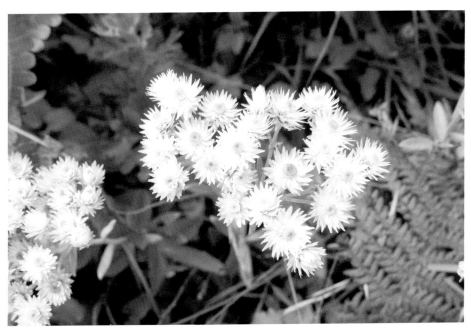

尼泊尔香青

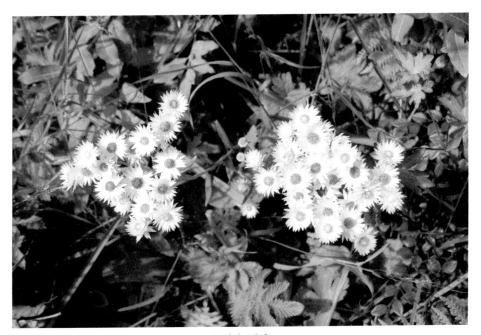

尼泊尔香青

川西小黄菊

来源：菊科植物川西小黄菊 *Pyrethrum tatsienense* (Bur. et Franch.) Ling 的干燥花序或全草。

植物形态要点：草本。叶椭圆形或长椭圆形。头状花序。总苞片约 4 层，线状披针形、长披针形至宽线形，全部苞片边缘黑褐色或褐色膜质。舌状花橘黄色或微带橘红色。舌片线形或宽线形，顶端3 齿裂。瘦果具 5~8 条椭圆形突起的纵肋。冠状冠毛分裂至基部。

功能主治：活血，祛湿，消炎，止痛。用于跌打损伤，湿热。

附注：《中华人民共和国卫生部药品标准·藏药》第一册 1995 年版以打箭菊收载。

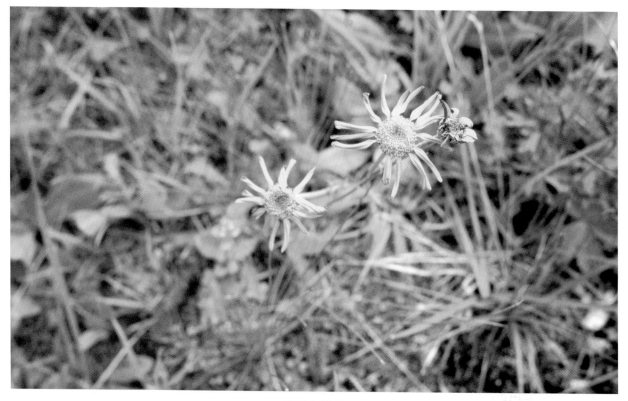

川西小黄菊

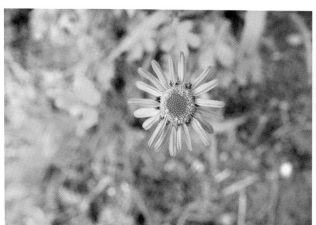

川西小黄菊

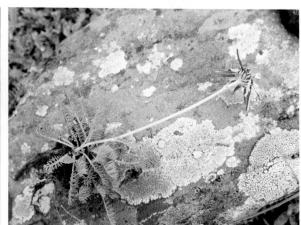

川西小黄菊

条叶垂头菊

来源：菊科植物条叶垂头菊 *Cremanthodium lineare* Maxim. 的干燥花序或全草。

植物形态要点：草本。茎上部有短柔毛。叶片纸质，条形或条状钻形，长 9~15 cm，宽 5~10 cm，基部近膜质，鞘状，边缘全缘；头状花序单生于茎的顶端，下垂；总苞半球形；总苞片暗绿色，披针形，无毛或被疏短柔毛；花异型，舌状花黄色，舌片条形或条状披针形，全缘或有 2 小齿；筒状花淡褐黄色。瘦果长圆形，冠毛白色。

功能主治：清热消肿，健胃止呕。用于高热惊风，神志昏迷，咽喉肿痛，脘腹胀痛，呕吐。

附注：《四川省中药资源志要》827 页。

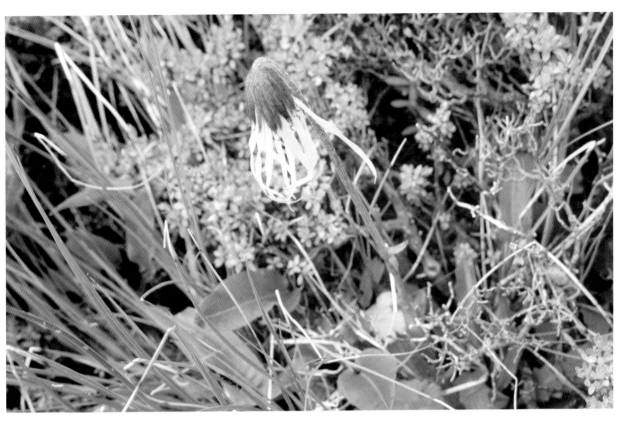

条叶垂头菊

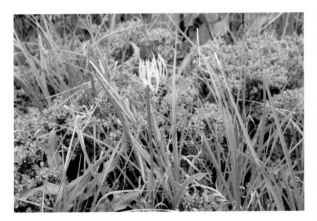

条叶垂头菊

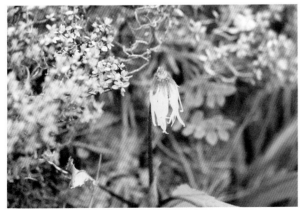

条叶垂头菊

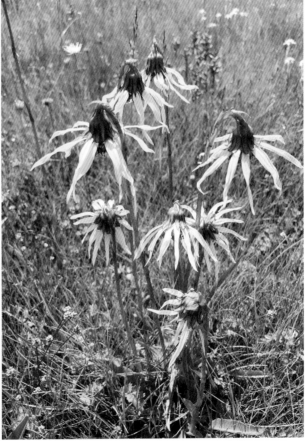

条叶垂头菊

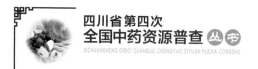

狭叶垂头菊

来源：菊科植物狭叶垂头菊 *Cremanthodium angustifolium* W. W. Smith. 的干燥花序或全草。

植物形态要点：草本。根肉质，多数。茎单生，直立，紫红色，上部被紫褐色有节长柔毛。叶披针形至狭披针形。头状花序单生，下垂，盘状，总苞半球形，被密的紫褐色有节柔毛，总苞片16~24，2层，披针形，内层具狭膜质边缘。小花多数，全部管状，黄色，檐部筒状，裂片先端具乳突，冠毛白色，与花冠等长。瘦果圆柱形，具肋。

功能主治：清热解毒。用于疮疡疖肿，肺痈，乳痈，肠痈，热病高热，热结便秘，蛇虫咬伤。

附注：《新华本草纲要》。

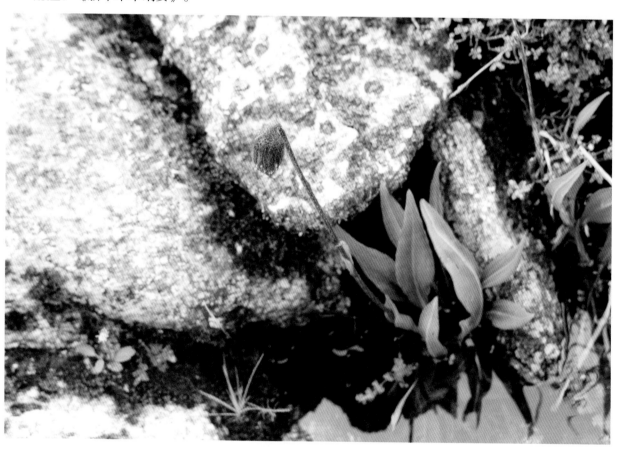

狭叶垂头菊

掌裂蟹甲草

来源：菊科植物掌裂蟹甲草 *Parasenecio palmatisectus* (Jeffrey) Y. L. Chen. 的干燥全草。

植物形态要点：草本。叶具长梗，中部叶宽卵状圆形或五角状心形，羽裂至5~7掌裂。头状花序多数，排成顶生的总状或疏松的圆锥状，花期后开展或下垂；苞片4；小花4或5；花冠黄色。瘦果圆柱形。

功能主治：疏风解表，除湿通络，活血散瘀。用于感冒，关节痛，发热，咳嗽，腰腿疼痛，跌打损伤。

附注：《中华本草》第7册6781页。

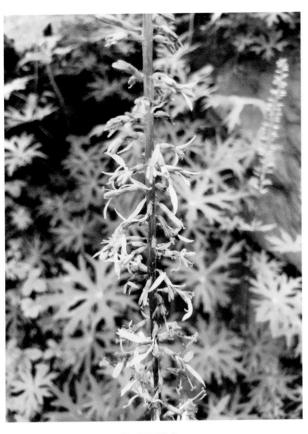

掌裂蟹甲草

掌裂蟹甲草

蛛毛蟹甲草

来源：菊科植物蛛毛蟹甲草 *Parasenecio roborowskii* (Maxim.) Y. L. Chen 的干燥全草。

植物形态要点：草本。茎不分枝。叶卵状三角形或长三角形，边缘有不规则的锯齿。头状花序多数，通常在茎端或上部叶腋排列成塔状疏圆锥状花序偏向一侧着生，下垂；小苞片线形或线状披针形；总苞圆柱形；总苞片 3~4；小花通常 3~4，花冠白色；冠毛白色。

功能主治：镇痉息风，养肝疗痹。用于肝气不疏，惊风，痉挛，高血压。

附注：《中国中药资源志要》。

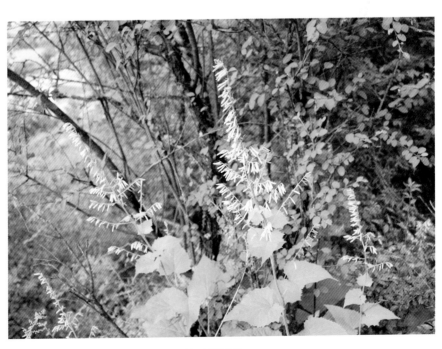

蛛毛蟹甲草

毛裂蜂斗菜

来源：菊科植物毛裂蜂斗菜 *Petasites tricholobus* Franch. 的干燥花蕾。

植物形态要点：草本，被白色薄蛛丝状绵毛。基生叶具长柄，宽肾状心形，边缘具细齿。雌花茎高 27~60 cm；雌头状花序多数，排成密集聚伞圆锥花序，总苞钟状，总苞片披针形；花冠顶端 4~5 撕裂；雄头状花序排成伞房状花序。瘦果圆柱形，冠毛白色。

功能主治：润肺，化痰，止咳。用于急、慢性支气管炎，肺结核，咳嗽，气喘。

附注：《全国中草药汇编》。

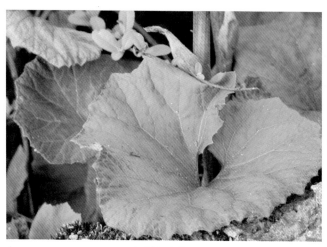

毛裂蜂斗菜

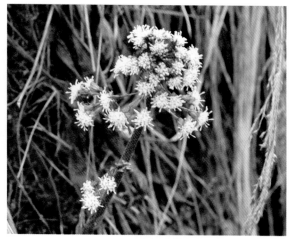

毛裂蜂斗菜

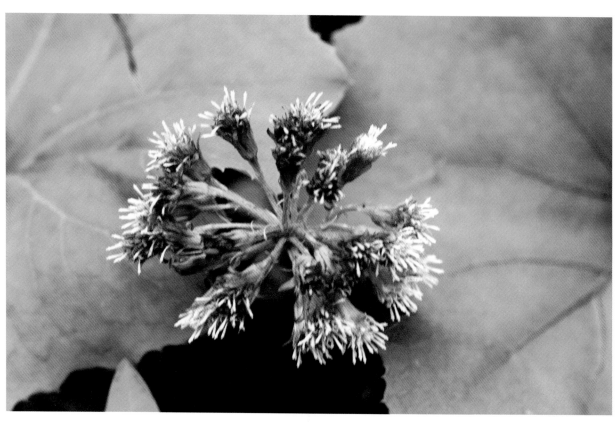

毛裂蜂斗菜

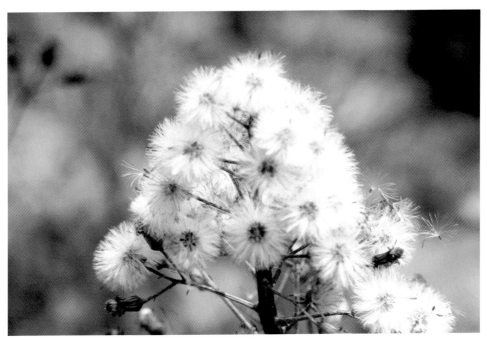

毛裂蜂斗菜

斑鸠菊

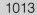

1013

来源： 菊科植物斑鸠菊 *Vernonia esculenta* Hemsl. 的干燥根或叶。

植物形态要点： 灌木或小乔木，高 2~6 m，密被灰色绒毛。叶具柄，硬纸质，披针形，侧脉 9~13 对。头状花序多数，排成宽圆锥花序；总苞倒圆锥状；总苞片革质，暗绿色；小花 5~6 朵，淡红紫色。瘦果近圆柱状，冠毛白色或污白色。

功能主治： 清热解毒，生肌敛疮。用于阑尾炎，疮疖，烫火伤。

附注：《中华本草》第 7 册 7072 页。

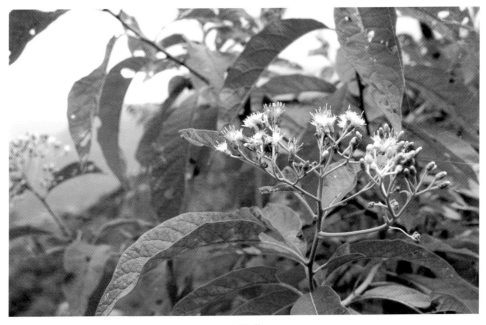

斑鸠菊

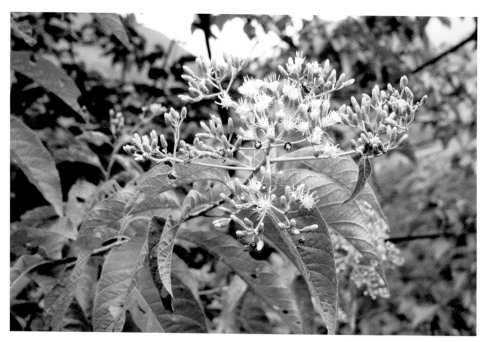

斑鸠菊

佩 兰

来源： 菊科植物佩兰 *Eupatorium fortunei* Turcz. 的干燥地上部分。

植物形态要点： 草本。中部茎叶大，3全裂或3深裂，下部茎叶减小。头状花序多数排成复伞房花序，总苞钟状。瘦果黑褐色，长椭圆形；冠毛白色。

功能主治： 芳香化湿，醒脾开胃，发表解暑。用于湿浊中阻，脘痞呕恶，口中甜腻，口臭，多涎，暑湿表证，湿温初起，发热倦怠，胸闷不疏。

附注：《中国药典》2020年版一部收载。

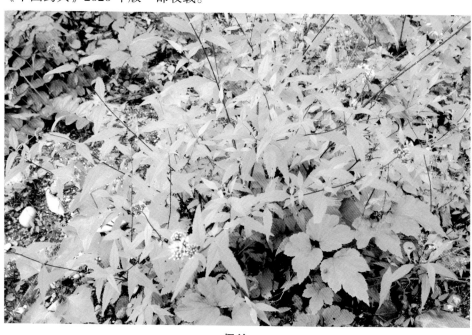

佩兰

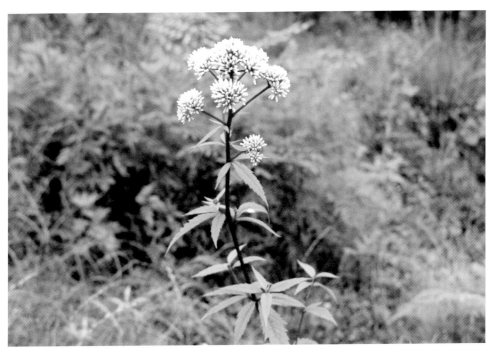

佩兰

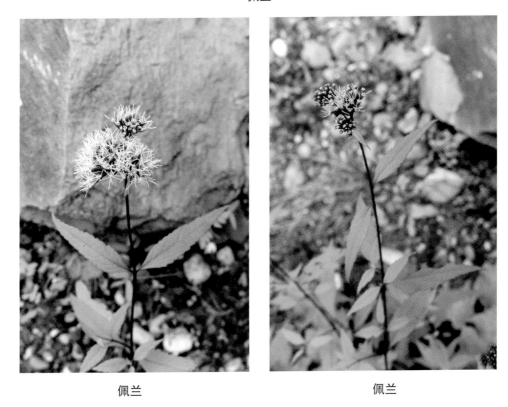

佩兰　　　　　　　　　　　　　　　　佩兰

鼠曲草

来源：菊科植物鼠曲草 *Gnaphalium affine* D. Don 的干燥全草。

　　植物形态要点：草本。叶无柄，叶片匙状倒披针形或倒卵状匙形。头状花序，花黄色至淡黄色；总苞钟形，总苞片金黄色或柠檬黄色，膜质，有光泽，外层倒卵形或匙状倒卵形。雌花多数，花冠细

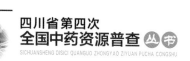
管状，花冠顶端扩大，裂片无毛。瘦果倒卵形或倒卵状圆柱形。

功能主治：化痰止咳，祛风除湿，解毒。用于咳喘痰多，风湿痹痛，泄泻，水肿，蚕豆病，赤白带下，痈肿疔疮，阴囊湿痒，荨麻疹，高血压。

附注：本品又称鼠麴草。《中华本草》第 7 册 6887 页。

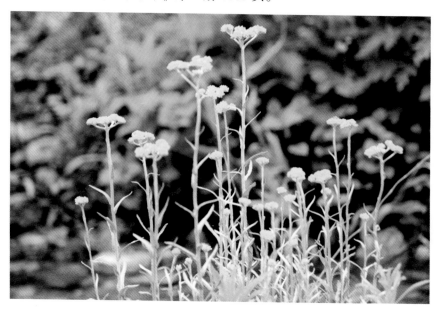

鼠曲草

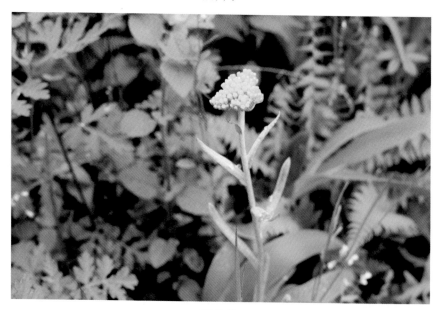

鼠曲草

钻叶紫菀

来源：菊科植物钻叶紫菀 *Symphyotrichum subulatum* (Michx.) G. L.Nesom 的干燥全草。

植物形态要点：草本。全株光滑无毛，肉质。基生叶倒披针形，花后凋落；茎生叶条状披针形，全缘。头状花序小，多数排成圆锥状；总苞狭钟状；总苞片 3~4 层，条状钻形；舌状花细狭，淡红色；冠毛污白色。瘦果长圆形或椭圆体形。

功能主治：清热解毒。用于痈肿，湿疹。

附注：《湖南药物志》记载。

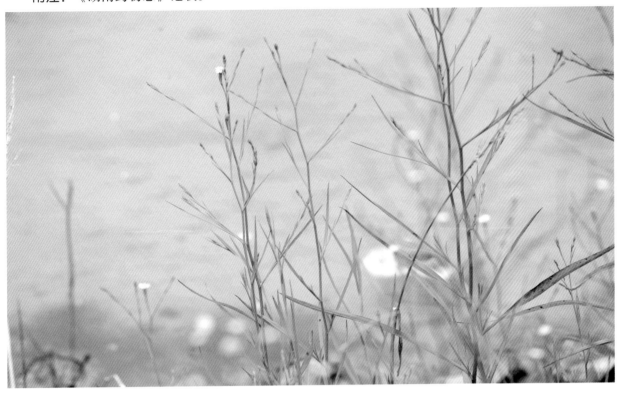

钻叶紫菀

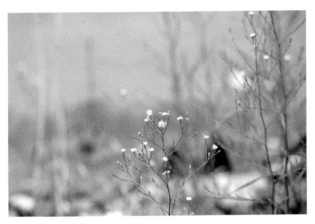

钻叶紫菀

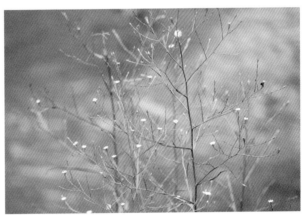

钻叶紫菀

下田菊

来源：菊科植物下田菊 *Adenostemma Lavenia* (L.) O. Kuntze 的干燥全草。

植物形态要点：草本。叶对生，卵形至长椭圆状披针形，边缘有圆锯齿，具三出脉。头状花序小，顶生，少数，排成伞房圆锥状花序；总苞半球形；花冠白色。瘦果倒披针形，冠毛4，棒状。

功能主治：清热利湿，解毒消肿。用于感冒高热，支气管炎，咽喉炎，扁桃体炎，黄疸型肝炎，痈疖疮疡，蛇咬伤。

附注：《全国中草药汇编》。《四川省中药资源志要》798页。

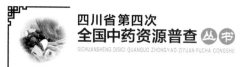

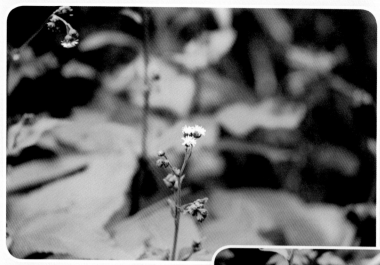

下田菊

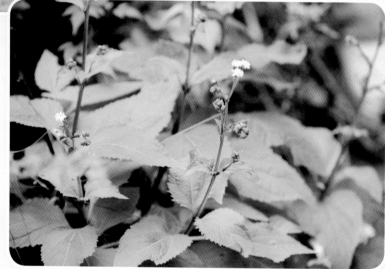

下田菊

香蒲科

香 蒲

来源： 香蒲科植物香蒲 *Typha orientalis* Presl 的干燥花粉。

植物形态要点： 水生或沼生草本，高 1~2 m。地上根状茎粗壮。叶条形，长 40~70 cm，宽 5~10 mm，基部鞘状，抱茎。穗状花序圆柱状，雄花序与雌花序彼此连接；雄花序在上；雄花有雄蕊 2~4 枚，花粉粒单生；雌花序在下；雌花无小苞片，有多数基生的白色长毛，毛与柱头近等长；柱头匙形，不育雌蕊棍棒状。小坚果有一纵沟。

功能主治： 止血，化瘀，通淋。用于吐血，衄血，咯血，崩漏，外伤出血，经闭痛经，胸腹刺痛，跌扑肿痛，血淋涩痛。

附注： 本品又称东方香蒲。《中国药典》2020 年版一部以蒲黄收载了香蒲、水烛或长苞香蒲。《中国植物志》《中国高等植物图鉴》。

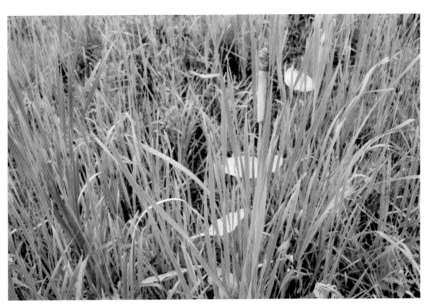

香蒲

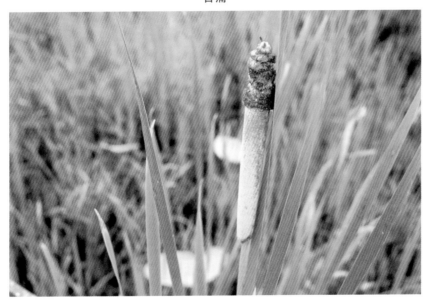

香蒲

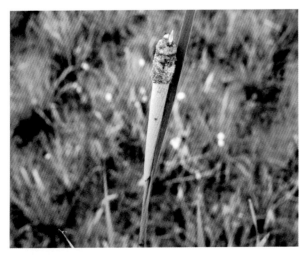

香蒲

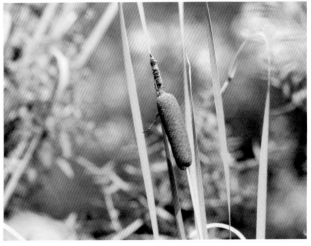

香蒲

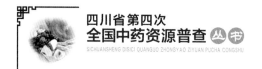
水 烛

来源：香蒲科植物水烛 *Typha angustifolia* Linn. 的干燥花粉、杂有花药花丝的花粉、根茎或根。

植物形态要点：草本。茎粗壮。叶长 50~120 cm，下面凹，横截面半圆形。穗状花序长约 8 cm，具 1~3 早落苞片；花药长约 2 mm；雌花具小苞片；柱头条形至披针形，长 1.3~1.8 mm；子房柄上毛短于花柱。果狭椭圆体形。

功能主治：蒲黄（草蒲黄）止血，化瘀，通淋。用于吐血，衄血，咯血，崩漏，外伤出血，经闭痛经，脘腹刺痛，跌扑肿痛，血淋涩痛。（蒲包草根）清热凉血，利水消肿。用于孕妇劳热，胎动下血，消渴，口疮，热痢，淋病，白带，水肿，瘰疬。

附注：《中国药典》2020 年版一部以蒲黄收载。《上海市中药材标准》1994 年版、《宁夏中药材标准》1993 年版和《甘肃省中药材质量标准》1991 年版收载草蒲黄。《上海市中药材标准》1994 年版以蒲包草根收载。

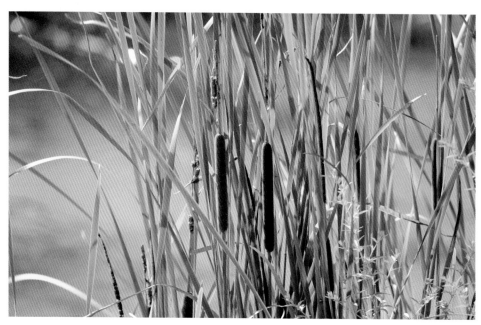

水烛

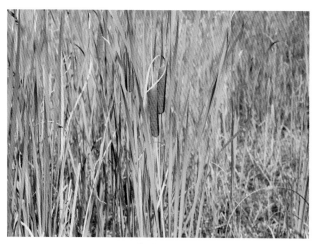

水烛

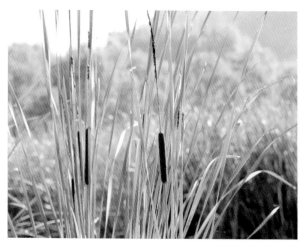

水烛

长苞香蒲

来源： 香蒲科植物长苞香蒲 *Typha angustata* Bory et Chaub. 的干燥花粉。

植物形态要点： 水生或沼生草本。地上茎直立，高 0.7~2.5 m，粗壮。叶片长 40~150 cm，宽 0.3~0.8 cm，中部以下背面逐渐隆起，下部横切面呈半圆形，海绵状；叶鞘很长，抱茎。雌雄花序远离；花序轴具弯曲柔毛，先端齿裂或否，雌花序位于下部，具叶状苞片；雄花多具 3 枚雄蕊，花药长 1.2~1.5 mm，花粉粒单体，球形、卵形或钝三角形；雌花具小苞片；孕性雌花柱头宽条形至披针形，比花柱宽，子房披针形。小坚果纺锤形，纵裂，果皮具褐色斑点。种子黄褐色。

功能主治： 同香蒲。

附注：《中华本草》第 8 册 7680 页。

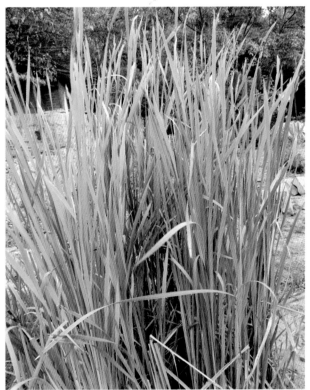
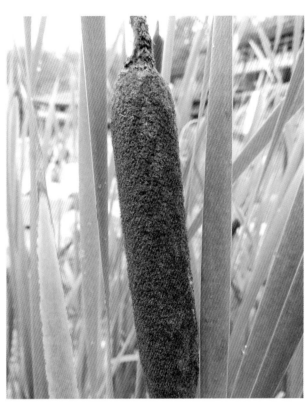

长苞香蒲　　　　　　　　　　　　　　　　长苞香蒲

1021

泽泻科

泽 泻

来源： 泽泻科植物泽泻 *Alisma plantago-aquatica* L. 的干燥块茎。

植物形态要点： 水生草本。挺水叶窄椭圆形或卵形。圆锥花序具 3~8 轮分枝；花两性；外轮萼片宽卵形，内轮花瓣近圆形，白色或浅紫色，边缘具不规则粗齿；心皮排列整齐。瘦果椭圆形或近长圆形，背部具 1~2 条不明显浅沟。

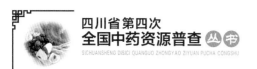

功能主治：利水渗湿，泄热，化浊降脂。用于小便不利，水肿胀满，泄泻尿少，痰饮眩晕，热淋涩痛，高脂血症。

附注：《中国药典》2020年版一部收载。经查《中国植物志》，拉丁学名 *Aisma orientale* (Samuel) Juz. 应为东方泽泻。

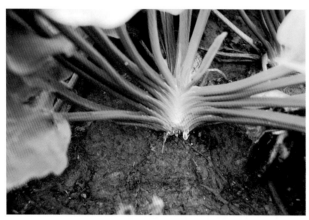

泽泻

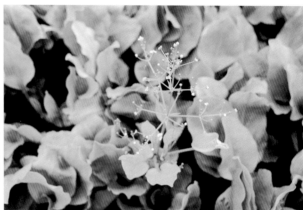

泽泻

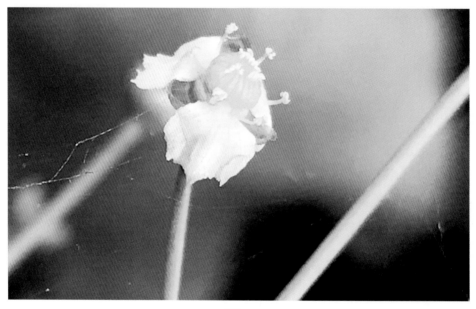

泽泻

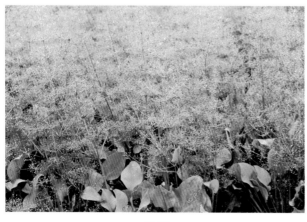

泽泻

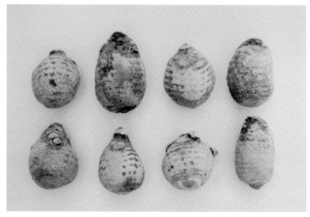

泽泻

东方泽泻

来源：泽泻科植物东方泽泻 *Alisma orientale* (Samuel) Juz. 的干燥块茎。

植物形态要点：水生草本。叶宽披针形至椭圆形。圆锥花序具分枝；花两性；外轮萼片卵形，内轮花瓣近圆形，白色或粉色，边缘波状；心皮排列不整齐。瘦果椭圆体形，背部具 1~2 浅沟。

功能主治：利小便，清湿热。用于小便不利，水肿胀满，泄泻尿少，痰饮眩晕，热淋涩痛；高血脂。

附注：本品出自《神农本草经》。《浙江植物志》收载。

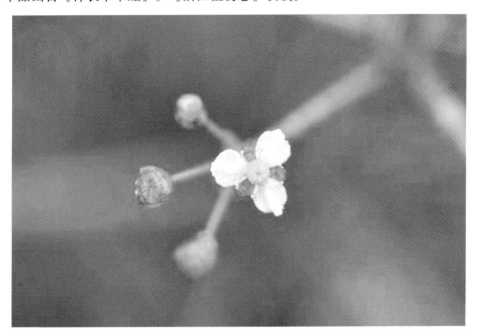

东方泽泻

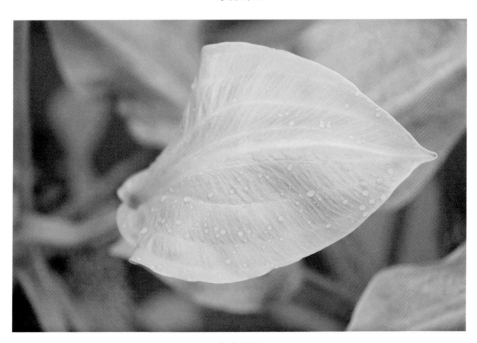

东方泽泻

慈 菇

来源：泽泻科植物慈菇 *Sagittaria sagittifolia* L. 的新鲜或干燥球茎、叶。

植物形态要点：草本。地下球茎卵圆形或球形，黄白色。叶子像箭头，叶片宽大，肥厚，顶裂片先端钝圆，卵形至宽卵形。圆锥花序高大，长 20~80 cm，着生于下部；花白色，具 1~2 轮雌花，主轴雌花 3~4 轮，位于侧枝之上；雄花多轮，生于上部。果期常斜卧水中；果期花托扁球形，直径 4~5 mm，高约 3 mm。种子褐色，具小凸起。

功能主治：清热止血，解毒消肿，散结。用于咯血，吐血，难产，产后胞衣不下，崩漏带下，尿路结石，小儿丹毒，痈肿疮毒，毒蛇咬伤。

附注：《上海市中药材标准》1994 年版以慈菇叶收载。

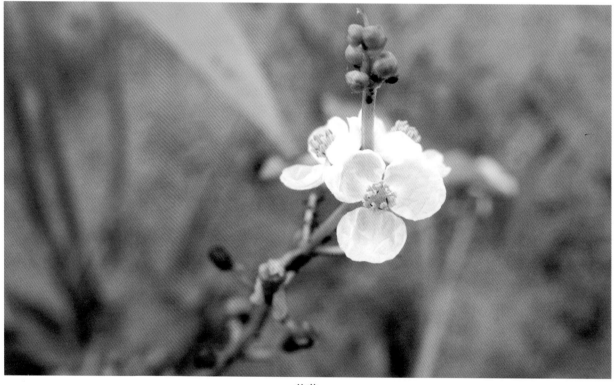

慈菇

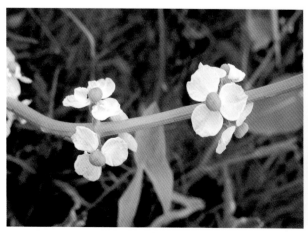

慈菇

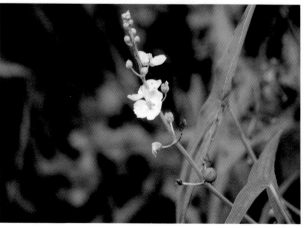

慈菇

禾本科

白 茅

来源：禾本科植物白茅 *Imperata cylindrica* Beauv.var. *major* (Nees) C. E. Hubb. 的干燥根茎。

植物形态要点：草本。秆单生或丛生，具节 1~4。叶扁平或内卷，宽 0.8~2 cm。圆锥花序圆柱状，密具毛；小穗长 2.5~6 mm；胚脱体具长 1.2~1.6 cm 的丝状毛。

功能主治：凉血止血，清热利尿。用于血热吐血，衄血，尿血，热病烦渴，湿热黄疸，水肿尿少，热淋涩痛。

附注：《中国药典》2020 年版一部以白茅根收载。《四川植物志》第 5 卷 331 页。

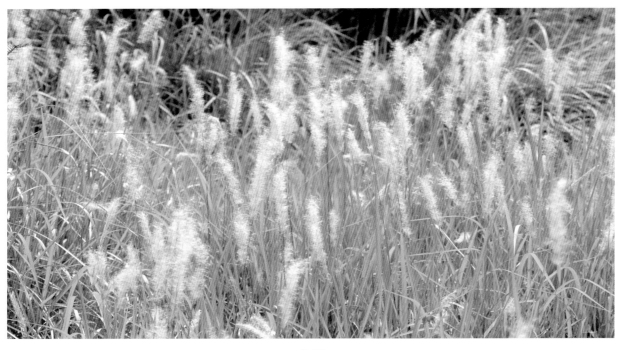

白茅

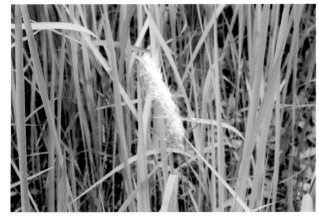

白茅

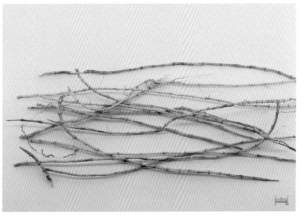

白茅根

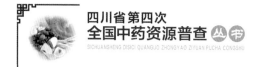
小 麦

来源： 禾本科植物小麦 *Triticum sativum* L. 的干燥轻浮瘪瘦的果实。

植物形态要点： 草本，秆中空，高 60~150 cm，约有 5 节。穗状花序疏或密，直立；小穗含 4~9 小花；颖片疏松贴伏或贴生至小花，卵形或椭圆形；外稃具柔毛或无毛，无芒至具长芒；芒常分枝。

功能主治： 除虚热，止汗。用于骨蒸劳热，自汗盗汗。

附注： 本品始载于《本草蒙筌》。《中华人民共和国卫生部药品标准·中药材》第一册 1992 年版以浮小麦收载。《湖南省中药材标准》2009 年版和《贵州省中药材标准》2003 年版以麦芽收载。

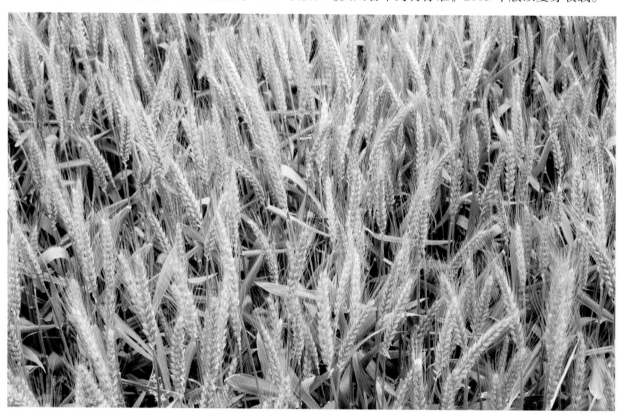

小麦

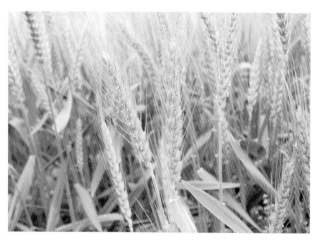

小麦

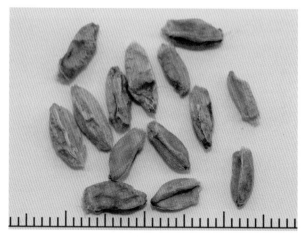

浮小麦

燕　麦

来源：禾本科植物燕麦 *Avena sativa* L. 的干燥颖果。

植物形态要点：草本。秆单生或簇状，直立。叶鞘通常无毛；叶舌膜质。圆锥花序松散，开展或萎缩；小穗具 2~3 小花，轴近无毛，直立；颖果卵状披针形；外稃坚硬，无毛；内稃与外稃近等长。

功能主治：退虚热，益气，止汗，解毒。用于脾胃虚弱，虚汗，骨蒸痨热。

附注：《四川省中药资源志要》931 页。

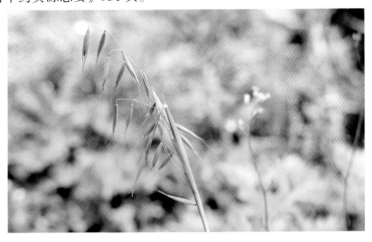

燕麦

高　粱

来源：禾本科植物高粱 *Sorghum vulgare* Pers. 干燥成熟的颖果、佛焰苞。

植物形态要点：草本。秆直立，粗壮，高 3~5 m，自基部的节生粗壮的根。圆锥花序变化较大，松散或密集，圆柱状或金字塔状至倒卵形；总状花序成熟后坚硬；无柄小穗卵形至近圆形，长 3.5~6 mm。

功能主治：高粱米益脾温中，涩肠止泻。用于大病体虚，脾胃虚弱。佛焰苞清热止血，用于失血。

附注：本品始载于《本草纲目》。《中国高等植物彩色图鉴》记载拉丁学名为 *Sorghum bicolor* (L.) Moench。

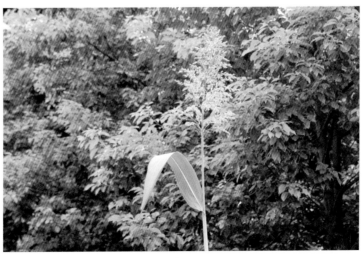

高粱

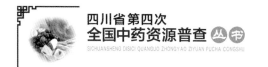
玉蜀黍

来源： 禾本科植物玉蜀黍 *Zea mays* L. 的干燥花柱。

植物形态要点： 高大草本。秆直立，通常不分枝，高 1~4 m，基部各节具气生支柱根。叶鞘具横脉；叶片扁平宽大，线状披针形。顶生雄性圆锥花序大型，主轴与总状花序轴及其腋间均被细柔毛；雄性小穗孪生，花药橙黄色。雌花序被多数宽大的鞘状苞片所包藏；雌小穗孪生，成 16~30 纵行排列于粗壮之序轴上，雌蕊具极长而细弱的线形花柱。颖果球形或扁球形。

功能主治： 利水消肿，降血压。用于肾性水肿，小便不利，湿热黄疸，高血压。

附注： 本品始载于明·李时珍《本草纲目》。《中华人民共和国卫生部药品标准·中药材》第一册以玉米须收载。《四川植物志》第 5 卷 438 页。

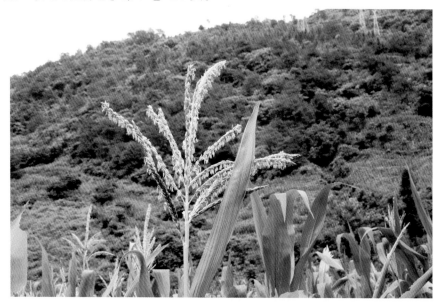

玉蜀黍

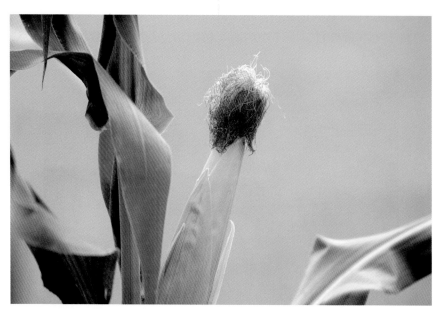

玉蜀黍

稻

来源：禾本科植物稻 *Oryza sativa* L. 去掉壳皮的陈年胚乳、稻桩再生苗或孕穗未出来的幼苗、谷粒与幼芽。

植物形态要点：一年水生草本，高 0.5~1.5 m。叶鞘下部稍膨大，叶耳镰形；叶舌长 10~40 mm。圆锥花序大型疏展；小穗长圆形至长圆状披针形，宿存；花药长 1~3 mm；胚较小。

功能主治：消食和中，健脾开胃。用于食积不消，腹胀口臭，脾胃虚弱，不饥食少。炒稻芽偏于消食，用于不饥食少。焦稻芽善化积滞。用于积滞不消。

附注：《中国药典》2020 年版一部以稻芽收载。谷芽是小米即粟的芽。

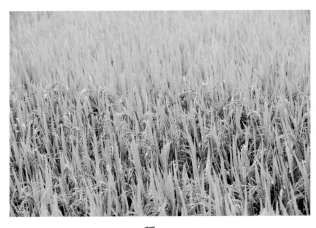

稻

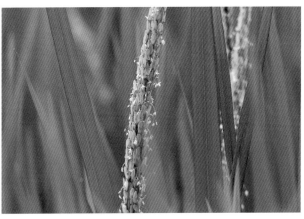

稻

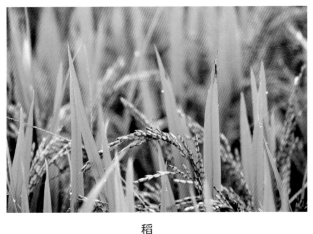

稻

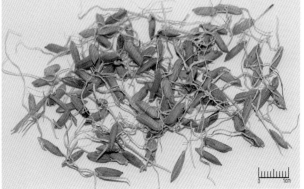

稻芽

芦　苇

来源：禾本科植物芦苇 *Phragmites communis* Trin. 的新鲜或干燥根茎。

植物形态要点：草本。根状茎十分发达。秆高达 2 m 或更高。叶鞘浅绿色，无毛或具微毛；叶常下垂。最下轮圆锥花序分枝常穗状；小穗长 10~18 mm，含小花 2~5 朵；颖片锐尖，第二颖长 6~9 mm。

功能主治：清热泻火，生津止渴，除烦，止呕，利尿。用于热病烦渴，肺热咳嗽，肺痈吐脓，胃热呕哕，热淋涩痛。

附注：本品始载于《名医别录》。《中国药典》2020年版一部收载芦根，与芦竹根不同。

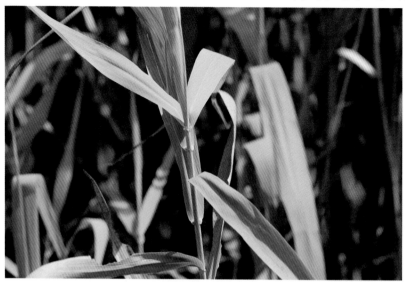

芦苇

芦竹

来源：禾本科植物芦竹 *Arundo donax* L. 的干燥根茎。

植物形态要点：草本。秆丛生，直立，粗壮，高 2~6 m。叶鞘长于节间，常除口部具长柔毛外无毛。圆锥花序大型，长 30~60 cm；颖片条状披针形，长 8~11 mm，具 3~7 脉，背部毛长 5~6 mm。

功能主治：清热泻火，止呕生津。用于热病烦渴，呕吐，高热不退，小便不利。

附注：《四川省中药材标准》2010年版以芦竹根收载。《四川中药志》1010 页。

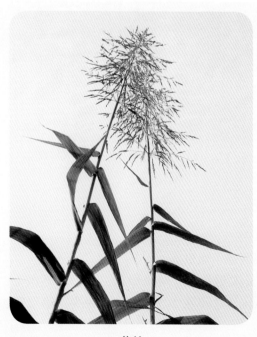

芦竹

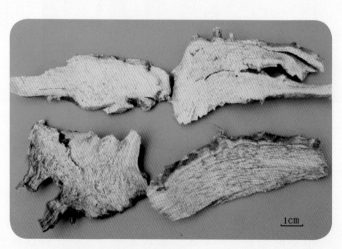

芦竹根

薏苡

来源：禾本科植物薏苡 *Coix lacryma-jobi* L. var. *mayuen* (Roman.) Stapf 的干燥成熟种仁。

植物形态要点：草本。秆直立，粗壮，高 1~3 m，多于 10 节间，具分枝。叶条状披针形，宽 1.5~7 cm。花序总状；小穗单性，雄性小穗长圆状卵形。孢果卵球形至圆柱状，常骨质，光亮，白色、淡蓝色或灰褐色。

功能主治：利水渗湿，健脾止泻，除痹，排脓，解毒散结。用于水肿，脚气，小便不利，脾虚泄泻，湿痹拘挛，肠痈，赘疣，癌肿。

附注：《中国药典》2020 年版一部收载薏苡仁。《四川植物志》第 5 卷 436 页。

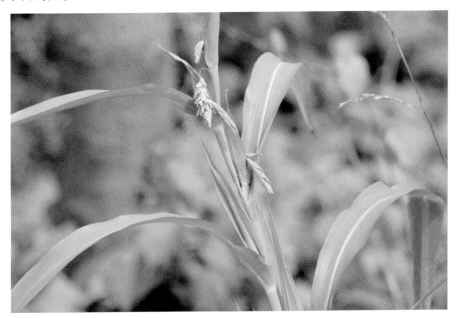

薏苡

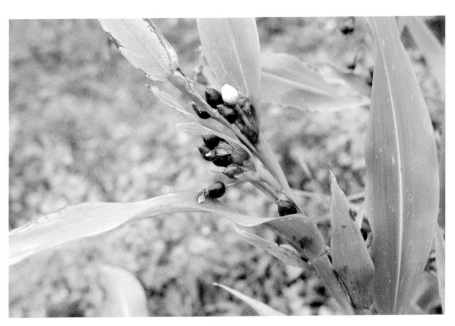

薏苡

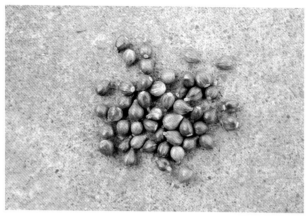

薏苡

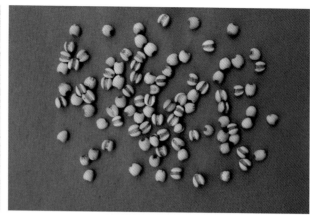

薏苡仁

淡竹叶

来源： 禾本科植物淡竹叶 *Lophatherum gracile* Brongn. 的干燥茎叶。

植物形态要点： 草本。须根上具纺锤形小块根。秆高 60~150 cm。叶片披针形；叶舌褐色，背面具硬毛。花序长 10~25 cm；总状花序少，疏松圆锥状；小穗狭披针形，近圆柱状；颖片卵形，背面圆形，膜质边缘近革质。

功能主治： 清热泻火，除烦止渴，利尿通淋。用于热病烦渴，小便短赤涩痛，口舌生疮。

附注： 《中国药典》2020 年版一部收载。

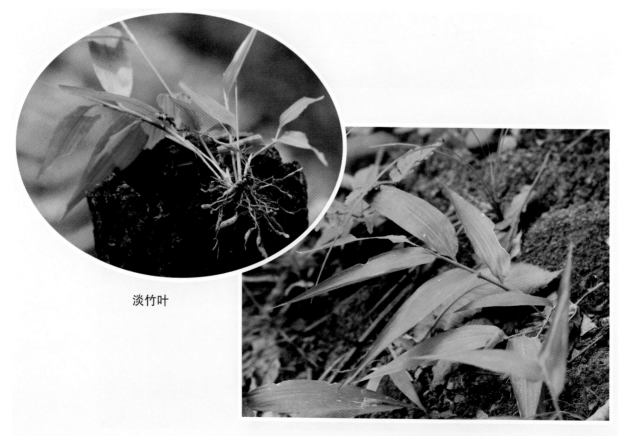

淡竹叶

淡竹叶

莎草科

莎　草

来源：莎草科植物莎草 *Cyperus rotundus* L. 的干燥根茎。

植物形态要点：草本。有匍匐根状茎和椭圆状块茎。有三锐棱。叶基生。苞片 2~3，叶状，长侧枝聚伞花序，最长达 12 cm；小穗条形，3~10 个排成伞形花序；小穗轴有白色透明的翅；鳞片紧密，中间绿色，两侧紫红色；雄蕊 3；柱头 3。小坚果矩圆倒卵形，有三棱，长约为鳞片的 1/3，表面具细点。

功能主治：疏肝解郁，理气宽中，调经止痛。用于肝气郁滞，胸胁胀痛，疝气疼痛，乳房胀痛，脾胃气滞，脘腹痞闷，胀满疼痛，月经不调，经闭痛经。

附注：本品始载于《名医别录》。《中国药典》2020 年版一部收载香附。

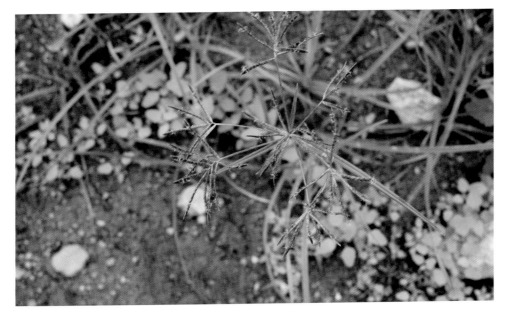

莎草

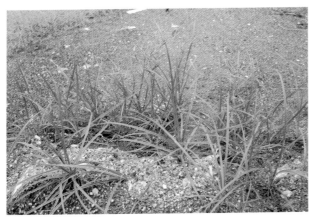

莎草

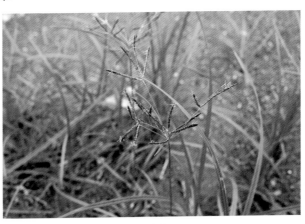

莎草

1033

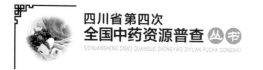
棕榈科

棕 榈

来源： 棕榈科植物棕榈 *Tnachycarpus fortunei* (Hook. f.) H.Wendl. 的干燥叶柄和成熟果实。

植物形态要点： 乔木。茎单生，高达 12 m，直径约 15 cm。叶掌状分裂，叶身半圆形，宽达 1.2 m，背面绿色，分裂至约 3/4，裂片 40~50，坚挺；叶柄长达 0.6 m，边缘具细齿；叶鞘纤维宿存。花序分枝。果肾形，高 0.9 cm，宽 1.4 cm，淡蓝色，具白粉。

功能主治： 棕榈收敛止血。用于吐血，衄血，尿血，便血，崩漏。棕榈子收敛止血。用于吐血，衄血，便血，尿血，痢疾。

附注：《中国药典》2020 年版一部收载，《中华人民共和国卫生部药品标准·中药材》第一册 1992 年版收载棕榈子。

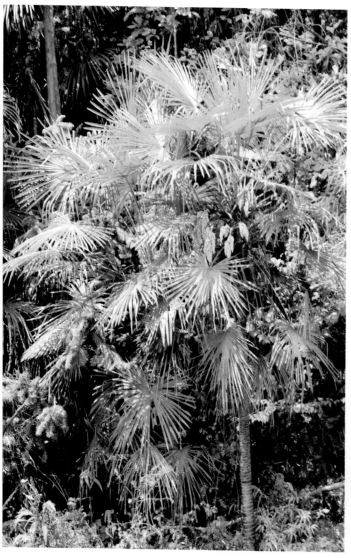

棕榈

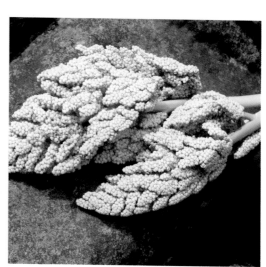

棕榈

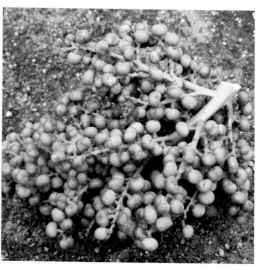

棕榈

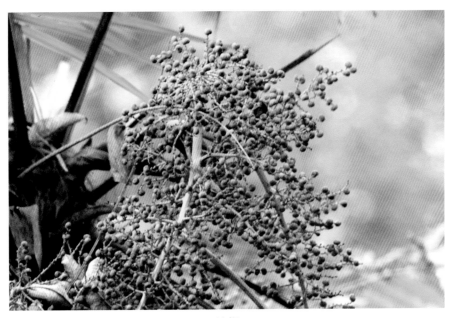

棕榈

鱼尾葵

来源：棕榈科植物鱼尾葵 *Caryota maxima* Blume ex Mart. 的干燥根。

植物形态要点：乔木。茎单生，高达 30 m，胸径 20~65 cm，绿色，具明显的叶环痕。叶二回羽状分裂，内向折叠，生于茎上半部，长达 4.5 m；初级叶轴每侧具二级叶轴达 27；二级叶轴每侧小羽片 12~27，基部狭楔形。植株一次性开花结果，从上至下开花，花序一回分枝，长达 4.5 m；雄花花瓣淡黄色。果实暗红色，球形。

功能主治：活血化瘀，强筋壮崩，清热解毒，凉血，止血。用于腰膝酸软，风湿痹痛，高热抽搐，肺热咳嗽，血热妄行之出血。

附注：本品始载于宋·刘翰、马志《开宝本草》《四川省中药资源志要》946 页。

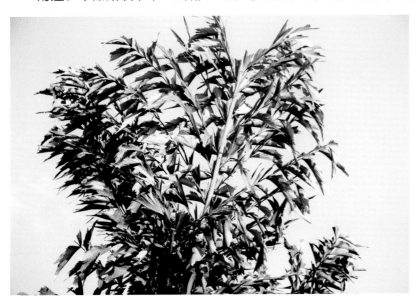

鱼尾葵

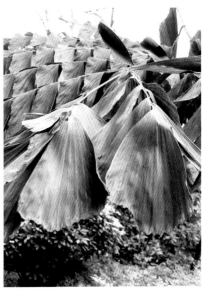

鱼尾葵

棕 竹

来源：棕榈科植物棕竹 *Rhapis excelsa* (Thunb.) Henry 的干燥根。

植物形态要点：灌木。茎丛生，高达 3 m，上部叶鞘纤维宿存，下部叶环痕显著。叶掌状分裂，叶身不裂至基部，裂片 2~13，裂片具肋脉 2~5，先端锯齿状；叶鞘具粗的马尾状网状纤维。花序分枝。果白色，球形。

功能主治：清热凉血，活血祛瘀。用于痨伤吐血，衄血，血淋，血痢，产后血崩。

附注：《峨眉山药用植物资源》1982 年版收载。

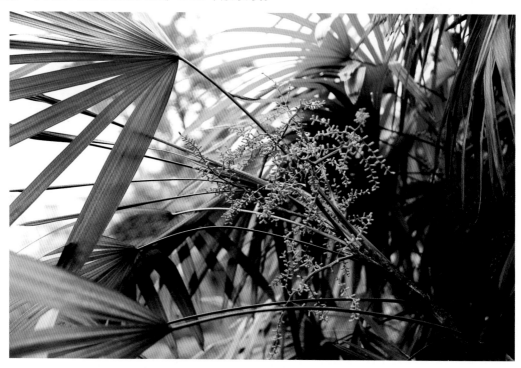

棕竹

天南星科

天南星

来源：天南星科植物天南星 *Arisaema heterophyllum* Bl. 的干燥块茎。

植物形态要点：草本。块茎扁球形。叶常单 1；叶片鸟足状分裂，裂片 13~19，有时更少或更多，倒披针形、长圆形、线状长圆形；佛焰苞管部圆柱形，喉部截形；檐部卵形或卵状披针形，下弯几成盔状。肉穗花序两性和雄花序单性。两性花序，至佛焰苞喉部以外之字形上升，雌花球形，雄花具柄。浆果黄红色、红色，圆柱形，内有棒头状种子 1 枚，种子黄色，具红色斑点。

功能主治：祛风定惊，燥湿化痰，散结消肿。用于中风，口眼歪斜，半身不遂，癫痫，破伤风，痈肿，虫蛇咬伤。

附注：《中国药典》2020年版一部收载天南星、异叶天南星和东北天南星 *Arisaema amurense* Maxim.。经查《中国植物志》，《中国药典》收载的异叶天南星为天南星。

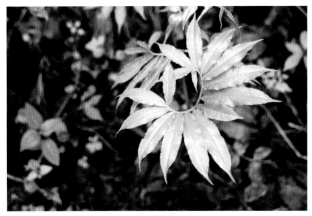

天南星

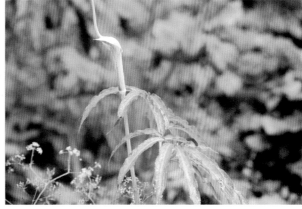

天南星

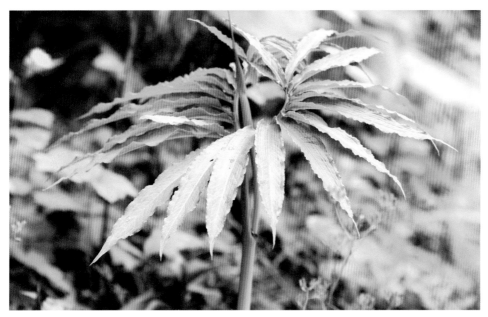

天南星

1037

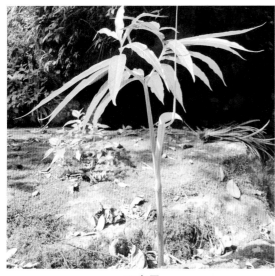

天南星

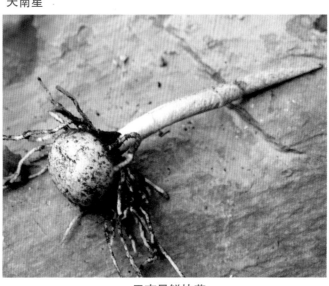

天南星鲜块茎

一把伞南星

来源： 天南星科植物一把伞南星 *Arisaema erubescens* (Wall.) Schott 的干燥块茎。

植物形态要点： 草本。叶常单生，叶片放射状分裂；裂片 11~21，倒披针形、长圆形或条状长圆形，中央小叶常短于侧生小叶。佛焰苞管外面灰绿色，里面淡绿色；附属器基部白色。

功能主治： 同天南星。

附注： 本品始载于《神农本草经》。天南星一名则始见于唐·陈藏器《本草拾遗》（739 年）。经查《中国植物志》，《中国药典》收载的天南星为一把伞南星。

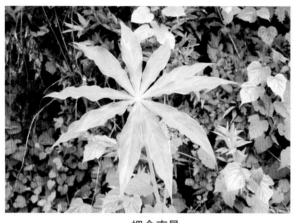

一把伞南星

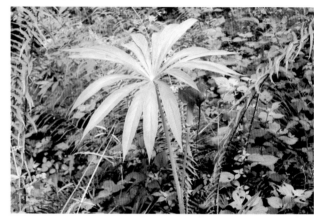

一把伞南星

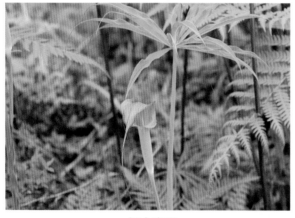

一把伞南星

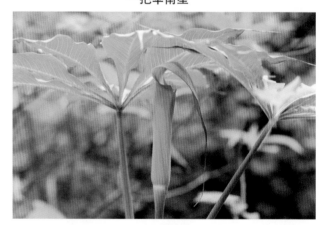

一把伞南星

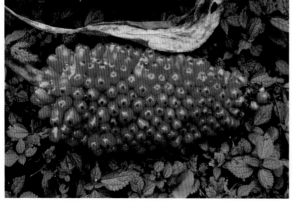

一把伞南星

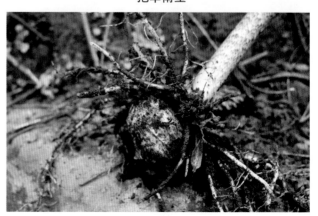

一把伞南星鲜块茎

刺柄南星

来源： 天南星科植物刺柄南星 *Arisaema asperatum* N. E. Brown 的干燥块茎。

植物形态要点： 草本，雌雄异株。块茎扁球形，直径约 3 cm。叶单生，具 3 小叶。花序梗具疣，粗糙；佛焰苞深紫色，具白绿色条纹；管部圆筒状；檐部近直立，倒披针形或卵状披针形；肉穗花序单性；附属物圆柱状，长 6.5~9 cm。

功能主治： 燥湿化痰，祛风止痉，散结消肿。用于顽痰咳嗽，风疾眩晕，中风痰壅，口眼歪斜，半身不遂，癫痫，惊风，破伤风，痈肿，蛇虫咬伤。

附注： 《四川省中药材标准》2010 年版收载南星。

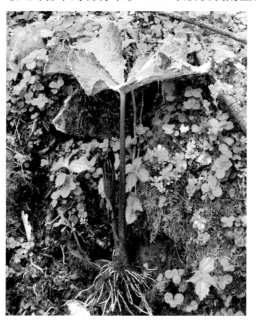

刺柄南星

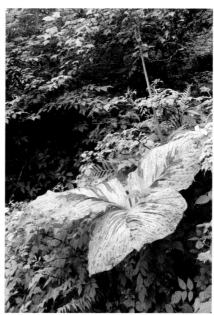

刺柄南星

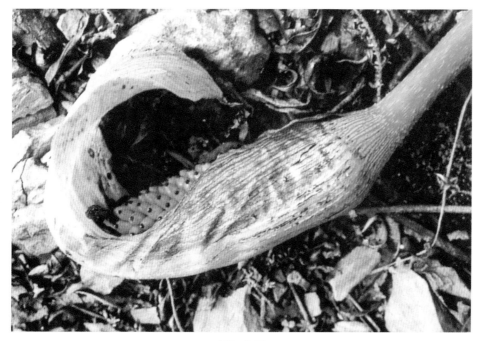

刺柄南星

象头花

来源：天南星科植物象头花 *Arisaema franchetianum* Engl. 的干燥块茎。

植物形态要点：草本。叶单生，具 3 小叶；叶柄乳红色或浅绿色，无斑点。佛焰苞紫色，具白色条纹，管部圆筒状；喉部边缘反卷；檐部盔状下弯，先端具下垂长尾尖；附属器基部渐狭为一短柄。

功能主治：散瘀解毒，消肿止痛。用于食积胃痛，乳痈，瘰疬，无名肿毒，毒蛇咬伤。

附注：《贵州省中药材质量标准》1988 年版收载狗爪南星。《中华本草》第 8 册 7630 页。《中国高等植物图鉴》记载为紫盔南星。块茎为佤族、藏族、德昂族习用药。

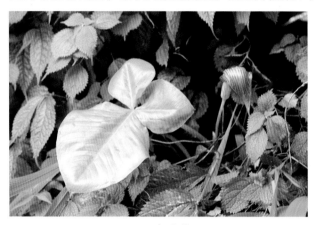

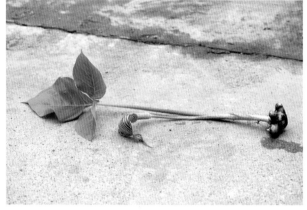

象头花　　　　　　　　　　　　　　　　象头花

象南星

来源：天南星科植物象南星 *Arisaema elephas* Buchet 的干燥块茎。

植物形态要点：草本。叶单生，具 3 小叶；佛焰苞紫色，具绿色或白色条纹；管部圆筒状，长 3~5 cm，附属器绿紫色。浆果。

功能主治：散瘀解毒，消肿止痛，祛风定惊，止吐。用于胃痛，腹痛，咳嗽，呕吐，痈肿，破伤风，小儿惊风。

附注：《四川省中药资源志要》950 页。

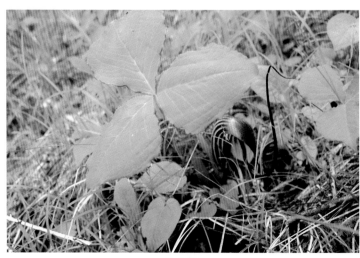

象南星

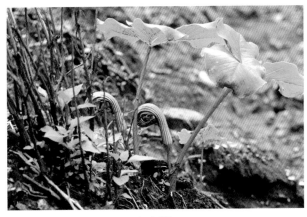

象南星

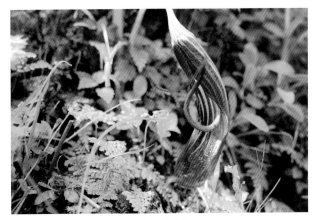

象南星

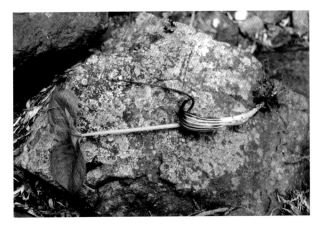

象南星

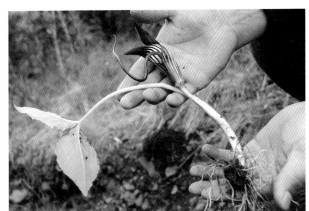

象南星

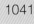

1041

花南星

来源： 天南星科植物花南星 *Arisaema lobatum* Engl. 的干燥块茎。

植物形态要点： 草本，雌雄异株。块茎外部蓝绿色，球形，直径 2~4 cm。叶 1 或 2，具 3 小叶，上面绿色，带浅绿色脉。佛焰苞浅紫色或淡橄榄绿色，带紫纹；管部漏斗状；檐部内折或近直立，里面常具白色条纹；肉穗花序单性；附属物直立。果序下垂。

功能主治： 燥湿化痰，祛风，消肿散结。用于咳嗽痰多，中风口眼㖞斜，半身不遂，小儿惊风，痈肿，毒蛇咬伤。

附注： 本品出自《安徽植物志》。《中华本草》第 8 册 7632 页。

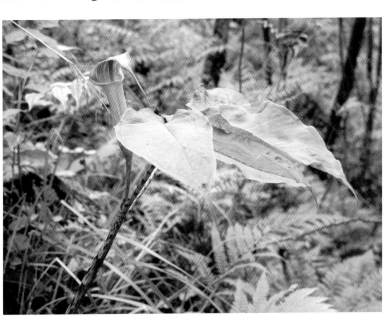

花南星

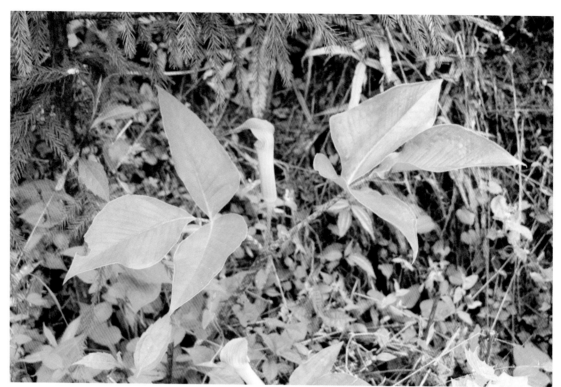

花南星

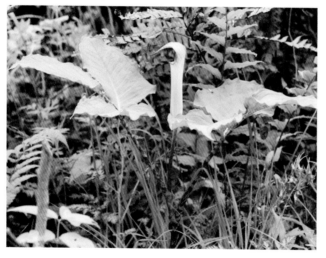

花南星

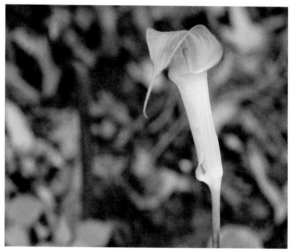

花南星

旱生南星

来源：天南星科植物旱生南星 *Arisaema aridum* H. Li 的干燥块茎。

植物形态要点：草本，雌雄异株。块茎近球形。叶片鸟足状分裂，裂片5~9，无柄。花序柄绿色，略长于或短于叶柄。佛焰苞黄绿色；管部狭圆筒形，喉部斜截形，几不外卷；檐部近直立，卵圆形至狭卵圆形；肉穗花序单性；附属器无柄，向前弯曲，黄绿色至紫色。

功能主治：燥湿化痰，散结消肿。用于胃痛，骨瘤，惊风，鼻息肉，骨刺，疮疖，虫病。

附注：《中国藏药》收载。

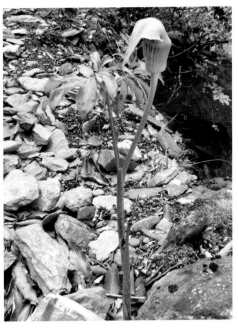

旱生南星

虎 掌

来源：天南星科植物虎掌 *Pinellia pedatisecta* Schott 的干燥块茎。

植物形态要点：草本。叶 1~3 或更多，鸟足状；小叶 6~11，裂片披针形；无芽鳞。佛焰苞外面绿色，里面淡绿色至近白色，总体披针形，筒部及檐部不收缩，内部无横膈；附属器黄绿色。

功能主治：燥湿化痰，祛风止痉，散结消肿。用于顽痰咳嗽，风痰眩晕，中风痰壅，口眼歪斜，半身不遂，癫痫，惊风，破伤风。生用外治痈肿，蛇虫咬伤。

附注：本品又称掌叶半夏。《江苏省中药材标准》1989 年版以虎掌南星收载。《上海市中药材标准》1994 年版以禹南星收载。

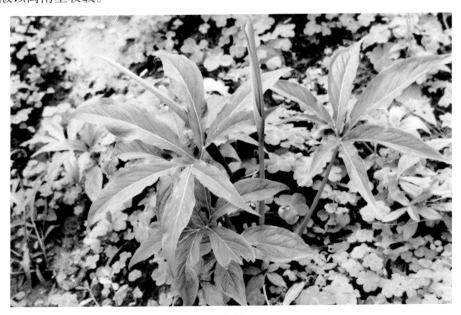

虎掌

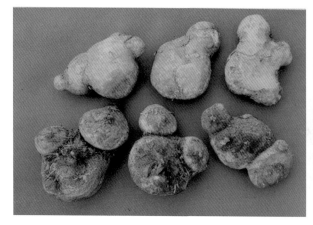

虎掌鲜块茎

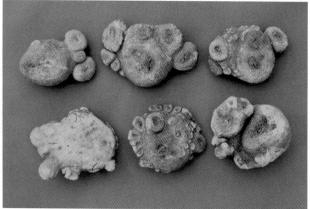

禹南星

半　夏

来源：天南星科植物半夏 *Pinellia ternata* (Thunb.) Breit. 的干燥块茎。

植物形态要点：草本。叶 2~5；芽鳞生于叶鞘，叶柄中上部及叶片基部；叶具 3 小叶，小叶长圆状椭圆形或披针形。佛焰苞淡绿色或白绿色，稍收缩；筒部狭圆柱状；檐部绿色，边缘常淡紫色；附属器青紫色。

功能主治：燥湿化痰，降逆止呕，消痞散结。用于湿痰寒痰，咳喘痰多，痰饮眩悸，风痰眩晕，痰厥头痛，呕吐反胃，胸脘痞闷，梅核气，痈肿痰核。

附注：《中国药典》2020 版一部收载。《四川植物志》第 9 卷 457 页。

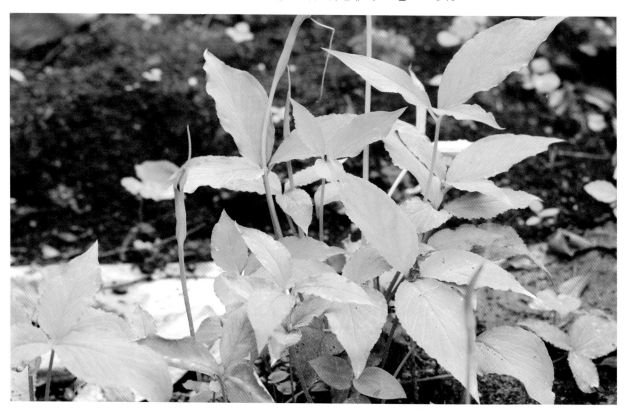

半夏

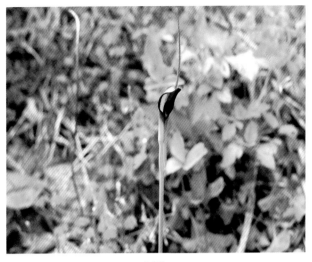

半夏

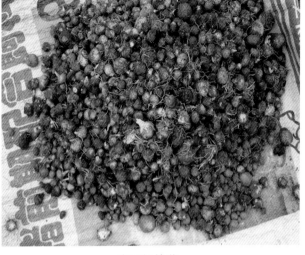

半夏鲜块茎

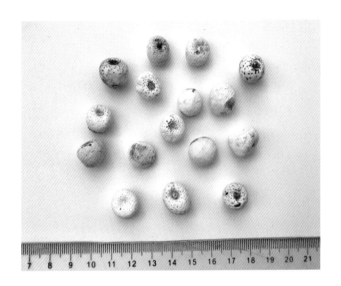

生半夏

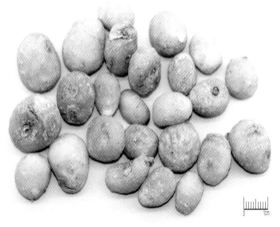

半夏

独角莲

来源： 天南星科植物独角莲 *Typhonium giganteum* Engl. 的干燥块茎。

植物形态要点： 草本。块茎倒卵形、卵球形或卵状椭圆形，有 7~8 条环状节。叶与花序同时抽出。叶柄圆柱形，长约 60 cm，密生紫色斑点；叶片幼时内卷如角状，后即展开，箭形。佛焰苞紫色，管部圆筒形或长圆状卵形；檐部卵形，展开，长达 15 cm。肉穗花序几无梗，长达 14 cm，雌花序圆柱形，中性花序全部具花，下部中性花棒状，中、上部的钻形；雄花序附属器紫色圆柱形。雄花无柄，药室卵圆形；雌花子房圆柱形。

功能主治： 祛风痰，定惊搐，解毒散结，止痛。用于中风痰壅，口眼㖞斜，语言謇涩，惊风癫痫，破伤风，痰厥头痛，偏正头痛，瘰疬痰核，毒蛇咬伤。

附注：《中国药典》2020 年版一部收载白附子。

四川药用植物原色图谱

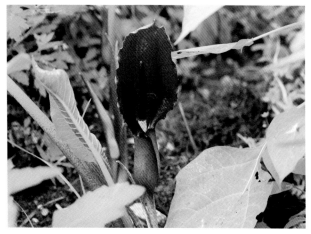

独角莲

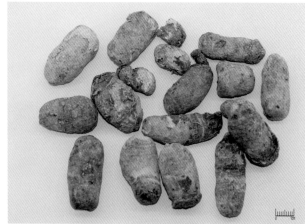

白附子

石菖蒲

来源：天南星科植物石菖蒲 *Acorus tatarinowii* Schott 的干燥根茎。

植物形态要点：草本。根茎芳香，节间长 3~5 mm，根肉质，分枝常被纤维状宿存叶基。叶无柄，叶片薄，叶片线形，长 20~50 cm。花序柄腋生，三棱形。叶状佛焰苞长 13~25 cm，为肉穗花序长的 2~5 倍或更长；肉穗花序圆柱状。花白色。果序成熟时黄绿色或黄白色。

功能主治：开窍豁痰，醒神益智，化湿开胃。用于神昏癫痫，健忘失眠，耳鸣耳聋，脘痞不饥，噤口下痢。

附注：本品始载于梁·陶弘景《名医别录》。《中国药典》2020 年版一部收载。《四川植物志》第 9 卷 376 页。

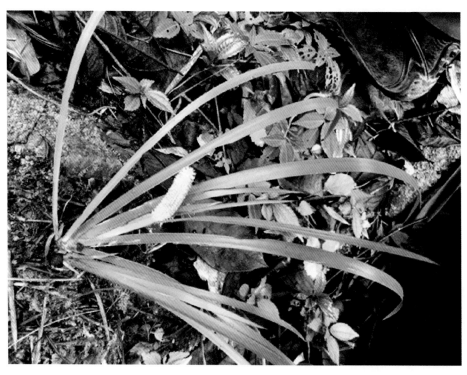

石菖蒲

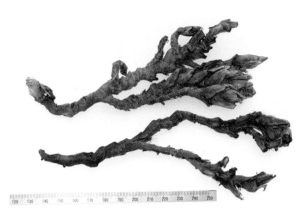

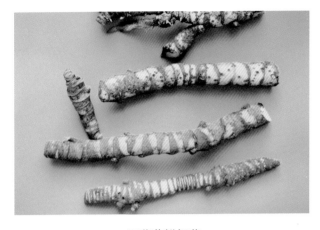

石菖蒲　　　　　　　　　　　　　　　　　　　　　石菖蒲鲜根茎

金边菖蒲

来源：天南星科植物金边菖蒲 *Acorus gramineus* Soland. var. *flavor-marginatus* K. M. Liu 的干燥根茎。

植物形态要点：草本。根茎芳香。叶长 20~50 cm，叶片一侧或两侧边缘黄绿色至金黄色；佛焰苞长于肉穗花序或近等长。

功能注治：同石菖蒲。

附注：《常用中药材品种整理和质量研究》。

1047

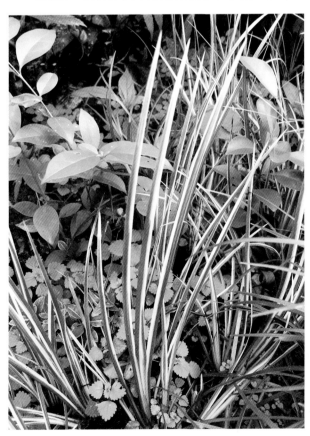

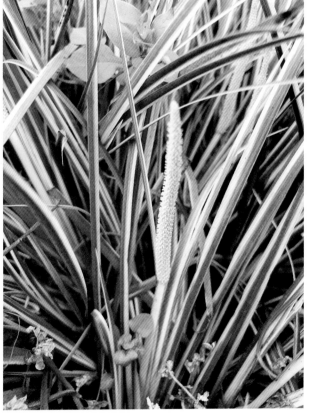

金边菖蒲　　　　　　　　　　　　　　　　　　　　金边菖蒲

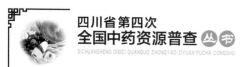

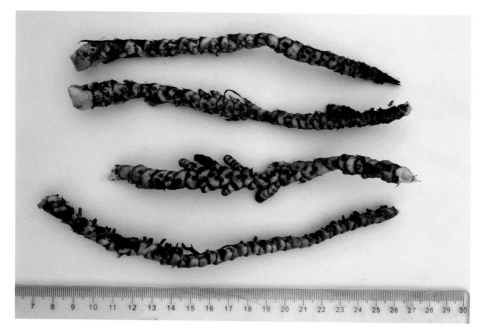

金边菖蒲鲜根茎

金钱蒲

来源：天南星科植物金钱蒲 *Acorus gramineus* Soland. 的新鲜带叶根茎。

植物形态要点：草本。根茎细弱，芳香。叶 2 列，剑形，无中脉。佛焰苞长 13~25 cm；肉穗花序长 4~6.5 cm；花淡黄色或黄绿色至稍白色。种子具多数长 3~4 mm 的刚毛，长于种子；种被光滑。

功能主治：开窍豁痰，化湿和胃。用于痰浊蒙蔽，昏厥舌强，胸腹闷胀，食欲不振。

附注：《上海市中药材标准》1994 年版以鲜石菖蒲收载。

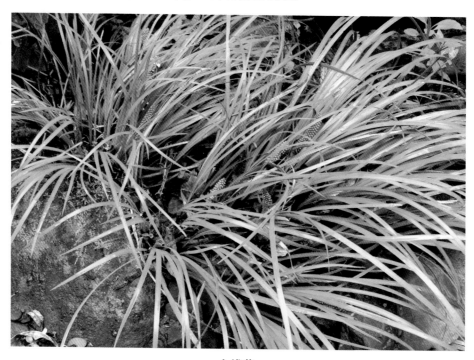

金钱蒲

菖　蒲

来源：天南星科植物菖蒲 *Acorus calamus* L. 干燥根茎。

植物形态要点：草本。根茎横走，稍扁，芳香，肉质根多数根。叶基生。叶片剑状线形，长90~150 cm，基部宽，对褶；中肋在两面均明显隆起。花序柄三棱形；叶状佛焰苞剑状线形；肉穗花序斜向上或近直立，狭锥状圆柱形。花黄绿色。浆果长圆形，红色。

功能主治：温胃，消炎止痛。用于补胃阳，消化不良，食物积滞，白喉，炭疽等。

附注：本品始载于梁·陶弘景《名医别录》。《中国药典》2020年版一部收载藏菖蒲。经核对《中国植物志》藏菖蒲为菖蒲，又称水菖蒲。《四川植物志》第9卷374页。

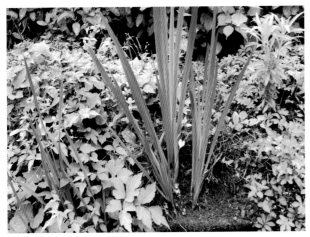

菖蒲

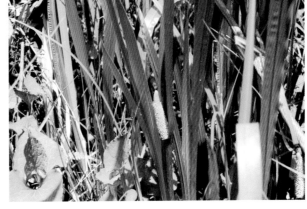

菖蒲

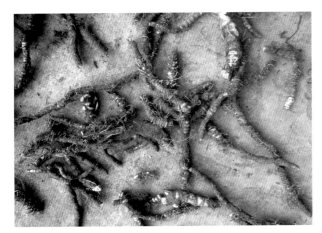

菖蒲鲜根茎

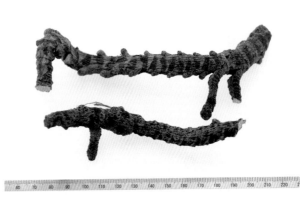

藏菖蒲

马蹄莲

来源：天南星科植物马蹄莲 *Zantedeschia aethiopica* (L.) Spreng. 的干燥根。

植物形态要点：粗壮草本，具块茎。叶基生，叶片较厚，绿色，心状箭形或箭形，全缘，无斑块。佛焰苞管部短，黄色；檐部略后仰，具锥状尖头，亮白色，有时带绿色。肉穗花序圆柱形，黄色；大部分周围有3枚假雄蕊。浆果短卵圆形，淡黄色；种子倒卵状球形。

功能主治：消积散瘀，消肿。用于痈肿疮毒，瘰疬。

附注：《四川植物志》第 9 卷 467 页。

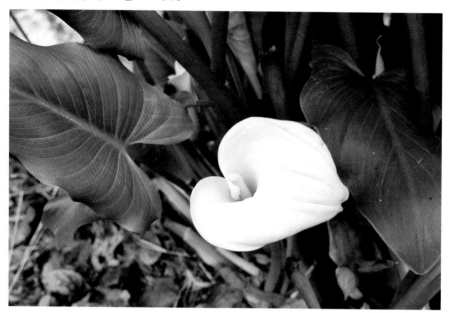

马蹄莲

海 芋

来源：天南星科植物海芋 *Alocasia macrorrhiza* (L.) Schott 的干燥根茎。

植物形态要点：大型常绿草本，稍具乳汁。茎直立至匍匐，具短匍匐枝。叶数枚至极多簇生于较大植株的茎顶；叶盾形、心状箭形或心状卵形。肉穗花序芳香，雌花序白色，雄花序淡黄色；附属器圆锥状。

功能主治：清热解毒，消肿散结，用于无名肿痛，瘰疬，骨疽毒疮。

附注：郭晓庄《有毒中草药大辞典》。《四川植物志》第 9 卷 465 页。

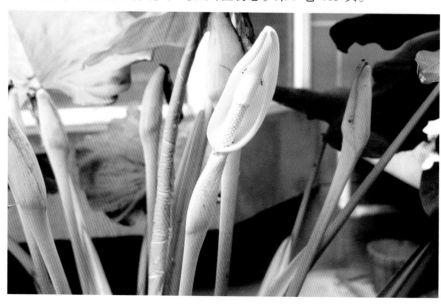

海芋

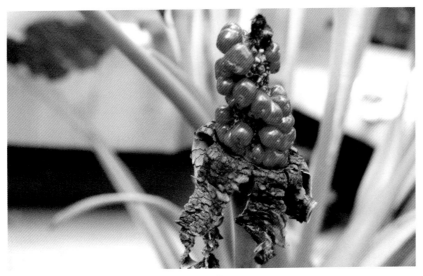

海芋

魔　芋

来源：天南星科植物魔芋 *Amorphophallus rivieri* Durieu. 的新鲜或干燥块茎。

植物形态要点：草本。块茎扁球形。叶柄长 45~150 cm；叶片 3 裂，1 次裂片具长 50 cm 的柄，二歧分裂，2 次裂片二回羽状分裂或二回二歧分裂。花序柄长 50~70 cm。佛焰苞漏斗形，长 20~30 cm，基部席卷，苍绿色，杂以暗绿色斑块，边缘紫红色；檐部心状圆形，锐尖，边缘折波状，外面变绿色，内面深紫色。肉穗花序比佛焰苞长 1 倍，雌花序圆柱形，紫色；雄花序紧接；附属器伸长的圆锥形，深紫色。浆果球形或扁球形，成熟时黄绿色。

功能主治：化痰散积，行瘀消肿。用于痰嗽，积滞，经闭，跌打损伤，痈肿疔毒，丹毒，烫伤。

附注：本品首载于宋《开宝本草》。魔芋干片含淀粉 42%。《四川植物志》第 9 卷 391 页。《中国植物志》修订为花蘑芋 *Amorphophallus konjac* K. koch。

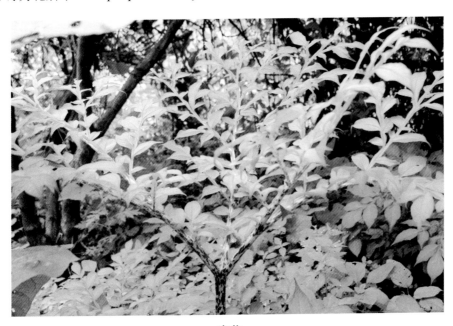

魔芋

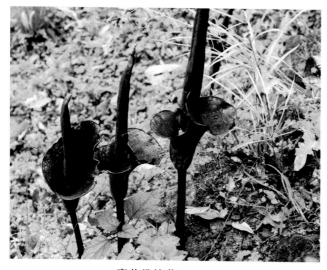

魔芋佛焰苞

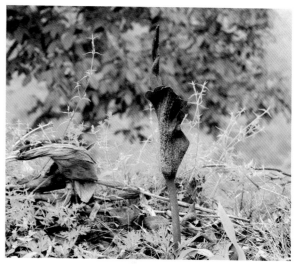

魔芋佛焰苞

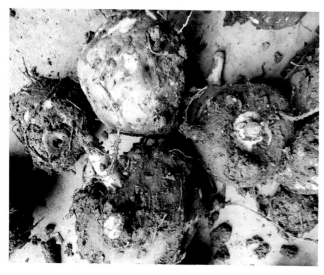

魔芋鲜块茎

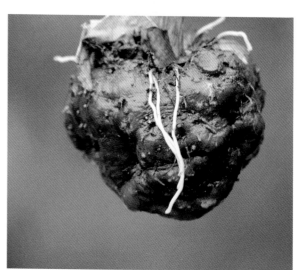

魔芋鲜块茎

灯心草科

葱状灯心草

来源： 灯心草科植物葱状灯心草 *Juncus allioides* Franch 的干燥全草。

植物形态要点： 草本。根状茎具须根。茎直立，圆柱形，直径 0.8~2 mm，有纵条纹。叶长可达 1~21 cm；叶片皆圆柱形。头状花序单一顶生，有 7~25 朵花，直径 1~2.5 cm；苞片 3~5 枚，披针形，褐色或灰色；花被片披针形，灰白色至淡黄色；雄蕊 6 枚，伸出花外；花药线形，淡黄色；花丝上部紫黑色，基部红色；雌蕊具较长的花柱；柱头 3 分叉。蒴果长卵形。

功能主治： 清热，通淋。用于利尿，鼻出血。

附注：《全国中药资源志要》1994 年版。

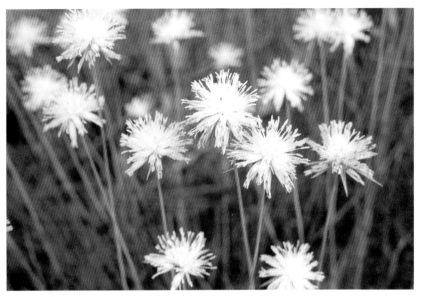

葱状灯心草

鸭跖草科

鸭跖草

来源：鸭跖草科植物鸭跖草 *Commelina communis* L. 的干燥地上部分。

植物形态要点：草本。叶披针形至卵状披针形。总苞与叶对生，心形，对折，常具粗毛状纤毛，先端锐尖；雄蕊 6，3 枚发育。蒴果椭圆体形，2 室，每室具 2 粒种子。

功能主治：清热泻火，解毒，利水消肿。用于感冒发热，热病烦渴，咽喉肿痛，水肿尿少，热淋涩痛，痈肿疔毒。

附注：《中国药典》2020 年版一部收载。《四川植物志》第 8 卷 508 页。

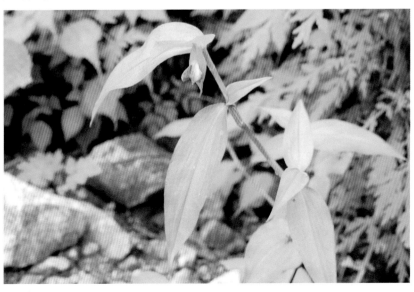

鸭跖草

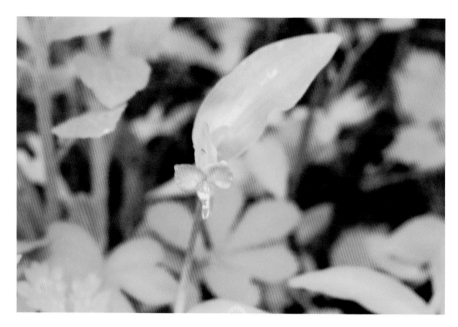

鸭跖草

百部科

大百部

来源： 百部科植物大百部 *Stemona tuberosa* Lour. 的干燥块根。

植物形态要点： 草质藤本。块根通常纺锤状。茎攀援状，下部木质化。叶对生或轮生，卵状披针形、卵形或宽卵形。花单生或 2~3 朵排成总状花序；花被片黄绿色带紫色脉纹；雄蕊紫红色，短于或几等长于花被。蒴果光滑，具多数种子。

功能主治： 润肺下气，止咳，杀虫灭虱。用于新久咳嗽，肺痨咳嗽，顿咳，头虱，体虱，蛲虫病，阴痒。

附注： 本品出自《本草经集注》。《中国药典》2020 年版一部以百部收载对叶百部、直立百部 *Stetmona sessilifolia* (Miq.) Miq. 和蔓生百部 *Stemona japonica* (Bl.) Miq.。大百部又称对叶百部。

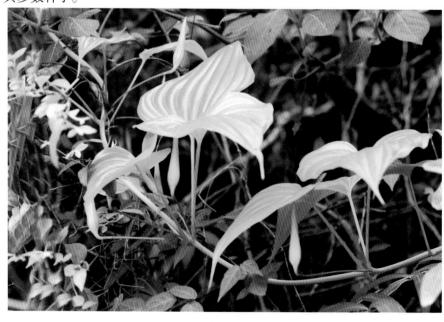

大百部

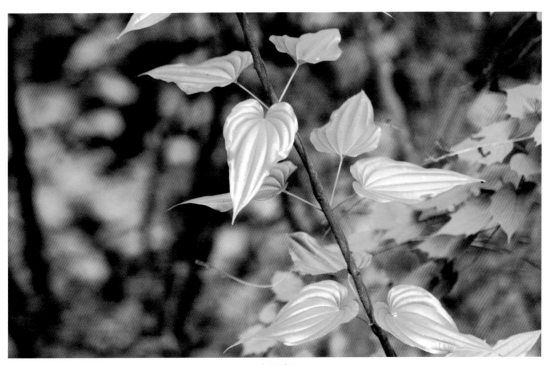

大百部

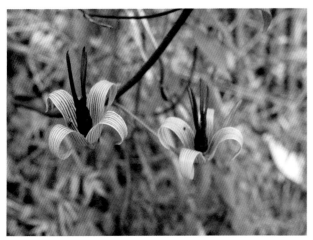

大百部

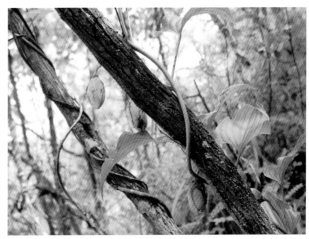

大百部

百合科

薤 头

来源： 为百合科植物薤头 *Allium chinense* C. Don 的干燥鳞茎。

植物形态要点： 草本。鳞茎簇生，狭卵球形；鳞茎皮膜质，全缘。叶 3~5 棱，中空。花葶侧生；伞形花序近半球形，疏具花；花被浅紫色至暗紫色；花丝等长，内轮者基部较宽，每侧具 1 齿；子房倒卵球形，基部具有帘的凹陷蜜腺。

功能主治： 通阳散结，行气导滞。用于胸痹心痛，脘腹痞满胀痛，泻痢后重。

附注：本品出自《本草图经》。《中国药典》2020年版一部以薤白收载薤头和小根蒜。小根蒜又称苦薤。经查《中国植物志》，薤是薤头的别名。

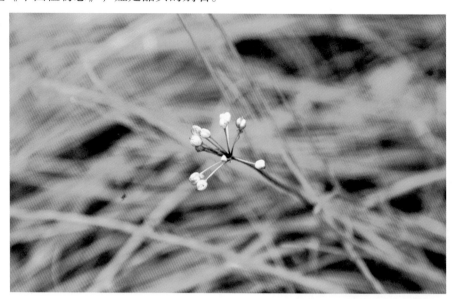

薤头

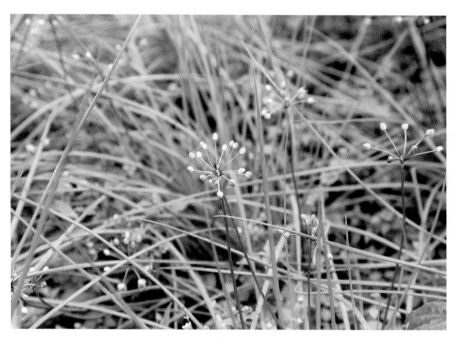

薤头

小根蒜

来源：为百合科植物小根蒜 *Allium macrostemon* Bge. 的新鲜或干燥鳞茎。

植物形态要点：草本，鳞茎近球形。叶半圆柱形或条形。伞形花序半球形或球形，密具珠芽。花被宽针状，红色至粉红色。

功能主治：同薤头。

附注：经查《中国植物志》认为小根蒜是薤白的别名。

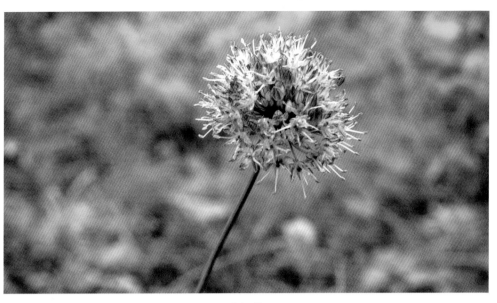

小根蒜

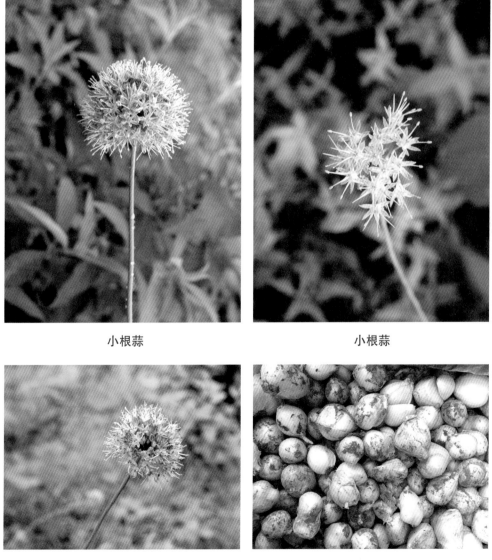

小根蒜   小根蒜

小根蒜   小根蒜鲜鳞茎

蒜

来源：百合科植物蒜 *Allium sativum* L. 的新鲜或干燥鳞茎。

植物形态要点：草本。鳞茎球状至扁球状，通常由多数肉质、瓣状的小鳞茎紧密地排列而成，外面被数层白色至带紫色的膜质鳞茎外皮。叶宽条形至条状披针形。花葶实心，圆柱状；伞形花序密具珠芽，间有数花；小花梗纤细；花常为淡红色；花被片披针形至卵状披针形，内轮的较短；子房球状；花柱不伸出花被外。

功能主治：解毒杀虫，消肿止痛，止泻止痢，治肺，驱虫，温脾暖胃。用于痈疽肿毒，白秃癣疮，痢疾泄泻，肺痨顿咳，蛔虫蛲虫，饮食积滞，脘腹冷痛，水肿胀满。

附注：《中国药典》2020 年版一部收载大蒜。

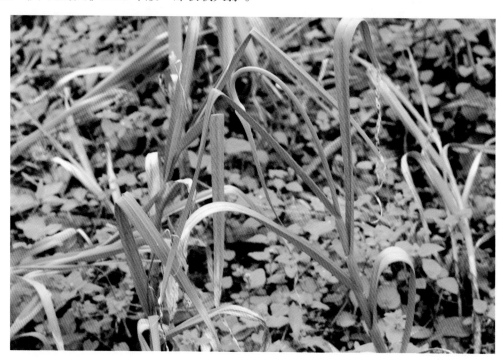

蒜

葱

来源：百合科植物葱 *Allium fistulosum* L. 的新鲜鳞茎、全草或干燥种子。

植物形态要点：草本。鳞茎单生或簇生，圆柱形；鳞茎皮白色，膜质至薄革质，全缘。叶宽 0.5~1.5 cm。鳞片中空；总苞 2 瓣裂，宿存；伞形花序球形，多花；花被白色；子房倒卵球形，基部具不明显的蜜腺。

功能主治：鳞茎发表，通阳，解毒。用于伤寒寒热头痛，阴寒腹痛，虫积内阻，二便不理，痢疾，痈肿。须根祛风散寒，解毒，散瘀。用于风寒头痛，喉疮，冻伤。葱叶祛风发汗，解毒消肿。用于风寒感冒，头痛鼻塞，身热无汗，中风，面目浮肿，疮痈肿痛，跌打创伤。种子温肾，明目。用于阳痿，目眩。葱汁散瘀，解毒，驱虫。用于头痛，衄血，尿血，虫积，痈肿，跌打损伤。

附注：《全国中药资源志要》1994 年版。

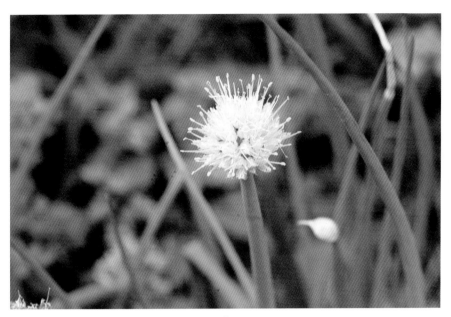

葱

天门冬

来源：百合科植物天门冬 *Asparagus cochinchinensis* (Lour.) Merr. 的干燥块根。

植物形态要点：攀援草本。根稍肉质，呈纺锤状膨大。雌雄异株。茎攀援，长 1~2 m，基部稍木质。叶状枝常 3 个簇，叶鳞片状，基部具硬刺小花，淡绿色，通常 2 朵腋生，下垂，单性，雌雄异株。浆果球形，成熟时红色。

功能主治：养阴润燥，清肺生津。用于肺燥干咳，顿咳痰黏，腰膝酸痛，骨蒸潮热，内热消渴，热病津伤，咽干口渴，肠燥便秘。

附注：《中国药典》2020 年版一部收载。

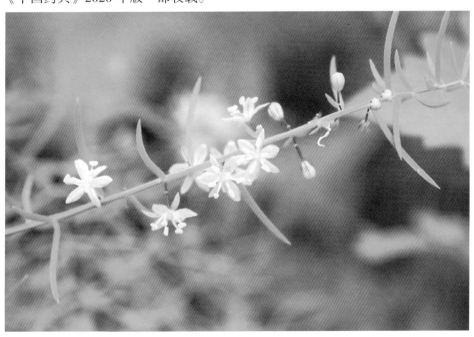

天门冬

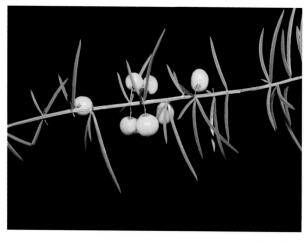

天门冬

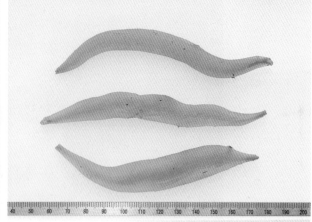

天门冬

1060

羊齿天门冬

来源： 百合科植物羊齿天门冬 *Asparagus filicinus* Ham. 的干燥块根。

植物形态要点： 草本，雌雄异株。茎直立，无刺。叶状枝 5~8 成束，条形，镰状；鳞片状叶，不具刺。花序与叶状枝同时生出或稍后生出；雄花花被浅绿色或有时带浅紫色，钟形；花丝离生。浆果深绿色。

功能主治： 润肺止咳，杀虫止痒。用于阴虚肺燥，肺痨久咳，咯痰不爽，痰中带血，疥癣瘙痒。

附注： 本品出自《中药志》。《云南省药品标准》1974 年版、1996 年版以小百部收载。《中华本草》第 8 册 7144 页。块根为傣族习用药，根为彝族、藏族习用药。

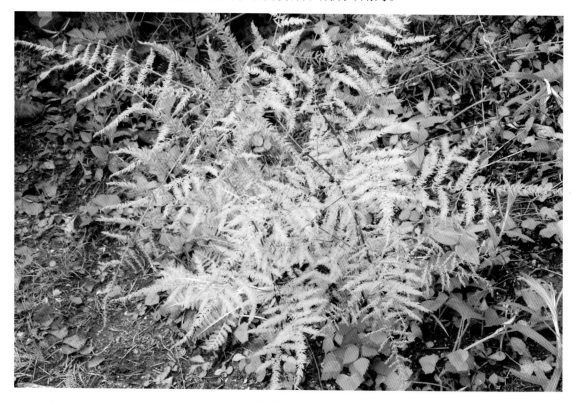

羊齿天门冬

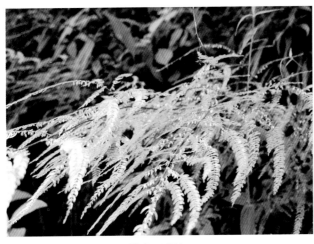

羊齿天门冬

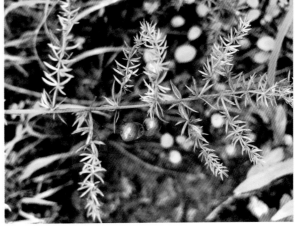

羊齿天门冬

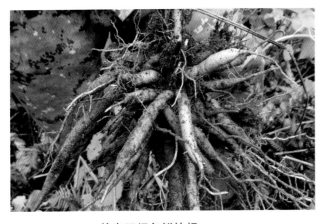

羊齿天门冬鲜块根

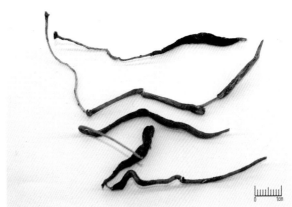

羊齿天门冬

1061

密齿天门冬

来源：百合科植物密齿天门冬 *Asparagus meioclados* Lévl. 的干燥块根。

植物形态要点：草本，雌雄异株。茎直立，高达 1 m，具棱，密具软骨质齿。叶状枝常 5~10 枚簇生；鳞片状叶不明显具刺。花序在叶状枝之后发育；花被黄绿色，狭钟形。花丝与花被裂片约 1/2 合生。浆果红色。

功能主治：养阴生津，润肺清心。用于肺燥干咳，虚劳咳嗽，津伤口渴，心烦失眠，内热消渴，肠燥便秘。

附注：《四川省中药材标准》2010 年版收载小天冬。《四川植物志》第 7 卷 292 页。

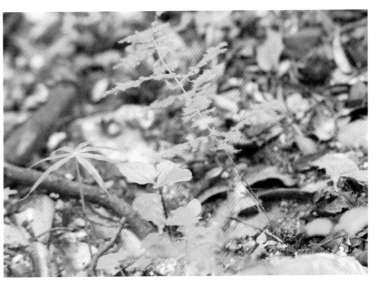

密齿天门冬

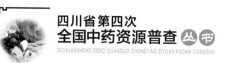

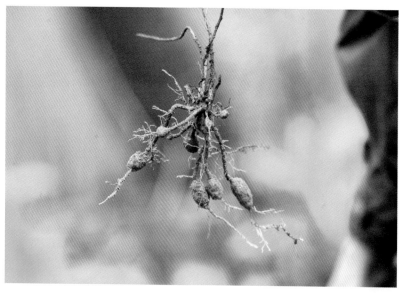

密齿天门冬鲜块根

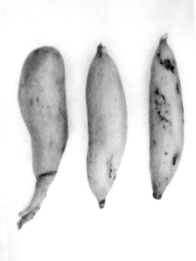

密齿天门冬鲜块根

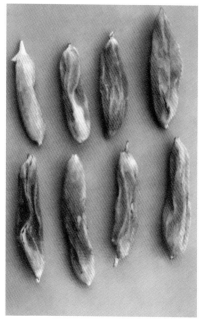

小天冬

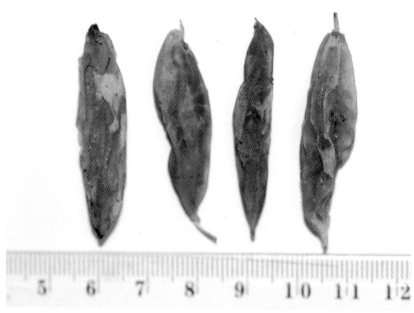

小天冬

石刁柏

来源： 百合科植物石刁柏 *Asparagus officinalis* L. 的新鲜或干燥嫩茎。

植物形态要点： 草本，雌雄异株。根较细长。茎近直立，分枝柔软。叶状枝 3~6 枚簇生，近圆柱状，稍扁平，不规则具槽；鳞片状叶稍具刺或不明显。花单生或 2~4 朵簇生。浆果红色。

功能主治： 养阴生津，清热化痰。用于燥热痰咳，胃热口渴，口干舌燥，食欲不振，全身倦怠。

附注： 《四川省中药材标准》2010 年版收载鲜芦笋。《四川植物志》第 7 卷 293 页。常用于癌症的辅助治疗，放疗、化疗后使用。

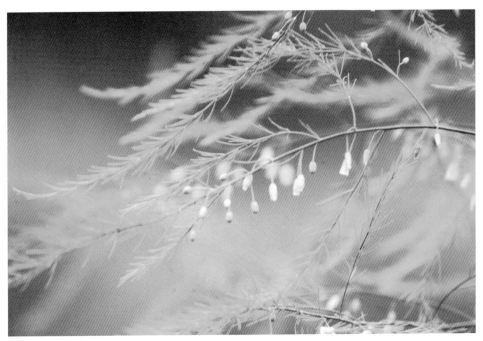

石刁柏

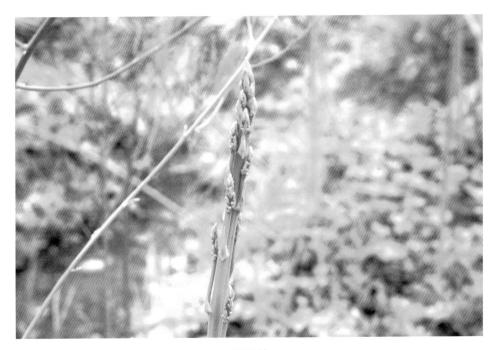

石刁柏

独尾草

来源： 百合科植物独尾草 *Eremurus chinensis* O. Fedtsch. 的干燥全草。

植物形态要点： 草本。叶基生，叶片条形。花多，花葶上形成稠密的总状花序；苞片比花梗短，先端有长芒，有一条暗褐色脉；花被窄钟状；花梗上端有关节，倾斜开展；花被片白色，长椭圆形，雄蕊短，藏于花被内。蒴果表面常有皱纹，带绿黄色，熟时果柄近平展，种子三棱形，有窄翅。

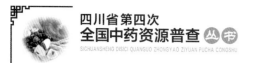

功能主治：祛风除湿，补肾强身。用于风湿性关节炎，中耳炎。

附注：《四川省中药资源志要》884 页。

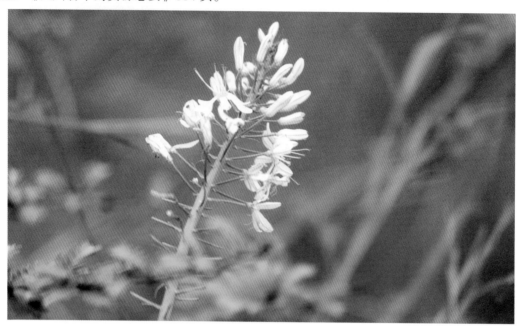

独尾草

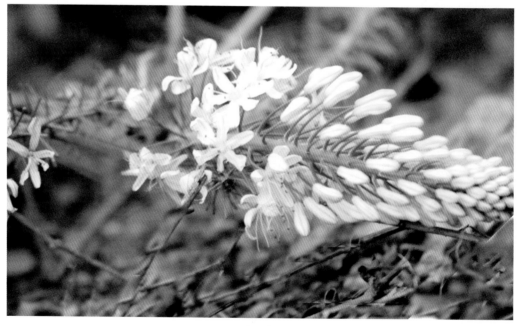

独尾草

玉 竹

来源：百合科植物玉竹 *Polygonatum odoratum* (Mill.) Druce 的干燥根茎。

植物形态要点：草本。根状茎圆柱状。叶先端通常钝。花序具 1~8 花；花序梗长 1~1.5 cm；苞片小或无；花下垂；花被黄绿色至白色，长 1.3~2.5 cm；花丝线形，光滑或具疣。浆果蓝黑色。

功能主治：养阴润燥，生津止渴。用于肺胃阴伤，燥热咳嗽，咽干口渴，内热消渴。

附注：《中国药典》2020 年版一部收载。《四川植物志》第 7 卷 226 页。

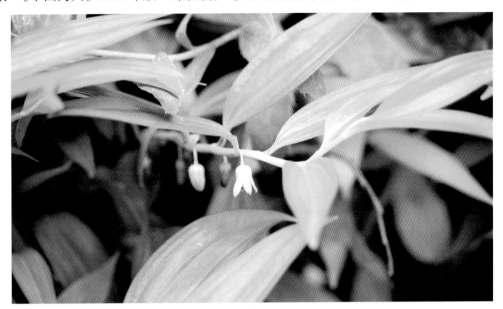

玉竹

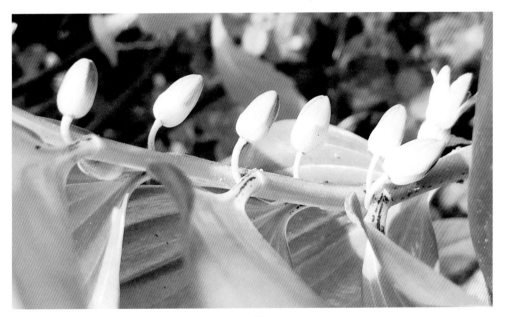

玉竹

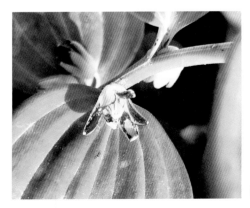

玉竹

玉竹

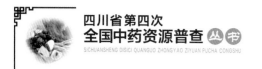
四川药用植物原色图谱

康定玉竹

来源： 百合科植物康定玉竹 *Polygonatum prattii* Baker 的干燥根茎。

植物形态要点： 草本。根茎细圆柱形，直径 3~7 mm。叶多互生，椭圆形至矩圆状披针形。花单生或 2~4 朵簇生。花梗俯垂，花被淡紫色。浆果球形，紫红色至深褐色，种子 1~3。

功能主治： 养阴润燥，生津止渴。用于肺胃阴伤，燥热咳嗽，咽干口渴，内热消渴。

附注：《四川省中药材标准》2010 年版收载小玉竹。《中国本草图录》卷七 186 页。

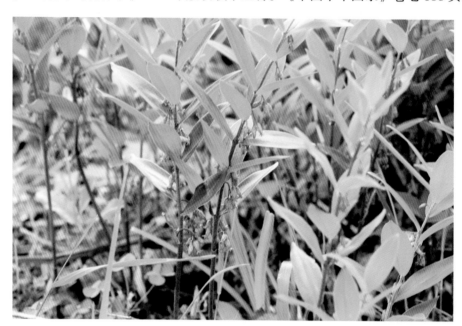

康定玉竹

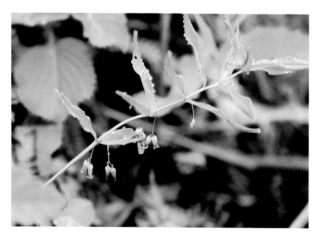

康定玉竹

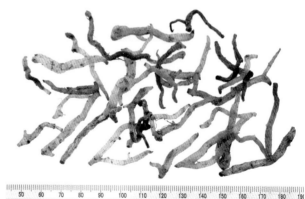

小玉竹

玉　簪

来源： 百合科植物玉簪 *Hosta plantaginea* (Lam.) Ascherson 的干燥叶或全草。

植物形态要点： 草本。叶柄长 20~40 cm；叶卵状心形、圆形或卵形，脉 6~10 对，基部心形。总状花序数花至多于 10 花；每花由 2 苞片所托；花芳香。蒴果圆柱形。

功能主治：清热解毒，散结消肿。用于乳痈，痈肿疮疡，瘰疬，毒蛇咬伤。

附注：《中华本草》第 8 册 7175 页。《中华人民共和国卫生部药品标准·蒙药》1998 年版以玉簪花收载。

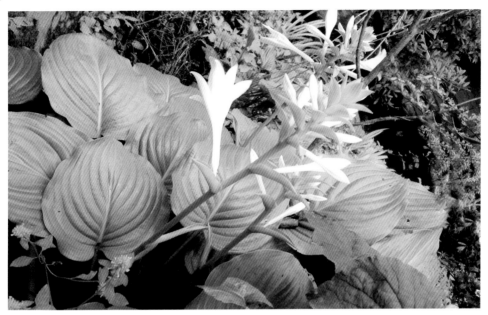

玉簪

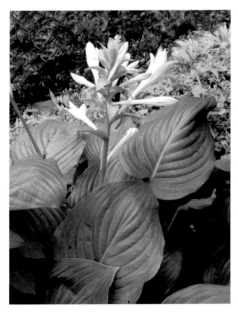

玉簪

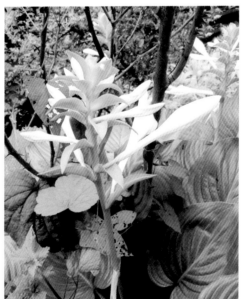

玉簪

紫萼

来源：百合科植物紫萼 *Hosta ventricosa* (Salisb.) Stearn 的干燥根茎或花。

植物形态要点：草本。叶狭椭圆形或卵状椭圆形，长 6~13 cm，宽 2~6 cm，先端渐尖或急尖，基部钝圆或近楔形，具 4~5 对侧脉；叶柄最上部由于叶片稍下延而多少具狭翅。花葶高 33~60 cm；

苞片近宽披针形，膜质；花单生，盛开时从花被管向上逐渐扩大，紫色；雄蕊稍伸出于花被管之外，完全离生。

功能主治：清热解毒，凉血止血，消肿止痛。用于咽喉肿痛，肝胃气痛，牙龈肿痛，妇人崩漏，痈肿疮毒。

附注：本品首载于明·刘文泰《本草品汇精要》。《四川省中药资源志要》888页。

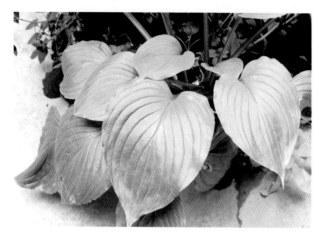

紫萼

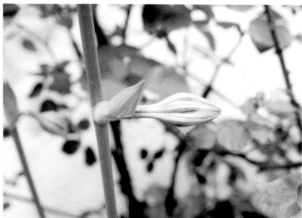

紫萼

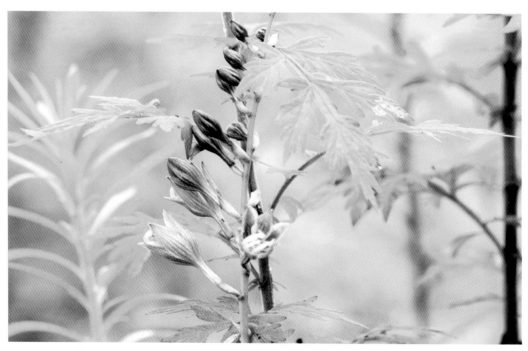

紫萼

萱 草

来源：百合科植物萱草 *Hemerocallis fulva* L. 的干燥根及根茎、花蕾或花。

植物形态要点：草本。根肉质，多数。叶基生，两列。花橘红色，花被片裂片长圆形，顶部卷曲；筒部长 2~4 cm；裂片具紫色或橙红色的斑块，内轮裂片宽于外轮裂片。

功能主治：清热利尿，凉血止血。用于腮腺炎，黄疸，膀胱炎，尿血，小便不利，乳汁缺乏，月经不调，衄血，便血，乳腺炎。

附注：本品又称金针。《全国中草药汇编》。《中国药典》1977 年版一部以萱草根收载，《上海市中药材标准》1994 年版以萱草花收载。

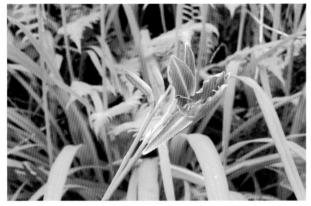

萱草

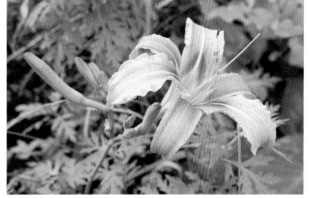

萱草

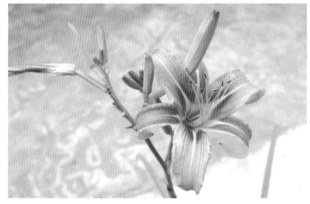

萱草

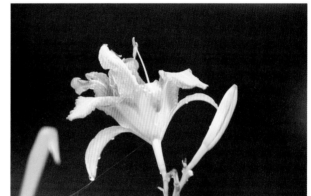

萱草

1069

岷江百合

来源：百合科植物岷江百合 *Lilium regale* Wilson. 干燥肉质鳞叶。

植物形态要点：草本。鳞茎宽卵圆形，鳞片披针形。茎有小乳头状突起。叶散生，狭条形，边缘和下面中脉具乳头状突起。花喇叭形，白色，喉部为黄色；外轮花被片披针形；内轮花被片倒卵形，先端急尖，下部渐狭。花药椭圆形。

功能主治：润肺止咳，宁心安神，抗癌止疼。用于阴虚久咳，痰中带血，胃痛，虚烦惊悸，失眠多梦，精神恍惚，眩晕，夜寐不安。

附注：《四川省中药资源志要》892 页。《中国植物志》第 14 卷 124

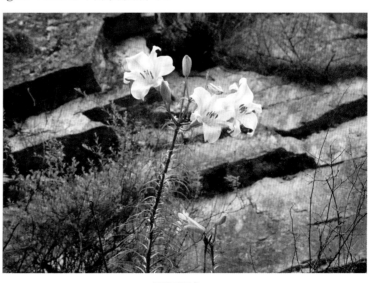

岷江百合

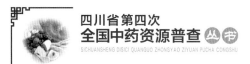

页，《四川植物志》第 14 卷 92 页。

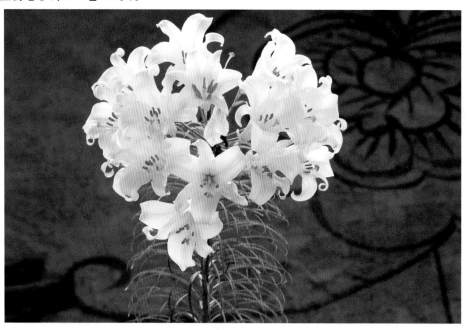

岷江百合

黄绿花滇百合

来源：百合科植物黄绿花滇百合 *Lilium bakerianum* var. *delavayi* (Franch.) E. H. Wilson 的干燥肉质鳞叶。

植物形态要点：草本。花黄绿色、淡黄绿色、绿色或淡绿色，内部具紫色或亮红色斑点。

功能主治：养阴润肺，清心安神。用于咳嗽，虚烦惊悸，失眠多梦，精神恍惚，痈肿，湿疮。

附注：《中华本草》第 8 页 7186 页。《四川省中药资源志要》889 页。

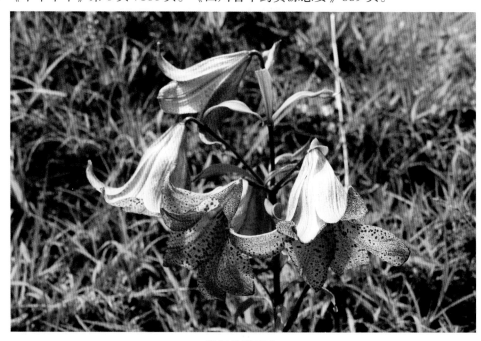

黄绿花滇百合

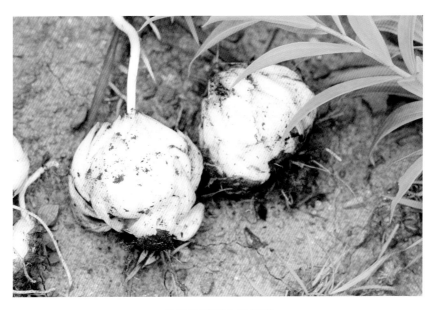

黄绿花滇百合鲜鳞茎

川百合

来源：百合科植物川百合 *Lilium davidii* Duch. ex Elwes 的干燥肉质鳞叶。

植物形态要点：草本。鳞茎扁球形或宽卵形；鳞片白色，宽卵形至卵状披针形。茎密具乳突。叶散生，相对集中生于茎中部，条形，腋处有时具白色绵毛。花单生或 2~8 朵组成总状花序；花被片橙色，下面 2 / 3 具深紫色斑点。

功能主治：同淡黄花百合。

附注：《四川省中药资源志要》890 页。

1071

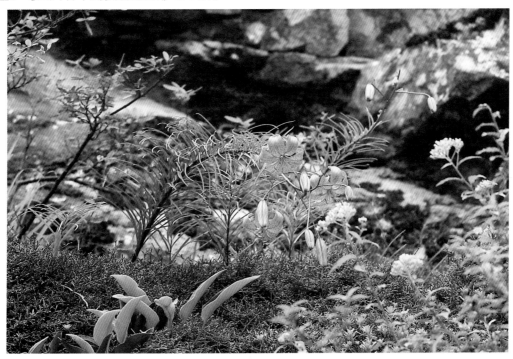

川百合

四
川
药
用
植
物
原
色
图
谱

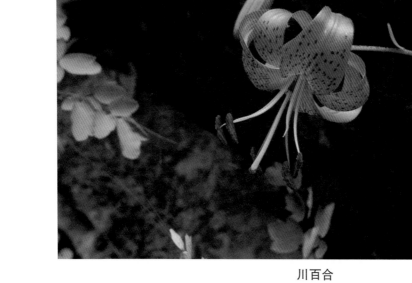

川百合

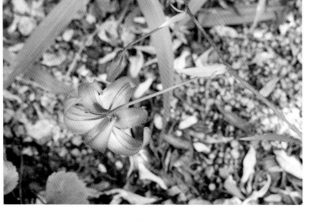

川百合

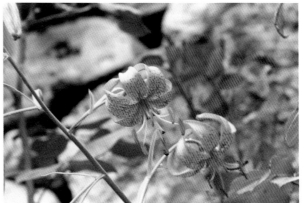

川百合

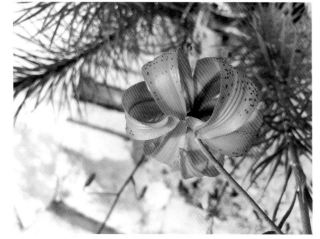

川百合

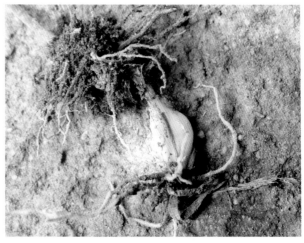

川百合鲜鳞茎

卷 丹

来源： 百合科植物卷丹 *Lilium tigrinum* Ker Gawler 的干燥肉质鳞叶。

植物形态要点： 草本。叶散生，无柄，长圆状披针形至条状披针形，具白色绵毛，上部叶腋具珠芽。花 3~20 朵组成一个总状花序，水平至下垂；花被片朱红色，具深紫色斑点。蒴果狭卵状长圆形。

功能主治： 养阴润肺，清心安神。用于阴虚燥咳，劳嗽咳血，虚烦惊悸，失眠多梦，精神恍惚。

附注： 本品始载于《神农本草经》。《中国药典》2020 年版一部以百合收载百合、卷丹和细叶百合。《中国高等植物彩色图鉴》记载的拉丁学名为 *Lilium lancifolium* Thunb.，《中国植物志》已修订。

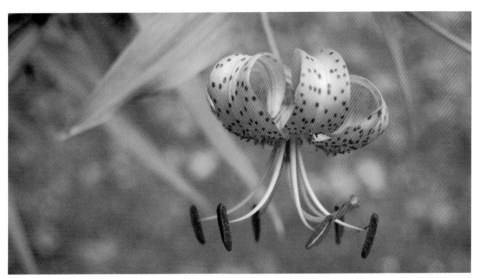

卷丹

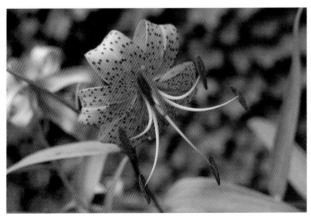

卷丹

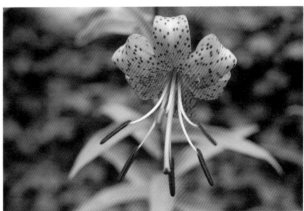

卷丹

百 合

来源： 百合科植物百合 *Lilium brownii* F. E. Brown var. *viridulum* Baker 的干燥肉质鳞叶。

植物形态要点： 草本。鳞茎球形；鳞片白色，披针形。叶散生，倒披针形至倒卵形。花单生或数朵形成近伞形花序，漏斗状，芳香；花被上部开展且顶端反折，乳白色，带淡紫色，无斑点；蜜腺两面具乳突。

功能主治： 同卷丹。

附注：《四川中药志》682 页。

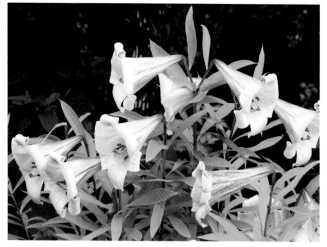

百合

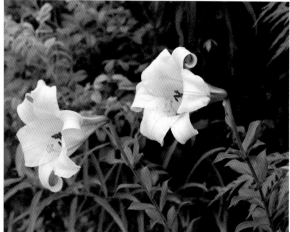

百合

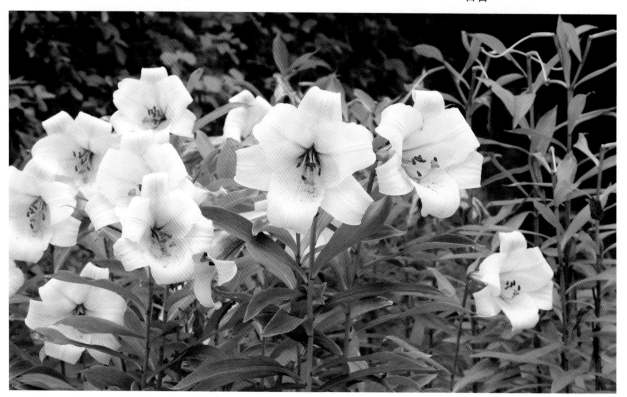

百合

山　丹

来源： 百合科植物山丹 *Lilium pumilum* DC. 的干燥肉质鳞叶。

植物形态要点： 草本。叶在茎近中部散生，条形。花 1 或数朵成总状，下垂；花被片反卷，亮红色，常无斑点，偶于基部具少量斑点，上面不具乳突；蜜腺两面具乳突。蒴果长圆形。

功能主治： 同卷丹。

附注：《中国药典》2020 年版一部收载的细叶百合为山丹。

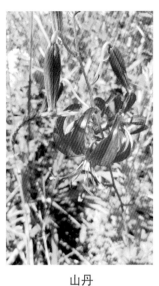
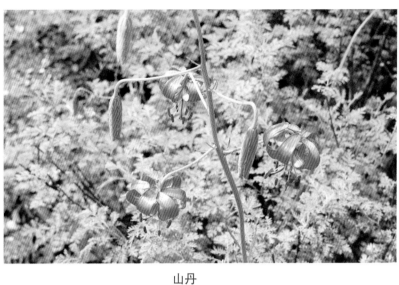

山丹　　　　　　　　　　　　　　　　　山丹

宝兴百合

来源：百合科植物宝兴百合 *Lilium duchartrei* Franch. 的干燥肉质鳞叶。

植物形态要点：草本。茎高 40 ~ 90 cm，有淡紫色条纹。叶片披针形至长圆状披针形，下面和边缘具乳突，腋处具一簇白毛；叶脉在上面不凸起。花被片反卷，白色，具紫色小斑点。

功能主治：祛痰止咳，清心安神，除烦。用于肺痨久咳，痰中带血，虚烦惊悸，神志恍惚，鼻出血。

附注：《四川省中药资源志要》890 页。

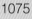
1075

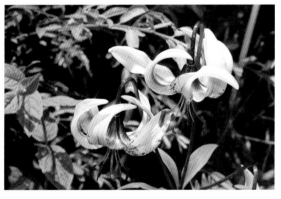
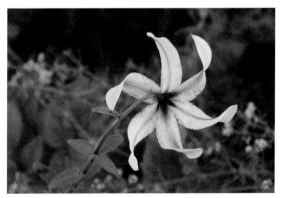

宝兴百合　　　　　　　　　　　　　　　宝兴百合

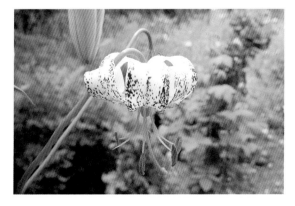
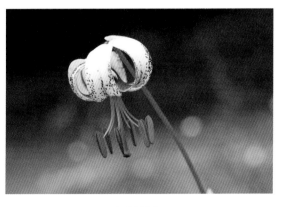

宝兴百合　　　　　　　　　　　　　　　宝兴百合

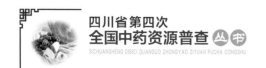
野百合

来源：百合科植物野百合 *Lilium brownie* L. 的新鲜或干燥鳞茎。

植物形态要点：草本。叶散生，常上部逐渐变小，披针形至条形。花单生或数朵形成近伞形花序，漏斗形，芳香；花被片向外开展，顶端反折，乳白色，带淡紫色，无斑点。蒴果。

功能主治：养阴润肺，清心安神。用于阴虚久嗽，痰中带血，热病后期，余热未清，情志不遂所致的虚烦惊悸、失眠多梦、精神恍惚，痈肿，湿疮。

附注：本品出自《神农本草经》。《中国高等植物彩色图鉴》第 8 卷 306 页。

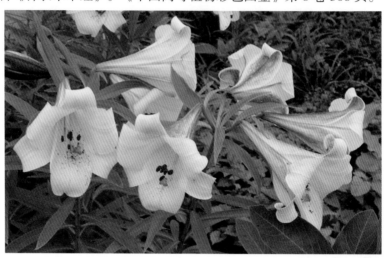

野百合

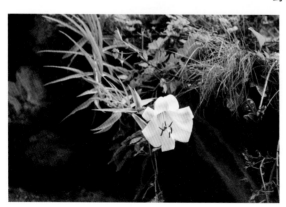

野百合

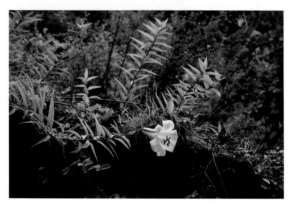

野百合

大百合

来源：百合科植物大百合 *Cardiocrinum cathayanum* (Wils) Stearn 的新鲜或干燥鳞茎、果实。

植物形态要点：草本。茎绿色，高 1.5~3 m。叶片卵状心形。总状花序具 10~16 花；苞片脱落；花被片上部具紫色条纹，下面绿色。蒴果近球形，先端具喙。

功能主治：清肺止咳，解毒消肿。用于感冒，肺热咳嗽，咯血，鼻渊，聍耳，乳痈，无名肿毒。

附注：本品出自《贵州民间药物》。《中华本草》以水百合收载。本品又称荞麦叶大百合、荞麦叶土贝母。《贵州省中药材质量标准》1988 年版以百合马兜铃收载。

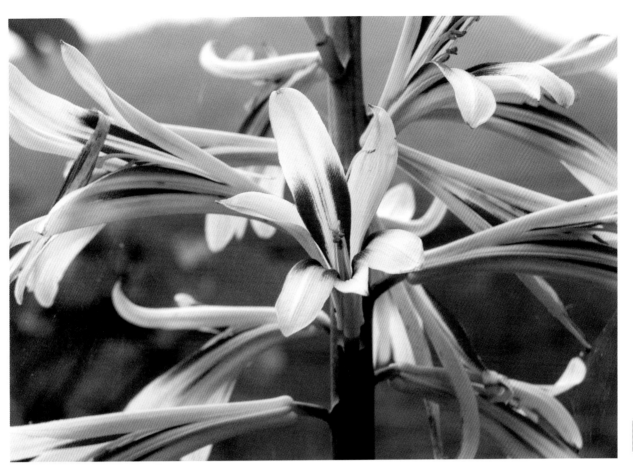

大百合

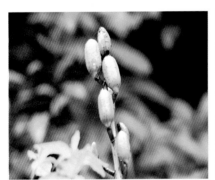

大百合

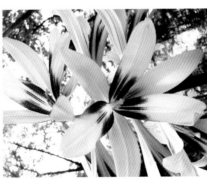

大百合

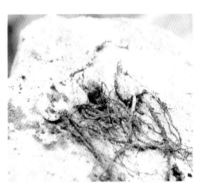

大百合鲜鳞茎

假百合

来源： 百合科植物假百合 *Notholirion bulbuliferum* (Lingelsh. ex H. Limpr.) Stearn 的干燥鳞茎。

植物形态要点： 草本。茎高 60~150 cm。基生叶带状，茎生叶条状披针形。总状花序具 10~24 朵疏散排列的花；苞片叶状，条形；花被片通常淡紫色或蓝紫色。

功能主治： 宽胸利气，健胃，止呕，镇痛，止咳。用于胃痛腹胀，胸闷，呕吐反胃，风寒咳嗽，小儿惊风。

附注： 《中国高等植物彩色图鉴》第 8 卷 313 页。《四川省中药资源志要》894 页。

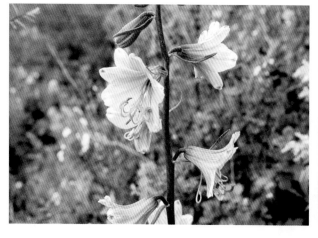

假百合

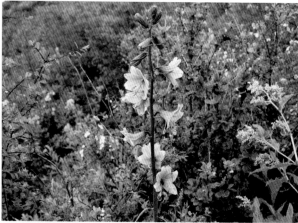

假百合

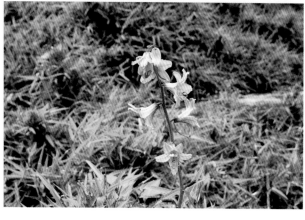

假百合

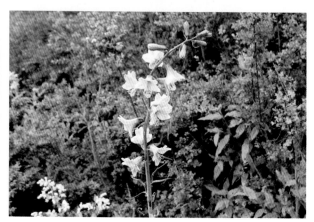

假百合

尖被百合

来源： 百合科植物尖被百合 *Lilium lophophorum* (Bur. et Franch.) Franch. 的干燥鳞茎。

植物形态要点： 草本。叶形多变，簇生至散生，条形、狭披针形、披针形或长圆状披针形。花通常单生偶 2 或 3，淡黄绿色或黄色，花被片狭披针形或长圆状披针形；花丝无毛。

功能主治： 养阴润肺，祛痰止咳，清心安神。用于肺结核，咳嗽，痰中带血，神经衰弱，心烦不安，神志恍惚，脚气浮肿。

附注： 谢宗万《全国中草药名

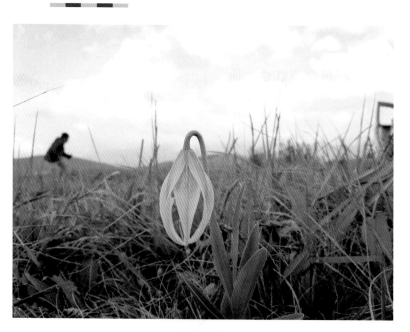

尖被百合

鉴》上册、《四川植物志》第 7 卷 95 页。

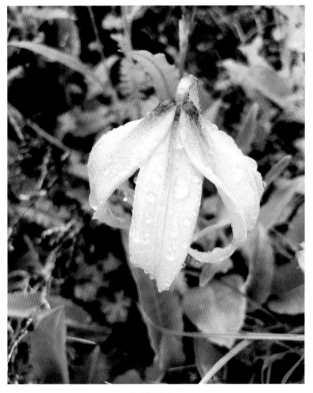

尖被百合　　　　　　　　尖被百合

太白山韭

来源：百合科植物太白山韭 *Allium pratti* C. H. Wright ex Hemsl. 的干燥全草。

植物形态要点：草本。鳞茎单一或簇生。叶条形、条状披针形、椭圆状披针形或椭圆状倒披针形，短于至近等长于花葶。花葶高 10~60 cm，圆柱形；伞形花序半球形；花被紫红色至淡红色，稀变为白色；子房基部收缩成短柄。

功能主治：发汗，散寒，健胃，接骨。用于伤风感冒，头痛鼻塞，脘腹冷痛，消化不良，跌打骨折。

附注：《中国植物志》称太白韭。《中华本草》第 8 册 7127 页、《全国中草药汇编》卷三 115 页。

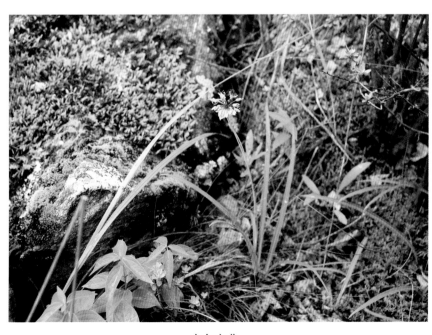

太白山韭

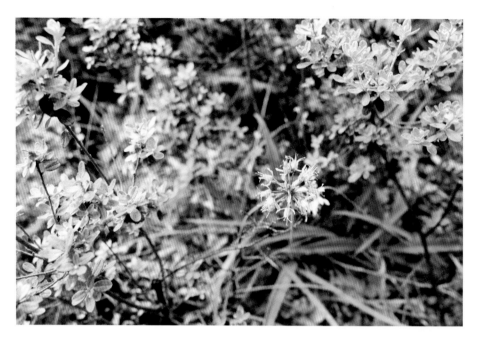

太白山韭

穗花粉条儿菜

来源：百合科植物穗花粉条儿菜 *Aletris pauciflora* (Klotz.) Franch. var. *khasiana* (Hook.f.) Wang et Tang 的干燥全草。

植物形态要点：草本。叶条状披针形至条形。花葶高 3.5~40 cm；总状花序具密至疏 4~40 花，花序轴具柔毛；花明显具柄；苞片为花长度的 1~4 倍。

功能主治：益气滋阴，敛汗止血。用于体虚多汗，神经衰弱，肺结核，咯血，盗汗。

附注：《中华本草》第 8 册 7114 页称百味参。

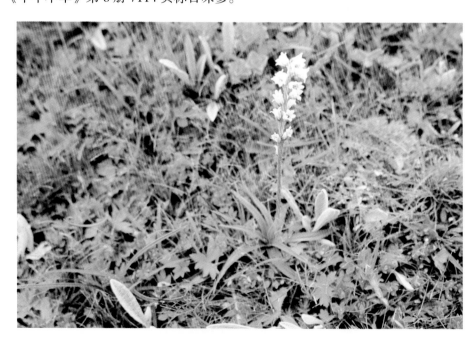

穗花粉条儿菜

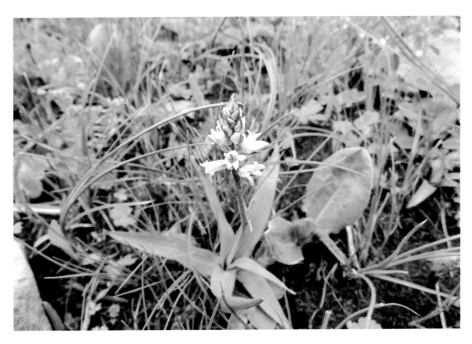

穗花粉条儿菜

无毛粉条儿菜

来源：百合科植物无毛粉条儿菜 *Aletris glabra* Bureau et Franch. 的干燥全草、根。

植物形态要点：草本。全株无毛。总状花序有黏性分泌物；花被黄绿色或乳白色，裂片中脉上具绿色或绿褐色；筒部坛形，先端急收缩；裂片直立。蒴果倒卵球形或近球形。

功能主治：润肺止咳，调经，杀虫。用于咳嗽咯血，月经不调，小儿蛔虫，风火牙痛，流行性腮腺炎。

附注：《全国中草药汇编》收载为光肺筋草。

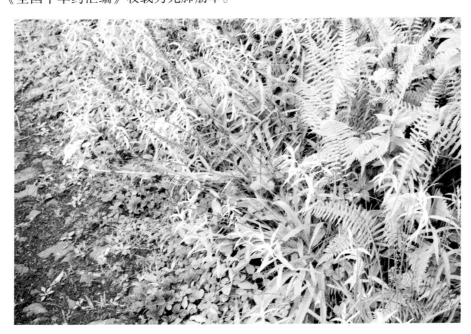

无毛粉条儿菜

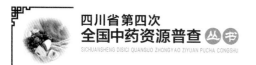

四川药用植物原色图谱

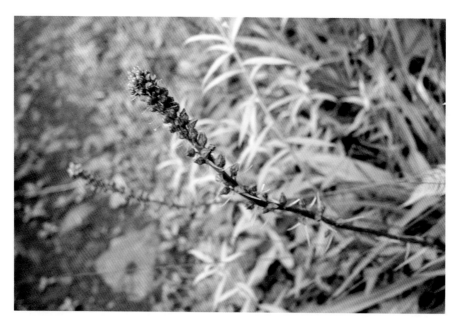

无毛粉条儿菜

卷叶贝母

来源： 百合科植物卷叶贝母 *Fritillaria cirrhosa* D. Don 的干燥鳞茎。

植物形态要点： 草本。鳞片肥厚。叶通常对生，常中部以上具叶。最下部 2 叶对生，条形至条状披针形，先端稍卷曲或不卷曲。花通常单朵顶生，俯垂，钟状；紫色至黄绿色，通常有小方格，少数仅具斑点或条纹；每花有 3 枚叶状苞片，苞片狭长，宽 2~4 mm；花被片长 3~4 cm；雄蕊长约为花被片的 3/5，柱头 3 裂，裂片长 5 mm。蒴果棱上有宽 1~1.5 mm 的狭翅。

功能主治： 清热润肺，化痰止咳。用于肺热燥咳，干咳少痰，阴虚劳嗽，咯痰带血，瘰疬，乳痈，肺痈。

附注： 本品始载于《神农本草经》。《中国药典》2020 年版一部以川贝母收载川贝母、暗紫贝母、甘肃贝母、梭砂贝母、太白贝母和瓦布贝母。《中国植物志》中卷叶贝母的拉丁学名与《中国药典》2020 版一部中川贝母的拉丁学名一致。

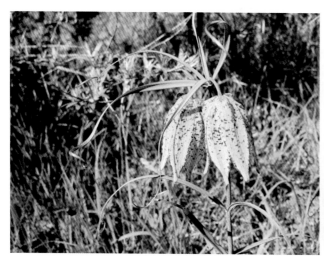

卷叶贝母

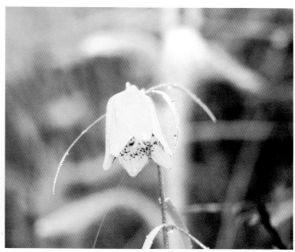

卷叶贝母

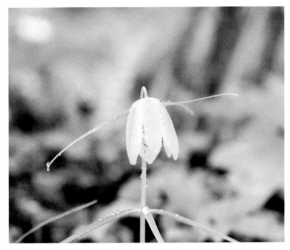

卷叶贝母

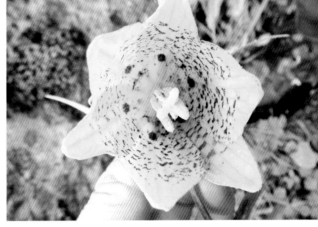

卷叶贝母

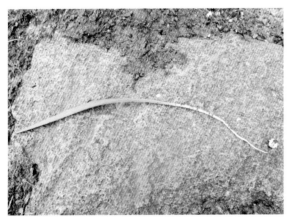

卷叶贝母带鲜鳞茎

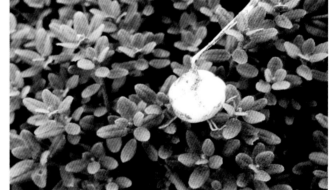

卷叶贝母带鲜鳞茎

1083

暗紫贝母

来源： 百合科植物暗紫贝母 *Fritillaria unibracteata* Hsiao et K. C. Hsia 的干燥鳞茎。

植物形态要点： 草本。鳞茎球形或圆锥形。茎绿色或深紫色。叶除最下部对生外，均为互生或近于对生，先端不卷曲；叶状苞片1；叶片线形或线状披针形。花单生于茎顶；深紫色，略有黄褐色小方格，花被片6，外轮3片近长圆形，内轮3片倒卵状长圆形，蜜腺窝不明显；蒴果长圆形，6棱，棱上有宽约

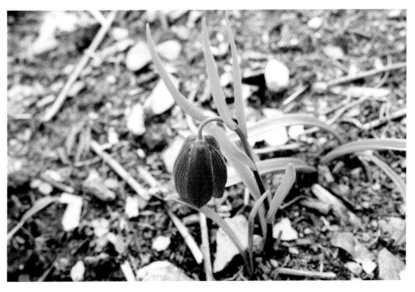

暗紫贝母

1 mm 的窄翅。

功能主治：同卷叶贝母。

附注：《四川植物志》第 7 卷 59 页。

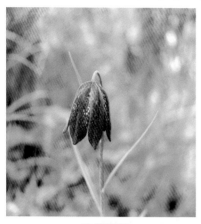

暗紫贝母

暗紫贝母

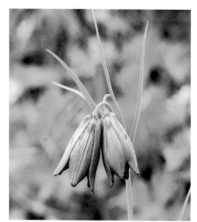

暗紫贝母

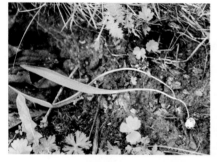

暗紫贝母

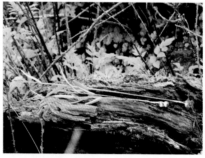

暗紫贝母带鲜鳞茎

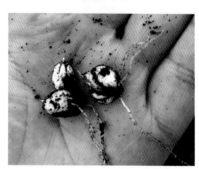

暗紫贝母鲜鳞茎（栽培）

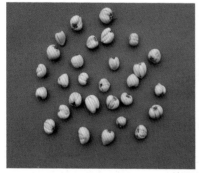

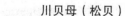

川贝母（松贝）

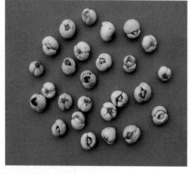

川贝母（青贝）

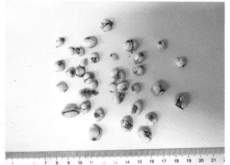

暗紫贝母（栽培）

甘肃贝母

来源：百合科植物甘肃贝母 *Fritillaria przewalskii* Maxim. 的干燥鳞茎。

植物形态要点：草本。鳞茎粗 1~2 cm。茎中部以上具叶。叶卵状矩圆形至矩圆状披针形，基部的短而宽，上部的长而狭，对生和轮生，下部叶顶端短尖，上部的长渐尖并具硬尖头。花被宽钟状；花被片 6，矩圆形至矩圆状倒卵形，淡黄色或黄色，无方格斑纹，仅内面略具紫色斑点，具蜜腺；雄蕊 6，柱头 3 裂，裂片长为花柱的 1/5~1/4。

功能主治：同卷叶贝母。

附注：《四川植物志》第 7 卷 62 页。

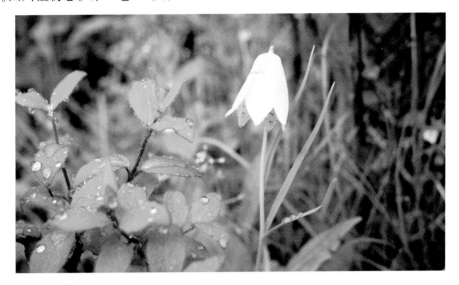

甘肃贝母

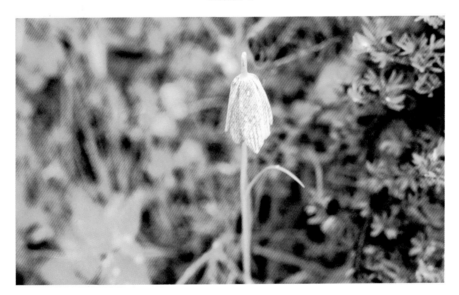

甘肃贝母

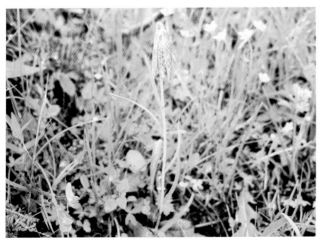

甘肃贝母

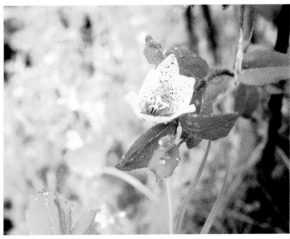

甘肃贝母

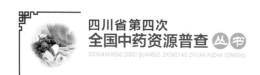

梭砂贝母

来源：百合科植物梭砂贝母 *Fritillaria delavayi* Franch. 的干燥鳞茎。

植物形态要点：草本。叶片卵形或卵状椭圆形。花序具 1 花；花钟状；花梗长；花被淡黄色，具红褐色斑点或小方格；花药基部着生；柱头 3 裂。蒴果具狭翅，由宿存花被包被。

功能主治：同卷叶贝母。

附注：《中华本草》第 8 册 7172 页。

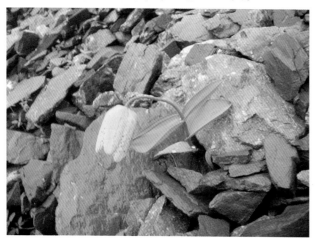

梭砂贝母

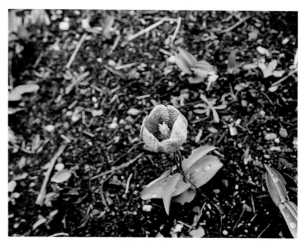

梭砂贝母

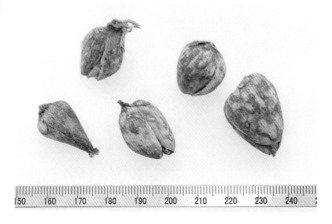

川贝母（炉贝）

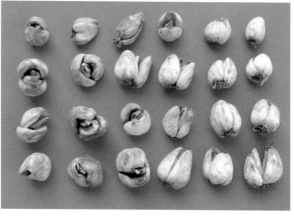

川贝母（炉贝）

太白贝母

来源：百合科植物太白贝母 *Fritillaria taipaiensis* P. Y. Li 的干燥鳞茎。

植物形态要点：草本。鳞茎扁球形。茎光滑，中部以上生叶。叶对生，有的中部兼 3~4 枚轮生，条形至条状披针形，先端通常不卷曲。叶状苞片 3；花被片 6，钟状，绿黄色，无方格斑，通常仅在花被片先端近两侧边缘有紫色斑带；狭倒卵状矩圆形、近匙形，蜜腺窝几不凸出或稍凸出；雄蕊 6，花药基部着生，花丝通常具小乳突；子房上位，通常 3 室。蒴果棱上的狭翅宽 0.5~2 mm，长圆形，每室有扁平种子 2 列。

功能主治：同卷叶贝母。

附注：《四川省中药材标准》1987 年版增补本以川贝母收载。《四川植物志》第 7 卷 70 页。

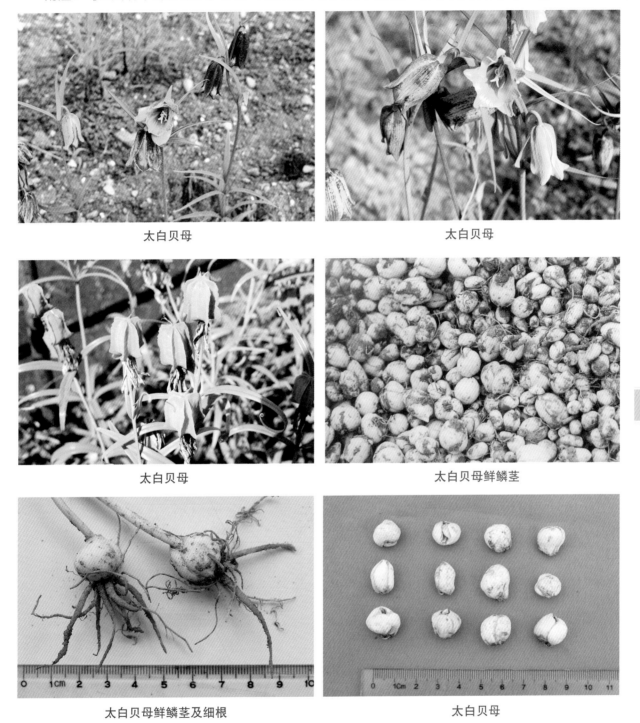

太白贝母　　　　　　　　　　　　　　　　　太白贝母

太白贝母　　　　　　　　　　　　　　　　太白贝母鲜鳞茎

太白贝母鲜鳞茎及细根　　　　　　　　　　　　　太白贝母

1087

瓦布贝母

来源：百合科植物瓦布贝母 *Fritillaria unibracteata* Hsiao et K. C. Hsia var. *wabuensis* (S. Y. Tang et S. C. Yue) Z. D. Liu，S. Wang et S. C. Chen 的干燥鳞茎。

植物形态要点：草本。鳞茎扁球形，直径可达 75 mm，外面的鳞片常 2 枚。营养生长季只长 1 片基生叶。叶最下面常 2 枚对生，上面的轮生兼互生；多数叶两侧边不等长略似镰形。花初开黄绿色或

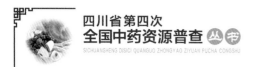
黄色，内面常具紫色斑点，偶见紫色或橙色晕，蜜腺窝长 5~8 mm；苞片叶状，1~4 枚；花被片倒卵形至矩圆状倒卵形，内轮的主脉近基部内弯成夹角 90° 的弯折或弧状。外轮的主脉近基内弯成夹角 140° 的弧形；雄蕊花丝长于花药。蒴果，棱上翅宽 2 mm。花被在子房明显长大时凋落。

功能主治：同卷叶贝母。

附注：《道地药和地方标准药原色图谱》244 页。《四川植物志》第 7 卷 74 页。修订以前的拉丁学名为瓦布贝母 *Fritillaria wabuensis* S. Y. Tang et S. C. Yueh。

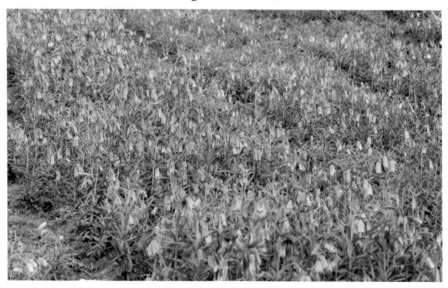

瓦布贝母

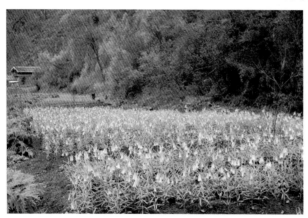

瓦布贝母

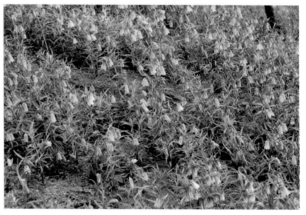

瓦布贝母

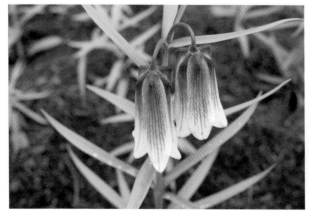

瓦布贝母

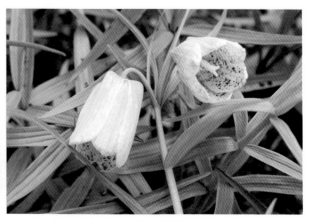

瓦布贝母

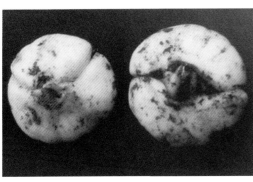

瓦布贝母鲜鳞茎

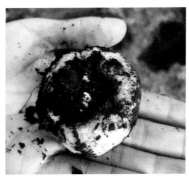

瓦布贝母鲜鳞茎

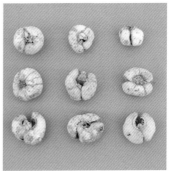

川贝母

浓蜜贝母

来源： 百合科植物浓蜜贝母 *Fritillaria mellea* S. Y. Tang et S. C. Yueh 的干燥鳞茎。

植物形态要点： 草本。具 1 片基生叶的，叶着生鳞茎盘底面边缘，具 2 片以上走茎生叶的，走茎从鳞茎合抱鳞片间伸出，叶生走茎上，叶腋长珠芽，小鳞茎。花茎基部较上面细很多，弯弓状；茎生叶最下面对生，其余互生，狭条形先端不卷曲。花黄绿色具紫色或紫色具黄绿色的方格斑和斑块；蜜腺暗棕色，分泌蜂蜜样浓稠蜜汁；雄蕊花丝长于花药；花柱上部扩大，裂片外展。蒴果棱上翅宽 1~3 mm，果梗弓形，宿存花被干萎反折下垂，至果熟时不脱落。

功能主治： 清热润肺，化痰止咳。用于肺热燥咳，干咳少痰，阴虚劳嗽，咯痰带血。

附注：《中药材真伪鉴别彩色图谱大全》468 页，《道地药和地方标准药原色图谱》244 页。

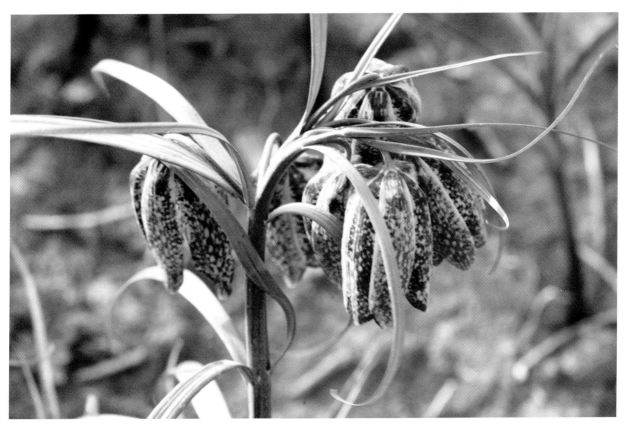

浓蜜贝母

1089

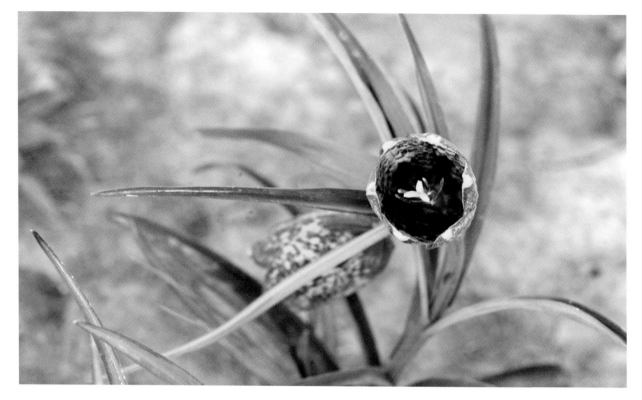

浓蜜贝母

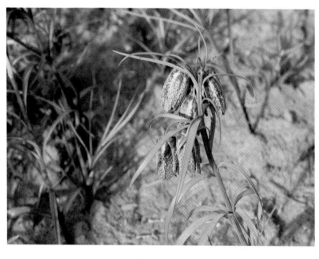

浓蜜贝母

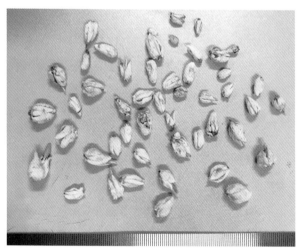

浓蜜贝母

长腺贝母

来源：百合科植物长腺贝母 *Fritillaria unibracteata* Hsiao et K. C. Hsia var. *longinectarea* S. Y. Tang et S. C. Yueh 的干燥鳞茎。

植物形态要点：草本。鳞茎直径 6~8 mm。叶对生，条形或条状披针形。花钟状，深紫色，有黄褐色小方格；叶状苞片 1 枚；蜜腺凸出明显；雄蕊长约为花被片的一半。蒴果棱上的翅很狭，宽约 1 mm。

功能主治：清热润肺，化痰止咳。用于肺热燥咳，干咳少痰，阴虚劳嗽，咯痰带血。

附注：本种为暗紫贝母的变种，《Flora of China》已收载。《四川植物志》第 7 卷 60 页。

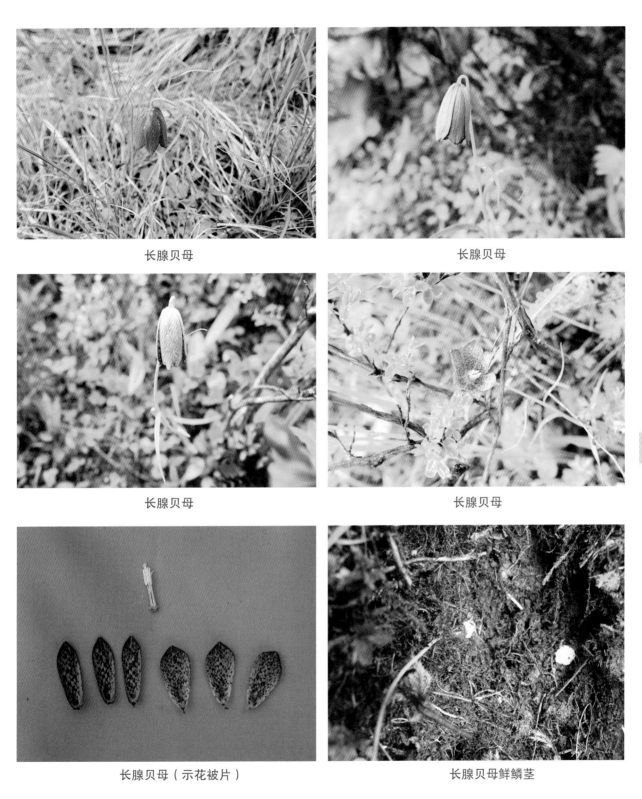

长腺贝母

长腺贝母

长腺贝母

长腺贝母

长腺贝母（示花被片）

长腺贝母鲜鳞茎

康定贝母

来源：百合科植物康定贝母 *Fritillaria cirrhosa* D. Don var. *ecirrhosa* Franch. 的干燥鳞茎。

植物形态要点：草本。叶状苞片通常 1 枚，少为 2~3 枚，先端不卷曲或仅微弯。叶除最下面的 1~2 对为对生的以外，余下的多数为互生；植株和鳞茎常较大。花被片内、外面的黄绿色、紫色方斑相间，通常镶嵌成较规则的图案，遍及全花被片。

功能主治：化痰止咳、清热散结。用于肺虚久咳，痰少咽燥，痰火郁结，痰热咳嗽，咯稠痰，瘰疬，疮痈肿毒，乳痈，肺痈。

附注：《道地药和地方标准药原色图谱》244页。《中国植物志》。《四川植物志》第7卷67页。

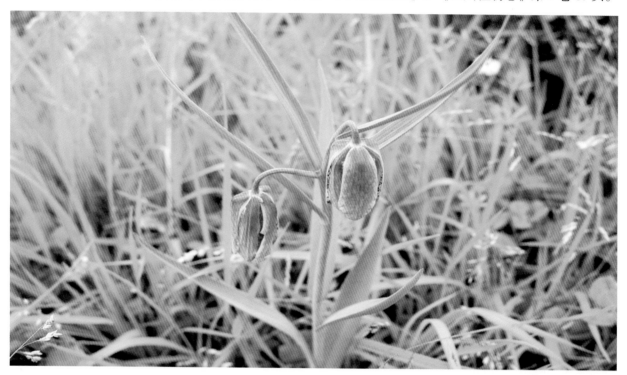

康定贝母

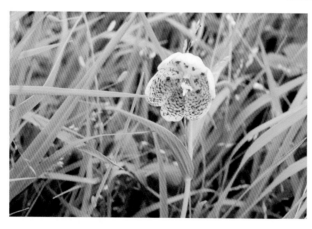

康定贝母

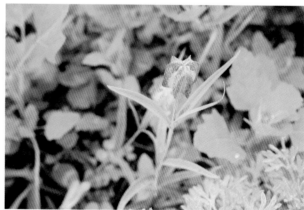

康定贝母

短丝贝母

来源：百合科植物短丝贝母 *Fritillaria dajinensis* S. C. Chen 的干燥鳞茎。

植物形态要点：草本。花黄绿色、黄色、紫色或紫褐色，有或无浅黑紫色条纹及紫褐色斑点，先端均为较深的黄色。花被片长 1.6~3 cm，近基部蜜腺长约 1 mm 或更小；雄蕊长不及花被片 1/2，花药至少近花丝两倍长；柱头近小头状，裂片短，极少长达 1 mm。蒴果棱上翅宽约 1 mm，宿存萎蔫花被稍反折，至果成熟时下垂不脱落。

功能主治： 化痰止咳，清热散结。用于肺虚久咳，痰少咽燥，痰火郁结，痰热咳嗽，咯稠痰，瘰疬，疮痈肿毒，乳痈，肺痈。

附注：《中药材真伪鉴别彩色图谱大全》468 页，《道地药和地方标准药原色图谱》244 页。

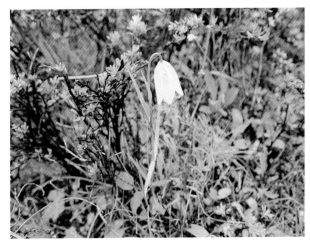

短丝贝母

短丝贝母

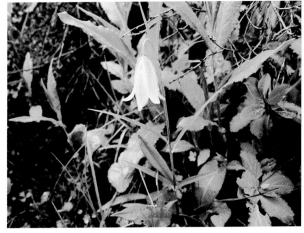

短丝贝母

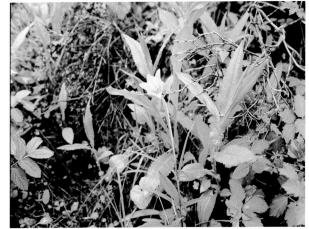

短丝贝母

槽鳞贝母

来源： 百合科植物槽鳞贝母 *Fritillaria sulcisquamosa* S.Y. Tang et S. C. Yueh 的干燥鳞茎。

植物形态要点： 草本，出基生叶或发出地下走茎，着生鳞茎外。走茎长珠芽发育成小鳞茎。有的更新植株生地下走茎 1 条，出两个更新鳞茎。外着生走茎株，鳞茎外面鳞片大小较悬殊，大鳞片背面具纵槽，槽宽不狭于鳞片宽的 1/3。花茎高 20~60 cm。最下面的叶对生，上面的互生，条形、条状披针形，长 3~12 cm，宽 2~11 cm，先端不卷曲。花上部紫红或紫堇色，花被片中部以上两侧黄绿色或橙黄色；叶状苞 1 枚，先端不卷曲；花被片长 2~3.5 cm，外轮的狭矩圆形，内轮的倒卵状矩圆形；蜜腺黄色或黄棕色；雄蕊长 11~17 mm。蒴果棱上翅宽约 1 mm。宿存萎蔫花被反折下垂，至果熟时不脱落。

功能主治： 化痰止咳，清热散结。用于肺虚久咳，痰少咽燥，痰火郁结，痰热咳嗽，咯稠痰，瘰疬，疮痈肿毒，乳痈，肺痈。

附注：《中药材真伪鉴别彩色图谱大全》468 页，《道地药和地方标准药原色图谱》244 页。

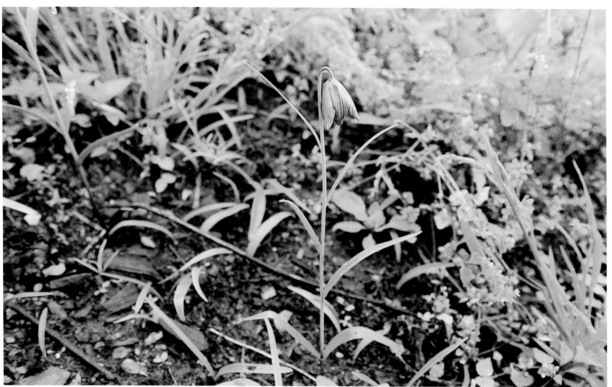

槽鳞贝母

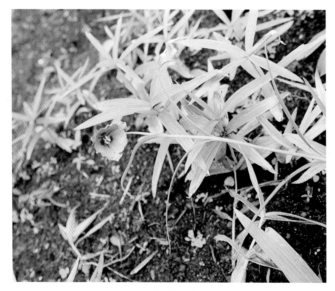

槽鳞贝母

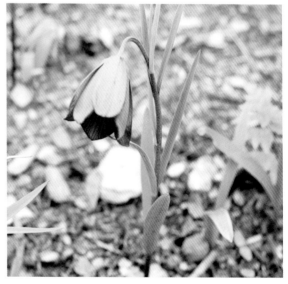

槽鳞贝母

华西贝母

来源：百合科植物华西贝母 *Fritillaria sichuanica* S. C. Chen 的干燥鳞茎。

植物形态要点：草本。叶对生或互生，条状披针形或条形。花钟状，黄绿色，外面有或无浅紫色斑块，内面多少具紫色斑点及方格斑；叶状苞1，花被片外轮的近矩圆形，内轮的近倒卵形或矩圆状椭圆形；花被片主脉于近基部内弯或弧形。

功能主治：同槽鳞贝母。

附注：《中国本草图录》4415 页，《中药材真伪鉴别彩色图谱大全》468 页，《道地药和地方标准药原色图谱》244 页。

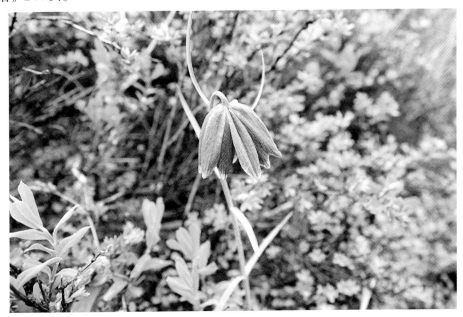

华西贝母

1095

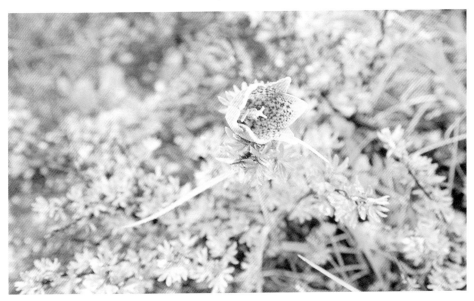

华西贝母

韭 菜

来源： 百合科植物韭菜 *Allium tuberosum* Rottl. ex Spreng. 的干燥成熟种子。

植物形态要点： 草本。鳞茎簇生，圆柱状；鳞茎皮黄色至黄褐色，网状至近网状。叶条形，短于花葶，扁平，实心，边缘光滑。花葶常 2 棱；总苞 2 或 3 瓣裂，宿存；伞形花序半球形至近球形，疏具多花；花被片白色；裂片常具绿色或黄绿色中脉。

功能主治： 温补肝肾，壮阳固精。用于肝肾亏虚，腰膝酸痛，阳痿遗精，遗尿尿频，白浊带下。

附注： 《中国药典》2020 年版一部收载韭菜子。经查《中国植物志》，韭菜的植物名为韭。

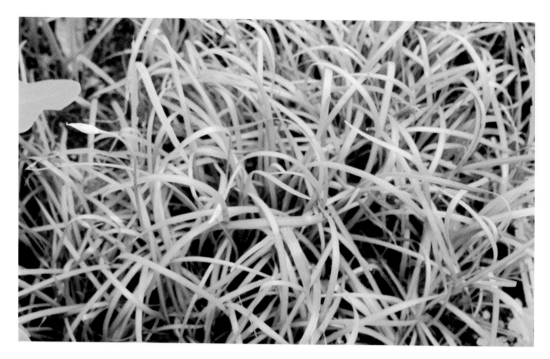

韭菜

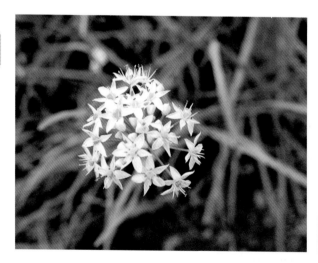

韭菜

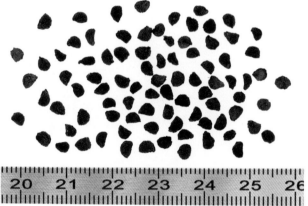

韭菜子

延龄草

来源： 百合科植物延龄草 *Trillium tschonoskii* Maxim. 的干燥根茎。

植物形态要点： 草本。茎丛生。叶 3，无柄，菱状圆形或宽菱形。外轮花被片绿色，狭卵形至卵状披针形；内轮白色，卵状披针形；花丝长 4~5 mm；花药长 3~4 mm。

功能主治： 祛风，疏肝，镇静，止痛，活血，止血。用于高血压，神经衰弱，眩晕头痛，头昏，腰腿疼痛，月经不调，崩漏，外伤出血，跌打损伤。

附注：《中华本草》第 8 册 7229 页收载头顶一颗珠。出自《陕西中草药》。《中药大辞典》收载芋儿七。根茎为彝族习用药。

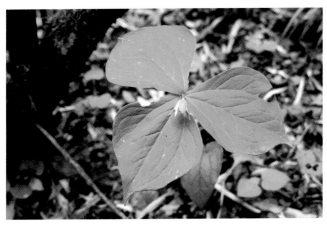

延龄草

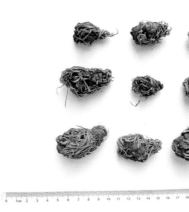

头顶一颗珠

七叶一枝花

来源： 百合科植物七叶一枝花 *Paris polyphylla* Smith var. *chinensis* (Franch.) Hara. 的干燥根茎。

植物形态要点： 草本。叶纸质或膜质，长圆形至披针形。外轮花被片 3~7，绿色或黄绿色；内轮花被线形，长于外轮花被或近相等，常黄绿色；花药长约为花丝的 2 倍。药隔突出部分长 0.5~1 mm。

功能主治： 清热解毒，消肿止痛，凉肝定惊。用于疔疮痈肿，咽喉肿痛，蛇虫咬伤，跌扑伤痛，惊风抽搐。

附注： 本品始载于《神农本草经》。本品又称华重楼。《中国药典》20120 年版一部以重楼收载七叶一枝花和云南重楼。根茎为苗族、蒙古族、瑶族、佤族、侗族、景颇族、傣族、壮族、土家族、基诺族习用药。《四川植物志》第 7 卷 269、271 页。

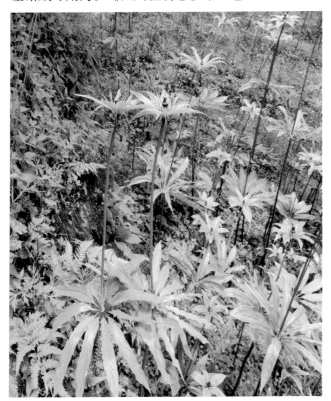

七叶一枝花

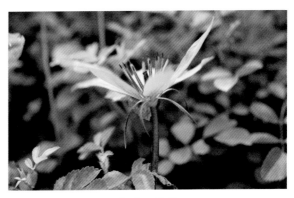

七叶一枝花

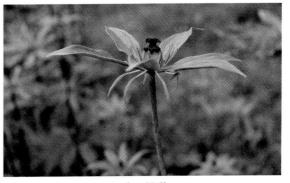

七叶一枝花

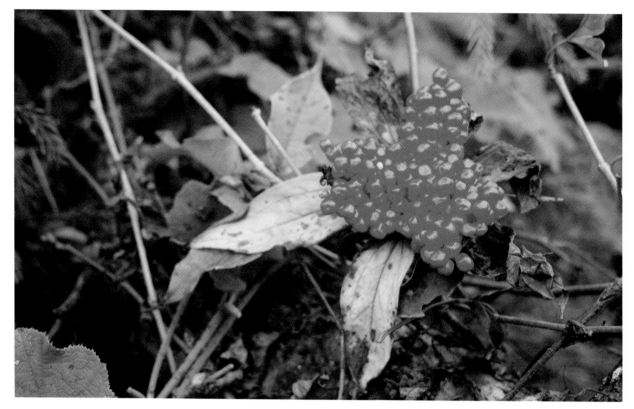

七叶一枝花

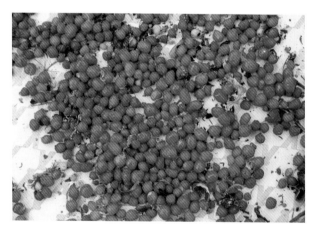

七叶一枝花鲜果

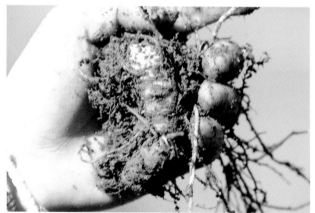

七叶一枝花鲜根茎

云南重楼

来源：百合科植物云南重楼 *Paris polyphylla* Smith var. *yunnanensis* (Franch.) Hand.-Mazz. 的干燥根茎。

植物形态要点：草本。根茎粗厚，直径 1~2.5 cm，密生多数环节。茎通常带紫红色。叶厚纸质、披针形、卵状矩圆形或倒卵状披针形，带紫红色。外轮花被片披针形或狭披针形，内轮花被片条形，长为外轮的 1/2 或近等长；雄蕊 8~12 枚，花丝极短；子房球形，花柱粗短，上端具 5~10 分枝。

功能主治：同七叶一枝花。

附注：本品始载于《神农本草经》。经查核《中国植物志》云南重楼又称滇重楼、宽瓣重楼。

《四川植物志》第 7 卷 273 页。

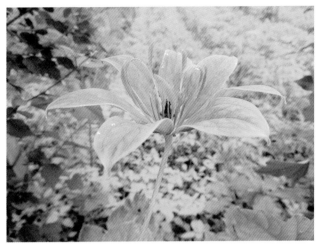

云南重楼

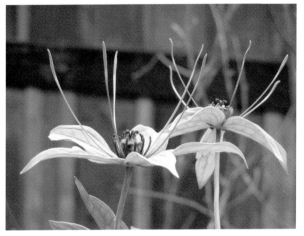

云南重楼

多叶重楼

来源：百合科植物多叶重楼 *Paris polyphylla* Sm. var. *polyphylla* Franch. 的干燥根茎、花和叶。

植物形态要点：草本。根状茎长达 11 cm，直径 1~3 cm。叶 5~11 枚，长圆形、倒披针形至长椭圆形。萼片绿色，披针形；花瓣狭线形或丝状，常比萼片长；雄蕊 2 轮。果近球形；种子多数，卵球形，假种皮鲜红色。

功能主治：清热解毒，消肿止痛，凉肝定惊。用于疔疮痈肿，咽喉肿痛，毒蛇咬伤，跌扑伤痛，惊风抽搐。

附注：据调查，药用价值同狭叶重楼。

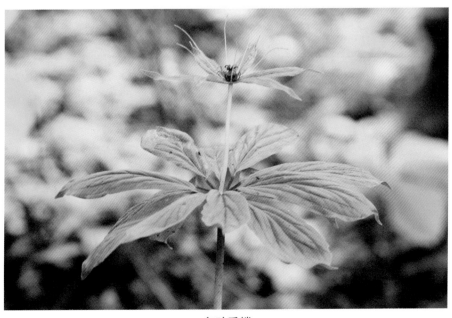

多叶重楼

狭叶重楼

来源：百合科植物狭叶重楼 *Paris polyphylla* Sm. var. *stenophylla* Franch. 的干燥根茎、花和叶。

植物形态要点：草本，植株高 35~100 cm。根茎粗厚，直径达 1~2.5 cm，密生多数环节。茎通常带紫红色。叶轮生，披针形、倒披针形或条状披针形，通常宽 1.5~2.5 cm。外轮花被片叶状，5~7 枚，狭披针形或卵状披针形；内轮花被片狭条形，远比外轮花被片长；雄蕊 7~14 枚；药隔突出部分极短；子房近球形，暗紫色，花柱明显，顶端具 4~5 分枝。

功能主治：清热解毒，消肿止痛，凉肝定惊。用于疔疮痈肿，咽喉肿痛，毒蛇咬伤，跌扑伤痛，惊风抽搐。

附注：《中国植物志》。《中华本草》第 8 册 7196 页。

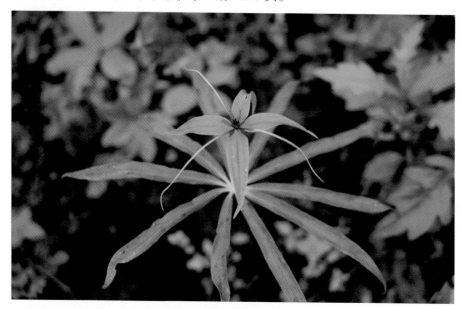

狭叶重楼

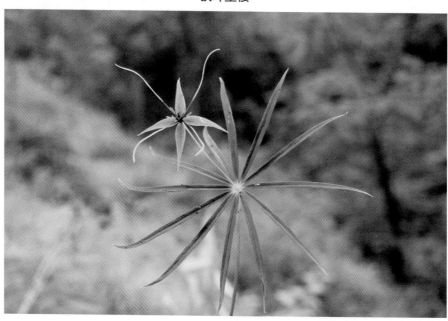

狭叶重楼

黑籽重楼

来源：百合科植物黑籽重楼 *Paris thibetica* Franch. 的干燥根茎。

植物形态要点：草本。根茎长达 12 cm，直径 0.5~1.5 cm；茎有时带紫色。叶 8~12，线形、线状长圆形或披针形。花梗长 3.5~11 cm，花基数 4~5，花基数远远低于叶数。萼片绿色，线状披针形、披针形；花瓣淡绿色，丝状；雄蕊 2 轮，子房长圆锥形，绿色，明显具棱。果近球形。种子多数，卵形，亮黑色，于一侧包以深红色多汁的鸡冠状假种皮。

功能主治：清热解毒，消肿止痛，凉肝定惊。用于疔疮痈肿，咽喉肿痛，蛇虫咬伤，跌扑伤痛，惊风抽搐。

附注：《四川省藏药标准》2014 年版收载。《四川植物志》第 7 卷 277 页。短梗重楼的中文种名应为黑籽重楼，《Flora of China》记载的不正确。

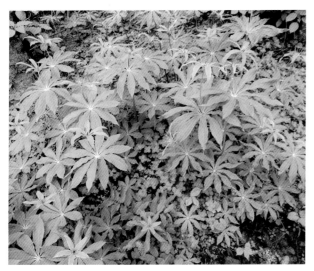

黑籽重楼

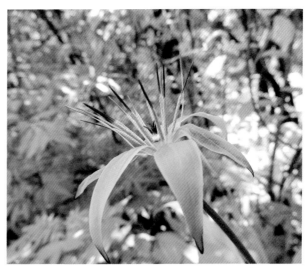

黑籽重楼

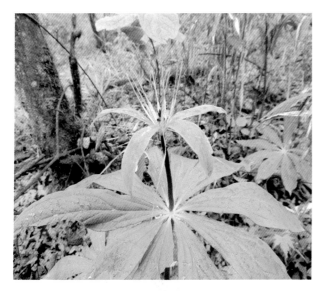

黑籽重楼

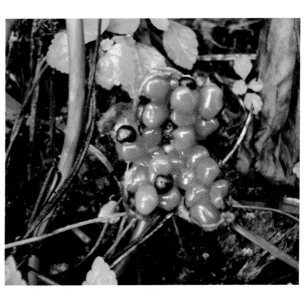

黑籽重楼

长药隔重楼

来源：百合科植物长药隔重楼 *Paris polyphylla* Sm. var. *pseudothibetica* H. Li 的干燥根茎。

植物形态要点：草本。叶 9；花瓣长 3.5~7 cm，等于或稍长于萼片；药隔突出部分长度多变，长 3~15 mm。

功能主治：清热解毒，消肿止痛。用于流行性乙型脑炎，胃痛，阑尾炎，淋巴结核，扁桃体炎，腮腺炎，乳腺炎，毒蛇、毒虫咬伤，疮疡肿毒。

附注：《全国中草药汇编》。《中国高等植物彩色图鉴》第 8 卷 358 页。

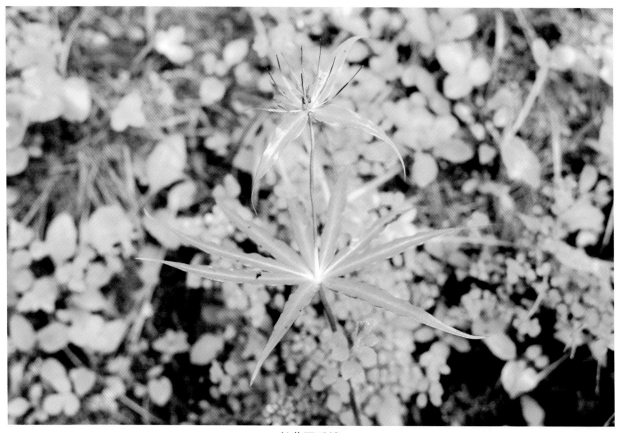

长药隔重楼

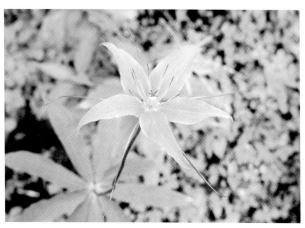

长药隔重楼

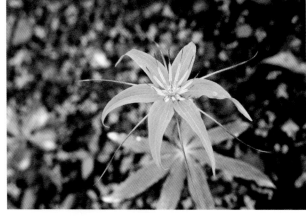

长药隔重楼

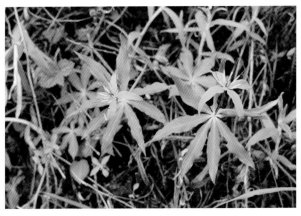
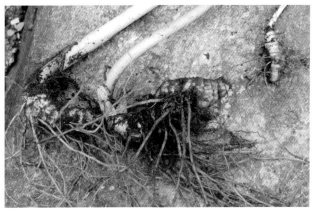

长药隔重楼　　　　　　　　　　　　　　　　长药隔重楼鲜根茎

球药隔重楼

来源：百合科植物球药隔重楼 *Paris fargesii* Franch. 的干燥根茎。

植物形态要点：草本。根状茎直径 1~2 cm。叶 3~7，卵形或卵状长圆形。外轮花被片 4~6，绿色；子房 1 室，具侧膜胎座；药隔突出部分紫黑色，横向椭圆体形、近球形或短圆锥形。蒴果卵状球形。

功能主治：清热解毒，消肿止痛，凉肝定惊。用于疔疮痈肿，咽喉肿痛，蛇虫咬伤，跌扑伤痛，惊风抽搐。

附注：《四川省藏药标准》2014 年版收载。《四川植物志》第 7 卷 267 页。

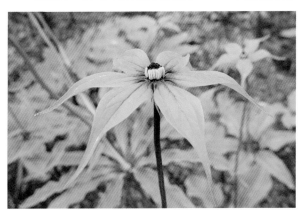
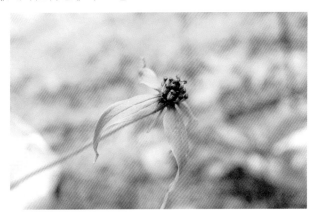

球药隔重楼　　　　　　　　　　　　　　　　球药隔重楼

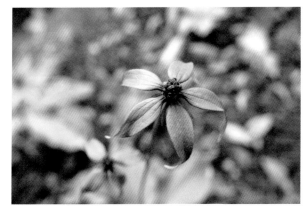
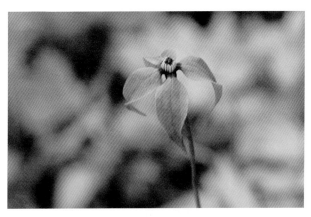

球药隔重楼　　　　　　　　　　　　　　　　球药隔重楼

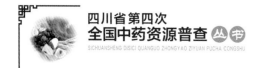

金线重楼

来源： 百合科植物金线重楼 *Paris delavayi* Franchet 的干燥根茎。

植物形态要点： 草本。叶窄披针形或卵状披针形。萼片紫绿或紫色；花瓣常暗紫色；雄蕊 2 轮，花丝长 3~5 mm，药隔凸出部分紫色，线形；子房圆锥形，绿色或上部紫色，1 室，侧膜胎座 3~6，长 1.5~7 mm，花柱紫色，宿存。蒴果圆锥状。外种皮红色，多汁。

功能主治： 清热解毒，消肿止痛，凉肝定惊。用于疔疮痈肿，咽喉肿痛，毒蛇咬伤，跌扑伤痛，惊风抽搐。

附注：《四川省中药资源志要》896 页。

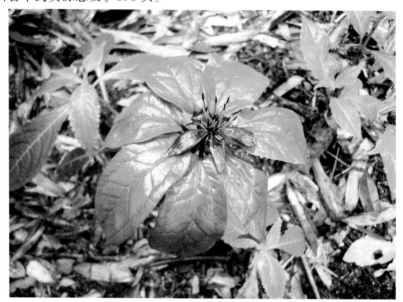

金线重楼

五指莲

来源： 百合科植物五指莲 *Paris axialis* H. L. 的干燥根茎。

植物形态要点： 草本。叶 4~6，卵状长圆形。外轮花被片 4~6，绿色；内轮黄绿色，线状条形。浆果淡绿色，球形，不开裂。种子淡棕色，1/2 由绿白色海绵状的假种皮包被。

功能主治： 清热解毒，消肿止痛。用于疮毒，蛇咬伤，子宫出血。

附注： 本品又称五指莲重楼。《四川省中药资源志要》895 页。

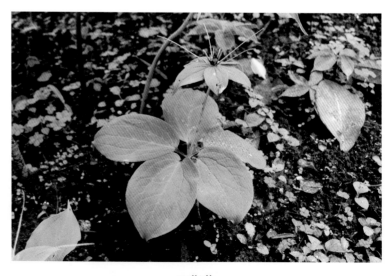

五指莲

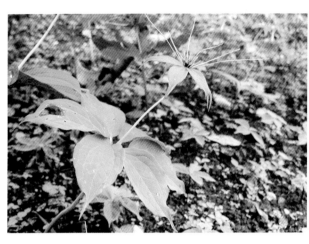

五指莲

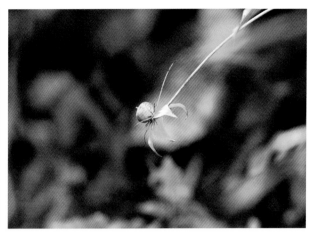

五指莲

万寿竹

来源： 百合科植物万寿竹 *Disporum cantoniense* (Lour.) Merr. 的干燥根茎或根。

植物形态要点： 草本。根状茎横走，粗壮。叶片披针形至狭长圆状披针形。伞形花序顶生或假侧生；花被淡绿色，倒披针形，边缘有乳头状凸起，基部具距。

功能主治： 祛风除湿，舒筋活血，清热解毒，祛痰止咳。用于肺热咳嗽，虚劳损伤，肺痨咯血，风湿疼痛，关节腰腿疼痛，跌打损伤，手足麻木，小儿高烧，骨折，烧烫伤，毒蛇咬伤，烫火伤。

附注： 《中华本草》第 8 册 7164 页。《中国高等植物彩色图鉴》第 8 卷 344 页。

1105

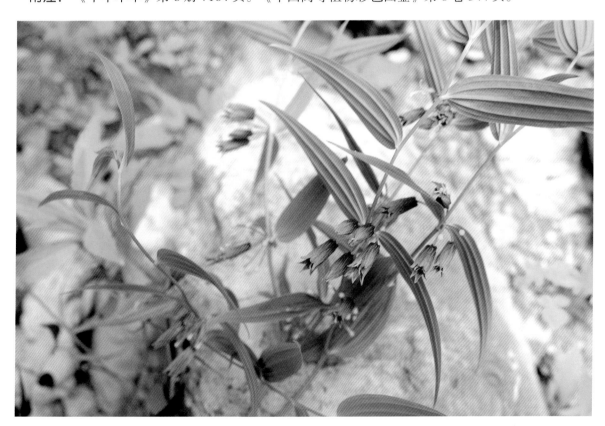

万寿竹

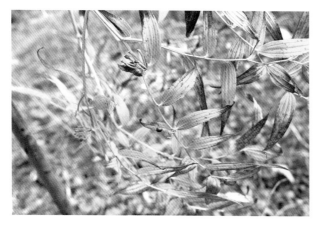

万寿竹

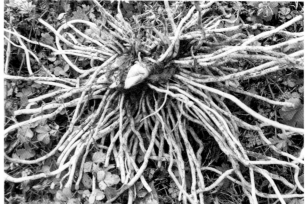

万寿竹鲜根

短蕊万寿竹

来源：百合科植物短蕊万寿竹 *Disporum brachystemon* Wang et Y. C. Tang 的干燥根茎或根。

植物形态要点：草本。根状茎较粗壮。叶椭圆形至卵状披针形。伞形花序顶生，具 2~6 花；花漏斗形至阔倒圆锥形；花被片白色或黄绿色，稀紫色；雄常具少数分枝。叶片椭圆形或阔披针形。花序生于茎和分枝顶端，具 2~8 花；花半开放，基部渐狭；花被片白色或奶色，基部具短距，距约 1 mm；雄蕊内藏，2~2.8 cm。

功能主治：养阴润肺，止咳，止血。用于阴虚咳嗽，痰中带血。

附注：《中华本草》第 8 册 7162 页。

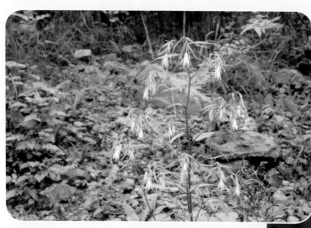

短蕊万寿竹

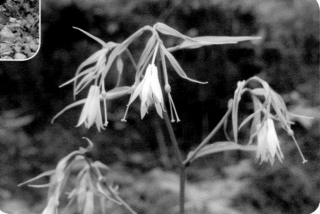

短蕊万寿竹

散斑竹根七

来源： 百合科植物散斑竹根七 *Disporopsis aspersa* (Hua) Engl. ex K. Krause 的干燥根茎。

植物形态要点： 草本。根状茎圆柱形。叶卵状披针形至卵状椭圆形，基部常稍心形至截形。花单生或成对；副花冠裂片贴生于花被片；花被黄绿色，带黑紫色斑点。成熟浆果蓝紫色，近球形。

功能主治： 补中益气，养阴润肺，生津止咳，化瘀止痛，凉血，解毒。用于肺胃阴伤，口干咽燥，燥热咳嗽，风湿疼痛，跌打损伤，食欲不振，体虚气弱，面黄肌瘦。

附注：《中国药用植物志》第 11 卷 308 页。

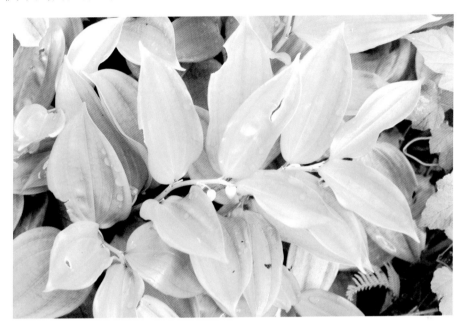

散斑竹根七

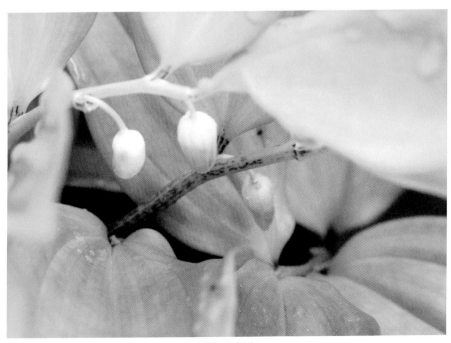

散斑竹根七

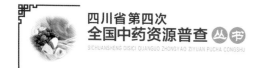
滇黄精

来源：百合科植物滇黄精 *Polygonatum kingianum* Coll. et Hemsl . 的干燥根茎。

植物形态要点：草本。根状茎近圆柱形或近念珠状。茎圆柱形。叶 3~10 轮生，无柄，叶片条形至披针形。花序具 1~6 花；花序梗长 1~2 cm，下垂；花被粉红色或绿白色，圆柱状钟形。雄蕊 6；浆果球形。

功能主治：补气养阴，健脾，润肺，益肾。用于脾胃气虚，体倦乏力，胃阴不足，口干食少，肺虚燥咳，劳嗽咳血，精血不足，腰膝酸软，须发早白，内热消渴。

附注：《中国药典》2020 年版一部收载滇黄精、黄精或多花黄精。味苦者不可药用。《四川植物志》第 7 卷 230 页收载的大叶黄精 *Polygonatum kingianum* Coll. et Hemsl. var. *grandifolium* D. M. Liu et W. Z. Zeng, var. Nov.，《Flora of China》已将该变种合并为滇黄精。

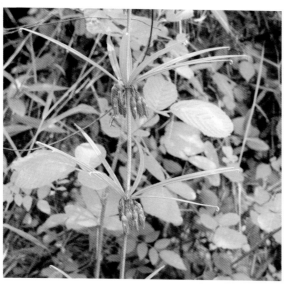

滇黄精

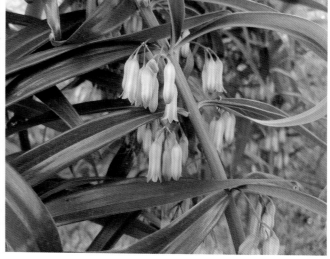

滇黄精

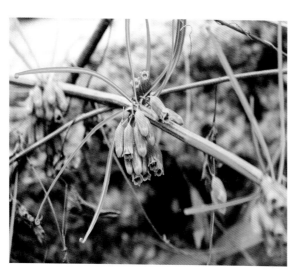

滇黄精

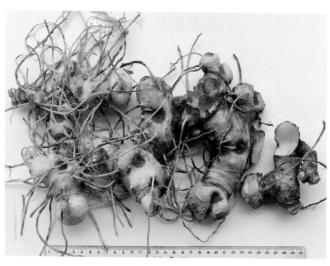

滇黄精鲜根茎

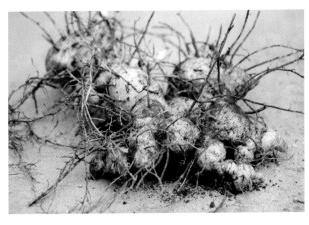

滇黄精鲜根茎

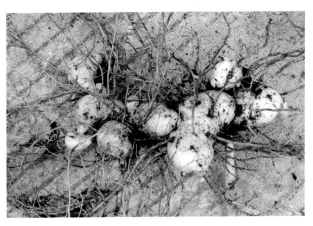

滇黄精鲜根茎

多花黄精

来源：百合科植物多花黄精 *Polygonatum cyrtonema* Hua 的干燥根茎。

植物形态要点：草本。根状茎肥厚。叶 10~15；叶柄短；叶椭圆形至长圆状披针形。花序腋生，呈伞状，具 1~14 花；花序梗长 1~6 cm；苞片生花梗基部；花被黄绿色，钟状圆柱形。成熟浆果黑色。

功能主治：同滇黄精。

附注：多花黄精为姜形黄精。《四川植物志》第 7 卷 229 页。

1109

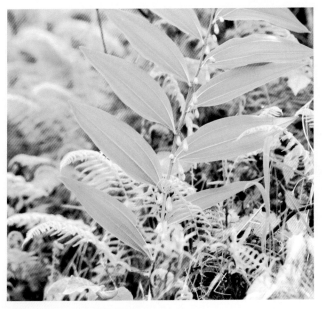

多花黄精

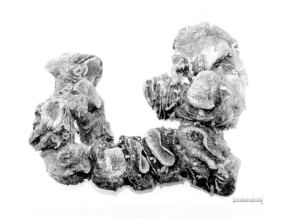

黄精

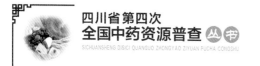
四
川
药
用
植
物
原
色
图
谱

1110

卷叶黄精

来源 百合科植物卷叶黄精 *Polygonatum cirrhifolium* (Wall.) Royle 的干燥根茎。

植物形态要点：多年生草本。叶 3~6 枚轮生，狭条形至条状披针形，先端拳卷。花序通常具 2 花；苞片长 1~2 mm；花被片白色、淡绿色或淡紫色；子房长约 2.5 mm；花柱长约 2 mm。浆果红色或紫红色。

功能主治：滋润心肺，补中益气。用于浮肿，腰腿痛，衰弱无力，劳损，干咳，口渴。

附注：《四川省中药资源志要》899 页。

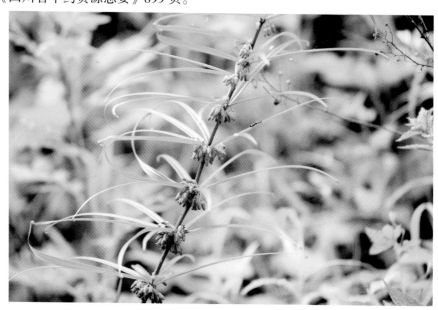

卷叶黄精

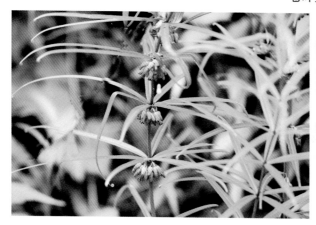

卷叶黄精

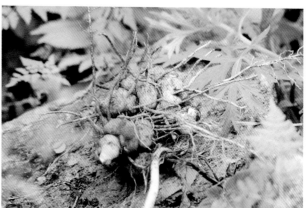

卷叶黄精鲜根茎

轮叶黄精

来源：百合科植物轮叶黄精 *Polygonatum verticillatum* (L.) All. 的干燥根茎。

植物形态要点：草本。根状茎一头粗，一头较细，粗的一端有短分枝，茎高可达 80 cm。叶通常为轮生，或间有少数对生或互生的，少有全株为对生的，叶片矩圆状披针形至条状披针形或条形。总花梗俯垂；苞片微小而生于花梗上；花被淡黄色或淡紫色。浆果红色。

功能主治：平肝息风，补肾，养阴润肺。用于病后虚弱，肝阳上亢，头晕眼花，咳嗽，咯血，肝风内动，癫痫抽风。

附注：《四川省中药资源志要》902 页。《中国高等植物彩色图鉴》第 8 卷 352 页。

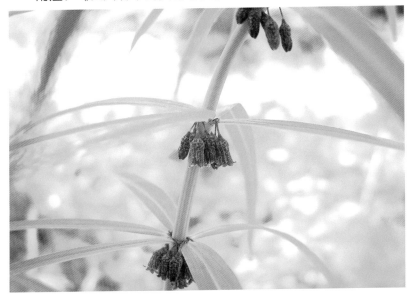 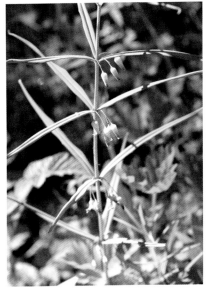

轮叶黄精　　　　　　　　　　　　　轮叶黄精

麦 冬

来源：百合科植物麦冬 *Ophiopogon japonicus* (Thunb.) Ker-Gawl. 的干燥块根。

植物形态要点：草本。块根肉质，纺锤形。叶丛生，狭线形。总状花序，比叶短；花被片 6，披针形；花白色或淡紫色；雄蕊 6 枚。果球形，浆果状。

功能主治：养阴生津，润肺清心。用于肺燥干咳，阴虚痨咳，喉痹咽痛，津伤口渴，内热消渴，心烦失眠，肠燥便秘。

附注：《中国药典》2020 年版一部收载。

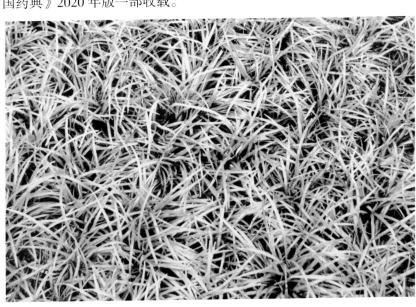

麦冬

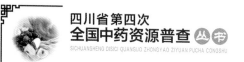
四川药用植物原色图谱

1112

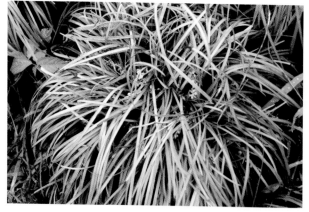

麦冬

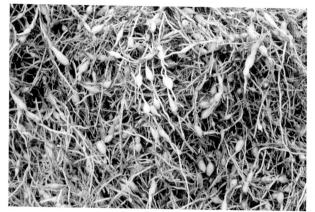

麦冬鲜块根及须根

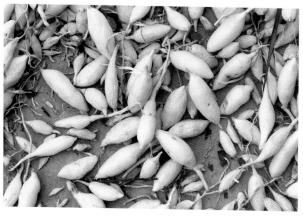

麦冬鲜块根

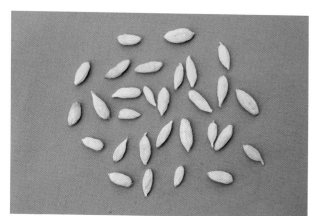

麦冬

湖北麦冬

来源： 百合科植物湖北麦冬 *Liriope spicata* (Thunb.) Lour. var. *prolifera* Y. T. Ma 的干燥块根。

植物形态要点： 草本。块根肉质，纺锤形或椭圆形。叶簇生于基部，狭线形。总状花序，花葶长 6~15 cm，远比叶短；花被片 6，披针形；雄蕊 6 枚。果球形，浆果状，成熟时蓝黑色。

功能主治： 养阴生津，润肺止咳，清心。用于肺燥干咳，津少口渴，心烦失眠，便秘，白喉。

附注：《中国药典》2020年版一部以山麦冬收载。

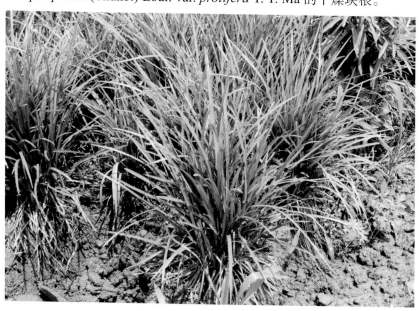

湖北麦冬

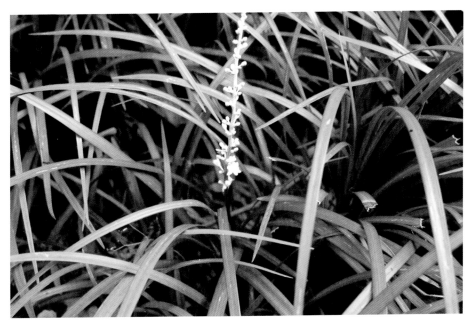

湖北麦冬

吉祥草

来源：百合科植物吉祥草 *Reineckia carnea* (Andr.) Kunth 的干燥全草。

植物形态要点：草本。根状茎圆柱状，伸长，粗 2~4 mm。叶片狭倒披针形或披针形。花芳香，花被片粉红色或浅玫瑰色，裂片反折，稍肉质；花药近长圆形，长 2~2.5 mm，两面凹缺。

功能主治：清肺止咳，凉血止血，解毒利咽。用于肺热咳嗽，咯血，吐血，衄血，便血，咽喉肿痛，目赤翳障，痈肿疮疖。

附注：本品出自《本草纲目》。《中华本草》第 8 册 7204 页。《四川植物志》第 7 卷 177 页。

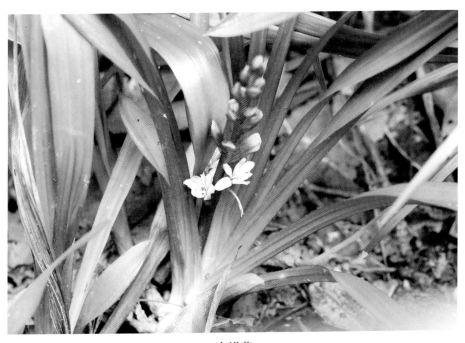

吉祥草

芦 荟

来源：百合科植物芦荟 *Aloe vera* L. 叶的汁液浓缩干燥物。

植物形态要点：草本，多肉。叶条状披针形，上具白色粉末，边缘具皮刺。总状花序直立，长60~90 cm，具多花；苞片白色，阔披针形；花反折；花被浅黄色，带红色斑点，一侧稍膨大。

功能主治：泻下通便，清肝泻火，杀虫疗疳。用于热结便秘，惊风抽搐，小儿疳积；外治癣疮。

附注：《中国药典》2020 年版一部收载库拉索芦荟 *Aloe barbadensis* Miller 叶的汁液浓缩干燥物。

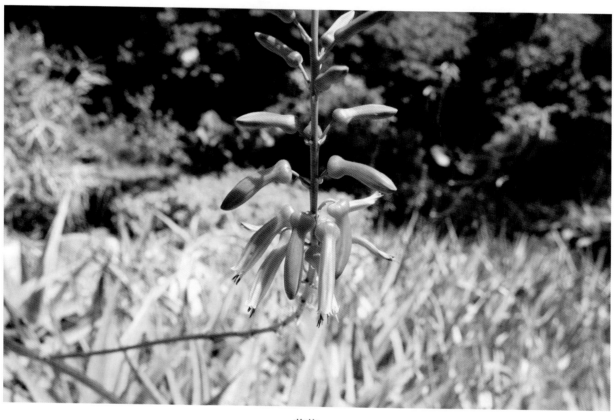

芦荟

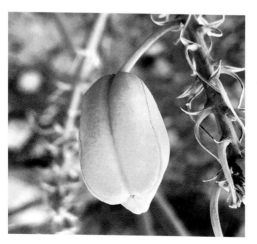

芦荟

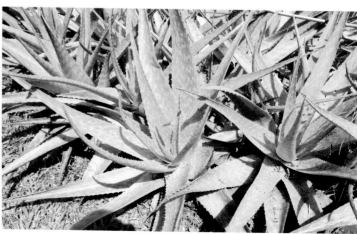

芦荟

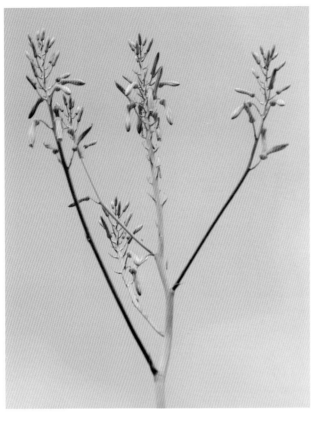

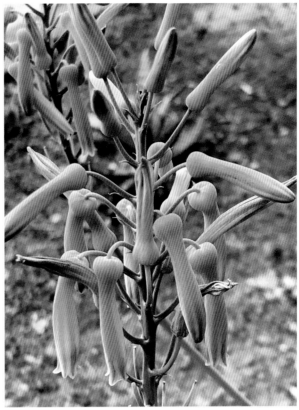

芦荟

芦荟

藜 芦

来源： 百合科植物藜芦 *Veratrum nigrum* L. 的干燥根及根茎。

植物形态要点： 草本，植株粗壮，高达 1 m，基部具叶鞘解体后形成的黑色网状纤维。叶茎生，阔椭圆形至阔卵状披针形。圆锥花序多花，花被片 6，黑紫色。雄蕊 6，花药肾形，花柱 3。蒴果长 1.5~2 cm；种子具翅。

功能主治： 祛风痰，杀虫毒。用于中风痰壅，癫痫，喉痹，恶疮疥癣。

附注： 本品出自《神农本草经》。《四川省中药材标准》2010 年版收载藜芦和毛叶藜芦。《四川植物志》第 7 卷 17 页。

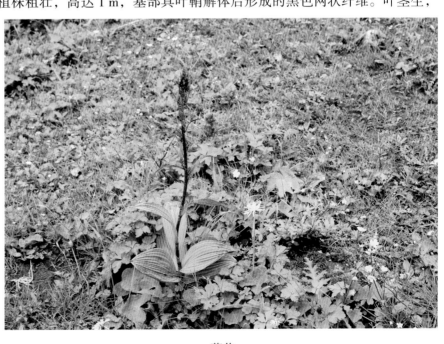

藜芦

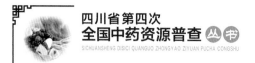

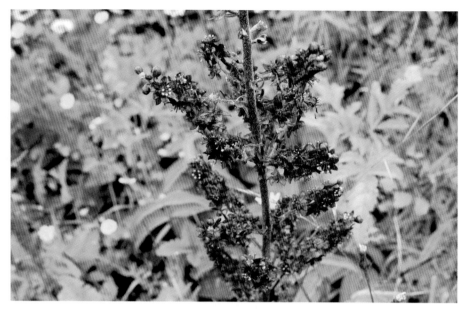

藜芦

毛叶藜芦

来源：百合科植物毛叶藜芦 *Veratrum puberulum* Loes. f. 的干燥根及根茎。

植物形态要点：草本，基部围以棕状纤维束（无网眼）。叶基部抱茎，下面密被黄色或灰色柔毛。复圆锥花序长 20~50 cm；顶生总状花序约为侧生花序长度的 2 倍；花被片绿白色，基部稍具爪，边缘裂齿状。

功能主治：同藜芦。

附注：《四川植物志》第 7 卷 17 页。《贵州省中药材标准》2003 年版和《云南省药品标准》1996 年版收载的毛叶藜芦 *Veratrum grandiflorum* (Maxim.) Loes. f. 的拉丁学名与四川的不一致。

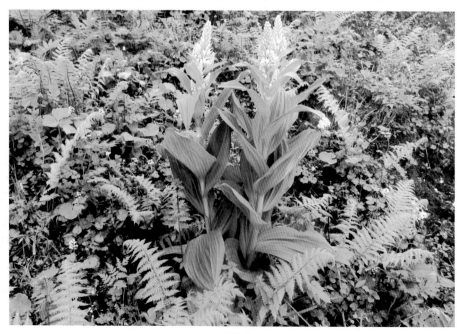

毛叶藜芦

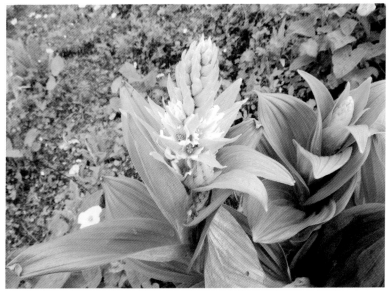
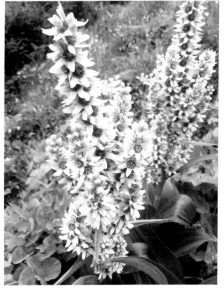

毛叶藜芦　　　　　　　　　　　　　　　毛叶藜芦

丫蕊花

来源：百合科植物丫蕊花 *Ypsilandra thibetica* Franch. 的干燥全草。

植物形态要点：草本。叶倒披针形，基部渐狭成叶柄；主脉 1 条，无毛。总状花序 5~30 mm，与花被近等长；花被片白色、粉红色或紫色；子房顶端深 3 裂；裂片长为子房的 1/3~2/5。蒴果阔卵球形。

功能主治：清热，解毒，散结，利小便。用于瘰疬，小便不利，水肿。

附注：《中华本草》第 8 册 7203 页。

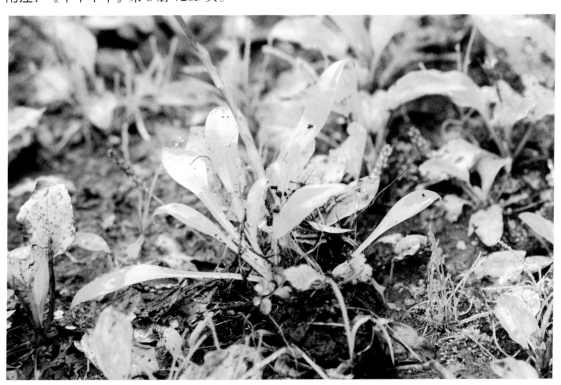

丫蕊花

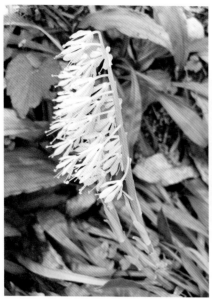

丫蕊花

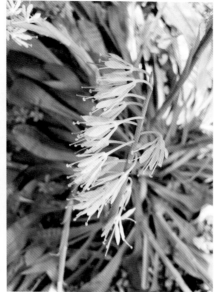

丫蕊花

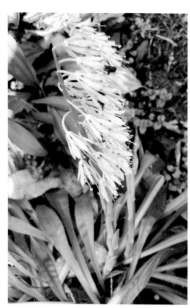

丫蕊花

油点草

来源： 百合科植物油点草 *Tricyrtis macropoda* Miq. 的干燥根。

植物形态要点： 草本。叶片卵状椭圆形、长圆形或长圆状披针形，长 6~19 cm，宽 4~10 cm，两面具硬毛，基部抱茎。聚伞花序顶生；花被片反折，绿白色或白色，具紫红色斑点。蒴果直立，长 2~3 cm。

功能主治： 补虚止咳。用于肺虚咳嗽。

附注： 始载于《中国植物志》，又称紫海葱。《中华本草》第 8 册 7227 页。《陕西中草药》。

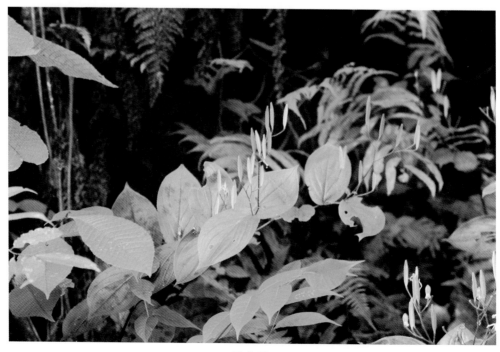

油点草

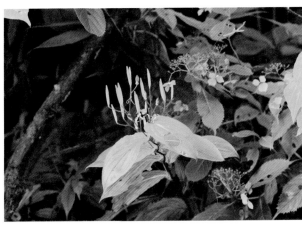
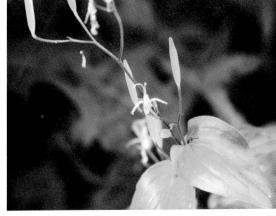

油点草　　　　　　　　　　　　　　　　　　油点草

山 菅

来源：百合科植物山菅 *Dianella ensifolia* (L.) DC. 的干燥根。

植物形态要点：草本。根状茎匍匐。基生叶两列，剑形，革质，中脉上部和边缘常粗糙。圆锥花序疏具分枝；花被青紫色或黄绿色；花丝近中部膝曲，上部膨大。浆果深蓝色，近球形。

功能主治：拔毒消肿，散瘀止痛。用于瘰疬，痈疮脓肿，痈疽疮癣，淋巴结核，淋巴结炎，跌打损伤。

附注：《全国中草药汇编》。《中华本草》第 8 册 7158 页。

1119

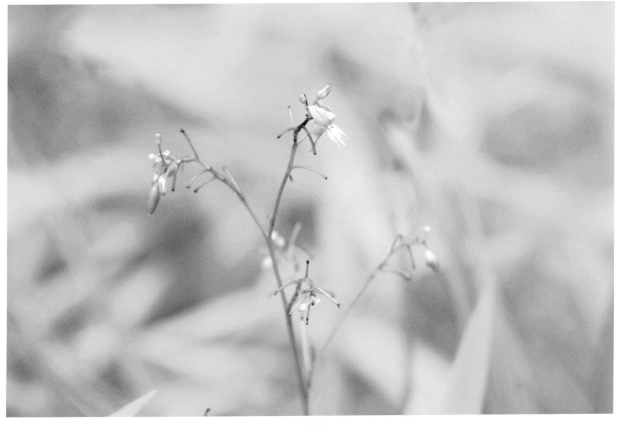

山菅

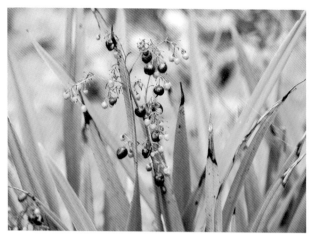

山菅

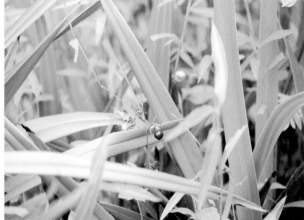

山菅

鹿 药

来源： 百合科植物鹿药 *Maianthemum japonicum* (A.Gray) La Frankie 的干燥根茎和根。

植物形态要点： 草本。根状茎匍匐，近圆柱状或近念珠状。叶 4~9，具短柄，卵状椭圆形、椭圆形或长圆形。花序圆锥状，具 3~5 分枝，10~25 花；花被白色；柱头近全缘。

功能主治： 祛风止痛，活血消肿。用于风湿骨痛，神经性头痛，乳腺炎，痈疖肿毒，跌打损伤。

附注： 《全国中草药汇编》。

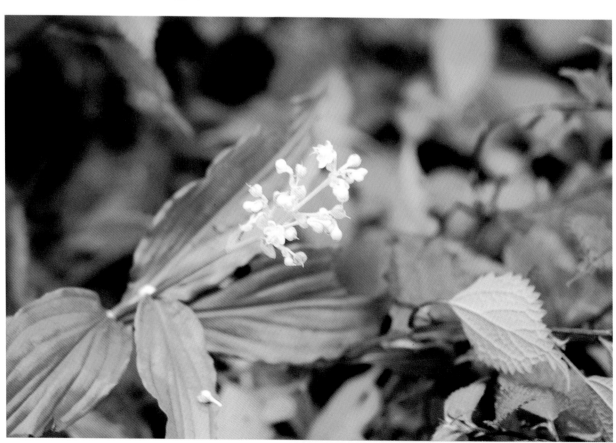

鹿药

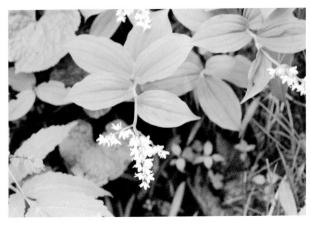

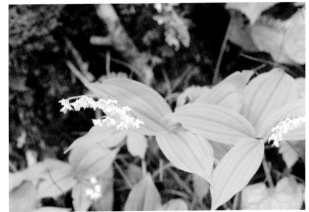

鹿药 　　　　　　　　　　　　　　　　鹿药

窄瓣鹿药

来源： 百合科植物窄瓣鹿药 *Maianthemum tatsienense* (Franchet) La Frankie 的干燥根茎和根。

植物形态要点： 草本。根状茎近块状或稍念珠状。叶 6~8，具短柄，卵状、长圆状披针形或近椭圆形。花序圆锥状，有时总状，无毛；花单生，花被绿色或稍带紫色，基部合生，狭披针形；子房球形，稍长于花柱，柱头 3 深裂。

功能主治： 祛风除湿，解表，活血，止痛。用于劳伤咳嗽，风湿痹痛。

附注：《四川省中药资源志要》904 页。

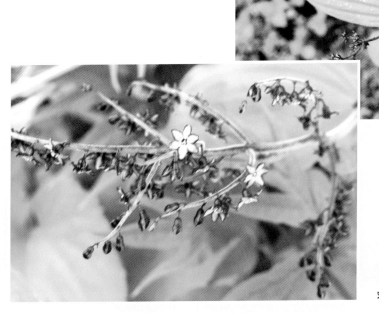

窄瓣鹿药

窄瓣鹿药

四
川
药
用
植
物
原
色
图
谱

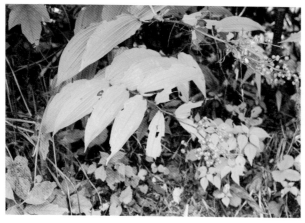

窄瓣鹿药

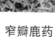

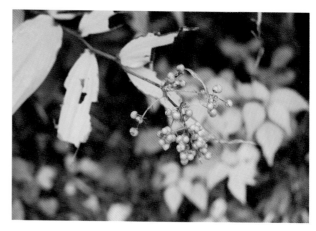

窄瓣鹿药

管花鹿药

来源： 百合科植物管花鹿药 *Maianthemum henryi* (Baker) La Frankie 的干燥根茎和根。

植物形态要点： 草本。根状茎近念珠状。叶片 5~8，椭圆形、卵形或长圆形。花序总状或有时圆锥状；花被黄绿色至白色，漏斗形；裂片形成一长管，管长 6~10 mm。成熟浆果红色。

功能主治： 温阳补肾，祛风除湿，活血祛瘀。用于阳痿，跌打损伤，风湿关节疼痛。

附注：《全国中草药汇编》。《四川省中药资源志要》903 页。

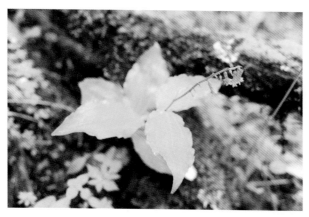

管花鹿药

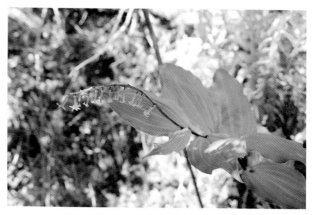

管花鹿药

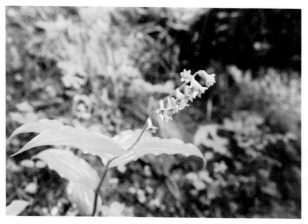

管花鹿药

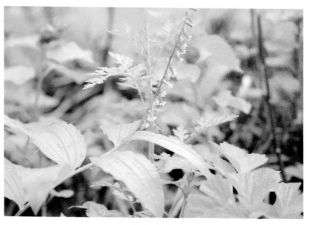

管花鹿药

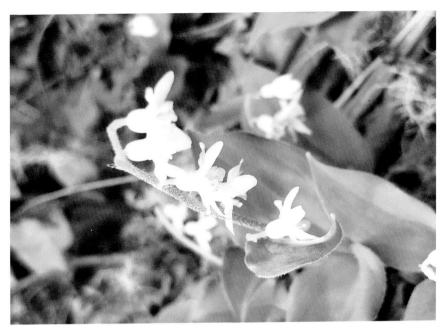

管花鹿药

光叶菝葜

来源： 百合科植物光叶菝葜 *Smilax glabra* Roxb. 的干燥根茎。

植物形态要点： 攀援藤本。茎木质，光滑。叶椭圆形或卵状披针形。伞形花序通常具 10~30 花；雄花花被片绿白色，稍 6 棱，稀开放；外轮花被片阔倒卵状圆形，兜状。

功能主治： 解毒，除湿，通利关节。用于梅毒及汞中毒所致的肢体拘挛，筋骨疼痛，湿热淋浊，带下，痈肿，瘰疬，疥癣。

附注： 本品出自《本草经集注》。《中国药典》2020 年版一部以土茯苓收载。《四川中药志》203 页。

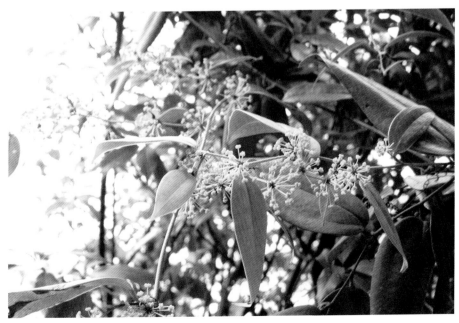

光叶菝葜

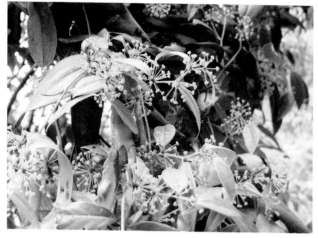

光叶菝葜

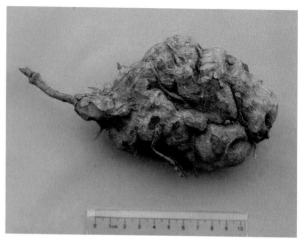

土茯苓

菝 葜

来源： 百合科植物菝葜 *Smilax china* L. 的干燥根茎。

植物形态要点： 攀援灌木。根茎木质，坚硬，钉包呈乳头状突起。叶互生，宽卵形或椭圆形。叶鞘较狭，一侧宽 0.5~1 mm，与叶柄近等宽，卷须较粗长。伞形花序，雌雄异株，花绿黄色，雄花内外轮花被片各 3，雌花具 6 枚退化雄蕊。浆果球形，熟时红色。

功能主治： 利湿去浊，祛风除痹，解毒散瘀。用于小便淋漓，带下量多，风湿痹痛，疔疮痈肿。

附注： 《中国药典》2020 年版一部收载。

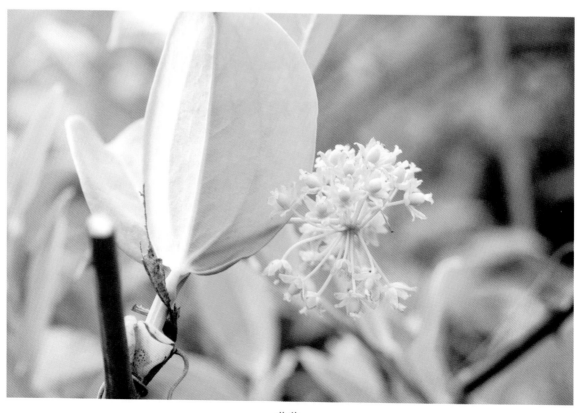

菝葜

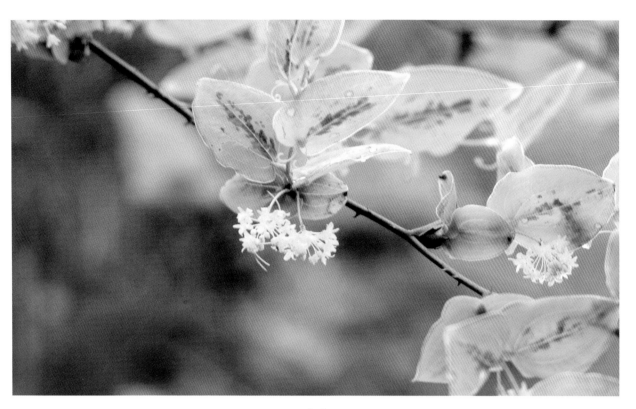

菝葜

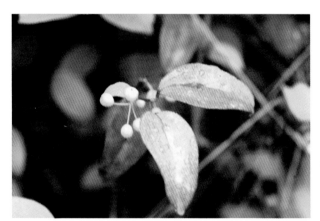

菝葜

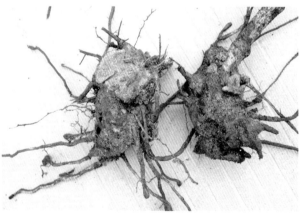

菝葜鲜根茎

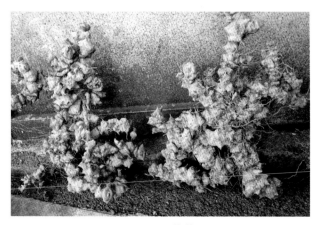

菝葜

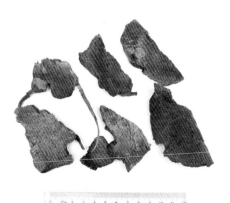

菝葜

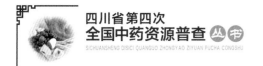

长托菝葜

来源： 百合科植物长托菝葜 *Smilax ferox* Wall. ex Kunth 的干燥根茎。

植物形态要点： 攀援灌木，叶厚革质至坚纸质，椭圆形、长圆形或卵状椭圆形，下面苍白色，干后灰绿黄色或暗灰色；叶柄通常只有少数具卷须，脱落点位于鞘上方。伞形花序托常多少延长而使花序多少呈总状；总花梗长 1.5~3 cm。

功能主治： 祛风利湿，解毒散肿。用于风湿痹痛，关节不利，腰背疼痛，疮痈，皮肤风癣，痢疾等。

附注： 萆薢始载于《神农本草经》。《四川省中药材标准》2010 年版以萆薢收载长托菝葜和黑果菝葜 *Smilax glauco-china* Warb.。

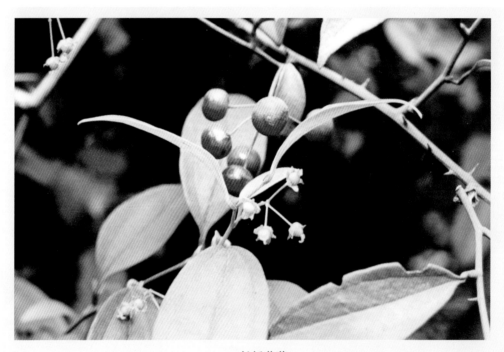

长托菝葜

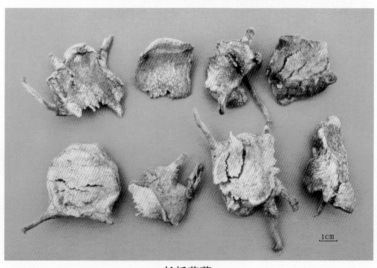

长托菝葜

托柄菝葜

来源：百合科植物托柄菝葜 *Smilax discotis* Warb. 的干燥根茎。

植物形态要点：攀援藤本。茎几无刺或疏被刺。叶柄具宽翅，翅覆盖其全长，翅贝壳形，宽 3~5 mm；叶通常近椭圆形。伞形花序具数花，基部稍加厚，有时伸长。浆果黑色，球形。

功能主治：祛风，清热利湿，凉血止血。用于风湿热痹，足膝肿痛，血淋，崩漏。

附注：《四川省中药资源志要》905 页。《四川植物志》第 7 卷 356 页。根茎为傈僳药习用药。

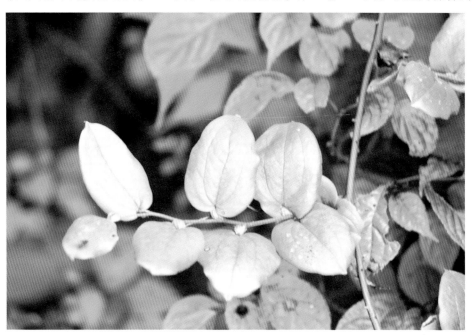

托柄菝葜

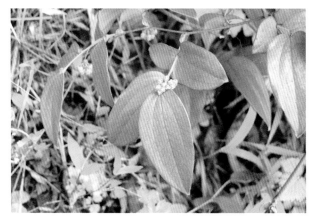

托柄菝葜

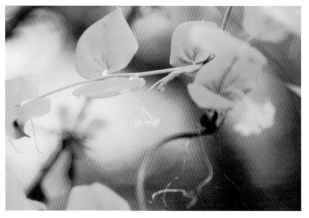

托柄菝葜

牛尾菜

来源：百合科植物牛尾菜 *Smilax riparia* A. DC. 的干燥根及根茎或全株。

植物形态要点：草质攀援藤本，雌雄异株。叶通常卵形至椭圆形，草质，下面无毛，具乳突状柔

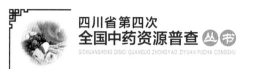

毛或具柔毛。雌雄花多朵排成伞形花序。浆果球形。

功能主治：祛风湿，通经络，祛痰止咳。用于风湿痹证，劳伤腰痛，跌打损伤，咳嗽气喘。

附注：《广西中药材标准》第二册 1992 年版收载全草。《广西中药材标准》1990 年版、《江西省中药材标准》1996 年版收载根及根茎。《湖南省中药材标准》2000 年版将根及根茎以大伸筋草收载。

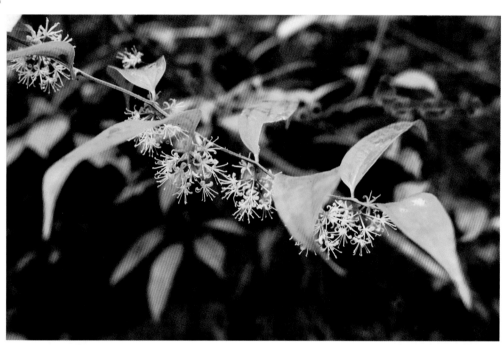

牛尾菜

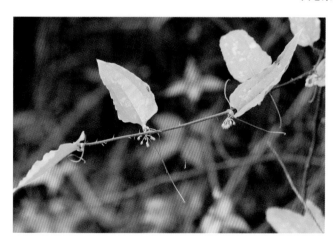

牛尾菜

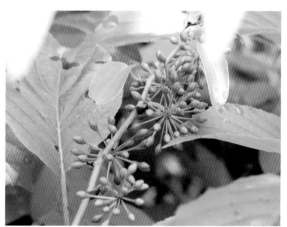

牛尾菜

华肖菝葜

来源：百合科植物华肖菝葜 *Heterosmilax chinensis* Wang 的干燥根茎。

植物形态要点：攀援藤本。植株各部（除叶片、花被、花梗外）有时有长硬毛。叶矩圆形至披针形，主脉 5 条。伞形花序生于叶腋或褐色苞片腋内；总花梗扁，有沟；雄花花被筒长矩圆形，顶端具 3 枚尖齿，雄蕊 3 枚，花丝下部合生，上部分离；雌花内有 3 枚退化雄蕊。浆果成熟时深绿色。

功能主治： 清热除湿，解毒。用于杨梅毒疮，筋骨挛痛，瘰疬痈肿，钩端螺旋体病。

附注：《四川省中药材标准》2010 年版以白土苓收载华肖菝葜和短柱肖菝葜。

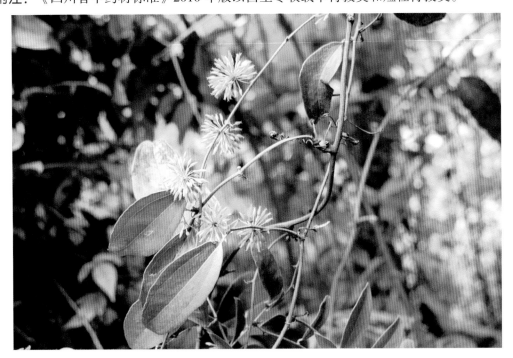

华肖菝葜

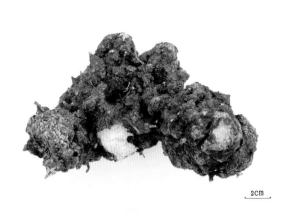

华肖菝葜鲜根茎

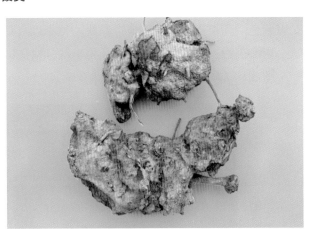

白土苓

短柱肖菝葜

来源： 百合科植物短柱肖菝葜 *Heterosmilax yunnanensis* Gagnep. 的干燥根茎。

植物形态要点： 攀援藤本。叶纸质或近草质，卵形，卵状心形或卵状披针形；叶柄在 1/3~1/7 处有卷须和狭鞘。雌雄异株。伞形花序具 20~60 朵花，花序托球形。雄花花被筒椭圆形，顶端有 3 钝齿；雄蕊 8~10 枚，花丝长于花药，基部多少合生成一短的柱状体，花药卵形，雌花花被筒卵圆形，顶端有 3 枚钝齿，约具 6 枚退化雄蕊，子房卵形。果实近球形，紫色。

功能主治： 同华肖菝葜。

附注：《中华本草》第 8 册 7177 页。

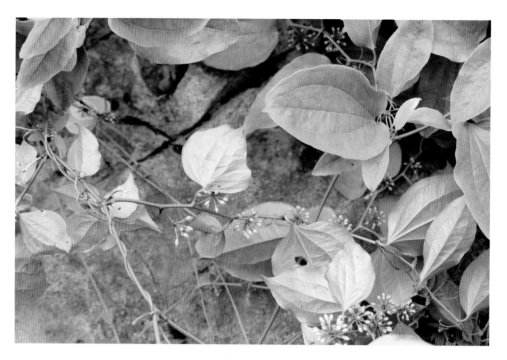

洼瓣花

来源： 百合科植物洼瓣花 *Lloydia serotina* (L.) Salisb. ex Rchb. 的干燥鳞茎。

植物形态要点： 草本。基生叶丝状，茎生叶条形。花序具 1 或 2 花；花被片白色，具紫脉，基部杂以紫色。蒴果近倒卵球形或近卵状。种子近三角形或为新月状三角形，扁平。

功能主治： 祛风除湿，明目。用于跌打损伤，沙眼。

附注：《四川省中药资源志要》893 页。

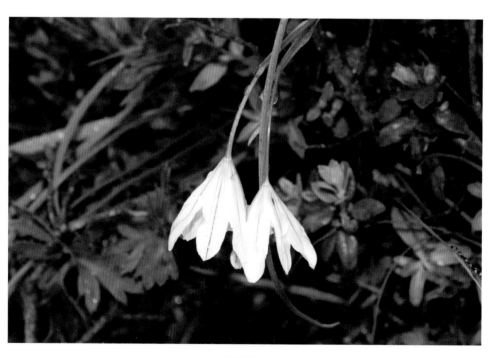

洼瓣花

石蒜科

石 蒜

来源：石蒜科植物石蒜 *Lycoris radiata* (L'Hér.) Herb. 的新鲜或干燥鳞茎。

植物形态要点：草本。鳞茎宽椭圆形或近球形。叶基出，条形或带形。伞形花序具 4~7 花；花被亮红色；花被管绿色，裂片强烈反卷，狭倒披针形，边缘强烈波状；雄蕊明显伸出。

功能主治：祛痰催吐，利水消肿，散结解毒。用于喉风痰壅，咽痛乳蛾，食物中毒，胸腹积水，风湿痹痛，瘰疬痰核，恶疮肿毒，痔疮，丹毒，顽癣，跌打损伤，烫火伤，水肿，黄疸。

附注：《中华本草》第 8 册 7261 页。

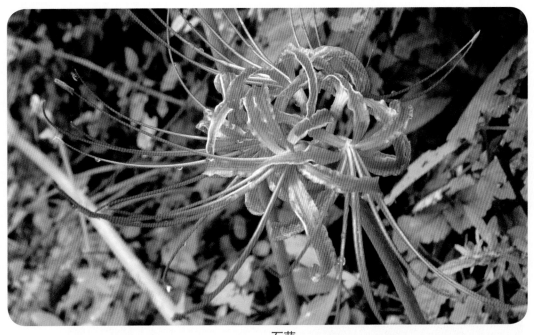

石蒜

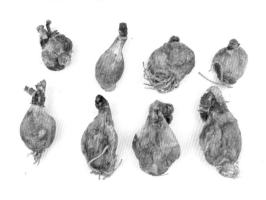

石蒜

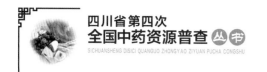
四川药用植物原色图谱

忽地笑

来源： 石蒜科植物忽地笑 *Lycoris aurea* (L'Hér.) Herb. 的新鲜或干燥鳞茎。

植物形态要点： 草本。秋季出叶，叶剑形，长约 60 cm，宽 1.7~2.5 cm，先端和基部渐尖。伞形花序有花 4~8 朵；花被黄色，裂片倒披针形，长约 6 cm，强烈反卷，边缘强烈波状；雄蕊伸出于花被外，比花被长 1/6 左右。

功能主治： 润肺止咳，解毒消肿。用于咽喉肿痛，水肿，小便不利，痈肿疮毒，瘰疬，咳嗽痰喘，食物中毒，小儿麻痹后遗症。

附注： 《中华本草》第 8 册 7260 页。

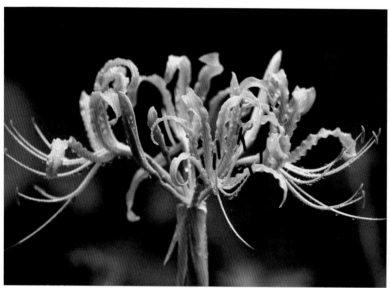

忽地笑

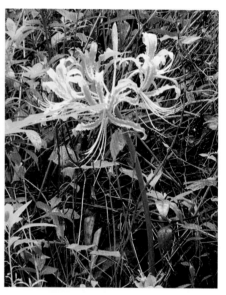

忽地笑

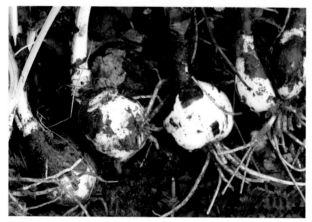

忽地笑鲜鳞茎

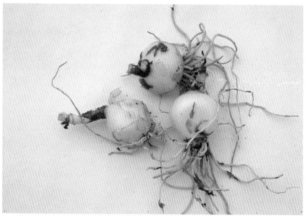

忽地笑鲜鳞茎

文殊兰

来源： 石蒜科植物文殊兰 *Crinum asiaticum* L. var. *sinicum* (Roxb. ex Herb.) Baker 的叶和鳞茎。

植物形态要点： 草本。叶 20~30 枚，深绿色，条状披针形，边缘波状。伞形花序，具 10~24 花；

花芳香，花被高脚碟状，绿白色，直伸，裂片白色，条形；雄蕊淡红色。

　　功能主治：行血散瘀，消肿止痛。用于咽喉炎，跌打损伤，痈疖肿毒，蛇咬伤。

　　附注：《全国中草药汇编》。《中华本草》第 8 册 7253 页。

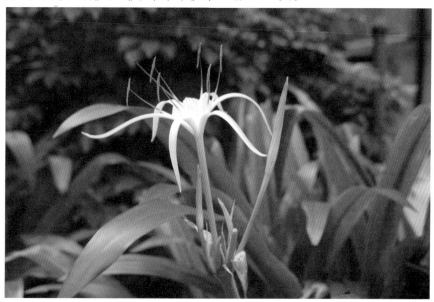

文殊兰

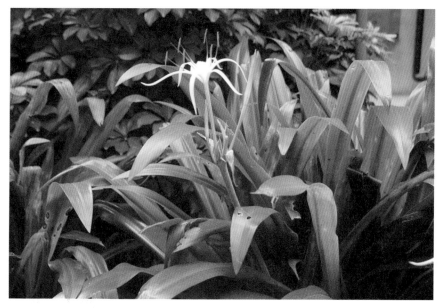

文殊兰

水　仙

　　来源：石蒜科植物水仙 *Narcissus tazetta* L. var. *chinensis* Roem. 的干燥根。

　　植物形态要点：草本。鳞茎卵球形。叶宽线形，扁平，粉绿色。花茎几与叶等长；伞形花序有花 4~8 朵；佛焰苞状总苞膜质；花被管细，灰绿色，近三棱形，花被裂片 6，卵圆形至阔椭圆形，顶端具短尖头，扩展，白色，芳香；副花冠浅杯状，淡黄色，不皱缩，长不及花被的一半；雄蕊 6，着生于花被管内。蒴果室背开裂。

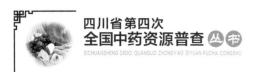

功能主治：清热解毒，消痈定痛，活血调经。用于痈肿疮毒，瘰疬，乳腺炎，腮腺炎，月经不调，蛇虫咬伤。

附注：本品始载于明·李时珍《本草纲目》。《四川省中药资源志要》914页。《四川植物志》第9卷312页。

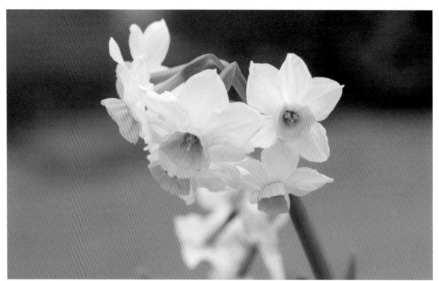

水仙

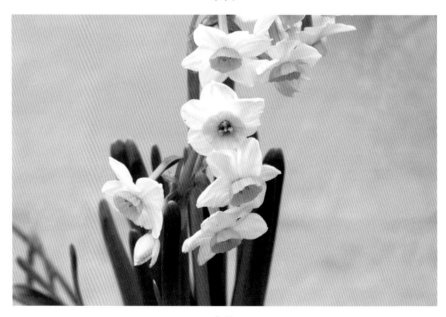

水仙

仙 茅

来源：石蒜科植物仙茅 *Curculigo orchioides* Gaertn. 的干燥根茎。

植物形态要点：草本。根茎直立，近圆柱状。叶无柄或具短柄；叶披针形至条形。花序为伞状总状花序，具4~6花；花被黄色。浆果近纺锤形，喙长约 2.5 mm。

功能主治：补肾阳，强筋骨，祛寒湿。用于阳痿精冷，筋骨痿软，腰膝冷痛，阳虚冷泻。

附注：《中国药典》2020年版一部收载。《四川植物志》第9卷318页。

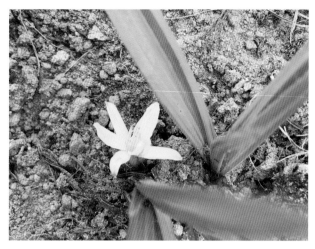

仙茅

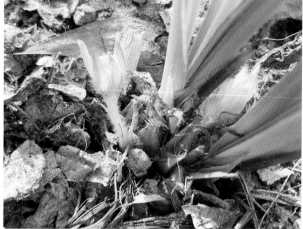

仙茅

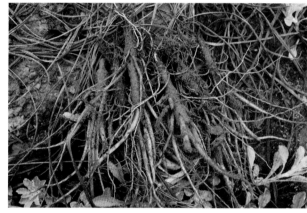

仙茅鲜根

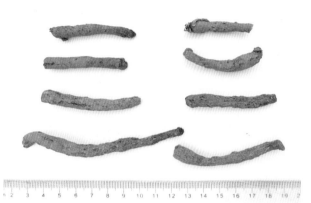

仙茅

大叶仙茅

来源： 石蒜科植物大叶仙茅 *Curculigo capitulata* (Lour.) Kuntze 的干燥根茎。

植物形态要点： 草本。叶常 4~7 枚，长圆状披针形至近长圆形。花茎长 10~30 cm，被褐色长柔毛；花序下垂，头状至近卵状，长 2.5~5 cm，多花密集；花被片黄色。浆果白色，近球形，无喙。

功能主治： 清热解毒，润肺止咳，健脾消肿，补虚调经。用于虚劳咳嗽，风湿痹痛，瘰疬，疥疮，小儿疳积，妇人白浊，带下，跌打损伤。

附注：《四川中药志》收载。《四川省中药资源志要》914 页。《四川植物志》第 9 卷 317 页。

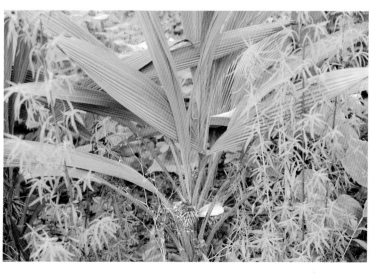

大叶仙茅

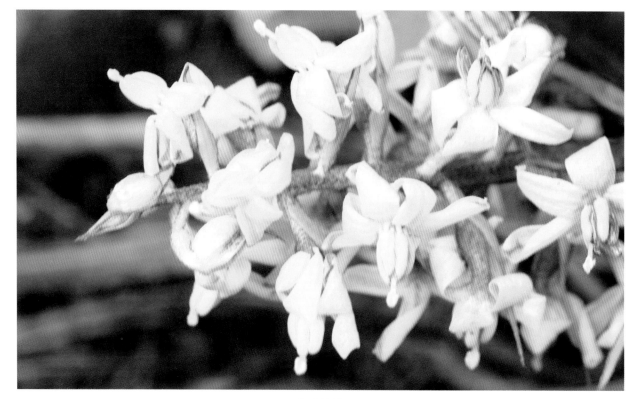

大叶仙茅

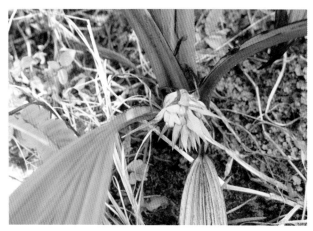

大叶仙茅

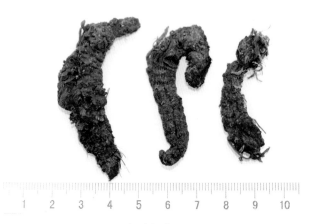

大叶仙茅

金边龙舌兰

来源: 石蒜科植物金边龙舌兰 *Agave americana* L.var. *marginata* Trel. 的干燥叶。

植物形态要点: 草本。叶长 30~40 cm, 呈大型莲座状; 叶片剑状倒披针形, 肉质, 主要呈绿色, 边缘带有黄白色条, 有红或紫褐色顶刺。大型圆锥花序多分枝, 花被黄绿色, 花簇生, 有浓烈的臭味。蒴果长圆形。

功能主治: 解毒拔脓, 润肺止咳, 化痰定喘, 疏风除湿, 清热祛风, 杀虫, 止血。用于咳嗽吐血, 哮喘, 痈疽疮疡, 疥癣, 盆腔炎, 子宫出血, 慢性支气管炎, 急性痛风性关节炎。

附注:《全国中草药汇编》卷二 645 页收载。拉丁学名又为 *Agave americana* 'variegata' Nichols。

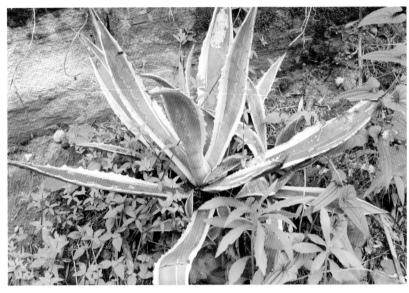
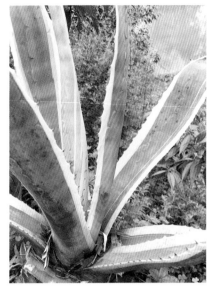

金边龙舌兰　　　　　　　　　　　　　　　金边龙舌兰

葱　莲

来源：石蒜科植物葱莲 *Zephyranthes candida* (Lindl.) Herb. 的干燥全草。

植物形态要点：草本。鳞茎卵形。叶圆柱状条形，肉质。总苞红褐色；花单生，顶生；花梗长约1 cm；花被片白色，下面常带玫瑰色；裂片近离生。蒴果近球形。

功能主治：平肝息风，清热解毒。用于小儿急惊风，羊癫风，痈肿疮毒。

附注：《峨眉山药用植物资源》以玉帘收载。

1137

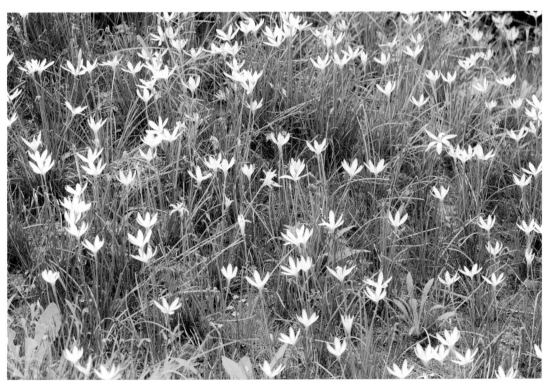

葱莲

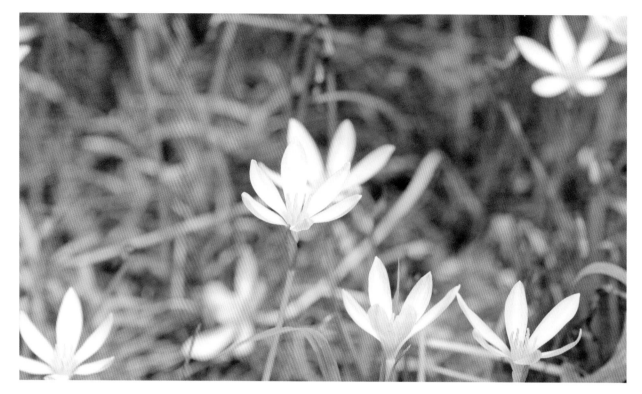

葱莲

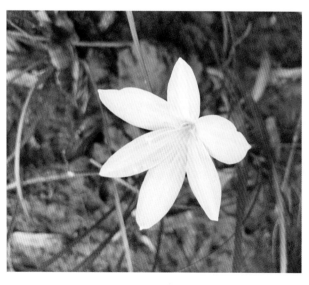
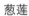

葱莲

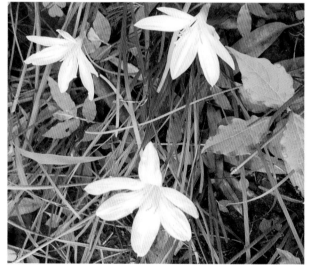

葱莲

韭 莲

来源：石蒜科植物韭莲 *Zephyranthes carinata* Herb. 的干燥全草。

植物形态要点：草本。鳞茎球形。叶簇生，条形，扁平。花单生，顶生；冠筒长 1~2.5 cm；花被片玫瑰红色至粉色，裂片倒卵形。蒴果近球形。

功能主治：清热解毒，活血凉血。用于痈肿疮毒，跌打损伤，虫蚊咬伤，肺痨，吐血，血崩。

附注：《峨眉山药用植物资源》。《四川植物志》第 9 卷 300 页。

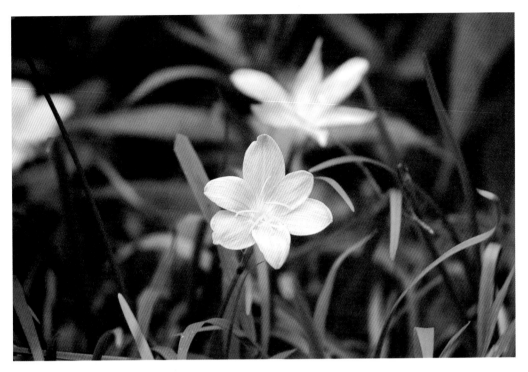

韭莲

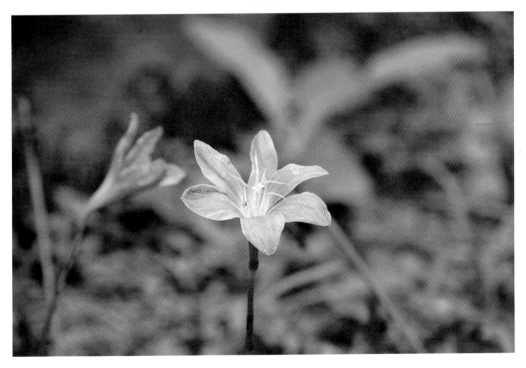

韭莲

朱顶红

来源：石蒜科植物朱顶红 *Hippeastrum rutilum* (Ker-Gawl.) Herb. 的干燥鳞茎。

植物形态要点：草本。鳞茎近球形。叶 6~8 枚，花后抽出，鲜绿色，带形。花茎中空，稍扁；花 2~4 朵；佛焰苞状总苞片披针形；花被管绿色，圆筒状，花被裂片长圆形，洋红色，略带绿色；雄蕊

6，长约 8 cm，花丝红色，花药线状长圆形，柱头 3 裂。

　　功能主治：活血散瘀，消肿解毒。用于痈肿疮毒，跌打损伤。

　　附注：本品始载于《云南天然药物图鉴》。《四川省中药资源志要》913 页。《四川植物志》第 9 卷 308 页。

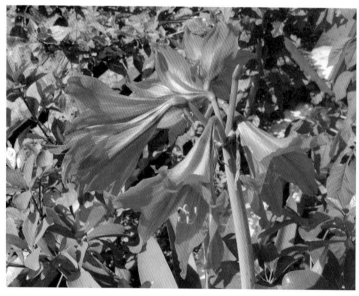
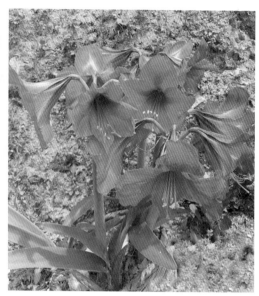

朱顶红　　　　　　　　　　　　　　　　　　　　朱顶红

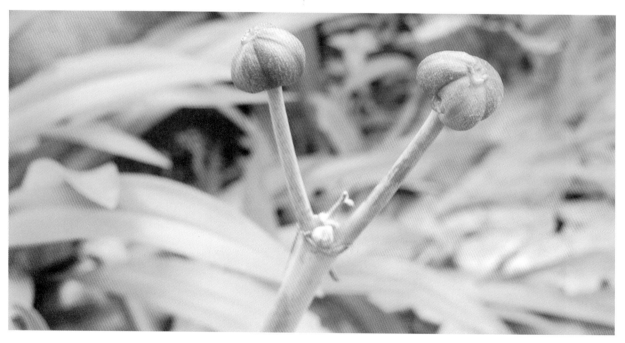

朱顶红

君子兰

　　来源：石蒜科植物君子兰 *Clivia miniata* Regel Gartenfl. 的干燥带根全草。

　　植物形态要点：草本。茎基部宿存的叶基呈鳞茎状。基生叶质厚，深绿色，具光泽，带状。花茎宽约 2 cm；伞形花序有花 10~20 朵；花直立向上，花被宽漏斗形，鲜红色，内面略带黄色；花被管长约 5 mm，外轮花被裂片顶端有微凸头，内轮顶端微凹；花柱长，稍伸出于花被外。浆果紫红色。

功能主治： 清热解毒，消痈散结，止咳平喘，抗癌。用于急慢性支气管炎，瘰疬，痈肿疮毒，咳嗽痰喘，癌症。

附注： 见于《云南药物图鉴》。《四川省中药资源志要》913 页。

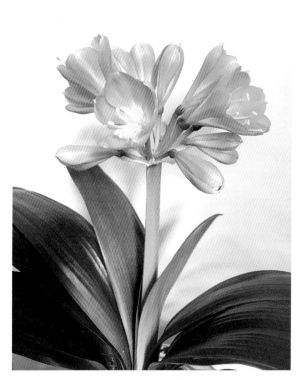

君子兰

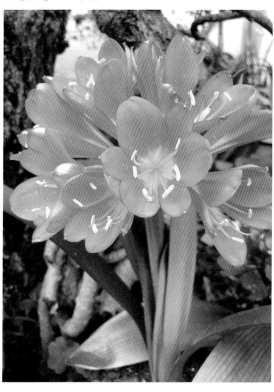

君子兰

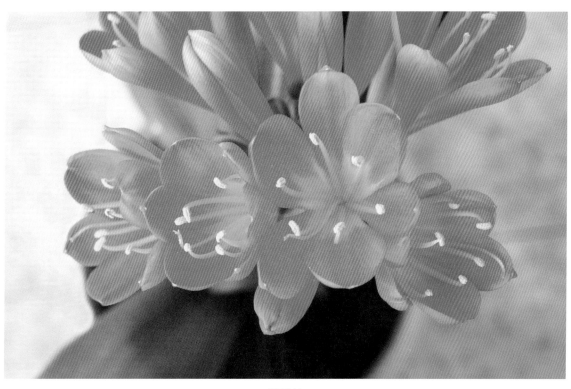

君子兰

薯蓣科

薯　蓣

来源： 薯蓣科植物薯蓣 *Dioscorea opposita* Thunb. 的干燥块茎。

植物形态要点： 草质缠绕藤本。块茎长圆柱形，垂直生长。单叶，在茎下部的互生，中部以上的对生；叶腋内常有珠芽。雄花序为穗状花序，花序轴明显地呈之字状曲折；雌花序为穗状花序。蒴果不反折，外面有白粉。种子着生于果实中轴中部，四周有翅。

功能主治： 补脾养胃，生津益肺，补肾涩精。用于脾虚食少，久泻不止，肺虚喘咳，肾虚遗精，带下，尿频，虚热消渴。

附注： 本品首载于《神农本草经》。《中国药典》2020 年版一部以山药收载。

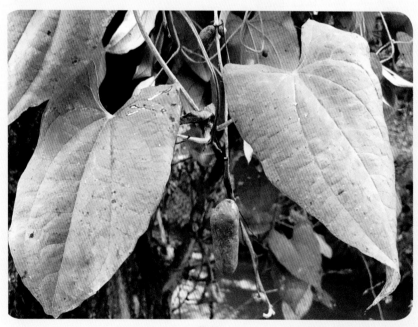

薯蓣

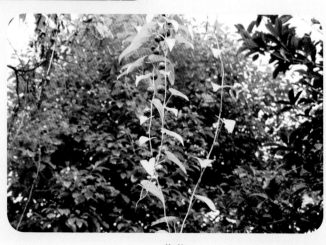

薯蓣

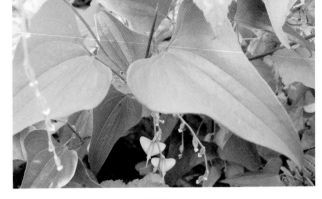

薯蓣

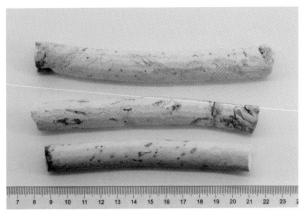

山药

参 薯

来源： 薯蓣科植物参薯 *Discorea alata* L. 的干燥块茎。

植物形态要点： 草质缠绕藤本。茎通常有 4 条狭翅。单叶，叶腋内有珠芽。穗状花序，退化雄蕊 6。蒴果不反折。种子着生于果实中轴中部，四周有膜质翅。

功能主治： 健脾止泻，益肺滋肾，解毒敛疮。用于脾虚泄泻，肾虚遗精，带下，小便频数，虚劳咳嗽，消渴，疮疡溃烂，烫火伤。

附注：《江西省中药材标准》1996 年版、《湖南省中药材标准》1993 年版和《浙江省中药材标准》2000 年版收载。

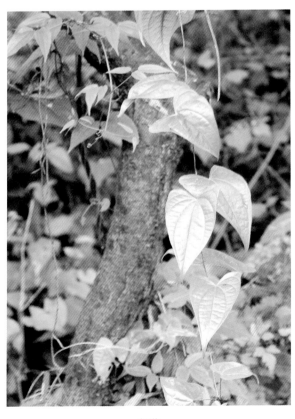

参薯

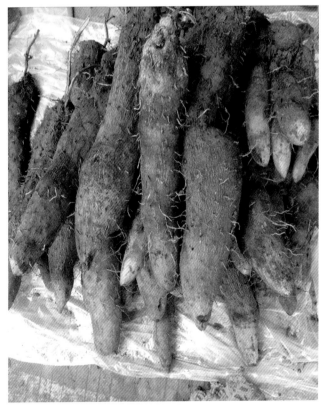

参薯鲜块茎

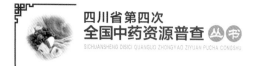

穿龙薯蓣

来源：薯蓣科植物穿龙薯蓣 *Discorea nipponica* Makino 的干燥根茎。

植物形态要点：草质缠绕藤本。根状茎横走，多分枝。单叶互生，有光泽。成熟蒴果反卷，淡褐色，椭圆状倒披针形。

功能主治：祛风除湿，活血通络，止咳。用于风湿痹证，肢体麻木，胸痹心痛，慢性气管炎，跌打损伤，疟疾，痈肿。

附注：《中国药典》2020 年版一部以穿山龙收载。根茎为苗族、蒙古族习用药。

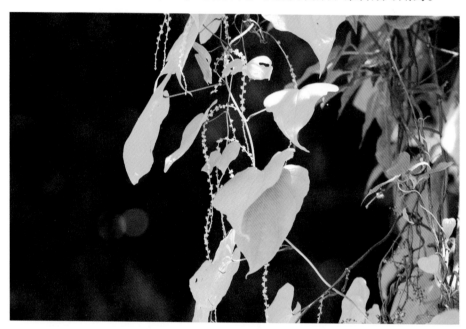

穿龙薯蓣

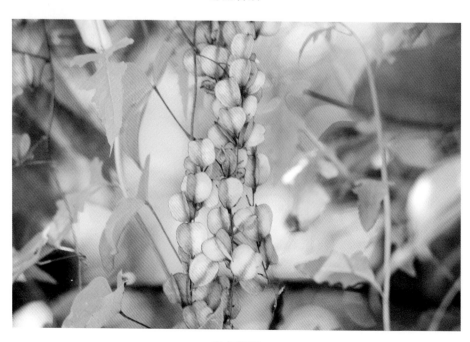

穿龙薯蓣

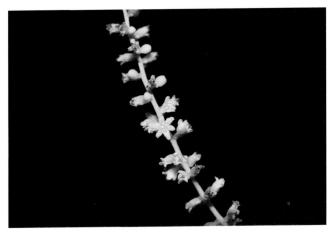

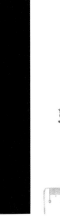

穿龙薯蓣

穿山龙

黄　独

来源： 薯蓣科植物黄独 *Dioscorea bulbifera* L. 的干燥块茎。

植物形态要点： 草质缠绕藤本。块茎每年由去年的块茎顶端抽出。珠芽紫棕色，球形或卵圆形珠芽。叶片宽卵状心形或卵状心形。雄花序穗状，下垂，雄花单生，花被片紫色；雌花序与雄花序相似。蒴果反折下垂，成熟时草黄色，表面密被紫色小斑点。种子深褐色，通常两两着生于每室中轴顶部，种翅向种子基部延伸呈长圆形。

功能主治： 散结消瘿，清热解毒，凉血止血。用于瘿瘤，喉痹，痈肿疮毒，毒蛇咬伤，肿瘤，吐血，衄血，咯血，百日咳，肺热咳喘。

附注： 本品出自《本草图经》。《中华人民共和国卫生部药品标准·中药材》第一册 1992 年版以黄药子收载。

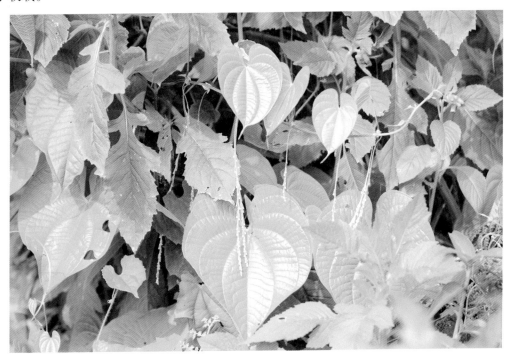

黄独

四川药用植物原色图谱

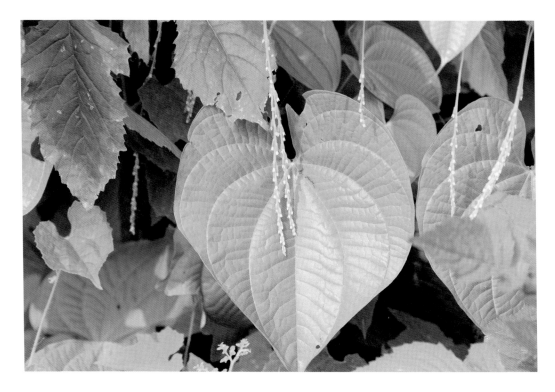

黄独

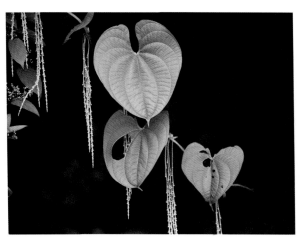

黄独

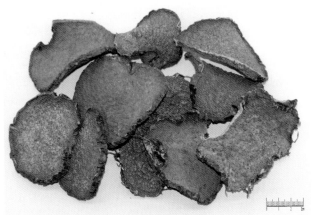

黄药子

蜀葵叶薯蓣

来源：薯蓣科植物蜀葵叶薯蓣 *Dioscorea althaeoides* R. Knuth 的干燥根茎。

植物形态要点：草质藤本。根状茎横生，长条形，分枝纤细。单叶互生，掌状心形，边缘浅波状或 4~5 浅裂，背面脉上密被白色短柔毛。花单性，雌雄异株；雄花有梗，聚伞状圆锥花序；花被碟形；雄蕊 6，花药背着内向；雌花序穗状，花被 6，舌状。蒴果有 3 翅；种子扁平上方具斧头状的宽翅。

功能主治：舒筋活络，祛风除湿。用于肢体风湿麻木，跌打损伤，积食饱胀，消化不良。

附注：《四川省中药资源志要》915 页。根茎为傈僳族习用药。

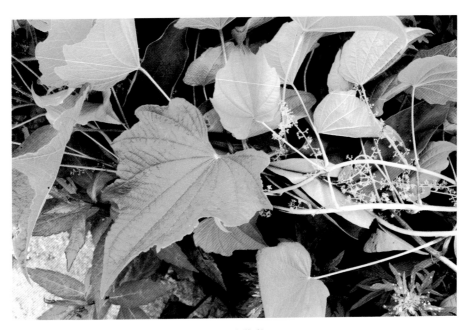

蜀葵叶薯蓣

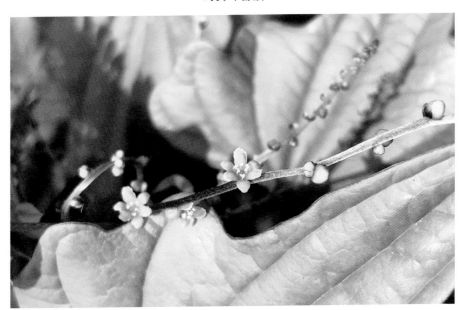

蜀葵叶薯蓣

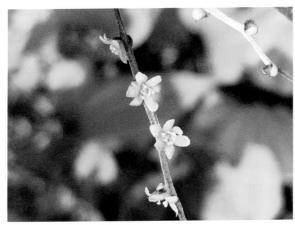

蜀葵叶薯蓣

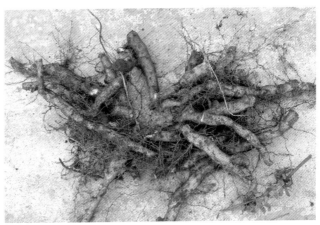

蜀葵叶薯蓣鲜根茎

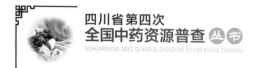

三叶薯蓣

来源：薯蓣科植物三叶薯蓣 *Dioscorea arachidna* Prain et Burkill 的干燥块茎。

植物形态要点：缠绕草质藤本。地下块茎膨大成椭圆形或圆球形。茎基部有刺。掌状复叶有 3 小叶，小叶片卵状椭圆形，雄花无梗或有短梗；穗状花序排列成圆锥状；小苞片三角状阔卵形，背面及边缘有白色柔毛；3 个雄蕊发育。蒴果三棱状长椭圆形，成熟后反折下垂；种子着生于每室中轴顶部，种翅向基部延伸。

功能主治：降血压，安心神，健脾益胃，助消化，益肺止咳。用于心血疾病，脾胃虚弱，食少体倦，泄泻，肺虚痰嗽，久咳。

附注：《中国植物志》第 16 卷 93 页。

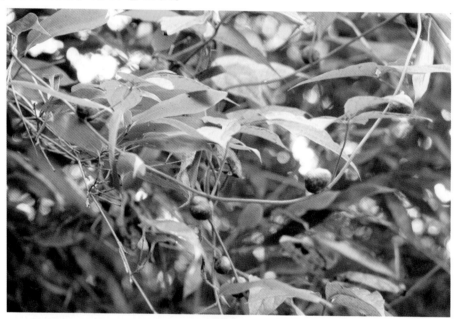

三叶薯蓣

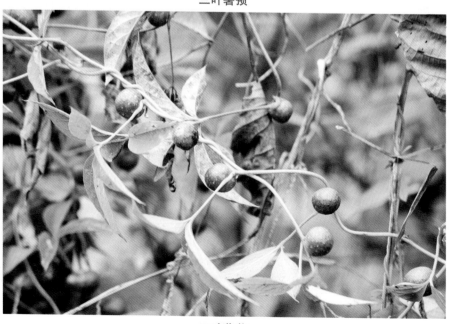

三叶薯蓣

薯莨

来源： 薯蓣科植物薯莨 *Dioscorea cirrhosa* Lour. 的干燥块茎。

植物形态要点： 藤本。块茎外皮黑褐色，断面新鲜时红色，干后紫黑色。茎有分枝，下部有刺。单叶，互生或对生；叶片革质或近革质，长椭圆形、卵形、卵状披针形至狭披针形；雄花序穗状，通常排列成圆锥状；雄花的外轮花被片宽卵形，内轮小，倒卵形；雄蕊6，稍短于花被片；雌花外轮花被片较内轮大。蒴果近三棱状扁圆形；种子着生在中轴中部，四周有膜质翅。

功能主治： 凉血止血，收敛固涩，行气止痛，清热解毒。用于血热咳血，吐血，便血，呕血，衄血，尿血，崩漏，月经不调，痛经，经闭，产后腹痛，脘腹胀痛，热毒血痢，疮疖。

附注： 《四川省中药材标准》2010 年版收载。

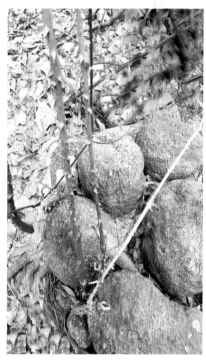
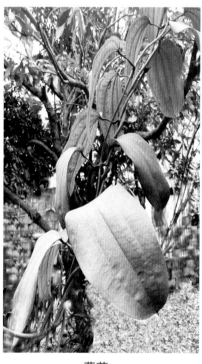
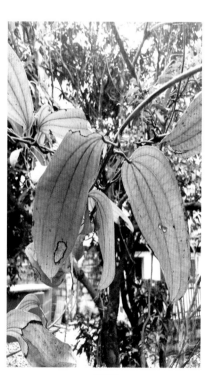

薯莨　　　　　　　　　　薯莨　　　　　　　　　　薯莨

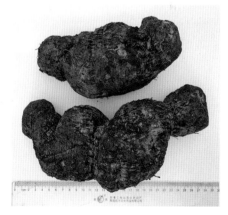
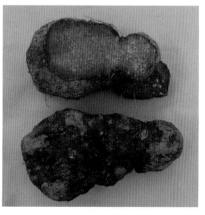
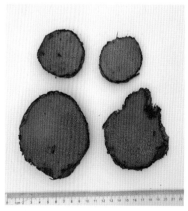

薯莨鲜块茎　　　　　　　薯莨鲜块茎　　　　　　　薯莨鲜块茎切面

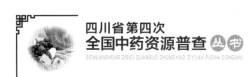

鸢尾科

鸢 尾

来源：鸢尾科植物鸢尾 *Iris tectorum* Maxim. 的干燥根茎。

植物形态要点：草本。根状茎肥厚。叶宽剑形，弯曲。花茎 1~2 分枝，20~40 cm。苞片 2 或 3，含 1~2 花；花蓝紫色；外花被周边深色斑点明显，鸡冠状附属物白色，不整齐状裂。蒴果椭球形或倒卵形。

功能主治：清热解毒，祛痰，利咽。用于热毒痰火郁结，咽喉肿痛，痰涎壅盛，咳嗽气喘。

附注：本品始载于《神农本草经》。《中国药典》2020 年版一部收载川射干。《四川植物志》第 9 卷 355 页。

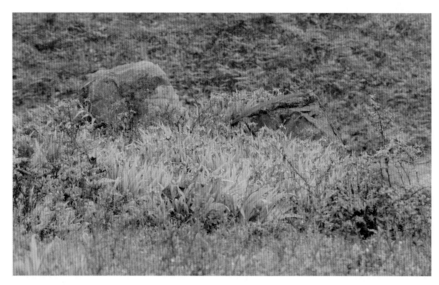

鸢尾

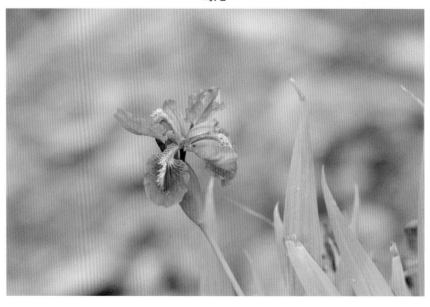

鸢尾

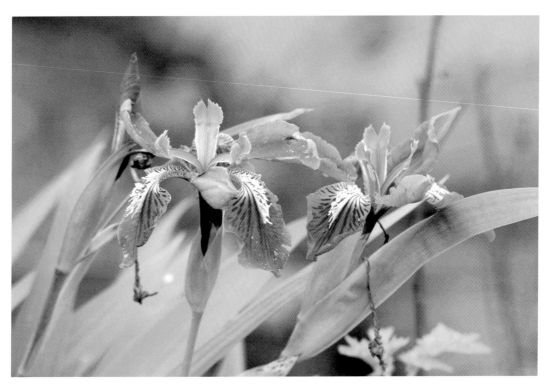

鸢尾

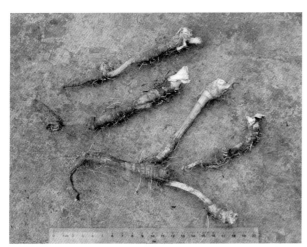

鸢尾鲜根茎

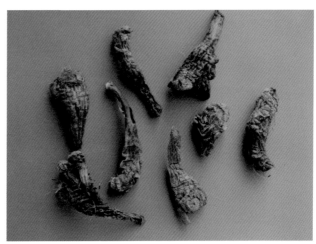

川射干

射 干

来源： 鸢尾科植物射干 *Belamcanda chinensis* (L.) DC. 的干燥根茎。

植物形态要点： 草本。根状茎断面鲜黄色。茎高 1~1.5 m，茎基有分节。叶互生，相互嵌叠而抱茎，排 2 列；叶中脉不明显，顶端渐尖。花橙黄色具红色斑点；花柱与花被片等长。蒴果顶端无喙。种子圆形，黑色。

功能主治： 清热解毒，消痰，利咽。用于热毒痰火郁结，咽喉肿痛，痰涎壅盛，咳嗽气喘。

附注： 本品始载于《神农本草经》。《中国药典》2020 年版一部收载。《四川植物志》第 9 卷325 页。

射干

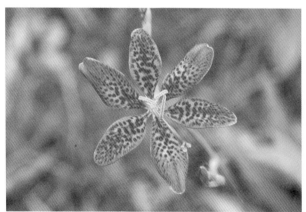

射干

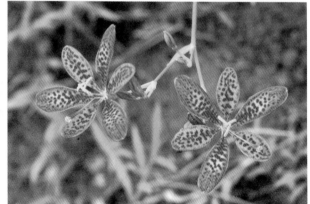

射干

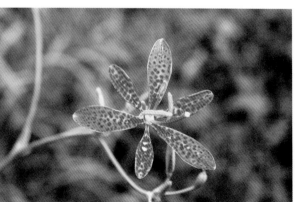

射干

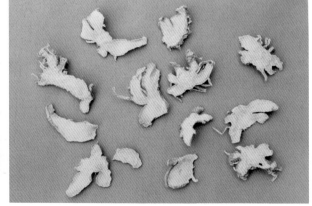

射干切片

西南鸢尾

来源： 鸢尾科植物西南鸢尾 *Iris bulleyana* Dykes 的干燥根茎或种子。

植物形态要点： 草本。根状茎肥厚。叶条形，无中脉。花茎 10~70 cm。苞片 2 或 3，绿色，边缘微红褐色，含 1~2 花；花淡紫色或蓝紫色至深蓝紫色，稀白色；外花被倒卵形，中心有深色斑纹，白色或淡黄色斑点。蒴果圆柱形。

功能主治： 根茎解毒消肿，消积破瘀，行水。用于脓肿，食滞胀满，臌胀，肿毒，痔瘘，跌打损伤。种子解毒止泻。用于黄疸，胃痛，消化不良，中毒。

附注：《世界药用植物速查辞典》455 页。《中国植物志》第 16 卷 146 页。

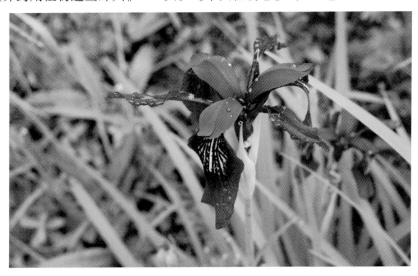

西南鸢尾

1153

金脉鸢尾

来源： 鸢尾科植物金脉鸢尾 *Iris chrysographes* Dykes 的根茎或叶。

植物形态要点： 草本。根状茎肥厚。叶条形，中脉不明显。花茎 25~50 cm。苞片 3，绿色稍带红紫色，含 2 花；花暗紫色；外花被爪部有金黄色的条纹；内花被向外倾斜。蒴果椭球形。

功能主治： 解毒消肿，消积破瘀，行水。用于脓肿，食滞胀满，臌胀，肿毒，痔瘘，跌打损伤。

附注：《四川省中药资源志要》920 页。

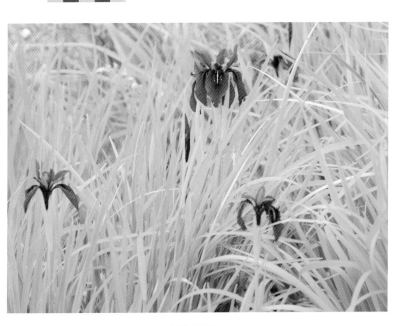

金脉鸢尾

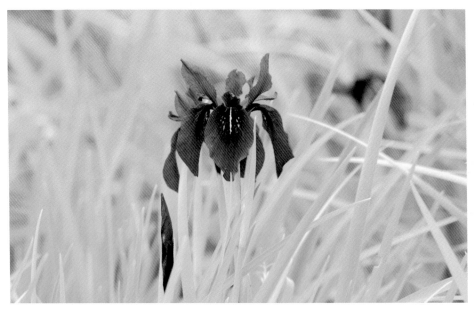

金脉鸢尾

高原鸢尾

来源： 鸢尾科植物高原鸢尾 *Iris colletti* J. D. Hooker 的干燥种子。

植物形态要点： 草本。植株密集丛生。根膨大成纺锤状。叶条形或剑形，2 或 3 脉。花茎单一，2~8 cm 或不发育。苞片 3，含 2~4 花；花蓝紫色；外花被上的鸡冠状附属物橘黄色；内花被直立。蒴果卵形。

功能主治： 祛瘀，止痛，通窍，清热解毒，驱虫。用于跌打损伤，鼻塞不通，牙痛，外伤出血，疮毒，肠痈，蛔虫病，蛲虫病。

附注：《中华本草》第 8 册 7315 页。

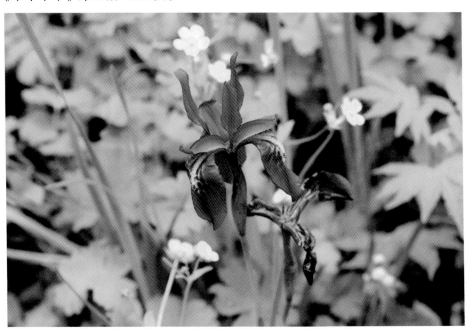

高原鸢尾

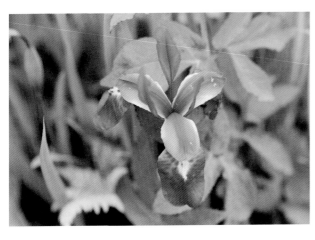

高原鸢尾

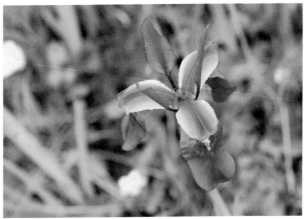

高原鸢尾

蝴蝶花

来源：鸢尾科植物蝴蝶花 *Iris japonica* Thunb. 的干燥带叶根茎。

植物形态要点：草本。根状茎两型，近直立者粗壮，匍匐者长而纤细。叶剑形，无中脉。花茎直立，近顶端有 5~12 短而细弱的分枝。苞片 3~5，含 2~4 花；花淡蓝色；外花被鸡冠状附属物黄色，边缘细齿裂；内花被平展，且倾斜。蒴果椭圆状圆柱形。

功能主治：清热解毒，消肿散结，止痛。用于咽喉肿痛，久咳失言，胃脘胀痛，胁肋疼痛。

附注：《上海常用中草药》收载铁扁担。本品又称扁竹叶或扁竹根，《四川植物志》第 9 卷 357 页。

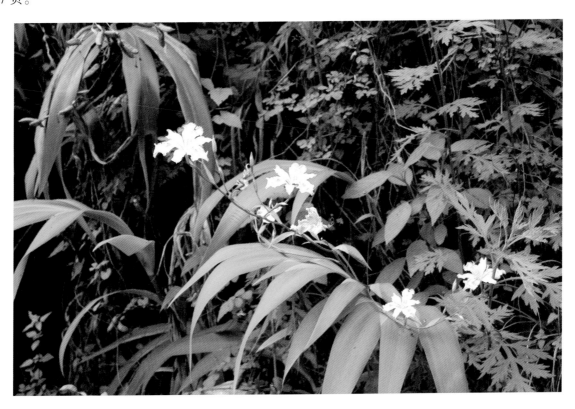

蝴蝶花

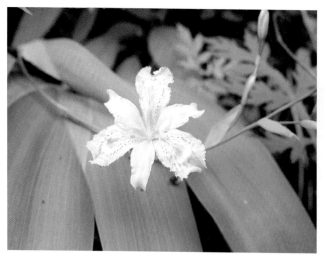

蝴蝶花　　　　　　　　　　　蝴蝶花

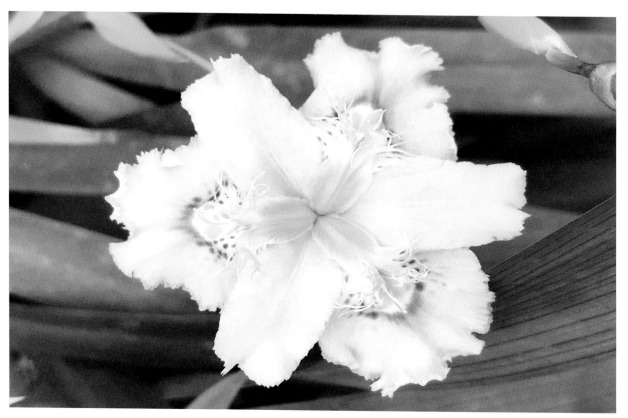

蝴蝶花

黄花鸢尾

来源：鸢尾科植物黄花鸢尾 *Iris wilsonii* C. H. Wright 的干燥带叶根茎。

植物形态要点：草本。根状茎肥厚。叶灰绿色，条形，基部围有残留的纤维。花茎 50~60 cm，中空。苞片 3，2 花；花黄色；外花被具紫褐色条纹及斑点；内花被向外倾斜。蒴果椭圆状圆柱形。

功能主治：清热利咽。用于咽喉肿痛。

附注：《中华本草》第 8 册 7342 页。

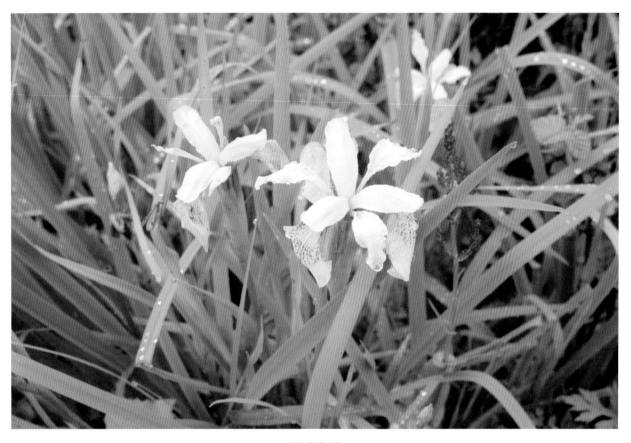

黄花鸢尾

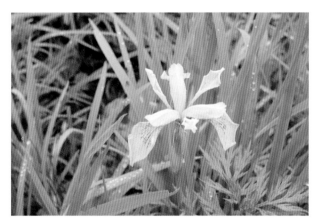

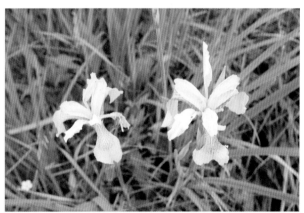

黄花鸢尾　　　　　　　　　　　　　　　黄花鸢尾

唐菖蒲

来源：鸢尾科植物唐菖蒲 *Gladiolus gandavensis* Van. Houtte. 的干燥球茎。

植物形态要点：草本。球茎扁球形。叶剑形，中脉明显。花茎 50~80 cm。花序穗状，花部分到全部排列成一列或近两列；苞片 2，含 1 花；花红色、黄色、白色、粉红色等；雄蕊通常偏向一侧。蒴果椭球形至倒卵形。

功能主治：清热解毒，散瘀消肿。用于恶疮肿毒，瘰疬，蛇虫咬伤，咽喉肿痛。

附注：《峨眉山药用植物资源》以十三太保收载。

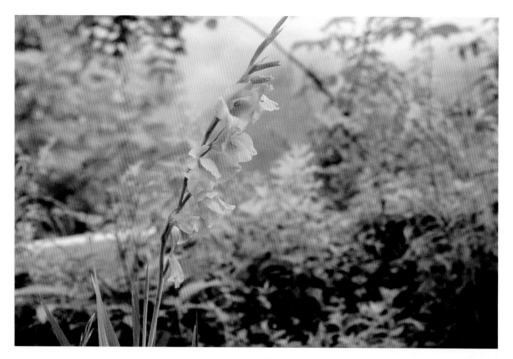

唐菖蒲

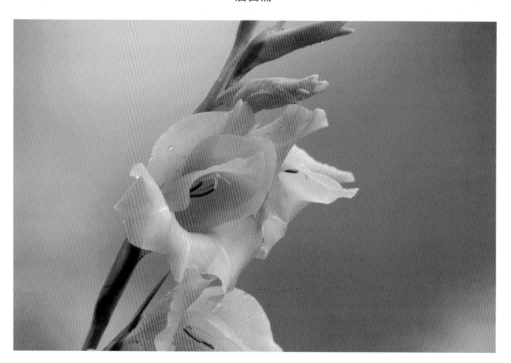

唐菖蒲

雄黄兰

来源： 鸢尾科植物雄黄兰 *Crocosmia crocosmiflora* (Nichols.) N. E. Br 的干燥球茎。

植物形态要点： 草本。球茎扁圆球形，外包有棕褐色网状的膜质包被。叶多基生，剑形，叶披针形。花茎常 2~4 分枝，由多花组成疏散的穗状花序；每朵花基部有 2 枚膜质的苞片；花两侧对称，橙黄色，直径 3.5~4 cm；花被管略弯曲，花被裂片 6，2 轮排列，披针形或倒卵形；雄蕊 3，偏向一侧，花丝着生在花被管上，花药"丁"字形着生；花柱顶端 3 裂。蒴果三棱状球形。

功能主治：活血散瘀，生肌止痛。用于跌打损伤，外伤出血，毒蛇咬伤，肿瘤。

附注：《峨眉山药用植物资源》1982 年版收载。《四川植物志》第 9 卷 331 页。

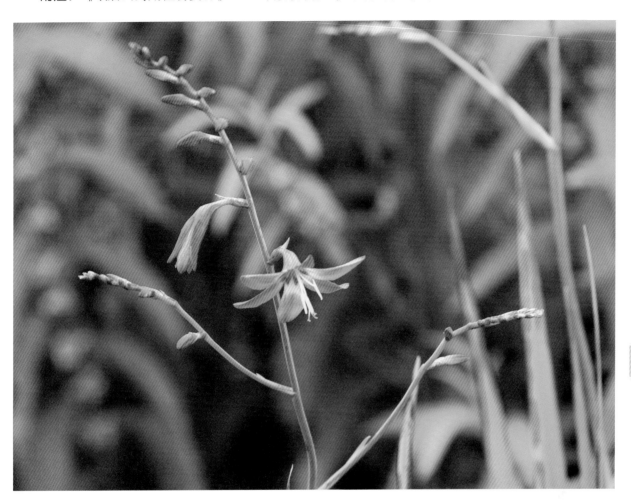

雄黄兰

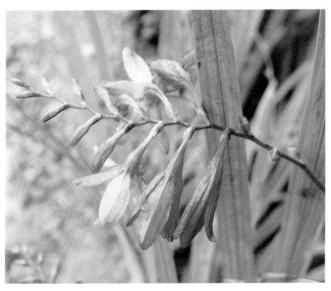

雄黄兰

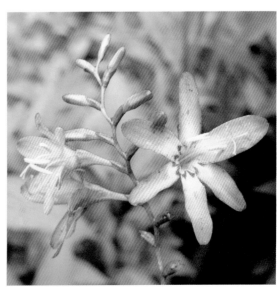

雄黄兰

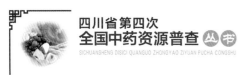
芭蕉科

芭 蕉

来源：芭蕉科植物芭蕉 Musa basjoo Sieb. et Zucc. 的新鲜花蕾或根。

植物形态要点：草本。假茎 2.5~4 m。叶矩圆形，不对称。花序下垂，苞片红棕色至紫色。浆果近无柄，三棱状矩圆形或有时具 5 棱。

功能主治：清热解毒，生津止渴，利尿。用于热病烦渴，黄疸，血淋，痈肿疮毒，肺热咳嗽，烫伤，脚气水肿。

附注：《中华本草》第 8 册 7728 页。

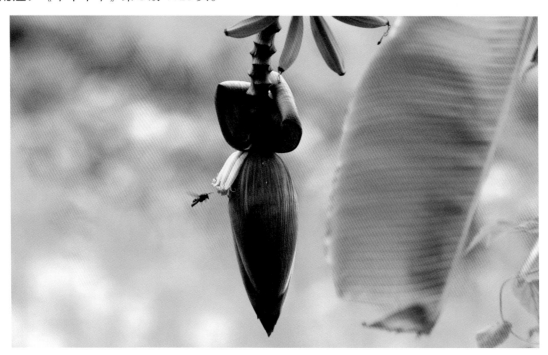

芭蕉

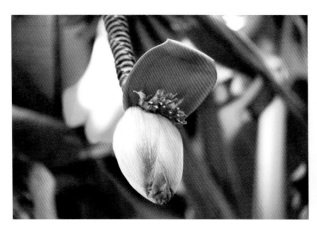

芭蕉

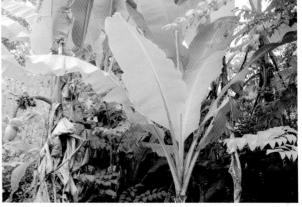

芭蕉

地涌金莲

来源：芭蕉科植物地涌金莲 *Musella lasiocarpa* (Franch.) C. Y. Wu ex H. W. Li 的新鲜或茎汁。

植物形态要点：草本。根状茎横走。假茎矮小，高不及 60 cm。叶片狭椭圆形。花序密集如穗状；苞片干膜质，金黄色或橙黄色，一层一层交叠着生长，形如莲花。

功能主治：花清热凉血，止带止血。用于血症，白带，崩漏，便血，肺热咳血，高血压，血淋。

附注：本品始载于明·兰茂《滇南本草》。《中华本草》第 8 册 7738 页。茎汁用于解酒及草乌中毒。

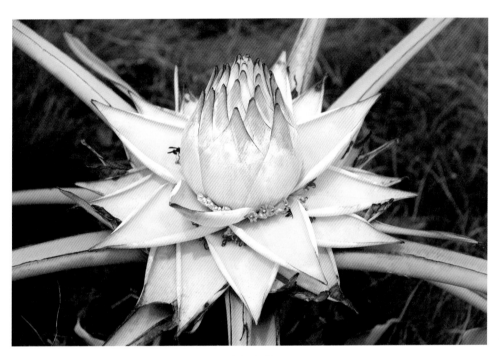

地涌金莲

姜 科

姜

来源：姜科植物姜 *Zinogiber offcinale* Rosc. 的新鲜或干燥根茎。

植物形态要点：草本。根茎肥厚，多分枝，有芳香及辛辣味。叶片披针形或线状披针形，长 15~30 cm，宽 2~2.5 cm，无毛，无柄；叶舌膜质，长 2~4 mm。穗状花序球果状，长 4~5 cm；苞片卵形，顶端有小尖头；花萼管长约 1 cm；花冠黄绿色；唇瓣中央裂片长圆状倒卵形，有紫色条纹及淡黄色斑点；雄蕊暗紫色。

功能主治：温中散寒，回阳通脉，温肺化饮。用于脘腹冷痛，呕吐泄泻，肢冷脉微，寒饮喘咳。

附注：本品始载于梁·陶弘景《本草经集注》。《中国药典》2020 年版一部以生姜或干姜收载。《四川植物志》第 10 卷 624 页。

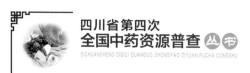
四川药用植物原色图谱

1162

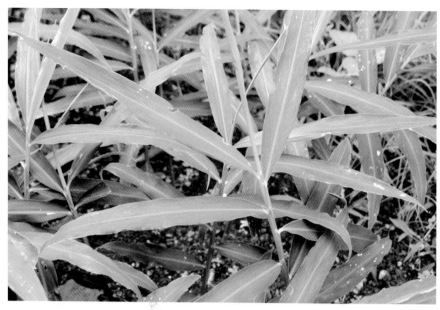

姜

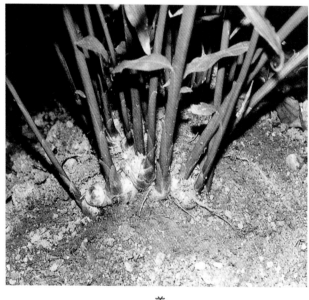

姜

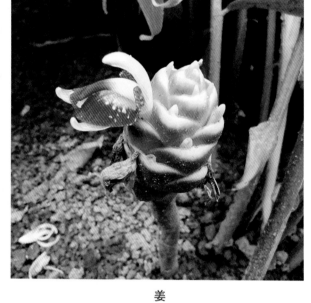

姜

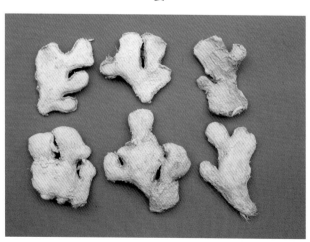

干姜

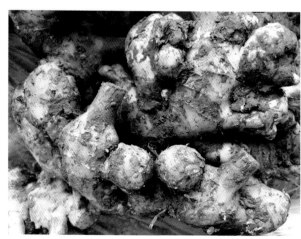

姜鲜根茎

姜 花

来源： 姜科植物姜花 *Hedychium coronarium* J. Köen. 的新鲜或干燥根茎。

植物形态要点： 草本。叶片长圆状披针形或披针形。花大，白色；花管顶端一侧开裂；侧生退化雄蕊长圆状披针形。

功能主治： 温中散寒，解表发汗，祛风除湿。用于外感身痛，风湿痹痛，胃脘烦闷，消化不良，寒邪腹痛，白带，疝气痛，腹痛。

附注： 本品首载于清·吴其濬《植物名实图考》。《四川中药志》收载。

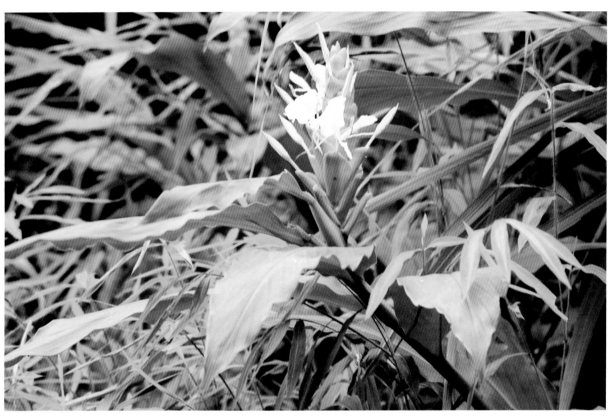

姜花

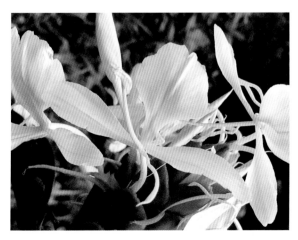

姜花

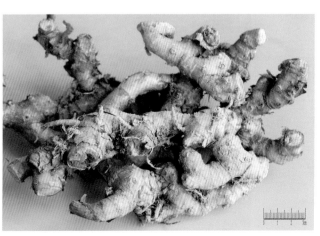

姜花鲜根茎

藏象牙参

来源： 姜科植物藏象牙参 *Roscoea tibetica* Bat. 的干燥根。

植物形态要点： 草本，高 5~15 cm。花序梗隐藏于叶鞘内，花少；花紫色或蓝紫色。

功能主治： 润肺止咳，清肺定喘，补虚。用于咳嗽，哮喘，病后体虚，虚性水肿。

附注：《全国中草药汇编》。《中华本草》第 8 册 7777 页。

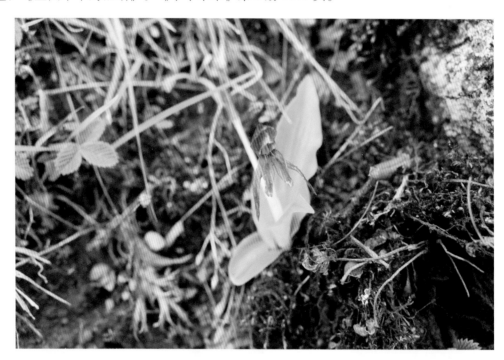

藏象牙参

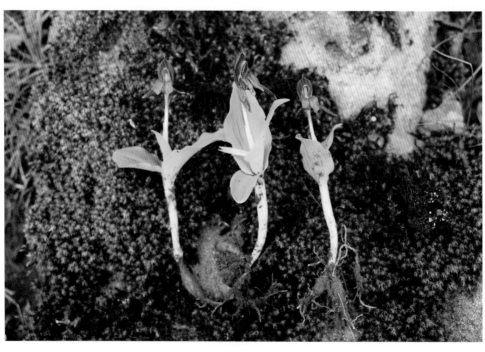

藏象牙参

温郁金

来源：姜科植物温郁金 *Curcuma wenyujin* Y. H. Chen et C. Ling 的干燥根茎或块根。

植物形态要点：草本。根茎肉质，肥大，椭圆形或长椭圆形，芳香；根端膨大呈纺锤状。叶片长圆形，无毛。花葶单独由根茎抽出，穗状花序圆柱形，苞片卵形、长圆形，淡绿色，白色而染淡红；花冠管漏斗形，纯白色，不染红，侧生退化雄蕊淡黄色，倒卵状长圆形；唇瓣黄色，倒卵形；子房被长柔毛。

功能主治：郁金行气化瘀，清心解郁，利胆退黄。用于经闭痛经，胸腹胀痛，刺痛，热病神昏，癫痫发狂，黄疸尿赤。莪术行气破血，消积止痛。用于癥瘕痞块，瘀血经闭，食积胀痛，早期宫颈癌。

附注：《中国药典》2020 年版一部以郁金或莪术分别收载温郁金、姜黄、蓬莪术。《四川植物志》第 10 卷 608 页。

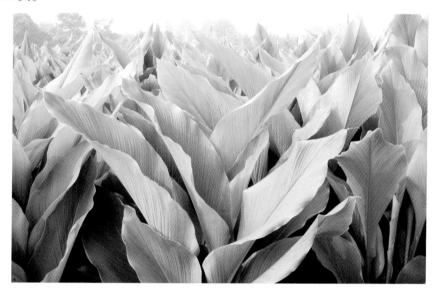

温郁金

1165

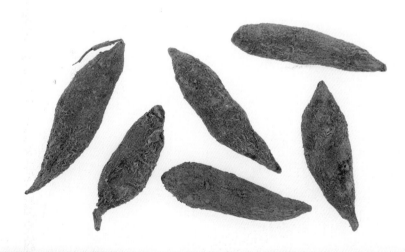

郁金

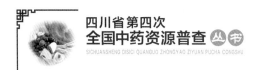
姜 黄

来源：姜科植物姜黄 *Curcuma longa* L. 的干燥块根或根茎。

植物形态要点：草本。根茎断面深黄色或橙黄色，末端膨大成纺锤形块根。叶片 4~7，二列；长圆形或窄椭圆形。不育苞片白色，边缘淡红色；圆柱状穗状花序从叶鞘中抽出，冠部苞片粉红色或淡红紫色，花萼筒绿白色，花冠管漏斗状，喉部密生柔毛，裂片 3，淡黄色；退化雄蕊花瓣状，黄色。

功能主治：同温郁金。

附注：《中国药典》2020 年版一部收载姜黄和黄丝郁金；《四川植物志》第 10 卷 606 页。

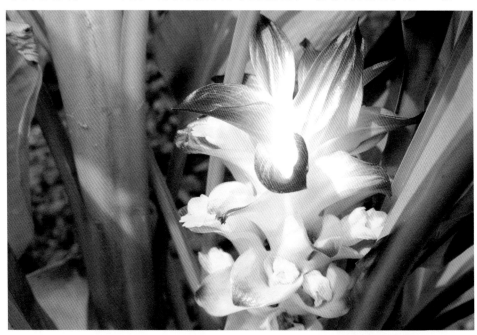

姜黄

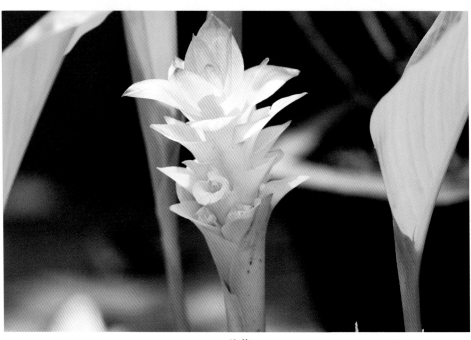

姜黄

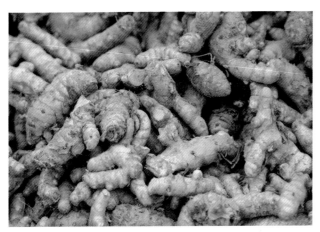

姜黄鲜根茎

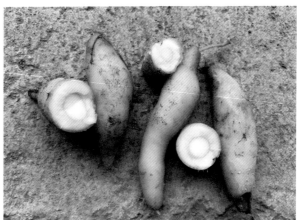

姜黄鲜块茎

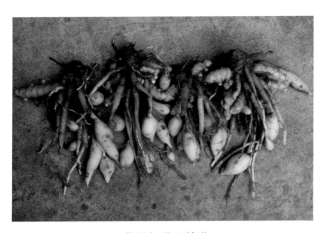

姜黄鲜根茎和块茎

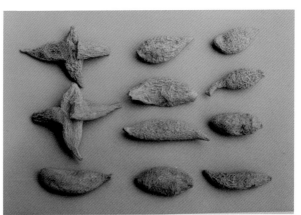

郁金（黄丝郁金）

1167

蓬莪术

来源：姜科植物蓬莪术 *Curcuma phaeocaulis* Val. 的干燥块根或根茎。

植物形态要点：草本。根细长或末端膨大成纺锤形块根。根茎肉质，切面一般浅绿色、淡黄绿色。叶片长圆状披针形，上面沿绿色中脉两侧有紫色带。穗状花序于根茎处发出，苞片阔披针形，浅绿色，先端紫红色；冠部苞片白色，先端深红色；花冠管白色，裂片红色；侧生退化雄蕊花瓣状，唇瓣近倒卵形，黄色，中央深黄色。

功能主治：同温郁金。

附注：《中国药典》2020 年版一部收载莪术和绿丝郁金。

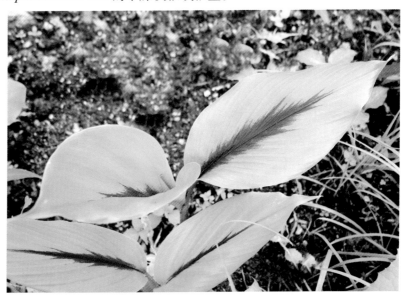

蓬莪术

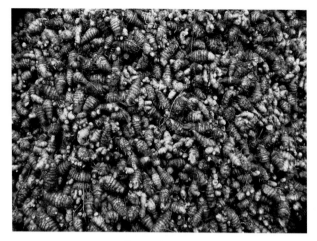

蓬莪术鲜根茎

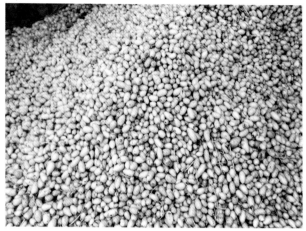

绿丝郁金鲜品

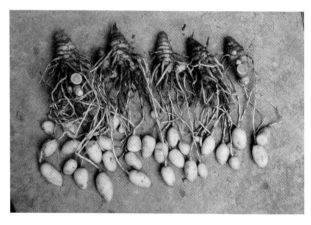

蓬莪术鲜根茎和块茎

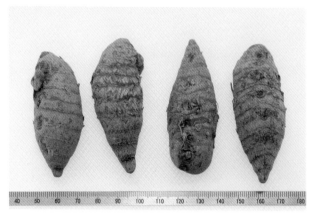

莪术

蘘 荷

来源：姜科植物蘘荷 *Zingiber mioga* (Thunb.) Rosc. 的新鲜嫩芽、花、果实或干燥根茎。

植物形态要点：草本。根状茎淡黄色。叶片披针状椭圆形或线状披针形；叶舌 2 裂，膜质。花序椭圆形。蒴果倒卵形。

功能主治：根茎温中理气，祛风止痛，止咳平喘。用于感冒咳嗽，气管炎，哮喘，风寒牙痛，脘腹冷痛，腰腿痛，遗尿，月经错后，闭经，白带，跌打损伤，皮肤风疹，淋巴结核。花温肺化痰。用于肺寒咳嗽。果温胃止痛。用于胃痛。

附注：本品出自《名医别录》。《全国中草药汇编》卷二 1159 页。《中华本草》第 8 册 7780 页。

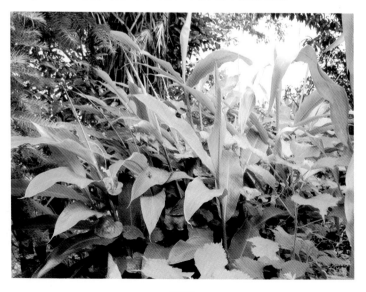

蘘荷

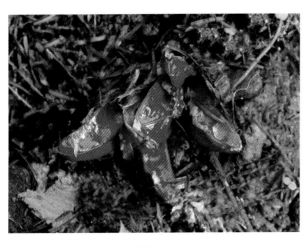

襄荷

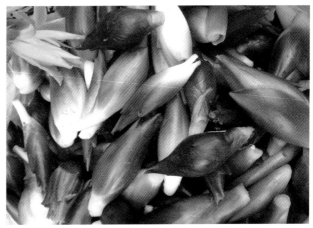

襄荷新鲜嫩芽

阳 荷

来源： 姜科植物阳荷 *Zingiber striolatum* Diels 的干燥根茎。

植物形态要点： 草本。叶片披针形或椭圆状披针形；叶舌 2 裂，膜质。花萼管膜质，唇瓣浅紫色。

功能主治： 活血调经，镇咳祛痰，消肿解毒，消积健胃。用于妇女月经不调，老年咳嗽，疮肿，瘰疬，目赤，喉痹，便秘，糖尿病，泄泻，痢疾。

附注：《中药大辞典》。《四川省中药资源志要》972 页。

1169

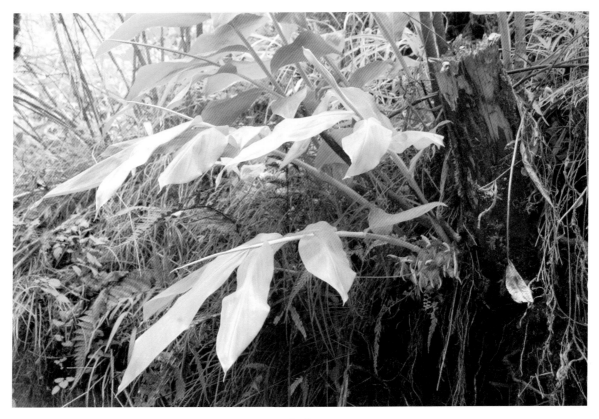

阳荷

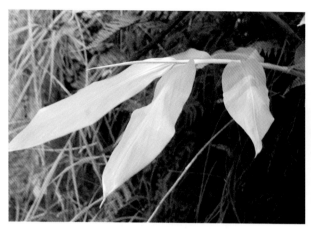

阳荷

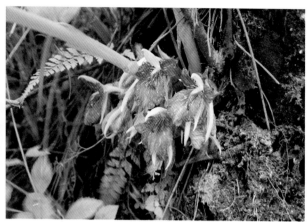

阳荷

山 姜

来源： 姜科植物山姜 *Alpinia japonica* (Thunb.) Miq. 的干燥根茎或果实。

植物形态要点： 草本。叶片披针形、倒披针形或狭长椭圆形。总状花序长 15~30 cm；花通常在花序轴上成对着生。蒴果球形或椭圆形。

功能主治： 温中，散寒，祛风，活血。用于脘腹冷痛，风湿筋骨疼痛，劳伤吐血，跌损瘀滞，月经不调。

附注：《湖北省中药材质量标准》2018 年版收载。《全国中草药汇编》卷二 144 页。

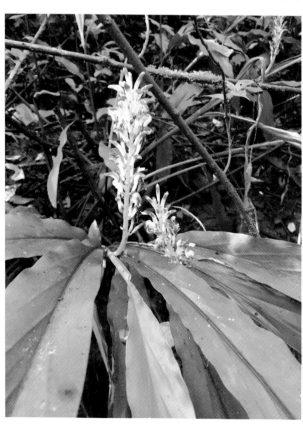

山姜

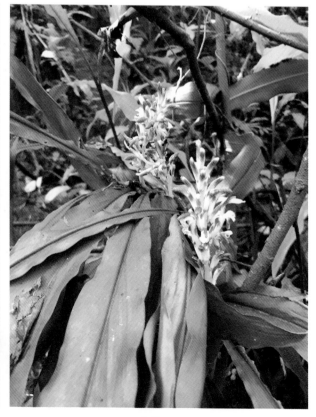

山姜

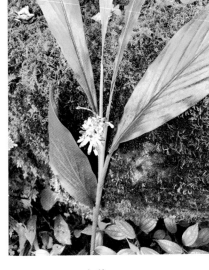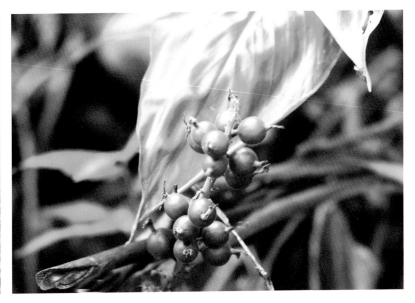

山姜　　　　　　　　　　　　　　　　　　　　　山姜

华山姜

来源：姜科植物华山姜 *Alpinia oblongifolia* Hayata 的干燥根茎、全草或果实。

植物形态要点：草本。叶片长圆形、卵状披针形或披针形。圆锥花序窄，长 15~30 cm；唇瓣白色，有 2 条红色条纹。

功能主治：止咳平喘，散寒止痛，除风湿，解疮毒。用于风寒咳喘，胃气痛，风湿关节疼痛，跌损瘀血停滞，月经不调，无名肿毒。

附注：华山姜 *Alpinia chinesis* (Retz.) Rosc. 收载于《贵州省中药材、民族药材质量标准》2003 年版，干燥全草入药，拉丁学名虽不同，但为同一植物。《全国中草药汇编》卷二 1129 页以箭杆风收载。

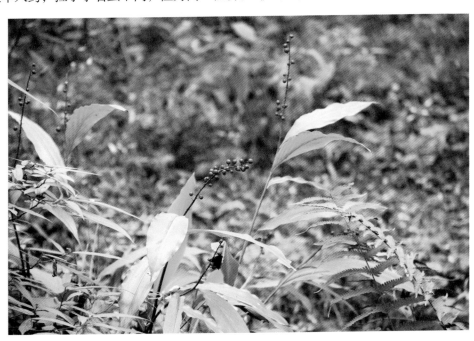

华山姜

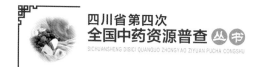

艳山姜

来源：姜科植物艳山姜 *Alpinia zerumbet* (Pers.) Burtt et Smith 的干燥根茎和果实及种子。

植物形态要点：草本。叶片披针形，边缘具短柔毛，两面均无毛；圆锥花序呈总状式，下垂，花序轴紫红色，分枝极短，小苞片椭圆形，白色，顶端粉红色，裂片长圆形，乳白色，顶端粉红色，唇瓣匙状宽卵形，子房被金黄色粗毛；种子有棱角。

功能主治：燥湿祛寒，除痰截疟，健脾暖胃。用于脘腹冷痛，胸腹胀满，痰湿积滞，疟疾，消化不良，呕吐腹泻，咳嗽。

附注：《四川中草药标准》1979 年版以土砂仁收载。

四川药用植物原色图谱

1172

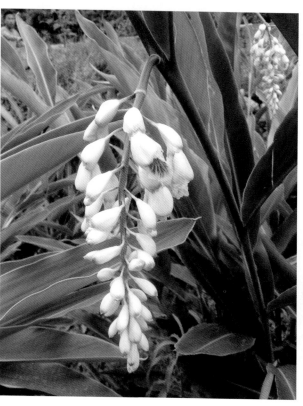

艳山姜

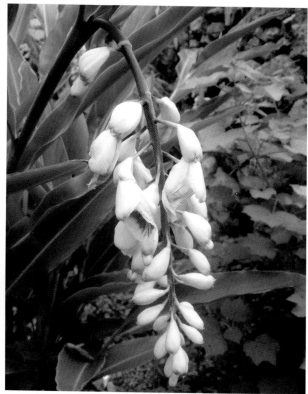

艳山姜

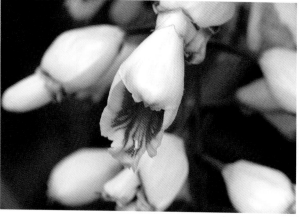

艳山姜

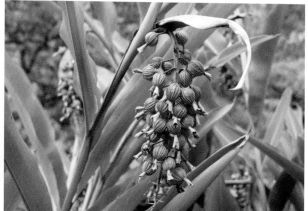

艳山姜

舞花姜

来源：姜科植物舞花姜 *Globba racemose* Smith 的干燥根茎和果实及种子。

植物形态要点：草本。叶片长圆形或卵状披针形。花黄色，具橙色腺斑；苞片和小苞片较小。

功能主治：健胃消食。用于胃脘胀痛，食欲不振，消化不良。

附注：《云南中药资源名录》。《中华本草》第 8 册 7769 页以云南小草蔻收载。

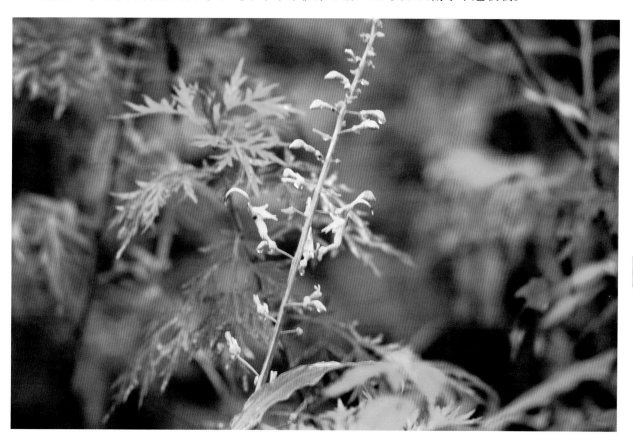

舞花姜

美人蕉科

蕉　芋

来源：美人蕉科植物蕉芋 *Canna edulis* Ker. 的干燥根茎、果实及种子。

植物形态要点：草本。具块状根茎。茎紫色，粗壮。叶互生，叶鞘边缘紫色，叶片长圆形，有羽状平行脉。总状花序；萼片淡绿而染紫，披针形；花冠管杏黄色，花冠裂片杏黄色，先端染紫。蒴果 3 瓣开裂，瘤状。

功能主治：清热利湿，解毒。用于痢疾，泄泻，黄疸，痈疮肿毒。

附注：本品又称芭蕉芋。《中华本草》第 8 册 7789 页。

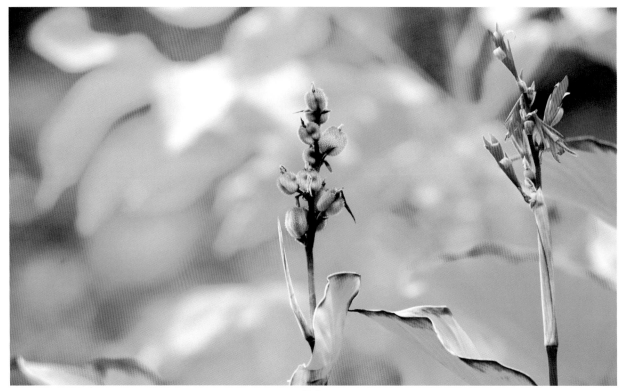

蕉芋

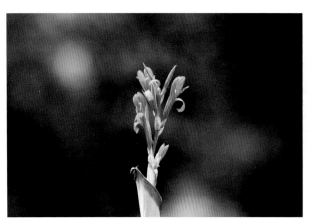

蕉芋

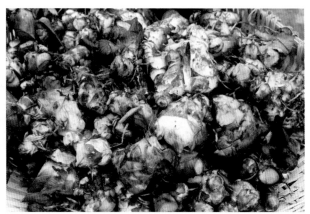

蕉芋鲜根茎

兰　科

绿花杓兰

来源：兰科植物绿花杓兰 *Cypripedium henryi* Rolfe 的干燥根或全草。

植物形态要点：草本。根状茎粗壮。叶椭圆形至卵状披针形。总状花序顶生，通常具 2~3 花；花绿色至绿黄色。

功能主治：理气行血，消肿止痛。用于胃寒腹痛，腰腿疼痛，跌打损伤。

附注：《中药大辞典》。《四川省中药资源志要》982 页。

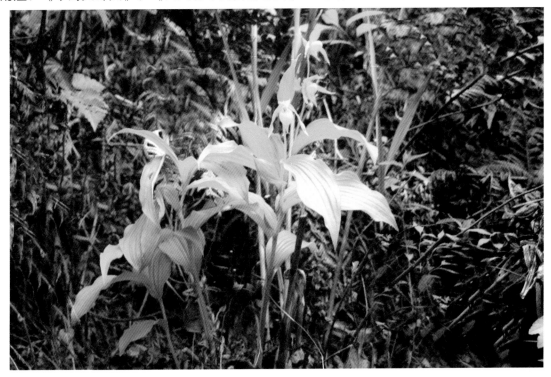

绿花杓兰

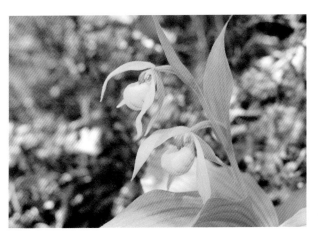

绿花杓兰

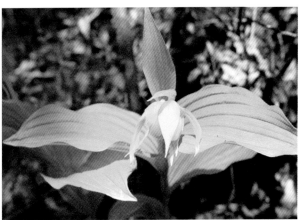

绿花杓兰

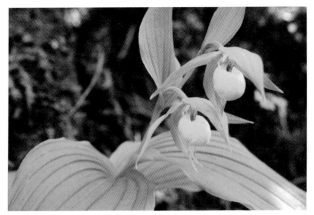

绿花杓兰

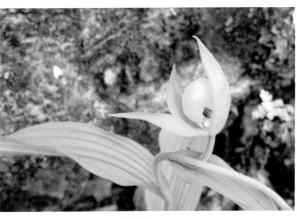

绿花杓兰

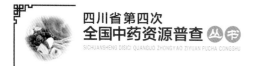

西藏杓兰

来源： 兰科植物西藏杓兰 *Cypripedium tibeticum* King ex Rolfe 的干燥根。

植物形态要点： 草本。茎直立。叶 2~4，椭圆形、卵状椭圆形或宽椭圆形。花大，下垂；萼片和花瓣白色或黄色，具明显的紫色或紫褐色斑纹。

功能主治： 利尿消肿，活血止痛。用于风湿腰腿痛，下肢水肿，跌打损伤，淋病，白带。

附注：《中药大辞典》《西藏常用中草药》。《四川省中药资源志要》982 页。

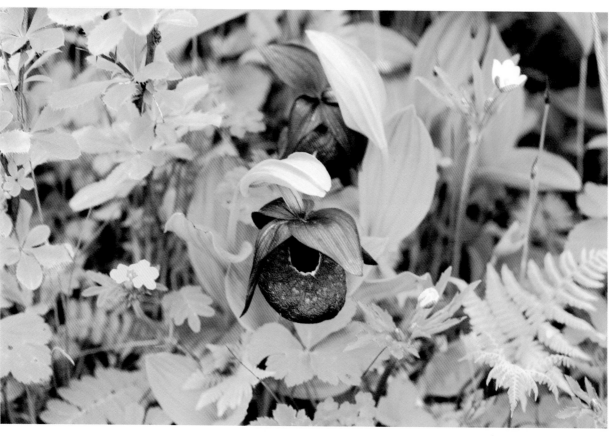

西藏杓兰

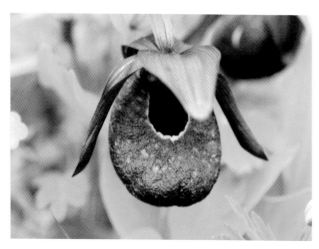

西藏杓兰

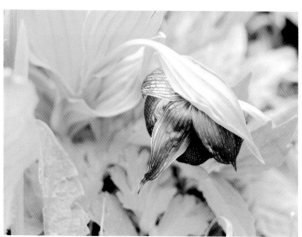

西藏杓兰

毛瓣杓兰

来源：兰科植物毛瓣杓兰 *Cypripedium fargesii* Franch. 的干燥全草和根及根茎。

植物形态要点：草本。具粗壮、较短的根状茎。茎顶端具 2 枚叶。叶近对生，铺地；叶片宽椭圆形至近圆形。花葶顶生，具 1 花；花较美丽；萼片淡黄绿色，中萼片基部有密集的栗色粗斑点，花瓣带白色，内表面有淡紫红色条纹，外表面有细斑点，唇瓣黄色而有淡紫红色细斑点；花瓣长圆形，内弯而围抱唇瓣，长 3.5~5.5 cm，宽 1.5 cm，背面上侧尤其接近顶端处密被长柔毛；唇瓣深囊状，近球形。

功能主治：补气壮阳，补肝肾，明目，利尿，解毒，活血。用于目赤肿痛，水肿，角膜云翳，夜盲，白浊，疮痈肿毒。

附注：《四川省中药资源志要》981 页。

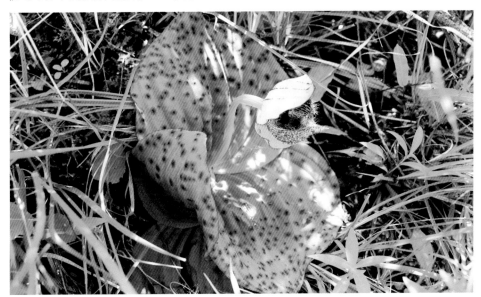

毛瓣杓兰

1177

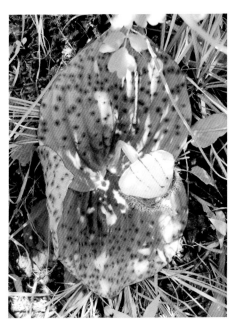

毛瓣杓兰

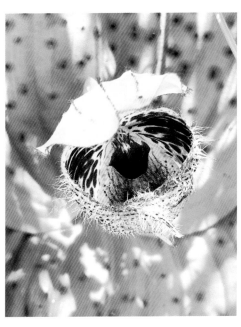

毛瓣杓兰

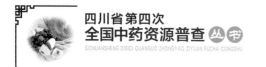

丽江杓兰

来源: 兰科植物丽江杓兰 *Cypripedium lichiangense* S. C. Chen et P. J. Cribb 的干燥全草。

植物形态要点: 草本。叶 2，卵形或倒卵形至圆形。萼片和退化雄蕊红色；花瓣和唇瓣黄色，具褐紫色斑点。

功能主治: 补肾壮阳，明目，利尿，解毒。用于目赤肿痛，水肿，角膜云翳，夜盲，白浊，疮痈肿毒。

附注:《中国高等植物彩色图鉴》第 9 卷 67 页。

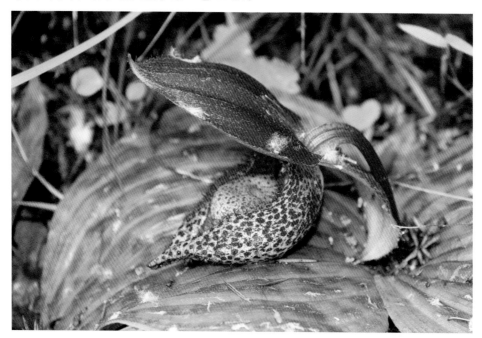

丽江杓兰

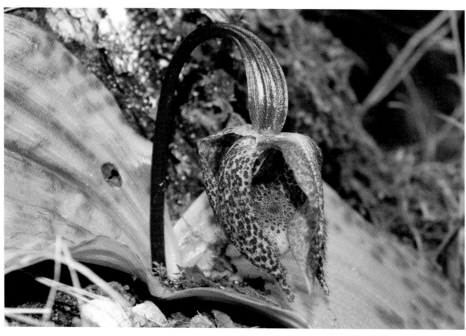

丽江杓兰

金 兰

来源：兰科植物金兰 *Cephalanthera falcata* (Thunb. ex A. Murray) Blume 的干燥全草。

植物形态要点：草本。叶 4~7；椭圆形、椭圆状披针形或卵状披针形。花黄色，苞片很小，短于花梗和子房。蒴果狭椭圆状。

功能主治：清热，泻火，解毒。用于咽喉肿痛，牙痛，毒蛇咬伤。

附注：《中华本草》第 8 册 7819 页。

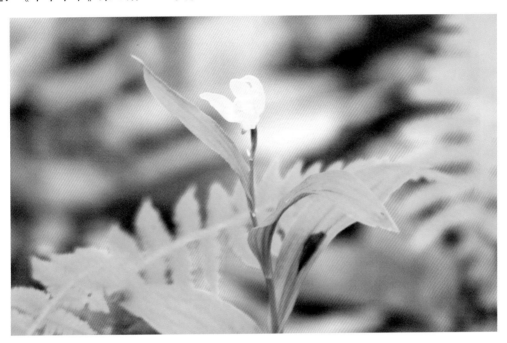

金兰

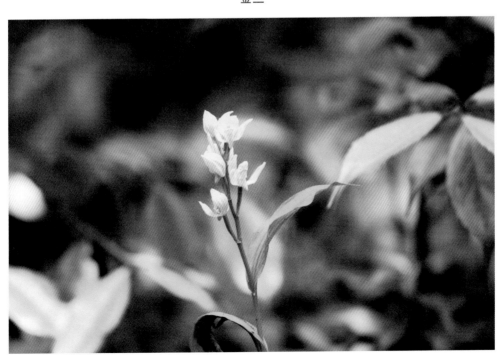

金兰

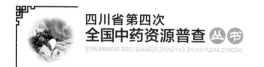
长距玉凤花

来源： 兰科植物长距玉凤花 *Habenaria davidii* Franch. 的干燥块茎。

植物形态要点： 草本。块茎长圆形，肉质。叶互生，5~7 枚，卵状长圆形或长圆状披针形，长 5~10 cm，宽 1.5~2.5 cm。总状花序具 4~12 朵较疏散的花，长 8~20 cm，花大，绿白色或白色；萼片淡绿色或白色。唇瓣 3 深裂，基部具短爪，侧裂片深裂，细裂片 10 条以上，距很长。

功能主治： 补肾，止带，活血。用于肾虚腰痛，白带过多，跌打损伤。

附注：《中华本草》第 8 册 7863 页。

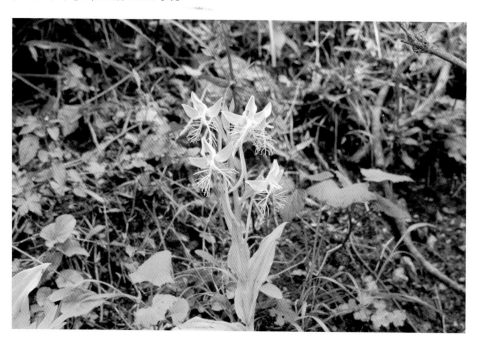

长距玉凤花

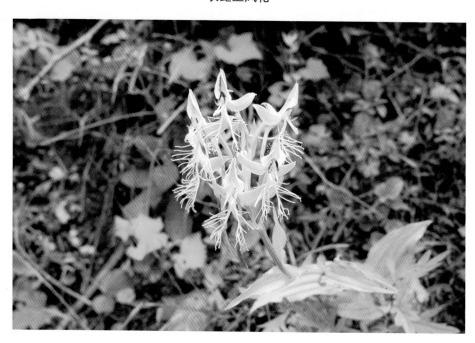

长距玉凤花

粉叶玉凤花

来源： 兰科植物粉叶玉凤花 *Habenaria glaucifolia* Bureau et Franch. 的干燥块茎。

植物形态要点： 草本。块茎长圆状或卵状；叶 2，近圆形或卵状圆形；花瓣 2 深裂，唇瓣 3 深裂，具短爪。

功能主治： 补肾健脾，行气活血，生肌，消炎，止痛。用于肾虚腰痛，遗精，脾虚腹泻，病后体虚，疝气痛，子痫，胃脘疼痛，月经不调。

附注：《全国中药资源志要》1994 年版。

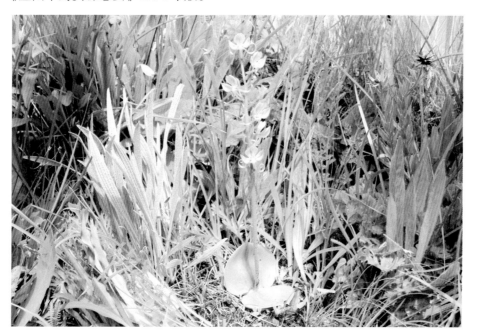

粉叶玉凤花

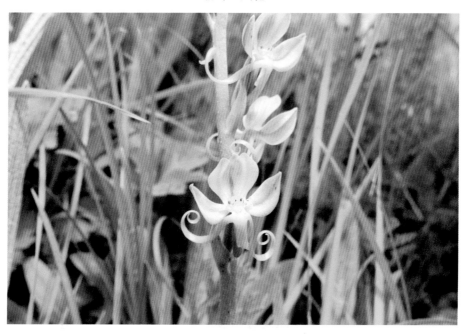

粉叶玉凤花

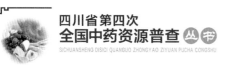
四川药用植物原色图谱

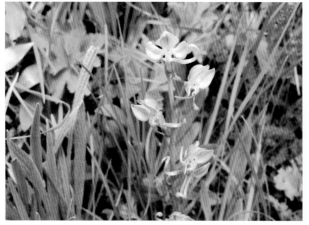

粉叶玉凤花　　　　　　　　　　　粉叶玉凤花

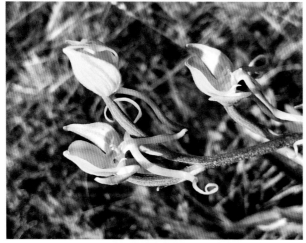

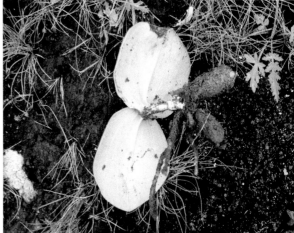

粉叶玉凤花　　　　　　　　　　　粉叶玉凤花

大叶火烧兰

来源： 兰科植物大叶火烧兰 *Epipactis mairei* Schltr. 的干燥根茎和根。

植物形态要点： 草本。叶 5~8。总状花序具花 10~20；花黄绿带紫色、紫褐色或黄褐色，下垂；唇瓣中部稍缢缩而成上下唇；下唇中央具 2~3 条鸡冠状褶片。

功能主治： 理气活血，祛瘀解毒。用于咳嗽，胸痛，疮疡肿毒，跌打损伤。

附注：《全国中草药汇编》卷二 390 页以兰竹参收载。

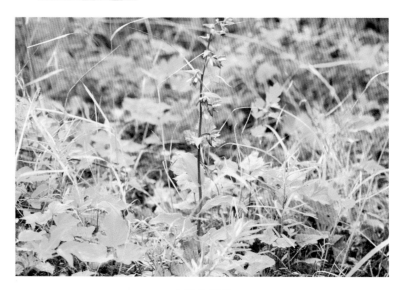

大叶火烧兰

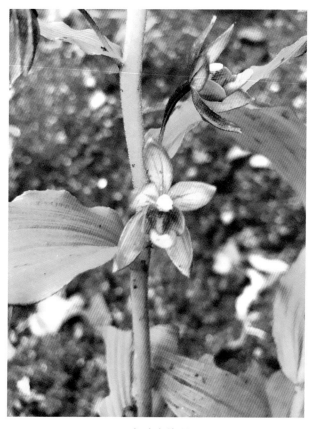

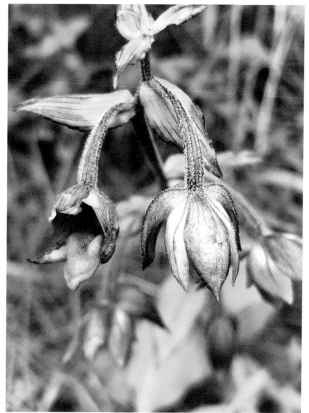

大叶火烧兰　　　　　　　　　　　　　大叶火烧兰

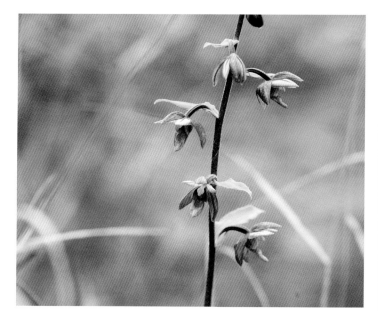

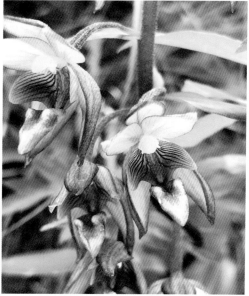

大叶火烧兰　　　　　　　　　　　　　大叶火烧兰

小斑叶兰

来源： 兰科植物小斑叶兰 *Goodyera repens* (L.) R. Br. 的干燥全草。

植物形态要点： 草本。根状茎纤细，具多节。叶卵形或卵状椭圆形。花白色带绿色斑。

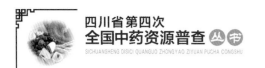

功能主治：补肺益肾，润肺止咳，行气活血，散肿止痛。用于肺痨咳嗽，气管炎，瘰疬，头晕，目眩，遗精，阳痿，腰膝疼痛，痈肿疮毒，虫蛇咬伤。

附注：《蒙植药志》。《中华本草》第 8 册 7859 页。

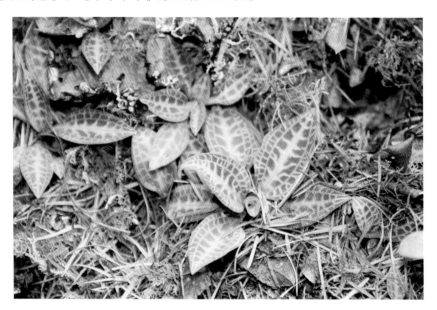

小斑叶兰

高斑叶兰

来源： 兰科植物高斑叶兰 *Goodyera procera* (Ker-Gawl.) Hook. 的干燥全草。

植物形态要点： 草本。根茎短，节密；节上着生须根多数，密被茸毛；叶矩圆形、狭椭圆形、披针形至狭披针形；叶柄基部扩大抱茎。顶生总状花序，花序轴被白色长茸毛，花稠密，似穗状；苞片膜质，披针形，具缘毛；中萼片舟形；花冠白色，花瓣匙形或卵状披针形，与中萼片等长并在顶端略靠合，唇瓣囊状，先端 3 浅裂，内面有腺毛及柔毛，略反卷；合蕊柱短而阔，蕊喙直立，2 裂和蕊柱等长；花药卵状三角形。蒴果，种子多数。

功能主治： 祛风除湿，养血舒筋。用于风寒湿痹，半身不遂。

附注：《四川省中药材标准》2010 年版以石凤丹收载。

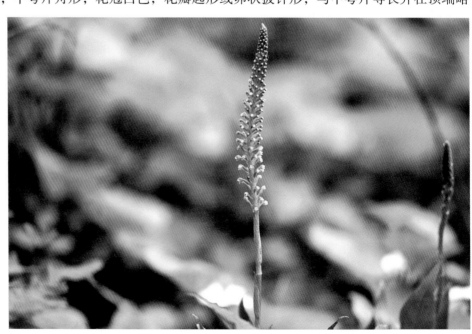

高斑叶兰

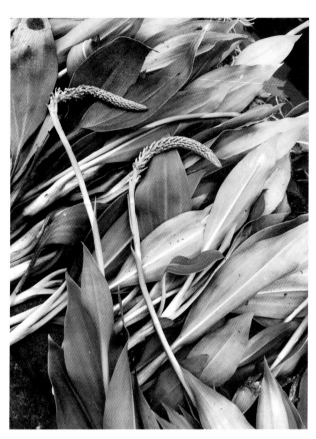

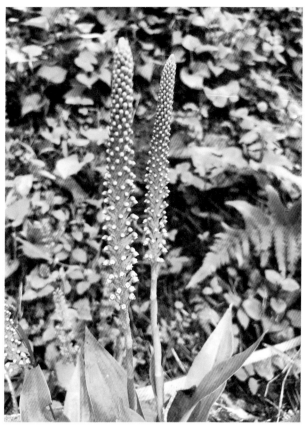

高斑叶兰全草

高斑叶兰

扇唇舌喙兰

来源：兰科植物扇唇舌喙兰 *Hemipilia flabellata* Bureau et Franch. 的干燥全草。

植物形态要点：草本。块茎狭椭圆状。叶心形至宽卵形。总状花序顶生，具 3~15 花。

功能主治：滋阴润肺，补虚，止血。用于肺热燥咳，痨嗽，虚损劳伤，虚热，盗汗，肾虚腰痛，外伤出血。

附注：本品又称独叶一枝花。《中药大辞典》。《中华本草》第 8 册 7871 页。

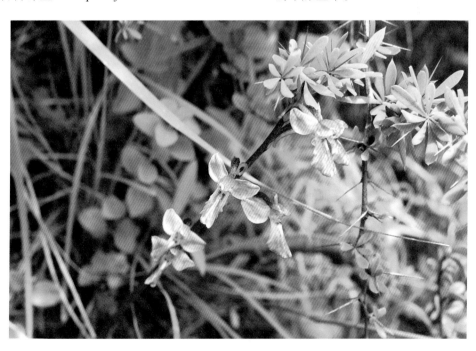

扇唇舌喙兰

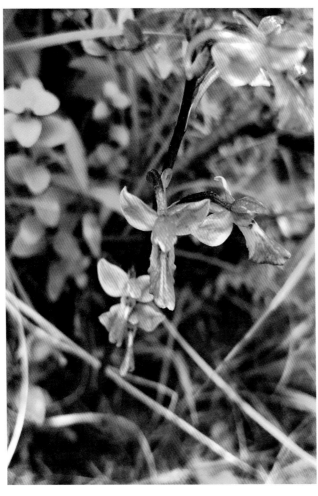

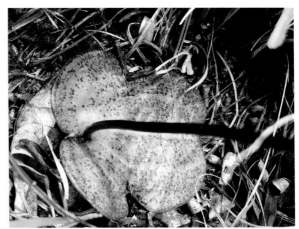

扇唇舌喙兰

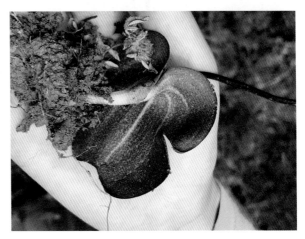

扇唇舌喙兰

扇唇舌喙兰

三棱虾脊兰

来源： 兰科植物三棱虾脊兰 *Calanthe tricarinata* Lindl. 的干燥假鳞茎或全草。

植物形态要点： 草本。假鳞茎球形。叶 3 或 4，椭圆形或倒卵状披针形。花萼和花瓣浅黄色；唇瓣红褐色。

功能主治： 假鳞茎舒筋活络，祛风除湿，解毒散结，止痛。用于风湿、类风湿关节痛，腰肌劳伤，胃痛，跌打损伤，瘰疬，疮毒。全草散结，解毒，活血，舒筋。用于瘰疬，乳蛾，痔疮，跌打损伤。

附注：《中华本草》第 8 册 7816 页。

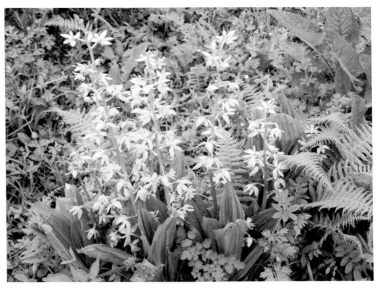

三棱虾脊兰

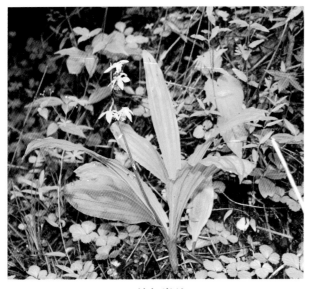

三棱虾脊兰 三棱虾脊兰

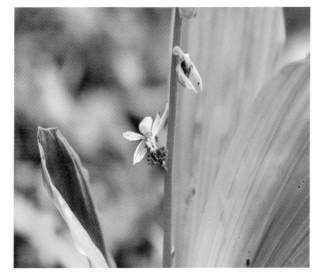

三棱虾脊兰

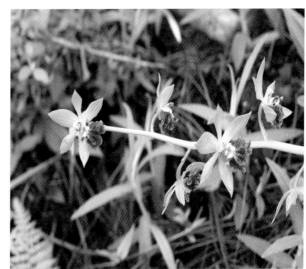

三棱虾脊兰

高山虾脊兰

来源：兰科植物高山虾脊兰 *Calanthe alpina* Hook. f. ex Lindl. 的干燥假鳞茎或全草。

植物形态要点：草本。假鳞茎窄圆锥形，聚生。叶椭圆形或倒卵状椭圆形。花葶从叶丛中抽出，高出叶外，萼片和花瓣白色，先端带绿色或淡紫堇色；中萼片近椭圆形，长 1.5~2 cm，侧萼片卵状披针形；花瓣似萼片，较窄，唇瓣白色，后部黄色，前部具紫红色条纹，与蕊柱中部以下的蕊柱翅合生，半圆状扇形，前缘具流苏，先端稍凹具细尖；距圆筒形，粗壮，淡黄或淡紫堇色，长达 3.5 cm；蕊柱白色，蕊喙 2 裂；药帽前端窄。

功能主治：假鳞茎舒筋活络，祛风除湿，止痛。用于风湿、类风湿关节痛，腰肌劳伤，胃痛，跌打损伤。全草散结，解毒，活血，舒筋。用于瘰疬，乳蛾，痔疮，跌打损伤。

附注：本品又称流苏虾脊兰 *Calanthe fimbriata* Franch.，拉丁学名不一样。《中华本草》第 8 册 7813 页。

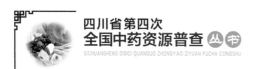
四
川
药
用
植
物
原
色
图
谱

1188

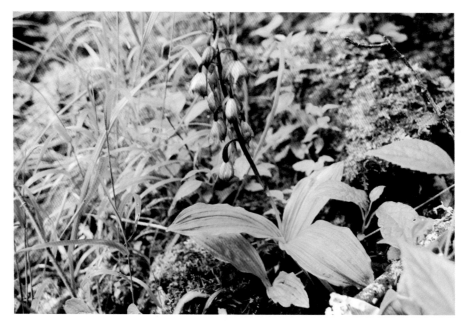

高山虾脊兰

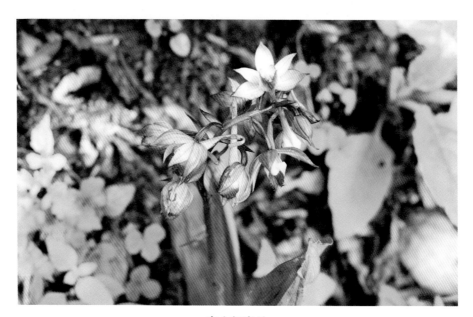

高山虾脊兰

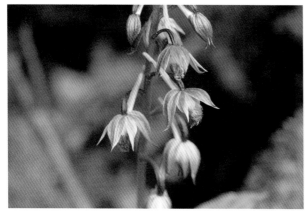

高山虾脊兰

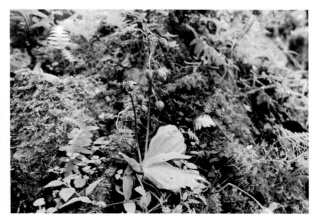

高山虾脊兰

西南虾脊兰

来源： 兰科植物西南虾脊兰 *Calanthe herbacea* Lindley 的干燥全草。

植物形态要点： 草本。假鳞茎近长卵球形或圆柱形。叶在花期全部展开。总状花序疏生 10 花；萼片和花瓣黄绿色，反折，花瓣近匙形，唇瓣与整个蕊柱翅合生，3 深裂，基部具成簇的黄色瘤状附属物；中裂片深 2 裂；距黄绿色。

功能主治： 解毒散结，活血舒筋。用于瘰疬，乳蛾，痔疮，跌打损伤。

附注：《中国植物志》第 18 卷 305 页。

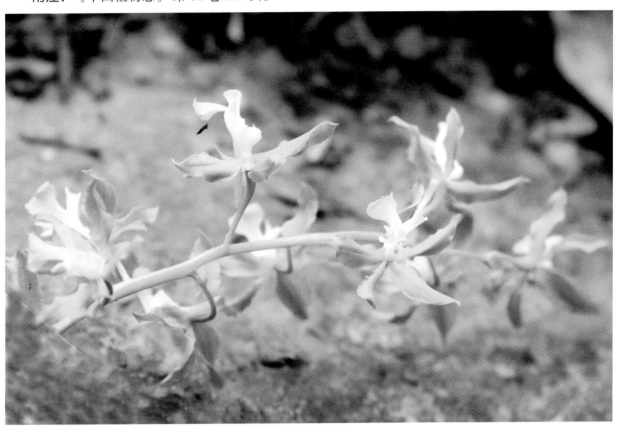

西南虾脊兰

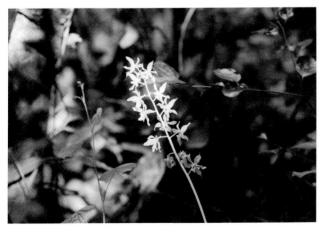

西南虾脊兰

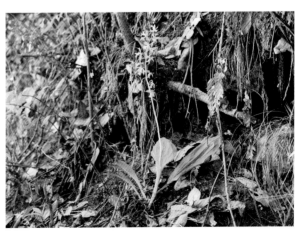

西南虾脊兰

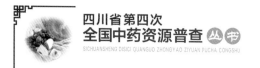
四川药用植物原色图谱

钩距虾脊兰

来源：兰科植物钩距虾脊兰 *Calanthe graciliflora* Hayata 的干燥根及全草。

植物形态要点：草本。根状茎不明显。假鳞茎短，近卵球形。萼片和花瓣在背面褐色，内面淡黄色；唇瓣浅白色，3 裂；唇盘上具 4 个褐色斑点和 3 条平行的龙骨状脊；距圆筒形。

功能主治：清热解毒，活血止痛。用于咽喉肿痛，痔疮，脱肛，风湿痹痛，跌打损伤。

附注：始载于《新华本草纲要》。《中华本草》第 8 册 7814 页。

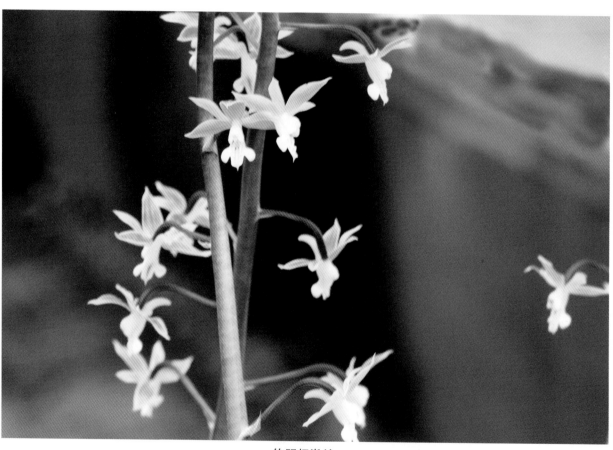

钩距虾脊兰

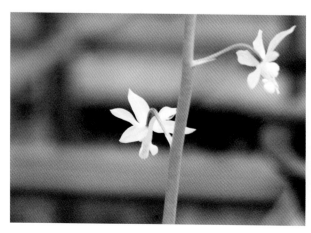

钩距虾脊兰

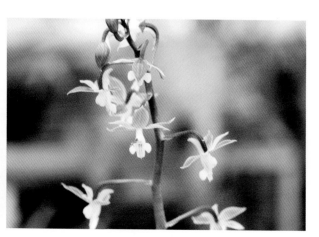

钩距虾脊兰

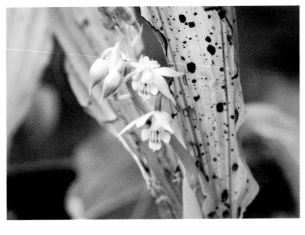

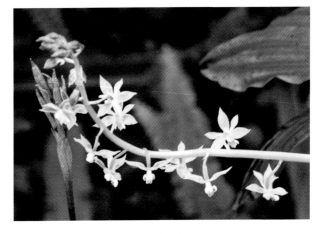

钩距虾脊兰

钩距虾脊兰

肾唇虾脊兰

来源： 兰科植物肾唇虾脊兰 *Calanthe brevicornu* Lindl. 的干燥全草。

植物形态要点： 草本。根状茎通常不明显。假鳞茎圆锥状，短。叶 3 或 4，椭圆形或倒卵状披针形。花黄绿色具粉红色斑纹。

功能主治： 活血化瘀，消肿散结。用于痈肿疮毒，跌打损伤，毒蛇咬伤。

附注：《全国中药资源志要》1994 年版。

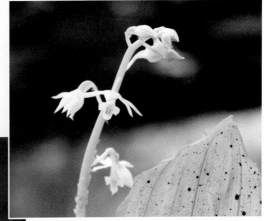

肾唇虾脊兰

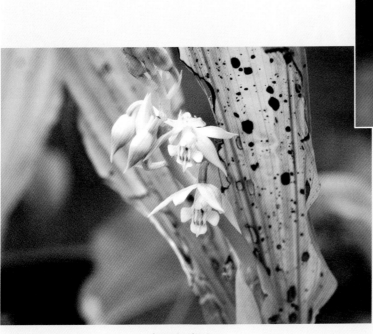

肾唇虾脊兰

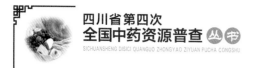
舌唇兰

来源：兰科植物舌唇兰 *Platanthera japonica* (Thunb.ex A. Murray) Lindl. 的干燥全草或根。

植物形态要点：草本。茎直立，无毛。叶 4~6，椭圆形至狭椭圆形。总状花序顶生，具 10~28 花。

功能主治：全草补气润肺，祛痰，止咳，解毒。用于病后虚弱，肺热咳嗽，痰喘气壅，虚火牙痛，毒蛇咬伤。根补肾壮阳，补气生津，消肿解毒。用于肾虚腰痛，咳嗽气喘，蛇虫咬伤。

附注：《全国中药资源志要》1994 年版。《中华本草》第 8 册 7907 页。

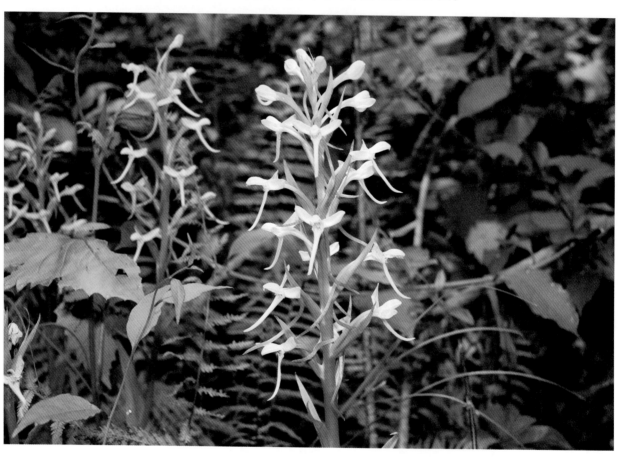

舌唇兰

叉唇角盘兰

来源：兰科植物叉唇角盘兰 *Herminium lanceum* (Thunb.ex Sw.) Vuijk 的块根及全草。

植物形态要点：草本。块茎近圆球形或椭圆形，肉质。总状花序狭圆柱状，花密集；花淡黄绿色至绿色。

功能主治：益肾壮阳，养血补虚，理气除湿。用于虚劳，眼目昏花，阳痿，遗精，睾丸肿痛，白浊，白带。

附注：《新华本草纲要》。《中华本草》第 8 册 7874 页。

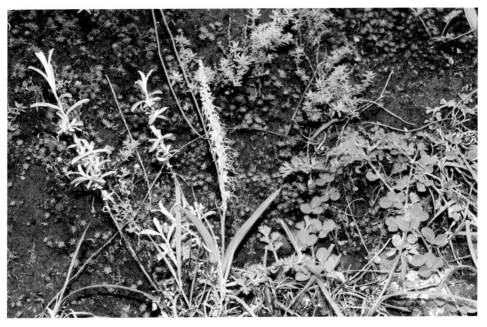

叉唇角盘兰

角盘兰

来源： 兰科植物角盘兰 *Herminium monorchis* (L.) R. Br. 的干燥全草。

植物形态要点： 草本。块茎球形至椭圆状。叶椭圆形至椭圆状披针形。花序多花疏散排列；花芳香，下垂，黄绿色。

功能主治： 滋阴补肾，养胃，调经活血，解毒。用于神经衰弱，头晕失眠，烦躁口渴，食欲不振，须发早白，月经不调，毒蛇咬伤。

附注：《全国中草药汇编》。《中华本草》第 8 册 7875 页。

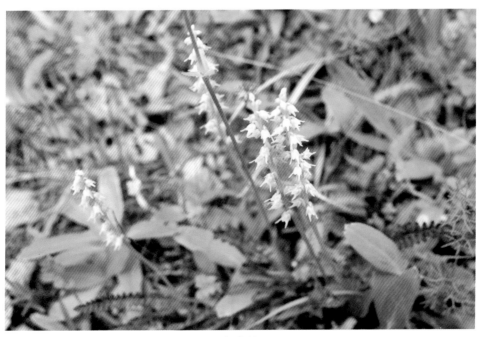

角盘兰

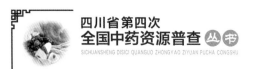
广布小红门兰

来源：兰科植物广布小红门兰 *Ponerorchis chusua* (D. Don) Soó 的干燥块茎。

植物形态要点：草本。块茎长圆状或球形。叶茎生，线形、长圆状披针形或椭圆形。花粉色、紫红色或紫色。

功能主治：清热解毒，补肾益气，安神。用于白浊，肾虚，阳痿，遗精。

附注：《全国中药资源志要》1994 年版。

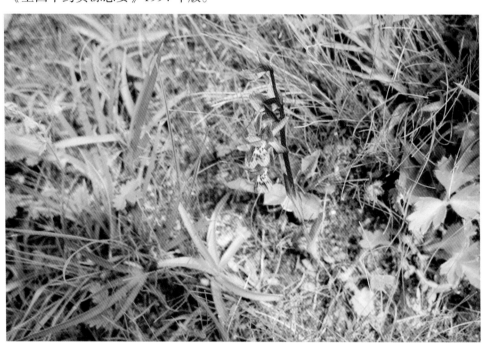

广布小红门兰

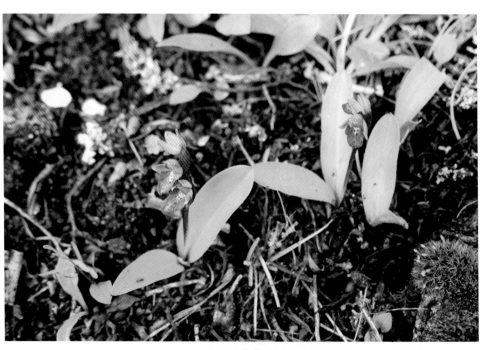

广布小红门兰

山 兰

来源：兰科植物山兰 *Oreorchis patens* (Lind.) Lindl. 的干燥假鳞茎。

植物形态要点：草本。假鳞茎卵球形至近椭圆形。叶通常 1，少有 2，线形或狭披针形。花葶疏生花，黄褐色至淡黄色，唇瓣白色并有紫斑，萼片狭长圆形，花瓣狭长圆形，唇瓣长圆状倒卵形，侧裂片线形，唇盘上有 2 条肥厚纵褶片。

功能主治：解毒行瘀，消肿散结。用于痈疽疮肿，瘰疬，无名肿毒。

附注：《中华本草》第 8 册 7894 页。

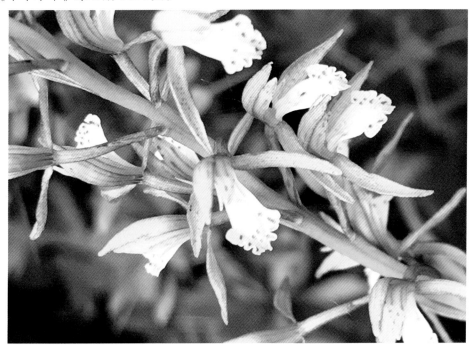

山兰

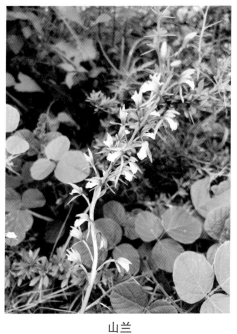

山兰

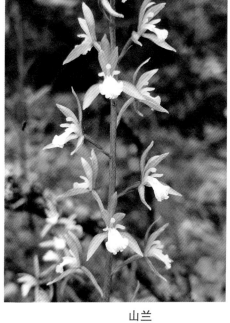

山兰

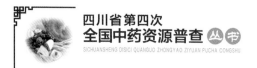
囊唇山兰

来源： 兰科植物囊唇山兰 *Oreorchis foliosa* var. *indica* (Lind.) N. Pearce et P. J. Cribb 的干燥假鳞茎。

植物形态要点： 草本。叶 1；狭椭圆形或狭椭圆状披针形，折扇状，可见金色线条。总状花序具4~9 花，萼片与花瓣暗黄色，有大量紫褐色脉纹和斑点；唇瓣白色，有紫红斑点；唇瓣倒卵状长圆状倒卵形或阔长圆形；唇盘上无褶片。

功能主治： 同山兰。

附注：《中国植物志》第 18 卷 245 页。

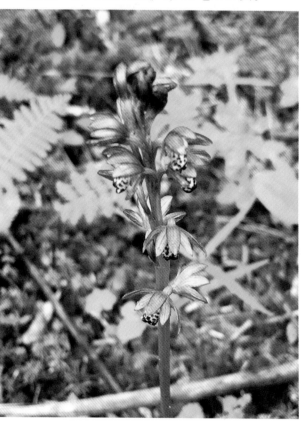

囊唇山兰

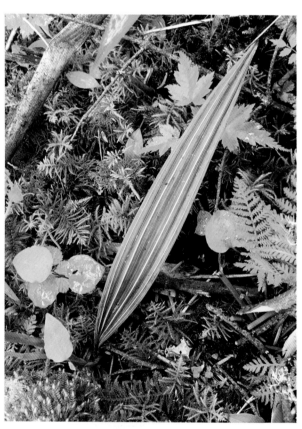

囊唇山兰

杜鹃兰

来源： 兰科植物杜鹃兰 *Cremastra appendiculata* (D.Don) Makino 的干燥假鳞茎。

植物形态要点： 草本。假鳞茎卵球形或近球形。叶通常 1。总状花序具 5~22 花；萼片狭倒披针形或匙形，顶端渐尖或急尖成近狭线形；侧片略斜歪；花瓣狭披针形；唇瓣线形，3 裂；侧裂片近线形；中裂片卵形至狭长圆形。

功能主治： 清热解毒，化痰散结。用于痈肿疔毒，瘰疬痰核，蛇虫咬伤，癥瘕痞块。

附注：《中国药典》2020 年版一部以山慈菇收载杜鹃兰、独蒜兰或云南独蒜兰，前者习称毛慈菇，后二者习称冰球子。

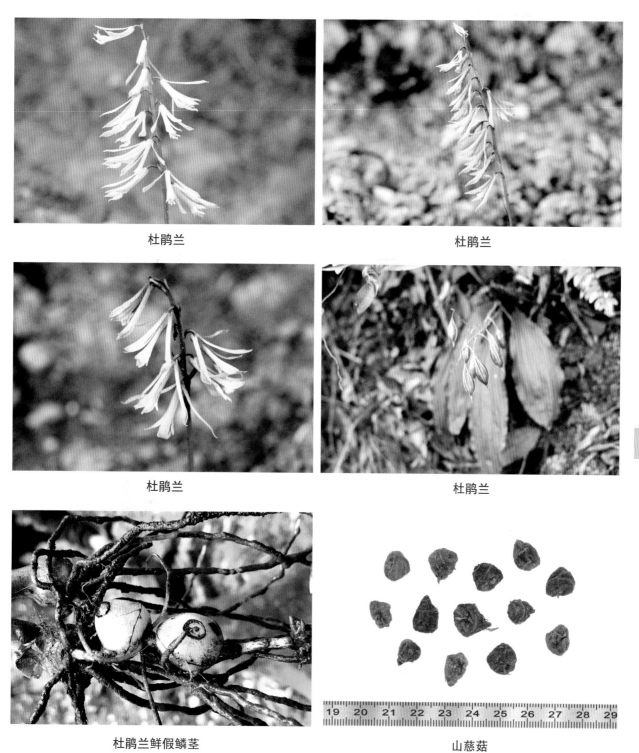

杜鹃兰

杜鹃兰

杜鹃兰

杜鹃兰

杜鹃兰鲜假鳞茎

山慈菇

独蒜兰

来源：兰科植物独蒜兰 *Pleione bulbocodioides* (Franch.) Rolfe 的干燥假鳞茎。

植物形态要点：草本。叶单一，狭椭圆状披针形或近倒披针形。花单一或稀 2，粉色至淡紫色；唇瓣倒卵形或宽倒卵形，具深紫色斑纹。

功能主治：同杜鹃兰。

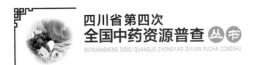

四川省第四次
全国中药资源普查丛书
SICHUANSHENG DISICI QUANGUO ZHONGYAO ZIYUAN PUCHA CONGSHU

附注：《中华本草》第8册7828页。

1198

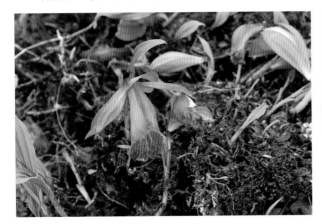

独蒜兰

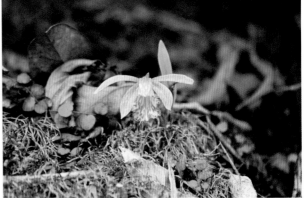

独蒜兰

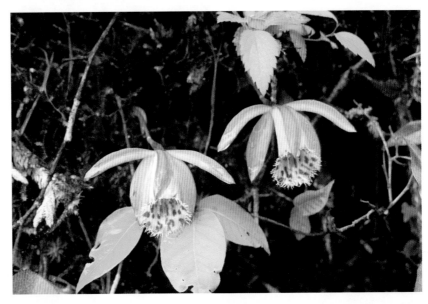

独蒜兰

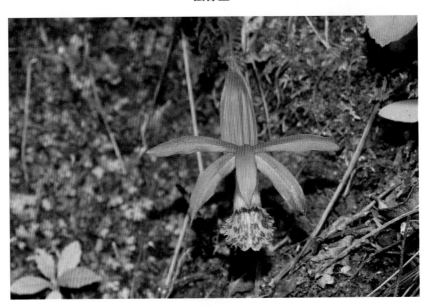

独蒜兰

云南独蒜兰

来源： 兰科植物云南独蒜兰 *Pleione yunnanensis* Rolfe 的干燥假鳞茎。

植物形态要点： 草本。假鳞茎绿色，顶端具 1 枚叶。叶长在花期极幼嫩或未长出。花序顶端常具 1 花；花淡紫色、粉红色或有时近白色；唇瓣具有紫色或深红色斑；唇盘上通常具 3~5 条褶片。

功能主治： 同杜鹃兰。

附注： 《中华本草》第 8 册 7828 页记载拉丁学名为 *Pleione yunnanensis* (Rolfe) Rolfe。

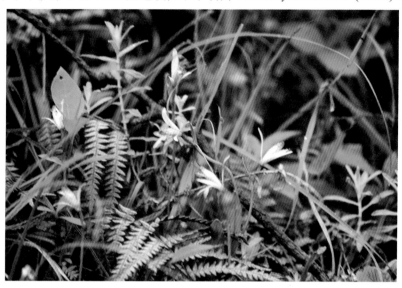

云南独蒜兰

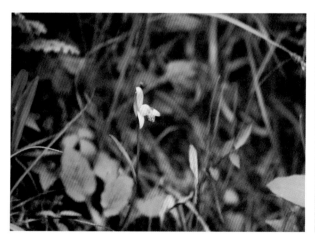

云南独蒜兰

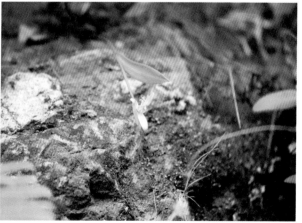

云南独蒜兰

西南手参

来源： 兰科植物西南手参 *Gymnadenia orchidis* Lindl. 的干燥块茎。

植物形态要点： 草本。块茎卵状椭圆形，肉质，下部掌状分裂成手指状。叶椭圆形或椭圆状长圆形。总状花序，花紫红色或粉红色。

功能主治： 补肾益气，生津润肺。用于肺病，肺虚咳喘，肉食中毒，阳痿遗精。

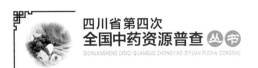

附注：本品出自《四部医典》，又称佛手参。《中国药典》1977 年版一部、《中华人民共和国卫生部药品标准·藏药》第一册 1995 年版收载手参。《四川省中药材标准》2010 年版收载。

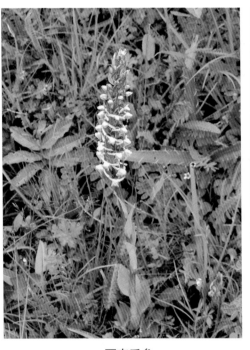

西南手参

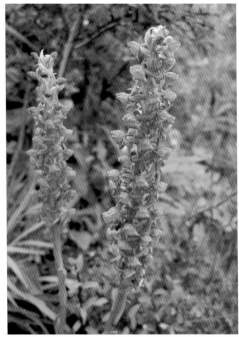

西南手参

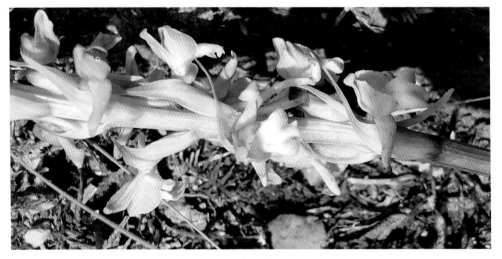

西南手参

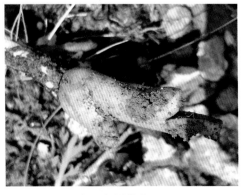

西南手参鲜块茎

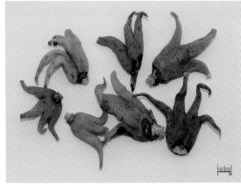

手参

手 参

来源： 兰科植物手参 *Gymnadenia conopsea* R. Brown 的干燥块茎。

植物形态要点： 草本。块茎卵状，肉质，下部掌状分裂成手指状，具多数短且细的裂纹。总状花序密生多花，圆柱状；花粉红色，稀淡粉白色。

功能主治： 同西南手参。

附注： 《中华本草》第 8 册 7860 页记载拉丁学名为 *Gymnadenia conopsea* (L.) R. Br.。

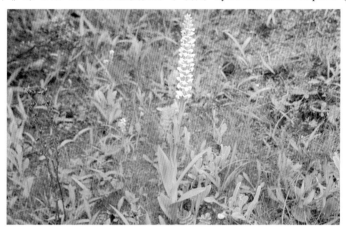

手参

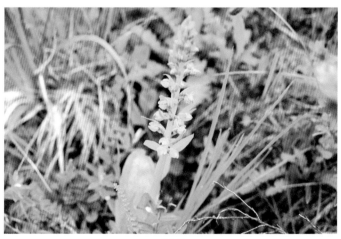

手参

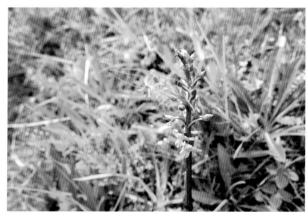

手参

手参鲜块茎

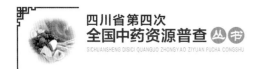
四
川
药
用
植
物
原
色
图
谱

凸孔阔蕊兰

来源： 兰科植物凸孔阔蕊兰 *Peristylus coeloceras* Finet 的干燥全草。

植物形态要点： 草本。块茎长圆状卵形。总状花序具有多数花，圆柱状；唇瓣楔形，中部以上 3 裂。

功能主治： 补肾壮阳，润肺抗痨，止血。用于阳痿，遗精，小儿疝气，劳伤，肺痨咯血。

附注： 本品拉丁学名又为 *Herminium coeloceras* (Finet) X. H. Jin, W. T. Jin Schuit. et L. Q. Huang。

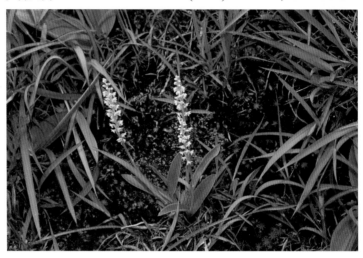

凸孔阔蕊兰

阔蕊兰

来源： 兰科植物阔蕊兰 *Peristylus goodyeroides* (D. Don) Lindl. 的干燥全草。

植物形态要点： 草本。块茎长圆形。叶 4~6，椭圆形或卵状披针形。总状花序具多数花，密生；花较小，绿色、淡绿色至白色；花瓣伸展，斜宽卵形；唇瓣倒卵状长圆形，3 浅裂；距口前缘具 1 枚呈狭三角形的蜜腺。

功能主治： 清热解毒，补肾壮阳，利尿。用于眩晕，乳痈，阳痿，遗精，小儿疝气，劳伤。

附注：《中华本草》第 8 册 7899 页收载的拉丁学名相同，植物名为绿花阔蕊兰。

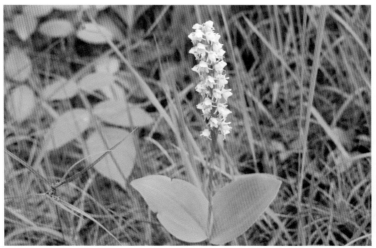

阔蕊兰

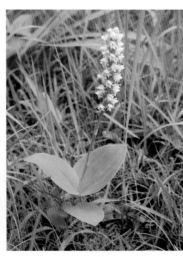

阔蕊兰

天　麻

来源：兰科植物天麻 *Gastrodia elata* Bl. 的干燥块茎。

植物形态要点：密环菌寄生草本。块茎通常椭圆形或卵圆形，肉质，有环节。茎单一，黄褐色。总状花序顶生，花橙红色、淡绿黄色或黄白色；唇瓣明显 3 裂，长圆状卵形。蒴果长圆形或倒卵形。种子多数，极细小，呈粉末状。

功能主治：息风止痉，平抑肝阳，祛风通络。用于小儿惊风，癫痫抽搐，破伤风，头痛眩晕，手足不遂，肢体麻木，风湿痹痛。

附注：本品《神农本草经》首载。《中国药典》2020 年版一部收载。《四川中药志》242 页。

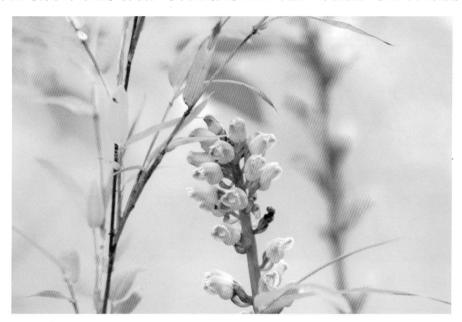

天麻

1203

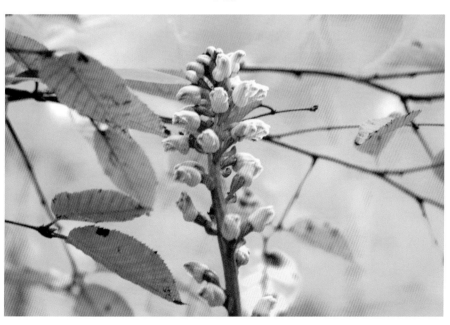

天麻

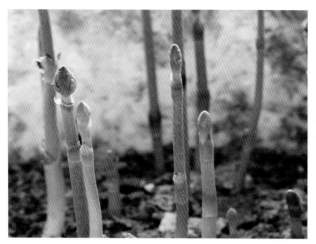

天麻

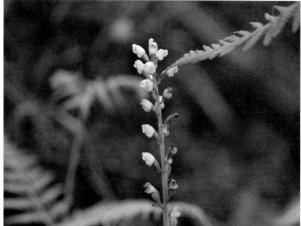

天麻

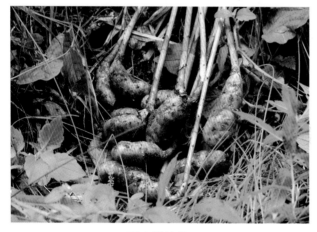

天麻鲜块茎

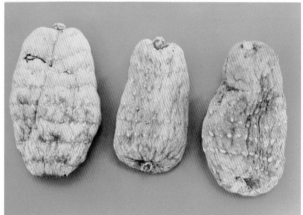

天麻

山珊瑚

来源： 兰科植物山珊瑚 *Galeola faberi* Rolfe 的干燥全草。

植物形态要点： 菌类寄生草本。根状茎近匍匐。圆锥花序；苞片披针形；花黄色，萼片矩圆状椭圆形，直径 3 cm，宽 6~8 mm，里面稀被短的锈色绒毛；花瓣无毛；唇瓣倒卵形，不裂。

功能主治： 祛风除湿，利水通淋。用于风湿骨痛，肺痿咳嗽，小便淋涩。

附注：《四川省中药资源志要》986 页。

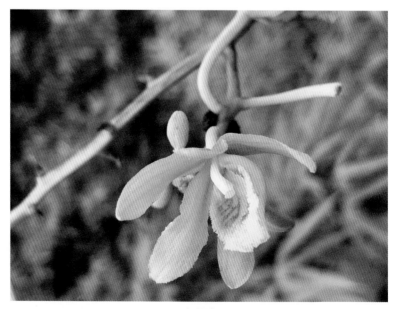

山珊瑚

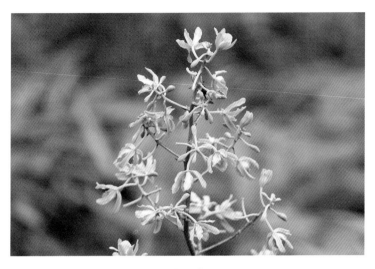

山珊瑚

毛萼山珊瑚

来源：兰科植物毛萼山珊瑚 *Galeola lindleyana* (Hook. f. et Thoms.) Rchb. F. 的干燥根茎或全草。

植物形态要点：半灌木。根状茎粗厚。茎直立，红褐色，基部多少木质化。圆锥花序由顶生与侧生总状花序组成；花黄色，开放后直径可达 3.5 cm；萼片椭圆形至卵状椭圆形，背面密被锈色短绒毛并具龙骨状突起。果实近长圆形，外形似厚的荚果，淡棕色。种子周围有宽翅。

1205

功能主治：祛风除湿，润肺止咳，利水通淋。用于子宫脱垂，脱肛，神经衰弱，肝炎，疮毒，血痢，腹痛，红崩，淋症，风湿痹痛，风湿性关节炎，偏正头痛，头痛目眩，四肢麻木，肺痨咳嗽。

附注：本品又名毛萼珊瑚兰、公子天麻。《中国民族药志要》。《峨眉山常见药用植物彩色图谱》201 页。

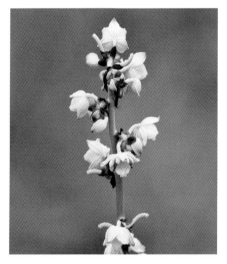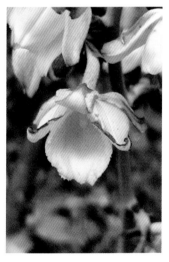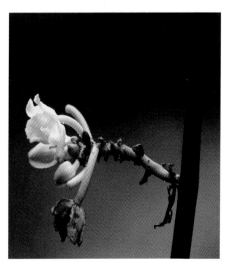

毛萼山珊瑚

羊耳蒜

来源：兰科植物羊耳蒜 *Liparis pauciflora* Rolfe 的干燥全草。

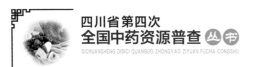

植物形态要点：草本。叶 2，膜质或草质。总状花序具多数花，具翅；花绿色；花瓣下弯，线形；唇瓣楔形至倒卵形。

功能主治：活血调经，止血，止痛，强心，镇静。用于崩漏，白带，产后腹痛，外伤急救。

附注：《中药大辞典》《陕西中草药》。

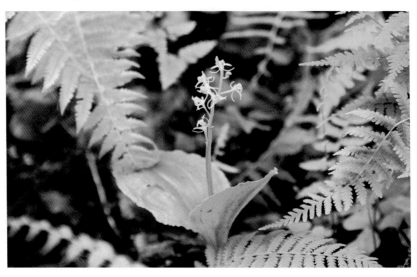

羊耳蒜

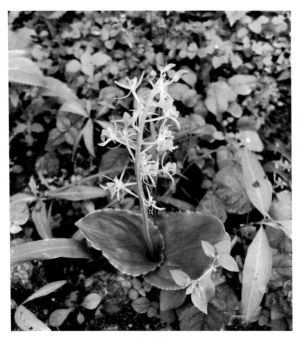

羊耳蒜

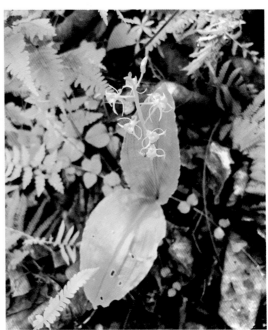

羊耳蒜

小白及

来源：兰科植物小白及 *Bletilla formosana* (Hayata) Schltr. 的干燥根茎、全草。

植物形态要点：草本。根状茎通常压扁，近球形至卵状。叶线状披针形。花淡紫色或粉色，稀白色。

功能主治：化瘀止血，补肺抗痨，消肿生肌。用于肺痨，胃出血，咯血，刀伤出血，手足皲裂，疮疡痈肿。

附注：《中药志》1029 页。《中国高等植物彩色图鉴》第 9 卷 232 页。

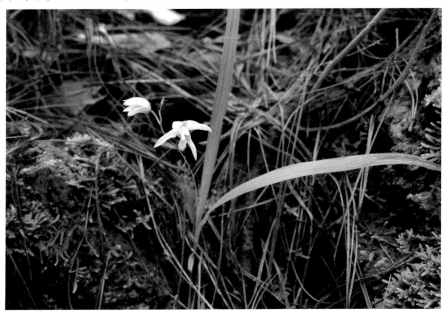

小白及

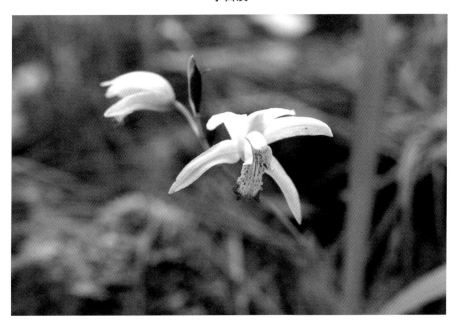

小白及

白 及

来源：兰科植物白及 *Bletilla striata* (Thunb.) Reiehb. f. 的干燥块茎。

植物形态要点：草本。根状茎近球形或不规则形状。叶 4~6，狭长圆形至披针状椭圆形。花大，紫红或粉色。

功能主治：收敛止血，消肿生肌。用于咯血，吐血，外伤出血，疮疡肿毒，皮肤皲裂。

附注：本品始载于《神农本草经》。《中国药典》2020 年版一部收载。《四川中药志》242 页。

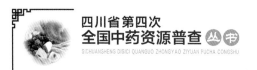

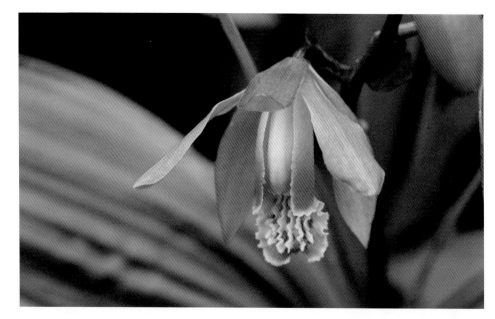

白及

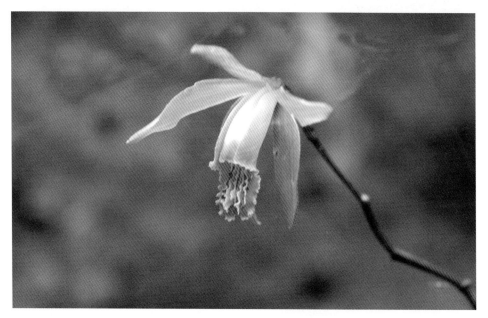

白及

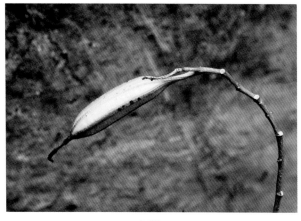

白及

白及鲜块茎

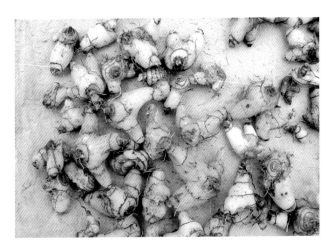

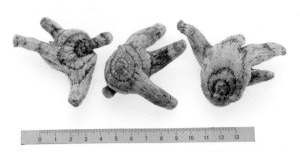

白及鲜块茎　　　　　　　　　　　　　　　白及

黄花白及

来源： 兰科植物黄花白及 *Bletilla ochracea* Schltr. 的干燥块茎。

植物形态要点： 草本。根状茎斜卵状。叶 4，长圆状披针形。萼片和花瓣黄色，有时背部具紫色斑点。

功能主治： 收敛止血，消肿生肌。用于咳血吐血，外伤出血，疮疡肿毒，皮肤皲裂，肺结核咳血，溃疡病出血。

附注：《四川省中药材标准》2010 年版收载。

1209

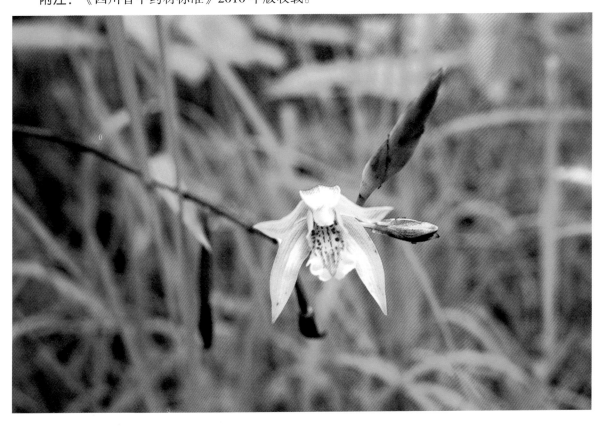

黄花白及

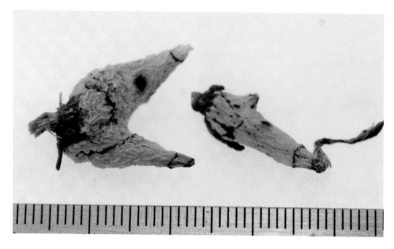

黄花白及

金钗石斛

来源： 兰科植物金钗石斛 *Dendrobium nobile* Lindl. 的新鲜或干燥茎。

植物形态要点： 草本。茎丛生，稍扁。叶近革质，矩圆形。总状花序具 1~4 朵花；花大，直径达 8 cm，白色带淡紫色顶端；萼片矩圆形；花瓣椭圆形；唇瓣宽卵状矩圆形，比萼片略短而较宽，具短爪，全缘，两面被毛，唇盘上面具 1 个紫斑。

功能主治： 益胃生津，滋阴清热。用于热病津伤，口干烦渴，胃阴不足，食少干呕，病后虚热不退，阴虚火旺，骨蒸劳热，目暗不明，筋骨痿软。

附注： 出自《神农本草经》，药用历史悠久。《中国药典》2020 年版一部收载石斛，包括鼓槌石斛、流苏石斛 *Dendrobium fimbriatum* Hook. 及其同属植物近似种。经查核《中国植物志》，金钗石斛又称石斛。全草为彝族、德昂族、景颇族、阿昌族、傣族、拉祜族习用药。茎为藏族、基诺族习用药。

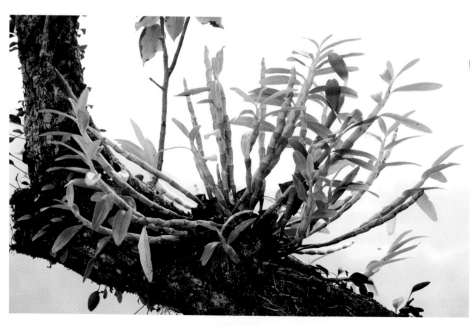

金钗石斛

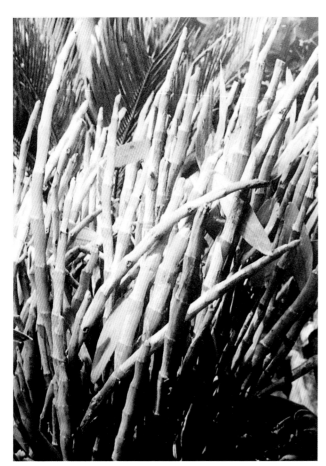

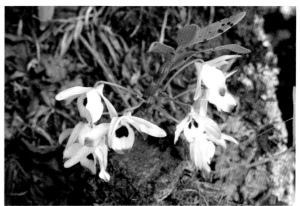

金钗石斛

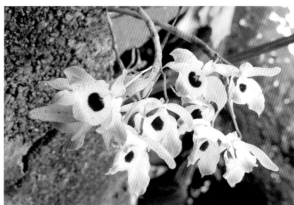

金钗石斛

金钗石斛

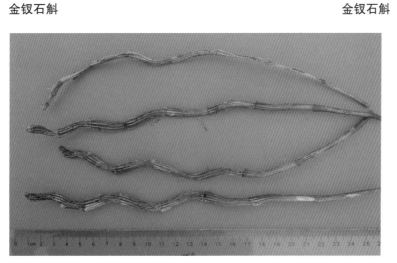

石斛

鼓槌石斛

来源： 兰科植物鼓槌石斛 *Dendrobium chrysotoxum* Lindl. 的新鲜或干燥茎。

植物形态要点： 附生草本。茎常为纺锤形。叶 2~5，长圆形。花金黄色，唇瓣上具红色斑纹。

功能主治： 同金钗石斛。

附注：首收载于《本草纲目》。

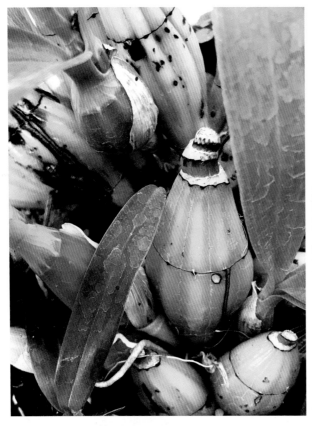

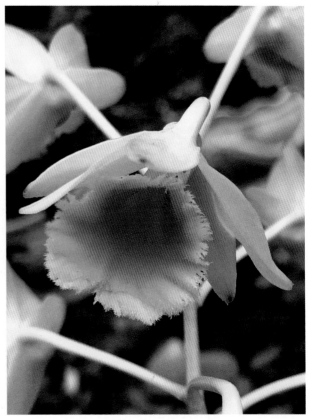

鼓槌石斛

鼓槌石斛

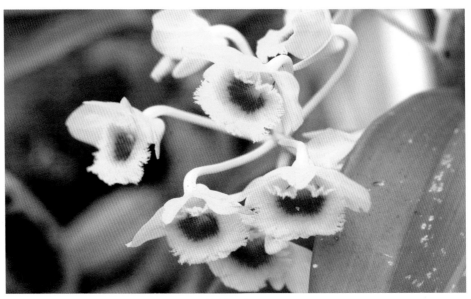

鼓槌石斛

铁皮石斛

来源： 兰科植物铁皮石斛 *Dendrobium officinale* Kimura et Migo 的新鲜或干燥茎。

植物形态要点： 附生草本。叶纸质，长圆状披针形。总状花序具 2~5 花；萼片和花瓣黄绿色；唇瓣绿白色，卵状披针形，具1个黄色或黄绿色的胼胝体；唇盘密布细乳突状的毛，先端两侧各具1个紫点。

功能主治：益胃生津，滋阴清热。用于阴伤津亏，口干烦渴，食少干呕，病后虚热，目暗不明。

附注：《中国药典》2020年版一部收载，单列。《四川省中药资源志要》984页。

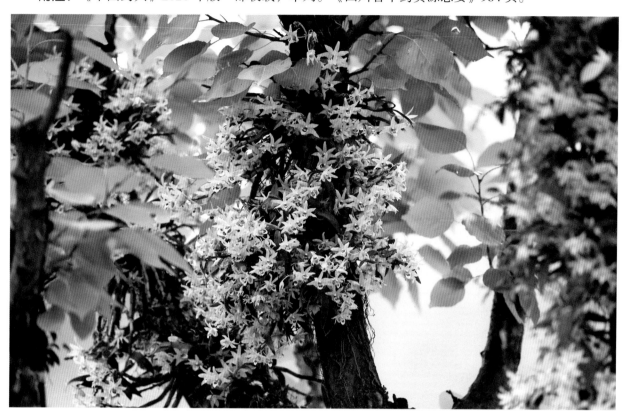

1213

铁皮石斛

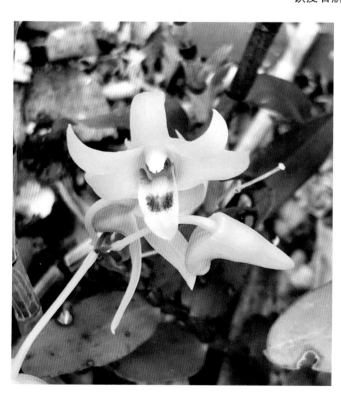

铁皮石斛

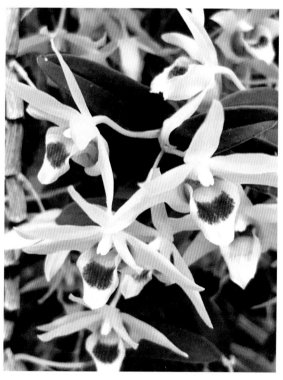

铁皮石斛

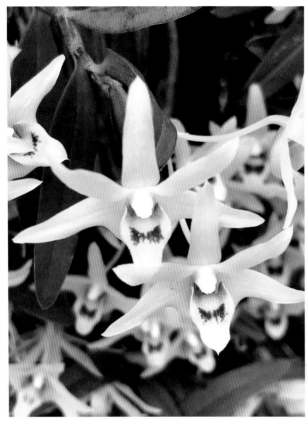

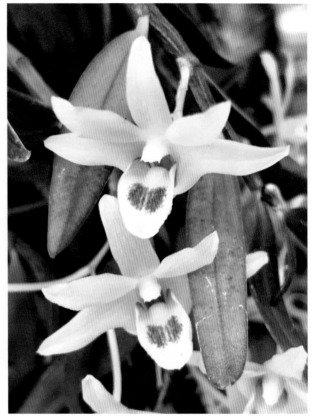

铁皮石斛

铁皮石斛

叠鞘石斛

来源： 兰科植物叠鞘石斛 *Dendrobium denneanum* Kerr. 的新鲜或干燥茎。

植物形态要点： 附生草本。茎基部呈纺锤形。叶倒披针形。花橙黄色，唇瓣中央褐紫色或外面具大的紫色斑点。

功能主治： 同金钗石斛。

附注：《四川省中药材标准》2010 年版收载，迭鞘石斛应为叠鞘石斛。实际上《中国药典》2020 年版一部收载石斛品种已经包括叠鞘石斛。

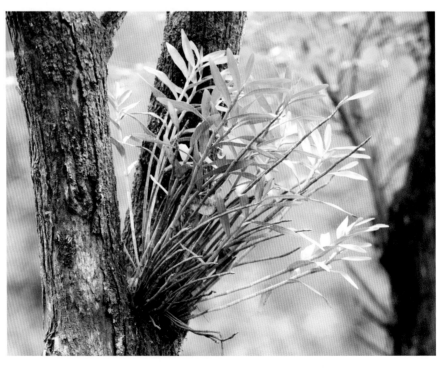

叠鞘石斛

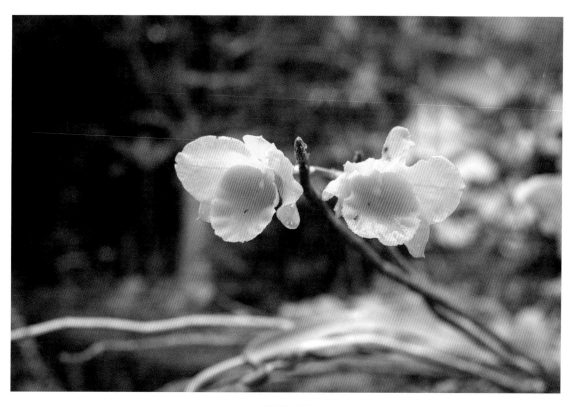

叠鞘石斛

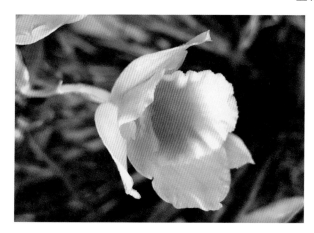

叠鞘石斛

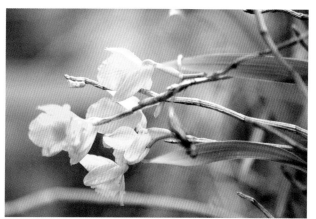

叠鞘石斛

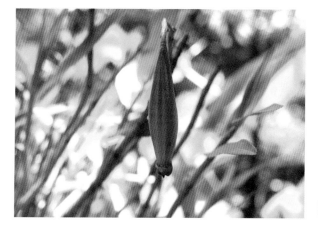

叠鞘石斛

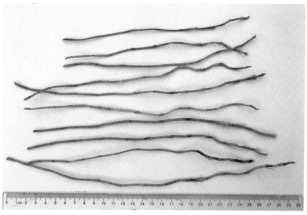

叠鞘石斛

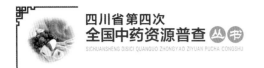
细叶石斛

来源： 兰科植物细叶石斛 *Dendrobium hancockii* Rolfe 的新鲜或干燥茎。

植物形态要点： 附生草本。茎细长分枝。叶线形。萼片和花瓣金黄色；唇瓣金黄色，侧裂片里面具几个红色条纹；唇盘通常淡绿色。

功能主治： 同金钗石斛。

附注：《中华本草》第 8 册 7846 页。

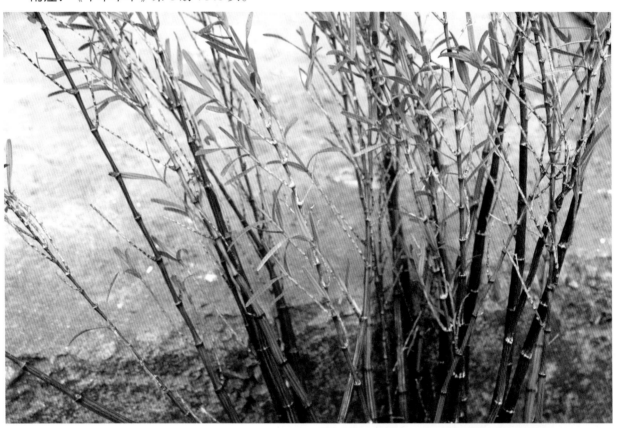

细叶石斛

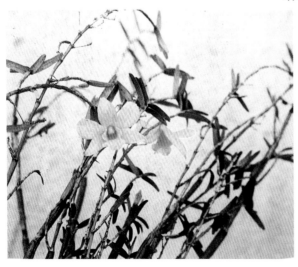

细叶石斛

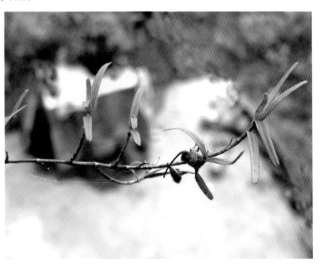

细叶石斛

细茎石斛

来源： 兰科植物细茎石斛 *Dendrobium moniliforme* (L.) Sw. 的新鲜或干燥茎。

植物形态要点： 附生草本。花白色，有时带粉红色；唇瓣卵状披针形，具一黄绿色斑纹。

功能主治： 同金钗石斛。

附注： 《中华本草》第 8 册 7846 页。

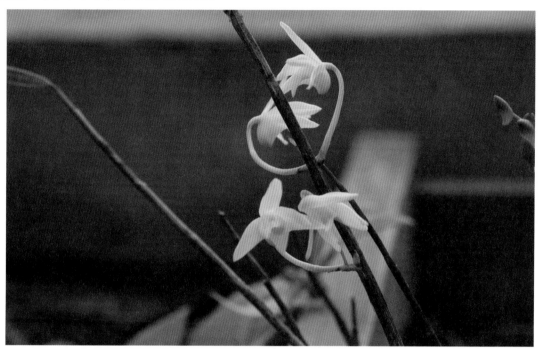

细茎石斛

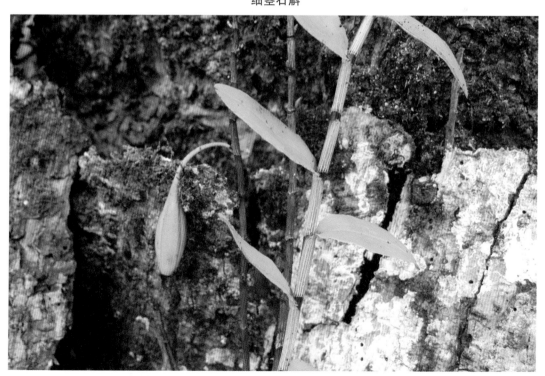

细茎石斛

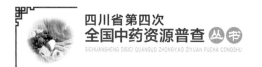

肿节石斛

来源： 兰科植物肿节石斛 *Dendrobium pendulum* Roxb. 的新鲜或干燥茎。

植物形态要点： 茎肉质状肥厚，在节上肿大，呈算盘珠子样。叶纸质，长圆形。总状花序，具 1~3 朵花；花大，白色，上部紫红色，具香气；花瓣阔长圆形，先端钝，边缘具细齿；唇瓣白色，中部以下金黄色，先端紫红色，近圆形。

功能主治： 同金钗石斛。

附注：《世界药用植物速查辞典》303 页。

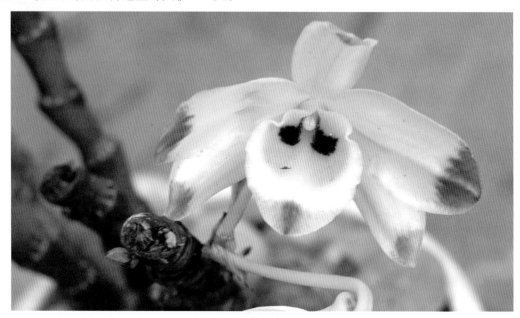

肿节石斛

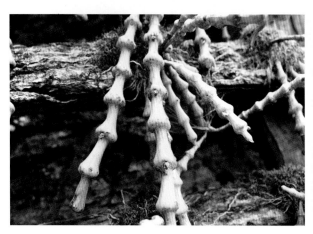

肿节石斛

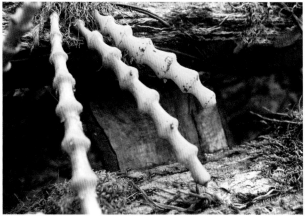

肿节石斛

长苏石斛

来源： 兰科植物长苏石斛 *Dendrobium brymerianum* Rchb. f. 的新鲜或干燥茎。

植物形态要点： 附生草本。茎增厚，中部呈纺锤形。花金黄色，唇瓣卵状三角形，具长 1 cm 以上的分枝流苏。

功能主治：同金钗石斛。

附注：《中药材真伪鉴别彩色图谱大全》540 页。

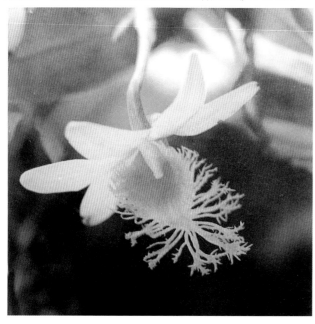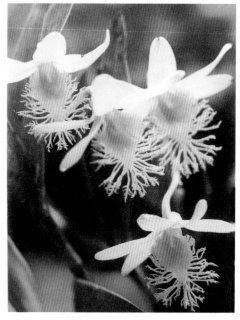

长苏石斛   长苏石斛

翅萼石斛

来源：兰科植物翅萼石斛 *Dendrobium cariniferum* Rchb. f. 的新鲜或干燥茎。

植物形态要点：附生草本。叶长圆形或舌状长圆形。萼片淡黄白色；花瓣白色；唇瓣侧裂片橙红色，中裂片黄色。

功能主治：同金钗石斛。

附注：《世界药用植物速查辞典》302 页。

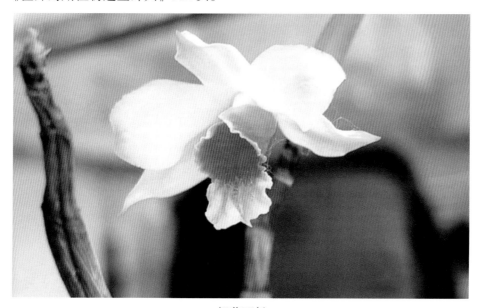

翅萼石斛

球花石斛

来源：兰科植物球花石斛 *Dendrobium thyrsiflorum* Rchb. f. 的新鲜或干燥茎。

植物形态要点：附生草本。茎粗壮，圆柱形，无鞘。叶 3 或 4。花序密生多花，萼片和花瓣白色，唇瓣金黄色。

功能主治：同金钗石斛。

附注：《中国药用植物志》第 12 卷 670 页。《中国植物志》第 19 卷 83 页。《中国植物志》第 19 卷 83 页。

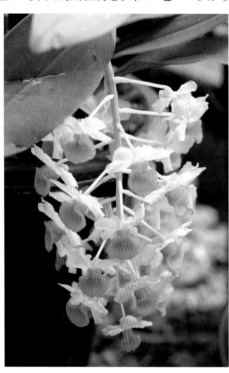

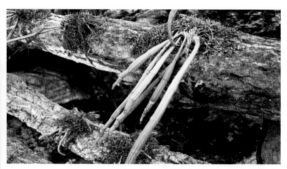

球花石斛

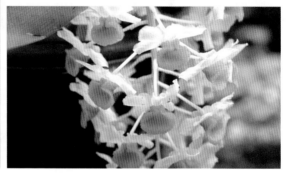

球花石斛

球花石斛

大苞鞘石斛

来源：兰科植物大苞鞘石斛 *Dendrobium wardianum* Warner 的新鲜或干燥茎。

植物形态要点：附生草本。茎下垂，圆柱形。叶鞘长 2~3 cm。萼片和花瓣白色，先端淡紫色；唇瓣一侧具许多紫红色斑纹。

功能主治：同金钗石斛。

附注：《世界药用植物速查辞典》304 页。

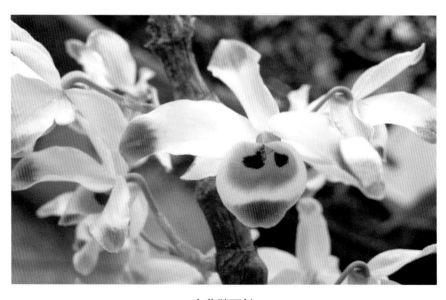

大苞鞘石斛

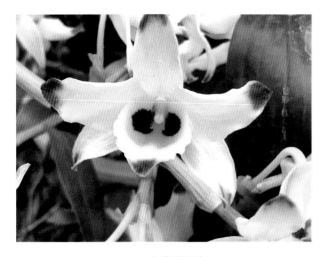

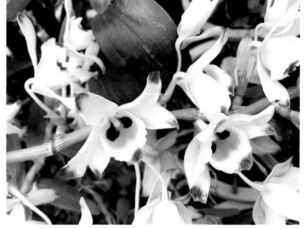

大苞鞘石斛　　　　　　　　　　　　　　　　　　大苞鞘石斛

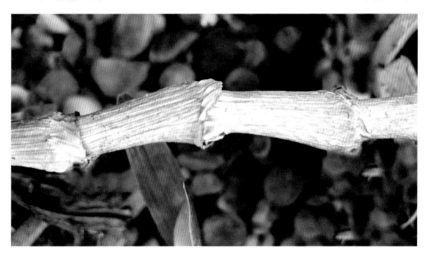

大苞鞘石斛鲜茎

1221

棒节石斛

来源：兰科植物棒节石斛
Dendrobium gratiosissimum Rchb. f.
的新鲜或干燥茎。

植物形态要点：附生草本。茎不
分枝，具数节，节间扁棒状或棒状，
似蜂腰。叶革质，互生。总状花序通
草从落叶老茎发出，具2花；中萼片
长圆状披针形，侧萼片卵状披针形。
花瓣长圆形，白色，先端带玫瑰色，
唇瓣近圆形，基部两侧具紫红色条
纹，唇盘中央金黄色。

功能主治：同金钗石斛。

附注：本品又称蜂腰石斛。

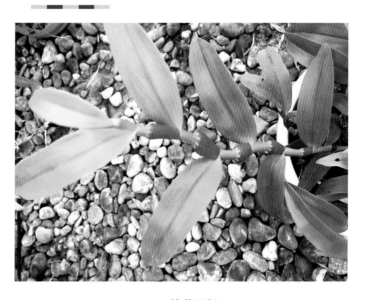

棒节石斛

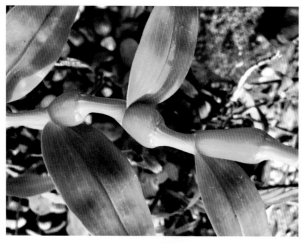

棒节石斛

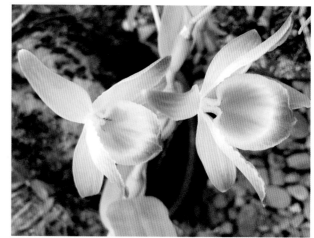

棒节石斛

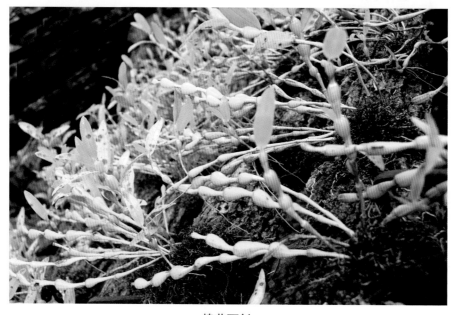

棒节石斛

齿瓣石斛

来源：兰科植物齿瓣石斛 *Dendrobium devonianum* Paxton 的新鲜或干燥茎。

植物形态要点：附生草本。叶披针形，较长，宽 6~15 mm，顶端长渐尖。总状花序长 5~15 mm，常具 2 朵花；总花梗长约 5 mm，唇瓣上有 2 个黄色斑点。

功能主治：同金钗石斛。

附注：《中华本草》第 8 册 7847 页记载拉丁学名为 *Dendrobium devonianum* Paxt.。

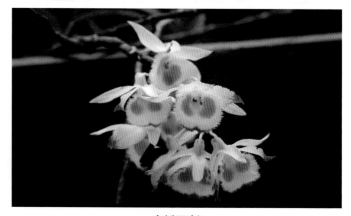

齿瓣石斛

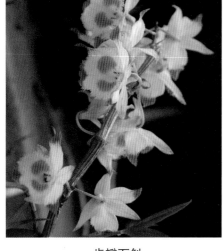
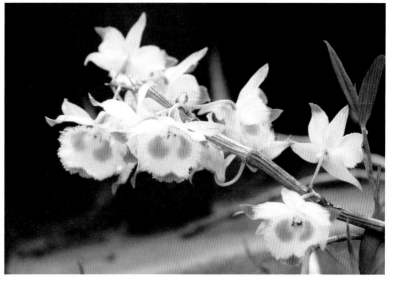

齿瓣石斛　　　　　　　　　　　　　　　　　　　　　齿瓣石斛

兜唇石斛

来源： 兰科植物兜唇石斛 *Dendrobium cucullatum* R. Br. et Lindl. 的新鲜或干燥茎。

植物形态要点： 附生草本。叶披针形或卵状披针形。萼片和花瓣白色，具淡紫红色斑或末端淡紫红色，唇瓣宽倒卵形或近圆形，两侧向上围抱蕊柱而形成喇叭状。

1223

功能主治： 同金钗石斛。

附注：《中国高等植物彩色图谱》第 9 卷 258 页。《中华本草》第 8 册 7846 页记载拉丁学名为 *Dendrobium aphyllum* (Roxb.) C. E. Fisch.。

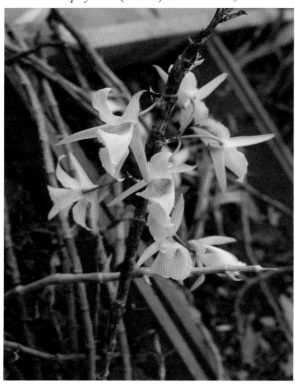

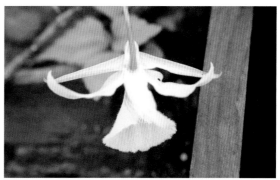

兜唇石斛

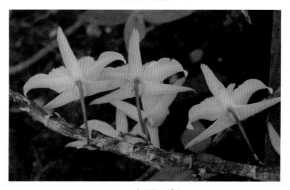

兜唇石斛

兜唇石斛　　　　　　　　　　　　　　　　　兜唇石斛

玫瑰石斛

来源： 兰科植物玫瑰石斛 *Dendrobium crepdatum* Lindl. ex Paxton 的新鲜或干燥茎。

植物形态要点： 附生草本。茎圆柱状。叶狭披针形。萼片和花瓣白色，中部以上淡紫色；唇瓣中部以上淡紫红色，中部以下金黄色。

功能主治： 同金钗石斛。

附注：《中华本草》第 8 册 7847 页记载拉丁学名为 *Dendrobium crepdatum* Lindl. et Paxt.。

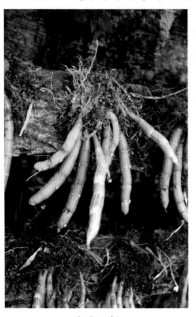
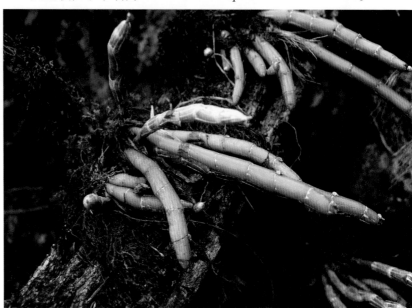

玫瑰石斛　　　　　　　　　　玫瑰石斛

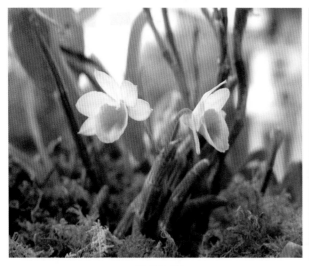
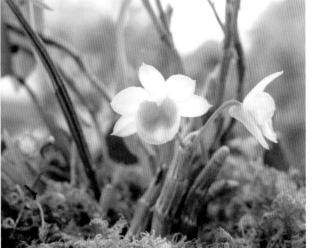

玫瑰石斛　　　　　　　　　　玫瑰石斛

流苏石斛

来源： 兰科植物流苏石斛 *Dendrobium fimbriatum* Hook. 的新鲜或干燥茎。

植物形态要点： 附生草本。叶长圆形或长圆状披针形。萼片和花瓣金黄色，唇瓣基部两侧具紫红色斑纹。

功能主治：同金钗石斛。

附注：《四川省中药资源志要》983 页。

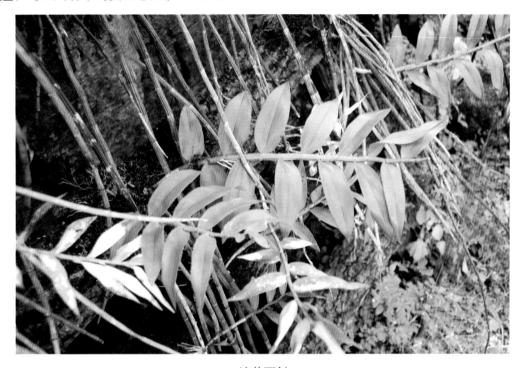

流苏石斛

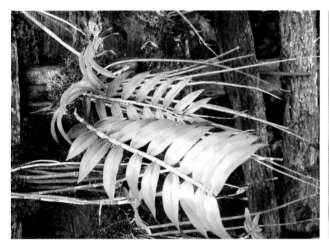

流苏石斛

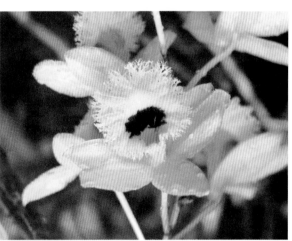

流苏石斛

斑唇卷瓣兰

来源：兰科植物斑唇卷瓣兰 *Bulbophyllum pectenveneris* (Gagnep.) Seidenf. 的干燥全草。

植物形态要点：附生草本。假鳞茎在根状茎上彼此相距 5~10 mm，卵球形，顶生 1 叶。伞形花序具 3~9 花；花黄绿色或黄色稍带褐色；花瓣斜卵形；唇瓣舌形，肉质。

功能主治：清肺热，平肝阳。用于肺痨，肝阳上亢，肝炎。

附注：《全国中药资源志要》1994 年版。

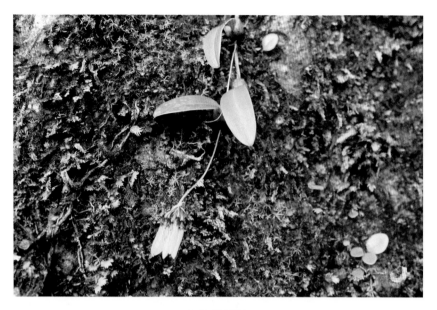

斑唇卷瓣兰

钗子股

来源： 兰科植物钗子股 *Luisia morsei* Rolfe 的干燥根及全草。

植物形态要点： 草本。茎直立或斜立，坚硬，圆柱形，具多节和多数互生的叶。叶肉质，斜立或稍弧形上举，圆柱形。总状花序与叶对生，通常具花 4~6 朵；花小，开展，萼片和花瓣黄绿色，萼片在背面着染紫褐色；花瓣近卵形，长 5 mm，宽 3 mm，先端钝，具 3~5 条脉。

功能主治： 散风祛痰，催吐解毒，利湿消肿。用于风湿性关节炎，胸胁受伤，风湿痛，头风，水肿，痈疽，疟疾，中耳炎，痛肿，咽喉肿痛，喉头炎，小儿惊风，带下病。

附注： 本品又称棒叶兰。《全国中草药汇编》收载。《全国中药资源志要》1994 年版。《中华本草》第 8 册 7884 页。

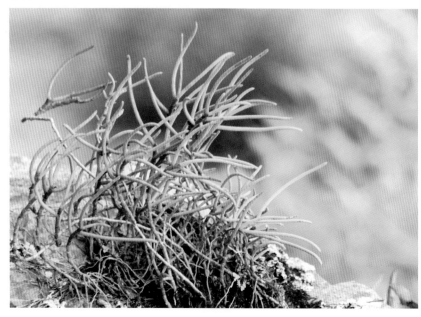

钗子股

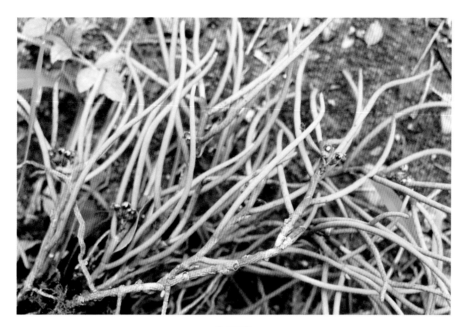

钗子股

绶 草

来源： 兰科植物绶草 *Spiranthes sinensis* (Pers.) Ames 的干燥带根全草。

植物形态要点： 草本。叶 2~5 枚生于茎的基部，宽线形至宽线状披针形。总状花序直立，呈螺旋状排列；花紫红色或粉色，唇瓣不明显 3 裂，基部略为囊状。

功能主治： 清热解毒，益气养阴。用于肺虚咳嗽，腰痛酸软，病后体虚，阴虚内热，淋浊带下，遗精，头晕，疮疖痈肿，糖尿病。

附注： 本品始载于清·吴其濬《植物名实图考》。《中华本草》第 8 册 7916 页以盘龙参收载。

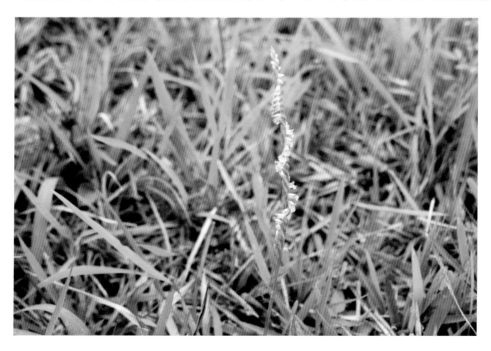

绶草

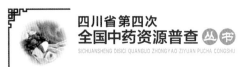

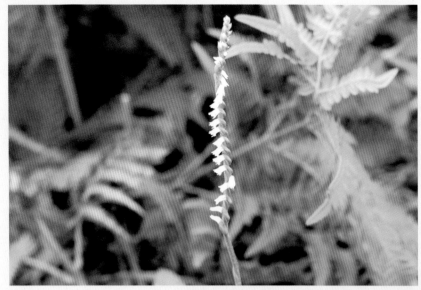

绶草

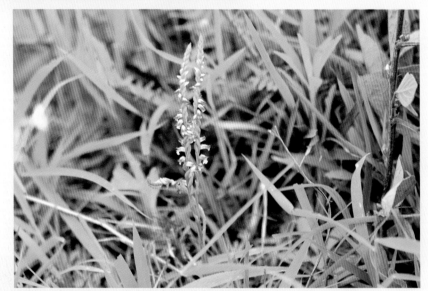

绶草

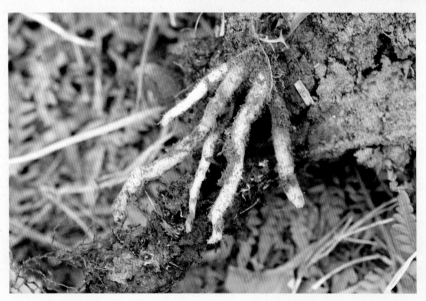

绶草鲜根

附　录

中文名索引

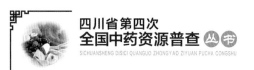

1231

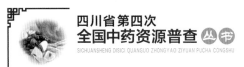

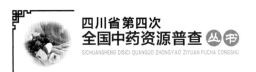

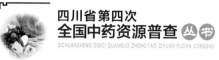

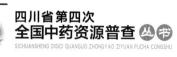
四川药用植物原色图谱

1240

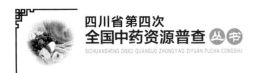

拉丁学名索引

A

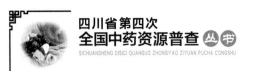
B

C

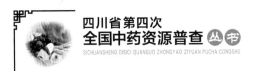

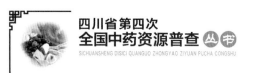

E

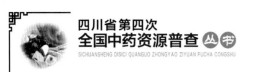

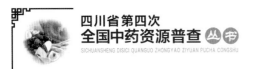

四川药用植物原色图谱

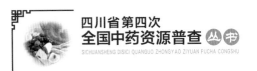

M

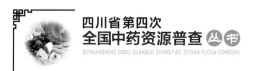

1257

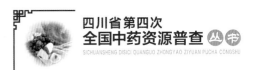

四川药用植物原色图谱

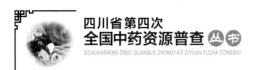

Q

R

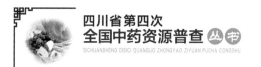
四川药用植物原色图谱

1263

T

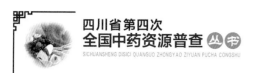
四川药用植物原色图谱

1265

主要参考文献

［1］中华人民共和国卫生部药典委员会.中华人民共和国药典［M］.北京：人民卫生出版社，1990.

［2］中华人民共和国药典委员会.中华人民共和国药典［M］.广东：广东科技出版社，1995.

［3］中华人民共和国药典委员会.中华人民共和国药典［M］.北京：化学工业出版社，2005.

［4］中华人民共和国药典委员会.中华人民共和国药典［M］.北京：中国医药科技出版社，2020.

［5］中华人民共和国卫生部药典委员会.中国药典中药彩色图谱［M］.广州：广东科技科技出版社，1992.

［6］中华人民共和国卫生部药典委员会.中国药典中药彩色图谱［M］.广州：广东科技科技出版社，1996.

［7］中华人民共和国卫生部.中华人民共和国卫生部药品标准［M］.北京：人民卫生出版社，1964.

［8］中华人民共和国卫生部药典委员会.中华人民共和国卫生部药品标准 维吾尔药分册［M］.乌鲁木齐：新疆科技卫生出版社，1999.

［9］四川省卫生厅.四川省中药材标准（增补本）［M］.成都：四川科学技术出版社，1992.

［10］四川省食品药品监督管理局.四川省中药材标准［M］.成都：四川科学技术出版社，2010.

［11］西藏等六省卫生局.藏药标准［M］.西宁：青海人民出版社，1979.

［12］江苏省卫生厅.江苏省中药材标准［M］.南京：江苏科学技术出版社，1989.

［13］江苏省食品药品监督管理局.江苏省中药材标准［M］.南京：江苏凤凰科学技术出版，2016.

［14］内蒙古自治区卫生厅.内蒙古蒙药材标准［M］.赤峰：内蒙古科学技术出版社，1987.

［15］内蒙古食品药品监督管理局.内蒙古蒙药材标准（增补本）［M］.赤峰：内蒙古人民出版社，2018.

［16］山东省卫生厅.山东省中药材标准［M］.济南：山东友谊出版社，1995.

［17］山东省药品监督管理.山东省中药材标准［M］.济南：山东友谊出版社，2002.

［18］山东省食品药品监督管理局.山东省中药材标准［M］.济南：山东科学技术出版社，2013.

［19］宁夏回族自治区卫生厅.宁夏中药材标准［M］.银川：宁夏人民出版社，1993.

［20］山西省食品药品监督管理局.山西省中药材中药饮片标准［M］.北京：科学出版社，2017.

［21］河南省卫生厅.河南省中药材标准［M］.郑州：中原农民出版社，1994.

［22］广西壮族自治区卫生厅.广西中药材标准［M］.南宁：广西科学技术出版社，1996.

［23］贵州省卫生厅.贵州省中药材质量标准［M］.贵阳：贵州人民出版社，1990.

［24］湖南省卫生厅.湖南省中药材标准［M］.长沙：湖南科学技术出版社，1993.

［25］湖南省食品药品监督管理局.湖南省中药材标准［M］.长沙：湖南科学技术出版社，2009.

［26］上海市药品监督管理局.上海市中药饮片炮制规范［M］.上海：上海科学技术出版社，2019.

［27］江西省卫生厅.江西省中药材标准［M］.南昌：江西科学技术出版社，2014.

［28］江西省食品药品监督管理局.江西省中药材标准［M］.上海：上海科学技术出版社，2014.

［29］北京市卫生局.北京市中药材标准［M］.北京：首都师范大学出版社，1998.

［30］云南省卫生局.云南省药品标准［M］.昆明：云南大学出版社，1975.

［31］云南省中药材标准［M］.昆明：云南科技出版社，1996.

［32］云南省食品药品监督管理局.云南省中药材标准［M］.昆明：云南美术出版社，2005.

［33］吉林省卫生厅.吉林省药品标准［M］.吉林：吉林科学技术出版社，1987.

［34］辽宁省食品药品监督管理局.辽宁省中药材标准（第一册）［M］.辽宁：辽宁科技出版社，2009.

［35］甘肃省食品药品监督管理局.甘肃省中药材标准［M］.兰州：甘肃文化出版社，2009.

［36］浙江省卫生局.浙江省药品标准［M］.杭州：浙江人民出版社，1979.

［37］浙江省卫生局.浙江省药品标准［M］.杭州：浙江科学技术出版社，1983.

［38］浙江省卫生厅.浙江省中药炮制规范［M］.杭州：浙江科学技术出版社，1994.

［39］浙江省食品药品监督管理局.浙江省中药材标准（第一册）［M］.杭州：浙江科学技术出版社，2017.

［40］河北省食品药品监督管理局.河北省中药材标准［M］.石家庄：河北科学技术出版社 2018.

［41］广东省食品药品监督管理局.广东省中药材标准（第一册）［M］.广州：广东科技出版社，2004.

［42］广东省食品药品监督管理局.广东省中药材标准（第二册）［M］.广州：广东科技出版社，2011.

［43］湖北省药品监督管理局.湖北省中药材质量标准［M］.武汉：中国医药科技出版社，2018.

［44］福建省食品药品监督管理局.福建省中药材标准［M］.福州：海风出版社，2006.

［45］南京药学院药材学教研组.药材学［M］.北京：人民卫生出版社，1961.

［46］中国医学科学院药物研究所，等.中药志（1~6册）［M］.北京：人民卫生出版社，1998.

［47］中国科学院四川分院中医研究所.四川中药志（1~3卷）［M］.成都：四川人民出版社，1982.

［48］全国中草药汇编编写组.全国中草药汇编（上、下册）［M］.北京：人民卫生出版社，1975.

［49］江苏新医学院.中药大辞典（上、下册）［M］.上海：上海人民出版社，1977.

［50］南方协作组.常用中药材品种整理和质量研究（1~3册）［M］.福州：福建科学技术出版社，1997.

［51］北方协作组.常用中药材品种整理和质量研究（1~6册）［M］.北京：北京医科大学、中国协和医科大学联合出版社，1995.

［52］北京药品生物制品检定所，等.中药鉴别手册（1~3册）［M］.北京：科学出版社，1994.

［53］裴鉴，等.中国药用植物志（1~9册）［M］.北京：科学出版社，1985.

［54］中国科学院植物志编辑委员会.中国植物志（1~80卷）［M］.北京：科学出版社，2005.

［55］中国科学院植物研究所.中国高等植物图鉴（1~5册、补编1~2册）［M］.北京：科学出版社，1983.

［56］《全国中草药汇编》编写组.全国中草药汇编彩色图谱［M］.北京：人民卫生出版社，1996.

［57］中国医科大学.中药辞海（1~3卷）［M］.北京：中国科技出版社，1993.

［58］范崔生.中药采收鉴别应用全书［M］.南昌：江西科学技术出版社，1995.

［59］崔同寅.全国重名易混中药鉴别手册［M］.北京：中国医药科技出版社，1992.

［60］黄燮才.实用中草药原色图谱（1~4册）［M］.南宁：广西科学技术出版社，1997.

［61］黄燮才.中国民间生草药原色图谱［M］.南宁：广西科学技术出版社，1994.

［62］谢凤勋，等.中草药原色图谱及栽培技术［M］.北京：金盾出版社，1994.

［63］印德文，等.本草纲目彩色药图［M］.贵阳：贵州科学技术出版社，1998.

［64］谢宗万.本草纲目药物彩色图鉴［M］.北京：人民卫生出版社，1998.

［65］肖培根，等.中药植物原色图鉴［M］.北京：中国农业出版社，1999.

［66］徐国钧，等.中国药材学［M］.北京：中国医药科技出版社，1996.

［67］徐国钧，等.中草药彩色图谱［M］.福州：福建科学技术出版社，1990.

［68］袁明生，等.四川蕈菌［M］.成都：四川科学技术出版社，1996.

［69］《四川植物志》编辑委员会.四川植物志（1～15卷）［M］.成都：四川科学技术出版社，1999.

［70］《新疆植物志》编写委员会.新疆植物志（1～6卷）［M］.乌鲁木齐：新疆科学技术出版社，2019.

［71］《青海植物志》编辑委员会.青海植物志（1～4卷）［M］.西宁：青海人民出版社，1997.

［72］严仲铠.中国长白山药用植物彩色图志［M］.北京：人民卫生出版社，1997.

［73］青海省药品检验所.中国藏药（1～3册）［M］.上海：上海科学技术出版社，1996.

［74］黎跃成，等.中药材真伪鉴别彩色图谱大全［M］.成都：四川科技出版社，1994.

［75］黎跃成，等.药材标准品种大全［M］.成都：四川科学技术出版社，2001.

［76］黎跃成，等.道地药和地方标准药原色图谱［M］.成都：四川科学技术出版社，2001.

［77］卫生部药品生物制品检定所.中药彩色图谱［M］.北京；科学出版社，1987.

［78］肖培根，等.中国本草图录（1～10卷）［M］.人民卫生出版社等，1989.

［79］卢学峰，等.青海野生药用植物［M］.西宁：青海民族出版社，2012.

［80］邢福武，等.中国热带雨林地区植物图鉴（1～3册）［M］.武汉：华中科技大学出版社，2014.

［81］李策宏.峨眉山常见药用植物彩色图谱［M］.成都：四川科学技术出版社，2017.

［82］朱兆云.云南天然药物图鉴［M］.昆明：云南科技出版社2003.

［83］云南省药物研究所.《云南天然药物图鉴》（1～6卷）［M］.昆明：云南科技出版社，2007.

［84］李良千，等.四川省黄荆老林野生植物［M］.北京：科学出版社，2015.

［85］万德光，等.四川道地中药材志［M］.成都：四川科学技术出版社，2005.

［86］彭成，等.中华道地药材（1～3册）［M］.北京：中国中医药出版社，2011.

［87］张启翔.中国观赏植物种质资源（宁夏卷）［M］.北京：中国林业出版社，2011.

［88］张启翔.中国观赏植物种质资源（西藏卷）［M］.北京：中国林业出版社，2014.

［89］孔增科，等.易混淆中药品种辨析与临床应用［M］.天津：天津科技翻译出版公司，2007.

［90］《中国高等植物彩色图鉴》编委会.中国高等植物彩色图鉴（1～9卷）［M］.北京：科学出版社，2016.

［91］向丽，等.川西高原野生花卉图谱［M］.成都：四川科学技术出版社，2016.

［92］四川植被协作组.四川植被［M］.成都：四川科学技术出版社，1978.

［93］四川省农业土壤区划研究组.四川省农业土壤区划［M］.成都：四川科学技术出版社，1981.

［94］肖放，等.医巫闾山地区野生植物原色图谱［M］.北京：中国林业出版社，2015.

［95］张宏.四川地理［M］.北京：北京师范大学出版社，2016.

［96］贾敏如，等.中国民族药辞典M.北京：中国医药科技出版社，2016.

［97］陈绍成，等.长江三峡天然药用植物志［M］.重庆：重庆大学出版社，2018.

［98］牛洋，等.青藏高原野花大图鉴［M］.重庆：重庆大学出版社，2018.

［99］《中华本草》编辑委员会.中华本草（1～10册）［M］.上海：上海科学技术出版社，1999.

［100］付正良，等.河北省本草图鉴［M］.石家庄：河北科学技术出版社，2018.

［101］贾国夫，等.川西北高原常见观赏植物集锦［M］.成都：四川科学技术出版社，2019.

［102］艾铁民，等.中国药用植物志（1～13卷）［M］.北京：北京大学医学出版社，2013.

［103］罗霄，等.中药材市场常见易混品种鉴别图集M.成都：四川科学技术出版社，2020.

［104］方清茂，等.四川省中药资源志要［M］.成都：四川科学技术出版社，2020.

［105］赵军宁，等.四川省道地药材生产区划［M］.成都：四川科学技术出版社，2020.

［106］四川省药品监督管理局.四川省藏药材标准［M］.成都：四川科学技术出版社，2021.

摄影者提供照片部分品种名单

1. 罗霄

木耳、灵芝、猪苓、冬虫夏草、卷柏、柏子仁、桑椹、桑椹、楮实子、扁枝槲寄生、马兜铃、何首乌、金荞麦、虎杖、地肤子、牛膝、川牛膝、麻牛膝、鸡冠花、青葙子、土人参、莲子、唐古特乌头、芍药、木通、大血藤、八角莲、天竺子、金果榄、香巴戟、红茴香、肉桂、延胡索、板蓝根、莱菔头、山枝仁、月季花、玫瑰花、木瓜、光皮木瓜、乌梅、地榆、翻白草、蓖麻、梨皮、桃仁、光核桃仁、山楂、金樱子、大豆、豌豆、白扁豆、绿豆、蚕豆、粉葛、苦参、槐花、决明子、亚麻子、蒺藜、吴茱萸、香橼、柠檬、黄柏、川楝子、巴豆、急性子、龙眼肉、青果、鬼箭羽、大枣、酸枣仁、枳**椇**、葡萄籽、木槿皮、冬葵果、苘麻子、蜀葵子、小通草、结香、喜树果、通草、常春藤、当归、藁本、白芷、羌活、小茴香、芫荽子、峨参、山茱萸、小通草、柿蒂、女贞子、络石藤、白薇、大菟丝子、紫苏子、夏枯草、天仙子、玄参、地黄、茜草、金银花、川银花、瓜蒌、苦瓜子、丝瓜络、黄瓜子、党参、球花党参、野菊花、白术、红花、牛蒡子、木香、川木香、菊三七、菊芋、白茅根、浮小麦、稻芽、半夏、白附子、石菖蒲、天门冬、羊齿天门冬、小天冬、玉竹、小玉竹、川贝母（炉贝）、韭菜子、黄精、大叶仙茅、山药、黄药子、郁金、莪术、山慈菇、手参、白及、黄花白及　（药材）

2. 张浩

狭叶假人参、西番莲、喜马山旌节花、中国旌节花、中国沙棘、卧龙沙棘、江孜沙棘、西藏沙棘、云南沙棘、柳兰、露珠草、三裂瓜木、雪胆、长果雪胆、灰毛蓝钟花、束花粉报春、偏花报春、小报春、喜湿龙胆、欧洲菟丝子、糙苏、独一味、山莨菪、铃铛子、赛莨菪、白接骨、野丁香、毛花忍冬、苦糖果、铁筷子、单穗升麻、密花香薷、凸额马先蒿、宝兴百合、野百合、七叶一枝花、云南重楼、狭叶重楼

3. 张美

石松、阴地蕨、柔软石韦、单子麻黄、榆树、绿茎槲寄生、露蕊乌头、独行菜、香椿、荔枝、大叶三七、野胡萝卜、酢浆草、反瓣老鹳草、匙叶翼首花、白花刺续断、峨眉雪胆、肉花雪胆、头状四照花、狭叶珍珠菜、白花丹、白蜡树、圆萼龙胆、川西獐牙菜、黄秦艽、粗茎秦艽、韩信草、白花曼陀罗、旱生南星、穗花粉条儿菜

4. 方清茂

垫状卷柏、拳参、露蕊乌头、唐古特乌头、铁棒锤、伏毛铁棒锤、细果角茴香、山杏、变叶海棠、膜荚黄芪、梭果黄芪、多花黄芪、锡金岩黄芪、峨参、川西獐牙菜、四数獐牙菜、华北獐牙菜、麻花艽、康藏荆芥、鼬瓣花、连翘叶黄芩、尖果婆婆纳、岩生忍冬、匙叶甘松、匙叶翼首花、圆萼刺参、灰毛川木香、西南手参

5. 董洋利

茯苓、杉木、宽叶金粟兰、及己、草血竭、金线草、瓜叶乌头、结香、重齿当归、野胡萝卜、山莓、豆薯、石海椒、酢浆草、酸枣、葡萄、茉莉花、韩信草、枸杞、白英、天仙子、地黄、伞房花耳草、西域青荚叶、独角莲、天门冬、百合、吉祥草、藜芦

6. 周重建

沙针、管花马兜铃、筒鞘蛇菰、大黄、偏翅唐松草、粉红溲疏、华西小石积、鼠掌老鹳草、云南土沉香、膀胱果、橄榄、卫矛、地稔、连翘、齿叶吊石苣苔、角蒿、牛膝菊、大黄橐吾、岷江百合、黄绿花滇百合、宝兴百合、野百合、洼瓣花、丽江杓兰、小斑叶兰、舌唇兰、叉唇角盘兰、凸孔阔蕊兰、斑唇卷瓣兰

7. 周先建

石松、阴地蕨、心叶瓶尔小草、庐山石韦、有柄石韦、天葵、大黄檗、木果海桐、路边青、柔毛路边青、皱皮木瓜、合欢、青麸杨、白花前胡、普通鹿蹄

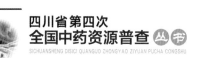
草、日本菟丝子、金疮小草、川党参、长苞香蒲、金钱蒲、牛尾菜

8. 田孟良

石韦、江南星蕨、杉木、木果海桐、柔毛路边青、毛萼莓、长柄山蚂蝗、大花卫矛、杜英、山桐子、毛脉柳叶菜

9. 孙洪兵

丽江麻黄、长鞭红景天、牻牛儿苗、刚毛忍冬、灰毛蓝钟花、丽江蓝钟花、狮牙草状风毛菊、长毛风毛菊

10. 祝之友

柏木、玉兰、木犀、半枝莲、攀倒甑、棕竹、地涌金莲

11. 蒋舜媛

大血藤、波氏吴萸、巴豆、华钩藤、毛钩藤、中华栝楼

12. 马逾英

白喉乌头、长果升麻、长花铁线莲、甘青报春、香芸火绒草、梭砂贝母

13. 齐景良

亚麻、臭椿、紫花前胡、川党参、芦竹、刺柄南星

14. 刘显福

江南卷柏、康定乌头、甘青老鹳草、连翘叶黄芩、银叶火绒草、长叶火绒草

15. 周毅

堆花小檗、瓶尔小草、小红花寄生、二叶獐牙菜、脉花党参

16. 舒光明

药用大黄、红毛五加、白芷、栝楼

17. 王岩

草珊瑚、黄皮树、通脱木

18. 龙飞

翼梗五味子、楤木、半边莲

19. 甘友清

白苞裸蒴、假楼梯草、毛花忍冬

20. 罗伦才

尖被百合、水晶兰、姜

21. 李敏

变叶海棠、花叶海棠

22. 梁巍

川党参

23. 秦胜红

香叶天竺葵

24. 高必兴

全缘兔儿草

25. 唐心曜

冬虫夏草

26. 黄清泉

喙荚云实

27. 郭增喜

东方泽泻

28. 王太凤

球花石斛

29. 古锐

岩生忍冬

30. 邬家林

黄牡丹

31. 胡平

露珠草

32. 何平

银耳

33. 次旦多吉

厚叶兔耳草

34. 黎跃成（主摄影）